Der **zahnmedizinische Exkurs** gibt Ihnen Zusatzinformationen aus dem Bereich der Zahnmedizin.

Hinweise heben relevante Sachverhalte und zahnmedizinische Besonderheiten hervor.

LF 5

196 | Endodontische Behandlungen begleiten

4.1 Inhaltsstoffe von Lokalanästhetika

Mittel zur Schmerzausschaltung („Betäubung") werden als **Anästhetika** bezeichnet (Einzahl: Anästhetikum). In der Zahnarztpraxis werden hauptsächlich örtliche Betäubungsmittel (**Lokalanästhetika**) eingesetzt.

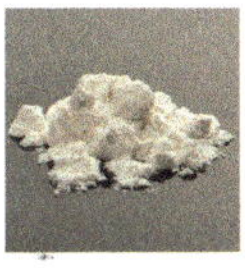

EXKURS

Kokain in der Zahnarztpraxis

Der Wiener Augenarzt Koller gilt als Pionier der Lokalanästhesie. Er setzte damals (1884) Kokain als Lokalanästhetikum ein. Die Suchtgefahr und die gewebeschädigende Wirkung von Kokain führten schnell zur Entwicklung chemisch ähnlicher, aber weniger schädlicher Anästhetika. Die zahlreichen derzeit auf dem Markt befindlichen Anästhetika sind speziell für die unterschiedlichen Einsatzgebiete entwickelt. Dadurch sind eine schnelle Wirkung und eine große Anästhesietiefe bei möglichst geringen Nebenwirkungen möglich.

Die heute auf dem Markt befindlichen Lokalanästhetika bestehen in der Regel aus folgenden Inhaltsstoffen:

- anästhetischer Wirkstoff
- Wasser, Puffersysteme
- blutgefäßverengende Substanzen (**Vasokonstringenzien**)
- Konservierungsstoffe und Sulfite

Anästhetischer Wirkstoff

Er ist der Hauptbestandteil des Anästhetikums. Der anästhetische Wirkstoff unterbricht die Erregungsfortleitung am Nerv. Diese Blockade ist **reversibel**, d.h., nach einiger Zeit arbeitet der Nerv wieder völlig normal.

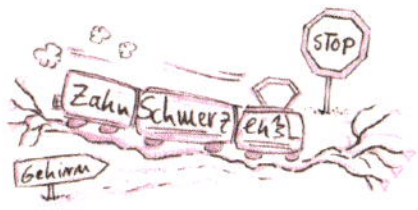

HINWEIS

Anästhetika wirken an entzündetem Gewebe schlechter

pH-Wert, S. 136

Im entzündeten Gewebe herrscht ein saurer ›pH-Wert (Gewebsazidose). Dadurch wird das Lokalanästhetikum inaktiviert. Dies erklärt, warum bei starken Entzündungen Anästhetika manchmal nicht richtig wirken.

Wasser, Puffersysteme

Wasser dient als Trägermittel, Puffersysteme dienen der Aufrechterhaltung des pH-Wertes.

Blutgefäßverengende Substanzen (Vasokonstringenzien)

Manchen Anästhetika wird Adrenalin, Noradrenalin oder das Hormon Vasopressin zugesetzt. Durch diese Zusätze verengen sich die Blutgefäße am Injektionsort. Dies führt dazu, dass das Anästhetikum nicht so schnell über die Blutbahn abtransportiert wird. Die Wirkung des Anästhetikums hält dadurch länger an.

Man benötigt deshalb weniger von dem Anästhetikum, um dieselbe Wirkung zu erreichen. Außerdem wird dadurch eine Blutleere in dem Gebiet erzeugt, was bei operativen Eingriffen von Vorteil sein kann.

Konservierungsstoffe und Sulfite

Konservierungsstoffe hemmen das Bakterien- und Pilzwachstum und machen das Anästhetikum haltbarer. Sulfit stabilisiert den sauerstoffempfindlichen Vasokonstriktor Adrenalin.

Unfallverhütung | 31

Physikalisch-chemische Gefahrenklassen	Gesundheitsgefahrenklassen	Umweltgefahrenklassen
– explosive Stoffe/Gemische und Erzeugnisse mit Explosivstoff – entzündbare Gase – entzündbare Aerosole – entzündend wirkende Gase – Gase unter Druck – entzündbare Flüssigkeiten – entzündbare Feststoffe – selbstzersetzliche Stoffe/Gemische – selbstentzündliche Flüssigkeiten – selbstentzündliche Feststoffe – selbsterhitzungsfähige Stoffe und Gemische – Stoffe und Gemische, die in Berührung mit Wasser entzündbare Gase entwickeln – entzündend wirkende Flüssigkeiten – entzündend wirkende Feststoffe – organische Peroxide – korrosiv gegenüber Metallen	– akute Toxizität – Ätz-/Reizwirkung auf die Haut – schwere Augenschädigung/ Augenreizung – Sensibilisierung der Atemwege oder der Haut – Keimzell-Mutagenität – Karzinogenität – Reproduktionstoxizität – spezifische Zielorgan-Toxizität bei einmaliger Exposition – spezifische Zielorgan-Toxizität bei wiederholter Exposition – Aspirationsgefahr (kann bei Verschlucken und Eindringen in die Atemwege tödlich sein)	– gewässergefährdend (schädlich für Wasserorganismen) – die Ozonschicht schädigend HINWEIS Innerhalb der 28 Gefahrenklassen erfolgt eine weitere Untergliederung in **Gefahrenkategorien (1 bis 4)**. Die Abstufung gibt dabei jeweils die Schwere der Gefahr an, die von dem entsprechenden Gefahrstoff ausgeht. Die Gefahrenkategorie wird bei der Festlegung der Signalworte „Achtung" und „Gefahr" zugrunde gelegt.

Tab. 1 Die 28 Gefahrenklassen im Global Harmonisierten System (GHS)

Gefahrstoffverzeichnis

Das Gefahrstoffverzeichnis ist eine Zusammenstellung aller Gefahrstoffe, die in der Zahnarztpraxis bzw. im Praxislabor verwendet werden.
In dem Verzeichnis muss auf bestehende **Sicherheitsdatenblätter** verwiesen werden. In diesen hat der Hersteller für den jeweiligen Gefahrstoff folgende Punkte aufgelistet:

- **Gefahrenhinweise:** Die **H-Sätze** (**H**azard-Statements) beschreiben die Art und den Schweregrad einer Gefahr, welche von einem Gefahrstoff oder einem Gemisch (Gefahrstoffprodukt) ausgeht.
- **Sicherheitshinweise:** Die **P-Sätze** (**P**recautionary-Statements) beschreiben Maßnahmen zur Vermeidung oder Begrenzung von schädlichen Wirkungen bei der Verwendung oder Beseitigung von Gefahrstoffen bzw. Gemischen. Sie enthalten Hinweise zu: Allgemeines, Prävention, Reaktion, Transport, Lagerung, Entsorgung.

HINWEIS

Die Beschäftigten der Praxis müssen für den jeweils verwendeten Gefahrstoff die schriftliche ›**Betriebsanweisung** einsehen können, welche direkt am Arbeitsplatz aushängen muss. In dieser werden **Sicherheitsmaßnahmen** dargestellt, z. B. die persönliche Schutzausrüstung (PSA) sowie Erste-Hilfe-Maßnahmen bei Unfällen.

Betriebsanweisung, S. 34

Gefahrenpiktogramme (Warnzeichen) auf der Verpackung

Hersteller müssen die chemische Bezeichnung eines gefährlichen Stoffes auf der Verpackung angeben sowie den Stoff einstufen und entsprechend der Einstufung verpacken. Weiterhin sind die GHS-**Gefahrenpiktogramme** (**Gefahrensymbole**) und dazugehörige **Gefahrenbezeichnungen** sowie die Hinweise auf besondere Gefahren und die Sicherheitsratschläge anzubringen. Die Gefahrenpiktogramme und Gefahrenbezeichnungen sind als rot umrandete Rauten mit einem schwarzen Symbol auf weißem Grund dargestellt (s. Tab. 1, S. 32–33). Die GHS (Globally-Harmonised-System/weltweit) und die daraus abgeleitete CLP-Verordnung (Regulation on Classification, Labelling and Packaging/europaweit) ermöglichen eine weltweit einheitliche Einstufung und Kennzeichnung von Chemikalien (Gefahrstoffen).

Weitere Hinweise finden Sie unter:
www.baua.de
→ Themen von A-Z
→ Gefahrstoffe

Signalworte unter dem Gefahrenpiktogramm kennzeichnen als zusätzliche Angabe die mögliche Gefährdung durch den Gefahrstoff:

- **ACHTUNG –** Signalwort für die weniger schwerwiegenden Gefahrenkategorien
- **GEFAHR –** Signalwort für die schwerwiegenden Gefahrenkategorien

Seitenverweise zu den einzelnen Begriffen ermöglichen einen schnellen Zugriff auf weitere Informationen im Buch.

Das **Online-Symbol** weist auf Seiten im Internet hin. Unter der angegebenen Adresse finden Sie nähere Informationen zu einem bestimmten Thema.

Hinweis:
Auf den Fotos im Buch sind teilweise Produktnamen zu erkennen. Hierbei handelt es sich um keine Produktempfehlung durch den Verlag oder die Autoren, sondern um exemplarische Aufnahmen aus dem Arbeitsleben der Auszubildenden.

In der Zahnarztpraxis

Behandlungs-assistenz

Autorinnen und Autoren: Dr. Bernhard Alfter,
Dr. Jochen Eble, Helmut Hagmeier, Waltraud Hollstein,
Iris Karcher, Dr. Dr. Brigitte Nestle-Oechslin

Berater: Albert Mergelsberg

in Zusammenarbeit mit der Verlagsredaktion

Cornelsen

In der Zahnarztpraxis

Zu diesem Buch finden Sie die Lösungen zu den Aufgaben auf den Internetseiten des Cornelsen Verlages unter folgender URL: www.cornelsen.de/cbb/zfa-behandlungsassistenz

Verlagsredaktion:	Dr. Franz Schaller
Außenredaktion:	Silke Telschow-Malz, Berlin
Bildredaktion:	Gertha Maly; Christina Scheuerer, Rohrbach/Ilm
Layout und technische Umsetzung:	vitaledesign, Berlin
Umschlaggestaltung:	vitaledesign, Berlin

www.cornelsen.de

Die Webseiten Dritter, deren Internetadressen in diesem Lehrwerk angegeben sind, wurden vor Drucklegung sorgfältig geprüft. Der Verlag übernimmt keine Gewähr für die Aktualität und den Inhalt dieser Seiten oder solcher, die mit ihnen verlinkt sind.

1. Auflage, 3. Druck 2018

Alle Drucke dieser Auflage können im Unterricht nebeneinander verwendet werden.

Druck und Bindung: Livonia Print, Riga

ISBN 978-3-06-451970-1
ISBN 978-3-06-451971-8 (E-Book)

PEFC
PEFC/12-31-006

PEFC zertifiziert
Dieses Produkt stammt aus nachhaltig bewirtschafteten Wäldern und kontrollierten Quellen.

www.pefc.de

Vorwort

Liebe angehende Zahnmedizinische Fachangestellte, liebe Kolleginnen und Kollegen,

der Beruf der Zahnmedizinischen Fachangestellten hat eine lange Tradition. Er hat sich von anfänglichen Hilfsdiensten zu einem anspruchsvollen, Verantwortung fordernden Beruf entwickelt, der aus dem Team Zahnarztpraxis nicht mehr wegzudenken ist. Hinzu kommt der enorme Ausbau der Fort- und Weiterbildungsmöglichkeiten in den letzten Jahren, der diesen Beruf noch attraktiver macht.

Die Behandlungsassistenz für die Zahnarztpraxis bietet die Grundlage des „zahnmedizinischen Wissens" für die Zahnmedizinische Fachangestellte. Ich freue mich, dass es mir gelungen ist, ein Autorenteam von Zahnärztinnen, Zahnärzten und Ärzten, Biologen, Dentalhygienikerinnen und Zahnmedizinischen Fachangestellten zu bilden, die fast alle auch gleichzeitig Lehrerinnen und Lehrer sind. Neue Autorinnen und Autoren sind hinzugekommen und neue Ideen in die Neubearbeitung eingeflossen.

Neueste Erkenntnisse aus dem zahnmedizinischen und didaktisch-methodischen Bereich konnten so miteinander verbunden werden. Nur dadurch gelingt es, den zentralen Lernfeldgedanken mit dem zahnärztlich-wissenschaftlichen Gedanken wirksam zu kombinieren.

Das Buch ist an den Lernfeldern orientiert und gleichzeitig an den Schwerpunkten der Abschlussprüfung für Zahnmedizinische Fachangestellte. Ebenso findet zusätzlich eine Neuausrichtung an den zukünftigen zahnmedizinischen Schwerpunkten in der Zahnarztpraxis statt, was diese Neubearbeitung erforderlich gemacht hat. Zudem wurden viele Fotos und Grafiken optimiert.

Den Familien, den Partnerinnen und Partnern, den Freundinnen und Freunden der Autorinnen und Autoren gebührt mein Dank, dass sie so viele Stunden auf sie verzichtet haben.

Ohne die hervorragende Unterstützung der Gesundheitsredaktion des Cornelsen Verlages wäre dieses Werk nicht zustande gekommen.

Ich wünsche Ihnen mit diesem Lehrwerk viel Spaß und Erfolg bei Ihrer Arbeit in der Schule und in der Zahnarztpraxis.

Senden Sie Ihre Anregungen bitte an service@cornelsen.de.

Für das Autorenteam
Albert Mergelsberg
Freiburg, Februar 2016

Hinweis: In diesem Fachbuch wird grundsätzlich eine neutrale Sprachform genutzt. Ist sie sprachlich nicht umsetzbar, finden Sie für die Mitarbeiter der Zahnarztpraxis die weibliche Anredeform. Dabei ist – wenn nicht ausdrücklich erwähnt – immer auch das andere Geschlecht mit angesprochen.

Lernfeldübersicht

Die markierten Lernfelder enthalten die für die Behandlungsassistenz relevanten Inhalte und geben gleichzeitig die Gliederung dieses Bandes wieder.

Lernfeld		Seite
1	Im Beruf und Gesundheitswesen orientieren	21
2	Patienten empfangen und begleiten	37
3	Praxishygiene organisieren	87
4	Kariestherapie begleiten	125
5	Endodontische Behandlungen begleiten	173
6	Praxisabläufe organisieren	
7	Zwischenfällen vorbeugen und in Notfallsituationen Hilfe leisten	235
8	Chirurgische Behandlungen begleiten	271
9	Waren beschaffen und verwalten	
10a	Behandlungen von Erkrankungen der Mundhöhle und des Zahnhalteapparates begleiten	325
10b	Röntgen- und Strahlenschutzmaßnahmen vorbereiten	385
11	Prophylaxemaßnahmen planen und durchführen	419
12	Prothetische Behandlungen begleiten	463
13	Praxisprozesse mitgestalten	
	Stichwortverzeichnis	507
	Bildquellenverzeichnis	523
	Abkürzungsverzeichnis	528

Inhaltsverzeichnis

LF1 Im Beruf und Gesundheitswesen orientieren

1	**Praxisorganisation**	22
1.1	Organisation und Personalführung	22
1.1.1	Formelle Organisation	22
1.1.2	Informelle Organisation	22
1.1.3	Führungsstile	22
1.2	Kompetenzen	23
1.3	Team	24
1.3.1	Teamarbeit	24
1.3.2	Teamfähigkeit	25
1.3.3	Teambesprechung	25
1.3.4	Teamkonflikte	25
1.3.5	Teamorganisation	26
2	**Unfallverhütung**	27
2.1	Sicherheit und Gesundheitsschutz am Arbeitsplatz	27
2.1.1	Berufsgenossenschaft (BG)	27
2.1.2	Unfallverhütungsvorschriften (UVV)	27
2.1.3	Staatliche Arbeitsschutzvorschriften	28
2.1.4	Pflichten des Unternehmers	28
2.1.5	Pflichten des Versicherten	29
2.1.6	Berufsgenossenschaftliche Regeln (BG-Regeln)	29
2.2	Umgang mit Gefahrstoffen	29
2.2.1	Biologische Arbeitsstoffe (Biostoffe)	29
	Biostoffverordnung (BioStoffV)	29
	Schutzstufen (BioStoffV, §§ 3, 4)	30
2.2.2	Gefahrstoffe	30
	Gefahrstoffverzeichnis	31
	Gefahrenpiktogramme (Warnzeichen) auf der Verpackung	31
	Betriebsanweisung	34
	Die Gestaltung von Kennzeichnungsetiketten nach der CLP-Verordnung	35

LF2 Patienten empfangen und begleiten

1	**Patientenbetreuung**	38
1.1	Der Patient als Kunde	38
1.2	Patienten empfangen	39
1.2.1	Gestaltung des Außenbereichs	40
1.2.2	Gestaltung des Empfangsbereichs	40
	Leitsystem	41
	Patiententoiletten	41
1.2.3	Gestaltung des Wartebereichs	41
	Möblierung	41
	Weitere Gestaltungsmöglichkeiten	42
	Kinderecke	42
	Praxisordner	42
1.3	Patienten begleiten	43
1.3.1	Gestaltung des Behandlungsraums	43
1.3.2	Vorbereitung des Behandlungsraums	44
1.3.3	Vorbereiten der Behandlung	44
1.3.4	Patientenlagerung	45

1.3.5 Absaugen und Abhalten . . . 45
Allgemeines zur Technik bzw. zum Vorgehen . . . 45
Spezielle Abhalte- und Absaugtechnik in verschiedenen Positionen . . . 46
1.3.6 Nachbereiten der Behandlung . . . 47
1.4 Mit Patienten kommunizieren . . . 48
1.4.1 Kommunikationsmodell . . . 48
1.4.2 Kommunikationsarten . . . 49
Verbale Kommunikation . . . 49
Nonverbale Kommunikation . . . 49
Mimik . . . 49
Gestik . . . 50
Körperhaltung . . . 50
Blickkontakt . . . 50
Erscheinungsbild . . . 50
1.5 Verhalten und Umgangsformen in der Praxis . . . 50
1.5.1 Verhalten gegenüber den Patienten . . . 51
1.5.2 Verhalten gegenüber dem Arbeitsteam . . . 51
1.5.3 Umgangsformen . . . 52
1.5.4 Sprache . . . 52
1.6 Beschwerdemanagement . . . 53
1.6.1 Beschwerde als Chance . . . 53
1.6.2 Umgang mit Beschwerden und Kritik . . . 53
Grundsätzliche Verhaltensregeln für den Umgang mit Beschwerden bzw. Kritik 54
Patienten-Fragebögen und Patienten-Vorschlagskasten . . . 54
Praxiseinschätzung . . . 55

2 Patientengruppen und Patiententypen . . . 56
2.1 Patientengruppen . . . 56
2.1.1 Kinder . . . 56
2.1.2 Jugendliche . . . 57
2.1.3 Erwachsene . . . 57
2.1.4 Senioren . . . 57
2.1.5 Patienten mit Behinderungen . . . 58
Eingeschränkte Bewegungsfähigkeit . . . 58
Sehbehinderung . . . 59
Hörbehinderung . . . 59
2.2 Patiententypen . . . 59
2.2.1 Angstpatienten . . . 59
2.2.2 Schmerzpatienten . . . 60
2.2.3 Schwierige Patienten . . . 60

3 Anamnese . . . 61
3.1 Allgemeine Anamnese . . . 62
3.1.1 Allgemeinerkrankungen . . . 62
Allergien und Unverträglichkeiten . . . 62
Herz-Kreislauf-Erkrankungen . . . 62
Stoffwechselerkrankungen . . . 63
Infektionskrankheiten . . . 63
Sonstige Erkrankungen . . . 63
3.1.2 Schwangerschaft . . . 63
3.2 Spezielle Anamnese . . . 64
3.2.1 Schmerzen . . . 64
3.2.2 Ernährungsfragen . . . 64
3.2.3 Unfälle, Verletzungen . . . 64
3.3 Familienanamnese . . . 64

3.4 Anamnesebogen . . . 65
3.4.1 Ausfüllen des Anamnesebogens . . . 65
3.4.2 Aktualisieren des Anamnesebogens . . . 66

4 Mundhöhle und Rachen . . . 67
4.1 Mundhöhle . . . 68
4.1.1 Einteilung und Begrenzung der Mundhöhle . . . 68
4.1.2 Mundschleimhaut . . . 68
Aufgaben der Mundschleimhaut . . . 68
Umschlagfalte . . . 69
Bänder . . . 69
4.1.3 Gaumen . . . 69
4.1.4 Wangen und Mundboden . . . 70
4.1.5 Zunge . . . 70
Äußerer Aufbau der Zunge . . . 71
Geschmacksorgan Zunge . . . 71
Veränderungen des Aussehens der Zunge . . . 72
4.1.6 Speicheldrüsen . . . 72
4.2 Rachen . . . 73

5 Zähne . . . 76
5.1 Aufbau des Gebisses und der Zähne . . . 76
5.1.1 Aufbau des Gebisses . . . 76
Milchgebiss . . . 76
Wechselgebiss . . . 76
Bleibendes Gebiss . . . 77
Okklusion und Artikulation . . . 77
5.1.2 Makroskopischer Aufbau der Zähne . . . 78
„Abschnitte" eines Zahnes . . . 78
Zahnsubstanzen . . . 78
Zahnhartsubstanzen . . . 78
Zahnschmelz (Enamelum) . . . 79
Dentin (Zahnbein) . . . 79
Wurzelzement (Cementum) . . . 79
Pulpa (Zahnmark) . . . 79
5.2 Lage-, Flächen- und Richtungsbezeichnungen . . . 79
5.3 Erkennungsmerkmale einzelner Zähne . . . 81
Winkelmerkmal (Schneidekantenmerkmal) . . . 81
Wurzelmerkmal . . . 81
Krümmungsmerkmal . . . 81
Kronenflucht . . . 81
5.4 Die einzelnen Zähne im bleibenden Gebiss . . . 82
5.4.1 Schneidezähne . . . 82
5.4.2 Eckzähne . . . 82
5.4.3 Prämolaren . . . 82
5.4.4 Molaren . . . 83
5.5 Zahnschemata . . . 84
5.5.1 Internationales Zahnschema (FDI-Zahnschema) . . . 84
5.5.2 Winkelhaken-Zahnschema . . . 85
5.5.3 Zahnschema nach Haderup . . . 85

LF3 Praxishygiene organisieren

1 Mikrobiologie . . . 88
1.1 Bakterien . . . 88
1.2 Viren . . . 90

1.3 Pilze . . . 91
1.4 Protozoen . . . 91
1.5 Prionen . . . 91

2 Infektionslehre . . . 93
2.1 Infektionsquellen . . . 93
2.2 Infektionswege . . . 93
2.3 Ablauf einer Infektionskrankheit . . . 95
2.4 Berufsrelevante Infektionskrankheiten . . . 96
2.4.1 Hepatitis . . . 96
Hepatitis B . . . 97
Hepatitis C . . . 97
2.4.2 HIV-Infektion/AIDS . . . 98
2.4.3 Virusgrippe (Influenza) . . . 98
2.4.4 Soor . . . 99
2.5 Impfungen . . . 99
2.5.1 Aktive Impfung . . . 100
2.5.2 Passive Impfung . . . 101
2.5.3 Simultanimpfung . . . 101
2.6 Postexpositionsprophylaxe . . . 102

3 Grundbegriffe und Grundlagen der Hygiene . . . 104
3.1 Reinigung . . . 104
3.2 Desinfektion . . . 105
3.3 Sterilisation . . . 106

4 Rahmenbedingungen der Praxishygiene . . . 108
4.1 Rechtliche Grundlagen . . . 108
4.2 Hygieneplan . . . 109

5 Hygienemaßnahmen . . . 110
5.1 Händehygiene . . . 110
5.1.1 Händewaschen . . . 110
5.1.2 Hygienische Händedesinfektion . . . 111
5.1.3 Chirurgische Händedesinfektion . . . 112
5.1.4 Handpflege . . . 112
5.2 Persönliche Schutzausrüstung (PSA) . . . 113
5.3 Die Aufbereitung von wiederverwendbaren Instrumenten (Medizinprodukten) 114
5.3.1 Rechtliche Grundlagen . . . 114
5.3.2 Aufbereitungszyklus . . . 114
Transport (Schritt 1) . . . 114
Abfallentsorgung (Schritt 2) . . . 116
Vorbereitung: Vorreinigung, Zerlegen (Schritt 3) . . . 116
Reinigung, Desinfektion, Spülung und Trocknung (Schritt 4) . . . 116
Manuelle Aufbereitung . . . 116
Maschinelle Aufbereitung im Reinigungs- und Desinfektionsgerät (RDG) . . . 116
Kontrolle, Funktionsprüfung und Pflege (Schritt 5) . . . 117
Sterilgutverpackung der steril zu lagernden Instrumente nach kritisch A/ kritisch B (Schritt 6) . . . 117
Sterilisation (Schritt 7) . . . 118
Kontrolle der Sterilisation und dokumentierte Freigabe zur Wiederverwendung (Schritt 8) . . . 119
Aufbereitung von Übertragungsinstrumenten . . . 120
Hygienische Lagerung und Bereitstellung (Schritt 9) . . . 120
5.4 Flächen und Einrichtungsgegenstände . . . 121
5.5 Abformungen und zahntechnische Werkstücke . . . 121
5.6 Wasserführende Systeme . . . 122

5.7 Absauganlage 122
5.8 Praxiswäsche. 123
5.9 Abfall 123

LF4 Kariestherapie begleiten

1 Aufbau der Zähne und deren Entwicklung 126
1.1 Histologischer Zahnaufbau 126
1.1.1 Pulpa 126
1.1.2 Dentin 127
1.1.3 Zahnschmelz. 127
1.1.4 Wurzelzement 128
1.2 Entwicklung der Zähne und des Gebisses 128
1.2.1 Entwicklung der Zähne 128
1.2.2 Gebissentwicklung. 130
Milchgebiss 130
Wechselgebiss 130
Bleibendes Gebiss 131

2 Allgemeine Untersuchungsmethoden 132
2.1 Anamnese 132
2.2 Befunderhebung. 132
2.2.1 Allgemeiner Befund 132
2.2.2 Spezieller Befund 132
2.3 Diagnose 133
2.4 Therapie 133

3 Karies 134
3.1 Kariesentstehung 134
3.1.1 Primäre Faktoren der Kariesentstehung 134
Plaque 134
Bakterien in der Plaque 135
Substrat und Kariesbildung 135
3.1.2 Sekundäre Faktoren der Kariesentstehung 136
Speichel 137
Zahnform, Zahnstellung und Zahnstruktur. 138
Individuelle Besonderheiten 139
3.2 Erosionen 139
3.3 Kariesverlauf. 140
3.3.1 Kariesverlauf an der Zahnkrone 140
3.3.2 Kariesverlauf an der Wurzeloberfläche 141
3.4 Spezielle Kariesformen. 141

4 Therapie der Karies 143
4.1 Diagnostik der Karies 143
4.1.1 Inspektion und Sondierung 143
4.1.2 Röntgenuntersuchung. 144
4.1.3 Laserfluoreszenzmessung 144
4.1.4 Kariesdetektor 144
4.2 Der Kariesindex 145
4.3 Möglichkeiten der Kariestherapie 146
4.3.1 Plastische Füllungsmaterialien. 147
Komposite 147
Verarbeitung. 148
Adhäsivtechnik 149
Zement 153

	Kompomer	155
	Amalgam	156
	Füllungsmaterialien im Vergleich	157
4.3.2	Einlagefüllungen	157
4.3.3	Veneers	158
4.4	Instrumente und Behandlungsabläufe in der Füllungstherapie	159
4.4.1	Trockenlegung	160
	Absolute Trockenlegung mit Kofferdam	160
	Relative Trockenlegung	163
4.4.2	Präparation	163
	Ausdehnung der Kavität	163
	Präparationsinstrumente	164
	Rotierende Instrumente	164
	Handinstrumente	166
	Oszillierende Instrumente	166
	Laser und Pulverstrahlgeräte	167
4.4.3	Kariesentfernung	167
4.4.4	Vorbereitende Maßnahmen	168
	Matrizen	168
	Parapulpäre Stifte	168
4.4.5	Füllung, Ausarbeitung und Politur	169
4.5	Behandlungsschritte bei einer Einlagefüllung	170

LF5 Endodontische Behandlungen begleiten

1	**Anatomie der Knochen und des Schädels**	174
1.1	Knochenaufbau	174
1.2	Schädelknochen	176
1.2.1	Hirnschädel	176
1.2.2	Gesichtsschädel	177
	Maxilla (Oberkiefer) und Os palatinum (Gaumenbein)	179
	Os ethmoidale (Siebbein) und untere Nasenmuschel	180
	Mandibula (Unterkiefer)	180
1.3	Nasennebenhöhlen	181
2	**Kiefergelenk und Kopfmuskulatur**	184
2.1	Kiefergelenk	184
2.2	Kopfmuskulatur	185
2.2.1	Kaumuskulatur	185
2.2.2	Mimische Muskulatur	187
3	**Nerven und Nervensystem**	188
3.1	Aufbau einer Nervenzelle und Reizleitung	188
3.2	Nervensystem	189
3.2.1	Einteilung des Nervensystems	189
	Einteilung nach der Funktionsweise	189
	Einteilung nach der Lage	189
	Autonomes (unwillkürliches oder vegetatives) Nervensystem	190
3.2.2	Hirnnerven	191
	Nervus trigeminus (V)	192
	Nervus ophthalmicus	192
	Nervus maxillaris	193
	Nervus mandibularis	193
	Nervus facialis (VII)	194

4 Schmerzausschaltung verstehen, Assistenz bei der Schmerzausschaltung . . . 195
4.1 Inhaltsstoffe von Lokalanästhetika . . . 196
Anästhetischer Wirkstoff . . . 196
Wasser, Puffersysteme . . . 196
Blutgefäßverengende Substanzen (Vasokonstringenzien) . . . 196
Konservierungsstoffe und Sulfite . . . 196
4.2 Vorbereitung einer Lokalanästhesie . . . 198
4.2.1 Kanülen . . . 198
4.2.2 Anästhetikum . . . 198
4.2.3 Spritzen . . . 199
4.3 Lokalanästhesieverfahren in der Zahnheilkunde . . . 201
4.3.1 Oberflächenanästhesie . . . 201
4.3.2 Infiltrationsanästhesie . . . 201
4.3.3 Intraligamentäre Anästhesie . . . 202
4.3.4 Leitungsanästhesie . . . 203
Extraorale Leitungsanästhesie . . . 203
Intraorale Leitungsanästhesie . . . 203
4.4 Zwischenfälle bei der Lokalanästhesie . . . 205

5 Erkrankungen der Pulpa . . . 207
5.1 Allgemeine Entzündungsreaktionen . . . 207
5.2 Verlauf und Folgen von Pulpaerkrankungen . . . 209
5.2.1 Von der Pulpitis zur Pulpagangrän . . . 209
5.2.2 Von der Pulpanekrose oder der Pulpagangrän zur apikalen Ostitis . . . 211
Chronischer Verlauf der apikalen Ostitis . . . 211
Akuter Verlauf der apikalen Ostitis . . . 212

6 Therapiemaßnahmen zur Erhaltung der vitalen Pulpa . . . 214
6.1 Überkappung . . . 214
6.1.1 Indirekte Überkappung . . . 214
6.1.2 Direkte Überkappung . . . 214
6.1.3 Medikamente zur Überkappung . . . 215
6.2 Pulpotomie (Vitalamputation) . . . 215
Besonderheit Mortalamputation . . . 216
Zusammenfassung: Stadien der Pulpaerkrankungen . . . 217

7 Wurzelkanalbehandlung . . . 219
7.1 Instrumentarium bei einer Wurzelkanalbehandlung . . . 220
7.1.1 Instrumente zur Wurzelkanalaufbereitung . . . 220
7.1.2 Instrumente und Materialien zur Wurzelkanalfüllung . . . 221
7.1.3 Weitere Instrumente und Materialien zur Wurzelkanalbehandlung . . . 222
7.1.4 Normierung der Wurzelkanalinstrumente . . . 223
7.2 Allgemeiner Ablauf einer Wurzelkanalbehandlung . . . 224
7.2.1 Befunderhebung und Diagnostik . . . 224
Vitalitätsprobe . . . 224
Perkussionstest . . . 224
Röntgenbild . . . 225
7.2.2 Trepanation . . . 225
7.2.3 Längenbestimmung . . . 226
Röntgenologische Längenmessung . . . 226
Elektrometrische Längenmessung . . . 226
7.2.4 Wurzelkanalaufbereitung . . . 227
7.2.5 Medikamentöse Einlage . . . 228

7.2.6 Wurzelkanalfüllung . . . 229
Zentralstift-Technik . . . 229
Laterale Kondensation . . . 229
Vertikale Kondensation . . . 230
7.2.7 Kontrollröntgenbild und randdichter Verschluss . . . 230
7.3 Spezifischer Ablauf bei unterschiedlichen Wurzelkanalbehandlungsmethoden . 231
7.3.1 Vitalexstirpation . . . 231
7.3.2 Mortalexstirpation . . . 231
7.3.3 Gangränbehandlung . . . 232
7.4 Assistenz bei der Wurzelkanalbehandlung . . . 232
7.4.1 Messaufnahme . . . 232
7.4.2 Wurzelkanalaufbereitung . . . 232
7.4.3 Medikamentöse Einlage . . . 233
7.4.4 Wurzelkanalfüllung . . . 233

LF7 Zwischenfällen vorbeugen und in Notfallsituationen Hilfe leisten

1 Einführung . . . 236
1.1 Vorbeugung von Zwischenfällen . . . 236
1.2 Voraussetzungen zur korrekten Hilfeleistung . . . 236

2 Das Blut . . . 237
2.1 Zusammensetzung des Blutes . . . 237
2.1.1 Flüssige Bestandteile des Blutes . . . 237
2.1.2 Feste Bestandteile des Blutes . . . 237
2.2 Aufgaben des Blutes . . . 238
2.3 Das Immunsystem . . . 239
Spezifische Abwehr . . . 239
Unspezifische Abwehr . . . 239
2.4 Blutgerinnung . . . 240

3 Herz und Gefäße . . . 243
3.1 Anatomie des Herzens . . . 243
3.2 Funktionsweise des Herzens . . . 244
3.2.1 Herzaktion . . . 244
3.2.2 Endokarditisprophylaxe . . . 245
3.3 Blutgefäße . . . 246
3.3.1 Arterien . . . 246
3.3.2 Kapillaren . . . 247
3.3.3 Venen . . . 247
3.4 Puls und Pulsmessung . . . 248
3.5 Blutdruck . . . 249
3.5.1 Blutdruckmessung . . . 249
3.5.2 Normalwerte des arteriellen Blutdrucks . . . 250
3.6 Lymphsystem . . . 250

4 Blutkreislauf . . . 252
4.1 Körperkreislauf . . . 252
4.2 Lungenkreislauf . . . 252

5 Atmung . . . 253
5.1 Atemwege . . . 253
5.2 Die Lunge . . . 255
5.3 Atemmechanik . . . 255
5.4 Äußere und innere Atmung . . . 255

6 Notfälle . . . 257
6.1 Erkennen eines Notfalles . . . 257
6.2 Notfallmaßnahmen . . . 258
6.2.1 Allgemeine Notfallmaßnahmen . . . 258
6.2.2 Reanimation . . . 259
Atemwege . . . 259
Beatmung . . . 260
Kreislauf (Circulation) . . . 260
Reanimation bei Kindern . . . 262
6.3 Notfälle bei bestimmten Krankheitsbildern . . . 262
6.3.1 Verlegung der Atemwege durch Aspiration . . . 262
6.3.2 Hyperventilation . . . 263
6.3.3 Asthma bronchiale . . . 263
6.3.4 Synkope . . . 263
6.3.5 Koronare Herzkrankheit, Angina pectoris, Herzinfarkt . . . 264
Erste Hilfe bei Patienten mit Angina pectoris . . . 265
Erste Hilfe bei Patienten mit Herzinfarkt . . . 265
6.3.6 Schlaganfall . . . 265
6.3.7 Hypertensive Krise . . . 265
6.3.8 Krampfanfälle . . . 266
6.3.9 Allergie, anaphylaktischer Schock . . . 266
6.3.10 Diabetes mellitus . . . 266
6.3.11 Schock . . . 268
6.3.12 Schwangerschaft . . . 268
6.4 Notfälle bei zahnmedizinischen Maßnahmen . . . 269
6.4.1 Komplikationen bei Lokalanästhetika . . . 269
6.4.2 Infektiologische Notfälle . . . 269
6.5 Notfallausstattung . . . 269

LF8 Chirurgische Behandlungen begleiten

1 Einführung in die zahnärztliche Chirurgie . . . 272
1.1 Chirurgische Eingriffe . . . 272
1.2 Indikation und Kontraindikation . . . 272

2 Allgemeiner Behandlungsablauf und chirurgische Instrumente . . . 273
2.1 Vorbereitung von chirurgischen Eingriffen . . . 273
2.2 Durchführung von chirurgischen Eingriffen . . . 274
2.2.1 Assistenz beim Eingriff . . . 274
2.2.2 Instrumente . . . 275
Skalpelle . . . 275
Scheren . . . 276
Pinzetten . . . 276
Offenhalten des OP-Gebietes . . . 277
Blutstillung . . . 277
Bearbeiten von Knochen . . . 278
Naht . . . 279
Nadeln . . . 279
Nadelhalter und Nadeldose . . . 279
Fäden . . . 280
2.3 Nachbereitung von chirurgischen Eingriffen . . . 280
2.3.1 Verhaltenshinweise für den Patienten . . . 280
2.3.2 Nachsorge und Kontrolle nach chirurgischen Eingriffen . . . 281

3 Chirurgische Eingriffe . . . 282
3.1 Zahnextraktion . . . 282
3.1.1 Indikationen für eine Zahnextraktion . . . 282

3.1.2 Instrumente für eine Zahnextraktion . . . 282
Hebel . . . 282
Zangen . . . 283
Oberkieferzangen . . . 283
Unterkieferzangen . . . 284
Kinderzangen . . . 284
3.1.3 Ablauf einer Zahnextraktion . . . 284
3.1.4 Komplikationen einer Zahnextraktion . . . 286
3.2 Operative Zahnentfernung . . . 287
3.2.1 Indikationen für die operative Zahnentfernung . . . 287
3.2.2 Ablauf einer operativen Zahnentfernung . . . 288
3.2.3 Komplikationen bei der operativen Weisheitszahnentfernung . . . 289
3.2.4 Dentitio difficilis . . . 290
3.3 Verschluss einer Mund-Antrum-Verbindung (MAV) . . . 290
3.3.1 Entstehung einer MAV . . . 290
3.3.2 Diagnostik einer MAV . . . 291
3.3.3 Folgen einer MAV . . . 291
3.3.4 Ablauf der plastischen Deckung einer MAV . . . 291
3.4 Wurzelspitzenresektion . . . 292
3.4.1 Indikation für eine WSR . . . 292
3.4.2 Ziel einer WSR . . . 292
3.4.3 Ablauf einer WSR . . . 292
3.4.4 Komplikationen bei einer WSR . . . 294
3.5 Operation von Zysten . . . 294
3.5.1 Besonderheiten . . . 294
3.5.2 Operative Entfernung von Zysten . . . 295
3.6 Abszessbehandlung . . . 296
3.7 Exzision . . . 296
3.8 Hemisektion (Teilextraktion) und Prämolarisierung . . . 296
3.8.1 Hemisektion (Teilextraktion) . . . 296
Indikation für eine Hemisektion . . . 296
Ablauf einer Hemisektion . . . 297
3.8.2 Prämolarisierung . . . 297
3.9 Implantation . . . 298
3.9.1 Indikationen für die Implantation . . . 298
3.9.2 Formen und Eigenschaften von Implantaten . . . 298
3.9.3 Voraussetzungen für eine erfolgreiche Implantation . . . 299
3.9.4 Planung einer Implantation . . . 300
3.9.5 Der eigentliche Eingriff der Implantation . . . 300
3.9.6 Nach einer Implantation . . . 302
Einheilphase nach einer Implantation . . . 302
Zweitoperation . . . 302
Prothetische Versorgung nach einer Implantation . . . 302
Nachsorge bei der Implantation . . . 303
Komplikationen einer Implantation . . . 303
3.9.7 Sofortimplantation . . . 303
3.9.8 Navigierte Implantation . . . 303
3.10 Sinuslift . . . 304
3.11 Sequestrotomie . . . 305
3.12 Präprothetische Chirurgie . . . 305
3.13 Behandlung von Verletzungen . . . 307
3.13.1 Zahnverletzungen . . . 308
Zahnfrakturen . . . 308
Zahnluxationen . . . 309
3.13.2 Knochenbrüche . . . 310
3.13.3 Weichteilverletzungen . . . 311

3.14 Entfernung von Tumoren . . . 311
3.14.1 Eigenschaften von Tumoren . . . 311
3.14.2 Behandlung von Tumoren . . . 312
3.15 Operationen in Zusammenhang mit der Kieferorthopädie . . . 312
3.15.1 Operation eines Diastemas . . . 313
3.15.2 Freilegung von retinierten Zähnen . . . 313
3.15.3 Dysgnathie-Operationen . . . 313

4 Arzneimittellehre . . . 317
4.1 Abgabe von Arzneimitteln . . . 317
4.2 Kennzeichnung von Arzneimitteln . . . 318
4.3 Arzneimittelformen . . . 319
4.4 Verabreichung von Arzneimitteln . . . 319
4.4.1 Enterale Applikation . . . 320
4.4.2 Parenterale Applikation . . . 320
4.5 Arzneimittelgruppen . . . 321
4.6 Wirkung und Nebenwirkungen von Arzneimitteln . . . 322
4.7 Aufbewahrung von Medikamenten . . . 323

LF10a Behandlungen von Erkrankungen der Mundhöhle und des Zahnhalteapparates begleiten

1 Aufbau der Mundschleimhaut und des Parodontiums . . . 326
1.1 Aufbau der Mundschleimhaut . . . 326
1.2 Aufbau des Parodontiums . . . 326
1.2.1 Gingiva . . . 326
1.2.2 Wurzelzement (Cementum) . . . 327
1.2.3 Desmodont . . . 327
1.2.4 Alveolarknochen . . . 327

2 Parodontalerkrankungen . . . 329
2.1 Ursachen entzündlicher Parodontalerkrankungen . . . 329
2.1.1 Bakterielle Beläge . . . 329
Entstehung der Plaque . . . 329
Von der Plaque zur Gingivitis . . . 330
Mögliche Verlaufsform einer Gingivitis . . . 331
2.1.2 Weitere Ursachen für entzündliche Parodontalerkrankungen . . . 333
Lokale Verstärkung . . . 334
Verstärkung durch individuelle Veranlagungen . . . 334
Medikamentöse Verstärkung . . . 334
Verstärkung durch Mangel- oder Fehlernährung . . . 335
Verhaltensbedingte Ursachen . . . 335
2.2 Nichtentzündliche Parodontalerkrankungen . . . 335
2.2.1 Hyperplasien . . . 335
2.2.2 Parodontale Atrophien . . . 336
Rezession . . . 336
Alveolaratrophie . . . 336
2.3 Zusammenfassung der Parodontalerkrankungen . . . 337

3 Behandlung von Parodontalerkrankungen . . . 340
3.1 Behandlungsablauf der systematischen Parodontalbehandlung . . . 340
3.1.1 Anamnese, Befunderhebung, vorläufige Diagnose . . . 340
Erhebung des Parodontalen Screening-Index (PSI) . . . 341
Weitere Befunde . . . 343
Mikrobiologische Untersuchungen . . . 343
Vorläufige Diagnose . . . 343

3.1.2 Initialtherapie . . . 344
Hygienephase . . . 344
Geschlossene Kürettage . . . 345
Mithilfe der ZFA bei der Initialtherapie . . . 346
3.1.3 Reevaluation . . . 346
3.1.4 Parodontalchirurgische Therapie . . . 346
Lappenoperation (offene Kürettage) . . . 346
Regenerative Parodontitistherapie . . . 347
Furkationsbehandlung . . . 348
Gingivektomie . . . 348
Gingivoplastik . . . 348
Mukogingivalchirurgie . . . 348
Medikamente in der Parodontitisbehandlung . . . 349
Aufgaben der ZFA bei chirurgischen Eingriffen in der PA-Behandlung am Beispiel der offenen Kürettage . . . 350
3.1.5 Unterstützende Nachsorge . . . 351
3.1.6 Heilungsphase . . . 351
3.2 Instrumente bei der Parodontalbehandlung . . . 352
3.2.1 Instrumente zur Befunderhebung und Diagnostik . . . 352
3.2.2 Instrumente zur Belagsentfernung . . . 353
Handinstrumente . . . 353
Scaler . . . 353
Küretten . . . 353
Universalküretten . . . 353
Spezialküretten . . . 354
Maschinell betriebene Instrumente . . . 354
Pulverstrahlgeräte . . . 355
Polierinstrumente . . . 355
3.2.3 Spezielle Instrumente für die Parodontalchirurgie . . . 356
3.2.4 Hygienemaßnahmen in der Parodontologie . . . 356
Instrumentenaufbereitung . . . 356
Allgemeine Hygienemaßnahmen bei parodontologischen Eingriffen . . . 356

4 Erkrankungen der Mundhöhle . . . 358
4.1 Infektionen der Mundhöhle . . . 358
4.1.1 Bakterielle Infektionen . . . 358
4.1.2 Infektionen durch Viren . . . 358
4.1.3 Infektionen durch Pilze . . . 359
4.2 Nichtinfektiöse Erkrankungen der Mundhöhle . . . 359
4.2.1 Aphthen . . . 359
4.2.2 Druckstelle (Dekubitus) . . . 359
4.2.3 Rhagaden . . . 359
4.2.4 Reaktionen der Mundschleimhaut auf Arzneimittel oder zahnärztliche Materialien . . . 359
Übersicht über die wichtigsten Mundschleimhauterkrankungen . . . 360
4.3 Tumoren in der Mundhöhle . . . 361
4.3.1 Mögliche Ursachen von bösartigem Tumorwachstum . . . 361
4.3.2 Mundhöhlenkarzinome . . . 362
4.3.3 Behandlung von Tumoren . . . 362

5 Zahn- und Kieferanomalien . . . 364
5.1 Ursachen für Zahn- und Kieferanomalien . . . 364
5.2 Eugnathe Verzahnung (regelgerechte Okklusion) . . . 365
5.3 Dysgnathe Verzahnung . . . 365
5.3.1 Zahnfehlstellungen . . . 365
Zahnengstand . . . 365
Zahnstellungsabweichungen . . . 366

Zahnzahlabweichungen . . . 366
Zahnmissbildungen . . . 367
Störungen beim Zahndurchbruch . . . 367
5.3.2 Fehlstellung der Zahnreihen zueinander (keine regelgerechte Okklusion) . . . 367
5.3.3 Kieferanomalien . . . 369

6 Kieferorthopädie . . . 371
6.1 Intra- und extraorale kieferorthopädische Befunderhebung . . . 371
Anamnese und Untersuchung . . . 371
Röntgenaufnahmen . . . 372
Analyse am Gipsmodell . . . 372
Auswertung der Fotos . . . 372
6.2 Phasen und Prinzip der kieferorthopädischen Therapie . . . 373
6.2.1 Kieferorthopädische Prophylaxe . . . 373
Die Bedeutung des Stillens . . . 373
Sauger und Schnuller . . . 373
Putzen von Anfang an . . . 373
Frühes Abgewöhnen von Habits . . . 373
6.2.2 Frühbehandlung und frühe Behandlung . . . 374
6.2.3 Reguläre Behandlung . . . 374
6.2.4 Erwachsenenbehandlung . . . 374
6.2.5 Behandlungsprinzip kieferorthopädischer Behandlungen . . . 374
Zeitpunkt der kieferorthopädischen Behandlung . . . 374
Behandlungsprinzip . . . 375
6.3 Kieferorthopädische Behandlungsgeräte . . . 375
6.3.1 Aktive Platte . . . 375
6.3.2 Funktionskieferorthopädische Geräte . . . 376
6.3.3 Multiband-Bracketsystem . . . 377
6.3.4 Aligner-Therapie . . . 380
6.3.5 Extraorale Behandlungsgeräte . . . 380
Headgear (Gesichtsbogen) . . . 380
Gesichtmaske (Delaire-Maske) . . . 381
6.4 Stabilisierungsphase (Retentionsphase) . . . 381
6.5 Extraktionstherapie . . . 382
6.6 Risiken einer kieferorthopädischen Behandlung . . . 382
6.7 Aufgaben einer ZFA in der Kieferorthopädie . . . 382

LF10b Röntgen- und Strahlenschutzmaßnahmen vorbereiten

1 Röntgenstrahlen . . . 386
1.1 Eigenschaften der Röntgenstrahlen . . . 387
1.2 Die Erzeugung von Röntgenstrahlen in einer Röntgenröhre . . . 388
1.3 Beeinflussung der Röntgenstrahlen . . . 389

2 Digitale und analoge Röntgentechnik . . . 391
2.1 Bildträger beim digitalen Röntgen . . . 391
2.1.1 Sensoren . . . 391
2.1.2 Speicherfolien . . . 392
2.2 Bildträger beim analogen Röntgen . . . 392
2.2.1 Größe und Verpackung eines Zahnfilms für intraorale Aufnahmen . . . 393
Zahnfilmformate . . . 393
Verpackung eines Zahnfilms . . . 393
2.2.2 Entwicklung und Fixierung von konventionellen Röntgenfilmen . . . 393
2.3 Extraorale Filmkassetten . . . 394
2.4 Vorteile und Nachteile digitaler Röntgentechnik . . . 395

3	**Aufnahmetechniken**	396
3.1	Intraorale Aufnahmetechniken	396
3.1.1	Paralleltechnik und Rechtwinkeltechnik	397
	Paralleltechnik	397
	Rechtwinkeltechnik	397
3.1.2	Halbwinkeltechnik	398
3.2	Verschiedene Aufnahmearten	399
3.2.1	Bissflügelaufnahme	399
3.2.2	Aufbissaufnahme	400
3.2.3	Exzentrische Aufnahmen	400
3.3	Extraorale Röntgenaufnahmen	402
3.3.1	Orthopantomogramm	402
3.3.2	Weitere extraorale Aufnahmen	403
3.4	Fehlerquellen bei der Erstellung von Röntgenbildern	405
4	**Bestimmungen der Röntgenverordnung**	408
4.1	Die schädigende Wirkung der Röntgenstrahlen	408
	Energiedosis	408
	Ionendosis	408
	Äquivalentdosis	408
	Effektive Dosis	409
4.2	Strahlenexposition	409
4.3	Strahlenschutzmaßnahmen	411
4.3.1	Auszüge aus der Röntgenverordnung, die ZFA betreffend	411
4.3.2	Auszüge aus der Röntgenverordnung, den Patienten betreffend	412
4.3.3	Aufzeichnungen/Dokumentation	412
4.3.4	Aufbewahrung	413
4.3.5	Strahlenschutzbereiche	413
4.4	Qualitätssicherung	414
4.4.1	Qualitätssicherung vor Inbetriebnahme einer Röntgeneinrichtung	414
4.4.2	Qualitätssicherung während des laufenden Betriebs	414
	Konstanzprüfungen	414
	Weitere Prüfungen	416
4.4.3	Zusammenfassung von wichtigen Aufbewahrungsfristen	416
4.4.4	Überblick: Praktische Durchführung von Röntgenaufnahmen	417

LF11 Prophylaxemaßnahmen planen und durchführen

1	**Prophylaxe außerhalb und innerhalb der Zahnarztpraxis**	420
1.1	Teilbereiche der Prophylaxe	420
1.2	Ebenen und Stufen der Prophylaxe	421
2	**Vier Bausteine gegen Karies- und Parodontalerkrankungen**	423
2.1	Mundhygiene	423
2.1.1	Reinigung der Zähne und der Gingiva	424
	Zahnbürste	425
	Zahnpasta	426
	Zahnputzsystematik	427
	Zahnputztechniken	427
	Rotationsmethode nach Fones	428
	Methode „Von Rot nach Weiß"	428
	Modifizierte Bass-Technik	429
2.1.2	Reinigung der Interdentalräume	430
	Zahnseide und Superfloss	430
	Interdentalbürstchen	431
	Medizinische Zahnhölzer	431

2.1.3 Mundspülung . . . 432
Mundspüllösungen . . . 432
Chlorhexidinlösungen . . . 432
2.1.4 Mundduschen/Wasserstrahlgeräte . . . 432
2.1.5 Reinigung der Zunge . . . 433
2.2 Zahngesunde Ernährung . . . 433
2.2.1 Verdauung . . . 433
Mundhöhle . . . 433
Speiseröhre . . . 433
Magen . . . 434
Dünndarm . . . 434
Dickdarm . . . 434
Leber . . . 435
2.2.2 Ausgewogene Ernährung . . . 435
2.2.3 Einfluss der Nahrung auf die Zahngesundheit . . . 436
Notwendige Stoffe in der Nahrung . . . 436
Für die Zähne schädliche Nährstoffe . . . 437
2.2.4 Einfluss von Essgewohnheiten auf die Zahngesundheit . . . 439
2.2.5 Bedeutung von zuckerfreiem Kaugummi für die Zahngesundheit . . . 440
2.3 Fluoridierung . . . 441
2.3.1 Systemische Fluoridierung . . . 441
2.3.2 Lokale Fluoridierung . . . 442
Zahnpasta . . . 442
Fluoridhaltige Mundspüllösungen . . . 442
Fluoridlösungen („Fluids“) . . . 442
Fluoridgelees . . . 442
Fluoridlacke . . . 443
2.3.3 Prinzipien der richtigen Fluoridierung . . . 443
2.4 Prophylaxemaßnahmen in der Zahnarztpraxis . . . 444
2.4.1 Untersuchungen . . . 444
2.4.2 Individualprophylaxe . . . 444
Erster Schritt der Individualprophylaxe . . . 445
Approximalraum-Plaque-Index (API nach Lange) . . . 446
Sulkus-Blutungsindex (SBI) . . . 446
Papillen-Blutungsindex (PBI) . . . 447
Zweiter Schritt der Individualprophylaxe . . . 448
Dritter Schritt der Individualprophylaxe . . . 448
Vierter Schritt der Individualprophylaxe . . . 448
Bleaching . . . 450
Homebleaching . . . 450
In-Office-Bleaching in der Zahnarztpraxis . . . 450
2.4.3 Fissurenversiegelung . . . 451

3 Bestimmung des individuellen Kariesrisikos . . . 456
Mikrobiologische Tests . . . 456
Durchführung eines mikrobiologischen Tests . . . 457
Speicheltests . . . 457

4 Patientengespräche in der Prophylaxe . . . 460
4.1 Prophylaxegespräche mit Kindern . . . 460
4.2 Prophylaxegespräche mit Jugendlichen . . . 461

LF12 Prothetische Behandlungen begleiten

Einführung in die Prothetik . . . 464

1 **Festsitzender Zahnersatz** . . . 465
1.1 Kronenersatz . . . 465
1.1.1 Kronenarten . . . 465
Vollgusskrone . . . 465
Verblendkrone . . . 466
Mantelkrone . . . 467
Teilkrone . . . 468
Vor- und Nachteile unterschiedlicher Kronenarten . . . 468
1.1.2 Die Kronenpräparation . . . 469
1.2 Brückenersatz . . . 470
1.3 Befestigung von festsitzendem Zahnersatz . . . 472
1.3.1 Konventionelle Befestigung durch Zement . . . 472
1.3.2 Adhäsive Befestigung von festsitzendem Zahnersatz . . . 473
1.4 Pulpärer Stiftaufbau . . . 475
1.5 Provisorische Versorgung eines präparierten Zahnes . . . 476
1.6 Behandlungsabläufe bei Kronen- und Brückenersatz . . . 478
1.6.1 Überblick über die Arbeitsschritte beim Kronen- und Brückenersatz . . . 478
1.6.2 Behandlungsabläufe zur Herstellung einer Krone nach der Cerec-Methode . . . 481
1.7 Der Gesichtsbogen . . . 482

2 **Abformung** . . . 484
2.1 Abformlöffel . . . 484
2.2 Abformarten . . . 485
2.2.1 Anatomische Abformung (Situationsabformung) . . . 485
2.2.2 Abformung von präparierten Zähnen . . . 487
Korrekturabformung . . . 487
Doppelmischabformung und Sandwichabformung . . . 488
Die Assistenz bei der Abformung präparierter Zähne . . . 489
2.2.3 Funktionsabformung . . . 490
2.3 Abformmaterialien . . . 490
2.3.1 Irreversibel-starre Abformmaterialien . . . 490
2.3.2 Reversibel-starre Abformmaterialien . . . 490
2.3.3 Irreversibel-elastische Abformmaterialien . . . 491
2.3.4 Reversibel-elastische Abformmaterialien . . . 491

3 **Herausnehmbarer Zahnersatz** . . . 493
3.1 Teilprothesen . . . 493
3.1.1 Grundaufbau von Teilprothesen . . . 493
3.1.2 Einteilung einer Teilprothese nach der technischen Ausführung . . . 494
Klammern . . . 494
Teleskope . . . 495
Geschiebe . . . 496
Stege und Druckknopfanker . . . 497
3.1.3 Arbeitsabläufe zur Herstellung einer Modellgussprothese und einer Teleskopprothese . . . 498
3.2 Totalprothese . . . 501
3.2.1 Halt einer Totalprothese . . . 501
3.2.2 Arbeitsabläufe zur Herstellung einer Totalprothese im OK und UK . . . 502
3.2.3 Der ältere Patient . . . 504

Im Beruf und Gesundheitswesen orientieren

LF 1

1 Praxisorganisation
2 Unfallverhütung

1 Praxisorganisation

Das Ziel der Praxisorganisation ist es, eine Optimierung der Durchlaufzeiten aller Arbeitsabläufe zu erreichen. Dies sollte mit möglichst geringem Aufwand und niedriger Fehlerquote umgesetzt werden. Das erfordert bei den vielen unterschiedlichen Aufgabenbereichen einer Praxis ein Höchstmaß an Organisation. Mehrere oft parallel besetzte Funktionsräume und der Apparateeinsatz verlangen nach einer termingerechten Arbeitsausführung und einer engen Koordination mit dem Verwaltungs- und Kommunikationsbereich.

1.1 Organisation und Personalführung

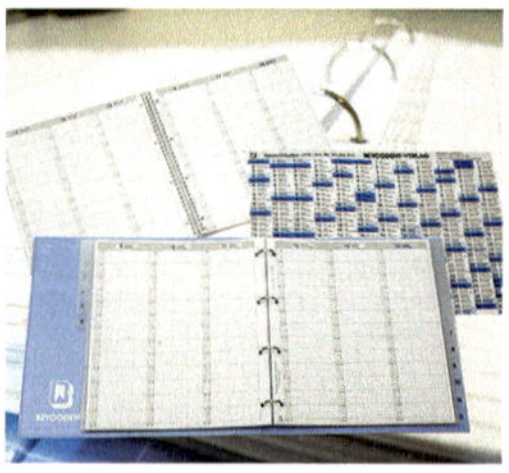

Abb. 1 Terminplaner

1.1.1 Formelle Organisation

Unter der formellen Organisation versteht man sämtliche Beziehungen und Kommunikationswege innerhalb der Zahnarztpraxis, deren **Ablauf festgelegt** ist. Sie ermöglicht einen weitgehend ungestörten Praxisablauf mit eindeutig zugeordneten Tätigkeitsfeldern, sodass Terminkonflikte und Arbeitsleerlauf vermieden werden können. Für den Patienten bedeutet dies eine patientenorientierte Struktur der Zahnarztpraxis und ein Zeitmanagement ohne unvorhergesehene Wartezeiten. Langfristige Termine werden in einen Terminplaner (s. Abb. 1) eingetragen, so z. B. Fortbildungsveranstaltungen, Schultage der Auszubildenden und die Urlaubsplanung.

HINWEIS

Auf den folgenden Seiten finden Sie Inhalte aus dem Bereich Betriebsorganisation und Verwaltung, die auch für die Behandlungsassistenz von Bedeutung sind. Inhalte aus dem Gebiet „Organisation und Verwaltung" sind z. B.:
- Konfliktmanagement
- Funktionsbereiche
- Fort- und Weiterbildung der ZFA

Sie können folgendem Lehrwerk entnommen werden:

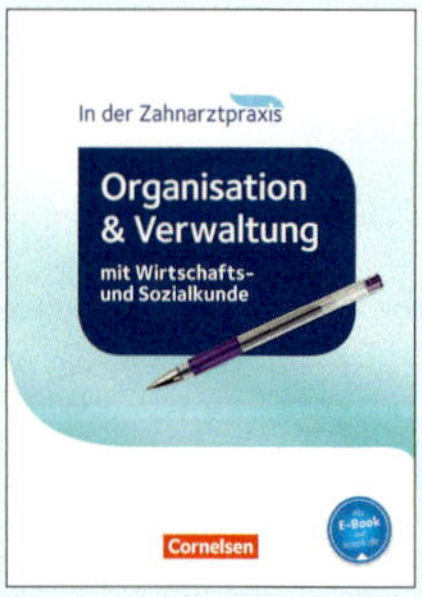

1.1.2 Informelle Organisation

Der Praxisalltag erfordert häufig ein Abweichen von der Planung. Patienten sagen ab oder versäumen ihren Termin, Schmerzpatienten stehen unangemeldet vor der Tür, aus der Extraktion entwickelt sich eine zeitaufwendige Osteotomie oder es gibt technische Probleme mit der Behandlungseinheit.

Diese und andere Situationen erfordern eine professionelle und schnelle **Umplanung**. Gefragt sind Improvisationstalent und Teamgeist, um einen geregelten, nach außen hin ruhig erscheinenden Praxisablauf zu demonstrieren und die Patienten nicht zu verunsichern.

1.1.3 Führungsstile

Führung bedeutet die gesteuerte **Einflussnahme** eines Führenden auf das Verhalten anderer Personen (Geführte) mit der Absicht, bestimmte Ergebnisse zu erreichen. Der Führungsstil ist die **Art und Weise**, wie eine Vorgesetzte ihre Mitarbeiterinnen führt und anleitet. Dabei hat jeder Arbeitgeber seinen persönlichen Stil.

Es lassen sich aber einzelne Grundtypen erkennen, die der Psychologe Kurt Lewin in drei Gruppen eingeteilt hat. Die im Folgenden dargestellten Reinformen kommen aber im Praxisalltag selten vor, da der Führungsstil meist in einer Mischform mit individuell ausgeprägter Tendenz angewendet wird.

Beim **autoritären Stil** trifft die Zahnärztin Entscheidungen alleine, ohne die Mitarbeiterinnen mit einzubeziehen. Sie gibt Anweisungen, kontrolliert ständig die erbrachten Leistungen und übt persönliche Kritik. Diese Art der Personalführung unterdrückt die Eigeninitiative und Motivation der Mitarbeiterinnen und lässt keine Teamentwicklung zu, sondern fördert eher das Konkurrenzdenken in der Gruppe. Die Folgen sind vermehrte Krankmeldungen und ein häufiger Wechsel der Beschäftigten.

Beim **Laissez-faire-Stil** verhält sich die Zahnärztin ihren Mitarbeiterinnen gegenüber großzügig und lässt ihnen Freiheit bei ihrer Arbeit und Organisation. Diese Vorgesetzte greift nicht in das Arbeitsgeschehen ein, sie hilft oder kritisiert auch nicht („laissez faire" bedeutet im Französischen „gewähren lassen"). Die große Selbstständigkeit der Mitarbeiterinnen führt aber nicht zu verstärkter Motivation und höheren Leistungen, da ihnen ein gemeinsames Ziel fehlt. Die Folgen sind Lustlosigkeit und Unzufriedenheit der Mitarbeiterinnen, verbunden mit Kompetenzstreitigkeiten und Rivalitäten.

Beim **kooperativen Stil** arbeitet die Zahnärztin mit ihren Mitarbeiterinnen zusammen. Gespräche und Entscheidungen im Team stehen dabei im Vordergrund. Dem Entscheidungsprozess ordnet sich auch die Führende unter. Gemeinsame Ziele bestimmen die Praxisphilosophie und steigern die Mitarbeitermotivation durch die Übertragung von Eigenverantwortlichkeit. Eine Kontrolle der Mitarbeiterinnen ist verbunden mit Anerkennung und konstruktiver Kritik in Bezug auf die Sache ohne persönlichen Angriff (s. Abb. 1).

Die Überprüfung der Arbeitsergebnisse ist auch durch die Mitarbeiterinnen selbst möglich und dient der Ergebnisverbesserung. Probleme werden im Team besprochen und gelöst. Die Folge ist eine große Arbeitszufriedenheit auf der Basis von Vertrauen. Die Mitarbeiterinnen besitzen ein Zusammengehörigkeitsgefühl und zeigen qualitativ hohe Arbeitsergebnisse durch ihre persönliche Weiterentwicklung und starke Identifikation mit den Praxiszielen.

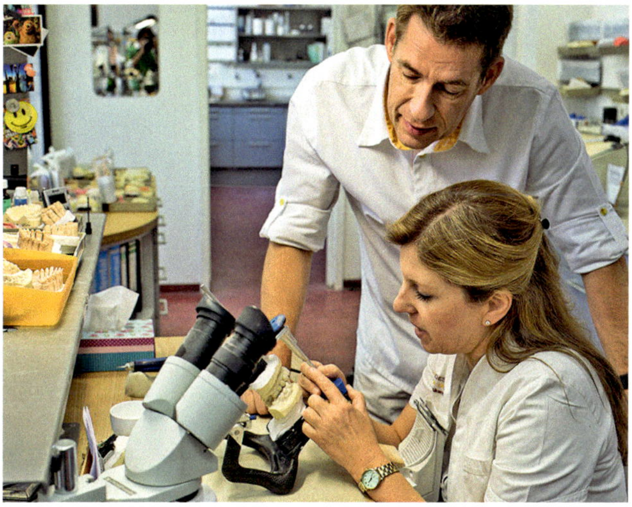

Abb. 1 Kooperation in der Zahnarztpraxis (Zahnarzt und Zahntechnikerin)

1.2 Kompetenzen

Die ZFA übt ihre Arbeit in einem Praxisteam aus und hat unmittelbaren Kontakt zum Patienten. Ihre Tätigkeit umfasst die Behandlungsassistenz und Prophylaxe sowie die Praxisorganisation und Praxisverwaltung, einschließlich der Kassen- und Privatabrechnung.

Um diese anspruchsvollen Tätigkeiten qualifiziert ausführen zu können, benötigt die ZFA Kompetenzen (Fähigkeiten), u. a. **Handlungskompetenz**.

Als Handlungskompetenz wird die Fähigkeit des Einzelnen verstanden, sich in privaten, gesellschaftlichen und beruflichen Situationen sachgerecht, individuell und sozial verantwortlich zu verhalten. Er muss in der Lage sein, das Handeln zu planen und zu kontrollieren. Die Handlungskompetenz setzt sich aus drei Einzelkompetenzen zusammen (s. Tab. 1).

Fachkompetenz	– Fähigkeit, berufstypische Aufgaben und Sachverhalte selbstständig und eigenverantwortlich zu planen, auszuführen und das Ergebnis zu kontrollieren
Methoden- und Lernkompetenz	– Fähigkeit, berufsfremde oder fachgebundene Lern- und Arbeitsmethoden selbstständig zur Erschließung anderer Arbeitsbereiche einzusetzen – dies gelingt auf der Basis von Fachkenntnissen und praktischer Erfahrung
Sozialkompetenz	– persönliche Fähigkeiten und Einstellungen, die das eigene Verhalten auf den Umgang mit anderen Menschen ausrichten – die im Berufsbild geforderte Sozialkompetenz befähigt die ZFA, einfühlsam mit Patienten umzugehen und damit zum Aufbau eines dauerhaften Vertrauensverhältnisses beizutragen – gleichzeitig erfolgt die Kommunikation mit dem Praxisteam; die individuellen Handlungsziele des Einzelnen werden dabei mit den Einstellungen und Werten der Gruppe verknüpft (gruppenorientiertes Verhalten)

Tab. 1 Die Einzelkompetenzen der Handlungskompetenz

Qualifikationen der Zahnmedizinischen Fachangestellten

Die in den einzelnen Bereichen geforderten Qualifikationen sind vielfältig und werden unterschiedlichen Kompetenzbereichen zugeordnet (s. Tab. 1).

	Kompetenzbereiche				
	Fachkompetenz: Arbeitsplanung, Arbeitsausführung, Ergebnissicherung	**Methoden- und Lernkompetenz**	**Sozialkompetenz**	**Physische und psychische Voraussetzungen**	**Weitere Kompetenzen**
Einzelqualifikationen	Organisations- bzw. Koordinationsfähigkeit	theoretisches Wissen in praktisches Handeln umsetzen	Einfühlungsvermögen (Empathie)	Reaktionsfähigkeit und Sensomotorik (feinmotorische Bewegungsabläufe)	Zuverlässigkeit
	Planungsfähigkeit: vorausschauendes und systematisches Arbeiten	Problemlösungsfähigkeit (inkl. Fähigkeit, Lösungswege an neue Probleme anzupassen)	Hilfsbereitschaft	körperliche Beweglichkeit	Erkennen eigener Grenzen und Schwächen
	präzises Arbeiten	Fähigkeit, Entscheidungen zu treffen	patientengerechtes, flexibles Verhalten	Aufmerksamkeit	Qualitätsbewusstsein
	prozessorientiertes Denken (am Arbeitsablauf orientiert)	Denken in Zusammenhängen, Fähigkeit, Zusammenhänge zu erfassen	Teamfähigkeit (Kooperations-, Integrations-, Kommunikations- und Konfliktfähigkeit)	Konzentrationsfähigkeit	mathematische Fähigkeit
	rationelles Arbeiten (zweckmäßig, sparsam)	Einsatz von unterschiedlichen Lerntechniken	mündliche und schriftliche Ausdrucksfähigkeit	Bereitschaft zur Weiterbildung	Präsentationsfähigkeit

Tab. 1 Die Einzelqualifikationen der Kompetenzen

1.3 Team

1.3.1 Teamarbeit

In einem Team zu arbeiten bedeutet, sich gegenseitig zu unterstützen, um etwas **Gemeinsames** zu erreichen. Die Zahnärztin legt als Teamleiterin oder zusammen mit dem Praxisteam die **Ziele** fest, an denen sich die Teammitglieder orientieren. Die Zuständigkeiten und **Aufgabenbereiche** der einzelnen Mitglieder sind dabei **eindeutig und verbindlich definiert**.

HINWEIS

Teamarbeit bedeutet **nicht: T**oll, **e**in **a**nderer **m**acht's.

Das Ziel einer patientenorientierten Praxisphilosophie wird z. B. erreicht durch den Empfang des Patienten von der besonders kontaktfreudigen, kommunikationsbegabten Kollegin. Die einfühlsame Betreuung im Behandlungsraum erfolgt durch die psychologisch geschulte ZFA und das Erleben des Wohlfühlambientes durch das Engagement einer Mitarbeiterin mit dem Blick für gestalterisch-ästhetische Elemente.

1.3.2 Teamfähigkeit

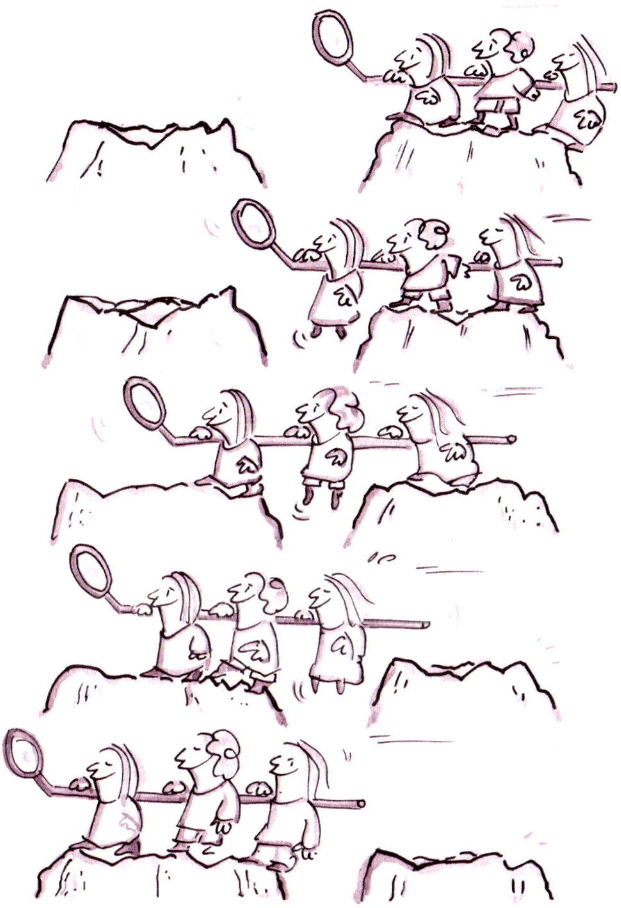

Teamfähig zu sein bedeutet, den Willen zu haben, sich mit den anderen Mitarbeiterinnen auszutauschen und sich in andere hineinzuversetzen (Empathie). Dies sollte in respektvollem Umgang und gegenseitiger Wertschätzung erfolgen. Für die Teamfähigkeit der ZFA kommt der Beherrschung von **Sozialkompetenz** eine besondere Bedeutung zu.

Teamfähigkeit umfasst die Kooperation mit Menschen, gegenseitige Rücksichtnahme, ehrliches und verlässliches Handeln, sachliche und konstruktive Konfliktlösung, Einordnen in das Praxisteam und geschlossenes, patientenorientiertes Arbeiten.

Teamfähigkeit bedeutet deshalb aber nicht, seine Persönlichkeit oder die eigenen Ziele aufzugeben. Der eigene Arbeitsbereich bleibt bestimmt durch individuelle Fähigkeiten und Vorstellungen. Nur gemeinsam ist es möglich, den hohen Anforderungen des Dienstleistungsunternehmens „Zahnarztpraxis" gerecht zu werden.

1.3.3 Teambesprechung

Diese Form der engen Zusammenarbeit kommt nicht ohne gut funktionierende Kommunikationswege aus. Dazu ist es notwendig, regelmäßig eine Teambesprechung durchzuführen. Es sollte ein gesonderter **Termin** angesetzt werden, der nicht unter Zeitdruck innerhalb der Behandlungszeit liegt.

Die **Vorschläge** der Besprechungsthemen können in eine Liste im Sozialraum eingetragen werden. Eine endgültige Festlegung der Themen trifft die Teamleiterin. Das **Protokoll** der Besprechung informiert fehlende Teammitglieder und ermöglicht neben einem Feedback eine spätere Kontrolle der Umsetzung von gefassten Beschlüssen.

1.3.4 Teamkonflikte

Das Entstehen von Konflikten lässt sich auch innerhalb eines Praxisteams nicht vermeiden. Die sogenannten **internen** Konflikte können verschiedene Ursachen haben:

- **Wertekonflikte** aufgrund unterschiedlicher Zielvorstellungen und Grundsätze
- **Beziehungskonflikte** aufgrund unterschiedlicher Rollenverteilungen im Team
- **Sachkonflikte** aufgrund verschiedener Vorstellungen von Aufgabenerfüllung oder Gestaltung von Arbeitsschritten

Werden Konflikte nicht gelöst, können sie die Arbeitsqualität im Praxisteam stark vermindern und dadurch das Ansehen der Praxis schädigen.

Weitere Hinweise finden Sie unter:

www.bzaek.de
→ Suchfeldeingabe: Delegationsrahmen

1.3.5 Teamorganisation

Der **Delegationsrahmen** für Zahnmedizinische Fachangestellte ist eine Stellungnahme der Bundeszahnärztekammer und enthält die Definition, welche Tätigkeiten an dafür aus- bzw. fortgebildetes Prophylaxe-Personal übertragen (delegiert) werden können.
Informationen zu den einzelnen Weiterbildungsmaßnahmen erteilen die Zahnärztekammern der jeweiligen Bundesländer. Der abgebildete Delegationsrahmen entspricht den Vorgaben der Landeszahnärztekammer Baden-Württemberg.

Delegationsrahmen/Einsatzrahmen (Auszug)

Tätigkeiten	Auszubildende	ZFA	Fortg. ZFA Kursteil I	Fortg. ZFA Kursteil IIa	Fortg. ZFA Kursteil IIb	Fortg. ZFA Kursteil IIc	ZMP	ZMF	DH
Herstellung von Röntgenaufnahmen		+							
Grundlagenvermittlung häusliche Prävention: Mundhygiene, zahngesunde Ernährung und Fluoridierung									
Belaganfärbung, Erstellen von Mundhygieneindizes									
Assistenz bei der Ausbildung von Auszubildenden									
Mitwirkung bei der Befunderhebung des parodontalen und periimplantären Gewebes und der Mundschleimhaut		+++							
Entfernen von harten und weichen Zahnbelägen, supragingival									
Oberflächenpolitur									
Fluoridierung mit Gelen und Lacken									
absolute Trockenlegung									
Fissurenversiegelung kariesfreier Fissuren									
Situationsabformungen									
Herstellung von Provisorien									
Vorauswahl und Anprobe von Bändern							++	++	++
Befestigen von Bögen nach Eingliederung durch den Zahnarzt							++	++	++
Ausligieren von Bögen							++	++	++
Entfernen von Klebe- und Zementstreifen							++	++	++
Assistenz bei der Fortbildung von ZFA			+++	+++	+++	+++			
Entfernen harter und weicher Beläge an Zahn- und/oder Wurzeloberflächen, klinisch sichtbar, subgingival									

Erläuterungen: Im Rahmen der Berufsausbildung ist eine Tätigkeit nur unter Anleitung bzw. Begleitung zulässig.
ZFA = Zahnmedizinische Fachangestellte; Fortg. ZFA = Fortgebildete ZFA; ZMP = Zahnmedizinische Prophylaxeassistentin;
ZMF = Zahnmedizinische Fachassistentin; DH = Dentalhygienikerin
Kursteil I: Gruppen- und Individualprophylaxe; Kursteil IIa: Herstellung von Situationsabformungen und Provisorien; Kursteil IIb: Hilfestellung bei der kieferorthopädischen Behandlung; Kursteil IIc: Fissurenversiegelung von kariesfreien Zähnen
+ = Voraussetzung: Bescheinigung über Kenntnisse im Strahlenschutz
++ = nach Absolvierung des entsprechenden Kurses
+++ = Mitwirkung im Rahmen ihrer eigenen Qualifikationen

AUFGABEN

1 Was versteht man unter der formellen Praxisorganisation?

2 Welche drei unterschiedlichen Führungsstile hat der Psychologe Kurt Lewin beschrieben?

3 Ordnen Sie jedem Führungsstil drei typische Kennzeichen zu.

4 Welche Kompetenzformen bilden zusammen die Handlungskompetenz?

5 Weshalb muss die Teamleiterin ein Ziel festlegen?

6 Warum sollte von jeder Teambesprechung ein Protokoll angefertigt werden?

7 Welche drei Konfliktarten gehören zu den internen Konflikten?

2 Unfallverhütung

2.1 Sicherheit und Gesundheitsschutz am Arbeitsplatz

Der Arbeitsschutz befasst sich mit Maßnahmen für Sicherheit und Gesundheit der Beschäftigten bei der Arbeit. Staatliche **Arbeitsschutzvorschriften** und **Unfallverhütungsvorschriften** der Berufsgenossenschaften verpflichten den Unternehmer dazu, Maßnahmen zu ergreifen, mit denen ein bestimmtes Schutzziel erreicht werden soll. Der Begriff Unternehmer kann durchgehend als Zahnärztin bzw. Zahnarzt verstanden werden.

2.1.1 Berufsgenossenschaft (BG)

Die Berufsgenossenschaften sind die Träger der **gesetzlichen Unfallversicherung**. Sie haben den Auftrag, **Arbeitsunfälle, Berufskrankheiten** und **arbeitsbedingte Gesundheitsgefährdungen** zu verhindern oder zu beschränken. Die gesetzliche Unfallversicherung ist eine **Pflichtversicherung**. Jeder Unternehmer gehört kraft Gesetzes der zuständigen Berufsgenossenschaft an. Alle Arbeitnehmer in der zahnärztlichen Praxis sind bei dieser Berufsgenossenschaft versichert. Die Versicherungsbeiträge werden alleine vom Arbeitgeber getragen.

HINWEIS

Für die Berufe im Gesundheitswesen ist die Berufsgenossenschaft für Gesundheitsdienst und Wohlfahrtspflege (BGW) zuständig.

2.1.2 Unfallverhütungsvorschriften (UVV)

Die DGUV-Unfallverhütungsvorschriften sind **rechtsverbindliche Vorschriften**, die von der Deutsche Gesellschaft Unfallversicherung (DGUV; Berufsgenossenschaften und Unfallkassen) erlassen werden. Sie sind im Siebten Buch Sozialgesetzbuch (SGB VII) geregelt. Wichtige berufsgenossenschaftliche Unfallverhütungsvorschriften für die Sicherheit und Gesundheit in der **Zahnarztpraxis** sind z. B.:

- DGUV Vorschrift 1: Grundsätze der Prävention (s. Abb. 1)
  Festlegung des Geltungsbereichs von Unfallverhütungsvorschriften, den Pflichten des Unternehmers und der Versicherten sowie der Organisation des betrieblichen Arbeitsschutzes
- DGUV Vorschrift 3: Elektrische Anlagen und Betriebsmittel
  Durchführungsanweisungen zum sicheren Umgang mit elektrotechnischen Anlagen und Betriebsmitteln; auch für nicht elektrotechnische Arbeiten in der Nähe der Anlagen
- DGUV Vorschrift 9: Sicherheits- und Gesundheitsschutzkennzeichnung am Arbeitsplatz
  Kennzeichnung von Gefahren, die trotz Schutzeinrichtungen bestehen bleiben, z. B. Warnzeichen, Verbotszeichen, Rettungszeichen
- DGUV Vorschrift 11: Laserstrahlung
  Unfallverhütungsvorschrift für die Erzeugung, Übertragung und Anwendung von Laserstrahlen

Weitere Hinweise finden Sie unter:

www.bgw-online.de

www.dguv.de

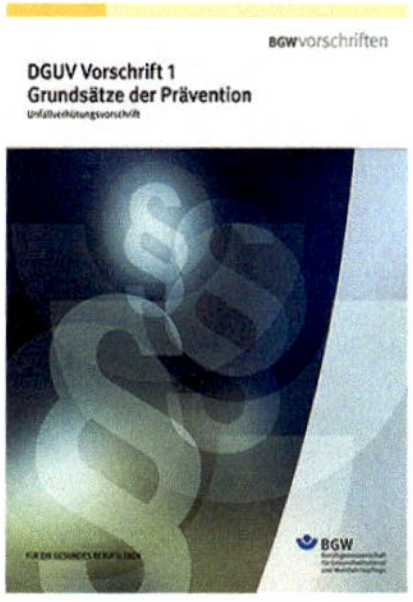

Abb. 1 Die Unfallverhütungsvorschriften (DGUV Vorschrift 1)

2.1.3 Staatliche Arbeitsschutzvorschriften

Die Unfallverhütungsvorschriften der BG Gesundheitsdienst und Wohlfahrtspflege ergänzen die vorhandenen **staatlichen Gesetze und Verordnungen** im Bereich des Arbeitsschutzes, z. B. das **Arbeitsschutzgesetz** (ArbSchG). Das Arbeitsschutzgesetz bildet die Grundlage für weitere staatliche Arbeitsschutzvorschriften, z. B.:

Biostoffverordnung (BioStoffV), S. 29
Gefahrstoffverordnung (GefStoffV), S. 30
Medizinproduktegesetz (MPG), S. 114
Röntgenverordnung (RöV), S. 408

- Arbeitsstättenverordnung (ArbStättV)
- Betriebssicherheitsverordnung (BetrSichV)
- Bildschirmarbeitsverordnung (BildscharbV)
- ❯Biostoffverordnung (BioStoffV)
- ❯Gefahrstoffverordnung (GefStoffV)
- ❯Medizinproduktegesetz (MPG)
- PSA-Benutzungsverordnung (PSA-BV)
- ❯Röntgenverordnung (RöV)

HINWEIS

Die Unfallverhütungsvorschriften gelten für Unternehmer **und** Versicherte.

2.1.4 Pflichten des Unternehmers

Die Unfallverhütungsvorschrift „Grundsätze der Prävention" (DGUV Vorschrift 1), das Arbeitsschutzgesetz (ArbSchG) und weitere Regelwerke (z. B. Biostoff- und Gefahrstoffverordnung) erfordern eine **Unterweisung** jedes Mitarbeiters durch den Praxisinhaber vor der Aufnahme der Beschäftigung und danach in angemessenen Zeitabständen, mindestens jedoch **einmal jährlich**. Die Unterweisung muss dokumentiert werden. Außerdem gilt:

- Der Unternehmer hat den Versicherten die geltenden Unfallverhütungsvorschriften an geeigneter Stelle **zugänglich** zu machen. Dies muss für die Versicherten jederzeit möglich sein.
- Der Unternehmer hat dafür zu sorgen, dass nach einem Unfall unverzüglich **Erste Hilfe** geleistet und eine erforderliche ärztliche Versorgung veranlasst wird.
- Jede **Nadelstichverletzung** sollte über eine Unfallanzeige der BGW gemeldet werden.
- Jede Erste-Hilfe-Leistung an Beschäftigten ist im **Verbandbuch** der Praxis zu dokumentieren.
- Die **Aufbewahrungsfrist** beträgt mindestens fünf Jahre nach der letzten Eintragung und dient bei eventuellen Spätschäden als Nachweis gegenüber dem Unfallversicherungsträger.
- Der Unternehmer hat eine ausreichende Anzahl von Versicherten durch Unterweisung und Übung mit dem Umgang mit **Feuerlöscheinrichtungen** zur Bekämpfung von Entstehungsbränden vertraut zu machen.
- Der Unternehmer hat geeignete **❯persönliche Schutzausrüstungen (PSA)** bereitzustellen und die hieraus entstehenden Kosten zu tragen. Eine PSA im Sinne der Unfallverhütungsvorschrift „Grundsätze der Prävention" (DGUV Vorschrift 1) dient dem Schutz von **Sicherheit** und **Gesundheit** der Beschäftigten. Der Unternehmer hat dafür zu sorgen, dass persönliche Schutzausrüstungen entsprechend bestehender Tragezeitbegrenzung und Gebrauchsdauer bestimmungsgemäß benutzt werden. Die Versicherten müssen sie bestimmungsgemäß benutzen, regelmäßig auf ihren ordnungsgemäßen Zustand prüfen und festgestellte Mängel dem Unternehmer unverzüglich melden.

persönliche Schutzausrüstung, S. 113

HINWEIS

Ordnungswidrigkeiten

Die Berufsgenossenschaft kann Verstöße gegen Unfallverhütungsvorschriften mit einer Geldbuße von bis zu 10 000 Euro ahnden. Der Gesetzgeber hat diese Vorschrift in das Siebte Sozialgesetzbuch (SGB VII) übernommen (§ 209 Abs. I Nr. I SGB VII).

2.1.5 Pflichten des Versicherten

- Versicherte haben die entsprechenden **Anweisungen** des Unternehmers zu befolgen. Die Versicherten dürfen erkennbar gegen Sicherheit und Gesundheit gerichtete Weisungen nicht befolgen.
- Die Versicherten haben dem Unternehmer jede von ihnen festgestellte unmittelbare erhebliche Gefahr für die Sicherheit und Gesundheit sowie jeden an den Schutzvorrichtungen und Schutzsystemen festgestellten Defekt unverzüglich zu melden. Es besteht eine **Meldepflicht**.
- Versicherte dürfen sich durch den Konsum von Alkohol, Drogen oder anderen berauschenden Mitteln nicht in einen Zustand versetzen, durch den sie sich selbst oder andere gefährden können.

2.1.6 Berufsgenossenschaftliche Regeln (BG-Regeln)

Die BG-Regeln richten sich in erster Linie an den Unternehmer. Sie sollen ihm eine Hilfestellung sein bei der **Umsetzung seiner Pflichten** aus den staatlichen Arbeitsschutzvorschriften und Unfallverhütungsvorschriften der Berufsgenossenschaft.

Sie sollen ihm zeigen, wie Arbeitsunfälle, Berufskrankheiten und arbeitsbedingte Gesundheitsgefahren vermieden werden können.

Die BG-Regeln liefern ergänzende Erklärungen und praxisbezogene Beispiele zu den eher offen formulierten Begriffen der BG-Vorschriften der Berufsgenossenschaft für Gesundheitsdienst und Wohlfahrtspflege.

Besondere Bedeutung für die Tätigkeit der ZFA haben die Regeln der **TRBA 250 „Technische Regeln für biologische Arbeitsstoffe im Gesundheitswesen"** (s. Abb. 1). Diese finden Anwendung auf Tätigkeiten mit biologischen Arbeitsstoffen (Biostoffen) in Bereichen des Gesundheitswesens, in denen Menschen medizinisch untersucht, behandelt oder gepflegt werden.

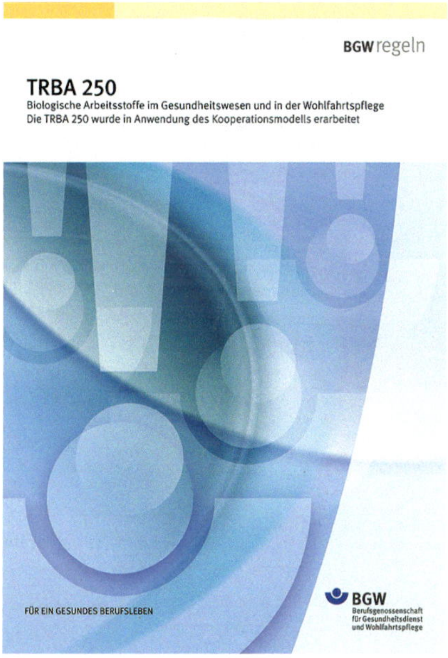

Abb. 1 Die TRBA 250

2.2 Umgang mit Gefahrstoffen

2.2.1 Biologische Arbeitsstoffe (Biostoffe)

Als **biologische Arbeitsstoffe** werden z. B. Aerosole, Speichel oder Blutspritzer bezeichnet, mit denen Beschäftigte in der Zahnarztpraxis – bei ihrem beruflichen Umgang mit Menschen – direkt in Kontakt kommen können. Es handelt sich dabei um Material, das Krankheitserreger enthalten und zu einer Infektion führen kann.

Dies erfolgt ›z. B. durch Einatmen von Bioaerosolen, Haut-/Schleimhautkontakt oder über Schnitt- und Stichverletzungen durch Kanülen, Nadeln, Spritzen oder andere scharfe Gegenstände, die mit Patientenmaterial verunreinigt sind – unabhängig davon, ob die Wunde blutet oder nicht.

Infektionswege, S. 93

HINWEIS

Biologische Arbeitsstoffe (Biostoffe) sind ›Mikroorganismen und andere Krankheitserreger, die beim Menschen Infektionen, sensibilisierende oder toxische Wirkungen hervorrufen können, u. a. Bakterien, Viren, Pilze (BioStoffV, § 2 [1]).

Mikroorganismen, S. 88

Biostoffverordnung (BioStoffV)

Die Biostoffverordnung enthält Regelungen zum Schutz der Beschäftigten vor Gefahrstoffen. Sie berücksichtigt den aktuellen Stand der sicherheitstechnischen, arbeitsmedizinischen und hygienischen Anforderungen bei Tätigkeiten mit biologischen Arbeitsstoffen (Biostoffen).

Biologische Arbeitsstoffe müssen gekennzeichnet werden (s. Abb. 2).

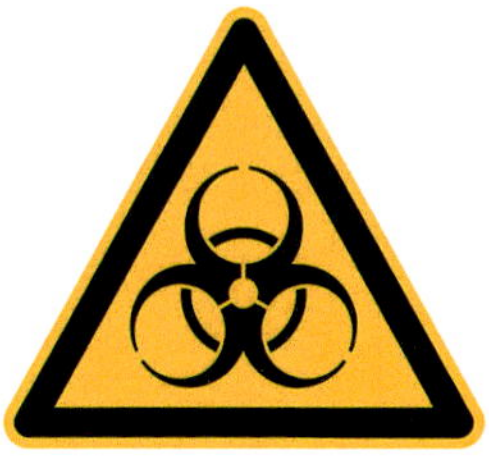

Abb. 2 Gefahrensymbol für biologische Arbeitsstoffe

Schutzstufen (BioStoffV, §§ 3, 4)

Die Beschäftigten im Gesundheitswesen führen i. d. R. keine besonders gesundheitsgefährdenden Arbeiten aus. Um jedoch bei Kontakt mit biologischen Arbeitsstoffen (Biostoffen) Infektionsrisiken zu vermindern, müssen spezifische **Schutzmaßnahmen** persönlicher oder organisatorischer Art beachtet werden.

Die biologischen Arbeitsstoffe werden nach der Fähigkeit, eine Infektionskrankheit hervorzurufen, in **vier Risikogruppen** unterteilt. Mit höherer Risikogruppe nimmt die Fähigkeit zu, Krankheiten bzw. schwere Krankheiten zu verursachen.

Die Tätigkeiten in der Zahnarztpraxis werden entsprechend den Risikogruppen in **vier Schutzstufen** eingeteilt und es werden darauf abgestimmte Schutzmaßnahmen festgelegt (s. Tab. 1). Für die Arbeiten in der zahnärztlichen Praxis sind i. d. R. nur die **Schutzstufen 1 und 2** von Bedeutung.

Risikogruppe			**Schutzstufe**	
1	biologische Arbeitsstoffe, bei denen es unwahrscheinlich ist, dass sie beim Menschen eine Krankheit hervorrufen	→	**1**	– Grundsätze für die Verhütung von Gefährdungen (allgemeine Hygienemaßnahmen) – Infektionsgefährdung ist unwahrscheinlich, z. B. bei Röntgenaufnahmen
2	biologische Arbeitsstoffe, die eine Krankheit beim Menschen hervorrufen können und eine Gefahr für Beschäftigte darstellen könnten; eine wirksame Vorbeugung oder Behandlung ist normalerweise möglich	→	**2**	– Grundmaßnahmen zum Schutz der Beschäftigten – Infektionsgefährdung kann bestehen, z. B. bei Injektionen, Wundversorgung, Nähen von Wunden, Operieren, Instrumentieren, Umgang mit benutzten Instrumenten, Reinigung und Desinfektion von kontaminierten Flächen und Gegenständen
3	biologische Arbeitsstoffe, die schwere Krankheiten beim Menschen hervorrufen und eine ernste Gefahr für Beschäftigte darstellen können (Risikogruppe 3) bzw. darstellen (Risikogruppe 4)	→	**3**	– ergänzende Schutzmaßnahmen bei Tätigkeiten mit hoher Gefährdung
4		→	**4**	– zusätzliche Maßnahmen für krebserzeugende, erbgutverändernde, fruchtbarkeitsgefährdende Gefahrstoffe

Tab. 1 Risikogruppen und Schutzstufen bei biologischen Arbeitsstoffen (Biostoffen)

2.2.2 Gefahrstoffe

Gefahrstoffe sind Stoffe und Gemische (Gefahrstoffprodukte), die bestimmte gefährliche Eigenschaften haben, wie z. B. giftig, ätzend oder reizend, und deren Handhabung die Gesundheit und die Sicherheit der Beschäftigten gefährden kann. Auch Stoffe, die erst bei der Herstellung oder Verwendung entstehen, können Gefahrstoffe sein, so z. B. Stäube, die beim Schleifen von Werkstücken im zahntechnischen Labor auftreten.

Die **Gefahrstoffverordnung** (Verordnung zum Schutz vor Gefahrstoffen/GefStoffV) regelt umfassend die Schutzmaßnahmen für Beschäftigte bei Tätigkeiten mit Gefahrstoffen. Sie dient zum Schutz der Menschen vor Gefährdung der Gesundheit und Sicherheit wie auch dem Schutz der Umwelt vor stoffbedingten Schädigungen.

Gefahrstoffe weisen nach § 3 der Gefahrstoffverordnung eine oder mehrere Eigenschaften auf und werden im GHS (Global Harmonisiertes System) in 28 **Gefahrenklassen** eingeteilt (s. Tab. 1, S. 31).

Physikalisch-chemische Gefahrenklassen	Gesundheitsgefahrenklassen	Umweltgefahrenklassen
– explosive Stoffe/Gemische und Erzeugnisse mit Explosivstoff – entzündbare Gase – entzündbare Aerosole – entzündend wirkende Gase – Gase unter Druck – entzündbare Flüssigkeiten – entzündbare Feststoffe – selbstzersetzliche Stoffe/Gemische – selbstentzündliche Flüssigkeiten – selbstentzündliche Feststoffe – selbsterhitzungsfähige Stoffe und Gemische – Stoffe und Gemische, die in Berührung mit Wasser entzündbare Gase entwickeln – entzündend wirkende Flüssigkeiten – entzündend wirkende Feststoffe – organische Peroxide – korrosiv gegenüber Metallen	– akute Toxizität – Ätz-/Reizwirkung auf die Haut – schwere Augenschädigung/ Augenreizung – Sensibilisierung der Atemwege oder der Haut – Keimzell-Mutagenität – Karzinogenität – Reproduktionstoxizität – spezifische Zielorgan-Toxizität bei einmaliger Exposition – spezifische Zielorgan-Toxizität bei wiederholter Exposition – Aspirationsgefahr (kann bei Verschlucken und Eindringen in die Atemwege tödlich sein)	– gewässergefährdend (schädlich für Wasserorganismen) – die Ozonschicht schädigend **HINWEIS** Innerhalb der 28 Gefahrenklassen erfolgt eine weitere Untergliederung in **Gefahrenkategorien (1 bis 4)**. Die Abstufung gibt dabei jeweils die Schwere der Gefahr an, die von dem entsprechenden Gefahrstoff ausgeht. Die Gefahrenkategorie wird bei der Festlegung der Signalworte „Achtung" und „Gefahr" zugrunde gelegt.

Tab. 1 Die 28 Gefahrenklassen im Global Harmonisierten System (GHS)

Gefahrstoffverzeichnis

Das Gefahrstoffverzeichnis ist eine Zusammenstellung aller Gefahrstoffe, die in der Zahnarztpraxis bzw. im Praxislabor verwendet werden.
In dem Verzeichnis muss auf bestehende **Sicherheitsdatenblätter** verwiesen werden. In diesen hat der Hersteller für den jeweiligen Gefahrstoff folgende Punkte aufgelistet:

- **Gefahrenhinweise:** Die **H-Sätze** (**H**azard-Statements) beschreiben die Art und den Schweregrad einer Gefahr, welche von einem Gefahrstoff oder einem Gemisch (Gefahrstoffprodukt) ausgeht.
- **Sicherheitshinweise:** Die **P-Sätze** (**P**recautionary-Statements) beschreiben Maßnahmen zur Vermeidung oder Begrenzung von schädlichen Wirkungen bei der Verwendung oder Beseitigung von Gefahrstoffen bzw. Gemischen. Sie enthalten Hinweise zu: Allgemeines, Prävention, Reaktion, Transport, Lagerung, Entsorgung.

HINWEIS

Die Beschäftigten der Praxis müssen für den jeweils verwendeten Gefahrstoff die schriftliche **›Betriebsanweisung** einsehen können, welche direkt am Arbeitsplatz aushängen muss. In dieser werden **Sicherheitsmaßnahmen** dargestellt, z. B. die persönliche Schutzausrüstung (PSA) sowie Erste-Hilfe-Maßnahmen bei Unfällen.

Betriebsanweisung, S. 34

Gefahrenpiktogramme (Warnzeichen) auf der Verpackung

Hersteller müssen die chemische Bezeichnung eines gefährlichen Stoffes auf der Verpackung angeben sowie den Stoff einstufen und entsprechend der Einstufung verpacken. Weiterhin sind die GHS-**Gefahrenpiktogramme** (**Gefahrensymbole**) und dazugehörige **Gefahrenbezeichnungen** sowie die Hinweise auf besondere Gefahren und die Sicherheitsratschläge anzubringen. Die Gefahrenpiktogramme und Gefahrenbezeichnungen sind als rot umrandete Rauten mit einem schwarzen Symbol auf weißem Grund dargestellt (s. Tab. 1, S. 32–33). Die GHS (Globally-Harmonised-System/weltweit) und die daraus abgeleitete CLP-Verordnung (Regulation on Classification, Labelling and Packaging/europaweit) ermöglichen eine weltweit einheitliche Einstufung und Kennzeichnung von Chemikalien (Gefahrstoffen).

Weitere Hinweise finden Sie unter:

www.baua.de
→ Themen von A-Z
→ Gefahrstoffe

Signalworte unter dem Gefahrenpiktogramm kennzeichnen als zusätzliche Angabe die mögliche Gefährdung durch den Gefahrstoff:

- **ACHTUNG –** Signalwort für die weniger schwerwiegenden Gefahrenkategorien
- **GEFAHR –** Signalwort für die schwerwiegenden Gefahrenkategorien

Gefahren-piktogramm	**Gefahren-bezeichnung und Signalwort**	**Eigenschaften der Gefahrstoffe oder Gemische**	**Sicherheits-hinweise**	**Beispiele für Gefahr-stoffprodukte in der Zahnarztpraxis**
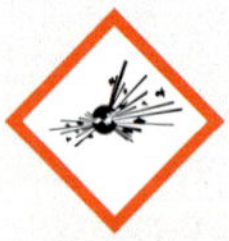 Explodierende Bombe	explosiv – GEFAHR	können in festem, flüssigem, pastenförmigem Zustand – auch ohne Beteiligung von Luftsauerstoff – unter Entwicklung von Gasen explodieren	Schlag, Stoß, Reibung, Funkenbildung und Hitzeeinwirkung vermeiden	– brennbare Flüssigkeiten, z. B. alkoholische Desinfektionsmittel – Anästhesiemittel
 Flamme	entzündbar – ACHTUNG – GEFAHR	– können sich bei niedriger Temperatur an der Luft ohne Energiezufuhr erhitzen und selbst entzünden – können in festem Zustand durch kurzzeitige Einwirkung einer Zündquelle (z. B. Streichholz) leicht entzündet werden – entwickeln bei Berührung mit Wasser oder mit feuchter Luft hochentzündbare Gase	Kontakt mit Wärmequellen (offene Flamme), Luft, Wasser vermeiden, Gefäße dicht verschließen	– Händedesinfektionsmittel – Kälte- oder Pflegespray (Spraydosen) – Methylmethacrylat (im Praxislabor) – Alkohol – Kunststoffe (z. B. für Provisorien, Abformlöffel, Unterfütterung)
 Flamme über Kreis	brandfördernd – ACHTUNG – GEFAHR	sind in der Regel selbst nicht brennbar, erhöhen aber bei Berührung mit brennbaren Stoffen oder Gemischen die Brandgefahr und die Verstärkung eines Brandes durch Freisetzung von Sauerstoff (Oxidationsmittel)	jeden Kontakt mit brennbaren Stoffen vermeiden	– Wasserstoffperoxid (H_2O_2, 60 %) – Sauerstoff (Druckgasflasche)
 Ätzwirkung	ätzend – ACHTUNG – GEFAHR	– können lebende Gewebe bei Kontakt zerstören – schwere Augenschädigung – Hautverätzung – wirken auf Metalle beschädigend oder zerstörend (korrosiv)	Dämpfe nicht einatmen und Berührung mit Haut, Augen und Kleidung vermeiden, Handschuhe/ Schutzbrille tragen	– Wasserstoffperoxid – Entkalker, Gerätereiniger – Rohrreiniger – Ätzgel – Flusssäure (im Praxislabor)
 Totenkopf mit gekreuzten Knochen	akut giftig, sehr giftig (toxisch) – GEFAHR	können bei Einatmen, Verschlucken oder Aufnahme über die Haut in geringer bzw. sehr geringer Menge schwere akute oder chronische Gesundheitsschäden verursachen oder zum Tode führen	jeden Kontakt mit dem menschlichen Körper vermeiden, Arbeitsschutz tragen	– Quecksilber (metallisch) – Keramikätzgel – Methanol – Formaldehyd – Flusssäure (im Praxislabor) – Cyanide (im Praxislabor)
 Ausrufezeichen	reizend – ACHTUNG	– können – ohne ätzend zu sein – bei kurzzeitigem, länger andauerndem oder wiederholtem Kontakt mit Haut oder Schleimhaut eine Entzündung hervorrufen – Reizwirkung auf die Haut – schwere Augenreizung	Dämpfe nicht einatmen und Berührung mit Haut oder Augen vermeiden	– Desinfektionsmittel – Flüssigkeit für Prothesenkunststoff – Röntgenchemikalien – Entkalker, Gerätereiniger – Sanitärreiniger

Gefahren-piktogramm	Gefahren-bezeichnung und Signalwort	Eigenschaften der Gefahrstoffe oder Gemische	Sicherheits-hinweise	Beispiele für Gefahr-stoffprodukte in der Zahnarztpraxis
 Ausrufezeichen	gesundheits-schädlich – ACHTUNG	– können bei Einatmen, Verschlucken oder Aufnahme über die Haut akute oder chronische Gesundheitsschäden verursachen oder in größeren Mengen zum Tode führen – Atemwegsreizung – Ätz-/Reizwirkung auf die Haut – Sensibilisierung der Haut (allergische Hautreaktion) – narkotisierende Wirkung (Benommenheit, Schläfrigkeit)	Kontakt mit dem Körper und Einatmen der Dämpfe vermeiden, bei Unwohlsein den Arzt aufsuchen	– Chloroform – Desinfektionsmittel – Röntgenchemikalien – Adhäsiver für Kunststofffüllungen – Abformmaterialien – Methylmetacrylat (im Praxislabor)
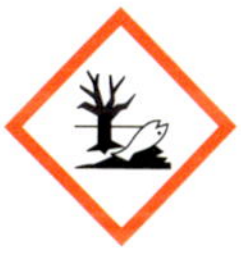 Umwelt	gewässerge-fährdend – ACHTUNG	können akut oder chronisch Gefahren für die Umwelt herbeiführen, indem sie Gewässer/Wasserorganismen schädigen	Entsorgungsvorschriften beachten (Sondermüll), nicht in Kanalisation, Boden, Umwelt gelangen lassen	– Orangenöl – Desinfektionsmittel – Quecksilber (metallisch) – Flusssäure (im Praxislabor) – Cyanide (im Praxislabor) – Röntgenchemikalien – Sanitärreiniger
 Gas-flasche	explosiv – ACHTUNG	Gase unter Druck: – können bei Erwärmung explodieren – tiefgekühlte Gase können Kälteverbrennungen oder -verletzungen verursachen Auch normalerweise unbedenkliche Gase können gefährlich werden, wenn sie unter Druck stehen.	nicht erhitzen, bei tiefkalten Gasen Hautkontakt vermeiden (Schutzhandschuhe und Schutzbrille tragen)	Druckgasflaschen: – Sauerstoff – Kohlenstoffdioxid/ CO_2 (Kohlensäureschnee/Sensibilitätstest) – Butan-Flüssiggas (Praxislabor) – Propan-Flüssiggas (Praxislabor)
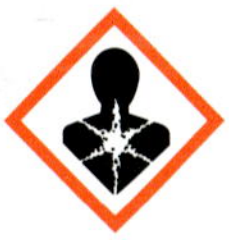 Gesundheitsgefahr	akut giftig, chronisch giftig (toxisch) – ACHTUNG – GEFAHR	Sammelbezeichnung für mögliche Gesundheitsschäden durch Einatmen, Verschlucken oder Aufnahme über die Haut, z. B.: – allergieauslösend (sensibilisierend), z. B. der Atemwege – krebserzeugend (karzinogen) – erbgutverändernd (mutagen), verursachen genetische Schäden – fortpflanzungsgefährdend, Schäden der Nachkommenschaft – fruchtbarkeitsgefährdend, Beeinflussung der Fortpflanzungsfähigkeit – spezifische Zielorgan-Toxizität – Aspirationsgefahr für die Lunge	Gefahrstoffprodukte sind mit Vorsicht zu verwenden, evtl. Schutzkleidung, Handschuhe, Augen- und Mundschutz oder Atemschutz tragen	– Methylmethanacrylat/Monomer (Praxislabor), Hauptbestandteil jeder Dentalprothese aus Kunststoff

Tab. 1 Gefahrenpiktogramme und ihre Bedeutung

Betriebsanweisung

Die Beschäftigten der Praxis müssen für den jeweils verwendeten Gefahrstoff die schriftliche Betriebsanweisung einsehen können, welche direkt am Arbeitsplatz aushängen muss. In dieser werden Sicherheitsmaßnahmen dargestellt, z. B. die persönliche Schutzausrüstung (PSA) sowie Erste-Hilfe-Maßnahmen bei Unfällen (s. Abb. 1).

	BETRIEBSANWEISUNG	
Unterschrift	gemäß § 14 GefStoffV	Datum

GEFAHRSTOFFBEZEICHNUNG

Ätzende Gefahrstoffe (fest / flüssig)

Ätzungen der Haut / Schwere Augenschäden

Umgang mit ätzenden Gefahrstoffen

GEFAHREN FÜR MENSCH UND UMWELT

Kat. 1 (A, B, C): Verursacht schwere Verätzungen der Haut und schere Augenschäden.
Kat. 2: Verursacht Hautreizungen. Verursacht schwere Augenreizungen.

- Irreversible Schäden möglich.
- Ätzend an den Augen (Erblindungsgefahr) und auf der Haut (Gewebezerstörung) nach direktem Kontakt.
- Verschluckter Stoff bewirkt Schleimhautreizungen in der Speiseröhre und dem Magen (Perforationsgefahr).
- Gefahr durch Einatmen der Dämpfe.

SCHUTZMAẞNAHMEN UND VERHALTENSREGELN

- Nicht essen, trinken und rauchen.
- Berührung mit Haut, Schleimhäuten und Augen vermeiden.
- Behälter mit Vorsicht öffnen.
- Schutz- bzw. Berufskleidung, Schutzhandschuhe und/oder Schutzbrille mit Seitenschutz/Gesichtsschutz, ggf. Atemschutz tragen.
- Bei Unfall oder Unwohlsein sofort Arzt hinzuziehen. Konzentrierte Säuren: Niemals Wasser hinzugiessen.
- Feststoffe: Staubentwicklung vermeiden. Stäube nicht einatmen.
- Flüssigkeiten: evtl. entstehende Dämpfe / Aerosole nicht einatmen. Mischverbot!
- Nur im Originalbehälter und dicht geschlossen lagern. Behälter dicht geschlossen halten. Säuren und Laugen nicht zusammen lagern. Nicht mit Nahrungsmitteln und Getränken zusammen lagern. Weitere Lagerungsvorgaben aus den stoffspezifischen EG-Sicherheitsdatenblättern entnehmen.
- Nur in stets gut be- und entlüfteten Arbeits- und Lagerräumen anwenden/lagern.
- Produkte nicht in Oberflächengewässer, Kanalisation und das Grundwasser gelangen lassen.

VERHALTEN IM GEFAHRFALL

Brandfall / Leckage

- **Geeignete Löschmittel:** Löschmaßnahmen auf die Umgebung abstimmen. Brandgase nicht einatmen.
- **Nach Verschütten/Freisetzung:** Aerosol- und Staubbildung vermeiden. Persönliche Schutzausrüstung tragen. Für ausreichende Lüftung sorgen. Berührung mit den Augen und der Haut vermeiden. Mit flüssigkeitsbindendem Material (z.B. Universalbindemittel) aufnehmen und der fach- und sachgerechten Entsorgung zuführen.

ERSTE HILFE

Erste Hilfe

- **Nach Augenkontakt:** Augen bei geöffnetem Lidspalt mindestens 15 Minuten unter fließendem Wasser ausspülen. Sofort Augenarzt hinzuziehen.
- **Nach Hautkontakt:** Kontaminierte Kleidung sofort entfernen. Sofort mit viel Wasser mindestens 15 Minuten abwaschen. Hautpflege. Hautarzt kontaktieren.
- **Nach Einatmen:** An die frische Luft bringen. Arzt hinzuziehen.
- **Nach Verschlucken:** Wasser in kleinen Mengen verabreichen. Sofort Arzt hinzuziehen. Arzt entscheidet über Brechreizauslösung (Aspirationsgefahr!).
- Unfall und Erste-Hilfe-Leistung in das Verbandbuch eintragen.

SACHGERECHTE ENTSORGUNG

A

- Entsprechend den Entsorgungsvorgaben des Herstellers im Sicherheitsdatenblatt entsorgen. Restentleerte Behälter gehen in die Verwertung und Restmengen über einen Entsorgungsbetrieb (Nachweisführung).

Abb. 1 Betriebsanweisung

Die Gestaltung von Kennzeichnungsetiketten nach der CLP-Verordnung

Der **Hersteller** muss die chemische Bezeichnung eines Gefahrstoffes oder der in einem Gemisch enthaltenen gefährlichen Stoffe auf der Verpackung angeben. Ebenso sind die Gefahrensymbole mit den dazugehörenden Gefahrenbezeichnungen und dem Signalwort anzugeben sowie Hinweise auf besondere Gefahren (H-Sätze) und Sicherheitsempfehlungen (P-Sätze).

Mustergemisch — **Inhalt: 5 Liter** (Nennmenge)

enthält: Stoff A, Stoff B, Stoff C (Produktidentifikatoren)

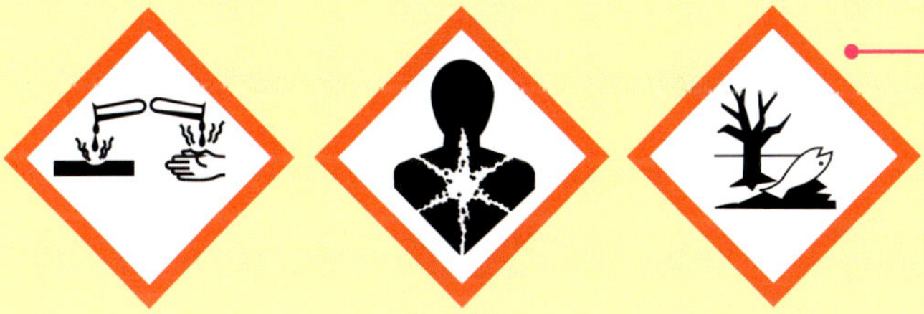

(Gefahrenpiktogramme)

GEFAHR (Signalwort)

Verursacht schwere Augenschäden. Kann bei Einatmen Allergie, asthmaartige Symptome oder Atembeschwerden verursachen. Kann gegenüber Metallen korrosiv sein. Verursacht Hautreizungen. Sehr giftig für Wasserorganismen, mit langfristiger Wirkung. (Gefahrenhinweise)

Augenschutz/Gesichtsschutz tragen, Einatmen von Dampf vermeiden. Bei unzureichender Belüftung Atemschutz tragen. Freisetzung in die Umwelt vermeiden. Verschüttete Mengen aufnehmen. (Sicherheitshinweise)

BEI KONTAKT MIT DEN AUGEN: Einige Minuten lang behutsam mit Wasser ausspülen. Vorhandene Kontaktlinsen nach Möglichkeit entfernen. Weiter ausspülen.
Sofort GIFTINFORMATIONSZENTRUM oder Arzt anrufen.

BEI EINATMEN: Bei Atembeschwerden an die frische Luft bringen und in einer Position ruhigstellen, die das Atmen erleichtert. Bei Symptomen der Atemwege: GIFTINFORMATIONSZENTRUM oder Arzt anrufen.

Kann bei Verwendung explosionsfähige/entzündbare Dampf/Luft-Gemische bilden.

23,5 Prozent des Gemisches bestehen aus einem oder mehreren Bestandteilen mit unbekannter akuter dermaler Toxizität. 3,5 Prozent des Gemisches bestehen aus einem oder mehreren Bestandteilen mit unbekannter akuter oraler Toxizität.
Enthält 2 % Bestandteile mit unbekannter Gewässergefährdung. (Ergänzende Informationen)

Musterfirma | Musterstrasse 1 | D 12345 Musterstadt | Tel. +49 (0)1234 56789 (Angaben zum Lieferanten)

Abb. 1 Beispiel für das Etikett eines Gefahrstoffgemisches nach der ›CLP-Verordnung

CLP-Verordnung, S. 31

TERMINOLOGIE: UNFALLVERHÜTUNG	
Aerosol	in der Luft verteilter, feiner Sprühnebel, der Stoffe biologischen Ursprungs enthält
Aspiration	Einatmen, Verschlucken, Ansaugen
Exposition	Kontakt, Ausgesetztsein des Organismus
Infektion	Eindringen von Keimen in den Körper bzw. Ansiedelung von Keimen auf Haut oder Schleimhaut
Karzinogenität	krebserzeugende Wirkung von Stoffen
Kontamination **kontaminiert**	Verschmutzung, Verseuchung mit Keimen verschmutzt, verseucht
korrosiv	zerstörend, zerfressend wirken
Mikroorganismen	Kleinstlebewesen
Mutagenität/Keimzell-Mutagenität	erbgutverändernde Wirkung von Stoffen
Prävention (= Prophylaxe)	vorbeugende Maßnahmen zur Verhütung von Krankheiten
Reproduktionstoxizität	Gefährdung der Fortpflanzungsfähigkeit
Sensibilisierung	Bildung von Antikörpern/Allergiegefahr
Toxizität	Giftigkeit eines Stoffes

AUFGABEN

1. Welchen Auftrag hat die Berufsgenossenschaft für Gesundheitsdienst und Wohlfahrtspflege?
2. Für wen gelten die DGUV-Unfallverhütungsvorschriften?
3. Erläutern Sie die Bedeutung der Schutzstufen 1 und 2 beim Umgang mit biologischen Arbeitsstoffen.
4. Wozu dient die Gefahrstoffverordnung?
5. Woran erkennen Sie Gefahrstoffe in der zahnärztlichen Praxis?
6. Welche Informationen gibt der Hersteller von Gefahrstoffen auf den Sicherheitsdatenblättern?
7. In welche drei Gruppen werden die 28 Gefahrenklassen im GHS eingeteilt?

Patienten empfangen und begleiten

LF 2

1 Patientenbetreuung
2 Patientengruppen und Patiententypen
3 Anamnese
4 Mundhöhle und Rachen
5 Zähne

1 Patientenbetreuung

1.1 Der Patient als Kunde

Die moderne Zahnarztpraxis muss heute viele Anforderungen erfüllen, um neue Patienten zu gewinnen und eine möglichst lang anhaltende **Patientenbindung** zu erreichen.

HINWEIS

Die beste Werbung für eine Praxis sind zufriedene Patienten.

HINWEIS

Auf den folgenden Seiten finden Sie Inhalte aus dem Bereich Betriebsorganisation und Verwaltung, die auch für die Behandlungsassistenz in der Zahnarztpraxis von Bedeutung sind. Inhalte aus dem Gebiet „Organisation und Verwaltung" sind z. B.:

- Ergonomie
- Kommunikationsregeln
- Telefongespräche führen
- patientenorientierte Praxisführung
- Qualitätsmanagement

Sie können folgendem Lehrwerk entnommen werden:

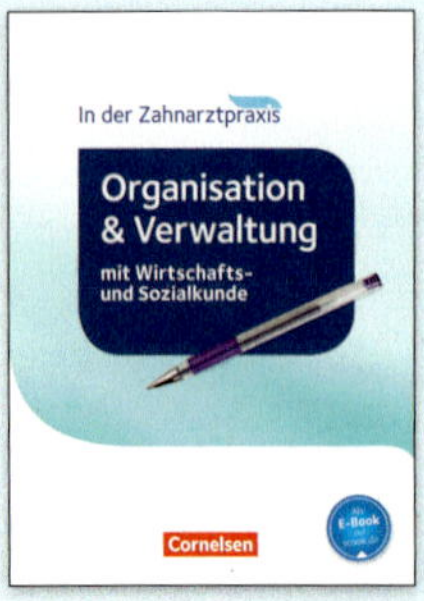

Zufriedenheit des Patienten liegt vor, wenn sein persönlicher Eindruck (subjektive Wahrnehmung) die Erwartungen erreicht oder übersteigt. Die Bedürfnisse des Patienten zu kennen ist Voraussetzung dafür, seine Erwartungen erfüllen zu können oder besser sie noch zu übertreffen.

Laut einer vom **D**eutschen **A**rbeitskreis für **Z**ahnheilkunde (DAZ) durchgeführten Patientenbefragung richten sich die **Patientenerwartungen** auf drei Bereiche.

Erscheinungsbild der Praxis und persönliche Betreuung

- Das gesamte Praxisteam ist höflich, zuvorkommend und kompetent.
- Das Praxisteam zeigt Interesse an der Person des Patienten.
- Zahnärztin und Team sind sensibel für die Angst des Patienten vor einer Zahnbehandlung.
- Es ist genügend Zeit für ruhige, persönliche Beratung und Behandlung.
- Ordentliches, sauberes Erscheinungsbild der Mitarbeiterinnen (z. B. Kleidung, Haare).

Untersuchung und Behandlungsplanung

- Das Praxisteam betrachtet den Patienten als gleichberechtigten Gesprächspartner.
- Gründliche zahnärztliche Untersuchung.
- Umsichtige und einfühlsame Assistenz.
- Der Ablauf geplanter Behandlungen wird ausreichend und sensibel erklärt, z. B.:
  - Fragen werden bereitwillig und patientengerecht beantwortet.
  - Kostenvoranschläge werden verständlich und vollständig besprochen.
  - Vertraute Mitarbeiterinnen begleiten den Patienten über einen langen Zeitraum.
  - Bei dringend notwendiger Schmerzbehandlung werden kurzfristig Termine vergeben.
  - Die Wartezeiten sind kurz (i. d. R. nicht über 20 Minuten). Kommt es zu längeren Wartezeiten, werden noch nicht anwesende Folgepatienten telefonisch informiert.
- Diskretion ist selbstverständlich. Die ärztliche Schweigepflicht wird eingehalten.
- Der Datenschutz ist gewährleistet (z. B. keine Karteikarten auf der Rezeptionstheke).
- Die Praxishygiene ist ohne Mängel; dies vermittelt Sicherheit.
- Eine Prophylaxebehandlung bzw. -beratung durch die fortgebildete Mitarbeiterin erfolgt ausführlich, verständlich und mit praktischen Übungen.
- Fortbildungen werden z. B. durch Aushang der Zertifikate im Wartebereich oder in ausliegenden Praxisordnern dokumentiert.
- Teamkonflikte werden nicht vor dem Patienten ausgetragen.

Kinderbehandlung

- Kinder sind in der Praxis willkommen.
- Kindgerechte, einfühlsame Behandlung.
- Umfassendes, systematisches Prophylaxeangebot.
- Beratung über Möglichkeiten zur Zahngesundheit.

Die Auflistung kann natürlich nicht vollständig sein, da Patientenbedürfnisse sehr individuell sind und auch von Praxis zu Praxis verschieden sein können. So werden Patienten z. B. an die kieferorthopädische Praxis andere Erwartungen stellen (z. B. im Umgang mit Kindern) als an eine kieferchirurgische Praxis.

Im gesamten Verhalten des Praxisteams sollte eine ausgeprägte **Patientenorientierung** vorhanden sein. Im Sinne eines modernen Dienstleistungsunternehmens wird dem Patienten während seines Aufenthaltes dadurch Vertrauen und Wohlbefinden vermittelt.

Diese Praxisphilosophie muss von allen Teammitgliedern verinnerlicht werden, um überzeugend auf den Patienten zu wirken (s. Abb. 1). Die überlegt gestaltete Praxis, die sich dem Patienten einladend darbietet und in der er sich wohlfühlt, dient der **Patientenbindung** und ist damit ein wichtiger **Wirtschaftsfaktor**.

Leistungsfähigkeit

↓

Überzeugung von der Qualität der Dienstleistung dieser Praxis

Betreuungsqualität

↓

Umgang und menschliches Verhalten des ganzen Praxisteams

Umfeldqualität

↓

Praxisklima angenehm und patientenfreundlich

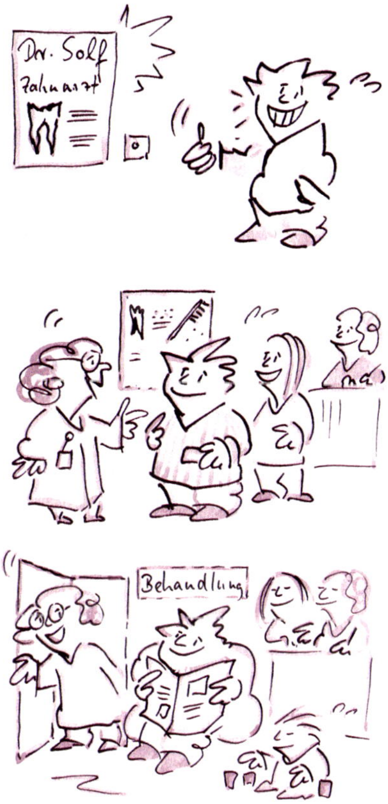

Abb. 1 Gründe für die Weiterempfehlung einer Zahnarztpraxis

1.2 Patienten empfangen

Wir beurteilen Menschen in der Regel zuerst nach ihrer äußeren Erscheinung. Häufig entscheiden diese Merkmale spontan über Sympathie und Antipathie. Betritt ein neuer Patient zum ersten Mal die Zahnarztpraxis, wird er von der ZFA in wenigen Sekunden eingeschätzt und unbewusst einem bestimmten Typenbild zugeordnet. Natürlich wird sich auch der Patient in der gleichen Zeit ein Bild von der ihn empfangenden Mitarbeiterin machen und damit seine Praxiswahl überdenken.

Insofern gilt: „Der erste Eindruck ist entscheidend“ (s. Tab. 1).

1. Phase	Sekundenbruchteile	Menschen, denen wir begegnen, ordnen wir schnell in ein Raster ein: männlich/weiblich, bekannt/unbekannt, jung/alt, ansprechend/uninteressant.
2. Phase	erste 30 Sekunden	Man schätzt den Menschen ein nach Kriterien wie Körpersprache, Verhalten, äußeres Erscheinungsbild, Wortwahl, Antipathie und Sympathie.
3. Phase	erste 3 Minuten	Während eines Gesprächs kann der erste Eindruck bestätigt oder korrigiert werden.

Tab. 1 Der erste Eindruck

Was für den zwischenmenschlichen Bereich gilt, hat auch Gültigkeit für ein Unternehmen wie die Zahnarztpraxis. Jede Praxis besitzt durch ihre Unternehmenskultur (Praxisphilosophie) und ihr Erscheinungsbild ein individuelles Profil, eine „Persönlichkeit“. Diese Persönlichkeit bestimmt maßgeblich den wirtschaftlichen Erfolg oder Misserfolg einer Praxis.

1.2.1 Gestaltung des Außenbereichs

Der erste **optische Eindruck** der Zahnarztpraxis entsteht schon vor der Haustür. Die Größe des Praxisschildes ist zwar in der Berufsordnung vorgeschrieben, aber durch eine professionelle Gestaltung und evtl. Beleuchtung werden Passanten aufmerksam gemacht und neue Patienten finden leichter den Weg zur Praxis.

Das Schild muss regelmäßig **gepflegt** werden und sollte sich stets auf dem **neuesten Informationsstand** (z. B. über die angebotenen Sprechzeiten) befinden. Auch der Hauseingang und das Treppenhaus werden vom Patienten mit allen Sinnen wahrgenommen. Gibt es auf seinem Weg zu den Praxisräumen eine Gestaltung in hellen Farben und mit guter Beleuchtung, Bildern oder gepflegten Pflanzen?

Eine Wegmarkierung mit eindeutig angebrachten Hinweisschildern oder Pfeilen führt den Patienten sicher bis an die Praxistür. Das Türschild muss klar gestaltet und auch für ältere Patienten gut zu lesen sein.

1.2.2 Gestaltung des Empfangsbereichs

Betritt ein neuer Patient die Praxisräume, ist der Empfangsbereich der Ort der ersten persönlichen Kontaktaufnahme und sollte deshalb für ihn eindeutig erkennbar sein.

Der freundliche **Blickkontakt** und eine möglichst namentliche **Begrüßung** durch die ZFA nehmen dem Patienten Unsicherheiten und steigern sein Selbstwertgefühl (s. Abb. 1). Das Namensschild an der Rezeption und an der Kleidung des Praxisteams ist eine Form von Höflichkeit und damit selbstverständlich.

Der **erste Eindruck** des Patienten wird neben der direkten Ansprache durch die Praxismitarbeiterin von weiteren Faktoren beeinflusst, die häufig unbewusst wahrgenommen werden. So prägt unser sehr sensibler Geruchssinn das Wohlbefinden in starkem Maße. Dem typischen „Zahnarztgeruch" kann durch regelmäßiges Lüften entgegengewirkt werden. Geräte, welche die Luft ionisieren und dezent mit passenden Düften anreichern, unterstützen ebenfalls das Raumklima.

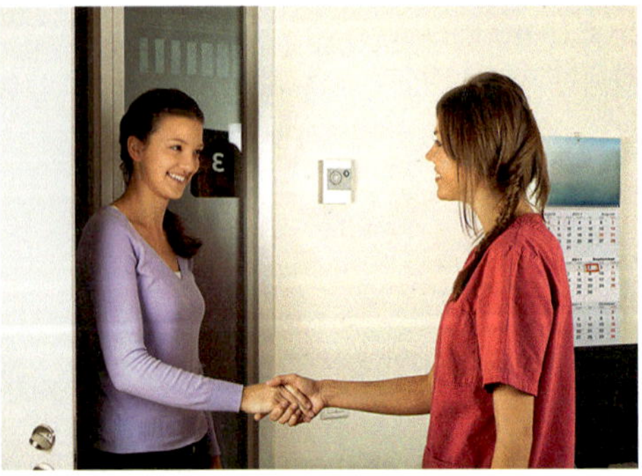

Abb. 1 Blickkontakt bei der Begrüßung

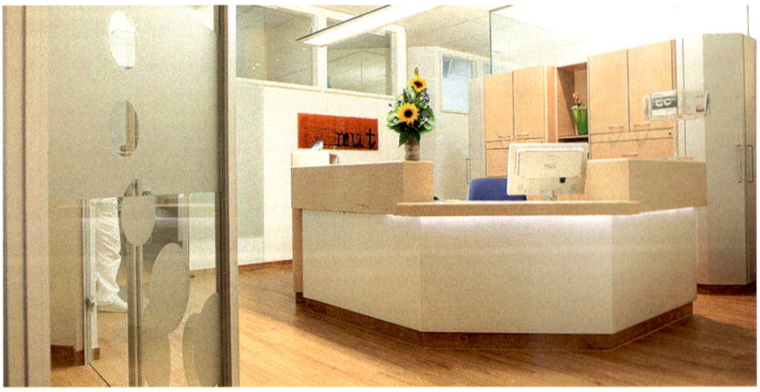

Abb. 2 Der Empfangsbereich

Farben und Design bewirken eine Atmosphäre in den Praxisräumen, die nicht nur allen Beteiligten ein Wohlgefühl vermittelt, sondern gleichzeitig bei Patienten Vertrauen schafft. Ein freundliches **Ambiente** bewirkt die Gestaltung mit hellen Farbtönen, farblich abgestimmten, strapazierfähigen Bodenbelägen, Bildern und Blumen (s. Abb. 2).

Eine gute Ausleuchtung unterstreicht diese Wirkung. Ist das Tageslicht nicht ausreichend, sollte der Beleuchtung besondere Aufmerksamkeit gelten. Kaltes Neonlicht oder grelle Halogenlampen steigern die Nervosität der Patienten, während ein zu dunkler Raum eher als unfreundlich oder gar bedrückend empfunden wird.

Der Empfangsbereich ist nicht nur die **Visitenkarte der Praxis**, sondern auch die **Steuerungszentrale** für nahezu alle Praxisprozesse. Hier erfolgten die Patientenaufnahme, die Betreuung der Telefonanlage, Terminvereinbarungen werden getroffen, über den Computerplatz werden sämtliche Verwaltungsarbeiten erledigt und es finden vertrauliche Gespräche mit den Patienten statt.

Der Empfangsbereich sollte ordentlich und aufgeräumt sein, um auf den Patienten eine professionelle und somit positive Wirkung zu haben. Übervolle Schreibflächen, herumliegende Krankenunterlagen oder der unverstellte Blick auf den Computerbildschirm verunsichern den Patienten und vermitteln ihm den Eindruck von mangelndem Datenschutz. Ein beruhigendes Gefühl gibt es dem Patienten, wenn die **Garderobe** im Rezeptionsbereich untergebracht ist, obwohl dadurch keine Haftung besteht (Hinweisschild).

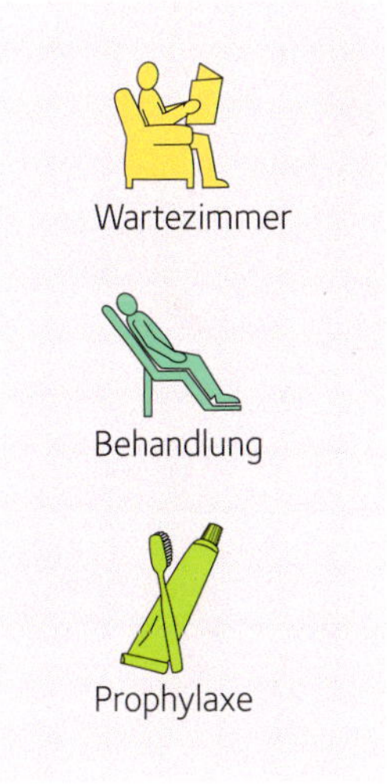

Abb. 1 Leitsystem (Beispiele)

Leitsystem

Patienten, die sich zum ersten Mal in einer Praxis befinden, haben oftmals Orientierungsprobleme. Das Auffinden bestimmter Räume kann dadurch erleichtert werden, dass Türen deutlich gekennzeichnet sind (s. Abb. 1). Ist in der Praxis kein Leitsystem vorhanden, sollte die ZFA neuen Patienten bei einem kleinen Rundgang die Praxis zeigen.

Patiententoiletten

Patienten erwarten hier besonders hygienisch einwandfreie Verhältnisse. Eine regelmäßige Kontrolle, Reinigung und Desinfektion der sanitären Anlagen ist deshalb notwendig und kann durch das Aushängen von Kontroll-Checkliste dokumentiert werden. Seifenspender, Einmalhandtücher und Treteimer gehören zum Standard.

Wenn es die baulichen Möglichkeiten zulassen, kann ein weiterer Raum auch behindertengerecht mit zusätzlichen Haltegriffen oder erhöhtem Toilettensitz gestaltet sein. In der Arbeitsstättenverordnung wird festgelegt, dass Personaltoiletten und Patiententoiletten getrennt sein müssen.

1.2.3 Gestaltung des Wartebereichs

Ideal ist als Wartebereich ein geschlossener Raum mit einem Glaselement zum Empfangsbereich (s. Abb. 2). Dies ermöglicht
- den optischen Kontakt von Praxismitarbeitern und wartenden Patienten,
- das ungestörte Gespräch mit Patienten an der Rezeption oder am Telefon und somit die Wahrung des Datenschutzes,
- die Ausblendung von störenden oder den Patienten irritierenden bzw. angstauslösenden Arbeitsgeräuschen aus den Behandlungsräumen.

Auch bei guter Terminplanung lassen sich Wartezeiten nicht immer vermeiden. Der Patient sollte sich deshalb in diesem Raum wohlfühlen und ihn für sich zur Entspannung nutzen können, ohne das Gefühl zu haben, nur Zeit „absitzen" zu müssen.

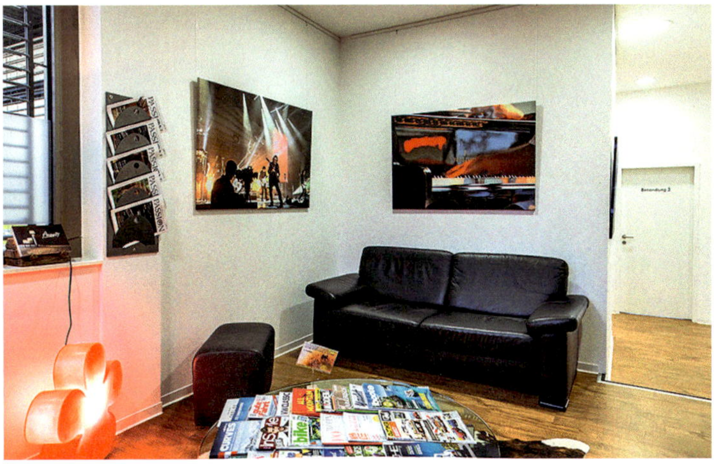

Abb. 2 Wartebereich

Möblierung

Der Einrichtungsstil ist natürlich vom persönlichen Geschmack des Praxisinhabers abhängig. Ob modern oder elegant – möglichst nicht veraltet.

Geachtet werden muss auch hier auf Sauberkeit, ohne Flecken an den Sitzmöbeln. Die bequemen Sitzgelegenheiten sollten nicht zu eng stehen. Außerdem dürfen auch ältere Personen mit der Sitzhöhe keine Probleme bekommen. Stabile Armlehnen ermöglichen ihnen das Abstützen beim Aufstehen und Hinsetzen.

Hilfreich ist ein kleiner Tisch oder ein Stehpult mit Schreibzeug und Notizzetteln, an dem die Patienten z. B. den Anamnesebogen ausfüllen können.

Weitere Gestaltungsmöglichkeiten

Bilder oder gut gerahmte Fotografien bringen Abwechslung und Ablenkung in den Raum. Sie können nach einiger Zeit ausgewechselt werden – vielleicht im Rahmen einer kleinen Ausstellung. Die Motive der Bilder sollten behutsam gewählt werden, da abgebildete Prothetikteile, angstmachende Behandlungsgeräte oder die Darstellung von Operationsmethoden den Patienten verunsichern.

Grünpflanzen lockern auf und wirken sich positiv auf die Gefühlslage aus, müssen aber regelmäßig gepflegt werden.

Patienten erwarten kurzweilige Unterhaltung in Form von **Zeitschriften**. Da die Auswahl groß ist, kann eine kleine Umfrage nach den Wünschen der Patienten hilfreich sein. Selbstverständlich müssen der abwechslungsreiche Lesestoff regelmäßig aktualisiert und besonders abgegriffene Zeitschriften umgehend ersetzt werden. Ältere Patienten freuen sich über Literatur im Großdruck. Die Aufbewahrung in einem Zeitungshalter dient der Übersichtlichkeit und erleichtert das Ordnunghalten. Ein kleines Hinweisschild erspart peinliche Situationen: „Gerne kopieren wir Ihnen bei Interesse einzelne Seiten."

Kinderecke

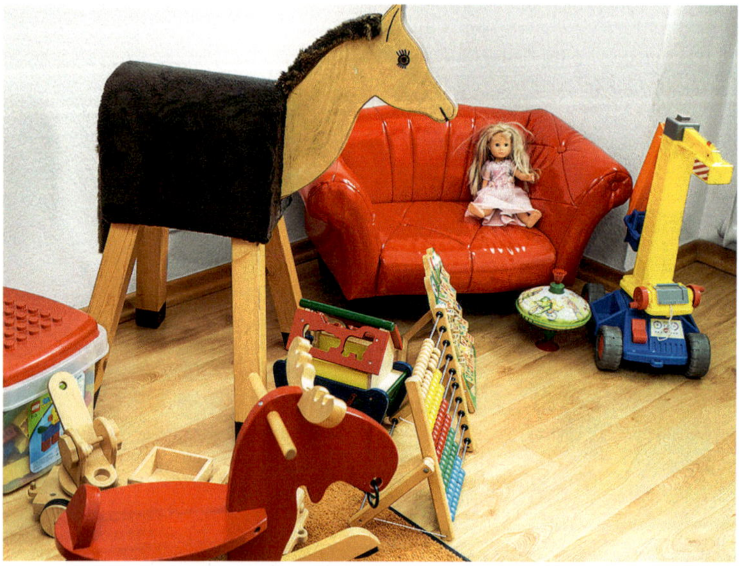

Abb. 1 Spielecke im Wartebereich

Eine Kinderspielecke sollte in jedem Wartebereich vorhanden sein. Sie lässt die Wartezeit für das Kind und die Erwachsenen positiver erleben. Ängste können abgebaut werden, wenn an passenden kleinen Sitzmöbeln und einem geeigneten Tischchen gespielt, gelesen oder gemalt wird. Die Spielsachen müssen ungefährlich und pflegeleicht sein und unbedingt regelmäßig kontrolliert bzw. gereinigt werden. Stark verschmutze oder beschädigte Artikel werden aussortiert.

Praxisordner

Eine interessante Möglichkeit, den Patienten mit den Praxisgegebenheiten vertraut zu machen, ist das Auslegen eines Praxisordners. Hier könnten Fotos der Zahnärztin und ihrer Mitarbeiterinnen eingefügt werden mit Angaben zu Tätigkeitsschwerpunkten wie Implantologie oder Zusatzqualifikationen, z. B. der Ausbildung zur Prophylaxefachkraft. Patientengerecht abgefasste Informationen zu Behandlungsmethoden oder Krankheitsbildern ergänzen den Ordner.

HINWEIS

Die ZFA muss dem Wartezimmer eine besondere Aufmerksamkeit zukommen lassen.
Dazu gehören u. a.:

- regelmäßiges Lüften des Raumes, am besten, wenn sich kein Patient darin aufhält
- Stühle wieder „richtig" stellen
- Zeitschriften ordnen
- Kinderecke aufräumen

Es genügt nicht, erst am Tagesende den Raum zu kontrollieren. Die gewünschte positive Wirkung auf den Patienten hat die Praxis nur, wenn alles einen gepflegten und sauberen Eindruck macht. Patienten übertragen beobachtete Mängel auf die Leistungsfähigkeit und das Hygieneverständnis der gesamten Praxis.

Im Wartebereich können zusätzliche **Serviceleistungen** angeboten werden:

Getränke	Bereitstellen von kostenlosen Getränken, z. B. Tee, Kaffee, Mineralwasser, Trinkgefäßen (Porzellan, Pappbecher); regelmäßige Kontrollen, Reinigung
Musik	abgestimmt als Hintergrundmusik, zur Entspannung (Meditation), kein Radio (Moderation stört), persönliche Auswahl von Musikstücken über Kopfhörer
Wasser	dient der Entspannung in Form von Zimmerbrunnen oder Aquarium (pflegeintensiv)
Großspiegel	zur Raumgestaltung, Kontrolle des Patienten von Kleidung und Frisur
Lesebrille	Einfachmodelle in unterschiedlichen Stärken
Praxisbroschüre	Name, Adresse, Telefon, Sprechzeiten, Schwerpunkte der Praxistätigkeit, Praxismitglieder, Parkmöglichkeiten, öffentliche Verkehrsmittel
Informationsständer	Merkblätter zum Mitnehmen, z. B. Mundhygiene, Zahn-, Mund- und Kieferkrankheiten, Krankenkasseninfo (in mehreren Sprachen)
Infowand	Notdienstplan, Apothekennotdienst, Ferienplan, Fahrpläne
Prophylaxeshop	Verkaufsbereich mit geschulten Beratungsmitarbeitern, z. B. für patientenbezogene Mundhygienehilfsmittel
Regenschirme	werbewirksam mit aufgedrucktem Praxislogo
elektronische Wartezimmerpräsentation	meist über großformatige Bildschirme mit Präsentation von Filmen (mit und ohne Ton) als behandlungsvorbereitende oder unterhaltende Patienteninformation, z. B. Ernährungshinweise, professionelle Zahnreinigung (PZR), Prothetikalternativen, Tierfilme

Tab. 1 Serviceleistungen im Wartebereich

1.3 Patienten begleiten

1.3.1 Gestaltung des Behandlungsraums

Die **Wohlfühlatmosphäre** im Empfangsbereich und im Wartebereich muss sich auch im Behandlungszimmer fortsetzen. Die Ausgestaltung des Behandlungsraums wird individuell den Anforderungen der Zahnärztin wie auch der Behandlung angepasst sein (s. Abb. 1).

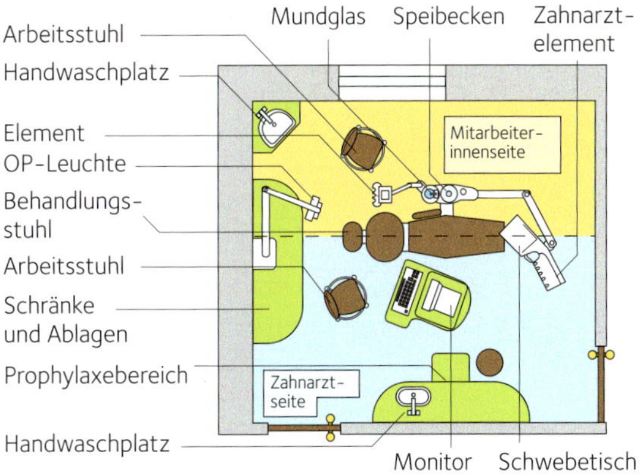

Abb. 1 Behandlungsraum (Grundriss)

Besondere **hygienische Ansprüche** müssen in diesem Raum umgesetzt werden. Möbel, Arbeits- und Behandlungsflächen sollten leicht zu **reinigen** und zu **desinfizieren** sein, ebenso der glatte Bodenbelag.

Weiß gestrichene Wände signalisieren dem eintretenden Patienten den Eindruck von Sauberkeit und Hygiene. Aufgeräumte Flächen, geschlossene Schubladen und Schränke vermitteln das Gefühl von Ordnung und Professionalität.
Ein Deckenbild ist für den auf dem Behandlungsstuhl liegenden Patienten ein Blickpunkt, auf den er sich konzentrieren kann. Die Ablenkung von der zahnärztlichen Behandlung lässt ihn ruhiger und entspannter werden.

Der Patient erwartet hohen Komfort und ein ansprechendes Design der Behandlungseinheit, verbunden mit modernster Technik.
Digitale Röntgentechnik ermöglicht z. B. direkt am Behandlungsplatz die Erstellung von Röntgenbildern und die eindeutige Verständigung mit dem Patienten über seine Behandlung. Eine intraorale Kamera bietet die Möglichkeit, auf dem Monitor einen Blick in die eigene Mundhöhle zu werfen, wodurch die optisch unterstützte Beratung die Vertrauensbildung des Patienten fördert.

1.3.2 Vorbereitung des Behandlungsraums

Im Behandlungsraum benötigt der Patient eine besonders intensive **Betreuung**. Bevor er den Raum betritt, sind bereits alle Vorbereitungen abgeschlossen.

Die Spuren einer vorausgegangenen Behandlung müssen entfernt und der Raum in einem hygienisch einwandfreien Zustand sein. Auch Fingerabdrücke oder Spritzer auf der Oberfläche des Monitors werden beseitigt. Instrumente und Materialien sind verdeckt bereitgestellt und der Behandlungsstuhl ist in die richtige, leicht nach hinten geneigte Sitzstellung gefahren, um dem Patienten das Setzen zu erleichtern.

Bei Kindern, älteren und körperlich eingeschränkten Patienten muss die ZFA dabei gezielte Hilfe anbieten. Trägt der Patient zu warme oder zu enge Kleidungsstücke, sollte die ZFA ihn darauf hinweisen. Ebenso muss der Patient auf störende Gegenstände (z. B. Piercings, Brille) aufmerksam gemacht werden, damit diese vor der Behandlung entfernt und sicher aufbewahrt werden können.

1.3.3 Vorbereiten der Behandlung

Bis die Zahnärztin den Behandlungsraum betritt, muss die ZFA restliche Arbeitsvorbereitungen treffen, das zahnärztliche Grundbesteck auflegen, ein Mundspülglas bereitstellen und dem Patienten die Serviette umlegen. Ruhiges und gezieltes Arbeiten wirkt sich dabei beruhigend auf den Patienten aus und gibt ihm das Gefühl, professionell „betreut" zu werden.

Patiententypen, S. 59

Die ZFA wird versuchen, mit dem Patienten ein Gespräch zu führen, wobei sie sich sensibel auf die unterschiedlichen ❯Patiententypen und deren spezielle Situation einstellen muss.

Die ZFA sollte helfen, die Unsicherheit des Patienten abzubauen und die Erwartungsangst zu verringern. Gezielte fachliche Fragen dürfen beantwortet werden, die Mitarbeiterin muss aber um die Grenzen ihrer Kenntnisse wissen. Sie darf ihre Zuständigkeit nicht überschreiten, sondern wird auf das Gespräch mit der Zahnärztin verweisen.

EXKURS

Arbeiten im Mund des Patienten

Für den Patienten bedeutet die zahnärztliche Behandlung Stress, da die „Intimdistanz" nicht eingehalten wird und eine „Flucht" aus dieser Situation nicht möglich ist (s. Abb. 1).

Es werden verschiedene Distanzzonen unterschieden, innerhalb derer ein Mensch einen anderen toleriert.
Die Distanzzonen sind kulturabhängig. Für den deutschsprachigen Raum gilt:
- Intimdistanz = unter 50 cm (Wahrnehmung von Körpergeruch und Wärme der Haut)
- persönliche Distanz = ca. 0,5–1,5 m (Ausdehnung einer Armlänge: Kontakt zu Freunden)
- geschäftliche Distanz = ca. 1,5–3 m (tägliche Interaktion: keine Körperberührung)
- öffentliche Distanz = ab ca. 3 m (unpersönliche Beziehungen)

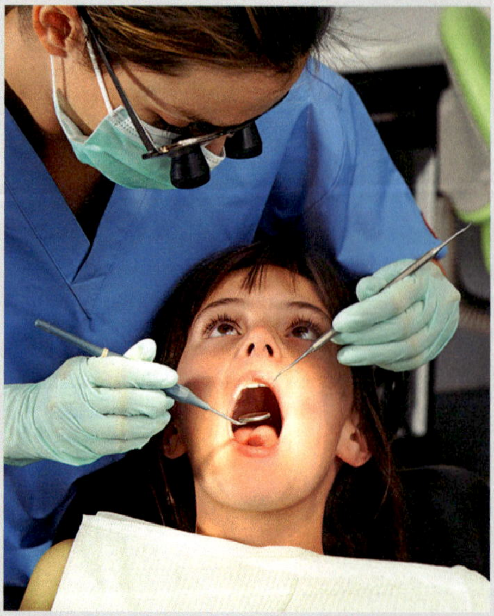

Abb. 1 Stress durch Unterschreiten der Intimdistanz

1.3.4 Patientenlagerung

Die richtige, d.h. behandlungsbezogene Lagerung des Patienten auf dem Behandlungsstuhl ist für die ZFA nicht immer einfach. Sie muss dem Patienten eine möglichst entspannte, individuelle Liegehaltung ermöglichen und ihm das Gefühl von Sicherheit und Wohlbefinden geben. Grundsätzlich wird dabei zuerst die bequeme Lagerung des Körpers vorgenommen und anschließend die des Kopfes (s. Abb. 1).
Gleichzeitig muss aber für die Zahnärztin und die assistierende Mitarbeiterin eine ergonomische Sitzposition für ein ermüdungsfreies und präzises Arbeiten gewährleistet sein.

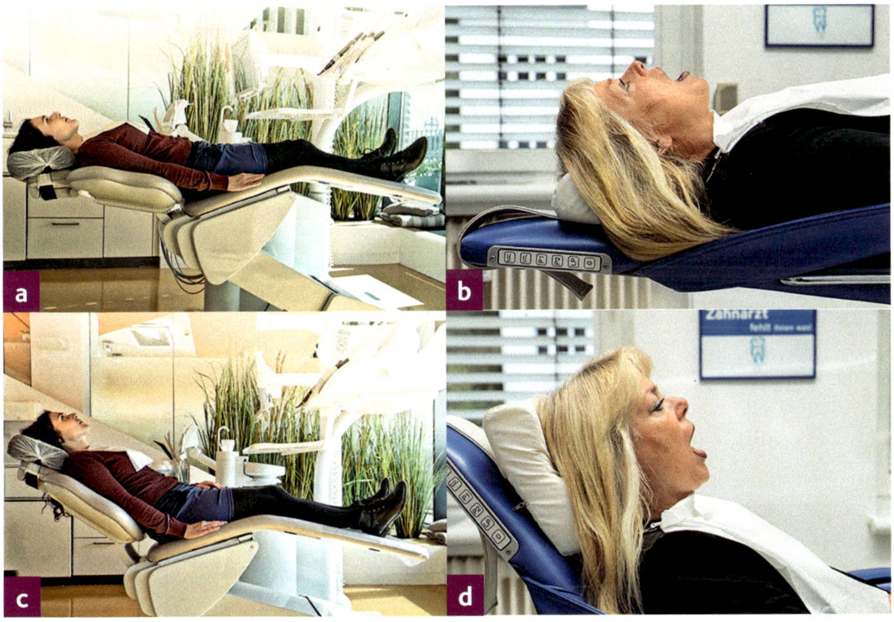

Abb. 1 Patientenlagerung für die Behandlung. a) und b) Im OK: Die Verbindungslinie zwischen Kopf und Füßen ist parallel zum Boden, die gedachte Linie durch die Kauflächen der OK-Seitenzähne ist senkrecht zum Boden. c) und d) Im UK: Die Füße liegen etwas tiefer als der Kopf, die gedachte Linie durch die Kauflächen der UK-Seitenzähne ist leicht nach ›distal geneigt.

distal, S. 80

1.3.5 Absaugen und Abhalten

Allgemeines zur Technik bzw. zum Vorgehen

Grundsätzlich sollte die ZFA die Weichteile so abhalten, dass diese geschützt werden und die Zahnärztin einen guten Blick auf das Arbeitsfeld hat. Zunge und Wangen müssen vor etwaigen Verletzungen, z. B. durch rotierende Instrumente, bewahrt werden. Zum Schutz der Weichteile und zur Sichtverbesserung ist es meist sinnvoll, an gegenüberliegenden Seiten der Zähne abzuhalten, d. h. sowohl vestibulär als auch lingual bzw. palatinal. Das Abhalten der Wange erfolgt mithilfe eines zahnärztlichen Spiegels oder eines Wangenhalters. Beim Abhalten der Zunge kann ein zahnärztlicher Spiegel oder ein spezieller Zungenspatel verwendet werden.

Statt eines dieser Abhalteinstrumente kommt häufig an einer Seite, also vestibulär oder lingual/palatinal, der große Speichelsauger, Saugkanüle genannt, zum Einsatz (s. Abb. 2). Dieser hält die Weichteile ab und saugt gleichzeitig den Speichel, Kühlflüssigkeit, evtl. Blut, das Aerosol und Fremdkörper wie Amalgamreste ab.

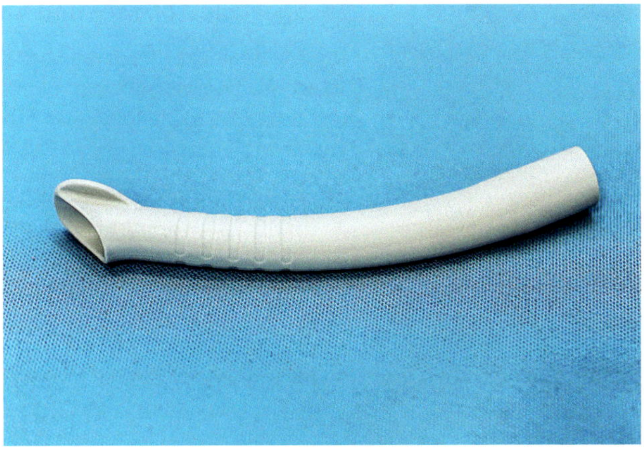

Abb. 2 Große Saugkanüle

Das Absaugen von Speichel, Wasser und Aerosol mit der Saugkanüle ist bei allen Eingriffen in der Mundhöhle notwendig, bei denen mit Wasserkühlung gearbeitet wird. Dies ist sehr häufig in vielen Bereichen der Chirurgie, der konservierenden und der prothetischen Zahnheilkunde der Fall. Die Saugkanüle wird so platziert, dass sie bestmögliche Absaugleistung vollbringt, ohne die Sicht der Zahnärztin einzuschränken. Bei einer Präparation von vestibulär wird die Saugkanüle meistens lingual/palatinal gehalten. Arbeitet die Zahnärztin lingual/palatinal, so liegt die Saugkanüle meist vestibulär.

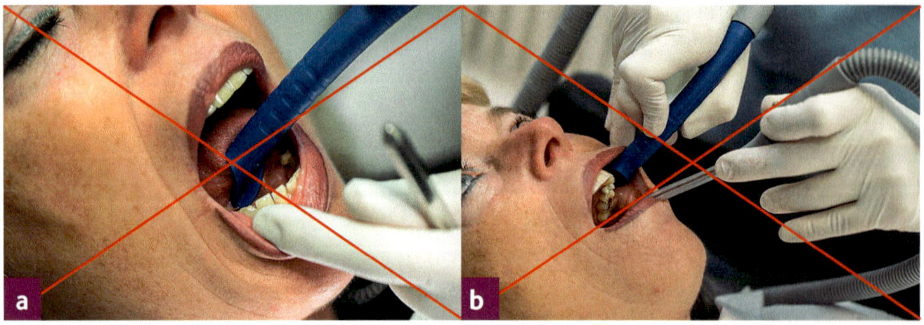

Abb. 1 **Falsche** Technik. a) Die große Saugkanüle befindet sich zu nah am Zungengrund und drückt auf die Zunge. b) Mit dem Speichelzieher wird zu viel Druck ausgeübt.

Beide Hände der Assistenz müssen am Kopf des Patienten gut abgestützt werden, um ein Verrutschen zu vermeiden. Bei der Saugkanüle ist darauf zu achten, dass sie nicht zu fest auf das Gewebe abgestützt wird, da es sonst zu Verletzungen und Quetschungen kommen kann. Des Weiteren sollte die Saugkanüle wegen der Gefahr eines Würgereizes nicht zu weit nach palatinal in Richtung zum weichen Gaumen und nicht zu nahe am Zungengrund gehalten werden. Dies gilt sowohl für die Saugkanüle aus Kunststoff als auch für die chirurgischen Speichelsauger aus Metall.

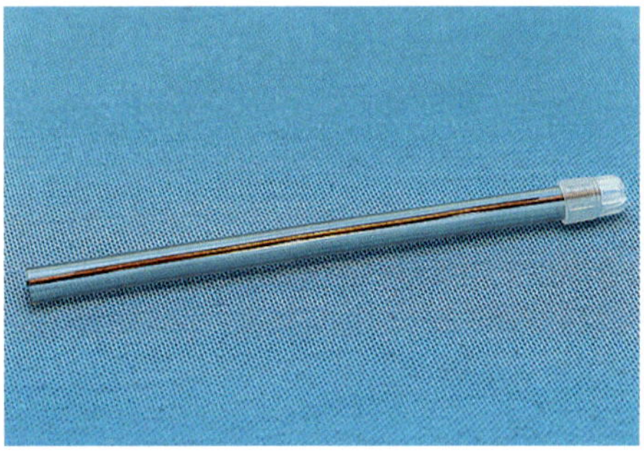

Abb. 2 Speichelzieher

Der kleine Speichelzieher lässt sich durch seine Drahtverstärkung leicht biegen und kann dann im Mundboden so angenehm wie möglich für den Patienten gelagert werden und kleinere Mengen Speichel absaugen (s. Abb. 2).

Spezielle Abhalte- und Absaugtechnik in verschiedenen Positionen

Die Zahnregion, in der gerade behandelt wird, ist ausschlaggebend für die Absaug- und Abhaltetechnik. So unterscheiden wir Positionen im Oberkiefer und im Unterkiefer, jeweils vorne, rechts und links. Die folgenden Handpositionen der Assistenz sind allgemeine Empfehlungen, von denen jedoch von Fall zu Fall abgewichen werden kann.

Abhalten bei der Behandlung im Oberkiefer

- Rechts: Die Assistenz hält in ihrer linken Hand palatinal die Saugkanüle und den Spiegel mit der rechten Hand im Vestibulum.
- Mitte: Die Saugkanüle wird mir der rechten Hand vestibulär bzw. palatinal – kontralateral zur Behandlerseite – gehalten. Der Spiegel wird zum Abhalten der Oberlippe vestibulär eingesetzt.
- Links: Hier gibt es zwei Möglichkeiten:
  - Die Saugkanüle wird palatinal mit der rechten Hand gehalten, der Spiegel mit der linken Hand zum Abhalten der Wange.
  - Beide Hände halten von vestibulär mit rechts die Saugkanüle und mit links den Spiegel. Vorteil dieser Methode ist, dass das Aerosol besser abgesaugt wird. Der Nachteil ist, dass sich Wasser im Bereich der rechten Wange sammelt und dort regelmäßig abgesaugt werden muss.

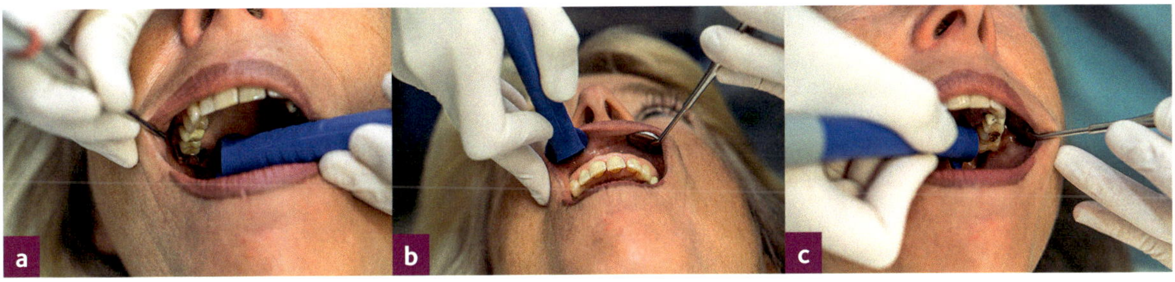

Abb. 1 Absaug- und Abhaltetechnik bei Behandlung im Oberkiefer

Abhalten bei der Behandlung im Unterkiefer

- Rechts: Die Assistenz hält mit ihrer linken Hand die Saugkanüle von lingual, mit ihrer rechten Hand hält sie den Spiegel zum Abhalten der Wange.
- Mitte: Mit der linken Hand wird die Lippe abgehalten, mit der rechten Hand wird die Saugkanüle von lingual gehalten.
- Links: Mit der rechten Hand wird die Saugkanüle gehalten, mit der linken Hand wird die Wange abgehalten.

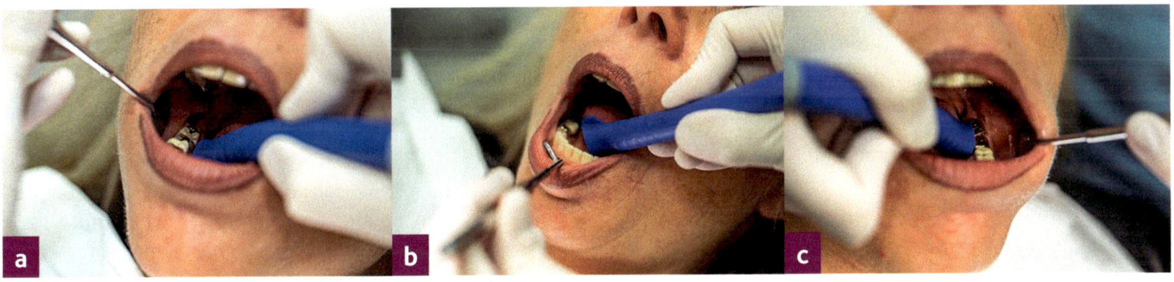

Abb. 2 Absaug- und Abhaltetechnik bei Behandlung im Unterkiefer

1.3.6 Nachbereiten der Behandlung

Nach Abschluss der Behandlung säubert die ZFA den Patienten von eventuellen Rückständen wie z. B. Abformmaterial. Der Patient wird freundlich verabschiedet, ggf. mit dem Hinweis auf die noch anhaltende Anästhesiewirkung und die Verletzungsgefahr bei zu frühem Essen.
Wenn erforderlich, werden mit ihm weitere Verhaltensmaßnahmen besprochen. Am Schluss der Behandlung wird das OP-Licht gelöscht, der Schwebetisch zur Seite geschoben, die Sitzlehne in Ausgangsstellung gefahren und der Patient beim Aufstehen unterstützt. Im Stehen verabschieden sich die Zahnärztin und die ZFA vom Patienten.
Das Begleiten bis zur Rezeption bekräftigt die patientenorientierte Praxisphilosophie.

HINWEIS

Alle Maßnahmen der ZFA müssen dem Patienten das sichere Gefühl vermitteln, dass er sich in fachkundige Hände begeben hat. Nur so ist es möglich, aus zufriedenen Patienten auch treue Patienten zu machen.

1.4 Mit Patienten kommunizieren

Die gute Zusammenarbeit innerhalb der Zahnarztpraxis und der erfolgreiche Umgang mit den Patienten sind abhängig von einer gelungenen Kommunikation (Verständigung). Dabei übernimmt die ZFA den größten Anteil der Kommunikation mit den Patienten. Beginnend bei der Terminvergabe am Telefon, beim Empfang an der Rezeption, während der Behandlung bis hin zur Nachbetreuung steht die ZFA im ständigen Austausch mit den Patienten. Auch bei Problemen und Beschwerden ist sie häufig die erste Ansprechpartnerin.

Entsprechend kommt bei der Einschätzung der Praxis durch den Patienten der kommunikativen Kompetenz der ZFA ein bedeutender Faktor zu.

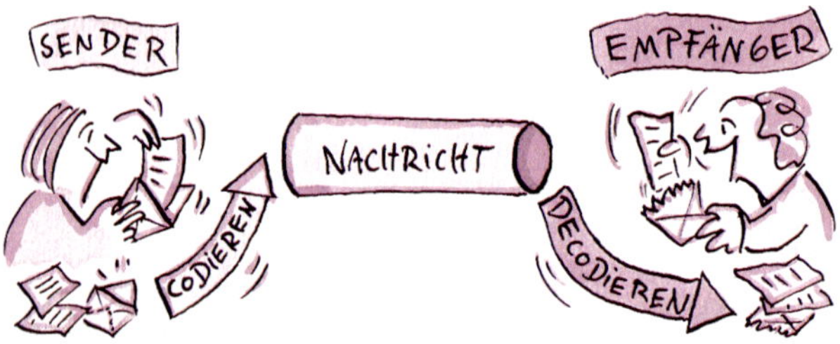

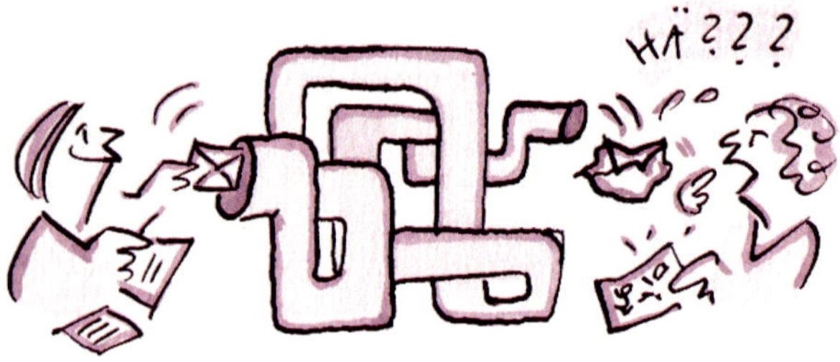

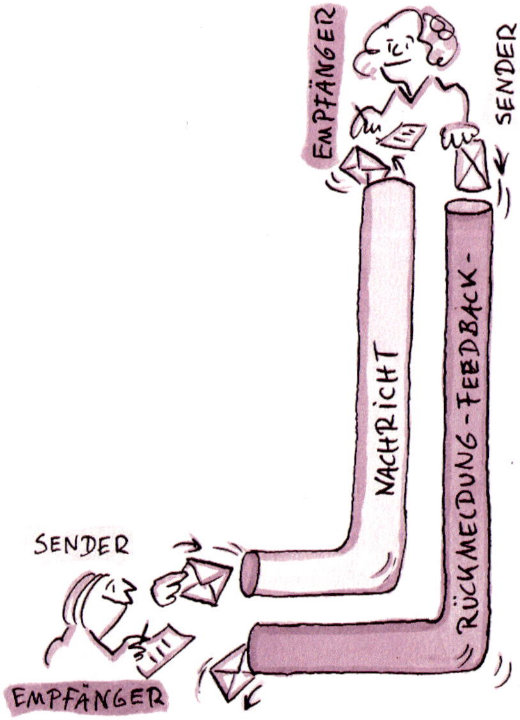

1.4.1 Kommunikationsmodell

Kommunikation umfasst alle Arten der Vermittlung, der Aufnahme und des Austausches von Informationen. Grundsätzlich findet der Austausch von Informationen zwischen einem **Sender** und einem **Empfänger** statt. Zur Übermittlung einer Nachricht stehen dem Sender unterschiedliche **Kommunikationswege** zur Verfügung:

- Sprache
- Schriftzeichen
- Mimik
- Gestik
- Körpersprache

Die Nachricht (z. B. „Ich habe Schmerzen“) wird zum Versenden vom Sender (z. B. der Patient) **codiert** (verschlüsselt), d. h., sie wird in eine bestimmte Form umgesetzt wie beispielsweise Worte oder Zeichen. Der Empfänger (z. B. die ZFA) nimmt die Nachricht entgegen und wird sie **decodieren** (entschlüsseln). Die ZFA muss nun erkennen, dass mit einem bestimmten Zeichen „Schmerzen“ gemeint sind. Dies gelingt, wenn beide Kommunikationspartner den gleichen **Code** (Schlüssel) verwenden und dadurch die übermittelten Signale auf dieselbe Weise interpretieren.

Beherrschen beide Kommunikationspartner nicht den gleichen Nachrichtencode, misslingt der Vorgang des Codierens und Decodierens, wodurch es zu Unverständnis oder Missverständnissen kommt.

Feedback

Feedback bedeutet eine „Rückmeldung“ und dient der Klärung der erfolgten Kommunikation.
Die gesendeten und empfangenen Nachrichten werden dabei auf ihre übereinstimmende Interpretation überprüft und können bei Bedarf korrigiert werden.
Dieses Vorgehen ist eine wichtige Absicherung in der Zahnarztpraxis, z. B. bei der Vermittlung von Verhaltensmaßnahmen nach chirurgischen Eingriffen oder bei der Schilderung von Patientenbeschwerden. Beispiel: „Habe ich Sie richtig verstanden, dass Sie die Schmerzen schon seit einer Woche haben?“

HINWEIS

„Ich weiß nicht, was ich gesagt habe, bevor ich die Antwort meines Gegenübers gehört habe.“ Paul Watzlawick, Kommunikationsforscher (1921–2007)

1.4.2 Kommunikationsarten

Jedes Verhalten hat kommunikativen Charakter. Sobald zwei Personen sich gegenseitig wahrnehmen können, senden sie Signale und kommunizieren miteinander. Diese Signale können **verbal** (sprachlich, mit Worten), aber auch **nonverbal** (ohne Worte) sein. Entsprechend unterscheidet man die **verbale** und **nonverbale Kommunikation**.

HINWEIS

Der Kommunikationsforscher Paul Watzlawick fasst dies in seinem berühmten Satz zusammen: „Man kann **nicht** nicht kommunizieren."

Verbale Kommunikation

Verbale (mündliche) Kommunikation vermittelt eine Nachricht in Form von **Sprache** oder **geschriebenen Worten**.

Das Verstehen von Sprachimpulsen setzt bei einem Gespräch in der Zahnarztpraxis voraus, dass der Patient als Empfänger den gleichen Sprachcode besitzt wie die Zahnärztin oder die ZFA als Sender. Da die zahnmedizinische **Fachsprache** den meisten Patienten nicht bekannt ist, können hier schnell Verständigungsprobleme entstehen und ❯Erwartungen des Patienten an die Betreuungsqualität enttäuscht werden.

Patientenerwartungen, S. 38

Neben der rein inhaltlichen Botschaft kann das Sprechverhalten der ZFA die Kommunikationsabläufe negativ beeinflussen. Ein zu schnelles Sprechtempo, eine undeutliche oder zu leise Aussprache führen beim Hörer zur Verunsicherung und zu Missverständnissen, die ein vermehrtes Nachfragen (Feedback) von beiden Gesprächspartnern notwendig machen.

Nonverbale Kommunikation

Die nonverbale Kommunikation erfolgt **ohne Worte**. Auch wenn nicht gesprochen wird, findet Kommunikation statt. Schweigen und Nichthandeln haben ebenfalls Mitteilungscharakter.

Die nonverbale Kommunikation umfasst die Mimik, die Gestik, die Körperhaltung, den Blickkontakt und das äußere Erscheinungsbild eines Menschen (s. Abb. 1).

Die Botschaften der nichtsprachlichen Verständigung werden meist spontan, unbewusst und ohne eigene Kontrolle an einen Empfänger gesendet.

Für den Gesprächspartner kann die Interpretation dieser Signale besonders aussagekräftig sein.

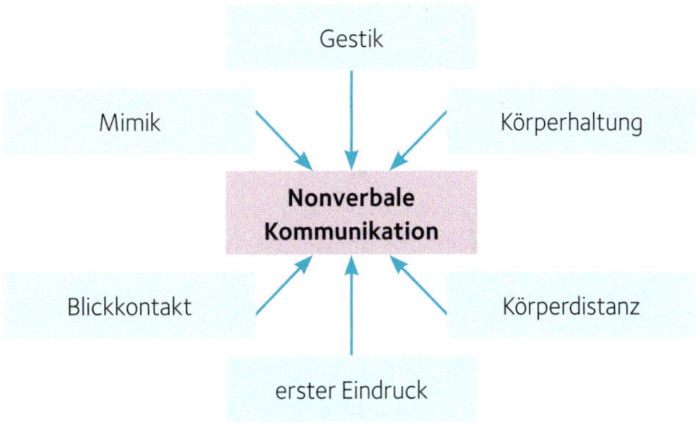

Abb. 1 Nonverbale Kommunikation

HINWEIS

Die ZFA sollte in der Lage sein, die nonverbalen Signale der Patienten zu erkennen. Diese situationsgerecht und personenbezogen zu interpretieren erfordert jedoch Übung und Erfahrung. Nicht jede Beobachtung kann und darf nach einem vorgegebenen Schema beurteilt werden!

Mimik

Die Mimik zeigt unser Grundgefühl an. Freude, Ärger oder Trauer spiegeln wir in einem typischen Gesichtsausdruck wider. Mund, Stirn, Augen werden hierbei in die zwischenmenschliche Kommunikation miteinbezogen. Wir runzeln die Stirn, rümpfen die Nase, beißen auf die Lippen oder lächeln unser Gegenüber an. Die Mimik zeigt uns auch, ob der Gesprächspartner den verbalen Teil verstanden hat, ob er zustimmt oder ablehnend reagiert.

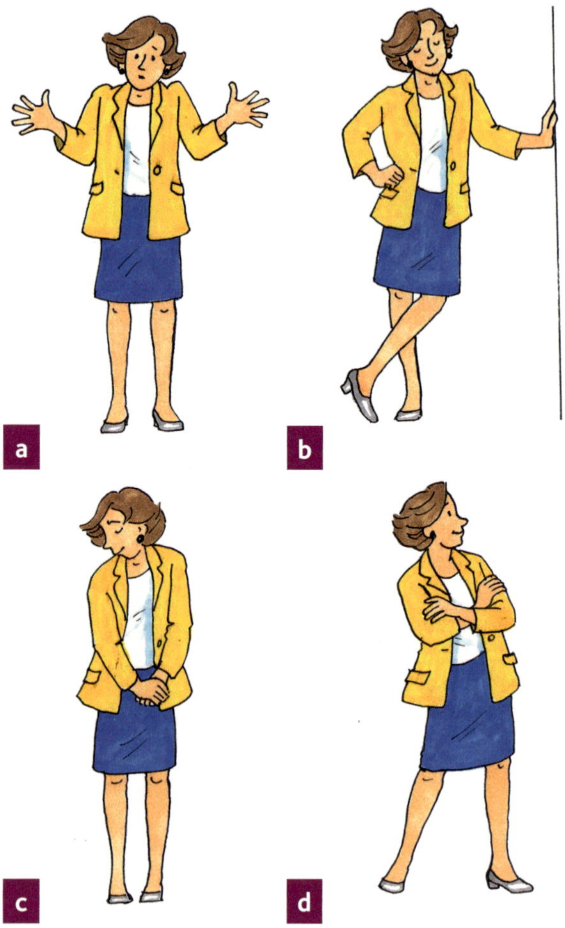

Abb. 1 Gestik und Körperhaltung. a) desinteressiert, resigniert, zweifelnd, fragend; b) selbstzufrieden, zwanglos; c) schüchtern, unsicher, bescheiden; d) erstaunt, unentschlossen, zurückhaltend

Gestik

Mit den Händen und Armen kommentieren wir im Gespräch unsere Worte (s. Abb. 1).
Kraftvolle Gesten verraten Selbstsicherheit, das Verdecken der Hände auf dem Rücken wird als Ablehnung verstanden.
Die Hand am Ohr signalisiert „bitte lauter", mit dem Kopf nicken oder ihn schütteln bedeutet Zustimmung oder Verneinung.

Körperhaltung

Eine aufrechte Körperhaltung und unverkrampfte Bewegungen strahlen Selbstsicherheit aus. Hängende Schultern und eine gebeugte Haltung lassen eine niedergedrückte Stimmung vermuten und vermitteln Unsicherheit oder Angst. Das Verschränken der Arme vor der Brust zeigt eine Abwehrhaltung, die Zuwendung des Oberkörpers zum Gesprächspartner drückt Aufmerksamkeit aus.

Blickkontakt

Der Blick ist die wichtigste Form des Menschen, erste Verbindung aufzunehmen. Dem anderen ruhig in die Augen zu schauen erweckt Vertrauen. Allerdings nicht ununterbrochen, sonst wirkt der Blick starr und bedrohlich. Den Blickkontakt zu vermeiden kann auf Unsicherheit und Ängstlichkeit hinweisen, aber auch auf fehlendes Interesse an der Gesprächsperson.

Erscheinungsbild

der erste Eindruck, S. 39

Das äußere Erscheinungsbild einer Person wird beim ›ersten Eindruck besonders stark bewertet. Dies erfolgt auf der Seite des **Patienten** und des **Praxismitglieds** z. B. aufgrund von Kleidung (sauber, modern, schlampig), Haaren/Frisur (gepflegt, unordentlich, gestylt), Händen/Nägeln (sauber, kurz, lackiert), Make-up (dezent, übertrieben, angemalt), Schmuck (protzig, modisch, abgestimmt).

1.5 Verhalten und Umgangsformen in der Praxis

Patienten kommen häufig mit Schmerzen und Ängsten in die Zahnarztpraxis. Durch diese ungewohnte, stressbelastete Situation reagiert der Patient sehr sensibel und empfindet menschliches Fehlverhalten stärker.
Von den Mitarbeiterinnen einer Zahnarztpraxis ist deshalb besonderes psychologisches Geschick im Umgang mit den Patienten gefordert.

Kompetenzen, S. 23

Die Beobachtung der eigenen Verhaltens- und Umgangsformen im Praxisalltag ist Voraussetzung für eine stetige Weiterentwicklung der persönlichen sozialen ›Kompetenzen.

Patientengruppen und -typen, S. 56

Darüber hinaus ist die Kenntnis der Bedürfnisse und Eigenarten unterschiedlicher ›Patientengruppen und -typen hilfreich, um sich möglichst schnell auf andere Menschen einzustellen und dadurch einen guten Kontakt aufbauen zu können.

1.5.1 Verhalten gegenüber den Patienten

Im Praxisalltag mit seinen vielfältigen Herausforderungen und Routineabläufen ist es für die ZFA wichtig zu wissen, dass der Umgangston vom Patienten sehr genau wahrgenommen wird. Eine desinteressierte Unterhaltung mit Patienten zu führen oder ungenügende fachliche Erklärungen zu geben kann ihn ebenso verärgern wie das falsche Wort zum falschen Zeitpunkt. Folgende Grundregeln gelten daher für den Umgang mit Patienten:

- Ein freundlicher Empfang in den Praxisräumen gelingt durch Blickkontakt, Lächeln (Mimik) und Körpersprache (Gestik). Wenn gerade telefoniert wird, kann mit einem Kopfnicken oder einer grüßenden Handbewegung signalisiert werden, dass der Patient wahrgenommen wird und man gleich für ihn Zeit hat. Auch eine offene, aufrechte Körperhaltung drückt Aufmerksamkeit aus.
- Sie sollten sich dem Patienten sprachlich zuwenden, indem Sie ihm z. B. dafür danken, dass er pünktlich kommt. Den Patienten mit Namen anzusprechen fördert ein angenehmes Gesprächsklima, sofern es während des Gesprächs nicht zu oft geschieht. Der Name sollte unbedingt richtig ausgesprochen werden.
- Neuen Patienten stellt man sich mit Namen und Funktion vor.
- Tragen Sie ein gut sicht- und lesbares Namensschild.
- Die Basis für einen guten Gesprächsverlauf ist gelegt, wenn Sie dem Patienten konzentriert zuhören, durch Nicken oder mit Worten signalisieren, dass Sie seine Aussagen verstehen (aktives Zuhören), den Patienten ausreden lassen und sich in ihn hineinversetzen, d. h. Empathie (Einfühlungsvermögen) zeigen, indem Sie ihm entsprechende Fragen stellen.
- Informieren Sie den Patienten geduldig und umfassend (bei älteren Patienten ggf. auch wiederholen). Dies gilt auch gegenüber „schwierigen“ Patienten.
- Während des Gesprächs sollte man nicht auf die Uhr schauen und keine anderen Tätigkeiten nebenher durchführen (z. B. Formulare ausfüllen), da dies als mangelndes Interesse am Gegenüber ausgelegt werden kann.

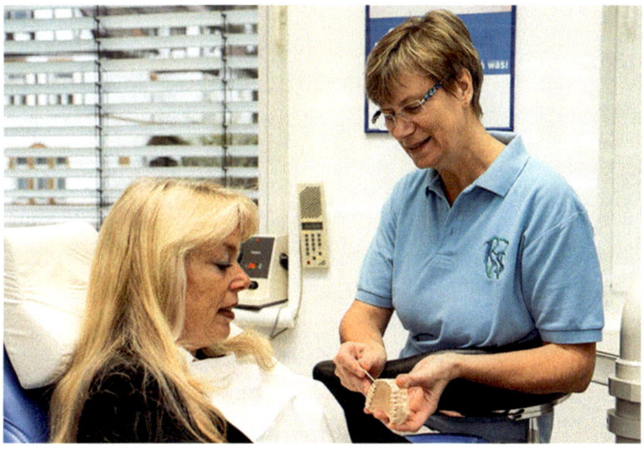

Abb. 1 Ein vertrauensvolles Informations- und Beratungsgespräch

- Neuen Patienten kann man einen Praxisrundgang anbieten. Ein Anruf beim Patienten, bei dem man sich nach seinem Befinden erkundigt (z. B. nach einem chirurgischen Eingriff), stärkt das Vertrauensverhältnis, sollte jedoch vorher vereinbart werden.

HINWEIS

Freundlichkeit gegenüber dem Patienten und Wertschätzung seiner Individualität können nicht gespielt werden. Sie sollten von innen kommen. Dadurch können Sie sich z. B. in einer angemessenen nonverbalen Kommunikation ausdrücken. Mit etwas Übung und gutem Feedback, z. B. durch die Kolleginnen, lässt sich ein patientenorientiertes Verhalten erlernen.

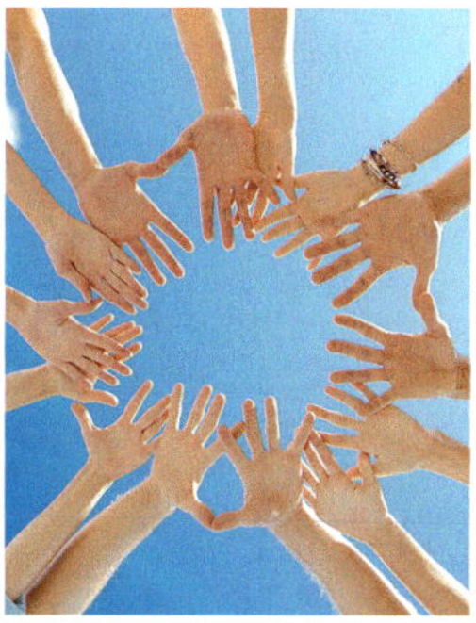

Abb. 2 Wir-Gefühl

1.5.2 Verhalten gegenüber dem Arbeitsteam

Auch das Miteinander im Arbeitsteam prägt das Praxisklima entscheidend. Die Mitglieder kooperieren untereinander, tauschen sich regelmäßig aus und entwickeln einen Gemeinschaftsgeist, ein „Wir-Gefühl“ (s. Abb. 2). Höflichkeit, gutes Benehmen und ein respektvolles Miteinander sind dafür wichtige Voraussetzungen. Diese Harmonie im Team spürt auch der Patient und dies gibt ihm das Gefühl von Sicherheit.

HINWEIS

Das private Gespräch der Teammitglieder oder das Austragen von Konflikten vor dem Patienten löst bei ihm i. d. R. negative Gefühle und Zweifel an der Kompetenz des Teams aus.

1.5.3 Umgangsformen

Professioneller Umgang mit dem Patienten beinhaltet auch angemessene Umgangsformen. Gutes **Benehmen** und **Höflichkeit** gehören zum guten Ton wie die Verwendung der Worte „Danke" und „Bitte" (verbunden mit dem passenden Tonfall).

Neben der Beachtung der Grundregeln für den Patientenumgang sind situations- und patientenabhängige, zusätzliche Aspekte wichtig:
- unaufgefordert Hilfe anbieten, aber nicht aufdrängen
- an der Garderobe behilflich sein
- alte oder hilfsbedürftige Personen ins Wartezimmer führen und dort wieder persönlich abholen
- Patienten in den Behandlungsraum begleiten
- im Behandlungsraum Betreuungsarbeit leisten, Ängste abbauen, Vertrauensverhältnis zur Praxis und zur bevorstehenden Behandlung aufbauen

EXKURS

„Der Knigge"
Der Schriftsteller Adolph Freiherr Knigge (1752–1796) ist heute noch für sein Werk „Über den Umgang mit Menschen" bekannt. Für allgemeine Benimmregeln oder Umgangsformen gelten immer noch ähnliche Grundsätze der Freundlichkeit, Rücksichtnahme und Mitmenschlichkeit. Aktuelle Knigge-Bücher beschäftigen sich mit Tischsitten, dem Umgang im Geschäftsleben oder damit, wie man sich am Telefon verhält, auf eine Mailbox spricht oder ob Glückwünsche per E-Mail übermittelt werden dürfen. Letztlich geht es immer darum, dass Benimmregeln das Miteinander deutlich vereinfachen.

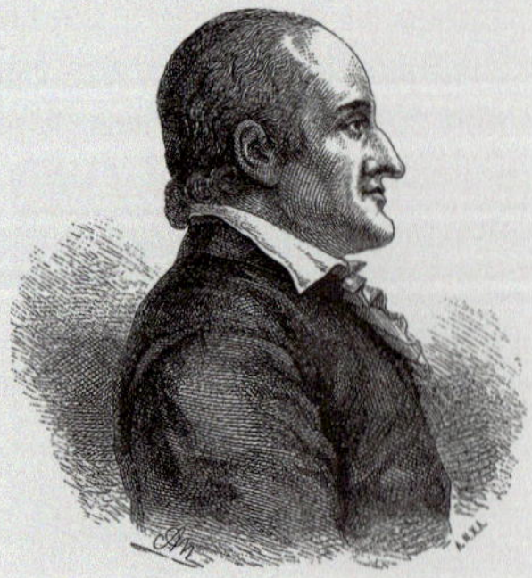

1.5.4 Sprache

In einer patientenorientierten Praxis sind auch bei der Wortwahl Freundlichkeit und Höflichkeit unerlässlich. Trainieren sollten Sie:
- freundliche Formulierungen (z. B.: „Was kann ich für Sie tun?", „Sehr gerne")
- Höflichkeitsformulierungen (z. B.: „Ich freue mich", „Darf ich Sie bitten?")
- das Kontrollieren des eigenen Sprachstils (z. B.: Verwende ich kurze Sätze, verständliche Formulierungen, korrekte Fachbegriffe, einen angenehmen Tonfall?)
- das Erklären von Fachbegriffen in patientenverständlichen Formulierungen, da diese von Patienten ›erwartet werden
- das Vermeiden negativer Formulierungen (z. B.: „Das geht nicht", „Heute auf keinen Fall", „Sie müssen")

Patientenerwartungen, S. 38

Sprachprobleme

Kommen nichtdeutschsprachige Patienten in die Praxis, ist häufig das Improvisationstalent der ZFA an der Rezeption gefordert. Eine zugewandte Begrüßung, Blickkontakt und eine ungeteilte Aufmerksamkeit erleichtern das Gespräch. Zeichensprache, Mimik, Gestik oder auch das Aufmalen von Informationen verdeutlichen den Patientenwunsch.

Merkblätter mit den wichtigsten Begriffen über eine zahnärztliche Behandlung gibt es in verschiedenen Sprachen z. B. bei einigen Krankenkassen, Kassenzahnärztlichen Vereinigungen und Fachverlagen. Dadurch ist abgesichert, dass auch der Patient die Behandlungsplanung richtig versteht.

1.6 Beschwerdemanagement

Jedes Praxisteam kennt die Problematik, dass sich trotz scheinbar freundlichen Empfangs, ungeteilter Aufmerksamkeit und absoluter Patientenorientierung der Kontakt zum Patienten schwierig gestaltet.

„Mein Termin ist ... keine Rücksicht auf meine Schmerzen ... Zimmer viel zu kalt ... Zeitungen alt ... Toiletten nicht hygienisch ... Sie haben mich wohl im Wartezimmer vergessen!"

Derartige Aussagen von Außenstehenden können ein Hinweis darauf sein, in welchen Bereichen der Praxis es noch **Schwachstellen** gibt und wo gezielter **Verbesserungsbedarf** besteht. Patientenbeschwerden sind deshalb für das ganze Praxisteam eine wertvolle Rückmeldung im routinemäßigen Praxisalltag.

1.6.1 Beschwerde als Chance

Nur wenige Patienten machen auf Missstände aufmerksam und geben dem Praxisteam dadurch die wertvolle Möglichkeit, Unzufriedenheiten des Patienten zu klären und zu beheben. Mit seiner Beschwerde will der Unzufriedene etwas verbessern und er vertraut dem Team, dass es dieses Problem auch lösen kann.

Beschwert er sich nicht und trägt seine Unzufriedenheit nach außen, beeinflusst er Familienangehörige und Bekannte und hält dadurch andere Personen vom Praxisbesuch ab (s. Abb. 1). Die ZFA sollte die Patientensignale nicht als negatives Zeichen des eigenen Handels werten („persönlich nehmen").

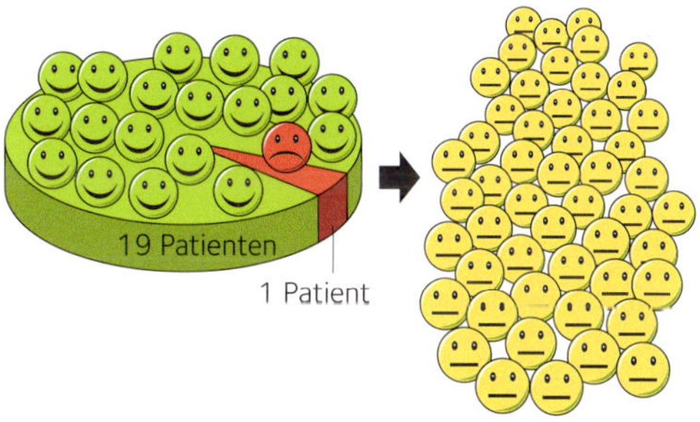

Abb. 1 Beschwerde als Chance. Auf einen Patienten, der sich beschwert, kommen ca. 19, die sich nicht beschweren. Alle 20 enttäuschten Patienten berichten im Durchschnitt 11 weiteren Personen von ihrer Enttäuschung. Diese 220 Patienten kann man vielleicht gewinnen, wenn die Beschwerde ernst genommen wird.

Eine regelmäßige **Auswertung** der Reklamationsfälle durch das ganze Praxisteam und die Besprechung von **Lösungsmöglichkeiten** sind im Sinne des Qualitätsmanagements notwendig, um

- die Patientenbeziehung zu erhalten oder sogar zu verbessern,
- Schwachstellen innerhalb der Praxis aufzudecken,
- eine Qualitätsverbesserung zu erreichen.

HINWEIS

Beschwerden sollten genutzt werden, um daraus zu lernen und in Zukunft noch besser zu werden. Engagierte und begeisterte Praxismitarbeiterinnen erzeugen begeisterte Patienten!

1.6.2 Umgang mit Beschwerden und Kritik

Die einfachsten und erfolgreichsten Marketingmittel sind auch hier die Freundlichkeit und die Wertschätzung, die dem Patienten entgegengebracht werden. In schwierigen Situationen erleichtert dies den Umgang miteinander.

Worauf Sie achten sollten:

- Nehmen Sie zunächst die Beschwerde wahr und greifen Sie diese positiv auf – auch wenn es schwerfällt.
- Sprechen Sie nicht in Gegenwart anderer Patienten über die Angelegenheit, sondern ziehen Sie sich mit dem Patienten in ein Besprechungszimmer zurück und bieten Sie ihm einen Sitzplatz an (im Sitzen schimpft es sich schwerer als im Stehen).
- Fühlt sich der Patient mit seiner Beschwerde ernst genommen und sein Anliegen wird schnell und professionell umgesetzt, führt dies eher zur Wiederherstellung des Patientenvertrauens.

Grundsätzliche Verhaltensregeln für den Umgang mit Beschwerden bzw. Kritik

- Sprechen Sie den Patienten mit Namen an.
- Zeigen Sie Verständnis, um eine positive Beziehung aufzubauen, z. B. mit folgenden Aussagen: „Ich kann Ihren Ärger verstehen“, „Gut, dass Sie davon erzählen“, „Wir legen viel Wert auf Ihre Meinung“.
- Eine frühzeitige Entschuldigung kann den Betroffenen beruhigen, auch wenn man persönlich nichts dafür kann.
- Schuldzuweisungen oder Kritik an anderen Mitarbeiterinnen und das Erwidern aggressiver Vorwürfe führen fast immer dazu, dass die Situation noch angespannter wird. Auch den Gesprächspartner zu unterbrechen hat diese Wirkung.
- Gezielte Fragen („W-Fragen“) bringen die Diskussion auf eine sachliche Ebene, z. B. „Warum haben Sie den Eindruck …?“, „Wodurch fühlen Sie sich …?“, „Was hat Sie irritiert?“
- Zeigen Sie, dass Sie zuhören (aktives Zuhören), indem Sie sich dem Gesprächspartner zuwenden, Blickkontakt halten (besonders wichtig), durch Kopfnicken Aufmerksamkeit signalisieren und Notizen machen.

Feedback, S. 48

- Wenn Sie ›Feedback geben, d. h. mit eigenen Worten zusammenfassen, was der Patient gesagt hat, merkt dieser, ob alles richtig angekommen ist, und kann Missverständnisse korrigieren.
- Durch Fragen, wie z. B. „Wie könnten wir diese Situation für Sie in Zukunft angenehmer gestalten?“, lässt sich oft ein gemeinsamer Lösungsweg finden.
- Dabei gilt: Man sollte nur zusagen, was man auch halten kann.
- Ein positiver Abschluss des Gesprächs entlässt Sie und den Patienten „befreit“ aus der Situation, z. B.: „Es freut uns, dass Sie das Thema offen angesprochen haben.“

Patienten-Fragebögen und Patienten-Vorschlagskasten

Patienten-Fragebögen und Patienten-Vorschlagskästen sind ein häufig verwendetes Mittel zur Ermittlung von Problemen bzw. Schwachstellen in der Praxis. Sie werden auch als Instrumente bei Qualitätsmanagementsystemen eingesetzt.

Die Erarbeitung von Fragebögen muss gut geplant werden und **konkrete Fragestellungen** enthalten, um keine Unklarheiten und Interpretationsmöglichkeiten aufkommen zu lassen.

Jedem Patienten wird dazu ein Fragebogen mit in das Wartezimmer gegeben mit der Bitte, diesen auszufüllen und in einen bereitstehenden Kasten zu werfen.

Der Patient wird persönlich und im Wartezimmer auf einem deutlich angebrachten Plakat darum gebeten, aufgrund seiner **Erfahrungen**, die er mit der Praxis gemacht hat, **Vorschläge** zu einer möglichen Verbesserung abzugeben. Er sollte sich natürlich auch dazu äußern können, was er positiv bewertet. Ein bereitliegender Zettel kann dazu ausgefüllt und in einen verschließbaren Kasten eingeworfen werden.

Dieses **anonyme Verfahren** stellt auch für denjenigen Patienten eine Lösung dar, der nicht bereit ist, sich direkt mit Kritik an den entsprechenden Ansprechpartner zu wenden.

HINWEIS

Die Ergebnisse der Umfrage müssen nach der Auswertung im Team eine entsprechend sinnvolle Umsetzung im Praxisalltag finden.

Praxiseinschätzung

Im Lauf der Zeit wird man „betriebsblind", d. h. vieles ist so selbstverständlich geworden, dass es einem persönlich nicht mehr auffällt. Deshalb ist es wichtig, die Praxis einmal aus der Sicht des Patienten zu betrachten.

Nach dem gemeinsamen Austausch von Erfahrungen und Beobachtungen muss deshalb das gesamte Praxisteam vor dem Hintergrund von „Praxismarketing" regelmäßig überdenken, wie das Angebot der Praxis für die Patienten verbessert werden kann.

TERMINOLOGIE: PATIENTENBETREUUNG	
Kommunikation (lat. communicare = mitteilen, gemeinsam erarbeiten)	Verständigung untereinander; Umgang miteinander
nonverbal	nicht mit Worten, sondern z. B. durch Mimik, Gestik; s. auch verbal
verbal (lat. verbum = Wort, Ausdruck, Wortlaut)	mit Worten, mithilfe der Sprache, mündlich; s. auch nonverbal

AUFGABEN

1 Nennen Sie drei Gründe für die Weiterempfehlung einer Zahnarztpraxis durch den Patienten.

2 Ein neuer Patient betritt Ihre Praxis. Wie gestaltet sich der ideale Empfangsbereich aus der Sicht des Patienten?

3 Welche Informationen erhalten die Patienten im Wartebereich durch das Auslegen eines Praxisordners?

4 In Ihre Praxis kommen viele Kinder zur Behandlung. Wie soll eine Kinderecke sinnvoll ausgestattet sein?

5 Worauf achten Sie bei der Patientenlagerung auf dem Behandlungsstuhl?

6 Welche vorbereitenden Maßnahmen führen Sie bei Anwesenheit des Patienten durch?

7 Welchen Zweck hat die korrekte Abhaltetechnik?

8 Erklären Sie den Weg einer Nachricht vom Sender bis zum Empfänger.

9 Nennen Sie die fünf nonverbalen Kommunikationswege für das Senden einer Nachricht.

10 Welche fünf Grundregeln sind Ihnen für das Verhalten gegenüber den Patienten besonders wichtig?

11 Warum ist es wichtig, Beschwerden und Kritik des Patienten ernst zu nehmen?

12 Geben Sie drei Beispiele für das grundsätzliche Verhalten der ZFA bei Kritik durch den Patienten.

2 Patientengruppen und Patiententypen

2.1 Patientengruppen

Die moderne Zahnarztpraxis muss als **Dienstleistungsunternehmen** vielen Anforderungen gerecht werden, um das Vertrauen der Patienten zu gewinnen und langfristig zu erhalten. Unterschiedliche Patientengruppen mit verschiedenen Bedürfnissen erfordern von der ZFA einen **professionellen Umgang**, um jedem eine optimale Betreuung und Behandlung zu bieten.

2.1.1 Kinder

Die Behandlung von Kindern gehört sicherlich zu den schwierigsten zahnärztlichen Aufgaben. Dem Geschick der ZFA kommt hierbei eine besondere Bedeutung zu, da die Gestaltung des **ersten zahnärztlichen Kontakts** oft für das ganze Leben prägend ist.

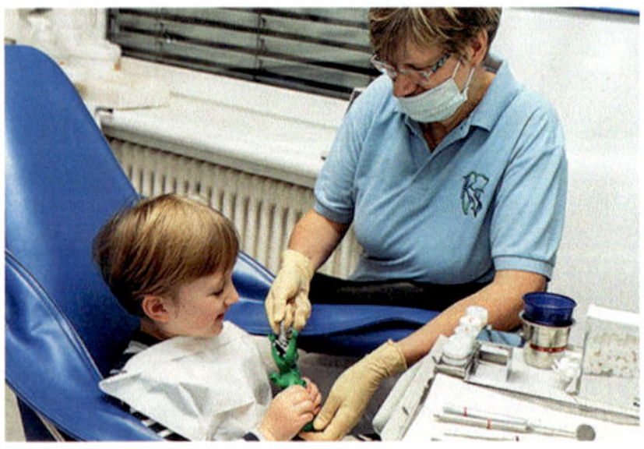

Abb. 1 Dem Kind werden spielerisch zahnärztliche Instrumente demonstriert, z. B. eine Extraktion.

Die bewusste Betreuung von Kindern beginnt schon vor der eigentlichen Behandlung. Bei der Terminplanung werden möglichst frühe Termine vergeben und lange Wartezeiten vermieden, da auch eine Spielecke im Wartezimmer nur begrenzt interessant ist. Die ZFA geht ruhig und gelassen auf das Kind zu, spricht mit ihm altersgerecht, fragt nach seinem Namen oder erkundigt sich z. B. nach dem mitgebrachten Kuscheltier. Auch die **Begleitperson** sollte in die Kommunikation miteinbezogen werden, da aufgeregte oder ängstliche Erwachsene ihre Stimmung unbewusst auf das Kind übertragen.
Kinder kommen häufig mit **Angst** zur Behandlung, obwohl die Eltern versichert hatten, dass es nicht wehtun würde oder die Zahnärztin nicht bohren müsse. Diese gut gemeinten Aussagen von Erwachsenen produzieren aber bereits im Vorfeld ungewollt negative Gefühle und führen zur Verunsicherung und Angstreaktion des Kindes.

Bevor das Kind behandelt wird, müssen alle Vorgänge **kindgerecht** und ausführlich erklärt werden, indem z. B. Geräte und ungefährliche Instrumente in Ruhe an der Hand, an einer Puppe oder auf dem Fingernagel ausprobiert werden (s. Abb. 1), und mit dem Behandlungsstuhl wird z. B. eine Aufzugfahrt durchgeführt. Es sind Formulierungen zu wählen, die der Vorstellungswelt der Kinder entsprechen und der Entstehung von Ängsten vorbeugen können, z. B.:
- Spritze – Zahn schlafen legen
- Luftbläser – Wind trocknet den Zahn
- Wasser-Luft-Spray – Zahn duschen
- Röntgen – Zahn fotografieren
- Blaulicht – Zahnföhn, Kariespolizei
- Rosenbohrer – Traktor, Rumpelbohrer
- Sauger – Schnorchel, Elefantenrüssel

Gespräche mit Kindern sollten möglichst in **Augenhöhe** des Kindes erfolgen, wobei die ZFA während des Gesprächs in die Hocke gehen kann. Ein ruhiger, verständnisvoller Umgang hilft, Ängste abzubauen und die **Vertrauensbildung** zu fördern.

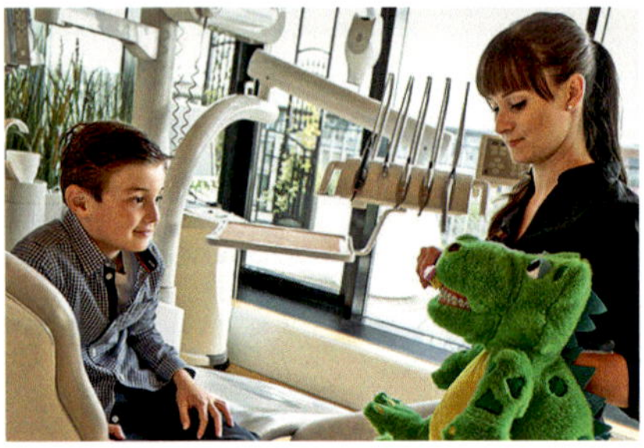

Abb. 2 Prophylaxe am Kuscheltier

Erklärungen zur bevorstehenden Behandlung müssen der **Wahrheit** entsprechen. Wenn bei der Injektion Schmerz zu erwarten ist, sollte das Kind vorbereitet sein. Wird das Versprochene nicht eingehalten, bedeutet dies einen **Vertrauensbruch** und erschwert oder verhindert die weitere Behandlung.
Das Ende der Behandlung muss unbedingt ein **Lob** für den kleinen Patienten mit sich bringen. Das stärkt das Selbstvertrauen und mit Stolz nimmt das Kind auch gerne ein kleines Geschenk mit nach Hause.

Bei Kleinkindern ist die Anwesenheit einer vertrauten **Bezugsperson** empfehlenswert. Stimmen Sie sich jedoch mit den Eltern ab. Selbst ein gut gemeintes Eingreifen der Eltern (z. B. „Du musst keine Angst haben“) kann genau das Gegenteil bewirken. Hilfreich ist der Einsatz von Handpuppen, z. B. bei der Anleitung zu Prophylaxemaßnahmen (s. Abb. 2).

2.1.2 Jugendliche

Jugendliche kommen häufig erst dann in die Praxis, wenn akute Beschwerden sie dazu zwingen. Werden sie von den **Eltern** begleitet, ist ihnen das spätestens in der Pubertät eher unangenehm. Diese Problematik sollte deshalb möglichst schon bei der Anmeldung abgesprochen werden (z. B. mit dem Hinweis „Wir haben in der Praxis die Erfahrung gemacht, dass Jugendliche lieber ohne Begleitung ihrer Eltern in die Praxis kommen" oder mit der Frage „Wie möchten Sie dies handhaben?").

Beim Umgang mit Jugendlichen ist Folgendes zu beachten:

- Die Anrede mit „Du" oder „Sie" kann durch direktes Fragen geklärt werden. Langjährige Patienten führen gerne das vertraute „Du" weiter.
- Der Einsatz einer jüngeren ZFA ist bei dieser Altersgruppe sinnvoll, da sie leichter den Zugang zum Patienten finden kann.
- Die Sprache kann sich vorsichtig an der Altersgruppe orientieren, darf aber nicht imitiert werden.
- Da in der Pubertät das äußere Erscheinungsbild in den Vordergrund tritt, sind Jugendliche für Prophylaxemaßnahmen durchaus motivierbar.
- Erklärungen zur Behandlung (z. B. Zahnputzmethoden oder häusliches Mundhygieneverhalten) sollten vom Patienten noch einmal mit eigenen Worten wiederholt werden. Durch dieses ❯Feedback kann sichergestellt werden, dass alles richtig verstanden wurde.

Feedback, S. 48

Führt die Motivation aber nicht zum Ziel, muss dies auch akzeptiert werden.

2.1.3 Erwachsene

Die Erwachsenen „nehmen" sich die Zeit zum Zahnarztbesuch und planen ihn zwischen Berufstätigkeit, Kinderbetreuung, Urlaub und Freizeitaktivitäten ein. Die meisten erwarten deshalb einen reibungslosen organisatorischen Ablauf ohne lange Wartezeit. Im Vordergrund stehen aber neben der medizinischen Qualität die Aufmerksamkeit und Zuwendung des Praxisteams.

2.1.4 Senioren

Nach einer Definition der Weltgesundheitsorganisation (WHO) gilt als „alt", wer das **65. Lebensjahr** vollendet hat. Im Jahr 2005 lebten rund 15,9 Millionen „alte" Menschen in Deutschland. Dies entspricht einem Anteil von 19,3 % an der Gesamtbevölkerung. Im Jahr 2050 werden es rund 24,7 Millionen (35,9 %) sein (s. Abb. 1).

Dieser rapide Anstieg des Anteils älterer Menschen erfordert auch in der zahnärztlichen Praxis verstärkt das Wissen um den **professionellen Umgang** mit dieser Patientengruppe.

Alterungsprozesse bewirken eine Einschränkung vieler organischer Funktionen und das Auftreten chronischer Erkrankungen. Psychische Veränderungen des alternden Menschen wirken sich für die Betroffenen häufig im Sinne einer verminderten Anpassungsfähigkeit aus. Der Umgang erfordert deshalb von der ZFA ein hohes Maß an **Einfühlungsvermögen**.

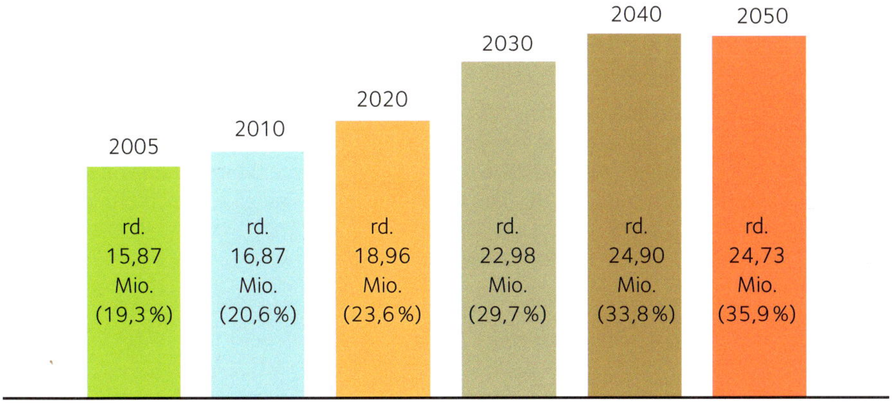

Abb. 1 Entwicklung der Bevölkerung Deutschlands bis 2050

Empfehlungen für die Betreuung älterer Patienten

Die Betreuung älterer Patienten gelingt i. d. R., wenn Sie darauf achten,

- eine ruhige Atmosphäre ohne störende Geräusche (z. B. Telefon, Drucker, Turbine) oder Hintergrundmusik herzustellen,
- sich Zeit für das Beratungsgespräch zu nehmen, z. B. bei einer geplanten prothetischen Versorgung,
- nur so viel Information wie notwendig zu geben, um den Patienten nicht gleich im ersten Gespräch zu überfordern,
- möglichst keine Fachbegriffe bzw. Fremdwörter zu verwenden,
- den Patienten aufzufordern, Fragen zum Behandlungsablauf zu stellen,
- Kostenvereinbarungen verständlich zu vermitteln und den Patienten eindeutig über Eigenanteile aufzuklären,
- Informationen und Verhaltensanweisungen schriftlich mitzugeben, da Vergesslichkeit für manche Patienten ein Problem darstellt; eine große Schrift erleichtert das Lesen,
- die Terminvergabe in Ruhe durchzuführen und dabei ggf. die Begleitpersonen zu berücksichtigen,
- keine überlangen Behandlungssitzungen zu planen und Wartezeiten zu vermeiden, da die körperliche Vitalität älterer Patienten i. d. R. etwas nachlässt,
- den Patienten möglichst in das ›Recallsystem einzubinden und ihn vor dem Termin telefonisch zu erinnern,
- regelmäßig den ›Anamnesebogen zu überprüfen und zu aktualisieren, da ältere Patienten aufgrund unterschiedlicher Krankheiten häufig mehrere Medikamente einnehmen müssen und die Zahnärztin hier aktuelle Informationen braucht,
- den älteren Patienten während seiner gesamten Behandlungstermine von einer ihm vertrauten ZFA begleiten zu lassen.

Recall, S. 445

Anamnesebogen, S. 65

2.1.5 Patienten mit Behinderungen

Angeborene oder krankheitsbedingte Einschränkungen beeinflussen die Lebensführung in allen Altersstufen. Trotz vorhandener Behinderungen sind viele Menschen durch Training und Selbstdisziplin in der Lage, ihren Alltag zu meistern. Gut gemeinte **Hilfsangebote** werden manchmal abgewiesen und führen zu Verunsicherung. Diese Erfahrung machen auch die Mitarbeiterinnen in der Zahnarztpraxis und sie sollten deshalb immer abklären, ob Hilfe gewünscht wird.

HINWEIS

Auf der Karteikarte ist die Form der Behinderung zu vermerken und die Art von Unterstützung, welche der Patient benötigt und akzeptiert.

Eingeschränkte Bewegungsfähigkeit

Körperbehinderte Patienten bedürfen häufig der **fachgerechten Hilfe** der ZFA. Dies bedeutet eine Unterstützung beim An- und Auskleiden an der Garderobe, die Begleitung ins Wartezimmer und die Bereitstellung eines geeigneten Sitzplatzes. Sollte keine Begleitperson mitgekommen sein, kann auch ein Toilettengang Hilfe erfordern.

Aber auch weniger deutlich erkennbare körperliche Einschränkungen können durch die Aufmerksamkeit des Teams aufgefangen werden. Die Hilfe beim Ein- und Aussteigen in den Behandlungsstuhl, das geringere Zurückneigen der Rückenlehne zur Vermeidung von Kreislauf- oder Gelenkbeschwerden oder das Reichen des Spülbechers sind eine Erleichterung für den Patienten.

Sehbehinderung

Dem Patienten muss während seines Praxisaufenthaltes das **Gefühl** von **Sicherheit** vermittelt werden. Der Sehbehinderte wird immer mit Namen angesprochen, bevor man ihm Hilfe anbietet, ihn z.B. anfasst, um ihn ins Wartezimmer oder durch die Praxis zu führen. Beim Setzen auf einen Stuhl ist es hilfreich, die Hand des Patienten zur Orientierung auf die Lehne zu legen. Im Behandlungszimmer sollte man den Patienten darüber informieren, welche Vorbereitung getroffen wird oder wenn er im Raum alleine bleiben muss. Der Hinweis, dass er sich durch Rufen bemerkbar machen kann und dann gehört wird, ist dem blinden Patienten eine Beruhigung.

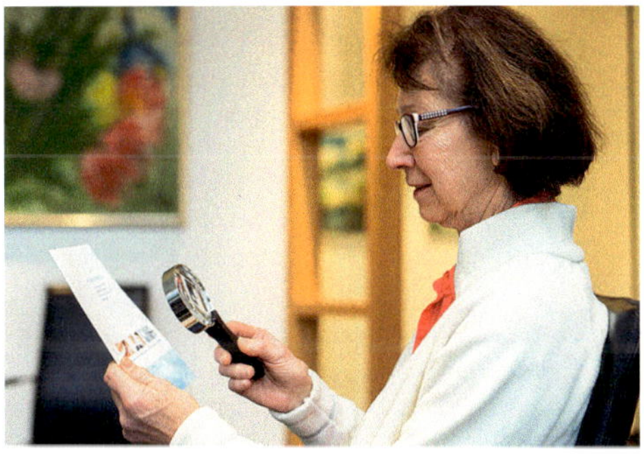

Abb. 1 Leselupe

Auch ohne starke Sehbehinderung kann es dem Patienten eine Hilfe sein, wenn ihm ein Anamnesebogen mit größerer Schrift angeboten wird oder eine Auswahl von Billig-Lesebrillen bzw. eine Leselupe (s. Abb. 1) bereitliegt.

Hörbehinderung

Der schwerhörige Patient ist meist in der Lage, seinen Gesprächspartner zu verstehen, indem er durch Lippenlesen, Mimik und Gestik den **Inhalt des Gesagten** erfasst. Die ZFA muss darauf achten, den Patienten direkt anzusehen und langsam und deutlich zu sprechen.

Besonders laut zu sprechen ist nicht sinnvoll, da der Betroffene meist nur bestimmte Tonhöhen schlecht hören kann. Komplizierte Erklärungen, z.B. zahnmedizinische Behandlungsinhalte, werden zum eindeutigen Verständnis aufgeschrieben oder aufgezeichnet.

2.2 Patiententypen

Jeder Patient braucht eine **individuelle Betreuung** in der zahnärztlichen Praxis – unabhängig davon, welcher Altersgruppe er angehört. Die allgemeine Meinung, dass ältere Patienten und Kinder mehr Zuwendung benötigen und schwieriger zu behandeln sind, ist so pauschal nicht richtig. Es gibt nicht nur **den** alten Menschen oder **die** Jugendgeneration, sondern innerhalb dieser Gruppen eine Vielzahl unterschiedlichster Typen und Persönlichkeiten.

2.2.1 Angstpatienten

Die meisten Menschen müssen sich überwinden, zum Zahnarzt zu gehen. Viele haben aber auch echte **Angstgefühle** und vermeiden deshalb den oft dringend notwendigen Zahnarztbesuch. Der Angstpatient kommt nur in äußerster Not in die Praxis.

Mögliche Ursachen einer Zahnarztangst sind:
- Unkenntnis der zu erwartenden Behandlungsmaßnahmen
- Gefühl des Ausgeliefertseins
- Angst vor Injektionen
- Bewusstsein vernachlässigter Mundhygiene
- Kritik durch die Zahnärztin oder das Behandlungsteam
- Angstverhalten bei Familienangehörigen
- negative Erfahrungen mit Zahnarztbesuchen (Kindheit)

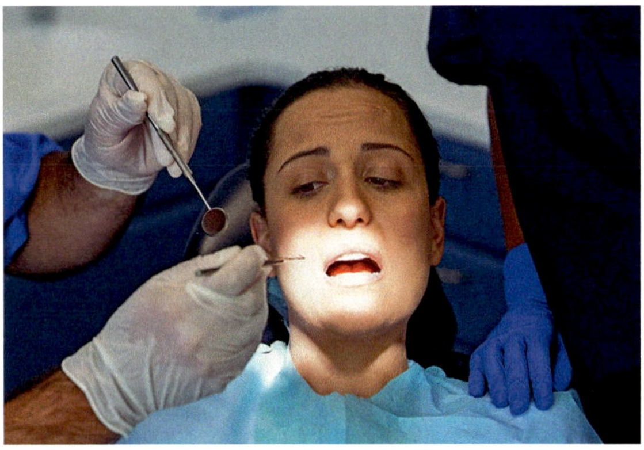

Abb. 2 Patientin mit körperlichen Angstsymptomen

Das Praxisteam erkennt die **Anzeichen** von Angst am unsicheren Blick oder einer eher hektischen Sprache, aber auch am Drang zu pausenlosem Reden. Körperliche Reaktionen zeigen sich durch Schwitzen, feuchte Hände, Schweißperlen auf der Stirn oder das Verkrampfen der Hände bzw. des ganzen Körpers.

Das Praxisteam sollte die Angst nicht herunterspielen, sondern geduldiges **Verständnis** zeigen und den Patienten mit seinem Problem ernst nehmen. Kleine Pausen im Behandlungsablauf und schrittweise Information über die jeweiligen Vorgänge können die Situation entspannen. Der Angstpatient reduziert auch sein Gefühl der Hilflosigkeit, wenn mit ihm ein Signal (z.B. Handzeichen) vereinbart wird, mit dem er um sofortige Unterbrechung bitten kann.

Lokalanästhesie, S. 195, 198

HINWEIS

Zahnbehandlungen werden heute meist in ›Lokalanästhesie durchgeführt. Dennoch wird die Behandlung von vielen Patienten als unangenehme und bedrohliche Situation empfunden. 60–80 % der Bevölkerung geben bei Umfragen an, dass sie vor dem Zahnarztbesuch Angst haben. Etwa 20 % gelten als hochängstlich und 5 % vermeiden den Besuch beim Zahnarzt vollständig, obwohl sie eine Zahnbehandlung benötigen und diese auch wollen.
Diese Menschen leiden unter einer Angsterkrankung, der sogenannten **Zahnbehandlungsphobie**. Diese äußert sich z. B. in Herzrasen, Übelkeit, Brechreiz oder Panik. Eine zahnärztliche Behandlung ist häufig nur unter Vollnarkose möglich. Ein Abbau der Phobie kann z. B. mithilfe von Verhaltenstherapie versucht werden.

2.2.2 Schmerzpatienten

Schmerzpatienten kommen häufig ohne Anmeldung in die Praxis. Sie befinden sich in einer extremen **Ausnahmesituation** und wollen möglichst schnell von ihrem Schmerz befreit werden. Einem besonders fordernden oder unfreundlichen Verhalten wird die ZFA mit Verständnis begegnen müssen. Muss sich der Patient noch bis zu seiner Behandlung gedulden, bestätigt man ihm, dass er bald an der Reihe ist. Sinnvoll ist es, in dieser Zeit eine ›Schmerzanamnese zu erheben und das Ergebnis der Zahnärztin vorab mitzuteilen.

Schmerzanamnese, S. 64

HINWEIS

Die Zahnärztin unterliegt nach der Berufsordnung und den Kassenverträgen der **Behandlungspflicht**.

2.2.3 Schwierige Patienten

Als **„Besserwisser"** werden häufig Patienten bezeichnet, die einen ausgeprägten Drang zum Reden und das Bedürfnis nach Beachtung und Anerkennung haben. Häufig wird dabei auch angelesenes Wissen oder Halbwissen aus dem Bereich der Zahnmedizin vorgetragen. Zweifel oder Kritik an der angeblichen Kompetenz bezieht der Patient auf seine Person und reagiert sehr empfindlich. Für die ZFA besteht die Aufgabe darin, mit den Patienten sachlich zu diskutieren, diplomatisch zu „bremsen" und möglichst rasch den unterbrochenen Praxisablauf wieder in Gang zu bringen.

Als **„Nörgler"** werden oft Patienten empfunden, denen zu jeder Situation etwas Negatives einfällt, sei es die Wartezeit oder der Heil- und Kostenplan. Die ZFA sollte sich durch die Beschwerde nicht persönlich angegriffen fühlen, da der geäußerte Ärger meist eine andere Ursache hat. Man sollte gelassen und sachlich reagieren. Besteht allerdings ein begründeter Anlass zur ›Beschwerde, wird eine Lösung gesucht und das Problem behoben.

Beschwerdemanagement, S. 53

HINWEIS

Das Verhalten der einzelnen Patienten kann nicht in einem Schema zusammengefasst werden und es lässt sich auch nicht verändern. Was sich aber ändern lässt, ist die eigene Einstellung gegenüber „schwierigen Patienten" und damit das Kommunikationsverhalten des Einzelnen und des ganzen Praxisteams.

AUFGABEN

1 Wie kann die ZFA beim ersten Zahnarztbesuch eines Ki

2 Warum müssen Behandlungserklärungen bei einem Kir
chen?

3 Nennen Sie drei kindgerechte Begriffe für Behandlung

4 Wie klären Sie die Anrede bei jugendlichen Patienten?

5 Welche fünf Betreuungsgrundsätze für ältere Patiente

6 Wodurch ist es einem schwerhörigen Patienten möglic
ner Behinderung zu verstehen?

7 Nennen Sie vier mögliche Ursachen für echte Angstge

8 Wie kann die ZFA versuchen, bei einem Angstpatienten seine Ängste zu mildern und ihm mehr Sicherheit zu vermitteln?

3 Anamnese

Der Begriff **Anamnese** bedeutet wörtlich so viel wie „Erinnerung“. In der medizinischen Fachsprache versteht man darunter die im Gespräch ermittelte **Vorgeschichte** eines Patienten in Bezug auf seine aktuelle Erkrankung.

Anamnesebogen, S. 65

Besucht ein Patient zum ersten Mal die Zahnarztpraxis, erhält er nach der Anmeldung einen Fragebogen ausgehändigt, den sogenannten ❯**Anamnesebogen**. Neben Angaben zur Person und dem Versichertenstatus wird er in gezielten Fragen nach bestehenden oder zurückliegenden **Erkrankungen**, der regelmäßigen Einnahme von **Medikamenten** und evtl. bestehenden **Risikofaktoren** (z. B. Allergien) gefragt.

Die Vorgeschichte einer Krankheit ermöglicht es der Zahnärztin, in knapper, übersichtlicher Form die gesundheitliche Situation eines neuen Patienten einzuschätzen. Die Anamneseerkenntnisse unterstützen die Einschätzung der später erhobenen Untersuchungsbefunde und können bei der Therapieplanung berücksichtigt werden.

Bei der Durchführung einer Anamnese unterscheidet man zwischen allgemeiner Anamnese, spezieller Anamnese und Familienanamnese.

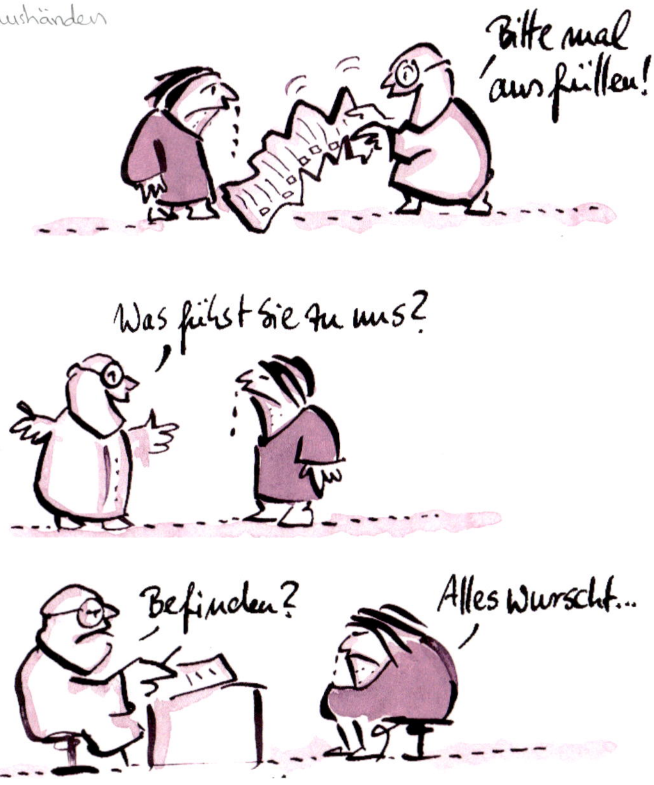

3.1 Allgemeine Anamnese

Im Rahmen der allgemeinen Anamnese (Eigenanamnese durch den Patienten) ist die Zahnärztin besonders daran interessiert, welche **Risikofaktoren** aufgrund von **Allgemeinerkrankungen** bei diesem Patienten vorhanden sind. Das Wissen um die bestehenden Risikofaktoren und Gesundheitsprobleme ermöglicht eine zahnärztliche Behandlung mit der geringsten Gefahr bedrohlicher Nebenwirkungen und Komplikationen.

3.1.1 Allgemeinerkrankungen

Allergien und Unverträglichkeiten

Allergie, S. 266

Die Gefahr allergischer Reaktionen ist in der zahnärztlichen Praxis durch den Umgang mit zahlreichen Stoffen und Medikamenten durchaus gegeben. Mögliche **Auslöser** einer **❯Allergie** sind z. B. Lokalanästhetika, Latex-Schutzhandschuhe, Kunststoffe von herausnehmbarem Zahnersatz oder Abformmassen. Durch die Kenntnis und den gezielten Austausch der auslösenden Substanzen lässt sich die Gefahr einer allergischen Reaktion weitgehend vermeiden. In diesem Zusammenhang kann der Patient auch nach dem **Allergiepass** gefragt werden.

Herz-Kreislauf-Erkrankungen

Dieser Krankheitsbereich und die häufig damit verbundene Medikamenteneinnahme erfordern eine gründliche Anamnese. Aufgrund der vielseitigen Krankheitsbilder benötigt die Zahnärztin Kenntnisse der jeweiligen medizinischen Besonderheiten und evtl. zu erwartender Komplikationen.

Adrenalin in Anästhetika, S. 196

Ein **Anästhesierisiko** besteht durch die Anwendung von Lokalanästhetika, welchen der Wirkstoff **❯Adrenalin** zugesetzt ist. Dieser besitzt eine gefäßverengende Wirkung und hat dadurch Anwendungsbeschränkungen, z. B. bei Patienten mit

Angina pectoris, S. 264
Herzinfarkt, S. 264

- erhöhten Blutdruckwerten (Hypertonie),
- Herzrhythmusstörungen,
- Herzmuskelschwäche (Herzinsuffizienz),
- Erkrankung der Herzkranzgefäße (❯Angina pectoris),
- ❯Herzinfarkt.

Bei diesen Krankheitsbildern werden daher Präparate eingesetzt, die kein oder nur wenig Adrenalin enthalten.

Endokarditisprophylaxe, S. 245

Hat ein Patient einen **Herzklappenfehler** oder wurde operativ eine Herzklappe ersetzt, wird erwogen, eine ❯Endokarditisprophylaxe (vorbeugende Antibiotikagabe) durchzuführen, um eine Entzündung der Herzinnenhaut zu verhindern.

Ultraschallgerät, S. 354
Elektrochirurgiegerät, S. 277

Bei Trägern eines **Herzschrittmachers** sollten keine ❯Ultraschallgeräte zur Zahnsteinentfernung oder ❯Elektrochirurgiegeräte verwendet werden, da Störungen des Impulsgebers entstehen können. Dies bezieht sich v. a. auf ältere Geräte. Patienten mit einem Herzschrittmacher haben einen Herzschrittmacherpass (s. Abb. 1). Auch bei implantierten Hörgeräten (Cochleaimplantate) können Störungen auftreten.

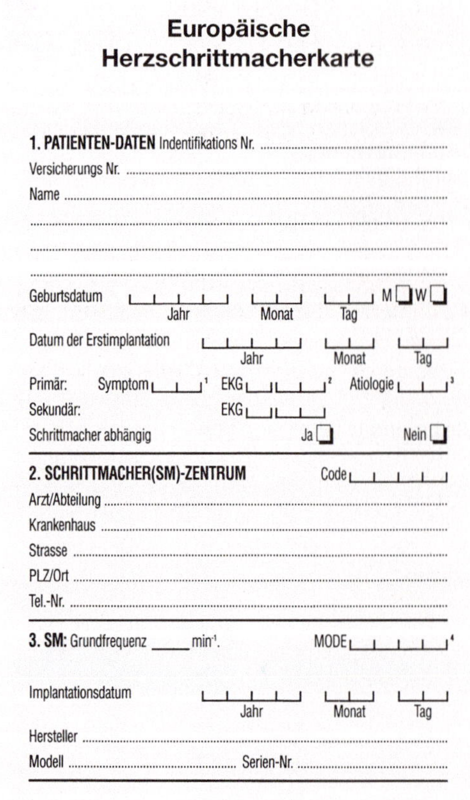
Europäische Herzschrittmacherkarte

1. PATIENTEN-DATEN Indentifikations Nr. ......
Versicherungs Nr. ......
Name ......
Geburtsdatum (Jahr, Monat, Tag) M ☐ W ☐
Datum der Erstimplantation (Jahr, Monat, Tag)
Primär: Symptom[1] EKG[2] Ätiologie[3]
Sekundär: EKG
Schrittmacher abhängig Ja ☐ Nein ☐

2. SCHRITTMACHER(SM)-ZENTRUM Code
Arzt/Abteilung ......
Krankenhaus ......
Strasse ......
PLZ/Ort ......
Tel.-Nr. ......

3. SM: Grundfrequenz ____ min⁻¹. MODE[4]
Implantationsdatum (Jahr, Monat, Tag)
Hersteller ......
Modell ...... Serien-Nr. ......

Abb. 1 Herzschrittmacherpass (Beispiel)

Wenn der Patient **gerinnungshemmende Medikamente** einnimmt, wird die ❯Blutgerinnung beeinflusst. Dies erfordert vor chirurgischen Eingriffen die Absprache mit der Hausärztin, um ❯Komplikationen bei dem Eingriff, z. B. einer **Extraktion**, zu vermeiden.

Blutgerinnung, S. 240

Komplikationen einer Zahnextraktion, S. 286

Stoffwechselerkrankungen

Die Krankheit ❯Diabetes mellitus (Zuckerkrankheit) ist weitverbreitet. Auch Kinder können betroffen sein.

Diabetes mellitus, S. 266

Das Lokalanästhetikum (Adrenalin) oder bereits Angst und Stress können bei Patienten mit Diabetes mellitus zu Schwankungen des **Blutzuckerwertes** führen. Nach chirurgischen Eingriffen besteht bei Diabetikern die Gefahr von **Wundheilungsstörungen**.

Infektionskrankheiten

Die Kenntnis einer schwerwiegenden Infektionserkrankung des Patienten stellt für das Praxisteam eine unverzichtbare Information dar.

Das Wissen um die Krankheit ermöglicht es, ausreichende **Schutzvorkehrungen** und gezielte **Hygienemaßnahmen** einzuplanen. Dadurch können das zahnärztliche Team selbst und nachfolgende Patienten vor einer ❯Infektion bewahrt werden.

Infektion, S. 93

Sonstige Erkrankungen

Besonders wenn Patienten ein Krampfleiden (❯Epilepsie) haben, muss das Praxisteam auf Zwischenfälle vorbereitet sein. Eine Epilepsie kann zu unkontrollierten Bewegungen des Patienten und somit zu Verletzungen führen.

Epilepsie, S. 266

Erkrankungen der Atemwege bzw. der Lunge (z. B. ❯Asthma bronchiale) erfordern evtl. die Gabe von Sauerstoff. Daher muss immer eine ❯Notfallausrüstung bereitgehalten werden. Alkohol- und Drogenabhängigkeit kann z. B. Auswirkungen auf die Dosierung des Anästhetikums haben.

Asthma bronchiale, S. 263
Notfallausrüstung, S. 269

3.1.2 Schwangerschaft

Bei schwangeren Patientinnen müssen strenge **Vorsichtsmaßnahmen** beachtet werden.

- Die Auswahl der Lokalanästhetika (geringe Adrenalinkonzentration) ist eingeschränkt und die Verordnung von Medikamenten ist nur bedingt möglich.
- **Röntgenuntersuchungen** sind möglichst zu unterlassen bzw. die Dringlichkeit der Strahlenanwendung laut ❯Röntgenverordnung muss besonders kritisch geprüft werden (rechtfertigende Indikation).
- Es besteht bei allen Patientinnen eine Befragungs- und Aufzeichnungspflicht:
  - Wann wurde die letzte zahnärztliche Röntgenuntersuchung durchgeführt?
  - In welchem Bereich wurde eine Aufnahme angefertigt?
- Um Untersuchungen mit Röntgenstrahlen und die damit verbundene Strahlenbelastung zu vermeiden, müssen bereits vorhandene Aufnahmen und Aufzeichnungen einer später untersuchenden Zahnärztin überlassen werden.

Röntgenverordnung, S. 408

HINWEIS

Auch das Praxisteam muss den Anamnesebogen lesen und verstehen können, um in Notfallsituationen ruhig und richtig zu reagieren.

3.2 Spezielle Anamnese

Zu Beginn des gemeinsamen Anamnesegesprächs erklärt der Patient, warum er die Zahnarztpraxis aufsucht. Durch eigene Schilderung bzw. erschließende Fragen der Zahnärztin werden die aktuell bestehenden Beschwerden und ihre Entwicklung erfasst.

3.2.1 Schmerzen

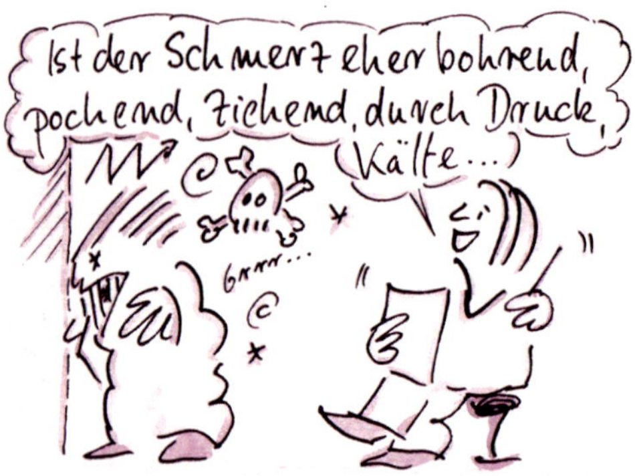

Die **Schmerzanamnese** ist für die Zahnärztin besonders aussagekräftig, wenn der Patient in der Lage ist, möglichst eindeutige Aussagen über Art und Stärke seiner Schmerzen zu machen.

Dabei können folgende Fragen gestellt werden:
- Wo bestehen die Schmerzen? – bzw.: Welcher Zahn schmerzt?
- Wann haben die Schmerzen begonnen?
- Welcher Art sind die Schmerzen (z. B. ziehend, stechend, pochend)?
- Wie stark sind die Schmerzen? Hilfreich ist die Bewertung nach einer Schmerzskala (0 = kein Schmerz, 10 = stärkster Schmerz).
- Wodurch werden die Schmerzen ausgelöst (z. B. Kälte, Wärme, Druck)?
- Wurden bereits Schmerzmittel eingenommen?

3.2.2 Ernährungsfragen

Eine befundabhängige Anamnese wird nur dann erhoben, wenn auffällige Veränderungen der Zahnhartsubstanz zu beobachten sind. Dies können sein:
- oberflächliche Säuredefekte (**Erosionen**) durch häufige direkte Säureeinwirkung, z. B. von Fruchtsaftgetränken
- verstärkter Abrieb an den Zähnen (**Abrasion**), z. B. durch abschleifende Nahrungsmittel oder Zähneknirschen
- starker Kariesbefall der Zähne, z. B. durch Verzehr vieler Süßigkeiten und mangelnde Mundhygiene

3.2.3 Unfälle, Verletzungen

Bei Unfallverletzungen ist für spätere Anfragen von Kostenträgern, Versicherungen oder Gerichten eine ausführliche **Dokumentation** unbedingt notwendig.
Benötigt werden Datum, Uhrzeit, Ort des Geschehens, die Schilderung des Unfallablaufes und die Beschreibung der gesundheitlichen Beeinträchtigung.

3.3 Familienanamnese

In der Familienanamnese werden Krankheitsbilder des engeren Familienkreises erfragt.

Im kieferorthopädischen Bereich erleichtert das Wissen um genetisch bedingte, d. h. angeborene **Anomalien** die Diagnose und ermöglicht dadurch die Durchführung einer systematischen Frühbehandlung. Dies ist z. B. bei ❯Zahnzahlabweichungen und manchen ❯Kieferanomalien der Fall. Im Hinblick auf ❯Parodontalerkrankungen wird im Formular „PAR-Status" (PA-Plan) nach der Familienvorgeschichte gefragt (PAR-Richtlinien des Bundesausschusses der Zahnärzte und Krankenkassen).

Zahnzahlabweichungen, S. 366
Kieferanomalien, S. 364
Parodontalerkrankungen, S. 329

MERKE

Die im Anamnesebogen erfassten Informationen dienen als Grundlage für das erste Gespräch der Zahnärztin mit dem neuen Patienten.

3.4 Anamnesebogen

Der Anamnesebogen (Patientenerhebungsbogen) sollte stets mit einigen einleitenden Worten beginnen. Zum Beispiel: „Im Interesse einer komplikationslosen Behandlung bitten wir Sie, alle Angaben vollständig und wahrheitsgemäß auszufüllen. Sie werden Ihrer persönlichen Karteikarte angefügt und dienen dazu, die Behandlung Ihrem Gesundheitszustand anzupassen. Alle Ihre Angaben unterliegen den strengen Vorschriften des Datenschutzes und fallen unter die ärztliche Schweigepflicht des gesamten zahnärztlichen Teams. Vielen Dank!"

Der Patient wird dadurch in verständlichen Formulierungen über die Notwendigkeit der Erstanamnese aufgeklärt (s. Abb. 1).

HINWEIS

Der Anamnesebogen wird gut sichtbar in der Karteikarte aufbewahrt. Bei der Erstellung und Aktualisierung des Bogens immer das Datum vermerken.

Am Ende des Anamnesebogens ist eine **Aufklärung** formuliert, welche der Patient mit seiner **Unterschrift** bestätigt, z. B. in der Formulierung: „Ich verpflichte mich, alle Änderungen umgehend mitzuteilen, die während der gesamten Behandlungszeit auftreten."

Mögliche Ergänzungen der Aufklärung sind:

- „Des Weiteren verpflichte ich mich, vereinbarte Termine einzuhalten bzw. mindestens 24 Stunden vorher abzusagen. Nicht rechtzeitig abgesagte Termine können in Rechnung gestellt werden."
- „Ich bin unterrichtet, dass Injektionen die Reaktionsfähigkeit im Straßenverkehr beeinträchtigen können."
- „Ich erkläre mich mit der elektronischen Speicherung meiner Daten einverstanden."
- „Mit der Weitergabe meiner Daten an eine private Abrechnungsstelle bin ich einverstanden."

3.4.1 Ausfüllen des Anamnesebogens

Wer mit Schmerzen die Praxis aufsucht und von der Mitarbeiterin aufgefordert wird, schnell den Fragebogen auszufüllen, vergisst in der Aufregung evtl. wichtige Angaben.

Der Patient braucht Zeit, um den Bogen **sorgfältig** und möglichst **vollständig** zu bearbeiten. Dies erfolgt sowohl in seinem eigenen Interesse als auch im Interesse der Zahnarztpraxis. Zum Ausfüllen setzt er sich in das Wartezimmer oder die ZFA unterstützt ihn dabei im Behandlungszimmer. Patienten, die wegen ihres Alters oder aufgrund sprachlicher Probleme beim Bearbeiten des Anamnesebogens Hilfe benötigen, werden in einem gesonderten Raum betreut. Die Rezeption ist wegen der Einhaltung von Datenschutzbestimmungen in der Regel weniger geeignet.

Es kann auch vorkommen, dass Patienten für ihre spezielle Situation keine Vorgaben bzw. Fragen auf dem Anamnesebogen finden. Der Patient wird deshalb ermutigt, das Praxisteam zu fragen oder diese Besonderheiten im Gespräch mit der Zahnärztin zu klären.

Patientenerhebungsbogen

Zahnarztpraxis
Dr. Elisabeth Muster

Patient(in): ....
Name | Vorname | geb.

Versicherung: ....

Mitglied: ....
Name | Vorname | geb.

....
Telefonnummer | Mobilnummer

....
Straße/Hausnummer | PLZ/Wohnort

Beruf des Mitglieds: ....

Arbeitgeber: ....
Name der Firma | Telefon

....
Straße/Hausnummer | PLZ/Wohnort

Herz-/Kreislauferkrankungen:
Bluthochdruck ☐ ja ☐ nein
Herzklappenfehler ☐ ja ☐ nein
Herzklappenersatz ☐ ja ☐ nein
Herzschrittmacher ☐ ja ☐ nein
Endokarditis ☐ ja ☐ nein

Allergien bzw. Unverträglichkeiten:
Lokalanästhesie/Spritzen ☐ ja ☐ nein
Antibiotika ☐ ja ☐ nein
Schmerzmittel ☐ ja ☐ nein
Sonstiges ....
....

Anfallsleiden (Epilepsie): ☐ ja ☐ nein
Asthma/Lungenerkrankungen: ☐ ja ☐ nein
Blutgerinnungsstörungen: ☐ ja ☐ nein
Diabetes/Zuckerkrankheit: ☐ ja ☐ nein
Drogenabhängigkeit: ☐ ja ☐ nein
Sonstige Erkrankungen: ....
....

Infektiöse Erkrankungen:
AIDS ☐ ja ☐ nein
Hepatitis ☐ ja ☐ nein
Tuberkulose ☐ ja ☐ nein

Besteht eine Schwangerschaft? ☐ ja ☐ nein — Wenn ja, in welchem Monat? ....

Sind bei Ihnen bereits zahnärztliche Röntgenaufnahmen gemacht worden? ☐ ja ☐ nein — Wenn ja, wann? ....

Welche Medikamente nehmen Sie regelmäßig bzw. zur Zeit?
.... seit ....
.... seit ....
.... seit ....

Abb. 1 Beispiel eines Anamnesebogens (Auszug)

Eine weitere Möglichkeit besteht darin, dem Patienten den Fragebogen vor seinem Besuchstermin zu übersenden oder er lädt sich den Anamnesebogen selbst von der Website der Zahnarztpraxis herunter. So kann der Patient das Formular in Ruhe sorgfältig zu Hause bearbeiten und ausgefüllt zum ersten Behandlungstermin mitbringen. Wünscht der Patient eine Kopie des Fragebogens, wird diese angefertigt und er kann sich nachträglich noch Ergänzungen zu seinen Angaben überlegen.

HINWEIS

Berücksichtigen Sie bei der Einbestellung eines neuen Patienten immer die zusätzlich benötigte Zeit für das Ausfüllen des Fragebogens.

3.4.2 Aktualisieren des Anamnesebogens

Die ZFA weist den Patienten darauf hin, dass er bei späteren Praxisbesuchen neu aufgetretene ernste **Erkrankungen** oder eine Veränderung seiner **Medikamenteneinnahme** unbedingt mitteilen muss. Das Praxisteam fragt auch in regelmäßigen Abständen nach den bekannten Erkrankungen und Risikofaktoren und erkundigt sich nach etwaigen gesundheitlichen Veränderungen. Besonders wichtig ist dies bei der Planung von größeren chirurgischen Eingriffen oder der Verordnung neuer Medikamente. Bei allen anderen Patienten muss zur Absicherung in größeren Zeitabständen eine Überprüfung und ggf. Korrektur der Angaben erfolgen.

TERMINOLOGIE: ANAMNESE	
Abrasion	Abrieb oder Verschleiß durch mechanische Einwirkung, z. B. der Zähne durch das Kauen
Allergie	Überempfindlichkeitsreaktion auf eine körperfremde Substanz
Anamnese (griech. anamnesis = Erinnerung)	im Gespräch ermittelte Vorgeschichte eines Patienten in Bezug auf seine aktuelle Erkrankung
Anomalie	Abweichung von der Norm
Diabetes mellitus	Zuckerkrankheit
Epilepsie (griech. epilepsia = Fallsucht)	anfallartig auftretende Funktionsstörung des Gehirns, die mit Bewusstseinsverlust und Krämpfen einhergehen kann
Erosion	Verlust der Zahnhartsubstanzen durch häufige direkte Einwirkung von Säuren, z. B. aus Obstsäften, Cola, Zitronensaft
Extraktion (lat. extrahere = herausziehen)	Herausziehen, Kurzbezeichnung für Zahnextraktion, d. h. die Entfernung eines Zahnes mittels Zange und/oder Hebel
Infektion	Ansteckung, Eindringen und Vermehren von Krankheitserregern in den Körper bzw. Ansiedelung auf Haut oder Schleimhaut, z. B. Bakterien, Viren, Pilze

AUFGABEN

1 Welche Informationen erhält die Zahnärztin im Rahmen der allgemeinen Anamnese?

2 Ein Schmerzpatient kommt zur Behandlung in den Notdienst. Nennen Sie fünf mögliche Fragen, welche die Zahnärztin dem Patienten stellen wird.

3 Warum muss der Anamnesebogen regelmäßig aktualisiert werden?

4 Wozu verpflichtet sich der Patient auf dem Anamnesebogen mit seiner Unterschrift?

5 Welche Angaben dokumentieren Sie bei der Behandlung eines Unfallverletzten?

4 Mundhöhle und Rachen

Sämtliche zahnärztlichen Maßnahmen, angefangen bei der Prophylaxe über die konservierenden, chirurgischen und prothetischen Therapien bis hin zu den PA-Behandlungen und der KFO erfolgen in der Mundhöhle, an den Zähnen und am Zahnhalteapparat. Eine ZFA benötigt daher Kenntnisse der Anatomie der Mundhöhle, der Zähne und des Zahnhalteapparates.

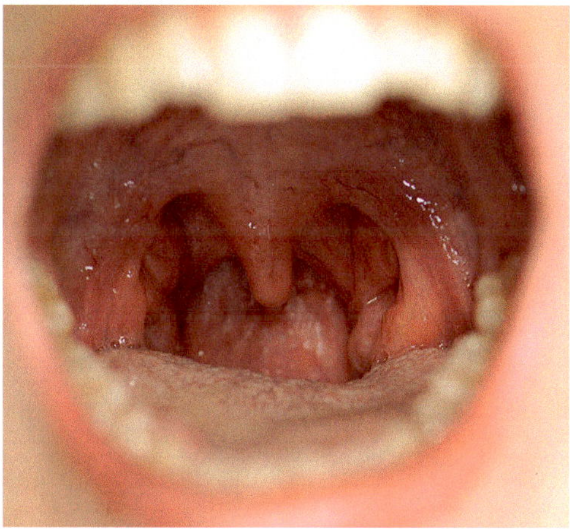

Abb. 1 Blick in die Mundhöhle und den ❯Rachen

Die Mundhöhle stellt den ersten Abschnitt des Verdauungstraktes dar. Die Zähne, die Zunge und der ❯Speichel mit seinen Verdauungsenzymen sind an der Zerkleinerung und Aufspaltung der Nahrung beteiligt. Diese wichtige Funktion kann nur bei intakter Anatomie und Physiologie aller beteiligten Strukturen funktionieren. Auch im Bereich des Rachens muss die Kreuzung von Speise- und Luftweg funktionsgerecht erfolgen.

Speichel, S. 137

Rachen, S. 73

Daneben sind noch Bakterien am Verdauungsvorgang beteiligt. In der Mundhöhle kommt eine beträchtliche Anzahl von Mikroorganismen vor. Die Gesamtheit dieser Mikroorganismen wird **Mundflora** oder heute oft auch Mikroorganismengemeinschaft genannt (s. Abb. 2). Jeder Mensch kommt zunächst mit einer keimfreien Mundhöhle zur Welt. Bereits in den ersten Lebenstagen baut sich eine physiologische Mundflora auf. Pathogene (krank machende) Keime werden auf das Kind meist durch die Eltern übertragen. Wird die Mundflora zugunsten pathogener Keime verschoben, so kommt es zu Karies und Erkrankungen des Zahnhalteapparates.

Die Zusammensetzung der Mundflora ist u. a. vom Ernährungszustand, vom Alter, der Mundhygiene und von einer eventuellen Medikamenteneinnahme abhängig. Eine intakte Mundflora sorgt dafür, dass pathogene Keime nicht eindringen können.

Schließlich ist die Mundhöhle ein wichtiges Resonanzorgan, das für die Sprachbildung und Formung der Sprachlaute von großer Bedeutung ist.

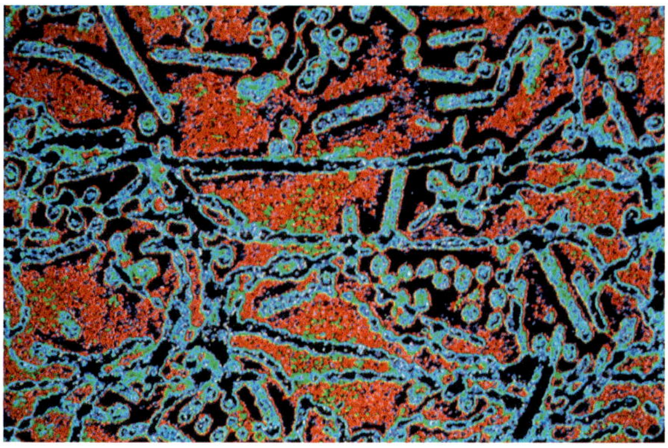

Abb. 2 Mundflora

4.1 Mundhöhle

4.1.1 Einteilung und Begrenzung der Mundhöhle

Siehe hierzu Lernfeld 10a, Aufbau der Mundschleimhaut und des Parodontiums, S. 326

Die Mundhöhle wird durch die beiden Zahnreihen in zwei Bereiche unterteilt. Die eigentliche Mundhöhle (**Cavum oris**) ist der Bereich, der vorne und seitlich von den Zähnen umschlossen wird und sich am Gaumen und Mundboden bis zum Rachen erstreckt. Sie wird fast vollständig von der Zunge ausgefüllt. Der **Mundvorhof** (**Vestibulum**; auch: **Vestibulum oris**) ist der Bereich zwischen den Zahnreihen und den Wangen bzw. Lippen (**Labia**) (s. Abb. 1).
Den tiefsten Punkt des Vestibulums nennt man Umschlagfalte (**Fornix**).

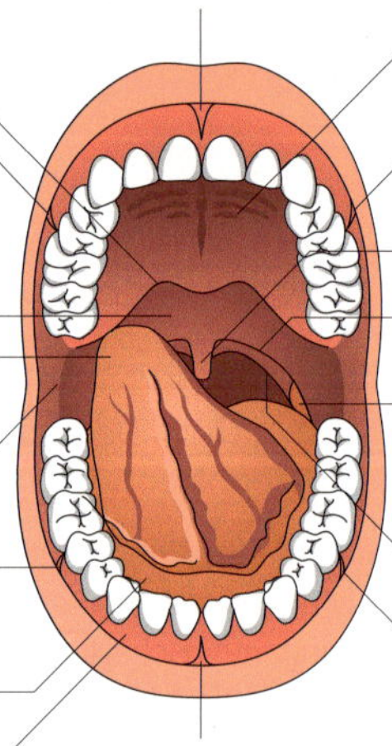

Abb. 1 Mundhöhle

4.1.2 Mundschleimhaut

Die gesamte Mundhöhle ist von einer weichen **Mukosa** (Schleimhaut; **Mucosa**) überzogen. Die Mundschleimhaut geht an den Lippen in die Haut über. Die Lippe ist also außen von Haut, innen von Schleimhaut überzogen.

Die Mundschleimhaut geht im Bereich der Zähne in die **Gingiva** (Zahnfleisch) über. Dieser Übergangsbereich wird als **Mukogingivalgrenze** bezeichnet. Die Gingiva gehört zum **Parodontium** (Zahnhalteapparat).

Aufgaben der Mundschleimhaut

Speichel, S. 137

Die Mundschleimhaut kann ihre Aufgaben nur erfüllen, wenn sie intakt ist und die Produktion von ›Speichel im Normbereich liegt. Sie besitzt Drüsen, die Schleim als Schutzfilm produzieren, sowie auf Reizaufnahme spezialisierte Strukturen (Rezeptoren) für das Tast-, Geschmacks- und Temperaturempfinden.

Die Mundschleimhaut hat drei **Hauptaufgaben:**

- Die **Sinnesfunktion** wird von in der Mundschleimhaut gelegenen Rezeptoren erbracht, die auch an der Steuerung des Kau- und Schluckvorgangs beteiligt sind. Sie umfasst das Temperaturempfinden, das Tastempfinden und das Geschmacksempfinden.
- Die **Schutzfunktion** besteht darin, dass Schutz vor schädigenden Einflüssen chemischer, mechanischer und thermischer Art und Schutz vor Austrocknung und damit v. a. vor dem Eindringen von Krankheitserregern gewährleistet wird.
- Die **Anfeuchtung der Nahrung** erfolgt durch den von den ›Speicheldrüsen produzierten Speichel und macht die Nahrung gleitfähig.

Speicheldrüsen, S. 72

Umschlagfalte

Es gibt Bereiche, an denen die Mukosa beweglich ist (Wangen- und Lippeninnenseite), und andere Bereiche, an denen sie fest mit der knöchernen Unterlage (Kieferkamm, harter Gaumen) verbunden und somit nicht beweglich ist (s. Abb. 1). Im Bereich der **Umschlagfalte** (**Fornix**) geht die Schleimhaut des Alveolarfortsatzes in die Wangen- und Lippenschleimhaut über.

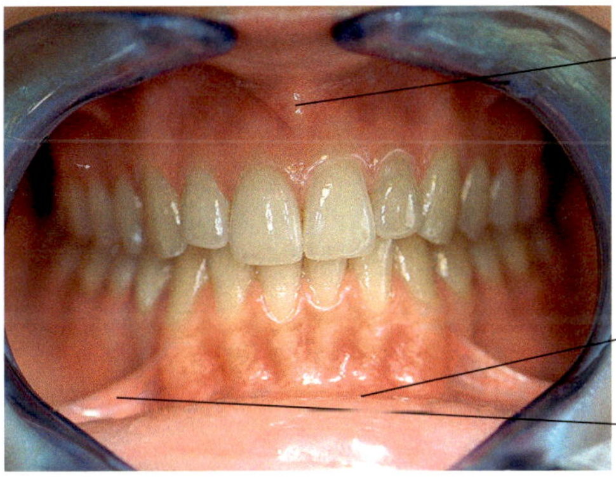

Abb. 1 Umschlagfalte und Bänder

Bänder

In der Mitte des Vestibulums befindet sich jeweils ein **Lippenbändchen** (**Frenulum labii**; s. Abb. 1). Es geht von der Schleimhaut der Ober- bzw. Unterlippe aus und strahlt in die Schleimhaut ein, welche den Alveolarfortsatz von Oberkiefer bzw. Unterkiefer überzieht. Der ❯Alveolarfortsatz enthält die Zahnfächer (Alveolen) für die Zähne.

Alveolarfortsatz, S. 179, 180, 327

Von der Wangenschleimhaut ziehen mehrere Schleimhautfalten zum Alveolarfortsatz. Ein solches **Wangenbändchen** wird als **Frenulum buccale** bezeichnet (s. Abb. 1).

HINWEIS

Bei der Versorgung mit einer Vollprothese (Totalprothese) sollte der Prothesenrand möglichst dicht der Umschlagfalte anliegen, damit die Prothese einen festen Halt hat. Lippen- und Wangenbändchen können den Halt einer Totalprothese negativ beeinflussen und müssen bei einer Prothese ausgespart werden.

4.1.3 Gaumen

Der Gaumen (**Palatum**) lässt sich in zwei Bereiche einteilen, den harten und den weichen Gaumen.

Der vordere Teil des Gaumens besitzt eine knöcherne Unterlage, die vom Oberkiefer und vom Gaumenbein gebildet wird. Deshalb wird dieser Bereich auch als **harter Gaumen** bezeichnet (**Palatum durum**; s. Abb. 2). Er bildet zugleich das Dach der Mundhöhle und den Boden der Nasenhöhle. Der harte Gaumen wird von einer sehr fest anliegenden Schleimhaut überzogen.
In der Mitte des Gaumens bildet die Schleimhaut eine Längsfalte, die **Raphe palati** (auch: **Raphe mediana**). Hinter den Oberkieferschneidezähnen geht diese Längsfalte in eine wulstartige Vorwölbung über, die als **Papilla incisiva** bezeichnet wird. Rechts und links der Raphe palati ziehen mehrere Schleimhautquerfalten (**Rugae**) zu den Alveolarfortsätzen.

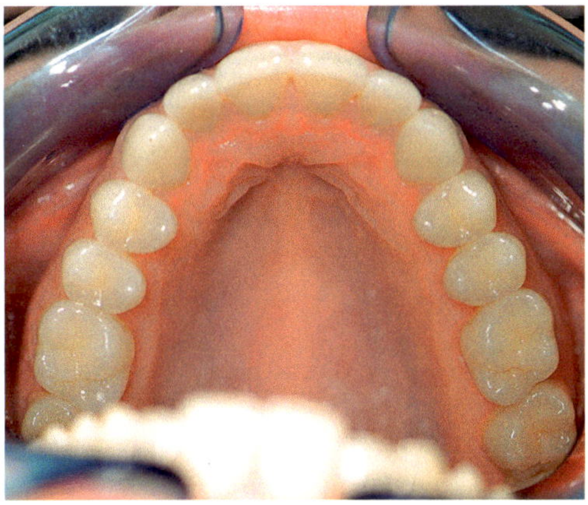

Abb. 2 Harter Gaumen mit Längsfalte und Querfalten

Der hintere Teil des Gaumens ist der **weiche Gaumen** (**Palatum molle**; s. Abb. 1, S. 68). Er wird auch als **Gaumensegel** (**Velum palatinum**) bezeichnet. Der weiche Gaumen wird von einer mit Schleimhaut überzogenen Muskelschicht gebildet. Das Gaumensegel hat beim Schlucken die Aufgabe, die Verbindung zwischen Mundhöhle und Nasenhöhle abzudichten.

In der Mitte des hinteren weichen Gaumens befindet sich das **Zäpfchen** (Gaumenzäpfchen; **Uvula**). Von der Uvula ziehen links und rechts jeweils zwei Gaumenbögen nach unten. Zwischen dem vorderen Gaumenbogen und dem hinteren Gaumenbogen liegt rechts und links der Zungenwurzel jeweils eine **Gaumenmandel** (**Tonsilla palatina**; auch kurz als Mandel bezeichnet; s. Abb. 1, S. 73). Die Gaumenmandeln bestehen aus lymphatischem Gewebe und haben eine Abwehr- und Schutzfunktion. Zusammen mit der Rachenhinterwand, den im Rachenbereich liegenden **Rachenmandeln** (**Tonsillae pharyngeae**) und der am Zungengrund liegenden Zungenmandel bilden sie den sogenannten **lymphatischen Rachenring**.

HINWEIS

Die Grenzlinie zwischen hartem und weichem Gaumen wird als **Ah-Linie** bezeichnet. Ihren Namen hat sie daher, dass sie sichtbar wird, wenn man den Mund weit öffnet und „Ah" sagt oder wenn bei geöffnetem Mund und geschlossener Nase versucht wird, durch die Nase auszuatmen. Sie ist eine wichtige Orientierungslinie bei der Herstellung von Vollprothesen, deren Hinterrand an der Ah-Linie liegen soll.

4.1.4 Wangen und Mundboden

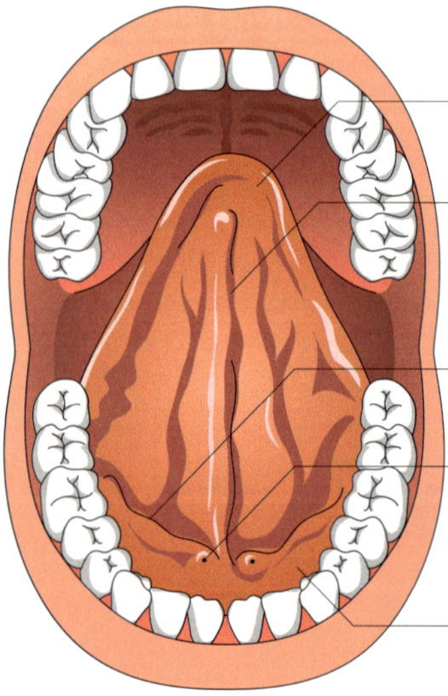

Abb. 1 Mundboden

Die linke und die rechte **Wange** (Bucca) sind innen von Mundschleimhaut überzogen und bilden die seitliche Begrenzung der Mundhöhle. Sie bestehen aus mehreren Muskeln, die Teil der ›mimischen Muskulatur sind.

Die Grundlage des **Mundbodens** wird von der ›Mundbodenmuskulatur gebildet.

Im vorderen Bereich des Mundbodens zieht mittig eine Schleimhautfalte vom Alveolarfortsatz zur Unterseite der Zunge. Diese Schleimhautfalte wird als **Zungenbändchen** (**Frenulum linguae**) bezeichnet (s. Abb. 1).

Rechts und links des Zungenbändchens befindet sich jeweils ein Schleimhauthöcker, die **Caruncula sublingualis**. Hier münden der Hauptausführungsgang der ›Unterzungenspeicheldrüse und der Ausführungsgang der ›Unterkieferspeicheldrüse.

Eine weitere Schleimhautfalte, die **Plica sublingualis**, verläuft seitlich der Caruncula sublingualis. Hier münden kleinere Ausführungsgänge der Unterzungenspeicheldrüse.

4.1.5 Zunge

mimische Muskulatur, S. 187
Mundbodenmuskulatur, S. 186
Unterzungenspeicheldrüse, S. 72
Unterkieferspeicheldrüse, S. 72

Die Zunge (Lingua, Glossa) ist ein vielseitiger Muskel und besteht aus vielen ineinander verflochtenen Muskelschichten. Diese Muskulatur ermöglicht das problemlose Kauen, Schlucken und Sprechen. Welche Funktionen dieser Muskel im Mundraum erfüllt, merken wir erst, wenn er nur noch eingeschränkt arbeitet. Betäubt die Zahnärztin vor einer Behandlung den Bereich der Zunge, so wird z. B. die Sprachfähigkeit eingeschränkt.

Die Zunge wirkt auch beim Saugen mit. Sie enthält viele Sinneszellen für Geschmack-, Temperatur-, Schmerz- und Tastempfindung. Man schätzt, dass die Zunge beim Tasten eines Objektes wie eine Lupe die Wahrnehmung dieses Objektes um den Faktor 1,5 vergrößert; das Objekt erscheint eineinhalbmal so groß. Deshalb stören uns schon kleinste Fremdkörper auf der Zunge.

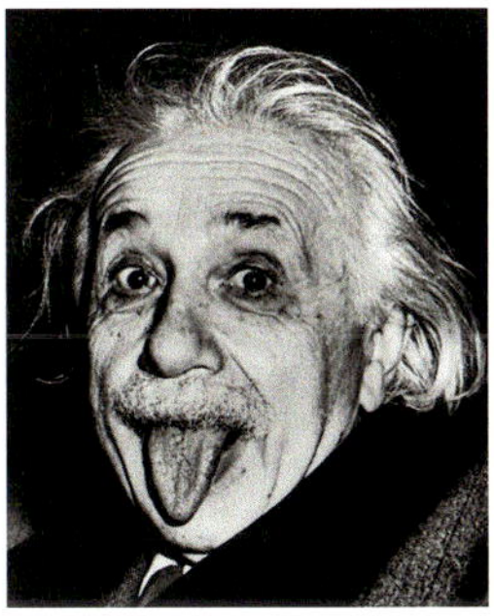

EXKURS

Einsteins Zunge
Als Albert Einstein am 14. März 1951 in Princeton bei einer Feier aus Anlass seines 72. Geburtstages einem unliebsamen Reporter seine Zunge rausstreckte, zogen sich seine quer und senkrecht verlaufenden Zungenmuskeln zusammen. Dadurch wurde die Zunge gleichzeitig schmaler und länger.

Äußerer Aufbau der Zunge

Die vorderen zwei Drittel der Zunge werden vom Zungenkörper und der Zungenspitze gebildet. Sie sind frei beweglich. Ihre Oberfläche wird als Zungenrücken bezeichnet. Das hintere Drittel wird Zungengrund genannt. Der hinterste Abschnitt des Zungengrundes, in der Nähe des Kehldeckels, wird als Zungenwurzel bezeichnet.

Geschmacksorgan Zunge

Mit dem Geschmackssinn werden die Nahrung überprüft und das Verdauungssystem angeregt. Geht bei der Anästhesie ein Tropfen der Betäubungslösung auf die Zunge, so wird der Patient dies als unangenehme chemische Substanz empfinden und Sie sollten ihn mit Wasser spülen lassen. Beim Schmecken spielt auch der Geruchssinn, mit dem wir Aromen wahrnehmen, eine wichtige Rolle. Bei Erkältungen fehlt häufig dieser Reiz und das Essen schmeckt dann entsprechend fade.

Die mit Schleimhaut bedeckte Zungenoberfläche fühlt sich zwar glatt an, ist jedoch zerklüftet und aufgeraut. Die Rauigkeit entsteht durch kleine warzenförmige Ausstülpungen der Zungenschleimhaut, die für die Tastempfindung zuständig sind und die Geschmacksknospen tragen. Man unterscheidet **Fadenpapillen** (v. a. Tastempfinden), **pilzförmige Papillen, Blattpapillen** und **Wallpapillen**, die Geschmacksknospen enthalten.

Wir unterscheiden die Geschmacksrichtungen süß, salzig, sauer und bitter. Heute ist wissenschaftlich noch eine fünfte Geschmacksqualität, umami, anerkannt. Bei umami handelt es sich um die Bezeichnung für einen intensiven, vollmundigen Geschmack, der v. a. durch eiweißreiche Nahrung hervorgerufen wird. Nicht jeder Bereich der Zunge ist geschmacksempfindlich, aber jede geschmacksempfindliche Region zeigt im Gegensatz zu früherer Auffassung alle Geschmacksrichtungen, wenn auch mit geringen Unterschieden. Süßes wird z. B etwas stärker an der Zungenspitze, Bitteres besonders am Zungengrund wahrgenommen.

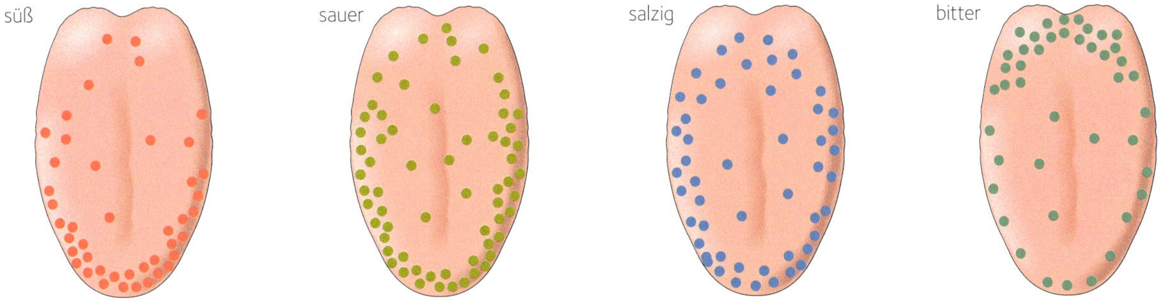

Abb. 1 Bereiche der Zunge für Geschmacksempfindungen

HINWEIS

Die zerklüftete Oberfläche der Zunge mit ihren Papillen bietet einer Vielzahl von Bakterien Unterschlupf. Daher sollte man bei der Reinigung der Zähne auch an die Zungenreinigung denken.

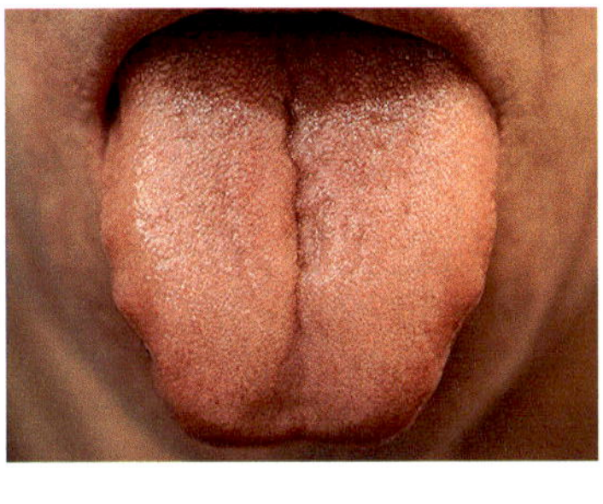

Abb. 2 Die zerklüftete Oberfläche der Zunge sollte gereinigt werden.

Veränderungen des Aussehens der Zunge

Es gibt eine Reihe von Krankheiten, deren Symptome (Krankheitszeichen) auch auf der Zunge sichtbar werden. Beispielsweise ist die Infektionskrankheit Scharlach u. a. an Fieber, Kopfschmerzen und einem fleckigen „scharlachroten" Ausschlag am Gaumen, aber auch an einer kräftig roten Zunge zu erkennen.

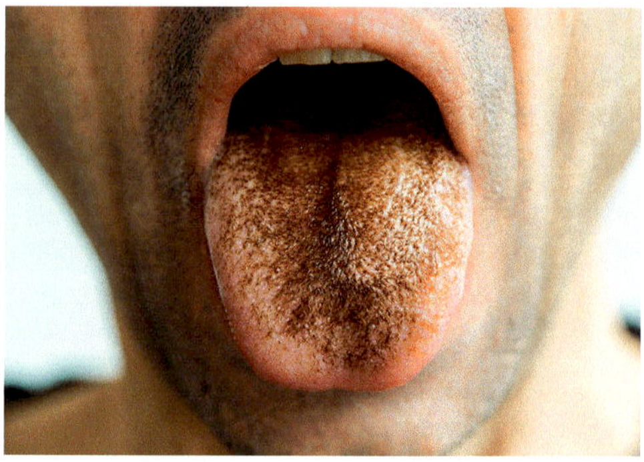

Abb. 1 Schwarze Haarzunge

Auch nicht-pathologische (krankhafte) Zungenveränderungen sind möglich, so z. B. die sogenannte „schwarze Haarzunge".

4.1.6 Speicheldrüsen

Der **Speichel** hat u. a. die Aufgabe, die Nahrung zu einem gleitfähigen Brei zu verarbeiten und die Mundschleimhaut feucht zu halten. Außerdem spielt der Speichel eine wichtige Rolle bei der Verhinderung von Karies.

Der Speichelfluss wird v. a. durch die Kautätigkeit und die Reizung der Geschmacksrezeptoren angeregt, aber auch bereits der Gedanke an eine leckere Mahlzeit lässt uns „das Wasser im Mund zusammenlaufen". Pro Tag werden ca. 0,5 bis 1 Liter Speichel produziert. Diese Aufgabe übernehmen viele kleine und drei große paarige Speicheldrüsen.

Die **drei großen Speicheldrüsen** geben ihr **Sekret** – den Speichel – über einen oder mehrere Ausführungsgänge (**Ductus**) in die Mundhöhle ab (s. Abb. 2, Tab. 1). Die drei großen Speicheldrüsen sind **paarig**.

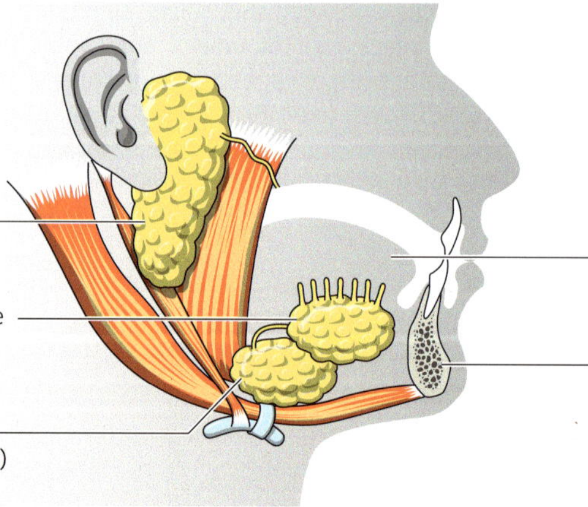

Abb. 2 Die drei großen Speicheldrüsen

M. masseter, S. 185

Molar, S. 83

Vestibulum, S. 68

Ohrspeicheldrüse (Glandula parotidea, Glandula parotis)	Lage	vor und unter dem Ohr
	Ausführungsgang	– zieht außen über den ›M. masseter (Kaumuskel) hinweg und dann durch die Wange – mündet in Höhe des 2. oberen ›Molaren auf einer kleinen Schleimhauterhebung (Papilla ductus parotidea) in das ›Vestibulum
	produzierte Speichelart	seröser, d. h. wässrig-dünnfließender Speichel

Unterkieferspeicheldrüse (Glandula submandibularis)	Lage	unter dem Mundbodenmuskel (›M. mylohyoideus)
	Ausführungsgang	– zieht um den Hinterrand des M. mylohyoideus – endet unter der Zunge, auf der ›Caruncula sublingualis
	produzierte Speichelart	seromuköser (gemischter), d. h. wässrig-dünnfließender und schleimig-zähfließender Speichel
Unterzungenspeicheldrüse (Glandula sublingualis)	Lage	auf dem Mundbodenmuskel (M. mylohyoideus), unter der Mundschleimhaut
	Ausführungsgang	– viele kleine Gänge münden auf der Caruncula sublingualis und der ›Plica sublingualis – Hauptausfuhrungsgang mündet auf der Caruncula sublingualis
	produzierte Speichelart	seromuköser (gemischter), d. h. wässrig-dünnfließender und schleimig-zähfließender Speichel

Tab. 1 Die drei großen Speicheldrüsen

M. mylohyoideus, S. 186
Caruncula sublingualis, S. 70
Plica sublingualis, S. 70

Die **kleinen Speicheldrüsen** liegen in der Schleimhaut von Gaumen und Wange. Sie produzieren überwiegend seromukösen Speichel.

Erkrankungen der Speicheldrüsen können unterschiedliche Symptome (Krankheitszeichen) hervorbringen, z. B. eine Verminderung der Speichelmenge. Mögliche Erkrankungen der Speicheldrüsen sind z. B. Speichelsteine oder eine Entzündung der Ohrspeicheldrüse (Parotitis). Typische Symptome einer Parotitis sind eine schmerzhafte Schwellung der Ohrspeicheldrüse, eine Behinderung des Kauens sowie Ohrenschmerzen.

Bei der Parotitis werden zwei Arten unterschieden: Die durch das Mumps-Virus hervorgerufene Parotitis heißt Mumps, im Volksmund auch Ziegenpeter; es handelt sich um eine Kinderkrankheit, die über Tröpfchen- und Schmierinfektion ›übertragen wird; die eitrige Entzündung der Ohrspeicheldrüse (Parotitis acuta) wird durch Bakterien, ›Streptokokken oder Staphylokokken, verursacht.

Infektionswege, S. 93
Kokken, S. 89

4.2 Rachen

Hinter dem weichen Gaumen, nach den beiden hinteren Gaumenbögen, beginnt der Rachen, (**Pharynx**; Schlund). Der Rachen ist ein mit Schleimhaut ausgekleideter muskulärer Schlauch, der sich vom Kehlkopfeingang bis zur Unterseite der Schädelbasis erstreckt und sich somit sowohl hinter der Mund- als auch der Nasenhöhle befindet (s. Abb. 1).

Er dient als Luftweg beim Atmen, als Speiseweg beim Schlucken und der Abwehr (›lymphatischer Rachenring).

lymphatischer Rachenring, S. 70

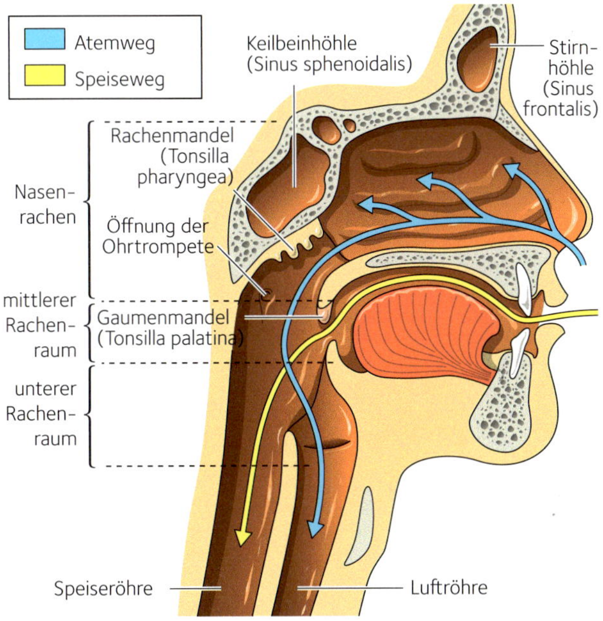

Abb. 1 Rachen. Kehlkopf mit Kehldeckel nicht abgebildet

Am Rachen werden drei Abschnitte unterschieden (s. Abb. 1, S. 73):

- Der **obere Rachenraum** (Epipharynx) wird auch als Nasenrachen bezeichnet. Er reicht vom „Dach" der Nasenhöhle bis zum Gaumensegel. Jeweils rechts und links mündet seitlich die Ohrtrompete (Tuba auditiva) ein. Sie verbindet den Rachen mit dem Mittelohr und öffnet sich beim Schlucken, sodass ein Luftdruckausgleich zwischen Rachen und Mittelohr entsteht.
- Der **mittlere Rachenraum** (Mesopharynx) wird auch als Mundrachen bezeichnet. Er beginnt am Gaumensegel und reicht bis zum Unterrand des Zungengrundes. Im unteren Bereich des Mesopharynx kreuzen sich Atem- und Speiseweg. Beim Schlucken hebt sich das Gaumensegel und verschließt den Zugang zum oberen Rachenraum und zum Nasenraum. Außerdem wird der ›Kehldeckel (Epiglottis) auf den Eingang des Kehlkopfes (Larynx) gedrückt, sodass keine Speisen in die Luftröhre gelangen können.
- Im **unteren Rachenraum** (Hypopharynx) verlaufen Atem- und Speiseweg wieder getrennt voneinander.

Kehldeckel, S. 254

TERMINOLOGIE: MUNDHÖHLE UND RACHEN	
Ah-Linie	bogenförmige Linie am Übergang vom harten zum weichen Gaumen
Bucca (lat.)	Wange
Caruncula sublingualis	Schleimhauterhebung nahe dem Zungenbändchen; paarig
Cavum oris (lat. cavum = Höhle; os, oris = Mund)	Mundhöhle
Ductus	Gang
Epiglottis	Kehldeckel
Fornix	Umschlagfalte; Übergang von der beweglichen Schleimhaut von Wangen bzw. Lippen in die nichtbewegliche Schleimhaut der Kiefer
Frenulum buccale	Wangenbändchen
Frenulum labii	Lippenbändchen
Frenulum linguae	Zungenbändchen
Gingiva	Zahnfleisch
Glandula, Glandulae (Mehrzahl)	Drüse
Glandula parotidea (= Glandula parotis)	Ohrspeicheldrüse
Glandula sublingualis	Unterzungenspeicheldrüse
Glandula submandibularis	Unterkieferspeicheldrüse
Glossa (griech.) (= Lingua; lat.)	Zunge
Labia (lat.), Labium (Einzahl)	Lippen
Larynx	Kehlkopf
Lingua (lat.) (= Glossa; griech.)	Zunge
Mukogingivalgrenze	Übergangsbereich zwischen Mundschleimhaut und Gingiva
Mukosa; Mucosa	Schleimhaut
Palatum (lat.)	Gaumen

Palatum durum	harter Gaumen
Palatum molle (= Velum palatinum)	weicher Gaumen, Gaumensegel
Papilla incisiva	wulstartige Schleimhautvorwölbung am harten Gaumen, direkt hinter den OK-Schneidezähnen
Parodontium	Zahnhalteapparat, Zahnbett
Parotitis	Entzündung der Ohrspeicheldrüse
pathogen	krank machend
pathologisch	krankhaft
Pharynx (griech.)	Rachen, Schlund
Plica sublingualis	Schleimhautfalte im Mundboden; neben der Caruncula sublingualis
Raphe palati (= Raphe mediana)	Schleimhautlängsfalte in der Mitte des harten Gaumens
Rugae	Gaumenfalten
Sekret	von einer Drüse produzierter und abgesonderter Stoff, z. B. Speichel
Symptom	Krankheitszeichen
Tonsilla palatina	Gaumenmandel
Tonsilla pharyngea(-lis)	Rachenmandel
Uvula (lat.)	Zäpfchen, Gaumenzäpfchen
Velum palatinum	s. Palatum molle
Vestibulum (= Vestibulum oris)	Mundvorhof

AUFGABEN

1 Was versteht man unter der Umschlagfalte?

2 Beschreiben Sie die Lage des Vestibulum oris.

3 Nennen Sie die Aufgaben der Mundschleimhaut.

4 Welche Aufgabe erfüllt das Gaumensegel?

5 Was versteht man unter der Ah-Linie?

6 Beschreiben Sie die Lage der drei großen Speicheldrüsen.

7 Wo endet der Ausführungsgang der Glandula parotis?

8 Beschreiben Sie die Lage der Caruncula sublingualis.

9 Wie heißen die fünf Geschmacksqualitäten, die unsere Zunge empfinden kann?

5 Zähne

› Siehe hierzu Lernfeld 10a, Aufbau der Mundschleimhaut und des Parodontiums, S. 326

5.1 Aufbau des Gebisses und der Zähne

Das menschliche Gebiss besteht aus der Gesamtheit der Zähne (Dentes; Einzahl: Dens) und dem Zahnhalteapparat (Parodontium). Mit den Zähnen wird die Nahrung zerkleinert. Außerdem sind die Zähne an der Bildung von Sprechlauten (Artikulation) beteiligt.

5.1.1 Aufbau des Gebisses

› Siehe hierzu Lernfeld 4, Entwicklung der Zähne und des Gebisses, S. 128

Jeder Mensch bekommt zweimal in seinem Leben ein natürliches Gebiss. Zuerst entwickeln sich die **Milchzähne** (**Dentes decidui**), die später durch die **bleibenden Zähne** (**Dentes permanentes**) ersetzt werden. Der Zahndurchbruch wird als Dentition bezeichnet.

Sowohl im Milchgebiss wie auch im bleibenden Gebiss werden **Frontzähne** (Schneide- und Eckzähne) und **Seitenzähne** unterschieden; dabei werden die Zähne mit Fachbegriffen bezeichnet (s. Tab. 1, Abb. 1).

Zahn	**Fachbegriff**	
	Einzahl	**Mehrzahl**
Schneidezahn	Incisivus	Incisivi
Eckzahn	Caninus	Canini
Vormahlzahn	Prämolar	Prämolaren
Mahlzahn	Molar	Molaren

Tab. 1 Zahnbezeichnungen

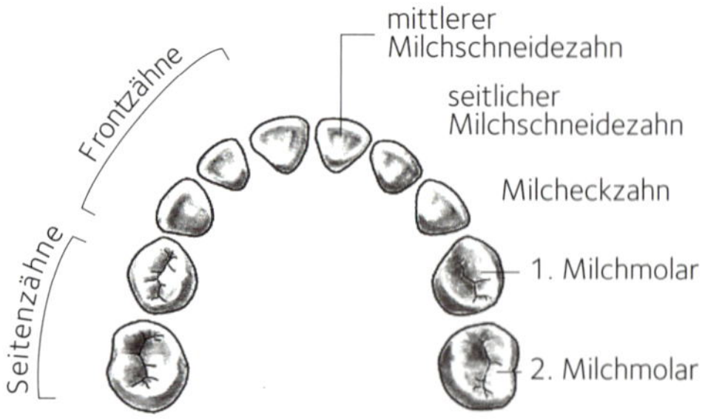

Abb. 1 Bezeichnung der Milchzähne; hier: Oberkiefer

Milchgebiss

Das Milchgebiss wird auch temporäres Gebiss genannt. Es besteht aus 20 Milchzähnen, die kleiner, heller und etwas abgerundeter sind als die bleibenden Zähne:

- 8 Milchschneidezähne (2 in jeder Kieferhälfte; s. Abb. 1)
- 4 Milcheckzähne (1 in jeder Kieferhälfte)
- 8 Milchmolaren (2 in jeder Kieferhälfte)

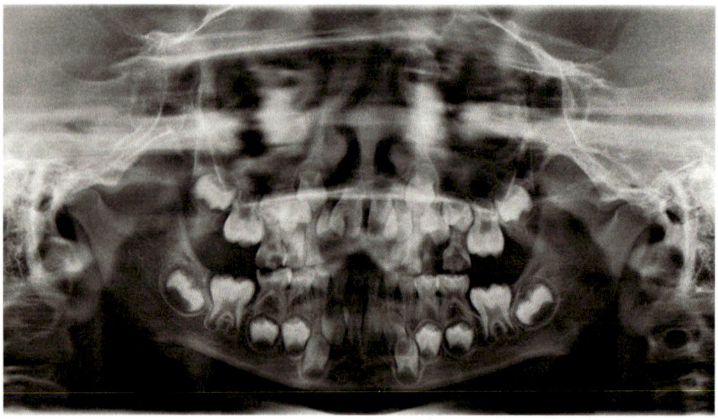

Abb. 2 Wechselgebiss im ›Orthopantomogramm

Orthopantomogramm, S. 402

Wechselgebiss

Die Zeit des Übergangs vom Milchgebiss zum bleibenden Gebiss wird als **Wechselgebiss-Phase** bezeichnet. Sie beginnt etwa im sechsten Lebensjahr mit dem Durchbruch der ersten Molaren, die deshalb auch als Sechsjahrmolaren bezeichnet werden. Die Wechselgebiss-Phase dauert etwa sechs Jahre. (Die Weisheitszähne werden nicht berücksichtigt.) Beim Wechselgebiss sind somit einige Milchzähne noch vorhanden und einige bleibende Zähne noch nicht durchgebrochen (s. Abb. 2).

Bleibendes Gebiss

Das bleibende Gebiss wird auch **permanentes** Gebiss genannt. Es besteht aus 32 Zähnen, die etwas dunkler als die Milchzähne sind:

- 8 Schneidezähne (2 in jeder Kieferhälfte; s. Abb. 1)
- 4 Eckzähne (1 in jeder Kieferhälfte)
- 8 Prämolaren (2 in jeder Kieferhälfte)
- 12 Molaren (3 in jeder Kieferhälfte)

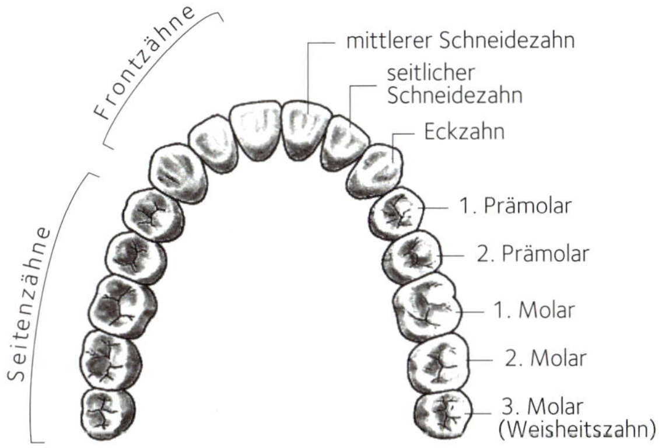

Abb. 1 Bezeichnung der bleibenden Zähne; hier: Oberkiefer

Die Zähne haben beim Durchbruch zwar ihre endgültige Form, jedoch findet ein Teil der Mineralisation (Einbau von Mineralien) erst nach dem Durchbruch statt.
In dieser Zeit sind eine ❯zahngesunde Ernährung mit ausreichend Kalzium und die Anwendung ❯fluoridhaltiger Zahnpflegemittel besonders wichtig, damit der Zahnschmelz angemessen „gehärtet" und nicht geschädigt wird.

zahngesunde Ernährung, S. 433
Fluoridierung, S. 441

Wenn ein Zahn nicht durchbricht, spricht man von einem ❯**retinierten** (im Knochen zurückgehaltenen) Zahn. Dies ist oft bei den dritten Molaren (Weisheitszähne, Sapientes) der Fall. Auch ist es möglich, dass die Keime von (Weisheits-)Zähnen nicht angelegt sind.
Ein Zahn, der in einer falschen Position im Kieferknochen liegt, wird als ❯**verlagerter** Zahn bezeichnet.

retinierte und verlagerte Zähne, S. 287

Okklusion und Artikulation

Der lockere Kontakt der oberen und unteren Zahnreihe aus dem zwanglosen Kieferschluss wird als **Okklusion** bezeichnet.
Sofern keine Zahnfehlstellungen vorliegen, hat hierbei jeder Zahn zwei Antagonisten (Gegenspieler). Die Ausnahme sind die unteren mittleren Schneidezähne und die oberen Weisheitszähne: Sie haben nur einen Antagonisten.
Der gleichnamige Zahn im Gegenkiefer ist hierbei der Hauptantagonist. Der andere Antagonist wird als Nebenantagonist bezeichnet.
Die normale Okklusion ist dadurch gekennzeichnet, dass die Oberkieferzähne die Unterkieferzähne übergreifen und dass Höcker und Fissuren verzahnt sind.

Die Bewegung des Unterkiefers unter Kontakt zu den Oberkieferzähnen findet beim Kauen und Schlucken statt. Sie wird als **Artikulation** bezeichnet.

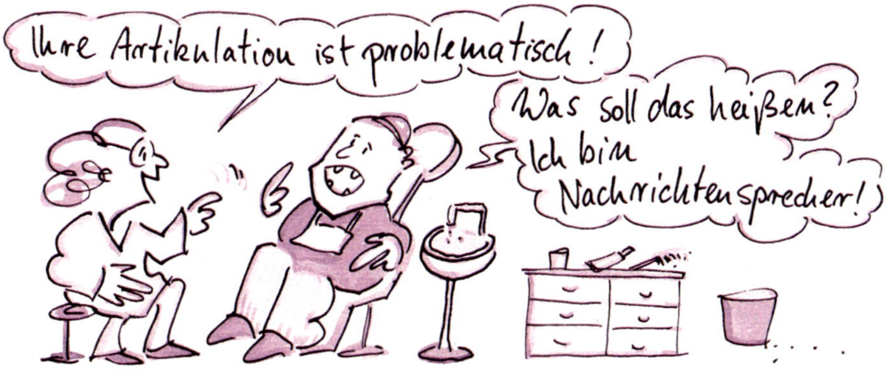

5.1.2 Makroskopischer Aufbau der Zähne

› Siehe hierzu Lernfeld 4, histologischer Zahnaufbau, S. 126

Im Allgemeinen wird zwischen dem **makroskopischen**, mit bloßem Auge sichtbaren, und dem **mikroskopischen**, nur mit dem Mikroskop sichtbaren, Aufbau der Zähne unterschieden.

„Abschnitte" eines Zahnes

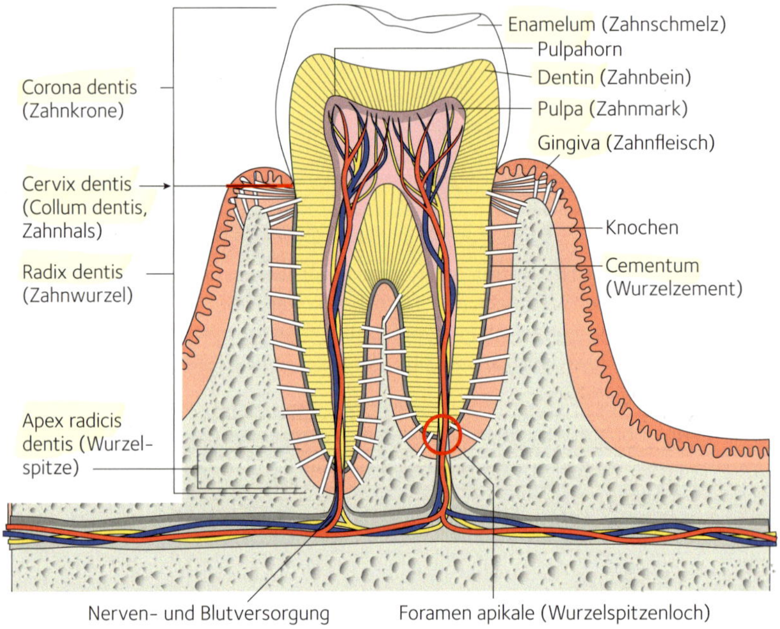

Abb. 1 Aufbau eines Zahnes

Jeder Zahn lässt sich grob in die **Zahnkrone** (**Corona dentis**) und die **Zahnwurzel** (**Radix dentis**) einteilen (s. Abb. 1):

- Zwischen der Zahnkrone und der Zahnwurzel befindet sich ein Bereich, der als **Zahnhals** (**Cervix dentis, Collum dentis)** bezeichnet wird und im gesunden Gebiss von der locker anliegenden ›Gingiva (Zahnfleisch) bedeckt ist.

Gingiva, S. 326

- Das Ende der Zahnwurzel wird von der **Wurzelspitze** (**Apex radicis dentis, Apex dentis**; kurz: **Apex**) gebildet.
- An der Zahnwurzelspitze befindet sich eine kleine Öffnung, durch die feine Blut- und Lymphgefäße sowie Nervenfasern in das Innere des Zahnes gelangen. Das Wurzelspitzenloch heißt in der Fachsprache **Foramen apikale** (auch: Foramen apicale, Foramen apicis dentis).

Zahnsubstanzen

Die Zähne bestehen aus unterschiedlichen Zahnhartsubstanzen, die ein Weichgewebe umschließen. Beim „Baumaterial" der Zähne werden unterschieden:

- Zahnhartsubstanzen
  - Zahnschmelz (Enamelum)
  - Zahnbein (Dentin)
  - Wurzelzement (Cementum, Zahnzement)
- Weichgewebe: Zahnmark (Pulpa)

Zahnhartsubstanzen

Die Zahnhartsubstanzen weisen einen **mineralischen** (**anorganischen**) Anteil aus Kalzium- und Phosphationen sowie Fluoriden auf. Der anorganische Anteil wird als **Hydroxylapatit** bezeichnet. Den **organischen** Anteil der Zahnhartsubstanzen bilden u. a. Kohlenhydrate, Fette und Eiweiße. Ein weiterer Bestandteil der Zahnhartsubstanzen ist **Wasser**. Je größer der anorganische Anteil ist, desto härter ist die Substanz.

Zahnschmelz (Enamelum)

Der Zahnschmelz ist die härteste Substanz des menschlichen Körpers. Er überzieht die Zahnkrone, wobei er im Bereich der Schneidekante der Frontzähne sowie der Kauflächen der Seitenzähne besonders dick ist und im Zahnhalsbereich dünn ausläuft (s. Abb. 1, S. 78). Der Zahnschmelz besteht zu ca. 96 % aus anorganischer Substanz. Das Hydroxylapatit ist in kristallähnlichen Schmelzprismen angeordnet. Der Zahnschmelz besteht ferner aus ca. 1,7 % organischer Substanz. Der Rest (ca. 2,3 %) ist Wasser. Schmelz wird nur vor dem Zahndurchbruch gebildet, da die Schmelz bildenden Zellen (Ameloblasten, Adamantoblasten) nach dem Zahndurchbruch zugrunde gehen.

› Siehe hierzu Lernfeld 4, histologischer Aufbau des Zahnschmelzes, S. 127

Dentin (Zahnbein)

Das Dentin bildet den Hauptanteil des Zahnes und liegt im Kronen- und Wurzelbereich vor. Es besteht zu ca. 70 80 % aus anorganischer Substanz; etwa 17–18 % sind organische Substanz; der Wasseranteil beträgt ca. 13 %. Dentin ist daher weicher als Zahnschmelz, jedoch härter als Wurzelzement. Das Dentin ist von kleinen Kanälchen (Dentinkanälchen; s. Abb. 1, S. 78) durchzogen, in denen die Ausläufer der Dentin bildenden Zellen liegen (Odontoblastenfortsätze, auch: Tomes-Fasern). Dentin kann von den Dentin bildenden Zellen (Odontoblasten) ein Leben lang gebildet werden.

› Siehe hierzu Lernfeld 4, histologischer Aufbau der Pulpa und des Dentins, S. 126

Wurzelzement (Cementum)

Das Wurzelzement besteht zu ca. 46 % aus anorganischer Substanz und ist daher die weichste der Zahnhartsubstanzen. Sein Anteil an organischer Substanz beträgt etwa 22 %, der Wasseranteil ca. 32 %. Das Wurzelzement überzieht die gesamte Zahnwurzel (s. Abb. 1, S. 78). Im Zahnhalsbereich ist die Zementschicht sehr dünn. Sie wird zur Wurzelspitze hin dicker. Das Wurzelzement gehört anatomisch zum Zahn, seiner Funktion nach zum ›**Parodontium** (Zahnhalteapparat). Es kann, wie das Dentin, zeitlebens von den Zement bildenden Zellen (Zementoblasten) gebildet werden.

› Siehe hierzu Lernfeld 4, histologischer Aufbau des Wurzelzements, S. 128

Parodontium, S. 326

Pulpa (Zahnmark)

Die Pulpa ist das Weichgewebe des Zahnes. Es ist eine gallertige, geleeartige Masse aus lockerem Bindegewebe mit Blutgefäßen, wenigen Lymphgefäßen und Nervenfasern. An der Pulpa wird zwischen der **Kronenpulpa** und der **Wurzelpulpa** unterschieden. Die Kronenpulpa hat zur Zahnkrone hin Ausweitungen, die als **Pulpenhörner** bezeichnet werden. Die Wurzelpulpa endet am Foramen apikale, an dem die Blutgefäße und die Nervenfasern in die Pulpa eintreten. Solange die Pulpa intakt ist, ist der Zahn vital (lebendig).

› Siehe hierzu Lernfeld 4, histologischer Aufbau der Pulpa und des Dentins, S. 126

5.2 Lage-, Flächen- und Richtungsbezeichnungen

Für die Tätigkeit in der Behandlungsassistenz im Speziellen und in der Zahnarztpraxis im Allgemeinen ist nicht nur die Kenntnis der ›Bezeichnungen der einzelnen Zähne, sondern auch die der Zahnflächen erforderlich – z. B. bei der Befunderhebung oder zur Leistungsbeschreibung bei der Abrechnung. Ebenso wichtig ist die Kenntnis der Lage- und Richtungsbezeichnungen in der Mundhöhle (s. Abb. 1, Tab. 1, S. 80).

Zahnbezeichnungen, S. 76

Praktisch alle Lage-, Flächen- und Richtungsbezeichnungen können von den lateinischen bzw. griechischen Wörtern für die anatomischen Strukturen in der Mundhöhle abgeleitet werden (s. Tab. 1, Abb. 1, S. 80). Beispielsweise bezieht sich die Bezeichnung „vestibulär" auf den Mundvorhof (Vestibulum) und bedeutet als Lagebezeichnung „im Mundvorhof", als Flächenbezeichnung „zum Mundvorhof gerichtet" oder „mundvorhofseitig" und als Richtungsbezeichnung „zum Mundvorhof hin".

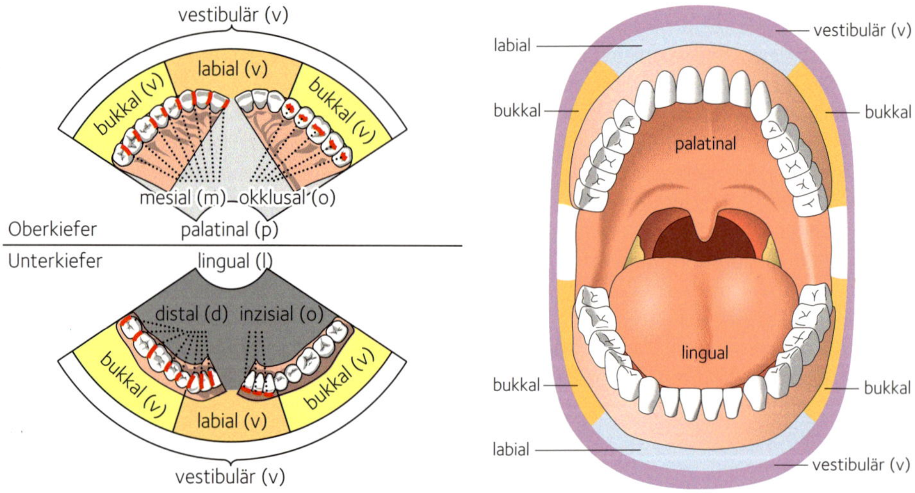

Abb. 1 Lage-, Flächen- und Richtungsbezeichnungen

Lage,- Flächen- bzw. Richtungsbezeichnung	Bedeutung	Herkunft der Bezeichnung
mesial	zur Mitte des Zahnbogens hin	griech. mesos = Mitte
distal	von der Mitte des Zahnbogens weg	lat. distare = getrennt sein, entfernt sein
okklusal	auf der Kaufläche	lat. occludere = verschließen
inzisal	zur Schneidkante, an der Schneidekante	lat. incidere = einschneiden; Inzisivus = Schneidezahn
vestibulär	zum Mundvorhof hin, im Mundvorhof	lat. vestibulum = Vorhof
lingual	zur Zunge hin	lat. lingua = Zunge
palatinal	zum Gaumen hin	lat. palatum = Gaumen
labial	zur Lippe hin, an der Lippe	lat. labium = Lippe
bukkal	zur Wange hin	lat. bucca = Wange, Backe
approximal	zum Nachbarzahn hin	lat. proximus = der nächste
interdental	zwischen den Zähnen	lat. inter = zwischen; dentes = Zähne
oral	zur Mundhöhle hin, in der Mundhöhle	lat. os = Mund
zervikal	am Zahnhals	lat. cervix = Hals
koronal	an der Zahnkrone	lat. corona = Krone
radikulär	an der Wurzel	lat. radix = Wurzel
interradikulär	zwischen den Wurzeln	lat. inter = zwischen; radix = Wurzel
apikal	an der Wurzelspitze	lat. apex = Spitze
periapikal	in der Umgebung der Wurzelspitze	griech. peri = um – herum
gingival	am Zahnfleisch	lat. gingiva = Zahnfleisch
subgingival	unter dem Zahnfleisch	lat. sub = unter; gingiva = Zahnfleisch
supragingival	über dem Zahnfleisch	lat. supra = oben, oberhalb
sublingual	unter der Zunge	lat. sub = unter; lingua = Zunge

Lage,- Flächen- bzw. Richtungsbezeichnung	Bedeutung	Herkunft der Bezeichnung
intraoral	innerhalb der Mundhöhle	lat. intra = innerhalb; os = Mund
extraoral	außerhalb der Mundhöhle	lat. extra = außerhalb; os = Mund
zentral	in der Mitte	lat. centrum = Mittelpunkt
lateral	seitlich	lat. latus = Seite
vertikal	senkrecht	lat. vertex = Wirbel, Scheitel
horizontal	waagerecht	griech. horos = Grenze, Grenzlinie
sagittal	von vorn nach hinten	lat. sagitta = Pfeil
transversal قطري	quer verlaufend	lat. transversus = quer

Tab. 1 Lage-, Flächen- und Richtungsbezeichnungen

5.3 Erkennungsmerkmale einzelner Zähne

Anhand typischer Merkmale ist es möglich, die Zähne voneinander zu unterscheiden.

Winkelmerkmal (Schneidekantenmerkmal)

Betrachtet man die Schneidezähne von vestibulär, so erkennt man, dass die distale Schneidekante einen stumpferen Winkel bildet als die mesiale Schneidekante. Die distale Kronenecke ist stärker abgerundet als die mesiale. Das Winkelmerkmal ist bei Schneidezähnen des Oberkiefers deutlich zu erkennen (s. Abb. 1).

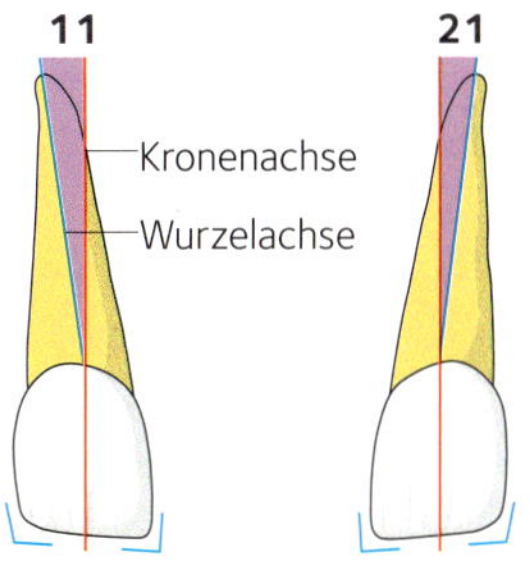

Abb. 1 Winkel- und Wurzelmerkmale der oberen Schneidezähne (vestibuläre Ansicht)

Wurzelmerkmal

Die Wurzelspitzen aller Zähne sind leicht nach distal geneigt. Bei den Frontzähnen und den oberen Prämolaren ist die Wurzelachse im Vergleich zur Kronenachse nach distal geneigt (s. Abb. 1).

Krümmungsmerkmal

Die vestibuläre Fläche der Schneide- und Eckzähne ist mesial stärker gekrümmt als distal. Daher liegt der größte Durchmesser nicht exakt in der Mitte der Zähne, sondern mehr mesial (s. Abb. 2). Das Krümmungsmerkmal ist an den Schneide- und Eckzähnen am deutlichsten zu erkennen. Aber auch an den Prämolaren ist es erkennbar.

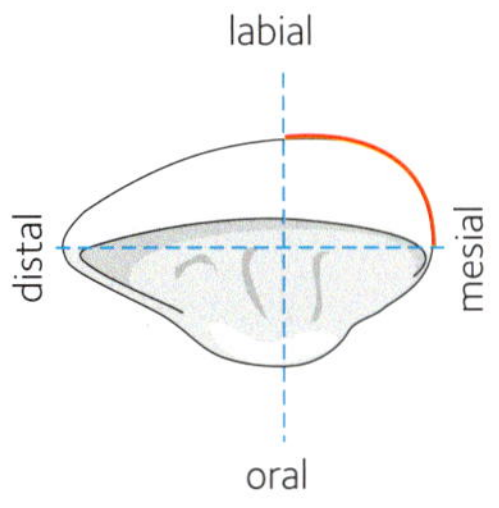

Abb. 2 Krümmungsmerkmal (okklusale Ansicht)

Kronenflucht

Nur bei den Unterkieferseitenzähnen sind die Kronenachsen im Vergleich zu den Wurzelachsen nach lingual geneigt (s. Abb. 3). In dem Merkmal Kronenflucht unterscheiden sich die Unterkieferzähne in typischer Weise von den Zähnen des Oberkiefers.

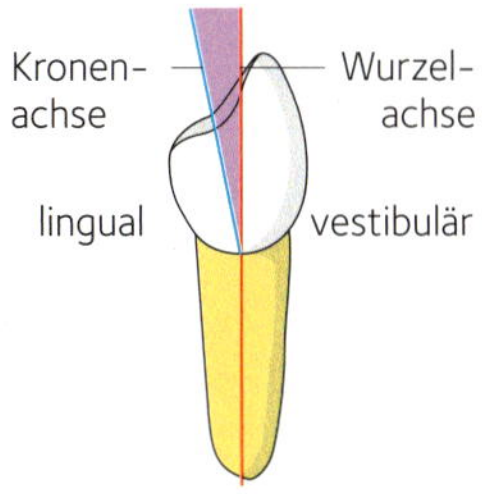

Abb. 3 Kronenflucht (approximale Ansicht)

5.4 Die einzelnen Zähne im bleibenden Gebiss

5.4.1 Schneidezähne

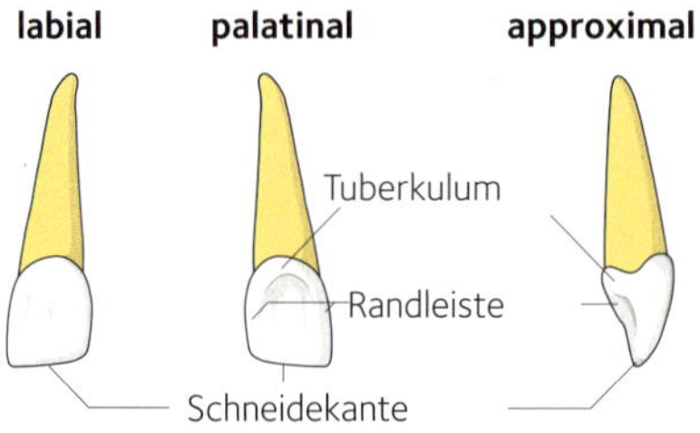

Abb. 1 Linker oberer mittlerer Schneidezahn (labiale, palatinale und approximale Ansicht)

Die Schneidezähne dienen dem Abbeißen der Nahrung. Die unteren Schneidezähne sind schmaler und kleiner als die oberen. Im Oberkiefer sind die mittleren Schneidezähne breiter als die seitlichen. Im Unterkiefer sind die mittleren Schneidezähne etwas schmaler als die seitlichen.

Die Schneidezähne haben eine Wurzel, deren Spitze leicht nach distal geneigt ist. Alle Schneidezähne besitzen eine scharfe Schneidekante (Inzisalkante). Ihre Labialfläche verjüngt sich von der Schneidekante zum Zahnhals. Von approximal betrachtet sehen die Schneidezähne schaufelförmig aus (s. Abb. 1).

Von oral gesehen sind die Kronen muldenartig geformt. Mesial und distal zieht jeweils eine **Randleiste** zum Zahnhals. Die beiden Randleisten treffen sich in einer kleinen Verdickung, dem **Tuberkulum**. Über dem Tuberkulum befindet sich, besonders an den oberen seitlichen Schneidezähnen, häufig eine kleine Einziehung, die als **Foramen caecum** bezeichnet wird und an der sich leicht Plaque (Zahnbelag) anlagern und folglich leicht Karies entstehen kann.

5.4.2 Eckzähne

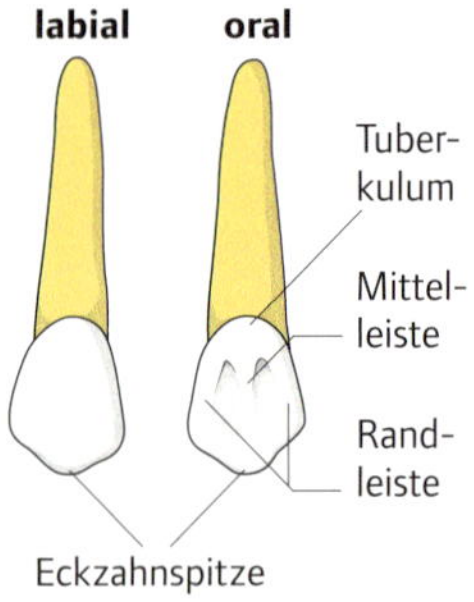

Abb. 2 Rechter oberer Eckzahn (labiale und palatinale Ansicht)

Die vier einwurzeligen Eckzähne sind die längsten Zähne des Gebisses, entsprechen den Fang- und Reißzähnen der Raubtiere, und dienen dazu, die Speisen festzuhalten. Sie gehören zu den Frontzähnen. Die unteren Eckzähne sind schmaler als die oberen. Die Wurzeln der Eckzähne sind im Verhältnis zur Krone besonders stark ausgebildet. Die Schneidekante der Eckzähne besitzt eine deutliche Eckzahnspitze. Die mesiale Schneidekante ist kürzer als die distale. Oral treffen sich die beiden **Randleisten** mit einer **Mittelleiste** in einem ausgeprägten **Tuberkulum** (s. Abb. 2).

5.4.3 Prämolaren

Die Prämolaren dienen, wie auch die Molaren, zum Zermahlen der Nahrung. Die **Kaufläche der Seitenzähne** ist durch **Höcker** und **Fissuren** (Einschnitte), welche die einzelnen Höcker abtrennen, strukturiert.

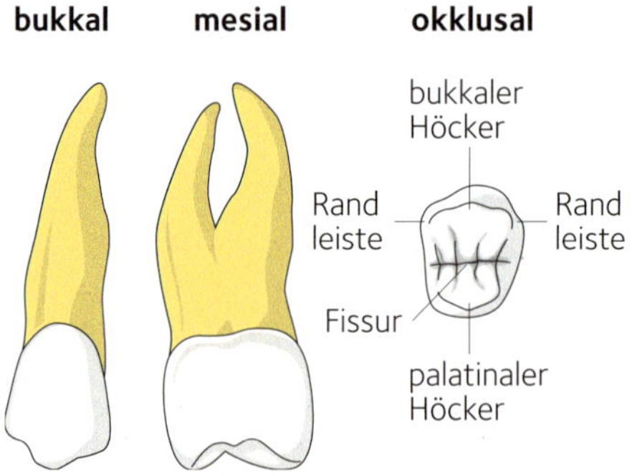

Abb.3 Erster oberer linker Prämolar (bukkale, mesiale und okklusale Ansicht)

Die Kauflächen der Prämolaren besitzen in der Regel zwei durch Fissuren voneinander getrennte Höcker. Hierbei ist der bukkale Höcker höher und spitzer als der orale. Der zweite untere Prämolar kann ausnahmsweise auch drei Höcker haben. Mesial und distal begrenzt eine Randleiste die Kaufläche zu den Nachbarzähnen.

Prämolaren haben i. d. R. eine Wurzel. Eine Ausnahme bilden die ersten oberen Prämolaren, die in ca. 60 % der Fälle zwei Wurzeln haben (s. Abb. 3). Eine Wurzel liegt bukkal, die andere palatinal. Die Stelle, an der sich die beiden Wurzel aufgabeln, wird als **Bifurkation** bezeichnet.

5.4.4 Molaren

Die im Volksmund auch als Backenzähne bezeichneten Molaren (Mahlzähne) sind die größten Zähne des Gebisses. In der Regel haben die Molaren vier Höcker. Der erste untere Molar hat fünf Höcker (drei Höcker bukkal und zwei Höcker lingual) (s. Abb. 1).

Die Fissuren stellen sich bei den Oberkiefermolaren wie ein schräg liegendes „H" dar. Bei den zweiten und dritten Unterkiefermolaren bilden sie ein Kreuz.

Die Oberkiefermolaren haben drei Wurzeln, zwei davon liegen bukkal, die dritte liegt palatinal. Die Gabelung der drei Wurzeln wird als **Trifurkation** bezeichnet.

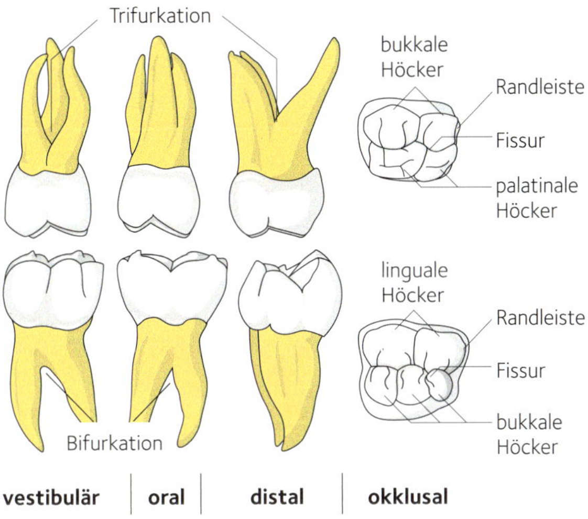

Abb. 1 Erster oberer linker und erster unterer linker Molar (vestibuläre, orale, distale und okklusale Ansicht)

Die Unterkiefermolaren haben zwei Wurzeln, wobei eine mesial und die andere distal liegt. Die Gabelung der beiden Wurzeln nennt man, wie die der beiden ersten oberen Prämolaren, **Bifurkation.**

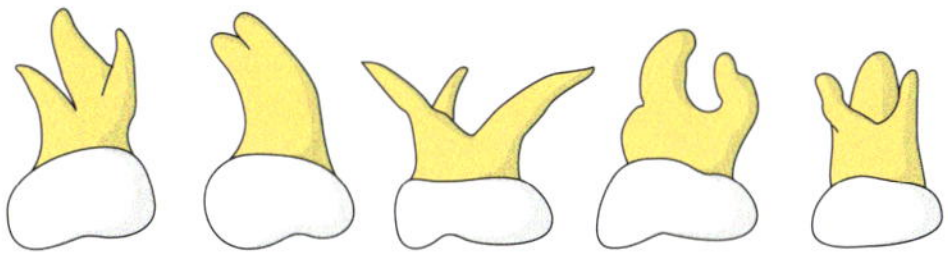

Abb. 2 Unterschiedlich geformte Weisheitszähne

Die dritten Molaren (Weisheitszähne) gleichen den übrigen Molaren. Allerdings können sie in ihrer Zahnkronenform und in der Anzahl der Wurzeln teilweise sehr unterschiedlich sein (s. Abb. 2).

	Anzahl und Lage der Wurzeln (im Regelfall)	Anzahl und Lage der Wurzelkanäle (im Regelfall)
1er OK und UK	1	1
2er OK und UK	1	1
3er OK und UK	1	1
4er OK	2(b + v)	2(b + v)
5er OK, 4er und 5er UK	1	1
6er und 7er OK	3(mb, db, p)	4 (2× mesiobukkal in orovestibulärer Richtung, distobukkal, palatinal)
6er und 7er UK	2(m + d)	3 (distal, mesiolingual und mesiobukkal)

Tab. 1 Anzahl der Wurzeln und Wurzelkanäle

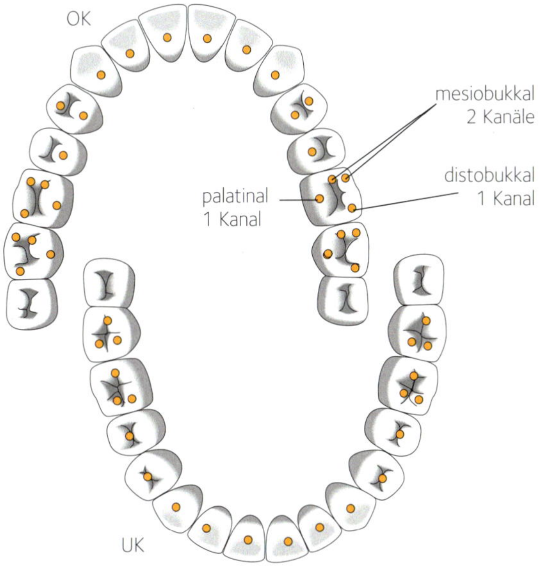

Abb. 3 Wurzelkanäle. Bei den Weisheitszähnen ist die Anzahl der Wurzelkanäle sehr unterschiedlich.

5.5 Zahnschemata

Damit die einzelnen Zähne eindeutig bezeichnet werden können, wurden verschiedene Zahnschemata entwickelt. In allen Zahnschemata ist das Gebiss durch das sogenannte Zahnkreuz in vier **Quadranten** unterteilt. Ein Quadrant entspricht somit einer Kieferhälfte.

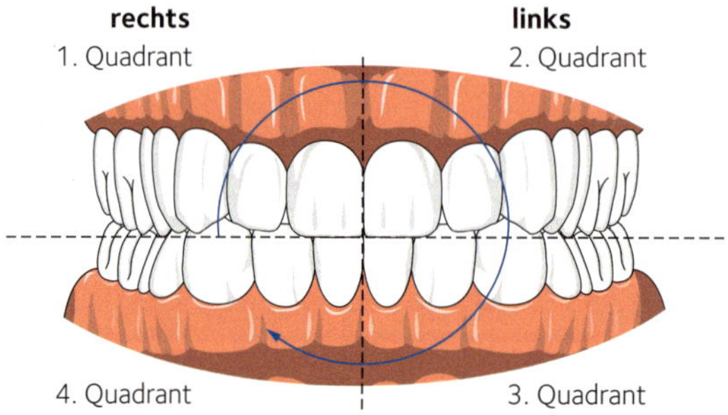

Abb. 1 Die vier Quadranten (nummeriert nach dem FDI-Schema für das bleibende Gebiss)

> **HINWEIS**
>
> Bei allen Zahnschemata sind die Quadranten so angeordnet, wie die Zahnärztin und die ZFA sie beim Betrachten des gegenübersitzenden Patienten sehen (s. Abb. 1). Daher gilt: Wenn z. B. Karies an einem rechten oberen Zahn festgestellt wird, wird der Befund im Zahnschema oben links eingetragen. Wenn z. B. Karies an einem linken unteren Zahn festgestellt wird, wird der Befund im Zahnschema unten rechts eingetragen.

5.5.1 Internationales Zahnschema (FDI-Zahnschema)

	Oberkiefer	
	18 17 16 15 14 13 12 11 | 21 22 23 24 25 26 27 28	
	48 47 46 45 44 43 42 41 | 31 32 33 34 35 36 37 38	
rechts	Unterkiefer	links

Abb. 2 Bezeichnung der bleibenden Zähne nach dem FDI-Schema

Das internationale Zahnschema wurde 1971 von der Internationalen Zahnärztevereinigung (**F**édération **D**entaire **I**nternationale, Abk. FDI) eingeführt. Es ist das meistverwendete Zahneinteilungssystem und hat sich auch in Deutschland durchgesetzt.

Die Quadranten sind beim FDI-Schema im Uhrzeigersinn nummeriert (s. Abb. 1): von 1 bis 4 beim bleibenden Gebiss (s. Abb. 2) und von 5 bis 8 beim Milchgebiss (s. Abb. 3).

Innerhalb der Quadranten werden die Zähne von der Mitte nach hinten durchnummeriert: im bleibenden Gebiss von Zahn 1 bis 8 und im Milchgebiss von Zahn 1 bis Zahn 5.

	Oberkiefer	
	55 54 53 52 51 | 61 62 63 64 65	
	85 84 83 82 81 | 71 72 73 74 75	
rechts	Unterkiefer	links

Abb. 3 Bezeichnung der Milchzähne nach dem FDI-Schema

Ein Zahn wird gekennzeichnet, indem **erst der Quadrant und dann die Zahnnummer** angegeben wird. Jedem Zahn wird also eine zweistellige Zahl zugeordnet, z. B. bezeichnet die Zahl 16 den ersten bleibenden oberen Molaren rechts.

> **HINWEIS**
>
> Die beiden Ziffern werden getrennt gesprochen, z. B. „eins – sechs".

5.5.2 Winkelhaken-Zahnschema

Bei diesem Zahnschema werden Winkelhaken als Symbole für die Stellung der einzelnen Zähne im Zahnkreuz verwendet (s. Abb. 1). Für jeden Quadranten gibt es somit jeweils eine Sorte von Winkelhaken. Wie beim FDI-Schema werden die Zähne von der Mitte aus durchnummeriert. Die bleibenden Zähne tragen als Zahnzahl arabische Ziffern von 1 bis 8 im Winkelzeichen und die Milchzähne als Zahnzahl die römischen Ziffern I bis V.

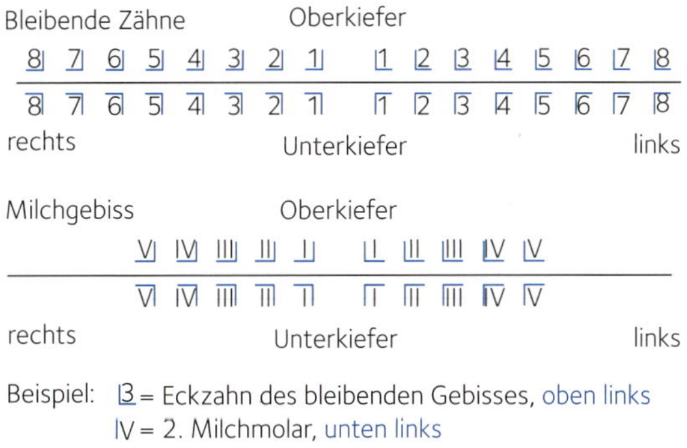

Abb. 1 Winkelhaken-Zahnschema

5.5.3 Zahnschema nach Haderup

Auch bei diesem Schema werden die Zähne des bleibenden Gebisses, von der Mitte ausgehend, von 1 bis 8 durchnummeriert. Bei den Milchzähnen wird den Ziffern eine Null vorangestellt (s. Abb. 2). Ober- bzw. Unterkiefer werden mit einem Pluszeichen (+) bzw. einem Minuszeichen (–) gekennzeichnet. Das + ist dem Oberkiefer zugeordnet, das – dem Unterkiefer. Für die Bezeichnung des Quadranten ist entscheidend, wo das Plus (+) bzw. Minus (–) steht. Es wird immer mesial vom Zahn platziert. Somit bezeichnet z. B. +3 den linken oberen bleibenden Eckzahn.

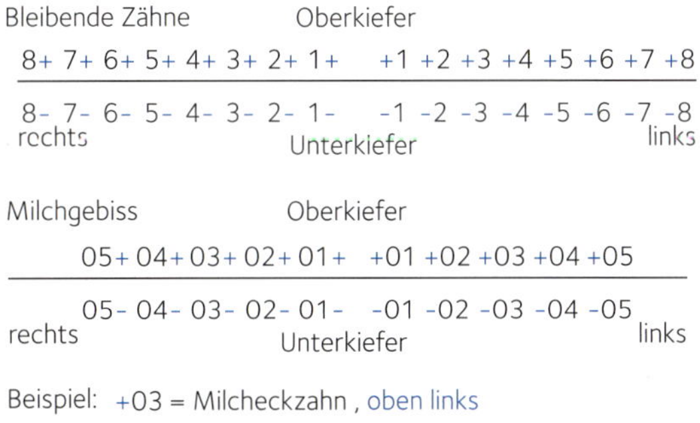

Abb. 2 Zahnschema nach Haderup

TERMINOLOGIE: ZÄHNE	
Apex dentis (kurz: Apex)	Zahnwurzelspitze
Artikulation	1. Bewegung des Unterkiefers unter Kontakt 2. Sprechlautbildung; durch Veränderung des Mund-Nasen-Rachen-Raums werden Töne in Sprechlaute umgeformt
Bifurkation	Zweigabelung; Gabelungsstelle der Wurzeln bei zweiwurzeligen Zähnen
Caninus, Canini	Eckzahn, Eckzähne
Cementum	Wurzelzement; auch: Zahnzement
Cervix dentis (= Collum dentis)	Zahnhals
Corona dentis	Zahnkrone
Dentes, Dens	Zähne, Zahn
Dentes decidui	Milchzähne
Dentes permanentes	bleibende Zähne
Dentin	Zahnbein

Dentition	Zahndurchbruch
Enamelum	Zahnschmelz
Fissuren	Furchen, Spalten, Einschnitte im Schmelz der Kaufläche von Molaren und Prämolaren
Foramen apikale (= Foramen apicale, Foramen apicis dentis)	Wurzelspitzenloch; Loch an der Wurzelspitze, durch das Nerven, Blut- und Lymphgefäße in die Pulpa eintreten
Foramen caecum	Einziehung an der oralen Fläche von Schneidezähnen; meist bei den oberen seitlichen Schneidezähnen
Incisivus, Incisivi	Schneidezahn, Schneidezähne
Molar	Mahlzahn
Okklusion (lat. occludere = verschließen)	Zusammenschluss, „Zusammenbiss“, Schlussbiss; Berührung der Kauflächen von Ober- und Unterkiefer bei zwanglosem Kieferschluss
Prämolar	Vormahlzahn
Pulpa	Zahnmark; besteht aus Nerven, Bindegewebe und Blutgefäßen
Radix dentis	Zahnwurzel
Sapientes	Weisheitszähne
Trifurkation	Dreigabelung; Gabelungsstelle der Wurzeln bei dreiwurzeligen Zähnen
Tuberkulum	zahnhalsnah, oral gelegene Verdickung des Zahnschmelzes der Schneidezähne

AUFGABEN

1 Zeichnen Sie einen Zahn und benennen Sie seine Bereiche auf Deutsch und mit dem Fachbegriff.

2 Welcher Bereich eines Zahnes befindet sich im Kieferknochen?

3 Beschreiben Sie den Unterschied zwischen einem Oberkiefermolaren und einem Unterkiefermolaren.

4 Definieren Sie den Begriff Bifurkation und nennen Sie die Zähne, die eine Bifurkation aufweisen.

5 Nach welchen Merkmalen lassen sich die Zähne genau bestimmen?

6 Definieren Sie die Begriffe okklusal, bukkal, vestibulär, inzisal, mesial, distal, palatinal, lingual, labial, apikal.

7 Welche Zähne sind mit den folgenden Symbolen bezeichnet? 05 –; 33; 6 +; 17; + 5; 44; + 02; $\underline{|5}$; $\overline{|\mathrm{I}}$

8 Wie viele Wurzelkanäle haben die unteren 6er in der Regel?

Praxishygiene organisieren

LF 3

1 Mikrobiologie
2 Infektionslehre
3 Grundbegriffe und Grundlagen der Hygiene
4 Rahmenbedingungen der Praxishygiene
5 Hygienemaßnahmen

Einführung in die Hygiene

Der Begriff Hygiene bezeichnet die Lehre von der Verhütung von Krankheiten und beinhaltet alle Maßnahmen zur Erhaltung und Förderung der Gesundheit. Im Bereich der zahnärztlichen Praxis dienen die hygienischen Maßnahmen vorwiegend der Vorbeugung (Prävention bzw. Prophylaxe) von Infektionskrankheiten. Wichtige Maßnahmen der Praxis- und Arbeitsplatzhygiene sind Reinigung, Desinfektion und Sterilisation, die zum einen das Praxispersonal und zum anderen die Patienten vor Infektionen schützen. Weitere Maßnahmen sind, neben der persönlichen Hygiene, auch das Tragen von Arbeits- und Schutzkleidung sowie das Anlegen der persönlichen Schutzausrüstung (PSA).

1 Mikrobiologie

Die medizinische Mikrobiologie ist die Lehre von den Mikroorganismen (Kleinstlebewesen). Mikroorganismen sind sehr kleine, meist einzellige Lebewesen, die nur mithilfe eines Mikroskops sichtbar sind. **Pathogene** Mikroorganismen sind die Ursache von Infektionskrankheiten, während **apathogene** Mikroorganismen nicht zu Krankheiten führen. Eingeteilt werden Mikroorganismen in vier Gruppen:

- Bakterien
- Viren
- Pilze
- Protozoen

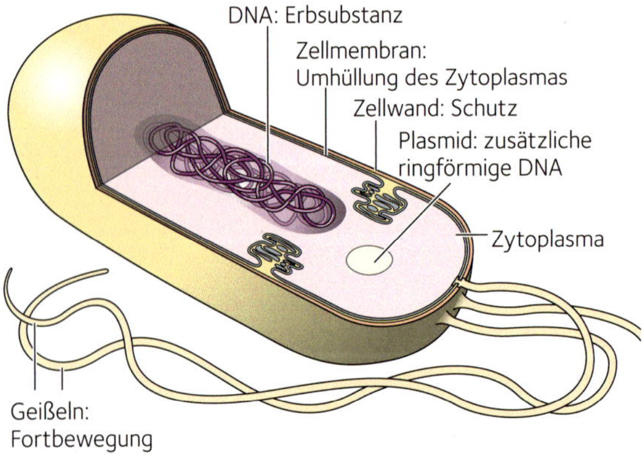

Abb. 1 Grundaufbau der Bakterienzelle

Viele Mikroorganismen leben mit dem Menschen an verschiedenen Stellen des Körpers zum gegenseitigen Nutzen zusammen, was als **Symbiose** bezeichnet wird. So haben z. B. die Bakterien des Dickdarms wichtige Aufgaben bei der Verdauung und bilden außerdem das für die Blutgerinnung notwendige Vitamin K.

1.1 Bakterien

Bakterien sind einzellige, ungefähr sieben Mikrometer große Mikroorganismen, die keinen Zellkern besitzen (s. Abb. 1). Eine Zellmembran umgibt das wässrige Zytoplasma, in dem sich die frei vorliegende Erbsubstanz (DNA) befindet. Als äußere Begrenzung umschließt eine Zellwand schützend das Bakterium. Diese Zellwand ist bei den verschiedenen Bakterienarten anders aufgebaut und lässt sich nach der von Hans Gram beschriebenen Methode unterschiedlich anfärben. Bei grampositiven Bakterien ist – unter dem Lichtmikroskop sichtbar – die Zellwand blau angefärbt, bei gramnegativen Bakterien rot (s. Abb. 2).

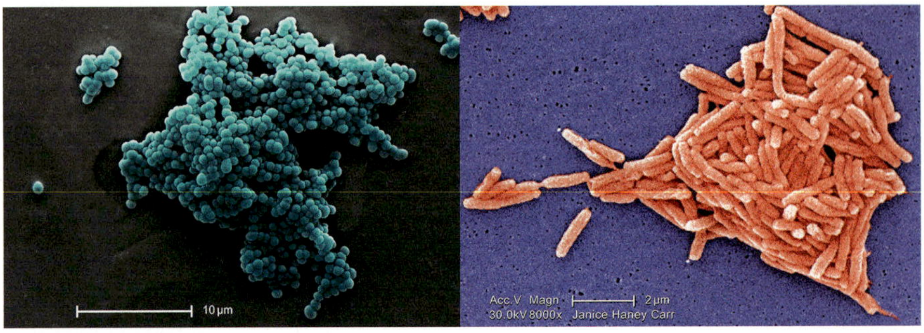

Abb. 2 Grampositive und gramnegative Bakterien (elektronenmikroskopische Aufnahme, mit Falschfarben im Computer nachkoloriert)

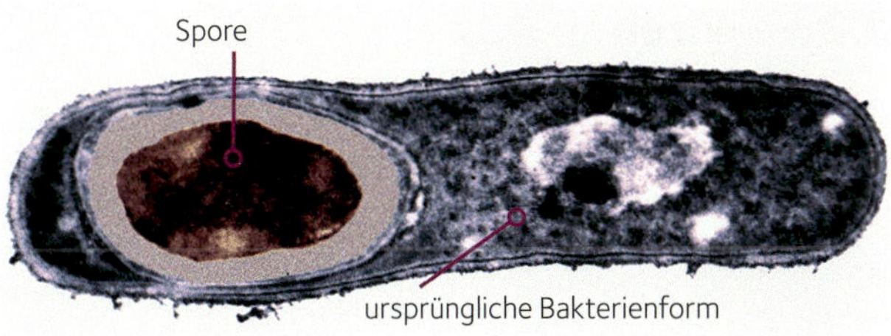

Abb. 1 Sporenbildung

Auf diese Weise können Bakterien unterschieden werden. Bakterien besitzen einen eigenen Stoffwechsel und lassen sich auf Nährböden anzüchten.

Die Vermehrung von Bakterien erfolgt durch einfache Zellteilung, indem sich nach der Verdopplung der Erbsubstanz die Zellmembran und die Zellwand in der Mitte einschnüren. So entstehen bei einigen Bakterienarten unter günstigen Bedingungen (ausreichend Nährstoffe und optimale Temperatur) innerhalb von 20 Minuten aus einem Bakterium zwei eigenständige Tochterzellen. Bei ungünstigen Umgebungsbedingungen bilden einige Bakterienarten widerstandsfähige Dauerformen (**Sporen**) (s. Abb. 1), die viele Jahre ohne Wasser und Nährstoffe überdauern können. Aus diesen Sporen entwickeln sich dann bei besseren Lebensbedingungen wieder vermehrungsfähige Bakterien.

Bakterien können, obwohl sie einen gemeinsamen Grundaufbau aufweisen, unterschiedlich geformt sein (s. Abb. 2):

- **Kokken** sind kugelförmige Bakterien, die nach ihrer Anordnung unterschieden werden:
  - **Staphylokokken** sind traubenförmig angeordnet.
  - **Streptokokken** liegen kettenartig wie Perlen einer Perlenkette aneinander. In der Mundhöhle ist der Erreger Streptococcus mutans eine Ursache für die Entstehung von Karies.
  - **Diplokokken** kommen paarweise vor.
- **Bazillen** sind stäbchenförmige Bakterien, die Geißeln zur Fortbewegung tragen können. Sie kommen von allen Bakterienarten am häufigsten vor. In der Mundhöhle sind Laktobazillen an der Entstehung von Karies beteiligt.
- **Spirochäten** sind spiralförmige Bakterien.

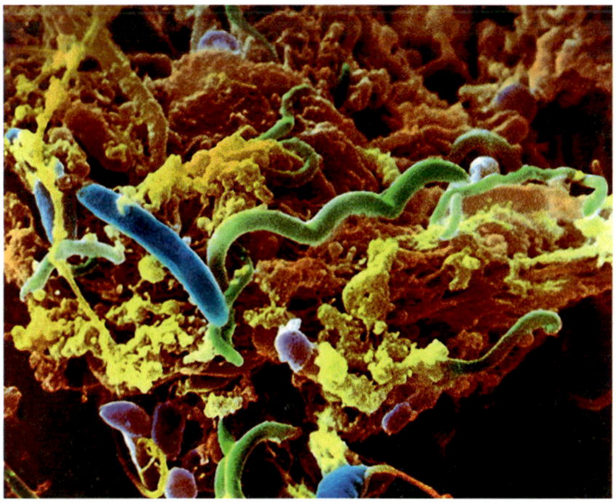

Abb. 2 Kokken (lila), Bazillen (blau) und Spirochäten (grün)

Ein weiteres Unterscheidungsmerkmal von Bakterien ist deren Eigenschaft, mit oder ohne Sauerstoff leben zu können. Bakterien, die Sauerstoff zum Leben benötigen, bezeichnet man als **aerobe** Bakterien, während solche, die nur ohne Sauerstoff leben können, **anaerobe** Bakterien genannt werden.

Bakterielle Infektionskrankheiten werden mit **Antibiotika** behandelt. Für eine gezielte Therapie muss die Erregerart bekannt sein. Zur Auswahl des am besten geeigneten Arzneimittels kann die Empfindlichkeit der Erreger gegen verschiedene Antibiotika mithilfe eines Antibiogramms getestet werden.

Alle Bakterien vermehren sich durch Zellteilung

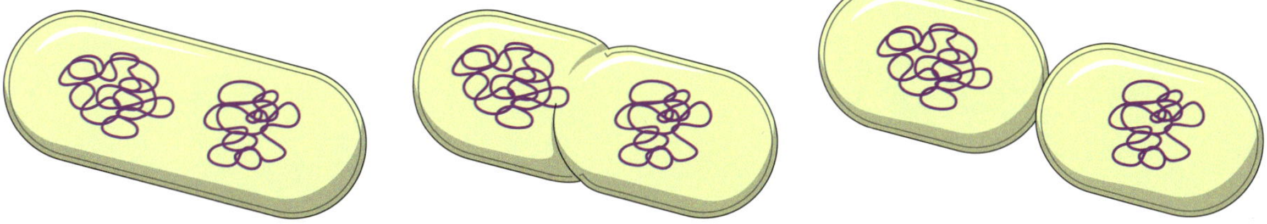

1. Die DNA wird verdoppelt und geteilt.
2. Die Zelle bildet eine Querwand aus.
3. Es bilden sich zwei eigenständige Tochterzellen.

Abb. 3 Zellteilung bei Bakterien

1.2 Viren

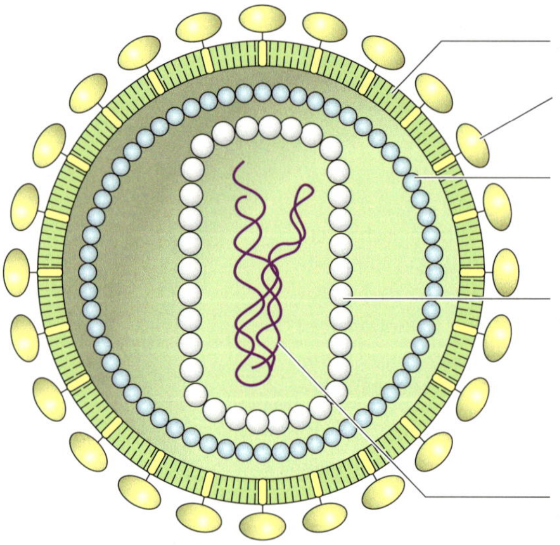

Abb. 1 Grundaufbau eines Virus am Beispiel des HI-Virus

Viren sind sehr kleine Infektionserreger, die nur mithilfe eines Elektronenmikroskops sichtbar gemacht werden können. Viren bestehen aus einer Erbsubstanz (DNA oder RNA), die von einer Eiweißhülle (Kapsid) umgeben ist. Außen wird das Virus durch eine meist aus Lipiden bestehende und von Eiweißstoffen durchsetzte Hülle begrenzt (s. Abb. 1). Zwischen Kapsid und Außenhülle befindet sich ein sogenanntes Matrixprotein, das aus Proteinen zusammengesetzt ist. Viren besitzen keinen eigenen Stoffwechsel und sind zur Vermehrung auf den Stoffwechsel einer fremden Zelle (Wirtszelle) angewiesen. Hierbei dringen zunächst die Viren oder deren Erbsubstanz in die Wirtszelle ein. Nach der Aufnahme der Virus-Erbsubstanz in die Erbsubstanz der Wirtszelle werden mithilfe des Stoffwechsels der Wirtszelle viele neue Viren gebildet und anschließend freigesetzt (s. Abb. 2). Danach geht die Wirtszelle zugrunde.

Viren sind wirtsspezifisch, d. h., sie vermehren sich nur in ganz bestimmten Zellen des infizierten Organismus. So vermehren sich z. B. Hepatitis-Viren nur in Leberzellen oder HI-Viren nur in den T-Helferzellen des Immunsystems, einer Lymphozytenart. Durch dieses Vermehrungsverhalten der Viren werden im Falle einer Hepatitis-B-Infektion Leberzellen geschädigt, was zu einer Entzündung der Leber führt. Bei einer HI-Infektion führt die Zerstörung der T-Helferzellen zu einer verringerten Bildung von Antikörpern und damit zu einer Schwächung des Immunssystems.

Virostatika sind Arzneimittel, welche die Vermehrung der Viren hemmen. Eingesetzt werden sie zum einen bei schweren viralen Infektionen und bei der AIDS-Therapie, zum anderen aber auch zur Linderung der Krankheitszeichen, z. B. bei Lippenherpes (Herpes labialis).

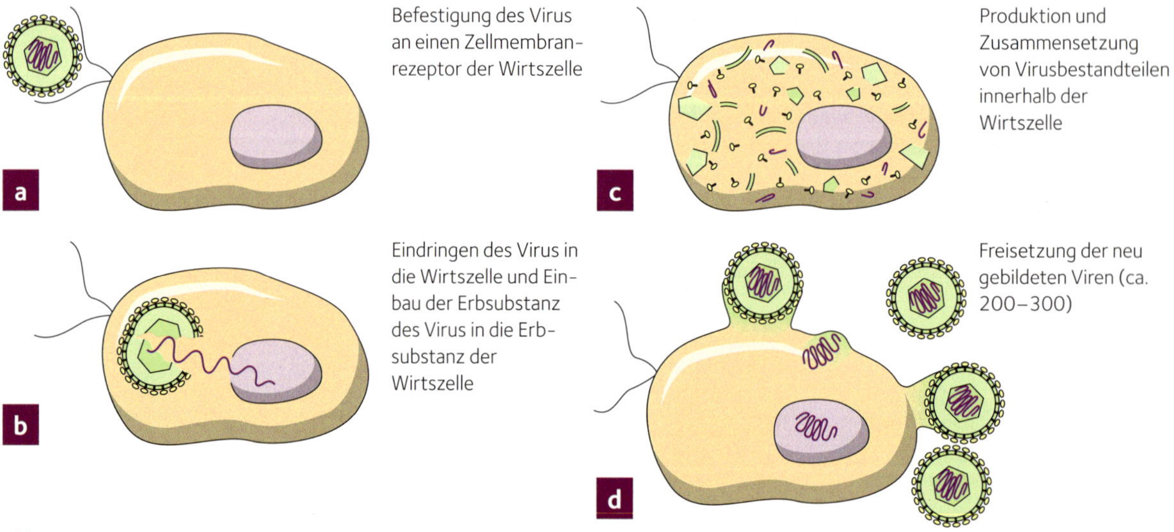

Abb. 2 Die Virusvermehrung verläuft in vier Schritten (schematische Darstellung).

1.3 Pilze

Pilze (**Fungi**) sind ein- oder vielzellig vorkommende Mikroorganismen, die ungefähr zehnmal größer sind als Bakterien. Einige Pilzarten sind für den Menschen pathogen und rufen Pilzerkrankungen (**Mykosen**) hervor, andere sind für den Menschen apathogen. Diese apathogenen Pilzarten werden z.T. für die Lebensmittelherstellung verwendet, z.B. als Backhefe oder als Schimmelpilzkäse. Der Hefepilz Candida albicans kommt als Teil der mikrobiellen Besiedlung in der Mundhöhle vor und führt erst bei einer eingeschränkten Abwehrlage zu einer Pilzinfektion der Mundhöhle (Soor).

Pilzerkrankungen werden mit **Antimykotika** behandelt, die lokal z.B. in Form von Salben oder Spüllösungen oder in schweren Fällen systemisch, mit Wirkung im gesamten Körper, verabreicht werden.

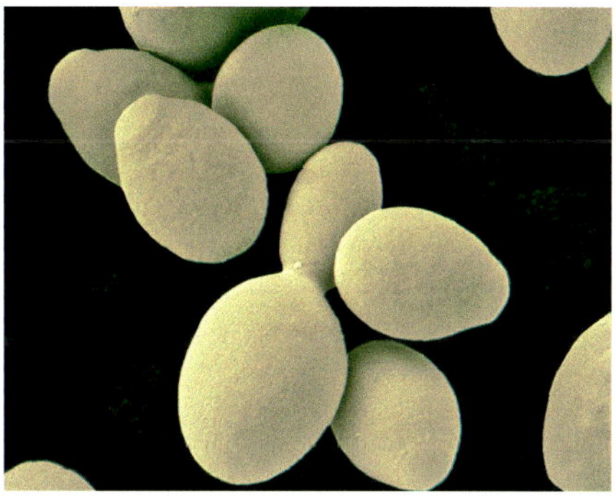

Abb. 1 Zellen der Backhefe, typische Sprosspilze

1.4 Protozoen

Protozoen werden auch als tierische Einzeller oder als Urtierchen bezeichnet. Sie besitzen einen Zellkern und sind größer als Bakterien. Die Übertragung der Protozoen auf den Menschen erfolgt meist über ein Tier als Zwischenwirt. So wird z.B. bei der Tropenkrankheit Malaria der Erreger von einer Stechmücke auf den Menschen übertragen.

Eine besondere Bedeutung während der Schwangerschaft hat die durch Protozoen hervorgerufene Infektionskrankheit Toxoplasmose. Die Krankheitserreger gelangen hierbei nach dem Kontakt mit Gartenerde oder Katzenkot oder dem Verzehr von nicht durchgegartem Fleisch in den menschlichen Körper und können bei einer Erstinfektion während der Schwangerschaft zu schweren Schäden beim Ungeborenen führen. Die durch Protozoen hervorgerufenen Infektionskrankheiten werden z.T. mit Antibiotika sowie auch mit speziellen Medikamenten der Tropenmedizin behandelt.

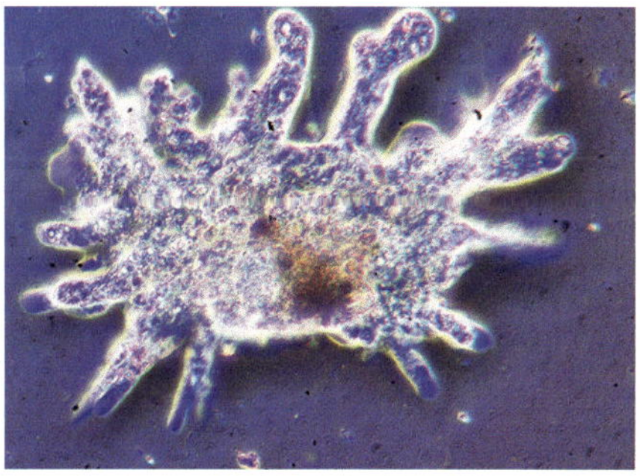

Abb. 2 Amöbe

1.5 Prionen

Prionen sind keine Lebewesen, sondern infektiöse Eiweißteilchen, die Krankheiten bei Menschen und Tieren hervorrufen können. Bei Tieren können Prionen zu BSE (sogenannter Rinderwahnsinn) und beim Menschen zur Creutzfeldt-Jakob-Krankheit führen. Bei beiden Erkrankungen kommt es zu einem schwammartigen Umbau des Gehirns, der zu Störungen der Gehirnfunktionen und schließlich zum Tode führt.
Eine Behandlung von Prionenerkrankungen ist derzeit nicht möglich.

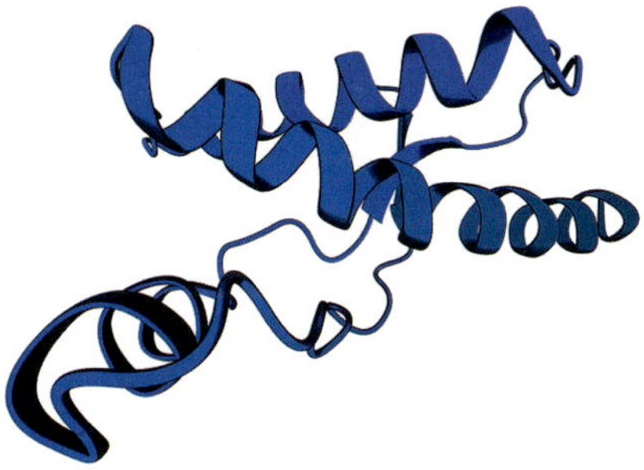

Abb. 3 Prionen

TERMINOLOGIE: INFEKTIONSERREGER	
aerob	Eigenschaft von Bakterien, die Sauerstoff zum Leben benötigen
apathogen	nicht krank machend
Antibiotikum	Arzneimittel gegen bakterielle Infektionen
Antimykotikum	Arzneimittel gegen Pilzerkrankungen
Bakterium	einzelliger Mikroorganismus ohne Zellkern
Bazillen	stäbchenförmige Bakterien
Diplokokken	paarweise angeordnete kugelförmige Bakterien
Fungi	Pilze

Gram-Färbung	Färbeverfahren zur mikroskopischen Unterscheidung von Bakterien
gramnegativ	Bakterieneigenschaft: Zellwand färbt sich nach Gram-Färbung rot an
grampositiv	Bakterieneigenschaft: Zellwand färbt sich nach Gram-Färbung blau an
Hygiene	Lehre von der Erhaltung und Förderung der Gesundheit
Kokken	kugelförmige Bakterien
Mykose	Pilzerkrankung
pathogen	krank machend
Prion	infektiöser Eiweißpartikel
Protozoen	tierische Einzeller
Spirochäten	spiralförmige Bakterien
Sporen	1. widerstandsfähige Dauerformen von Bakterien 2. Vermehrungsform eines Sporenpilzes
Staphylokokken	traubenartig angeordnete kugelförmige Bakterien
Streptokokken	kettenartig angeordnete kugelförmige Bakterien
Symbiose	Zusammenleben zweier Lebewesen zum gegenseitigen Nutzen
Virus	sehr kleiner infektiöser Partikel, der sich in Wirtszellen vermehrt
Virostatikum	Arzneimittel gegen Virusinfektionen

AUFGABEN

1 Erklären Sie den Begriff Hygiene.

2 In welche Hauptgruppen werden die Mikroorganismen eingeteilt?

3 Beschreiben Sie den Aufbau eines Bakteriums.

4 Nennen Sie Unterschiede zwischen Bakterien und Viren.

5 In welcher Weise können kugelförmige Bakterien angeordnet sein?

6 Beschreiben Sie den Vorgang der Virusvermehrung.

7 Erklären Sie, warum es bei einer HI-Infektion zu einer Schwächung des Immunsystems kommt.

8 Warum begünstigt ein geschwächtes Immunsystem das Auftreten einer Soor-Infektion der Mundhöhle?

9 Erklären Sie die Begriffe Antibiotikum, Virostatikum und Antimykotikum.

10 Durch welche Protozoen kann es im Falle einer Infektion während der Schwangerschaft zu schweren Schädigungen des Ungeborenen kommen?

11 Welche Auswirkungen kann für einen Menschen eine Infektion mit Prionen haben?

2 Infektionslehre

Als **Infektion** (Ansteckung) bezeichnet man das Eindringen von Krankheitserregern in einen Organismus und ihre Vermehrung in dessen Körper. Ob nach einer Infektion eine Infektionskrankheit entsteht, hängt zum einen von der krank machenden Wirkung des Erregers (**Virulenz**) und der Menge der eingedrungenen Erreger ab, zum anderen von der Immunabwehr des befallenen Organismus. Bei einer Infektionskrankheit werden je nach Art der Erreger bestimmte Bereiche des Organismus geschädigt, z. B. die Leber (Hepatitis), die Atemwege (Schnupfen), das Immunsystem (AIDS) oder die Lunge (Tuberkulose).

Bakterien	Viren	Pilze	Protozoen
Karies Tetanus Tuberkulose Scharlach Diphtherie	Hepatitis AIDS Herpes simplex Influenza (Grippe) Masern	Soor Fußpilz	Malaria Toxoplasmose

Tab. 1 Beispiele von Infektionskrankheiten der verschiedenen Mikroorganismen

2.1 Infektionsquellen

Als Infektionsquellen bezeichnet man die Orte, an denen vermehrt Krankheitserreger vorkommen. Die zahnärztliche Behandlung führt häufig zu einer mikrobiellen Verunreinigung (**Kontamination**) von Gegenständen (z. B. Instrumenten), Flächen oder auch der Luft.

In der zahnärztlichen Praxis findet man daher zahlreiche Infektionsquellen: die Patienten, das Praxisteam, kontaminierte Instrumente und Oberflächen des Behandlungsraumes, aber auch der Sprühnebel (Aerosol) während der Behandlung, die Arbeitskleidung sowie kontaminierte Abfälle.

Eine Infektion entsteht immer dann, wenn Krankheitserreger von einer Infektionsquelle über einen **Infektionsweg** auf einen Menschen (Patienten oder Praxispersonal) übertragen werden. Den Weg der Übertragung eines Krankheitserregers auf einen anderen Menschen bezeichnet man auch als **Infektionskette** (s. Abb. 1).

2.2 Infektionswege

Krankheitserreger können von erkrankten Menschen, Gegenständen, Wasser und Nahrungsmitteln, die Luft oder auch durch Tiere auf den Menschen übertragen werden. In der zahnärztlichen Praxis stellen die benutzten spitzen und scharfen Instrumente sowie die verwendeten Kanülen der Lokalanästhesie ein besonderes Infektionsrisiko dar. Bei einer Schnitt- oder Stichverletzung mit kontaminierten Instrumenten können Krankheitserreger wie das Hepatitis-B- oder -C-Virus oder das HI-Virus durch die Haut in den Organismus eindringen und zu einer Infektion führen.

Infektionsquelle

- infizierter Mensch
- infiziertes Tier
- kontaminierte Gegenstände
- kontaminierte Luft, Nahrungsmittel
- kontaminiertes Wasser

Infektionsweg (Übertragungsweg) →

Mensch (z. B. Patienten, Praxispersonal)

Abb. 1 Die Infektionskette

Eingeteilt werden die Infektionswege nach der Art und Weise, wie die Erreger in den Organismus des infizierten Menschen gelangen (s. Tab. 1).

Übertragungsart	**Stationen der Erreger**	**Krankheitsbeispiele**	
1. perkutane Infektion			
durch die Haut mit unsterilen Instrumenten	Mensch → medizinische Instrumente → Mensch	Hepatitis B und C AIDS Syphillis	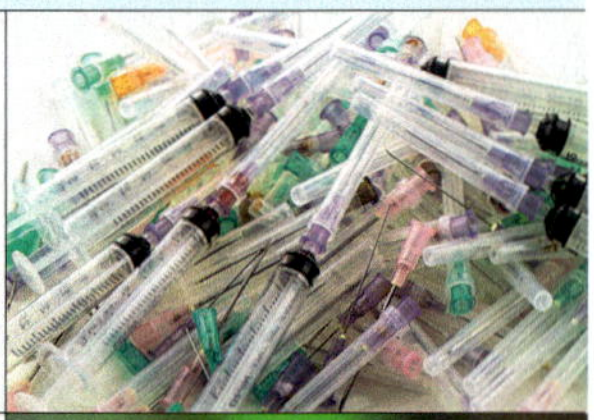
durch Biss oder Stich eines tierischen Überträgers	Mensch → Mücke/Zecke → Mensch	Malaria FSME Borreliose	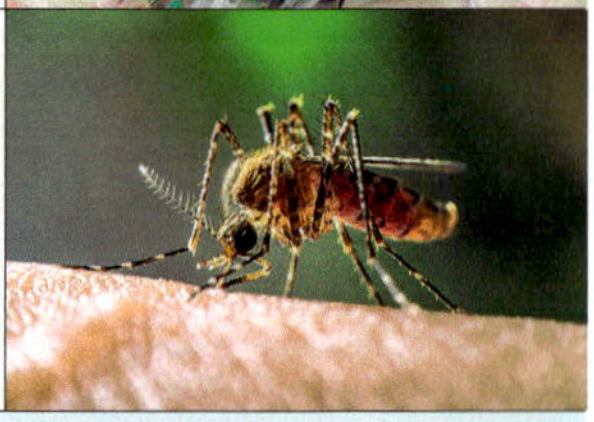
2. Tröpfcheninfektion			
durch erregerhaltige Tröpfchen in der Luft	Mensch → Atemluft/Aerosol → Mensch	Grippe Tuberkulose Windpocken	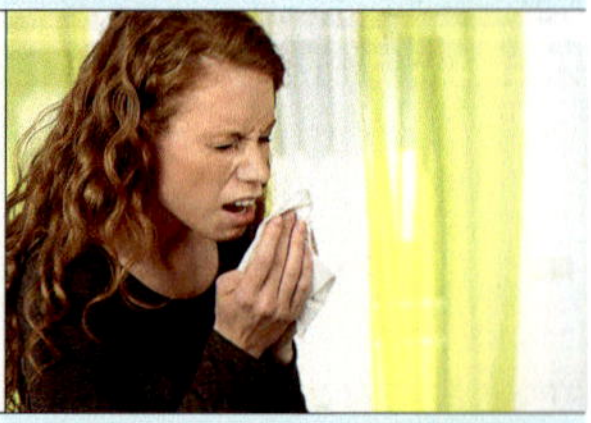
3. Kontaktinfektion/Schmierinfektion			
durch Verschmieren von z. B. Blut oder Eiter (direkte Schmierinfektion)	Mensch → Mensch	eitrige Infektionen Hepatitis A, B, C AIDS	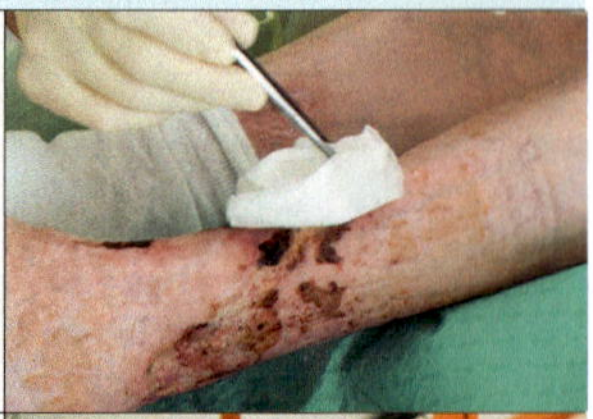
durch Verschmieren von z. B. Blut oder Eiter (indirekte Schmierinfektion)	Mensch → Gegenstand (z. B. unsterile Instrumente, Türklinke, Handtuch) → Mensch	Bindehautentzündung Magen-Darm-Infektionen	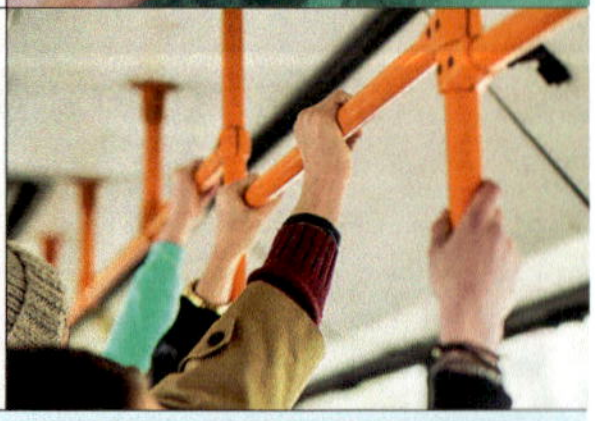
4. Wasser- und Nahrungsmittelinfektion			
durch Verzehr kontaminierter Lebensmittel/Wasser	Lebensmittel/Wasser → Mensch	Salmonellose Hepatitis A Toxoplasmose	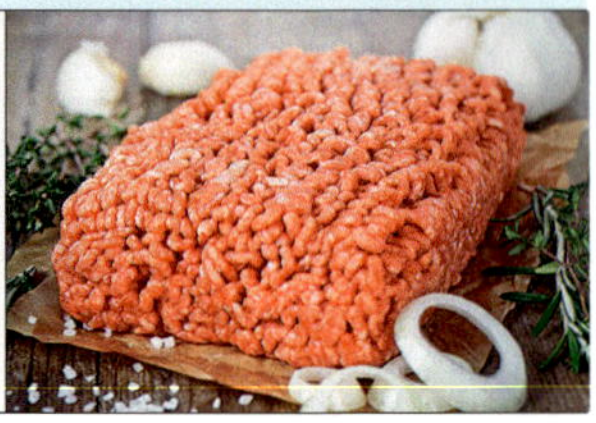

Tab. 1 Wichtige Infektionswege

2.3 Ablauf einer Infektionskrankheit

Eine Infektionskrankheit beginnt immer mit einer **Infektion**, bei der pathogene Krankheitserreger in den Organismus eindringen und sich dort vermehren. Je nach Art der Erreger und der Abwehrlage des Organismus erfolgt die Vermehrung der Krankheitserreger unterschiedlich schnell. Deswegen ist die Zeit, bis die ersten Krankheitszeichen (**Symptome**) auftreten, bei den verschiedenen Infektionskrankheiten sehr unterschiedlich. So treten z. B. bei einem grippalen Infekt schon nach Stunden die ersten Symptome auf, während nach einer HIV-Infektion einige Jahre vergehen können, bis die Erkrankung AIDS ausbricht.

Die Zeit zwischen der Ansteckung und dem Auftreten der ersten Krankheitszeichen nennt man **Inkubationszeit**. Bei einer HIV-Infektion bezeichnet man den Patienten während der Inkubationszeit als HIV-positiv. Er ist in dieser Zeit noch nicht erkrankt und weiß unter Umständen auch noch nicht, dass er infiziert ist, und trotzdem kann er andere Menschen anstecken. Mit dem Auftreten der ersten Symptome beginnt dann die eigentliche **Infektionskrankheit**. In manchen Fällen treten zunächst unspezifische Symptome auf, wie z. B. Fieber, Müdigkeit oder Kopfschmerzen. Dieses Vorläuferstadium nennt man auch Prodromalphase. Die sichere Diagnose einer Infektionskrankheit ist erst mit dem Auftreten der charakteristischen, für die Krankheit typischen Symptome möglich. Nach der erfolgreichen Bekämpfung der Krankheitserreger durch das Immunsystem beginnt die Zeit der Genesung (**Rekonvaleszenz**) bis zur endgültigen Wiederherstellung der Gesundheit.

Nach dem Infektionsschutzgesetz unterliegen einige Infektionskrankheiten der **Meldepflicht**. Die Meldung erfolgt bei Verdacht, Erkrankung und Tod des Patienten an das zuständige Gesundheitsamt durch den behandelnden Arzt oder nach dem Erregernachweis durch das Labor.

Im § 6 des Infektionsschutzgesetzes sind die namentlich zu meldenden Erkrankungen wie z. B. Masern, Poliomyelitis oder Röteln aufgeführt, während im § 7 des Infektionsschutzgesetzes die namentlich meldepflichtigen Nachweise von Krankheitserregern wie z. B. Hepatitis-A- bis -E-Virus, Mumpsvirus oder Varizella-Zoster-Virus genannt sind. Die Meldung bei einem Nachweis des HI-Virus erfolgt nicht namentlich.

Verlauf einer Infektionskrankheit

Infektion: Eindringen und Vermehrung der Krankheitserreger	**Inkubationszeit:** Zeit zwischen Infektion und ersten Symptomen	**Infektionskrankheit:** Symptome durch Bekämpfung der Krankheitserreger	**Rekonvaleszenz:** Genesungsphase
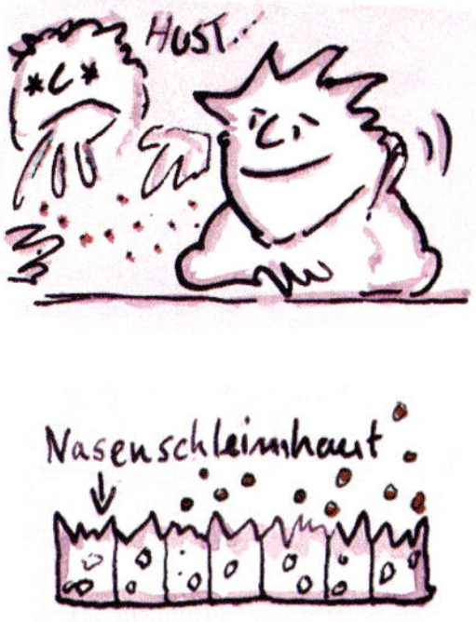	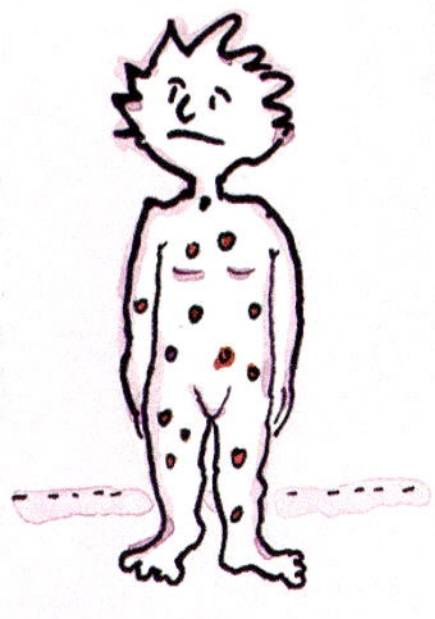	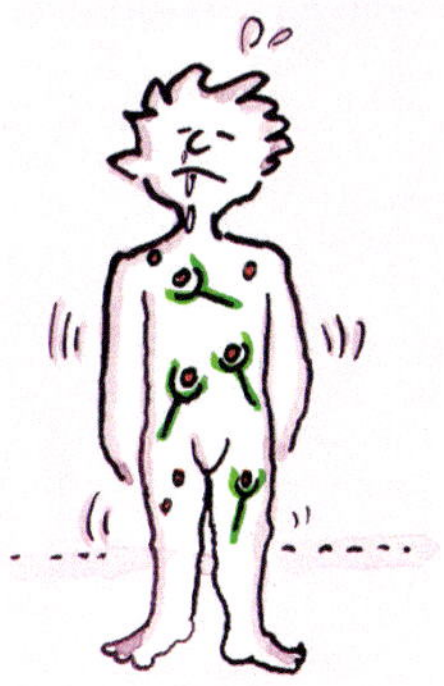	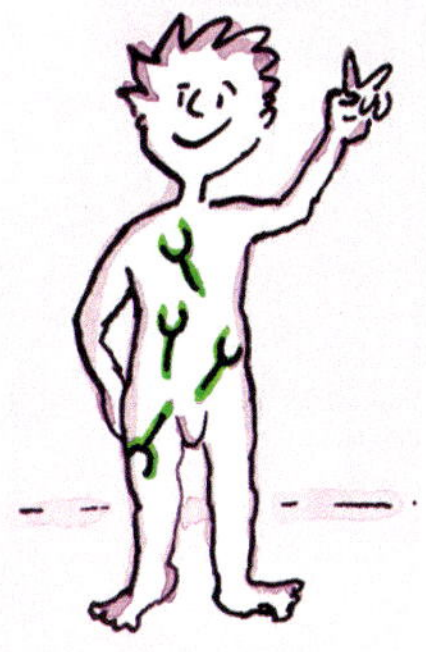

Krankheitserreger

Antikörper
= Abwehrwerkzeug

MERKE

Akute Infektionserkrankungen treten plötzlich auf, verlaufen heftig und sind kurz dauernd.
Chronische Infektionskrankheiten entwickeln sich langsam, verlaufen weniger heftig und bestehen über einen langen Zeitraum.

2.4 Berufsrelevante Infektionskrankheiten

In der zahnärztlichen Praxis sind alle Mitarbeiter einem hohen Infektionsrisiko ausgesetzt. Gründe hierfür sind:

- Kontakt mit vielen Patienten
- Verletzungsgefahr bei Verwendung und Aufbereitung kontaminierter Instrumente
- Verletzungsgefahr bei der Entsorgung von scharfen, stechenden oder schneidenden Instrumenten bzw. Materialien

Daher sind viele Maßnahmen zur Verhütung von Infektionen zu beachten. Hierzu zählen neben der Impfung gegen Hepatitis B z. B.

- das Anlegen der **persönlichen Schutzausrüstung** (Handschuhe, Mund-Nasen-Schutz, Schutzbrille),
- die sachgerechte Handhabung und sorgfältige **Aufbereitung** der kontaminierten Instrumente und
- eine korrekte **Entsorgung** des Behandlungsabfalls sowie spitzer oder scharfer Materialien bzw. Einmalinstrumente.

Infektionskrankheiten, die für die zahnärztliche Praxis eine besondere Bedeutung haben, sind Hepatitis B und C sowie die Immunschwächekrankheit AIDS. Aufgrund des hohen Verletzungsrisikos beim täglichen Umgang mit kontaminierten Instrumenten ist auch das Infektionsrisiko dieser Erkrankungen erhöht.

Außerdem besteht, vor allem in den Wintermonaten, eine höhere Wahrscheinlichkeit an einer Grippe (Influenza) zu erkranken.
Eine Candida-albicans-Infektion der Mundschleimhaut, die auch als Soor bezeichnet wird, ist eine Pilzerkrankung (Mykose), die üblicherweise in der zahnärztlichen Praxis behandelt wird.

2.4.1 Hepatitis

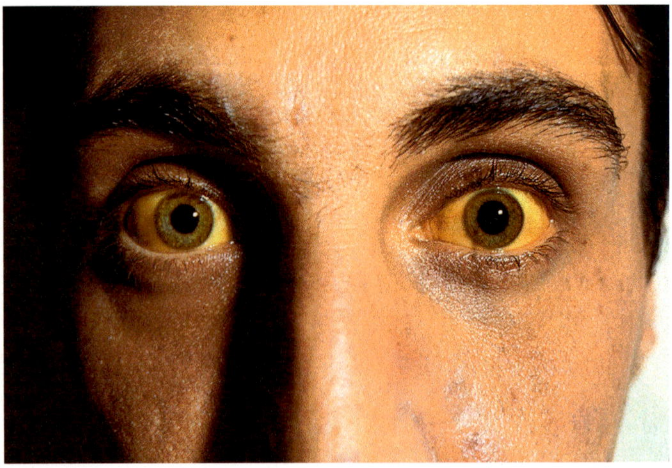

Abb. 1 Ikterus (Gelbfärbung der Haut und Schleimhäute)

Als Hepatitis bezeichnet man eine Entzündung der Leber, die akut oder chronisch verlaufen kann. Eine Leberentzündung ist immer mit einer Schädigung des Lebergewebes verbunden. Mögliche Gründe sind z. B. Alkohol, Virusinfektionen, Stauung der Gallenflüssigkeit, lebertoxische Medikamente oder Autoimmunkrankheiten. Die Virushepatitis ist die häufigste akute Hepatitisform, bei der die unterschiedlichen Virusarten mit den Buchstaben A bis E bezeichnet werden. Von besonderer Bedeutung für die zahnärztliche Praxis sind die meldepflichtigen Formen Hepatitis B und Hepatitis C.

Häufig verläuft eine Virushepatitis zunächst symptomlos. Im weiteren Krankheitsverlauf können Symptome wie Müdigkeit, Übelkeit, Inappetenz und Fieber auftreten. Aufgrund der Schädigung der Leberzellen ist auch die Entstehung einer Gelbsucht (Ikterus) mit Gelbfärbung der Haut und Schleimhäute möglich.

Für die **akute Hepatitis** ist keine spezifische Therapie erforderlich. Bettruhe, leichte Kost und körperliche Schonung unterstützen den Heilungsverlauf. Während eine akute Hepatitis nach einigen Wochen wieder ausheilt, bestehen bei einer **chronischen Hepatitis** die Symptome länger als sechs Monate. Die Therapie einer chronischen Hepatitis B oder C erfolgt mit antiviralen Medikamenten, kombiniert mit Interferon. Aus einer chronischen Leberentzündung kann sich im weiteren Krankheitsverlauf eine Leberzirrhose entwickeln, bei der das geschädigte Lebergewebe durch Narbengewebe ersetzt wird. Außerdem ist das Leberkrebsrisiko erhöht.

Hepatitis B

Die Hepatitis B wird in der zahnärztlichen Praxis parenteral übertragen, z. B. durch Verletzungen mit kontaminierten Instrumenten oder durch Nadelstichverletzungen. Für das Praxispersonal besteht ein hohes Infektionsrisiko, da 5 % der Menschen Virusträger sind. Das Hepatitis-B-Virus ist sehr infektiös, d. h. es können schon geringe Mengen an erregerhaltigem Blut zu einer Infektion führen. Daher ist die aktive **Schutzimpfung gegen Hepatitis B** dringend empfohlen. Die Grundimmunisierung erfolgt durch dreimalige Impfung: Auf die erste Impfung folgt eine zweite Impfung nach einem Monat und eine dritte nach sechs Monaten.

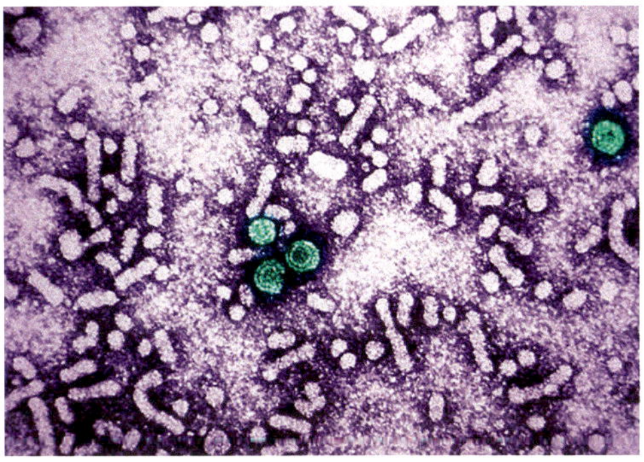

Abb. 1 Elektronenmikroskopische Aufnahme von Hepatitis-B-Viren (grün)

Bei ungefähr 10 % der erkrankten Menschen geht die akute Hepatitis B in eine chronische Leberentzündung über, die dann medikamentös behandelt werden muss. In Deutschland ist die Hepatitis B die am häufigsten vorkommende chronische Virushepatitis.

Hepatitis C

Die Hepatitis C wird in der zahnärztlichen Praxis, ebenso wie die Hepatitis B, parenteral übertragen. Ungefähr 0,5 % der Menschen sind Träger des Hepatitis-C-Virus. Da es zurzeit keine Impfung gegen Hepatitis C gibt, sind das Anlegen der persönlichen Schutzausrüstung (Handschuhe, Mund-Nasen-Schutz, Schutzbrille) und das Vermeiden von Verletzungen von besonderer Wichtigkeit.

Die akute Hepatitis C geht bei 70–80 % der Erkrankten in die chronische Form über, die medikamentös mit antiviralen Medikamenten und Interferon behandelt werden muss.

Übertragung von Hepatitisviren

Hepatitis A

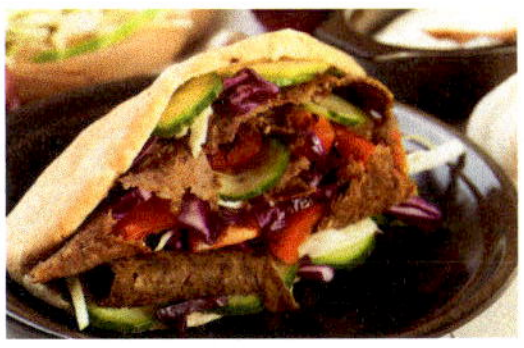

fäkal-orale Infektion (über Speisen, die von Virusausscheidern berührt bzw. zubereitet wurden)

Hepatitis B und C

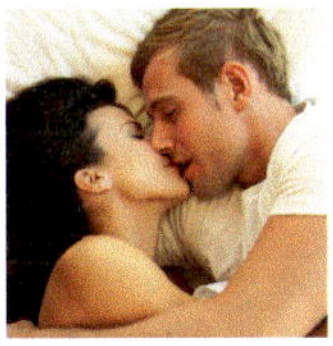

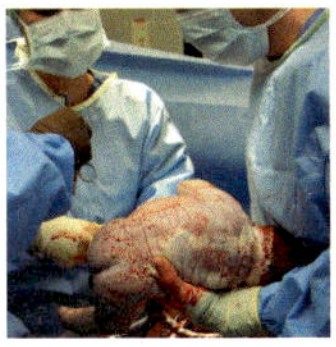

sexuelle und vertikale Infektion (vertikal = von Mutter auf Neugeborenes)

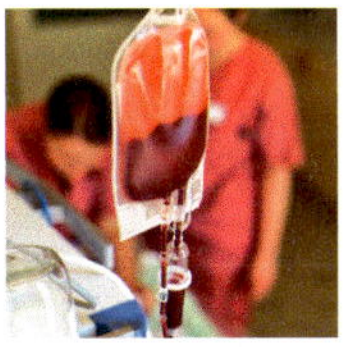

Übertragung über Blutprodukte

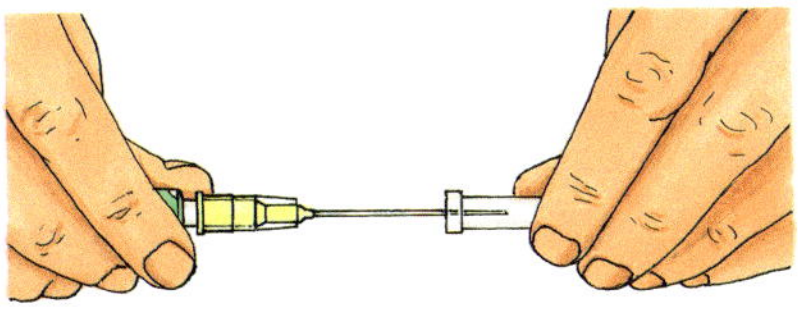

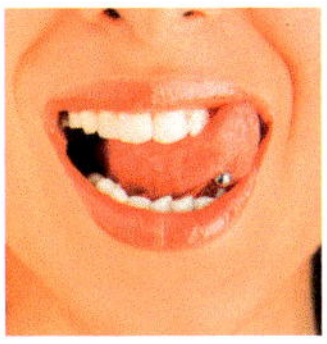

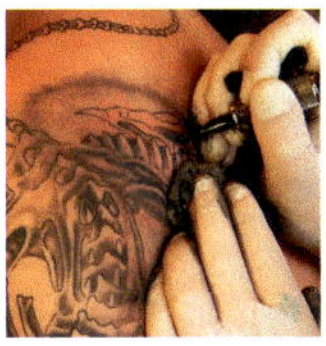

perkutane Infektion bei (vorschriftswidriger) medizinischer Tätigkeit, bei medizinischen oder kosmetischen Eingriffen, Piercings, Tätowierungen usw.

2.4.2 HIV-Infektion/AIDS

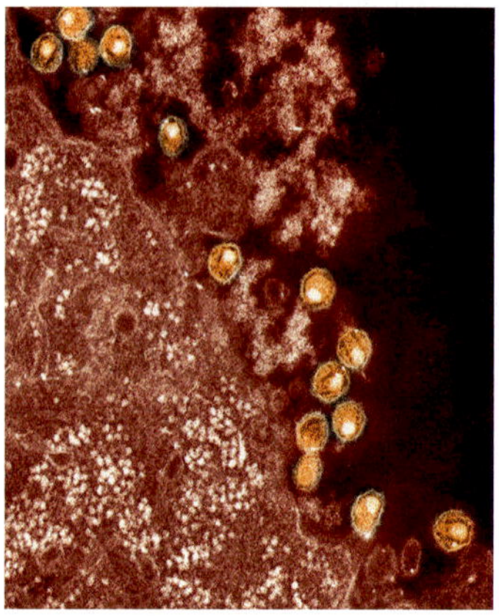
Abb. 1 Elektronenmikroskopische Aufnahme von HI-Viren

Eine HIV-Infektion ist eine Virusinfektion mit dem Humanen Immunschwäche-Virus, von dem mehrere Typen bekannt sind. Über Blutprodukte, Sexualkontakte oder perkutane Infektion gelangen die Erreger in den Organismus, wobei die HI-Viren die T-Helferzellen des Abwehrsystems befallen und für ihre eigene Vermehrung benutzen: T-Helferzellen sind eine Untergruppe der Lymphozyten, deren Aufgabe die spezifische Abwehr von Krankheitserregern ist. Bei einem Virusbefall der T-Helferzellen gehen diese nach der Vermehrung der Viren zugrunde, sodass mit der Zeit das Abwehrsystem geschwächt wird.

Nach einer HIV-Infektion kommt es im Organismus zur Bildung von Antikörpern gegen dieses Virus. Diese Antikörper können ca. sechs bis zwölf Wochen nach der Infektion im Blut nachgewiesen werden. Man spricht in diesem Fall von einem positiven HIV-Antikörper-Test.

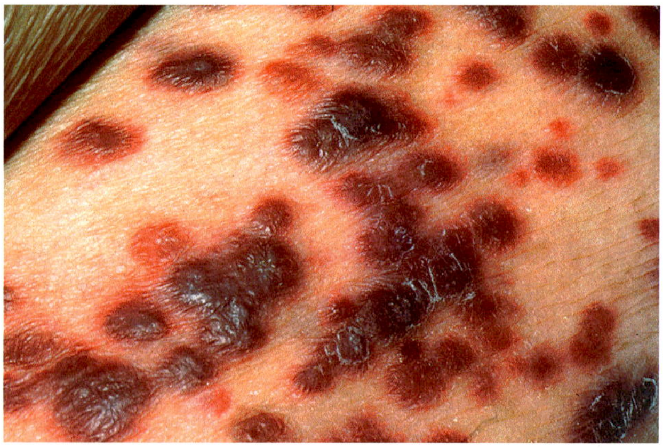
Abb. 2 Kaposi-Sarkom

Die Inkubationszeit kann, abhängig vom Gesundheitszustand des Patienten, Monate bis Jahre dauern. Erst wenn bei verminderter Abwehrfunktion typische Infektionen bzw. Krankheiten auftreten, z. B. Herpes zoster, Pneumocystis-Pneumonie und das Kaposi-Sarkom, spricht man von der Erkrankung AIDS (**A**cquired **I**mmune **D**eficiency **S**yndrome; erworbenes Immunschwächesyndrom). Im weiteren Krankheitsverlauf kommt es dann bei stärkster Abwehrschwäche zu einem starken Gewichtsverlust mit körperlicher Auszehrung und schließlich zum Tod.

Eine HIV-Infektion wird mit speziellen Virostatika behandelt, die die Virusvermehrung und damit den gesamten Krankheitsverlauf verlangsamen. Unbehandelt führt eine HIV-Infektion im Verlauf von etwa zehn Jahren zum Tod.

2.4.3 Virusgrippe (Influenza)

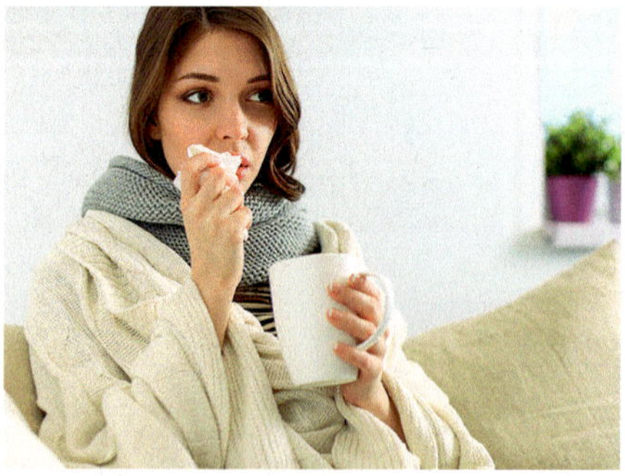
Abb. 3 Patientin mit Virusgrippe

Der Erreger einer Virusgrippe (Influenza) ist entweder das Influenza-A-Virus oder das Influenza-B-Virus. Von diesen Viren gibt es zahlreiche Virusvarianten, die aufgrund von Mutationen neu entstehen.

Durch eine Tröpfcheninfektion oder Kontaktinfektion gelangen die Erreger in den Organismus. Nach einer Inkubationszeit von wenigen Stunden bis maximal fünf Tagen treten die ersten Krankheitszeichen auf. Typische Symptome sind plötzlich auftretende Kopf- und Gliederschmerzen, Fieber sowie ein schmerzhafter Husten. Nach dem akuten Krankheitsverlauf kann es gelegentlich zu einer wochenlangen Abgeschlagenheit kommen.

Die Behandlung einer Virusgrippe besteht im Wesentlichen in Bettruhe und einer die Symptome lindernden Therapie, z. B. die Einnahme von Hustensaft.

Die jährliche Grippeschutzimpfung im Herbst ist für das Praxisteam aufgrund des Kontaktes zu vielen Menschen und des damit erhöhten Infektionsrisikos dringend zu empfehlen.

2.4.4 Soor

Soor ist eine Pilzerkrankung (Mykose) der Schleimhäute, die durch den Hefepilz Candida albicans hervorgerufen wird. Dieser Hefepilz ist Teil der mikrobiellen Flora der Mundhöhle und führt normalerweise nicht zu einer Pilzerkrankung. Die Erkrankung Soor unterscheidet sich in diesem Punkt von den üblichen Infektionskrankheiten, da die Erreger auch bei allen gesunden Menschen die Mundschleimhaut besiedeln. Soor kann als eine „Krankheit der Kranken" bezeichnet werden, weil erst bei einer Abwehrschwäche eine Vermehrung der Hefepilze und somit das Auftreten der Pilzerkrankung möglich ist. Soor begünstigende Faktoren sind u.a.:

- Antibiotikatherapie
- altersbedingte Immunschwäche bei Säuglingen und alten Menschen
- erworbene Immunschwäche, z. B. HIV-Infektion bzw. AIDS
- schwere Krebserkrankung
- (falsch durchgeführte) Kortisoninhalation bei Asthma

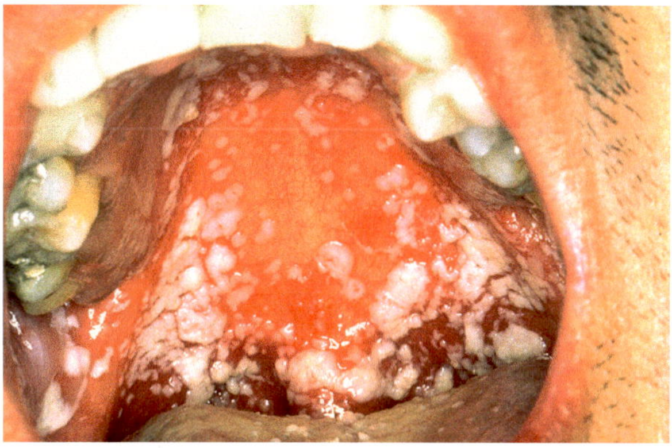

Abb. 1 Mundsoor

Für das Behandlungsteam der zahnärztlichen Praxis ist der Befund Soor ein allgemeiner Hinweis auf eine eingeschränkte Immunabwehr des Patienten. Wenn der Patient aber zusätzlich einer HIV-Risikogruppe angehört (gleichgeschlechtliche Sexualkontakte, Drogenabhängigkeit von intravenös konsumierten Drogen, Herkunft aus einem Land mit hoher HIV-Verbreitungsrate), dann könnte die Soorinfektion ein erster Hinweis auf die Erkrankung AIDS sein. In einem solchen Fall sollte eine sorgfältige Anamnese erfolgen.

Bei einer Candida albicans-Infektion in der Mundhöhle kommt es zu weißen, abwischbaren Belägen der stark geröteten und schmerzenden Schleimhaut. Die Behandlung erfolgt lokal mit antimykotischen Spüllösungen.

2.5 Impfungen

Eine Impfung ist die künstliche Erzeugung einer **Immunität** (Unempfindlichkeit gegen einen bestimmten Erreger).
Der englische Arzt Edward Jenner impfte im Jahr 1796 zum ersten Mal einen gesunden Menschen gegen die häufig tödlich verlaufenden Pocken. Als Impfstoff verwendete er das Sekret aus Kuhpocken, da bekannt war, dass Menschen, die diese Erkrankung durchgemacht hatten, nicht an den eigentlichen Pocken erkrankten. Edward Jenner konnte nachweisen, dass durch diese aktive Impfung eine Immunität gegen die echten Pocken entstanden war.

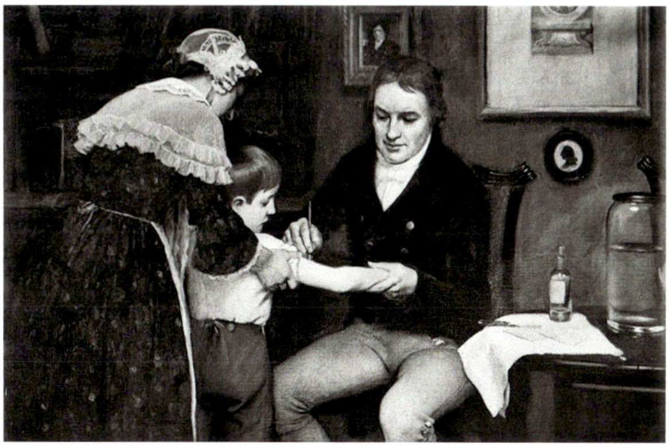

Abb. 2 Edward Jenner (1749–1823) beim Impfen

Bei einer Impfung werden dem Organismus entweder unschädliche Erreger oder Erregeranteile verabreicht, die das Immunsystem aktivieren und zum Aufbau einer körpereigenen Abwehr führen. Es können mit dem Impfstoff auch körperfremde Abwehrstoffe (**Antikörper**) injiziert werden, die für den Organismus einen sofortigen Schutz bieten. Diese Art der Immunisierung kann auch im Rahmen der Postexpositionsprophylaxe zu den sofort durchzuführenden Maßnahmen gehören, wenn z. B. eine Nadelstichverletzung während der Behandlung eines Hepatitis-B-Patienten bei einer ZFA erfolgt, die keinen Impfschutz gegen Hepatitis B besitzt. So können die möglicherweise in den Organismus eingedrungenen Hepatitis-B-Viren unschädlich gemacht werden.

2.5.1 Aktive Impfung

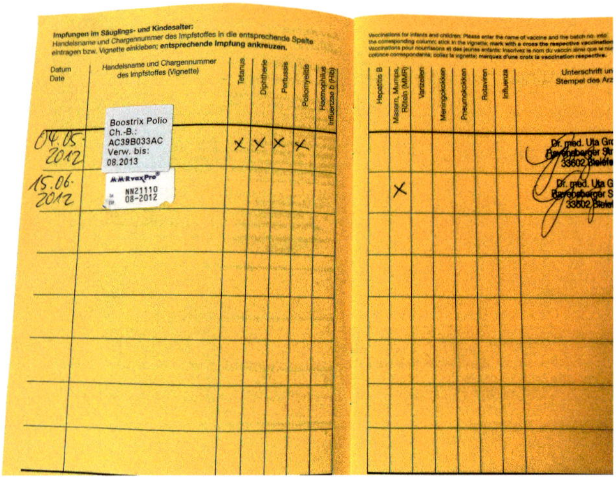

Abb. 1 Impfungen werden im Impfbuch dokumentiert.

Bei einer aktiven Impfung werden dem Organismus abgetötete oder abgeschwächte Erreger (**Antigene**) verabreicht, die zu einer Aktivierung des Immunsystems führen.

Nach der Injektion des Impfstoffes beginnen die Zellen der spezifischen Abwehr (Lymphozyten) mit der Bildung von Abwehrstoffen (Antikörper) und speziellen Abwehrzellen gegen die verabreichten Antigene des Impfstoffs. Die Produktion einer ausreichend großen Menge von Antikörpern benötigt aber eine gewisse Zeit. Daher wirkt eine aktive Impfung nicht sofort. So sind z. B. für den Aufbau eines langjährigen Impfschutzes (Grundimmunisierung) gegen Hepatitis B drei Impfungen notwendig. Nach der ersten Impfung erfolgen die beiden weiteren Impfungen nach vier Wochen und sechs Monaten. Erst danach besteht ein vollständiger Schutz. Zur Überprüfung einer erfolgreichen Grundimmunisierung kann zum Nachweis einer ausreichend großen Menge von Antikörpern vier bis acht Wochen nach der dritten Impfung der Antikörpertiter im Blut bestimmt werden.

Die aktive Impfung gegen Hepatitis B schützt auch vor Infektionen mit dem Hepatitis-D-Virus. Der gentechnisch hergestellte Impfstoff ist gut verträglich, enthält nur Anteile der Virushülle und kann somit nicht zu einer Infektion führen.

 Krankheitserreger

 Teil des Krankheitserregers bzw. abgetöteter/abgeschwächter Krankheitserreger / Toxoid

 Antikörper

Bei allen Mitarbeiterinnen der zahnärztlichen Praxis sollte ein wirksamer Schutz gegen Hepatitis B vorliegen (Anti-HB-Wert > 100 IE/l). Es wird empfohlen, die Hepatitis-B-Impfung für Auszubildende zu Beginn der Ausbildung durchzuführen, wobei nach der Verordnung zur Arbeitsmedizinischen Vorsorge (ArbMedVV) die Arbeitgeberin für die Kostenübernahme verantwortlich ist.

Eine aktive Impfung bewirkt einen mehrjährigen Impfschutz, der z. B bei der Immunisierung gegen die Erkrankung Tetanus nach zehn Jahren aufgefrischt werden muss.

Aktive Impfung

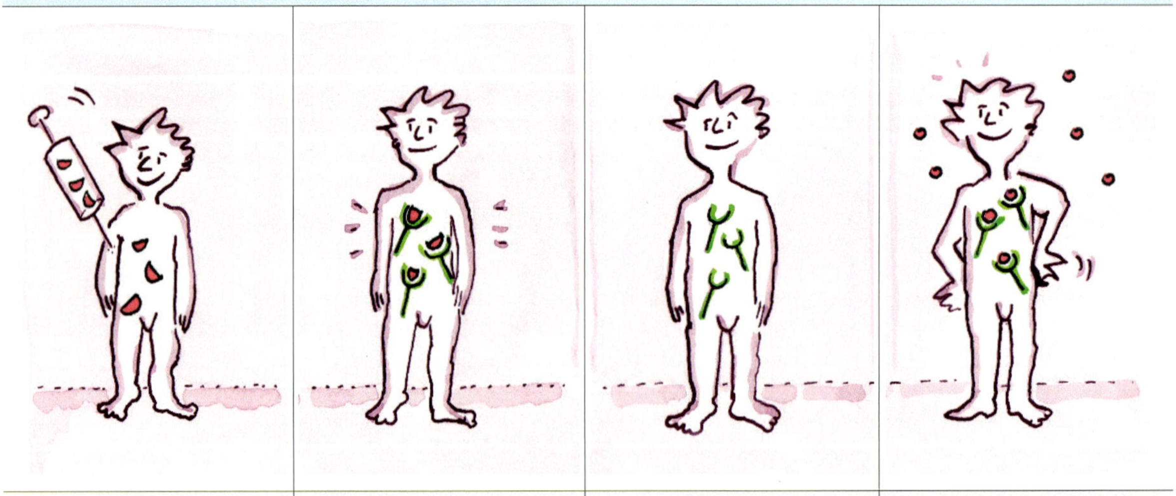

abgetötete oder abgeschwächte Erreger (Antigene) werden injiziert	der Organismus bildet aktiv Antikörper und Abwehrzellen gegen die verabreichten Antigene	die vom Organismus gebildeten Antikörper bewirken einen mehrjährigen Schutz	eingedrungene Krankheitserreger werden sofort unschädlich gemacht, sodass keine Erkrankung entstehen kann

2.5.2 Passive Impfung

Zur passiven Impfung werden dem Organismus körperfremde **Antikörper** injiziert. Das Immunsystem wird durch die Antikörper nicht aktiviert, es bleibt passiv.
Die verabreichten Antikörper verteilen sich in kurzer Zeit über die Blutbahn im ganzen Organismus und wirken nahezu sofort gegen die möglicherweise eingedrungenen Erreger. Dieser Sofortschutz ist dann notwendig und sinnvoll, wenn z. B. bei einer Verletzung Tetanuserreger über eine Wunde in den Organismus eines Menschen eingedrungen sind, der keinen ausreichenden Impfschutz besitzt. Die Verabreichung der entsprechenden Antikörper schützt so vor einer Infektion und der nachfolgenden Erkrankung.
Eine passive Impfung bewirkt jedoch nur einen kurz dauernden Schutz, da nach wenigen Wochen die injizierten Antikörper vom Organismus abgebaut werden.

Passive Impfung

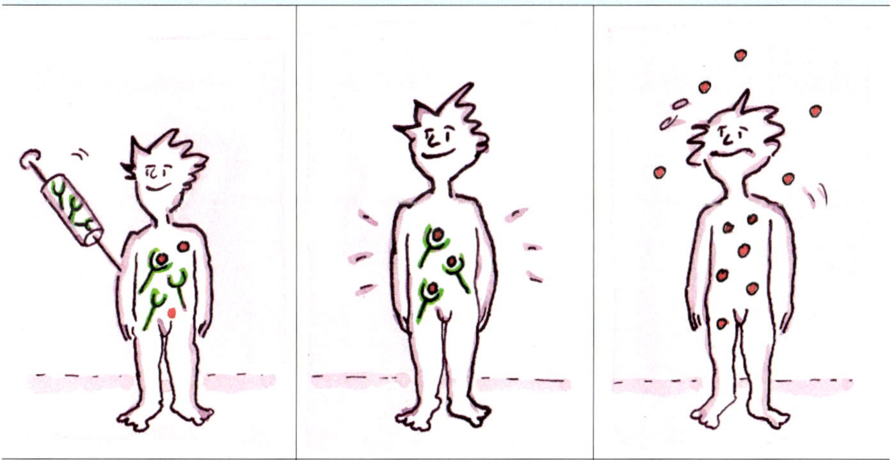

körperfremde Antikörper werden nach erfolgter Infektion injiziert	Bekämpfung der Krankheitserreger durch die injizierten Antikörper	nach wenigen Wochen sind die injizierten Antikörper abgebaut, sodass ein erneuter Erregerkontakt zu einer Infektionskrankheit führen kann

2.5.3 Simultanimpfung

Die gleichzeitige Verabreichung einer aktiven und passiven Impfung bezeichnet man als Simultanimpfung. Die beiden Impfstoffe werden hierfür an verschiedenen Körperstellen injiziert, z. B. am rechten und linken Oberarm. Bei einer Simultanimpfung bewirken die verabreichten Antikörper der passiven Impfung einen sofortigen Schutz, während die Antigene der aktiven Impfung entweder zur Impfauffrischung oder zum Aufbau eines langjährigen Impfschutzes (Grundimmunisierung) verabreicht werden.

Sofort- und Langzeitschutz: Simultanimpfung aktiv + passiv

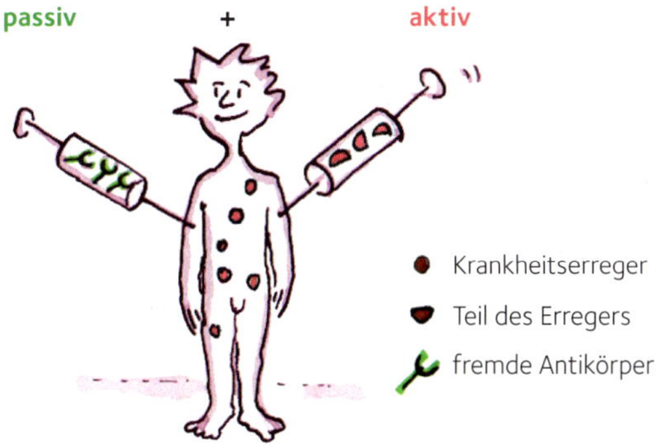

Passivimpfung:
Sofortschutz durch Antikörper

Aktivimpfung:
Langzeitschutz durch Antigene

2.6 Postexpositionsprophylaxe

Das Praxispersonal ist während der Behandlung und auch bei den Tätigkeiten während der Aufbereitung von kontaminierten Instrumenten einem hohen Verletzungsrisiko ausgesetzt. Trotz aller Vorsicht und sachgerechter Handhabung der häufig scharfen bzw. spitzen Instrumente oder Spritzen kann es zu Verletzungen mit kontaminierten Instrumenten oder Kanülen kommen. Bei diesen meist kleineren Bagatellverletzungen besteht ein hohes Infektionsrisiko. Dieses Risiko ist abhängig von einer möglicherweise bestehenden Infektionserkrankung des zuvor behandelten Patienten, z. B. Hepatitis B bzw. C oder einer HIV-Infektion. So beträgt die durchschnittliche Infektionswahrscheinlichkeit nach einer Nadelstichverletzung bei einem infektiösen Hepatitis-B-Patienten 30 %. Außerdem ist auch der Impfschutz der verletzten Person besonders gegen Hepatitis B oder Tetanus von Bedeutung.

Als Postexpositionsprophylaxe bezeichnet man alle Maßnahmen, die nach einer möglicherweise erfolgten Infektion durchgeführt werden. Hierzu zählt, neben den Sofortmaßnahmen unmittelbar nach der Verletzung, auch das weitere Vorgehen.

Vorgehensweise z. B. nach einer Nadelstichverletzung:
- Wunde ungefähr eine Minute ausbluten lassen (ggf. Blutung anregen)
- Desinfektion der Wunde mit einem Viren inaktivierenden Desinfektionsmittel
- Begutachtung des Instrumentes, mit dem die Verletzung verursacht wurde
- Vorstellung des Verletzten beim D-Arzt (Durchgangsarzt) oder Betriebsarzt
  - Abklärung des Impfstatus
  - ggf. Einleitung weiterer Maßnahmen (z. B. passive Immunisierung gegen Hepatitis B)
- Dokumentation des Unfallhergangs
  - Datum und Uhrzeit
  - Tätigkeit, während der der Unfall passierte
  - Art der Kontamination oder Verletzung
  - Angaben zum Verletzten (auch zu dessen Impfstatus)
  - durchgeführte Sofortmaßnahmen

Falls durch den Arbeitsunfall bedingt eine Arbeitsunfähigkeit von mehr als drei Tagen besteht, muss eine Unfallanzeige an die zuständige Berufsgenossenschaft erfolgen.

MERKE

Ein **D-Arzt** (Durchgangsarzt) ist meist ein niedergelassener Facharzt für Unfallchirurgie mit einer besonderen Zulassung von den Berufsgenossenschaften. Er ist bei Arbeits- und Wegeunfällen für die Sofortmaßnahmen und die weitere Koordinierung der Behandlung zuständig.

TERMINOLOGIE: INFEKTIONSKRANKHEITEN	
Aerosol	Sprühnebel
AIDS	Abk. für **A**cquired **I**mmune **D**eficiency **S**yndrome (engl.) = erworbenes Immunschwächesyndrom
akut	plötzlich auftretend, heftig verlaufend, von kurzer Dauer
Candida albicans	Hefepilzart, Erreger der Pilzerkrankung Soor
chronisch	langsam auftretend, symptomarm, von langer Dauer
FSME	Abk. für **Frühs**ommer-**M**eningo**e**nzephalitis
Grundimmunisierung	Aufbau eines langjährigen Impfschutzes
Hepatitis	Leberentzündung
HIV (= HI-Virus)	**H**umanes **I**mmunschwäche-**V**irus
Ikterus	Gelbsucht

Immunität	Unempfindlichkeit gegen einen bestimmten Erreger
Infektion (Ansteckung)	Eindringen und Vermehrung von Krankheitserregern in einen Organismus
Influenza	Virusgrippe
Injektion	Einspritzung
Inkubationszeit	Zeit zwischen der Ansteckung und dem Auftreten der ersten Krankheitszeichen
Kontamination	Verunreinigung
parenteral	unter Umgehung des Magen-Darm-Traktes
perkutan	durch die Haut
Postexpositionsprophylaxe	infektionsprophylaktische Maßnahmen nach einer möglicherweise erfolgten Infektion
Prodromalphase	Krankheitsphase mit zunächst unspezifischen Symptomen
Rekonvaleszenz	Zeit der Genesung
Simultanimpfung	gleichzeitige aktive und passive Impfung
Soor	Pilzerkrankung der Schleimhäute mit dem Hefepilz Candida albicans
Symptom	Krankheitszeichen
Virulenz	krank machende Wirkung eines Erregers

AUFGABEN

1 Nennen Sie jeweils zwei Infektionskrankheiten, die von Bakterien, Viren, Pilzen und Protozoen verursacht werden.

2 Erklären Sie den Fachbegriff Infektion.

3 Beschreiben Sie die vier wichtigsten Infektionswege und nennen Sie jeweils zwei Krankheitsbeispiele.

4 Beschreiben Sie den grundsätzlichen Verlauf einer Infektionskrankheit.

5 Mit welchen gesundheitlichen Folgen muss man bei einer chronischen Hepatitis rechnen?

6 Welche Körperzellen werden vom HI-Virus befallen? Beschreiben Sie die gesundheitlichen Folgen.

7 Unter welchen Umständen kann es zu der Pilzerkrankung Soor kommen?

8 Erklären Sie die Unterschiede zwischen einer aktiven und passiven Impfung.

9 Welche Sofortmaßnahmen sind im Rahmen der Postexpositionsprophylaxe nach einer Verletzung mit einer kontaminierten Kanüle durchzuführen?

3 Grundbegriffe und Grundlagen der Hygiene

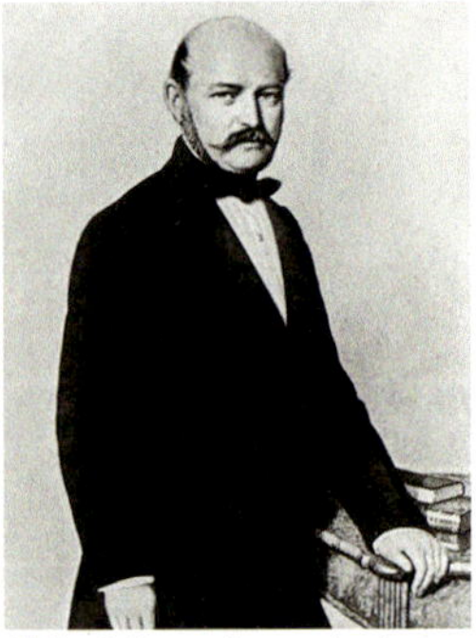

Abb. 1 Ignaz Semmelweis (1818–1865)

Der Budapester Frauenarzt Ignaz Semmelweis fand um 1850 die Ursache für die hohe Sterblichkeit der Gebärenden in seiner Abteilung des Allgemeinen Krankenhauses in Wien. Er erkannte, dass die Ärzte, die zuvor an Leichen die Todesursache der verstorbenen Frauen untersuchten, die schwangeren Frauen infizierten, denen sie im Kreißsaal Geburtshilfe leisteten. Ignaz Semmelweis führte daraufhin die hygienische Händedesinfektion mit einer Chlorkalklösung ein. Durch diese hygienische Maßnahme, die er als **Antisepsis** bezeichnete, konnte er die damals hohe Sterblichkeit der jungen Frauen deutlich senken.

Seitdem wurden die Hygienemaßnahmen in den Krankenhäusern und Praxen weiterentwickelt und verbessert. Ziel ist es, die Infektionskette durch die **Hygienekette** zu unterbrechen (s. Abb. 2).

3.1 Reinigung

Die **Sauberkeit** ist der erste Schritt für alle weiteren hygienischen Maßnahmen, wie Desinfektion und Sterilisation, weil nur auf sauberen Händen, Instrumenten und Flächen Desinfektions- und Sterilisationsmaßnahmen erfolgreich sind.

Für die Mitarbeiterinnen einer Zahnarztpraxis sind heute diverse Hygienemaßnahmen als Grundlage der Hygiene zwingend:

- **persönliche Hygiene:** regelmäßige **Reinigung** des Körpers und der Haare, **saubere Kleidung,** kein Schmuck an Händen und Unterarmen, kurze Fingernägel, die weder lackiert noch künstlich verlängert sein dürfen, lange Haare sind zusammenzubinden
- **textile Arbeitskleidung:** erforderlich für alle Arbeiten in der Praxis mit Patientenkontakt; sie kann kontaminiert werden und ist häufig, nach **Verschmutzung** sofort zu wechseln
- **Schutzkleidung:** bei allen Arbeiten in der Zahnarztpraxis zu tragen, bei der die Gefahr der Kontamination (**Verunreinigung**) der Arbeitskleidung besteht, z. B. bei Operationen, bei der Instrumentenaufbereitung und bei Arbeiten mit Chemikalien
  - Schutzkleidung bei der Aufbereitung der Instrumente: flüssigkeitsdichte Handschuhe und Einmalkittel mit langen Ärmeln
  - Schutzkleidung bei operativen Eingriffen: Schutzkleidung, sterile Einmalhandschuhe und ein Haarschutz
- **Arbeitsplatzhygiene:** relevante (wichtige) Übertragungswege für Krankheitserreger bestehen nicht nur in den Behandlungsräumen und dem Aufbereitungsraum für die Instrumente, sondern auch im Wartezimmer, dem WC, im Labor, im Büro, auf Türklinken und im Personalaufenthaltsraum, weil diese Erreger durch den Kontakt mit den Händen oder durch Tröpfcheninfektion von Mensch zu Mensch weitergegeben werden können; eine systematische Hygiene zur Infektionsverhinderung startet hier mit einer Reinigung und wird durch Desinfektionsmaßnahmen fortgeführt

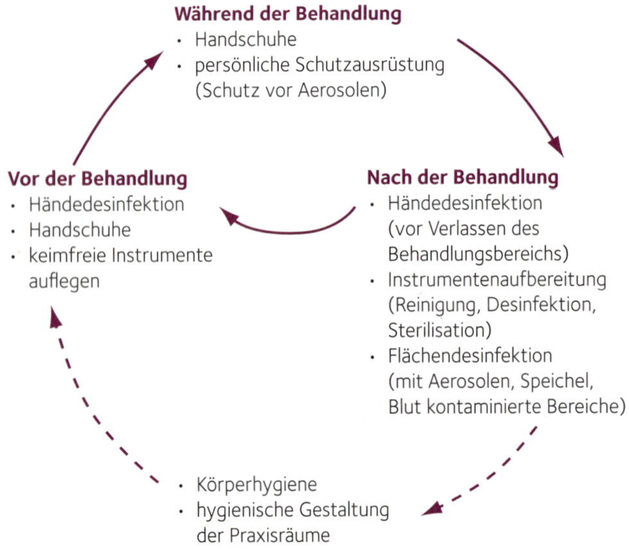

Abb. 2 Die Hygienekette unterbricht den Infektionsweg.

3.2 Desinfektion

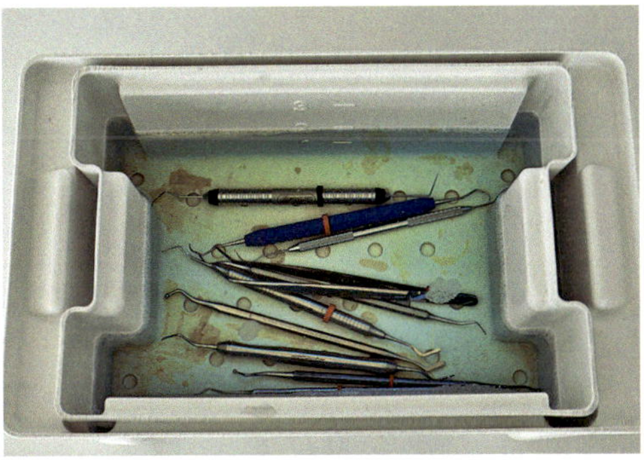

Abb. 1 Instrumentenwanne mit eingelegten Instrumenten

Als Desinfektion bezeichnet man das Abtöten, Inaktivieren oder Entfernen pathogener Mikroorganismen von kontaminierten Objekten, sodass von diesen keine Infektionsgefahr mehr ausgehen kann. Dieses wird entweder durch die Verwendung von **chemischen** Desinfektionsmitteln, z. B. Alkohol, Formaldehyd, Wasserstoffperoxid, oder die Anwendung von **thermischen** Desinfektionsverfahren, z. B. Thermodesinfektion oder Dampfdesinfektion, erreicht.

Für die verschiedenen Anwendungsbereiche in der zahnärztlichen Praxis werden jeweils geeignete chemische Desinfektionsmittel angeboten, z. B. für die Desinfektion der Hände, Instrumente, Oberflächen oder Geräte. Diese Präparate müssen auf der Desinfektionsmittelliste des VAH (Verbund für angewandte Hygiene) gelistet sein, die nur nachweislich wirksame Desinfektionsmittel enthält.

Die **chemischen Desinfektionsmittel** können, je nachdem, welche Erreger abgetötet oder inaktiviert werden, verschiedene Eigenschaften aufweisen (Wirkspektrum):
- **bakterizid** (Bakterien abtötend)
- **tuberkulozid** (Tuberkelbakterien abtötend)
- **viruzid** (Viren abtötend bzw. inaktivierend)
- **fungizid** (Pilze abtötend)

Die Wirkung eines chemischen Desinfektionsmittels ist, neben der richtigen Dosierung, auch von anderen Faktoren abhängig. Zu diesen zählen
- das **Wirkspektrum**,
- die **Konzentration** und
- die **Einwirkzeit**.

In jedem Fall sind die jeweiligen Herstellerangaben zu beachten.

Das Verfahren der **Thermodesinfektion** wird beim Reinigungs- und Desinfektionsgerät (RDG bzw. Thermodesinfektor) eingesetzt. Dieses Gerät reinigt die Instrumente bzw. Gegenstände ähnlich wie eine Geschirrspülmaschine. Für die Desinfektion wird das Wasser für mindestens zehn Minuten auf 93 °C aufgeheizt und eine desinfizierende Reinigungslösung verwendet.

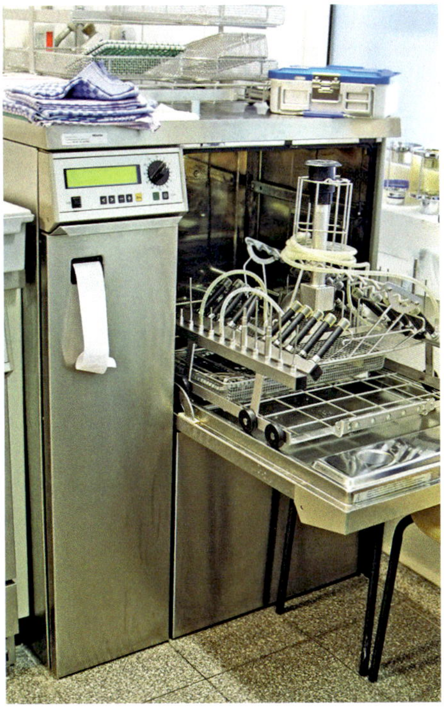

Abb. 2 Reinigungs- und Desinfektionsgerät (RDG)

3.3 Sterilisation

Als Sterilisation bezeichnet man diejenigen Verfahren, die zur Entfernung bzw. Abtötung aller Mikroorganismen sowie ihrer Dauerformen (Sporen) führen. Sterile Instrumente oder Materialien sind also vollkommen frei von pathogenen und apathogenen Mikroorganismen. Für diesen keimfreien Zustand wird auch der Begriff **Asepsis** verwendet.

MERKE

Antisepsis: Infektionsverhütung durch Entfernen oder Abtöten von Krankheitskeimen
Asepsis: Zustand völliger Keimfreiheit

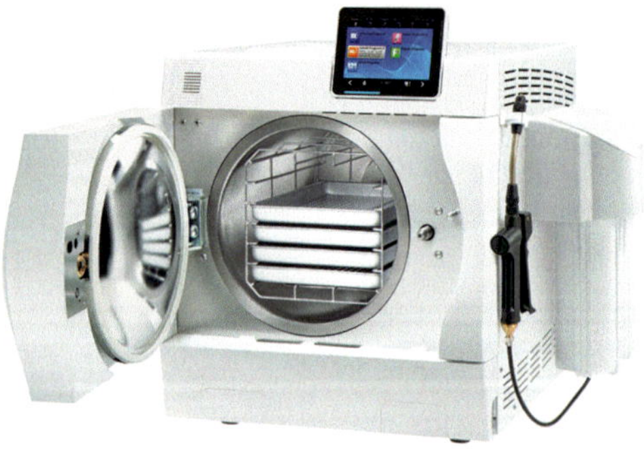

Abb. 1 Autoklav Typ B

Zur Sterilisation in der zahnärztlichen Praxis wird ein Dampfsterilisator (**Autoklav**) verwendet, der durch gesättigten und gespannten Wasserdampf, d. h. luftfreien und unter Druck stehenden Dampf, sterilisiert. Die Temperatur des Wasserdampfs beträgt bei 2 bar (zweifachem Luftdruck) 121 °C und bei 3 bar (dreifachem Luftdruck) 134 °C.

Um Verkalkungen innerhalb des Dampfsterilisators zu verhindern, muss das verwendete Wasser destilliert bzw. demineralisiert sein.

In der zahnärztlichen Praxis sollen Dampfsterilisatoren des Typs B verwendet werden (s. Abb. 1). Diese Geräteklasse erzeugt während der Entlüftung mehrmals (fraktioniert) ein Vakuum, sodass die Luft auch aus Hohlräumen sicher entfernt wird. Durch dieses Verfahren wird die Wirksamkeit des Wasserdampfs besonders an den Innenflächen von Hohlkörpern erhöht.

Der Arbeitsablauf eines Dampfsterilisators lässt sich in sechs Arbeitsphasen unterteilen (s. Abb. 2).

- **Anheizzeit:** Anheizen des demineralisierten Wassers bis zur Siedetemperatur (100 °C)
- **Entlüftungszeit:** Entlüftung des Autoklavs, es entsteht mehrfach (fraktioniert) ein Vakuum
- **Steigzeit:** Temperaturanstieg bis zum Erreichen der Betriebstemperatur (121 °C/134 °C)
- **Ausgleichszeit:** Temperaturausgleich an allen Stellen des Sterilisierguts
- **Abtötungszeit:** Abtötung aller Mikroorganismen
  - 20 Minuten – 121 °C bei 2 bar
  - 5 Minuten – 134 °C bei 3 bar
- **Abkühlzeit:** Abkühlung und Trocknung des Sterilisierguts

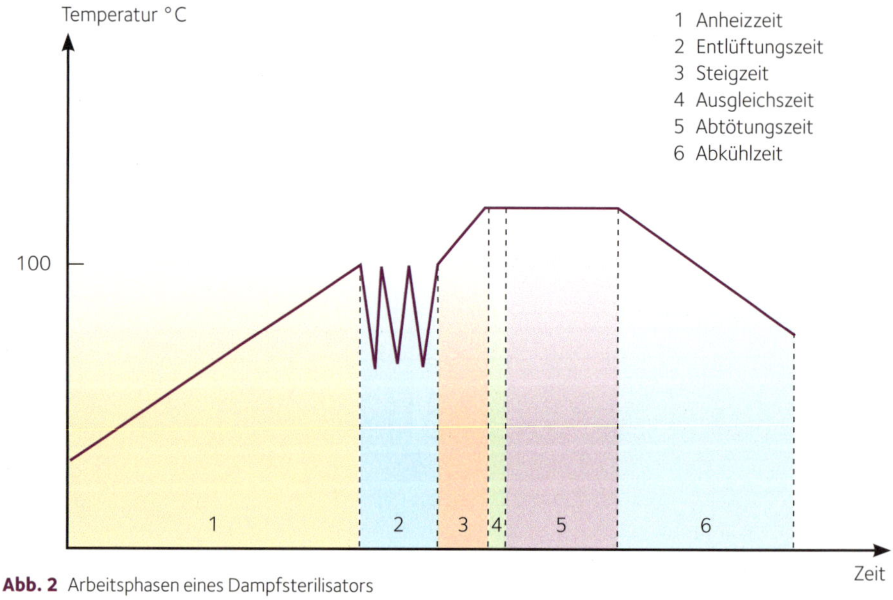

Abb. 2 Arbeitsphasen eines Dampfsterilisators

Im Dampfsterilisator dürfen nur thermostabile Instrumente und Materialien sterilisiert werden. Außerdem müssen Instrumente aus rostfreiem Stahl bestehen. Bei Übertragungsgeräten (Hand- und Winkelstücke sowie Turbinen) sind die Herstellerangaben bezüglich ihrer Eignung zu beachten.

TERMINOLOGIE: GRUNDBEGRIFFE UND GRUNDLAGEN DER HYGIENE	
Antisepsis	Maßnahmen zur Verhinderung einer Infektion an lebenden Geweben (Desinfektion)
Asepsis	völlige Keimfreiheit (Sterilität)
Autoklav	Dampfsterilisator
bakterizid	Bakterien abtötend
Desinfektion	Abtötung oder Inaktivierung von krank machenden Mikroorganismen
fungizid	Pilze abtötend
RDG	Reinigungs- und Desinfektionsgerät, auch: Thermodesinfektor
Sterilisation	Abtötung aller Mikroorganismen
thermisch	durch Wärme (Desinfektion)
Thermodesinfektor	Gerät zur Desinfektion durch Hitze
tuberkulozid	Tuberkelbakterien abtötend
VAH	Verbund für angewandte Hygiene
Vakuum	luftleerer Raum
viruzid	Viren abtötend
Wirkspektrum	Bereich der Wirkung von Desinfektionsmitteln

AUFGABEN

1. Erklären Sie die Bedeutung der Sauberkeit bei hygienischen Maßnahmen.
2. Erläutern Sie die Hygienekette.
3. Erklären Sie den Begriff Desinfektion und nennen Sie zwei grundsätzlich verschiedene Desinfektionsverfahren.
4. Nennen Sie vier Eigenschaften (Wirkspektrum) von chemischen Desinfektionsmitteln.
5. Welche drei Faktoren sind für eine erfolgreiche chemische Desinfektion zu beachten?
6. Erklären Sie den Begriff Sterilisation.
7. Erläutern Sie die Arbeitsweise eines Autoklav.
8. Nennen Sie die Arbeitsphasen eines Dampfsterilisators.

4 Rahmenbedingungen der Praxishygiene

4.1 Rechtliche Grundlagen

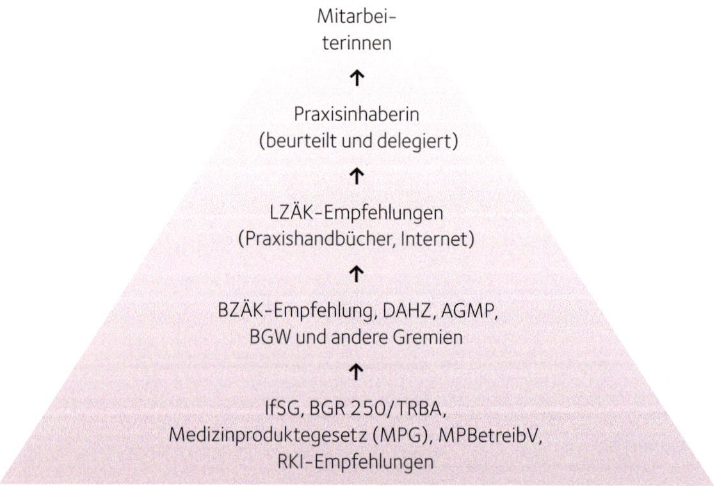

Der Schutz vor Infektionskrankheiten in der Zahnarztpraxis für das Praxisteam wie für Patienten wird durch Gesetze, Verordnungen, Richtlinien und Empfehlungen geregelt. Zentrale Bedeutung haben hierbei:

- das Arbeitsschutzgesetz (ArbSchG) mit der Biostoffverordnung (BioStoffV)
- das Infektionsschutzgesetz (IfSG)
- die berufsgenossenschaftlichen Regeln bzw. technischen Regeln für biologische Arbeitsstoffe (BGR 250/TRBA 250)
- das Medizinproduktegesetz (MPG) und die Medizinproduktebetreiberverordnung (MPBetreibV)
- die Empfehlungen der Kommission für Krankenhaushygiene und Infektionsprävention beim Robert Koch-Institut (RKI-Empfehlungen) zur Hygiene bei der Aufbereitung von Medizinprodukten

Bei der praktischen Umsetzung hygienischer Maßnahmen in der Zahnarztpraxis kann das Praxisteam auf die Empfehlungen verschiedener Fachgruppen zurückgreifen, z. B.:

- Bundeszahnärztekammer (BZÄK)
- Landeszahnärztekammer (LZÄK)
- Deutscher Arbeitskreis für Hygiene in der Zahnmedizin (DAHZ)
- Arbeitsgruppe Medizinprodukte (AGMP)
- Berufsgenossenschaft für Gesundheitsdienst und Wohlfahrtspflege (BGW)

www.rki.de

Den Hautschutz- und Händehygieneplan der BGW können Sie bei der BGW downloaden bzw. bestellen unter:

www.bgw-online
→ Suchfeldeingabe:
TP-HSP-2

Für den Infektionsschutz in der Praxis ist die Praxisinhaberin verantwortlich, die ihr Hygienemanagement an eine Mitarbeiterin delegieren kann. Die Mitarbeiterin muss über die aktuelle Sachkenntnis verfügen, die sie im Rahmen ihrer Berufsausbildung in einem medizinischen Beruf erwirbt. Danach muss sie diese Kenntnisse in anerkannten Fortbildungen aktualisieren, z. B. DGSV-Schulungen (Deutsche Gesellschaft für Sterilgutversorgung). Mit einer in der Praxis durchgeführten jährlichen Unterweisung (Jugendliche: halbjährlich) wird die ZFA über die aktuellen Hygienemaßnahmen in der Zahnarztpraxis informiert. Diese Unterweisung ist verpflichtend, wird von der Zahnärztin oder der von ihr zur Hygienebeauftragten berufenen ZFA durchgeführt. Sie ist zu dokumentieren.

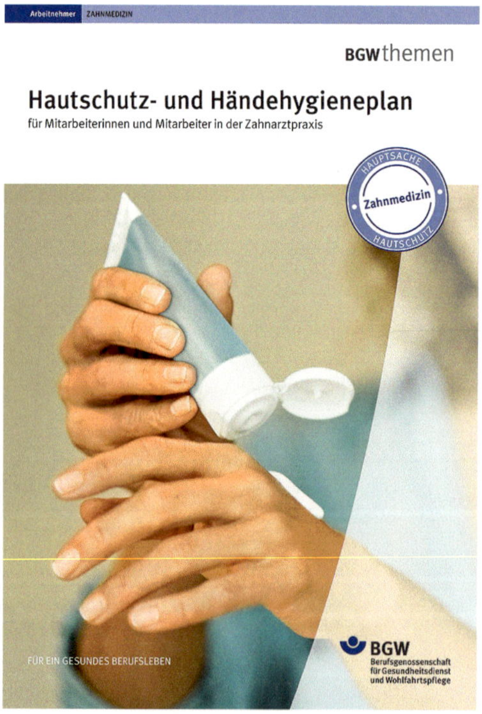

Abb. 1 Hautschutz- und Händehygieneplan für Mitarbeiterinnen und Mitarbeiter in der Zahnarztpraxis

4.2 Hygieneplan

In jeder Zahnarztpraxis muss ein individueller Hygieneplan erstellt werden, der als Grundlage für die Umsetzung von Hygienemaßnahmen dient. Er gilt sowohl dem Schutz des Personals als auch des Patienten. Ziel ist das Verhindern von Infektionen durch Mikroorganismen und schädigende Einflüsse durch

- Reinigungs-,
- Desinfektions-,
- Sterilisations- sowie
- Entsorgungsmaßnahmen.

Der Hygieneplan ist schriftlich als Arbeitsanweisung zu erstellen. Er soll auf dem aktuellen Stand sein und muss für das gesamte Personal (auch das Reinigungspersonal) zur Einsichtnahme bereitgestellt werden. Er beschreibt verständlich, **wer**, **was**, **wie**, **womit**, **wann** zu tun hat.

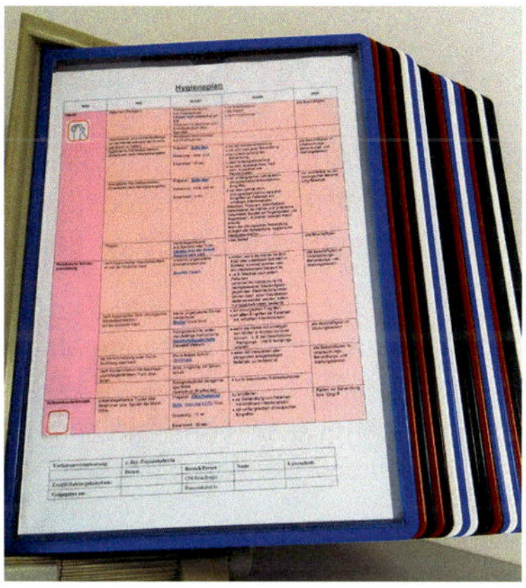

Abb. 1 Ausgehängter Hygieneplan

www.bzaek.de
→ Suchfeldeingabe: Hygieneplan

Musterhygienepläne, z. B. der der Bundeszahnärztekammer, stehen im Internet für die Praxen bereit. Sie müssen in der Praxis individualisiert werden (s. Abb. 2).

Hygieneplan

WAS	WIE	WOMIT	WANN	WER
Hautschutz – Händereinigung – Händedesinfektion – Hautpflege (inkl. Hautschutzplan)				
Hände	**Waschen (Reinigen)**	Flüssigwaschprodukt aus handfrei zu bedienendem Spender: Trocknen mit Handtuch zum Einmalgebrauch (Box, Spender)	□ vor Arbeitsbeginn □ bei sichtbarer bzw. spürbarer Verschmutzung □ nach Arbeitsende	alle Beschäftigten
	Hautschutz (sorgfältiges Einmassieren der Fingerzwischenräume, Fingerseitenkanten, Nagelfalze, Fingerkuppen, Daumen, Handgelenke)	Hautschutzprodukt aus Spender oder Tube:	□ vor Arbeitsbeginn □ vor längerem Tragen von Handschuhen	alle Beschäftigten im Untersuchungs-, Behandlungs- und Wartungsbereich
	Desinfizieren (ausreichende Menge, um die Hände während der Einwirkzeit feucht zu halten)	Händedesinfektionsmittel aus handfrei zu bedienendem Spender (VAH-Listung)		
	hygienische Händedesinfektion (Einwirkzeit nach Herstellerangabe)	Produkt: Einwirkzeit:	□ vor der Arbeitsvorbereitung □ vor und nach jeder Behandlung □ bei Unterbrechung der Behandlung □ nach Arbeitsplatzwartung □ nach Toilettenbesuch □ vor dem Anziehen von Handschuhen □ nach dem Ausziehen von Handschuhen	alle Beschäftigten im Untersuchungs-, Behandlungs- und Wartungsbereich
	chirurgische Händedesinfektion (Einwirkzeit nach Herstellerangabe) Desinfizieren der Hände und Unterarme (besondere Sorgfalt an Fingerkuppen und Nagelfalzen) anschließend: Anziehen steriler Handschuhe	Produkt: Einwirkzeit:	□ vor umfangreichen zahnärztlich-chirurgischen/oralchirurgischen Eingriffen, □ vor allen zahnärztlich-chirurgischen/oralchirurgischen Eingriffen an Patienten mit erhöhtem Infektionsrisiko. Nach der chirurgischen Behandlung: Ablegen der Handschuhe, hygienische Händedesinfektion.	nur unmittelbar an der chirurgischen Behandlung Beteiligte
	Pflegen	Hautpflegeprodukt aus Spender oder Tube:	□ bei Bedarf	alle Beschäftigten
Persönliche Schutzausrüstung (inkl. Handschuhplan)				
Handschuhe	nach hygienischer Händedesinfektion auf die trockene Haut	unsterile, ungepuderte medizinische Einmalhandschuhe:	□ immer, wenn die Hände mit Blut, anderen Körperflüssigkeiten oder infektiösen Substanzen in Kontakt kommen können oder ein Infektionsrisiko bekannt ist oder Verletzungen vorliegen □ i.d.R. Wechsel nach jedem Patienten (unversehrte Handschuhe mit nachgewiesener Beständigkeit gegenüber Desinfektionsmitteln können nach einer Desinfektion weiterverwendet werden, sofern nur Speichelkontakt bestand)	alle Beschäftigten im Untersuchungs-, Behandlungs- und Wartungsbereich
	nach chirurgischer Händedesinfektion auf die trockene Haut	sterile, ungepuderte medizinische Einmalhandschuhe:	□ vor chirurgischen Eingriffen □ vor **allen** Eingriffen bei Patienten mit erhöhtem Infektionsrisiko	
	vor Desinfektions-, Reinigungs- und Entsorgungsarbeiten	flüssigkeitsdichte, widerstandsfähige Handschuhe:	□ wenn die Hände mit schädigenden Stoffen in Kontakt kommen können	alle Beschäftigten im Wartungsbereich
Mund-Nasen-Schutz	bei Kontamination oder Durchfeuchtung wechseln	Mund-Nasen-Schutz:	□ wenn mit Verspritzen oder Versprühen erregerhaltigen Materials zu rechnen ist	alle Beschäftigten im Untersuchungs-, Behandlungs- und Wartungsbereich
Augenschutz	nach Kontamination mit desinfektionsmittelgetränktem Tuch abwischen	Brille, möglichst mit Seitenschutz		
Kleidung		z. B. flüssigkeitsdichte (langärmelige) Kittel, Haarschutz (Kopfhaube)	□ nur in besonderen Risikosituationen	

Abb. 2 Musterhygieneplan (Ausschnitt)

5 Hygienemaßnahmen

5.1 Händehygiene

Nach den Richtlinien des Robert Koch-Instituts sind die Personalhände das wichtigste Übertragungsvehikel für Infektionserkrankungen. Händehygiene ist deshalb eine der wesentlichsten Maßnahmen zur Infektionsverhütung, zum Schutz des Patienten und auch des Behandlungsteams.

Vor Arbeitsbeginn sind folgende Maßnahmen notwendig:
- Ringe, Uhren und Schmuck an Händen und Unterarmen ablegen
- Fingernägel kurz schneiden
- Fingernägel nicht lackieren oder künstlich verlängern

Eine wirksame Händehygiene beinhaltet **Händewaschen**, **hygienische Händedesinfektion**, **chirurgische Händedesinfektion** und **Hautpflege**, da eine gesunde Haut weniger anfällig für Infektionen, Allergien und Verletzungen ist.

In der Zahnarztpraxis stehen zur Händehygiene Handwaschplätze mit fließendem kaltem und heißem Wasser sowie Handwasch- und Händedesinfektionsmittelbehälter in Direktspendern zur Verfügung. Ziel ist die berührungsfreie Entnahme von hautfreundlichen Flüssigwaschmitteln und Händedesinfektionsmitteln. Handtücher zum einmaligen Gebrauch ergänzen die Händehygiene.

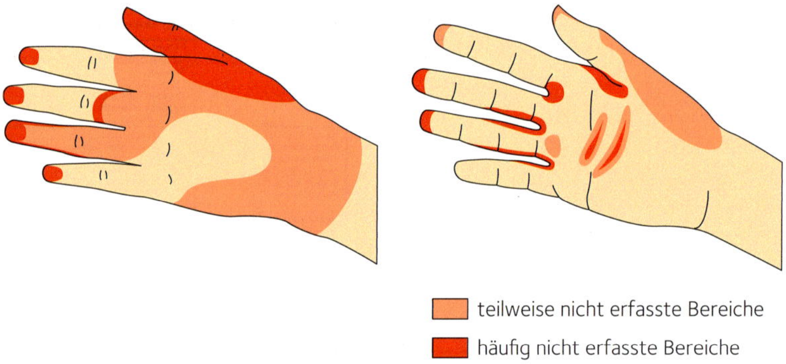

Abb. 1 Auf der Handoberfläche sind viele Bakterien vorhanden. Bei einer unzureichenden Händedesinfektion werden nicht alle Bereiche erfasst (mit Desinfektionsmittel benetzt).

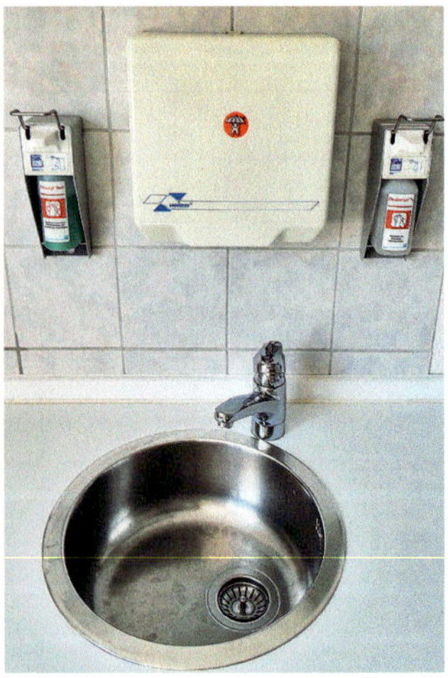

Abb. 2 Handwaschbecken mit Flüssigwaschpräparat und Händedesinfektionsmittel aus Direktspender

5.1.1 Händewaschen

Die gründliche Reinigung der Hände sollte durchgeführt werden, um Schmutz, Staub und Fett auf der Haut zu entfernen, da nur saubere Hände wirksam desinfiziert werden können. Häufiges Händewaschen führt jedoch zur Entfettung der Haut und kann Entzündungen und Verletzungen der Haut verursachen. Mikroorganismen können dann leicht in den Körper eindringen. In der Praxis sollen deshalb die Hände nur:
- bei Arbeitsbeginn,
- bei sichtbarer Verschmutzung,
- vor dem Essen,
- nach der Toilettenbenutzung und
- nach Arbeitsende.

gewaschen werden.

Danach sind die Hände mit einem Handtuch zum Einmalgebrauch zu trocknen, da nur bei trockenen Händen eine effektive Händedesinfektion erfolgreich ist.

5.1.2 Hygienische Händedesinfektion

Ziel einer hygienischen Händedesinfektion ist es, das Risiko einer Keimübertragung zu vermeiden; sie ist deshalb die häufigste Maßnahme im Zusammenhang mit der Patientenbehandlung. Sie ist außerdem nötig bei der Aufbereitung von Instrumenten, weil die Hände bei diesen Tätigkeiten in Kontakt mit Krankheitserregern kommen können.

www.vah.de

Hygienische Händedesinfektion ist vor bzw. nach folgenden Tätigkeiten erforderlich:
- vor der Arbeitsplatzvorbereitung
- vor und nach jeder Behandlung, auch wenn Handschuhe getragen wurden, da auch Schutzhandschuhe undicht sein oder bei der Benutzung beschädigt werden können
- bei Behandlungsunterbrechung
- nach Wartungsarbeiten
- nach dem Naseputzen
- nach der Toilettenbenutzung

Händedesinfektionsmittel enthalten als Hauptwirkstoff Alkohole, die bakterizid und fungizid sind. Trotz ihrer Desinfektionsleistung wirken sie nur begrenzt viruzid, z. B. gegen HBV, HCV, HIV. Sie sollen schon nach kurzer Einwirkzeit ihre volle Wirkung entfalten und sind deshalb in der Zahnarztpraxis danach auszuwählen, ob sie eine Zertifizierung des VAH (Verbund für angewandte Hygiene) haben und dieses Wirkspektrum besitzen. Bei manchen Erregern ist eine längere Einwirkzeit des Desinfektionsmittels erforderlich. Eine entscheidende Bedeutung kommt den Herstellerangaben zu.

Vorgehen hygienische Händedesinfektion:
- Händedesinfektionsmittel (ca. 3–5 ml) in die trockene hohle Hand geben
- mind. 30 Sekunden gesamte Hände, einschließlich Daumen, Nägeln und Nagelfalzen, einreiben (s. Abb. 1 und 2)
- zur Eliminierung einiger Erreger (unbehüllte Viren) kann die Einwirkzeit mind. 2 Min. betragen (Herstellerangaben beachten)
- nach dem Trocknen Einmalhandschuhe anziehen

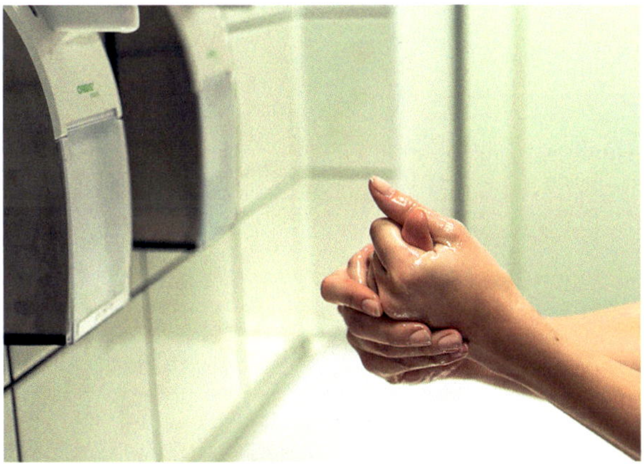

Abb. 1 Beim gründlichen Einreiben der Hände mit ausreichend Desinfektionsmittel wird beachtet, dass die Daumen genügend benetzt werden.

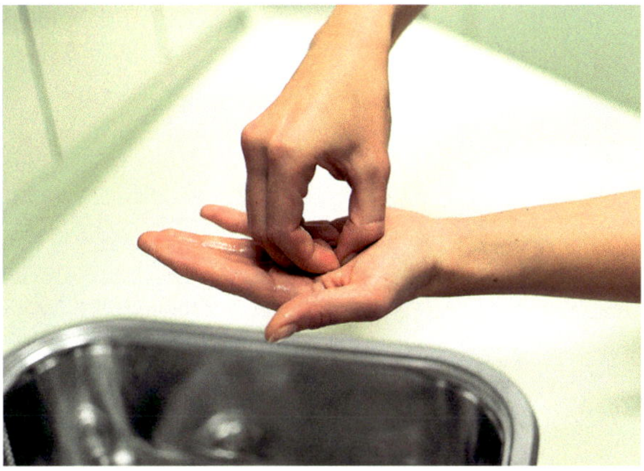

Abb. 2 Die sorgfältige Desinfektion der Fingerkuppen der rechten Hand in der linken Handfläche – und umgekehrt – sichert den Desinfektionseffekt der Fingerkuppen, der Nagelfalze und der Handflächen.

MERKE

Die Händehygiene ist eine der wichtigsten Maßnahmen zur Vermeidung der Übertragung von Infektionskrankheiten.

5.1.3 Chirurgische Händedesinfektion

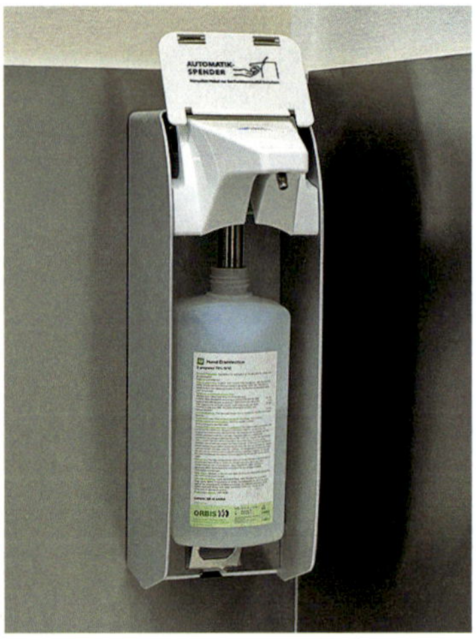

Abb. 1 Wandspender mit Desinfektionsmittel; hier ein Modell mit Sensor, das berührungslos funktioniert.

Bei einer Assistenz in der chirurgischen Behandlung können die Hände in Kontakt mit offenen Wunden kommen, die auf diese Weise infiziert werden können. Chirurgische Händedesinfektion wird deshalb vor chirurgischen Eingriffen durchgeführt, um an Händen und Unterarmen nach der Reinigung die natürliche Besiedlung hauteigener Keime zu verringern. Die Einwirkzeit des Händedesinfektionsmittels ist häufig länger als bei der hygienischen Händedesinfektion (Herstellerangaben beachten und in den Hygieneplan eintragen). Danach ist ein Anlegen steriler Handschuhe zwingend, damit auch das Instrumentarium nur mit „sterilen Händen" in Berührung kommt (s. Abb. 2).

Chirurgische Händedesinfektion ist erforderlich:
- vor umfangreichen chirurgischen Eingriffen mit nachfolgendem speicheldichtem Wundverschluss
- vor allen zahnärztlich-chirurgischen und oralchirurgischen Eingriffen am Patienten mit erhöhtem Infektionsrisiko

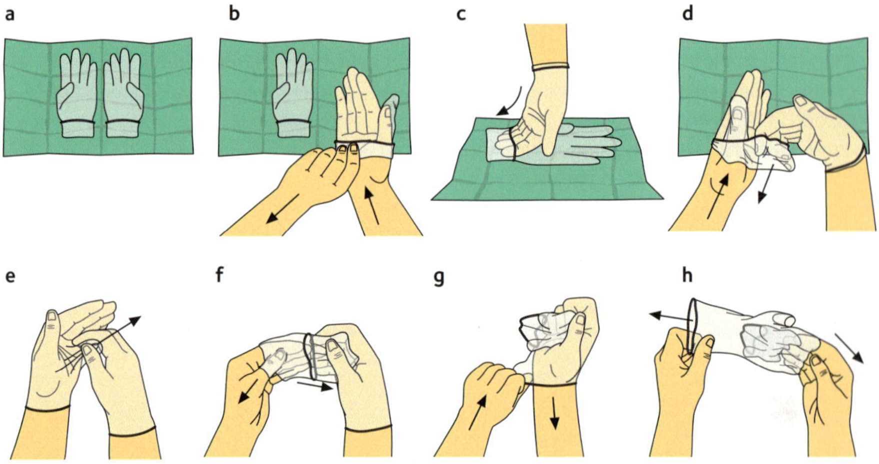

Abb. 2 Anziehen (a bis d) und Ausziehen (e bis h) von sterilen Handschuhen. Anziehen: Die Packung wird ohne Berühren des Inhalts geöffnet und der erste Handschuh ohne Kontakt der Außenfläche des Handschuhs angezogen. Der zweite Handschuh wird unter Berührung nur der Außenseite über die andere Hand gezogen. Ausziehen: Vom Handteller her wird der erste Handschuh von der Hand gezogen und in der behandschuhten Hand behalten. Die handschuhfreie Hand zieht den zweiten Handschuh nach oben ab und wendet ihn dabei mit den kontaminierten Flächen nach innen.

5.1.4 Handpflege

In eine intakte Haut können Schadstoffe und Keime nicht eindringen. Häufiges Waschen und Desinfizieren trocknet die Hände jedoch stark aus. Spezielle Hautpflegeprodukte gleichen diesen Feuchtigkeitsverlust wieder aus. Handpflegeprodukte sollten aus Tuben oder Spendern entnommen werden können, frei von Duft- und Konservierungsstoffen sein und alle Bereiche der Hände, wie auch Fingerzwischenräume, Fingerkuppen und Nagelfalze, pflegen.

Empfehlenswerte Anwendung von Handpflegemitteln:
- zu Beginn der Pausen
- nach Arbeitsende
- bei Bedarf

Die ZFA sortiert die Instrumente so in das RDG ein, dass alle Instrumente umspült werden können. Hierzu gibt es in den Gebrauchsanweisungen der Hersteller exakte Informationen, die Beladungsmuster vorgeben.

Alle Schritte der Aufbereitung sollen nach validierten Verfahren durchgeführt werden: Eine Validierung erbringt den dokumentierten Nachweis, dass alle Arbeitsschritte nach vorgegebenen Bedingungen funktionieren, also das richtige Desinfektionsmittel verwendet und die exakte Temperatur sowie die eingegebene Zeit vom Gerät eingehalten wurden. Ein ausgebildeter Validierungs-Techniker führt dazu eine Leistungsbeurteilung (**Validierung**) durch.

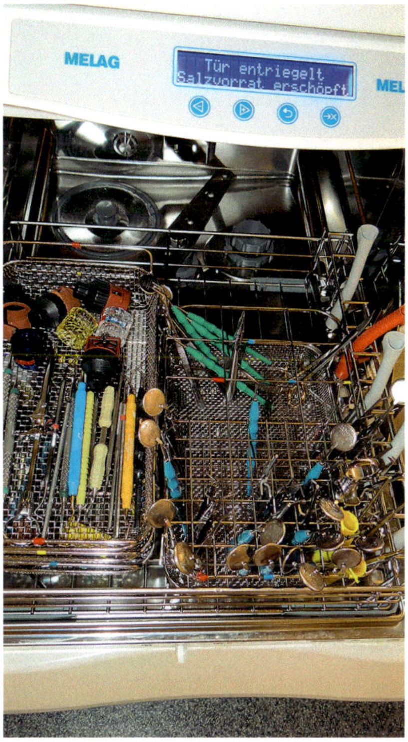

Abb. 1 Beladenes Reinigungs- und Desinfektionsgerät

Kontrolle, Funktionsprüfung und Pflege (Schritt 5)

Soweit eine Validierung des Geräts vorliegt, können die Instrumente semikritisch A und semikritisch B nach Entnahme aus dem validierten RDG dokumentiert zur Wiederverwendung freigegeben werden. Dies ist der Fall, wenn bei der Kontrolle von der freigabeberechtigten ZFA keine Fehler festgestellt werden, z. B. offenkundig schmutzige Instrumente, oder wenn keine Fehleranzeige, z. B. zu geringe Temperatur oder falsche Desinfektionslösung, am Gerät erscheint. Tritt dieser Fall ein, muss das Instrument nach Behebung des Fehlers und nach Fehlerdokumentation erneut aufbereitet werden.

HINWEIS

Nicht validierte RDGs sind, wie manuelle Aufbereitungen, lediglich als Reinigungsgeräte anzusehen. Nach der Kontrolle auf Sauberkeit ist eine zusätzliche Aufbereitung der Instrumente im Sterilisator erforderlich.

Sterilgutverpackung der steril zu lagernden Instrumente nach kritisch A/kritisch B (Schritt 6)

Instrumente nach kritisch A oder kritisch B durchdringen Haut- oder Schleimhaut. Sie sollen grundsätzlich mit validierten, bevorzugt maschinellen Verfahren (also mit dem validierten RDG) gereinigt, desinfiziert und sterilisiert werden. Auf diese Weise kommen sie bei der Patientenbehandlung sicher steril zur Anwendung.

Für Instrumente gibt es diverse Verpackungsmöglichkeiten, wie Container, Kassetten und Folien-Papierverpackungen. Alle Verpackungssysteme müssen dampfdurchlässig sein (Herstellerangaben beachten).
Die Instrumente werden z. B. in die Folien-Papierverpackung gelegt und mit einem Folienschweißgerät beidseitig verschlossen. Durch die Verpackung können Instrumente für max. sechs Monate steril gelagert werden. Folienschweißgeräte sind validierbar.

Die Verpackung ist mit Angaben zu Inhalt, Sterilisationsverfahren, Sterilisierdatum und maximaler Lagerdauer (sechs Monate) zu kennzeichnen.

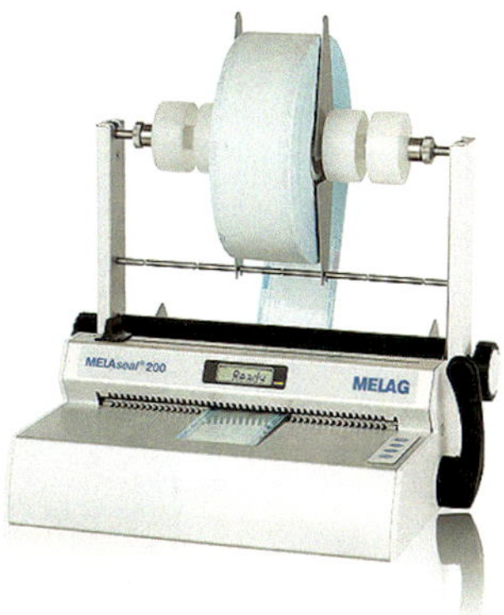

Abb. 2 Folienschweißgerät

Instrumente der Risikoeinstufung semikritisch A und semikritisch B können unverpackt auf das Tray des Autoklaven gelegt werden.

Sterilisation (Schritt 7)

Dampfsterilisator (Autoklav), S. 106

In der Zahnarztpraxis ist ein ❯Dampfsterilisator des Typs B (Autoklav) verpflichtend, der in der Lage ist, Hohlkörper bei einem Druck von 2–3 bar und einer Temperatur von 134 °C mit Dampf zu durchdringen und so eine Sterilisation auch in Hohlräumen zu gewährleisten (s. Abb. 1).

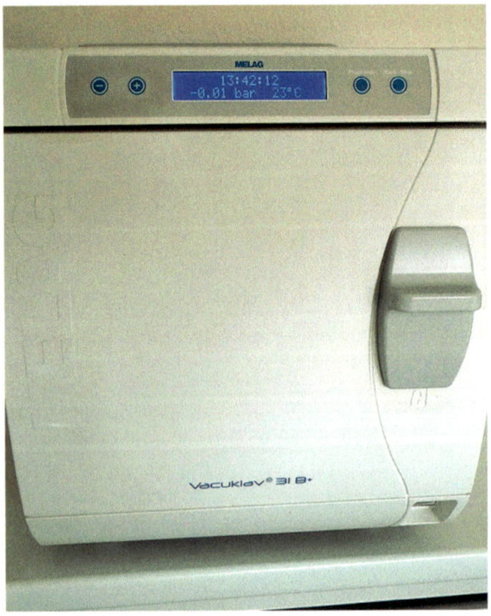

Abb. 1 Autoklav Typ B

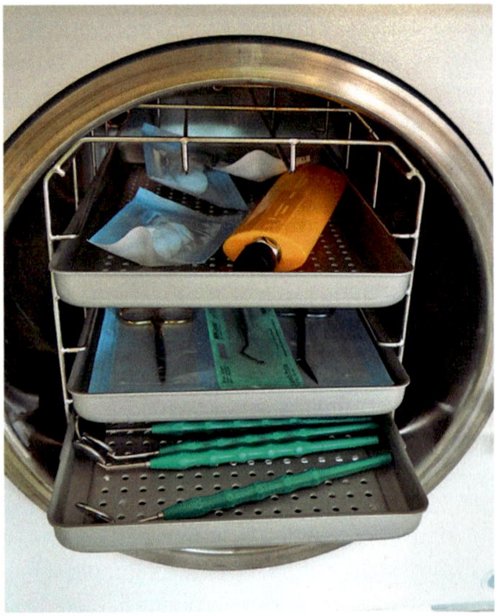

Abb. 2 Autoklav, bestückt mit Trays, verpackt und unverpackt

Die verpackten Instrumente sind entsprechend dem Beladungsmuster des Herstellers auf den Trays so zu lagern, dass der Dampf in jede Verpackung eindringen und auch wieder entweichen kann (s. Abb. 2). Es ist für die Lagerung entscheidend, dass die Verpackung komplett abtrocknen kann, weil Restfeuchtigkeit die Sterilität negativ beeinflusst. Das bedeutet eine nicht zu enge Platzierung der Verpackungen auf den Trays: Die unverpackten Instrumente der Risikoklassen semikritisch A und semikritisch B sollen also in der Weise nebeneinander auf den Trays platziert werden, dass der Dampf alle Bereiche des Instruments erreicht.

Vor der Sterilisation wird eine Helix auf einem Tray platziert (s. Abb. 3). Hierbei handelt es sich um einen Prozessindikator mit Process Challenge Device (PCD) zur Simulation der Dampfdurchdringung in Form eines aufgewickelten Gummiröhrchens. In der Helix befindet sich ein Papierstreifen (Indikatorstreifen), der bei erfolgreicher Hohlkörperdurchdringung mit einem Farbumschlag die korrekte Sterilisation anzeigt.

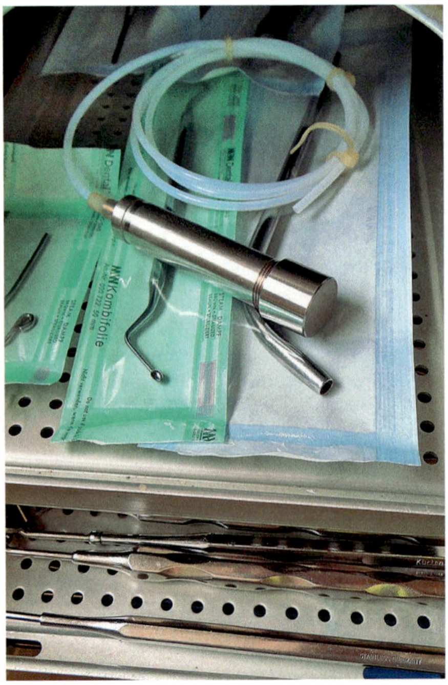

Abb. 3 Tray, beladen mit Helix vor der Sterilisation

Kontrolle der Sterilisation und dokumentierte Freigabe zur Wiederverwendung (Schritt 8)

Die Kontrolle der Sterilisation (**Chargenkontrolle**) ist ein wichtiger Schritt im Aufbereitungszyklus der Instrumente.

Die technische Kontrolle erfolgt am Gerätedisplay, in dem die Temperatur, der Druck, die Zeit und das aufbereitete Sterilgut (verpackt oder unverpackt) angezeigt werden.

Die optische Kontrolle führt die freigabeberechtigte Mitarbeiterin durch. Sie kontrolliert die Sauberkeit der Instrumente, die Verpackungsnähte und das Durchdringen des Dampfes im Hohlkörperbereich. Letzteres wird durch das Ablesen der Helix gewährleistet (s. Abb. 1). Der Farbumschlag muss mit vorgegebenen Farbmustern übereinstimmen, ansonsten wäre eine Sterilisation im Hohlkörperbereich nicht erfolgreich verlaufen und die Charge könnte nicht zur erneuten Anwendung freigegeben werden.

Am Ende eines Aufbereitungszyklus (Charge) dokumentiert die freigabeberechtigte Mitarbeiterin, dass alle Aufbereitungsschritte erfolgreich waren (**Chargendokumentation**) (s. Abb. 3).

Hat sie bei der Aufbereitung Abweichungen vom korrekten Ablauf festgestellt (z. B. schmutziges Instrument oder defekte Verpackung), ist ein Fehlerprotokoll auszufüllen und das Instrument nach Beseitigung des Fehlers erneut aufzubereiten (s. Abb. 4).

Die Freigabe kann auch als elektronische Chargen- und Prozessdokumentation erfolgen (s. Abb. 2).

Die Dokumentationen sind fünf Jahre in der Praxis aufzubewahren.

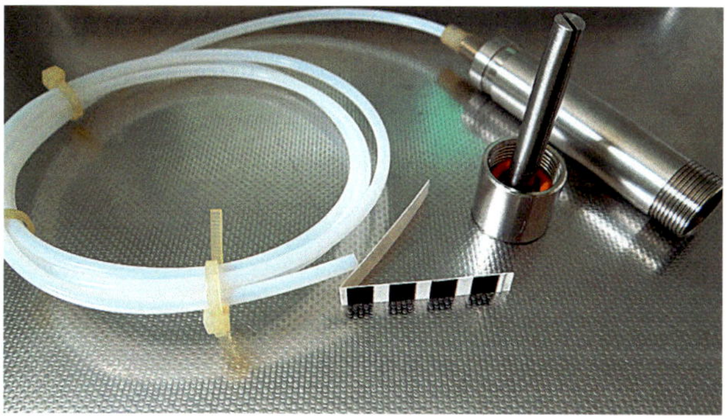

Abb. 1 Helix mit Indikatorstreifen nach der Sterilisation

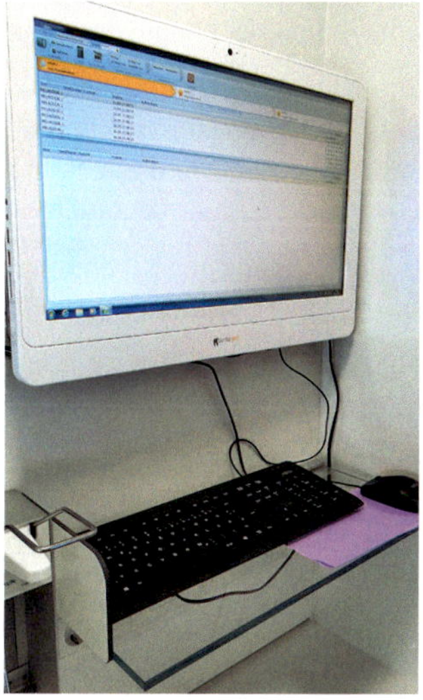

Abb. 2 Elektronische Chargendokumentation

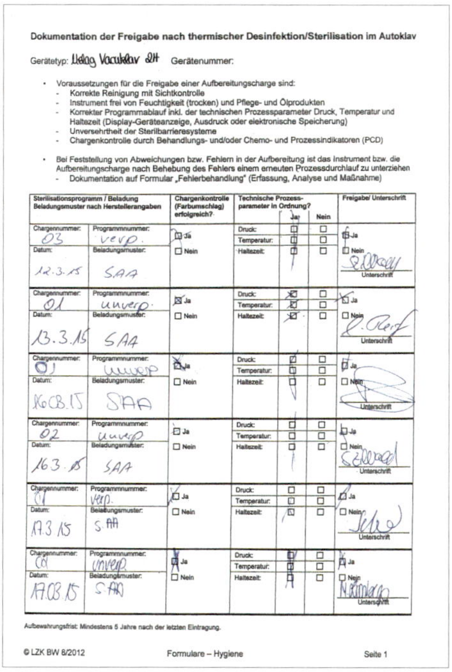

Dokumentation der Freigabe nach thermischer Desinfektion/Sterilisation im Autoklav

Gerätetyp: Melag Vacuklav 24 Gerätenummer:

- Voraussetzungen für die Freigabe einer Aufbereitungscharge sind:
  - Korrekte Reinigung mit Sichtkontrolle
  - Instrument frei von Feuchtigkeit (trocken) und Pflege- und Ölprodukten
  - Korrekter Programmablauf inkl. der technischen Prozessparameter Druck, Temperatur und Haltezeit (Display-Geräteanzeige, Ausdruck oder elektronische Speicherung)
  - Unversehrtheit der Sterilbarrieresysteme
  - Chargenkontrolle durch Behandlungs- und/oder Chemo- und Prozessindikatoren (PCD)
- Bei Feststellung von Abweichungen bzw. Fehlern in der Aufbereitung ist das Instrument bzw. die Aufbereitungscharge nach Behebung des Fehlers einem erneuten Prozessdurchlauf zu unterziehen
  - Dokumentation auf Formular „Fehlerbehandlung" (Erfassung, Analyse und Maßnahme)

Sterilisationsprogramm / Beladung Beladungsmuster nach Herstellerangaben		Chargenkontrolle (Farbumschlag) erfolgreich?	Technische Prozessparameter in Ordnung?	Ja	Nein	Freigabe/ Unterschrift
Chargennummer: 03 Datum: 12.3.15	Programmnummer: verp. Beladungsmuster: SAA	☒ Ja ☐ Nein	Druck: Temperatur: Haltezeit:	✓		☒ Ja ☐ Nein [illegible] Unterschrift
Chargennummer: 01 Datum: 13.3.15	Programmnummer: unverp. Beladungsmuster: SAA	☒ Ja ☐ Nein	Druck: Temperatur: Haltezeit:	☒		☒ Ja ☐ Nein [illegible] Unterschrift
Chargennummer: 01 Datum: 16.03.15	Programmnummer: unverp Beladungsmuster: SAA	☒ Ja ☐ Nein	Druck: Temperatur: Haltezeit:	✓		☒ Ja ☐ Nein [illegible] Unterschrift
Chargennummer: 02 Datum: 16.3.15	Programmnummer: unverp Beladungsmuster: SAA	☒ Ja ☐ Nein	Druck: Temperatur: Haltezeit:	✓		☒ Ja ☐ Nein [illegible] Unterschrift
Chargennummer: 01 Datum: 17.3.15	Programmnummer: verp. Beladungsmuster: S.AA	☒ Ja ☐ Nein	Druck: Temperatur: Haltezeit:	✓		☒ Ja ☐ Nein [illegible] Unterschrift
Chargennummer: 01 Datum: 17.03.15	Programmnummer: unverp. Beladungsmuster: S.AA	☒ Ja ☐ Nein	Druck: Temperatur: Haltezeit:	✓		☒ Ja ☐ Nein [illegible] Unterschrift

Aufbewahrungsfrist: Mindestens 5 Jahre nach der letzten Eintragung.

© LZK BW 8/2012 Formulare – Hygiene Seite 1

Abb. 3 Freigabedokument

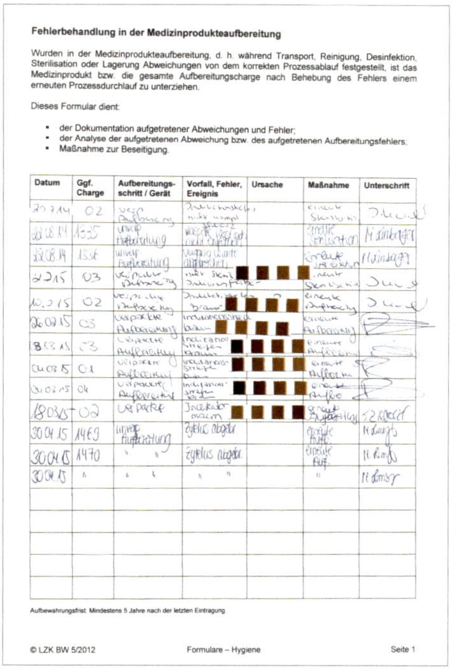

Fehlerbehandlung in der Medizinprodukteaufbereitung

Wurden in der Medizinprodukteaufbereitung, d. h. während Transport, Reinigung, Desinfektion, Sterilisation oder Lagerung Abweichungen von dem korrekten Prozessablauf festgestellt, ist das Medizinprodukt bzw. die gesamte Aufbereitungscharge nach Behebung des Fehlers einem erneuten Prozessdurchlauf zu unterziehen.

Dieses Formular dient:

- der Dokumentation aufgetretener Abweichungen und Fehler;
- der Analyse der aufgetretenen Abweichung bzw. des aufgetretenen Aufbereitungsfehlers;
- Maßnahme zur Beseitigung.

Datum	Ggf. Charge	Aufbereitungs-schritt / Gerät	Vorfall, Fehler, Ereignis	Ursache	Maßnahme	Unterschrift
20.7.14	02	verp. Aufbereitung	Indikatorstreifen nicht komplett		erneute Sterilisation	[illegible]
22.08.14	1335	unverp. Aufbereitung	[illegible]		erneute Sterilisation	[illegible]
22.08.14	1336	unverp. Aufbereitung	Vorgang wurde abgebrochen		erneute Sterilisation	[illegible]
2.2.15	03	verpackte Aufbereitung	nicht steril Indikatorstreifen		erneute Sterilisation	[illegible]
10.2.15	02	verpackte Aufbereitung	Indikatorstreifen braun		erneute Aufbereitung	[illegible]
26.02.15	03	verpackte Aufbereitung	Indikatorstreifen braun		erneute Aufbereitung	[illegible]
13.03.15	03	verpackte Aufbereitung	Indikatorstreifen braun		erneute Aufbereitung	[illegible]
04.03.15	01	verpackte Aufbereitung	Indikatorstreifen braun		erneute Aufbereitung	[illegible]
04.03.15	04	verpackte Aufbereitung	Indikatorstreifen braun		erneute Aufbereitung	[illegible]
18.03.15	02	verpackte	Indikator braun		erneute Aufbereitung	[illegible]
30.04.15	1469	unverp. Aufbereitung	Zyklus abgebr.		erneute Aufb.	[illegible]
30.04.15	1470	" "	Zyklus abgebr.		erneute Auf.	[illegible]
30.04.15	"	" "	" "		"	[illegible]

Aufbewahrungsfrist: Mindestens 5 Jahre nach der letzten Eintragung.

© LZK BW 5/2012 Formulare – Hygiene Seite 1

Abb. 4 Fehlerdokument

Aufbereitung von Übertragungsinstrumenten

Eine Besonderheit bei der Aufbereitung stellen die Übertragungsinstrumente (Hand- und Winkelstücke sowie Turbinen) dar.

In den engen, verwinkelten Hohlkörpern kann eine Verkeimung entstehen, z. B. auch durch den Rücksog von Spülwasser (retrograde Kontamination) oder durch Blut- und Gewebereste, die sich festgesetzt haben. Eine sorgfältige Reinigung und Desinfektion ist nach jedem Patienteneinsatz zwingend.

Die Übertragungsinstrumente werden unmittelbar nach der Patientenbehandlung am Behandlungsstuhl außen mit einem Desinfektionsmittel abgewischt und die Innenkanäle 20 Sekunden mit Wasser aus der Behandlungseinheit durchgespült.

Übertragungsinstrumente sollten anschließend maschinell aufzubereiten und auch hitzebeständig sein. Soweit vom Hersteller zugelassen, können sie in einem Reinigungs- und Desinfektionsgerät mit passenden Adaptern durchgespült werden und im Anschluss mit geeigneten Sprays innen gepflegt werden (s. Abb. 1).

Für die Risikogruppe semikritisch B genügt eine sichere Desinfektion auch der engen Kanäle des Übertragungsinstruments durch den Einsatz im validierten Thermodesinfektor (RDG). Liegt keine Gerätevalidierung vor, müssen die Übertragungsinstrumente im Autoklav abschließend unverpackt aufbereitet und freigegeben werden.

In der Zahnarztpraxis kommen verstärkt Geräte zum Einsatz, die für die Aufbereitung von Übertragungsinstrumenten entwickelt wurden (s. Abb. 2).

Für die Risikogruppe kritisch B muss eine Aufbereitung verpackt im Autoklav (Sterilisator) erfolgen, bevor dieses Instrument beim nächsten Patienten in der chirurgischen Behandlung eingesetzt werden kann.

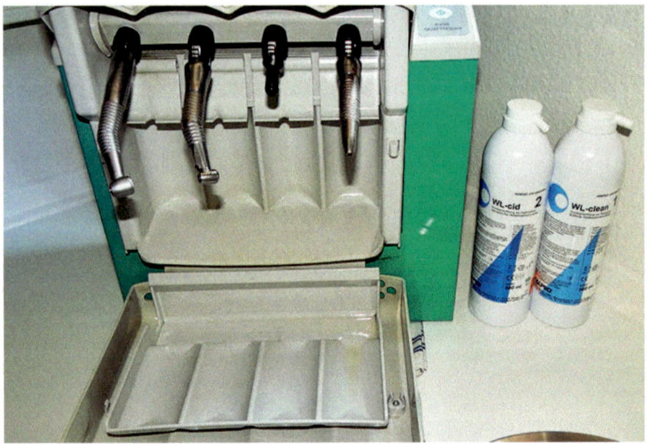

Abb. 1 Pflegegerät für Übertragungsinstrumente

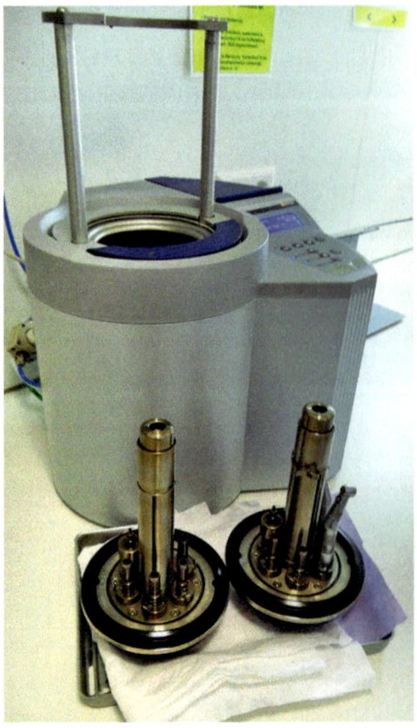

Abb. 2 DAC-Autoklav für Übertragungsinstrumente

Hygienische Lagerung und Bereitstellung (Schritt 9)

Unverpackte und verpackte Instrumente sollen nach der Aufbereitung staubgeschützt, trocken und kontaminationsgeschützt in geschlossenen Schränken und Schubladen gelagert werden, was üblicherweise in den Behandlungszimmern erfolgt. Dort werden sie den Behandlern bei der nächsten Behandlung wieder bereitgestellt.

Bei der Lagerung von Instrumenten in Folienverpackungen ist nach Ablauf der maximalen Aufbewahrungszeit (sechs Monate) das Sterilgut neu zu verpacken und zu sterilisieren. Es ist empfehlenswert, die Instrumente mit System in den Schubladen zu sortieren: **first in, first out**.
Was zuerst einsortiert wurde, sollte auch zuerst entnommen werden.

5.4 Flächen und Einrichtungsgegenstände

Flächen und Einrichtungsgegenstände sind mit einer Wisch- oder einer Sprühdesinfektion zu desinfizieren.

Patientennahe Oberflächen, die bei der Behandlung in Kontakt mit Instrumenten, Aerosolen oder Händen gekommen sind, aber nicht aufbereitet werden können, z. B. Lampengriffe, der Behandlungsstuhl und der Schwebetisch, sind nach jeder Patientenbehandlung mit einer **Wischdesinfektion** zu reinigen und zu desinfizieren.
Hierzu wird in der Praxis entsprechend dem Hygieneplan ein geeignetes, wirksames Desinfektionsmittel mit VAH-Zertifizierung und begrenzt viruzid gegen HBV, HCV und HIV wirkend ausgewählt. Dieses wird auf ein Tuch gesprüht und dann die Fläche damit komplett abgewischt. Es gibt im Handel auch bereits getränkte Desinfektionstücher zum Eimalgebrauch, die Spendern entnommen werden.
Zusätzlich sind alle Flächen im Behandlungszimmer, wie Waschbecken, Schläuche der Absauganlage und der Behandlungseinheit, arbeitstäglich durch Wischdesinfektion mechanisch zu reinigen. Die mechanische Wischdesinfektion reinigt und desinfiziert im Gegensatz zur Sprühdesinfektion die gesamte Fläche effektiver.

Bei der **Sprühdesinfektion** wird die Desinfektionslösung direkt auf den zu desinfizierenden Bereich aufgesprüht. Diese Methode ist auf schwierig zu reinigende Flächen zu beschränken, z. B. die Nische der Absauganlage und die Nischen der Übertragungsinstrumente, da beim Sprühen nur einzelne Perlen die Fläche benetzen (s. Abb. 2), wodurch die Bereiche dann auch nicht komplett desinfiziert werden. Bei der Verdunstung des Desinfektionsmittels können außerdem größere Mengen eingeatmet werden.

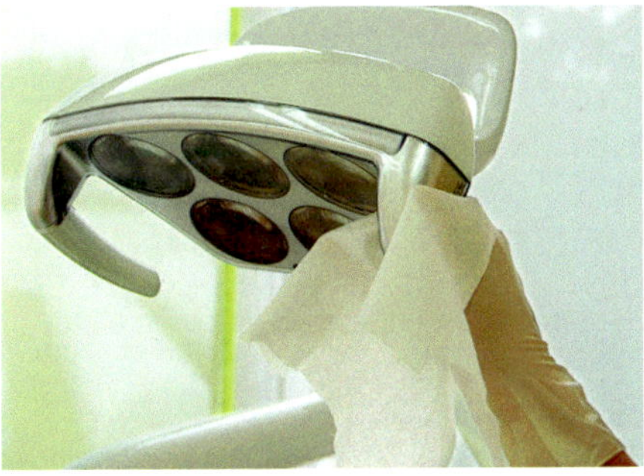

Abb. 1 Mit dem Tuch werden die Flächen abgewischt (hier die Griffe der Lampe).

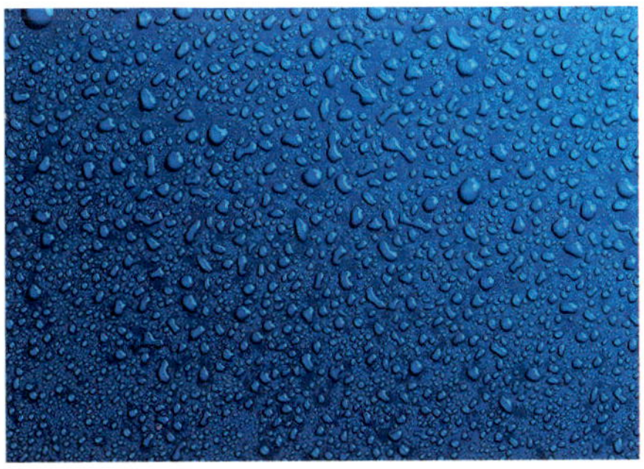

Abb. 2 Aerosolnebel

5.5 Abformungen und zahntechnische Werkstücke

Abformungen, Zahnersatz oder kieferorthopädische Apparaturen, die sich im Patientenmund befunden haben, müssen vor der Weiterverarbeitung im Labor nach den Angaben im Hygieneplan desinfiziert werden. Es ist zunächst eine Reinigung durch vorsichtiges Abspülen notwendig. Im Anschluss daran erfolgt die Desinfektion mit wirksamen, werkstoffkompatiblen (geeignet für den Werkstoff) Desinfektionsmitteln. Die Einwirkzeit ist nach Herstellerangaben umzusetzen.

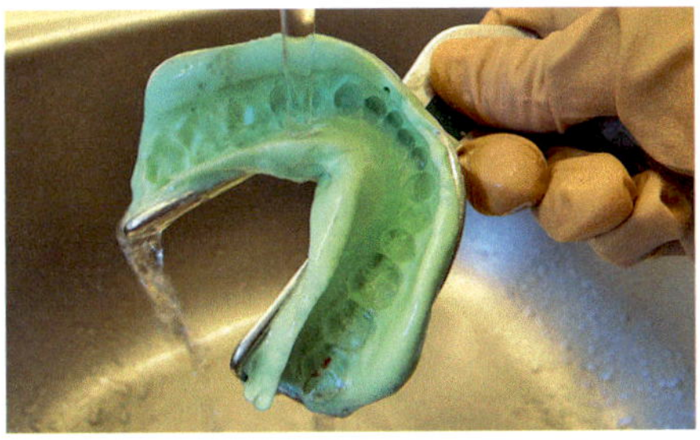

Abb. 3 Abspülen der Abformung mit Wasser

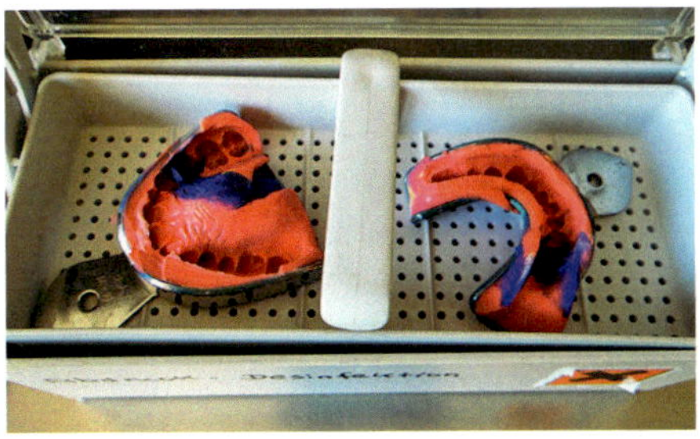

Abb. 4 Desinfektionslösung für Abformungen

5.6 Wasserführende Systeme

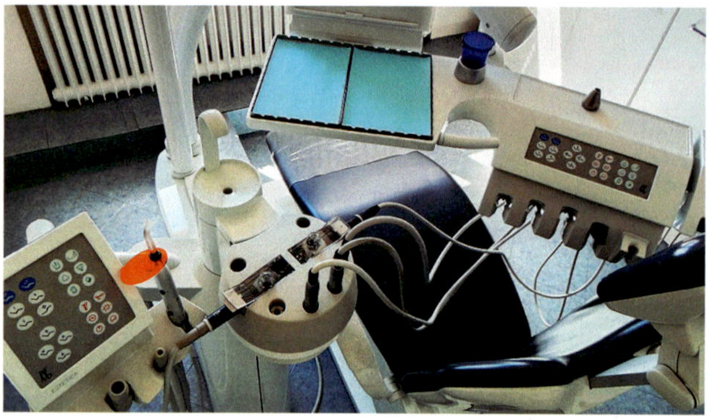

Abb. 1 Intensiventkeimung

Die wasserführenden Systeme der Behandlungseinheiten wie Übertragungsinstrumente, Mehrfunktionsspritzen, Ultraschallhandstücke und Instrumentenschläuche können mit Mikroorganismen besiedelt sein, z. B. mit Bakterien, Pilzen, Legionellen, und Anhaftungen in Form von Biofilmen aufweisen.

Die Kontamination der wasserführenden Systeme entsteht durch längere Behandlungspausen und durch Sekrete aus der Mundhöhle des Patienten.

Die Entnahmestellen für Kühl- und Spülwasser sind ohne Übertragungsinstrumente zu Beginn eines Behandlungstages für zwei Minuten mit Wasser durchzuspülen. Benutzte Entnahmestellen müssen nach jedem Patienten für 20 Sekunden mit Wasser durchgespült werden.

Sofern für die Behandlungseinheit eine Intensiventkeimung zur Verfügung steht, wird sie wöchentlich oder bei längeren Praxispausen (Urlaub) nach Herstellerangaben mit einem geeigneten Desinfektionsmittel (Wasserstoffperoxid, H_2O_2, 6 %) durchgeführt. Dabei werden die Leitungen gereinigt, entkeimt und die Bildung des Biofilms wird verhindert. Der Hersteller gibt in seinen Gebrauchsanweisungen die Informationen, wie zu verfahren ist.

Bei oralchirurgischen Eingriffen oder bei zahnärztlichen Behandlungen von Patienten mit erhöhtem Infektionsrisiko sollte nicht das Wasser aus der Dentaleinheit zum Spülen benutzt werden, weil es nicht keimfrei ist. Empfohlen wird das Spülen und Kühlen mit steriler Kochsalzlösung aus einer sterilen Spritze.

5.7 Absauganlage

Die **Innenflächen** der Absauganlagen werden möglichst nach jeder Behandlung, bei der abgesaugt wurde, mit einem Desinfektionsmittel durchgespült, das unter Blut- oder Speichelbelastung wirksam ist.

Die **Außenflächen der festsitzenden Absaugschläuche** sowie die **Mundspülbecken** werden mit einem Flächendesinfektionsmittel mit kurzer Einwirkzeit nach jeder Patientenbehandlung wischdesinfiziert.

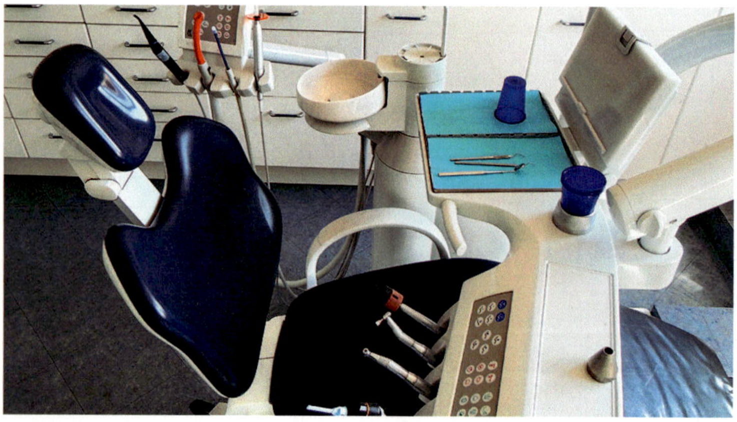

Abb. 2 Behandlungseinheit mit aufgesteckten Übertragungsinstrumenten

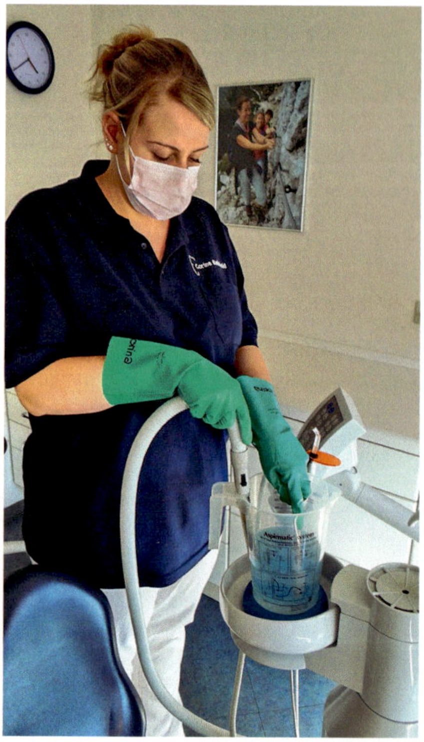

Abb. 3 Tägliche Desinfektion der Absauganlage

Die Filter der Absauganlage werden mit flüssigkeitsdichten Handschuhen nach Herstellerangaben gewechselt bzw. gereinigt.

Amalgamabscheider in der Absauganlage werden entleert und mit Entsorgungsnachweis entsorgt.

5.8 Praxiswäsche

Textile Praxiskleidung, textile Teile der Schutzausrüstung, Handtücher oder Abdecktücher werden getrennt in Behältern gesammelt und bei einer Temperatur von 90 °C im Kochwaschgang gewaschen.
Das Waschen von Textilien, die nicht für den Kochwaschgang geeignet sind, erfolgt mit einem mikrobiziden Waschmittel (VAH-Zertifizierung zur Wäschedesinfektion).

Textile Praxiskleidung ist bei sichtbarer Verschmutzung, jedoch mindestens zweimal wöchentlich zu wechseln. Bei textilen Teilen der Schutzausrüstung, Handtüchern und Abdecktüchern ist nach jedem Gebrauch ein Wechsel erforderlich.

5.9 Abfall

Hausmüllähnliche Abfälle, die in der Praxis anfallen, z. B. Papier/Pappe, Glas, Kunststoff, Metall und Batterien, können entsprechend den kommunalen Bestimmungen getrennt gesammelt und entsorgt werden.

Abfälle aus Untersuchungs- und Behandlungsräumen, die spitz und scharf sind und eine Verletzungsgefahr bedeuten, werden in durchstichsicheren und flüssigkeitsbeständigen Behältern gesammelt und sicher umschlossen entsorgt (s. Abb. 1).

Abfälle, die mit Blut oder Sekreten aus der Mundhöhle kontaminiert sind, werden in feuchtigkeitsbeständigen Abfallsäcken im Abfalleimer gesammelt und sicher umschlossen entsorgt.

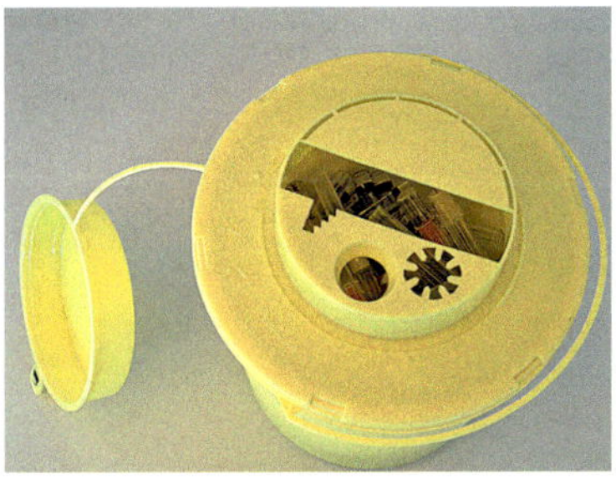

Abb. 1 Abwurfbehälter zur Entsorgung spitzer und scharfer Gegenstände

Röntgenchemikalien und quecksilberhaltige Abfälle (auch extrahierte Zähne mit Amalgamfüllungen) sowie Abscheidegut (z. B. aus dem Sieb der Absauganlage) müssen in dichten Behältern gesammelt werden. Hierbei muss die Praxis nachweisen, dass giftige Abfälle fachgerecht entsorgt werden. Die Kanister werden dementsprechend an einen Recyclingbetrieb übergeben, der die Entsorgung über einen sogenannten Entsorgungsnachweis schriftlich bestätigt.

TERMINOLOGIE: HYGIENEMASSNAHMEN	
Aerosol	in Luft gelöster, feiner Sprühnebel
Amalgamabscheider	Gerät, das in die Behandlungseinheit eingebaut sein muss, um Amalgamreste aufzufangen
Aufbereitungszyklus	Ablauf, den benutzte Instrumente bis zu ihrem erneuten Gebrauch durchlaufen müssen
Autoklav	Sterilisator mit feuchter Hitze und Dampf
Beladungsmuster	vom Hersteller eines Gerätes (RDG, Autoklav) vorgegebene Beladungsinformationen
Charge	Produktserie, Herstellungsablauf unter gleichen Bedingungen
Chargendokumentation	schriftlicher Nachweis für jede Charge, z. B. eines Sterilisationsablaufs
Freigabe	letzter Schritt der Aufbereitung

Helix	Prozessindikator in Form eines aufgewickelten Gummiröhrchens; simuliert Hohlkörperdurchdringung des Dampfes
Hygieneplan	individuell ausgefüllter Plan, den jede Praxis den Mitarbeiterinnen zur Umsetzung der Hygienemaßnahmen zur Verfügung stellt
Indikatorstreifen	Papierstreifen, der durch Farbumschlag die richtige Aufbereitung im Autoklav anzeigt
Kontamination	Verunreinigung, Verseuchung
Medizinprodukte	Geräte und Instrumente, die zur Patientenbehandlung gebraucht werden
Sterilgut (Sterilisiergut)	Sammelbegriff für sterilisierte Instrumente
Sterilgutverpackung	geeignete Sterilisiergutverpackung, die längere Lagerzeiten erlaubt
Übertragungsinstrumente	Instrumente, die die gewünschte Umdrehungszahl auf rotierende Instrumente übertragen, z. B. Winkelstück, Turbine oder Handstück
Validierung, validieren	Nachweis der korrekten Aufbereitung eines Instrumentes bei Standardbeladung

AUFGABEN

1 Nennen Sie die Anforderungen an eine hygienische und an eine chirurgische Händedesinfektion.

2 Erklären Sie, was man unter einer persönlichen Schutzausrüstung versteht. Nennen Sie Beispiele.

3 Nennen Sie die fünf Risikoklassen, in die zahnärztliche Instrumente nach ihrem hygienischen Risiko einzustufen sind.

4 Beschreiben Sie die Stationen der Instrumentenaufbereitung

5 Begründen Sie, worin Sie die Vorteile bei der Aufbereitung mit validierten Geräten sehen.

6 Welche Besonderheiten sind bei der Aufbereitung von Übertragungsinstrumenten zu beachten?

7 Worauf muss bei der Freigabe von Instrumenten geachtet werden?

8 Geben Sie an, was Sie beim sicheren Umgang mit Kanülen beachten müssen.

9 Wie sind spitze Gegenstände aus der Behandlung zu entsorgen?

Kariestherapie begleiten

LF 4

1 Aufbau der Zähne und deren Entwicklung
2 Allgemeine Untersuchungsmethoden
3 Karies
4 Therapie der Karies

1 Aufbau der Zähne und deren Entwicklung

Die Kenntnis des feingeweblichen Aufbaus der Zähne ist die Voraussetzung für vorbeugende und zahnerhaltende Maßnahmen. So konnten z. B. Füllungsmaterialien entwickelt werden, die einen Verbund mit den Zahnhartsubstanzen eingehen und dadurch sehr gut halten. Auch können die Entstehung von Karies und die damit verbundenen therapeutischen und vorbeugenden Maßnahmen nur auf der Basis der Kenntnis des Zahnaufbaus verstanden werden. Das Wissen über die regelgerechte Entwicklung der Zähne und des Gebisses ist z. B. für notwendige kieferorthopädische Maßnahmen entscheidend.

1.1 Histologischer Zahnaufbau

Unter der **Histologie** versteht man die Lehre von den Geweben unseres Körpers. Auch unsere Zähne bestehen aus unterschiedlichen Zahnhartsubstanzen und einem Weichgewebe, die sich im **makroskopischen** (mit bloßem Auge sichtbar) und **mikroskopischen** (nur mit dem Mikroskop sichtbar) Aufbau unterscheiden.

Die Zahnhartsubstanzen bestehen aus Zahnschmelz, Wurzelzement und Dentin. Sie umgeben die Pulpa, das Weichgewebe des Zahnes.

1.1.1 Pulpa

Die Pulpa besteht aus Bindegewebe, das reichlich mit Nerven, Blut- und Lymphgefäßen versorgt ist. Bindegewebe füllen Hohlräume aus und betten Organe in ihre Umgebung ein. Außerdem bestehen Bindegewebe aus Zellen, die eine Grundsubstanz und Fasern bilden. Die Nerven, Blut- und Lymphgefäße treten durch das **Foramen apikale**, eine kleine Öffnung an der Wurzelspitze, in die Pulpa ein. Die Pulpa ernährt das Dentin und kann dies neu bilden. Reize können über die Nerven der Pulpa weitergeleitet werden und über die Blutgefäße können auch Abwehrzellen in die Pulpa einwandern.

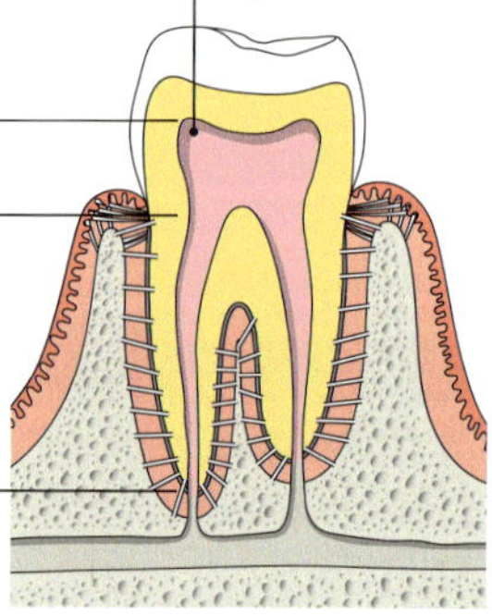

Abb. 1 Kronen- und Wurzelpulpa, Pulpenhorn

Der Raum, den die Pulpa ausfüllt, wird als **Pulpakammer** bezeichnet. Man unterscheidet zwischen einer **Kronen**- und einer **Wurzelpulpa** (s. Abb. 1). Die Kronenpulpa hat zur Krone hin Ausweitungen, die als **Pulpenhörner** bezeichnet werden. Die Pulpenhörner sind gerade bei Kindern und Jugendlichen besonders ausgeprägt.

In der äußersten Schicht der Pulpa, die dem Dentin anliegt, befinden sich Dentin bildende Zellen (**Odontoblasten**). Ausläufer der Odontoblasten (**Odontoblastenfortsätze**) ziehen über Dentinkanälchen in das Dentin. Die Odontoblastenfortsätze werden auch als **Tomes-Fasern** bezeichnet.

Während der Zahnbildung, bis zum Abschluss des Wurzelwachstums, scheiden die Odontoblasten das erste Dentin – **Primärdentin** – ab. Aber auch nach dem Zahndurchbruch wird kontinuierlich Dentin gebildet, das sogenannte **Sekundärdentin**. Deshalb wird die Pulpakammer immer enger, je älter man wird. Wird die Pulpa, z. B. durch Karies, gereizt, so wird verstärkt Dentin gebildet, das sogenannte **›Tertiärdentin** („Reizdentin").

Tertiärdentin, S. 209

1.1.2 Dentin

Der menschliche Zahn besteht zum größten Teil aus Dentin.

Die Zahnhartsubstanzen (Dentin, Zahnschmelz und Wurzelzement) bestehen hauptsächlich aus einem **mineralischen Anteil**, der aus Kalzium- und Phosphationen sowie aus Fluoriden aufgebaut ist. Dieser Aufbau wird auch als **Hydroxylapatit** bezeichnet. Der mineralische Anteil gibt den Zahnhartsubstanzen die Festigkeit.

Die Zahnhartsubstanzen haben aber auch einen **organischen Anteil** (z. B. Fasern, Kohlenhydrate, Fette, Eiweiße) und enthalten Wasser. Damit ähnelt die Zusammensetzung der Zahnhartsubstanzen der unserer Knochen. Im Dentin ist der organische Anteil höher als im Zahnschmelz. Daher ist Dentin auch weicher als der Zahnschmelz.

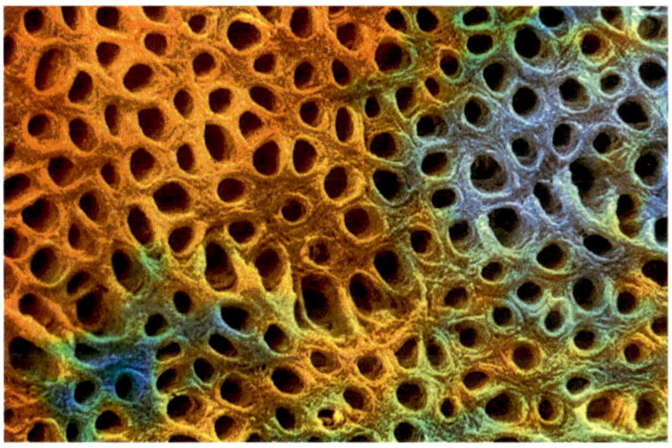

Abb. 1 Dentinkanälchen (stark vergrößert, Odontoblastenfortsätze entfernt)

Dentin kann ein Leben lang von **Odontoblasten** gebildet werden. **Odontoblastenfortsätze** durchziehen das gesamte Dentin. Sie liegen in **Dentinkanälchen** (s. Abb. 1). Die **Odontoblastenkörper** befinden sich in der Pulpa. Da das Dentin über die Odontoblastenfortsätze mit der Pulpa vernetzt ist, spricht man auch von einer **Pulpa-Dentin-Einheit** (s. Abb. 2).

Dentin ist also ein lebendes Gewebe.

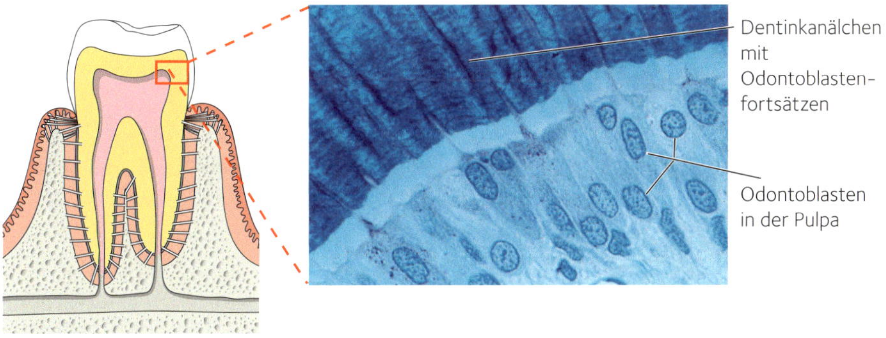

Abb. 2 Pulpa-Dentin-Einheit

1.1.3 Zahnschmelz

Vor dem Zahndurchbruch wird der Zahnschmelz von **Ameloblasten** (bzw. **Adamantoblasten**) gebildet. Die Ameloblasten gehen nach dem Zahndurchbruch zugrunde. Der Zahnschmelz kann daher nur vor dem Zahndurchbruch gebildet werden. Nach dem Zahndurchbruch werden in den Schmelz noch Mineralien eingelagert. Dadurch erhält er seine endgültige Härte. Ausgereifter Zahnschmelz ist die **härteste Substanz des Körpers**.

Er ist im Bereich der Kauflächen besonders dick und läuft im Zahnhalsbereich als dünne Schicht aus.

Der Zahnschmelz besteht im Wesentlichen aus den gleichen Bestandteilen wie Dentin, hat jedoch einen viel geringeren organischen Anteil. Der mineralische Anteil des Schmelzes liegt in Form kleiner, sechskantiger Kristalle (Schmelzprismen) vor, die dem Schmelz seine große Härte verleihen (s. Abb. 3).

In diese Kristalle können Fluoride eingelagert werden. Es entsteht Fluorapatit, wodurch der Zahnschmelz noch widerstandsfähiger gegen Säureangriffe wird.

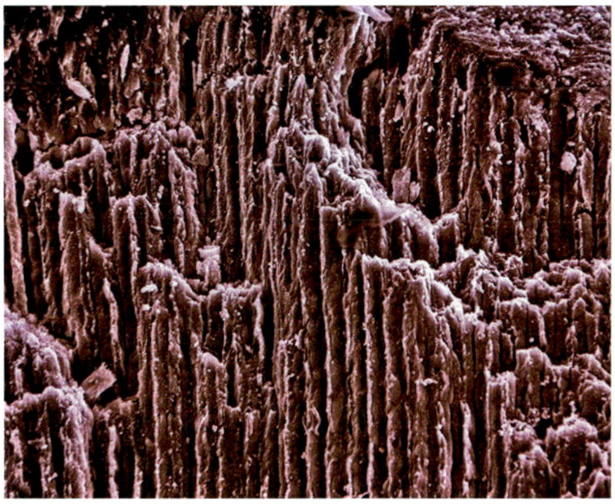

Abb. 3 Schmelzprismen (rasterelektronenmikroskopische Aufnahme)

1.1.4 Wurzelzement

Parodontium, S. 326

Das Wurzelzement ähnelt in seiner Struktur und Härte dem menschlichen Knochen, wird aber im Gegensatz zu ihm nicht mit Blutgefäßen versorgt. Das Zement gehört zum ›Parodontium (Zahnhalteapparat), da an ihm die Parodontalfasern haften, die die Zähne in der Alveole beweglich befestigen.

Das Zement hat den geringsten mineralischen Anteil der Zahnhartsubstanzen und damit auch die geringste Härte. Sein organischer Anteil besteht hauptsächlich aus Fasern.

An der Wurzelspitze ist die Zementschicht dicker als im Bereich des Zahnhalses. Das Zement wird von **Zementoblasten** gebildet. Diese sind v. a. im Bereich der Wurzelspitze zeitlebens vorhanden. Deshalb kann bei vermehrter Belastung Wurzelzement, wie Dentin, auch nach dem Zahndurchbruch noch gebildet werden.

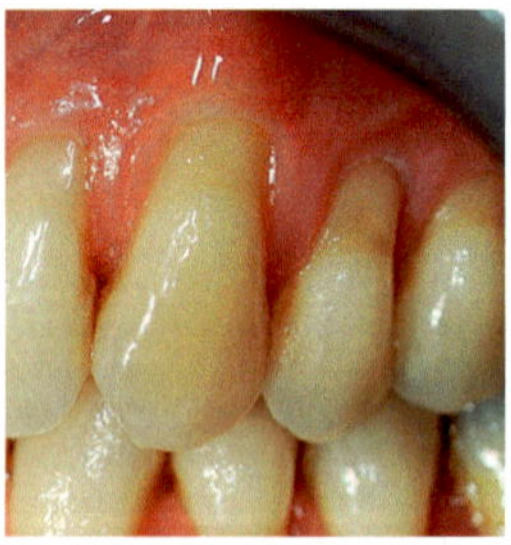

Abb. 1 Freiliegende Zahnhälse

HINWEIS

Überempfindliche Zähne
Bei Zahnfleischrückgang kommt es zu freiliegenden Zahnhälsen oder Wurzeloberflächen. Das dünne Wurzelzement kann z. B. durch falsche Mundhygienemaßnahmen leicht beschädigt werden. Nun liegt Dentin frei. Die Odontoblastenfortsätze haben über die Dentinkanälchen Kontakt mit der Mundhöhle. Mechanische, thermische und chemische Reize können vom Patienten dann als sehr schmerzhaft empfunden werden. Dies bezeichnet man als überempfindliche (hypersensible) Zähne.

1.2 Entwicklung der Zähne und des Gebisses

Zuerst bekommt der Mensch Milchzähne, die später durch die bleibenden Zähne ersetzt werden. Die Gebissentwicklung verläuft beim Menschen mit zwei **Dentitionen** (Zahndurchbrüchen).

1.2.1 Entwicklung der Zähne

Schon früh in der Schwangerschaft werden beim Embryo die Zahnanlagen gebildet. In der Mitte des zweiten Embryonalmonats bildet sich im Bereich des zukünftigen Ober- und Unterkiefers jeweils eine **Zahnleiste** aus (s. Abb. 2). An jeder Zahnleiste bilden sich zehn knospenartige Zahnanlagen (**Zahnknospen**) für die Milchzähne.

Durch schnelleres Wachstum der Ränder entwickelt sich ca. im dritten Embryonalmonat die Zahnknospe zur **Zahnkappe** und diese weiter zur **Zahnglocke** (s. Abb. 3).

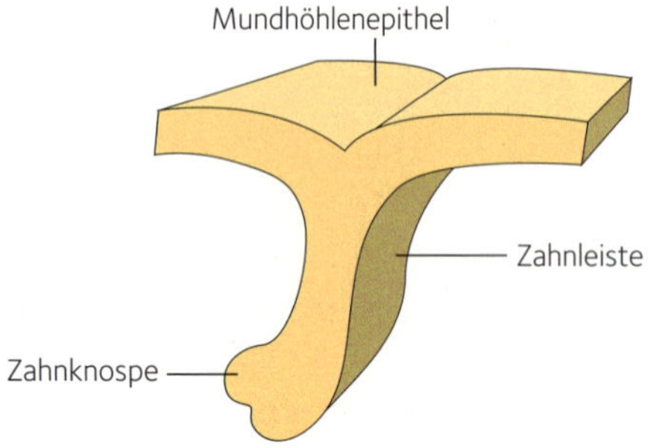

Abb. 2 Zahnentwicklung. Zahnleiste mit Zahnknospen (Epithel = mehrschichtiger Zellverband, der innere oder äußere Körperoberflächen bedeckt)

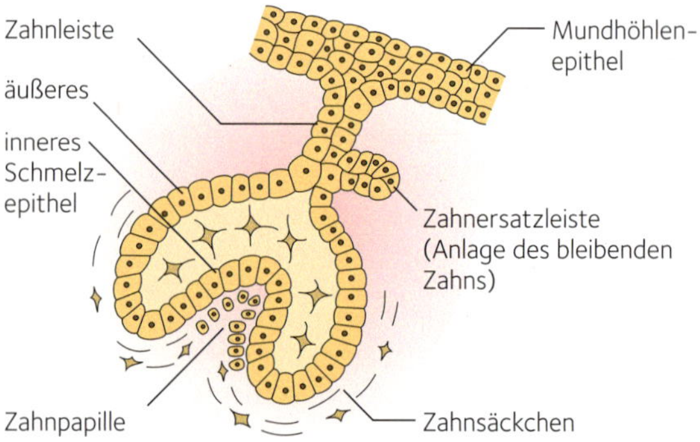

Abb. 3 Zahnentwicklung. Zahnglocke

Etwa im vierten Embryonalmonat beginnt die Entwicklung der Zahnhartsubstanzen (s. Abb. 1).

In der inneren Wand der Zahnglocke liegen die **Ameloblasten**. Sie formen den Schmelz der späteren Zahnkrone. Die Schmelzschicht wird langsam nach außen hin verdickt.

An die innere Zahnglockenwand lagert sich Bindegewebe an. Daraus entwickelt sich die Pulpa.

Die Zellen der Zahnpulpa, die an der Zahnglocke liegen, entwickeln sich zu Odontoblasten und bilden Dentin. Die Dentinbildung beginnt am Ende des vierten Embryonalmonats. Die Dentin bildenden **Odontoblasten** wandern dabei langsam nach innen und hinterlassen jeweils einen **Odontoblastenfortsatz**. So wird die Pulpa immer mehr eingegrenzt.

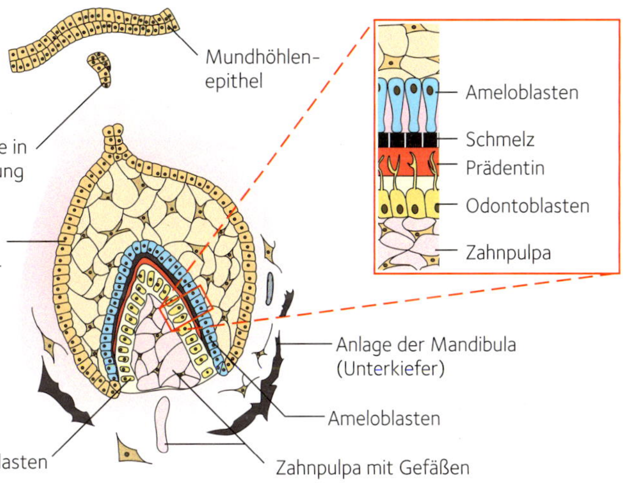

Abb. 1 Zahnentwicklung. Entwicklung der Zahnhartsubstanzen, Zahnglocke

Die Milchzähne werden durch bleibende Zähne ersetzt (s. Abb. 2). Die bleibenden Zähne, die die Milchzähne ersetzen, werden daher als **Ersatzzähne** bezeichnet.

Für die Ersatzzähne bildet sich aus der Zahnleiste eine **Zahnersatzleiste**. Die Bildung der Ersatzzähne beginnt im fünften Monat nach der Geburt mit der Knospenbildung der mittleren Schneidezähne. Im zweiten oder dritten Lebensjahr endet die Ersatzzahnbildung mit dem Beginn der Zahnhartsubstanzbildung der zweiten Prämolaren.

Zusätzlich bilden sich noch der erste, zweite und dritte Molar. Sie werden auch als **Zuwachszähne** bezeichnet.

HINWEIS

Die Entwicklung des ersten Molaren beginnt früher als die Entwicklung der Ersatzzähne. Noch im Mutterleib wird der erste Molar angelegt. Er erreicht das Glockenstadium ca. im sechsten Schwangerschaftsmonat.
Kurz vor der Geburt bildet sich am ersten Molar schon Dentin.

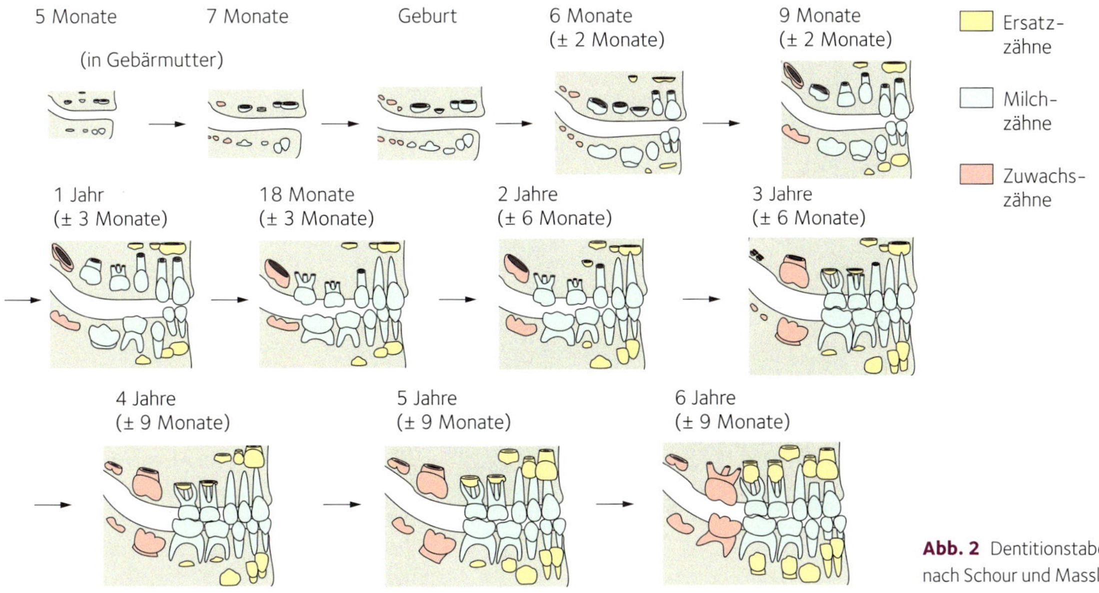

Abb. 2 Dentitionstabelle nach Schour und Massler

1.2.2 Gebissentwicklung

Bei der Gebissentwicklung unterscheidet man Milchgebiss, Wechselgebiss und bleibendes Gebiss.

Milchgebiss

Bei der Geburt ist der Mensch normalerweise zahnlos. Im Alter von 6 bis 8 Monaten brechen die ersten Milchzähne durch. Das vollständige Milchgebiss ist im Alter von 24 bis 30 Monaten vorhanden. Da in Bezug auf den Zeitpunkt des Zahndurchbruchs größere Schwankungen möglich sind, handelt es sich hier um Durchschnittswerte. (s. Tab. 1, Abb. 1).

Durchbrechende Zähne	Alter
71, 81	6–8 Monate
51, 61	8–10 Monate
52, 62, 72, 82	10–14 Monate
54, 64, 74, 84	14–18 Monate
53, 63, 73, 83	18–24 Monate
55, 65, 75, 85	24–30 Monate

Tab. 1 Durchbruchszeiten der Milchzähne

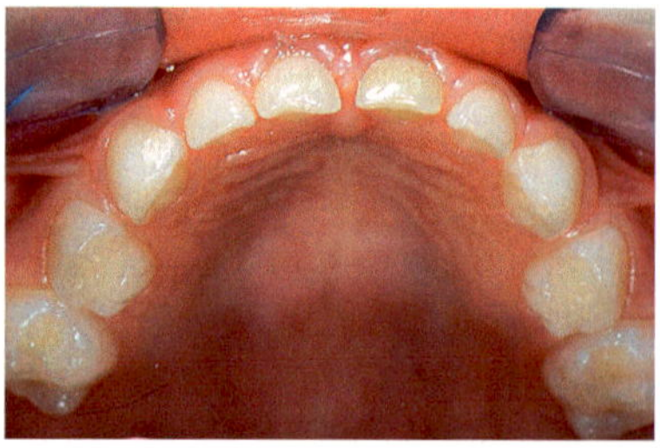

Abb. 1 Milchgebiss (Oberkiefer)

Es folgt nun die Gebrauchsperiode der Milchzähne. Milchzähne nutzen sich im Bereich der Kauflächen und Inzisalkanten stark ab. Dies bezeichnet man als Abrasion. Durch das Wachstum der Kieferknochen kommt es zu einer Lückenbildung im Frontbereich der Milchzähne.

Zahnengstand, S. 365

Da die bleibenden Zähne breiter als die Milchzähne sind, wird hier schon für die bleibenden Zähne Platz geschaffen. Diese Platzhalterfunktion der Milchzähne ist sehr wichtig, es kann bei vorzeitigem Verlust von Milchzähnen zu einem ›Zahnengstand im bleibenden Gebiss kommen.

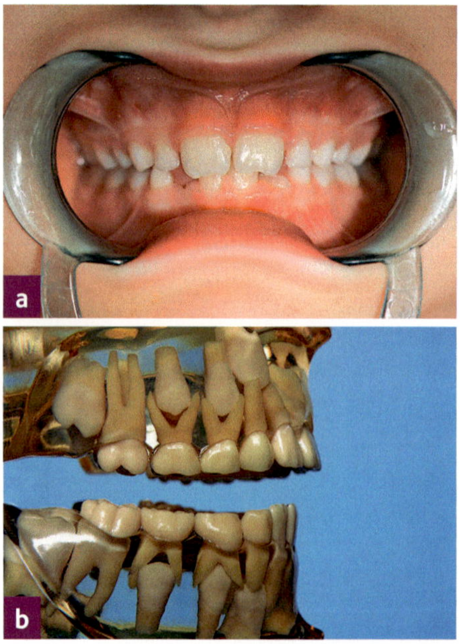

Abb. 2 Wechselgebiss. a) Wechselgebiss (bleibende Zähne 16, 11, 21, 26, 36, 32 [im Durchbruch], 31, 41, 46); b) Modell eines Wechselgebisses

Wechselgebiss

Die Zeit des Übergangs vom Milchgebiss zum bleibenden Gebiss wird als **Wechselgebiss-Periode** bezeichnet (s. Abb. 2).

Im Kieferknochen unter den Milchzähnen liegen die bleibenden Zähne. In der Wechselgebiss-Periode lösen spezielle Zellen immer mehr die Wurzeln der Milchzähne auf. Diesen Vorgang bezeichnet man als **Resorption**. Dadurch verlieren die Milchzähne ihren Halt, fangen an zu wackeln und fallen heraus.

Beim Zahnwechsel brechen sowohl die Ersatzzähne als auch die Zuwachszähne durch.

Der Zahnwechsel beginnt für die Eltern meist unbemerkt, da der erste bleibende Molar durchbricht, ohne dass ein Milchzahn locker wird. Dies geschieht im Alter von sechs Jahren und damit beginnt die Wechselgebiss-Periode. Deshalb werden die ersten bleibenden Molaren auch als **Sechsjahrmolaren** bezeichnet.

Bleibendes Gebiss

Die bleibenden Zähne erscheinen in einer bestimmten Reihenfolge und zu bestimmten Zeiten in der Mundhöhle (s. Tab. 1).

Mit ca. zwölf Jahren brechen die zweiten Molaren durch und der Gebisswechsel (ohne Weisheitszähne) ist vollzogen. Die Weisheitszähne brechen zwischen dem 18. und 22. Lebensjahr durch. Die Zähne brechen im Unterkiefer früher durch als im Oberkiefer. Bei Jungen ist der Zahnwechsel im Allgemeinen etwas später als bei Mädchen. Die Durchbruchszeiten der bleibenden Zähne sind größeren Schwankungen ausgesetzt als die der Milchzähne. Abweichungen von der normalen Durchbruchszeit sind möglich.

Mit dem Zahndurchbruch ist das Wurzelwachstum noch nicht abgeschlossen. Bis sich eine Wurzelspitze ausgebildet hat, dauert es noch einige Zeit.

Durchbrechende Zähne	Alter
46, 36 16, 26 31, 41	6 Jahre
11, 21 32, 42	7 Jahre
12, 22	8 Jahre
33, 43 14, 24 34, 44	10 Jahre
15, 25 35, 45 13, 23	11 Jahre
17, 27 37, 37 18, 28 38, 48	12 Jahre 18–22 Jahre

Tab. 1 Durchbruchszeiten der bleibenden Zähne

TERMINOLOGIE: AUFBAU DER ZÄHNE	
Abrasion, abradieren	Abrieb oder Verschleiß durch mechanische Einwirkung, z. B. der Zähne durch das Kauen
Ameloblasten (= Adamantoblasten)	Schmelz bildende Zellen; gehen nach dem Zahndurchbruch zugrunde, daher kann Zahnschmelz danach nicht mehr gebildet werden
Dentition	Zahndurchbruch
Foramen apikale (= Foramen apicale)	Loch an der Wurzelspitze, durch das Nerven, Blut- und Lymphgefäße in die Pulpa eintreten
Histologie	Lehre von den Geweben des Körpers
makroskopisch	mit bloßem Auge sichtbar
mikroskopisch	nicht mit bloßem Auge, nur mit dem Mikroskop sichtbar
Odontoblasten	Dentin bildende Zellen; liegen in der äußersten Schicht der Pulpa; Ausläufer der Odontoblasten ziehen in das Dentin; Dentin kann ein Leben lang gebildet werden
Odontoblastenfortsätze (= Tomes-Fasern)	Fortsätze der Dentin bildenden Zelle; sie ziehen über die Dentinkanälchen ins Dentin
Resorption	Aufnahme von …
Tomes-Fasern	s. Odontoblastenfortsätze
Zementoblasten	Zement bildende Zellen; sind zeitlebens vorhanden, somit kann Zement immer gebildet werden

AUFGABEN

1 Nennen Sie die Durchbruchszeiten der Milchzähne.

2 Welche Zahnhartsubstanzen können ein Leben lang gebildet werden?

3 Warum spricht man bei Dentin und Pulpa auch von einer Pulpa-Dentin-Einheit?

4 Welches ist die härteste Substanz in unserem Körper?

2 Allgemeine Untersuchungsmethoden

Zur Behandlung eines Patienten gehören folgende Schritte: **Anamnese**, **Befunderhebung**, **Diagnose** und **Therapie**.

2.1 Anamnese

Anamnese, S. 61

Über die ›Anamnese erfährt die Zahnärztin die Vorgeschichte des Patienten in Bezug auf seine Erkrankungen. Meist wird die Anamnese über einen Anamnesebogen erhoben und der Patient wird über Medikamente, Erkrankungen und Risikofaktoren befragt.

2.2 Befunderhebung

Bei einer Befunderhebung werden alle Ergebnisse festgehalten, die bei den Untersuchungen festgestellt werden. Man unterscheidet zwischen einem **allgemeinen** und einem **speziellen** Befund.

Untersuchungsmethoden	
Inspektion	= Betrachten
Palpation	= Tasten
Perkussion	= Beklopfen
Auskultation	= Abhören

2.2.1 Allgemeiner Befund

In der Regel wird in der Zahnarztpraxis nicht der ganze Körper untersucht. Man beschränkt sich auf die Untersuchung des Kopf- bzw. Gesichtbereiches. Es können jedoch auch schwerwiegende Allgemeinerkrankungen in der Zahnarztpraxis festgestellt werden. In diesen Fällen sollte der Patient an die entsprechenden Fachärzte überwiesen werden. Die ganzheitliche Zahnheilkunde sieht die Zähne, das Gebiss, das Kiefergelenk und die Kaumuskulatur im Einklang mit dem restlichen Körper. Hier werden auch allgemeine Befunde untersucht, die durch Zahnerkrankungen verursacht werden können.

2.2.2 Spezieller Befund

Der spezielle Befund kann in einen **extraoralen** und **intraoralen** Befund aufgeteilt werden. Der **extraorale Befund** umfasst:

- Die Inspektion des Kopf- und Halsbereiches. Dabei wird z. B. auf Hautveränderungen und Schwellungen geachtet.
- Die Palpation der Kaumuskulatur und des Kiefergelenks. Dabei wird vor allem auf Verspannungen oder Druckschmerzen geachtet. Die Palpation von vergrößerten Lymphknoten kann auf Entzündungen hindeuten.
  Die Auskultation der Kiefergelenke wird selten durchgeführt. Man kann aber mithilfe eines Stethoskops das Kiefergelenk auskultieren. Reibegeräusche oder ein Knacken beim Öffnen und Schließen des Mundes können auf Kiefergelenkschäden hindeuten.

Der **intraorale Befund** umfasst:

- Die Inspektion der gesamten Schleimhaut der Mundhöhle, der Zunge, des Mundbodens, des Rachens und der Lippen.
- Evtl. die Palpation der Ausgänge der Speicheldrüsen.
- Die Erfassung des Zahnstatus. Dazu werden die Zähne systematisch untersucht und fehlende, kariöse und zerstörte Zähne in ein ›Zahnschema eingetragen. Zahnstein und Mundkrankheiten werden erfasst. Ferner können Anomalien der Zahnstellung, vorhandene Kronen und Brücken, herausnehmbarer Zahnersatz, Implantate, Zahnfüllungen, Lockerungsgrade der Zähne und im Durchbruch befindliche Zähne erfasst werden.
- Eine ›Vitalitäts- oder eine Perkussionsprüfung, die ergänzend durchgeführt werden kann.
- Röntgenbilder, welche die Befunderhebung unterstützen.

Zahnschemata, S. 84

Vitalitätsprobe und Perkussionstest, S. 224

Für eine Befunderhebung in der ›Kieferorthopädie und ›Parodontologie werden noch weitere Untersuchungsmethoden durchgeführt. Unter einem funktionellen Befund versteht man die spezielle Untersuchung des Kiefergelenks, der Kaumuskulatur sowie der Okklusions- und Artikulationsbewegungen.

kieferorthopädische Befunderhebung, S. 371

Befunderhebung in der Parodontologie, S. 340

2.3 Diagnose

Unter einer Diagnose versteht man die Zuordnung einer gesundheitlichen Störung zu einem Krankheitsbegriff. Die Zahnärztin ordnet die Erkenntnisse aus der **Anamnese** und der **Befunderhebung** einem Krankheitsbild zu und benennt dieses.

Eine Diagnose darf nicht mit der **Diagnostik** verwechselt werden. Die Diagnostik ist eine Sammelbezeichnung für alle Verfahren, die zur Abklärung einer Krankheitsursache angewendet werden, z. B. Anamnese, Röntgenbilder, Vitalitätsprobe. Aus den Ergebnissen der Diagnostik kann eine Diagnose gestellt werden.

BEISPIEL

Die Befunderhebung ergab am Zahn 11 ein geschwollenes, gerötetes und leicht blutendes Zahnfleisch. Der Zahn ist nicht kariös und das Röntgenbild zeigt keinen Knochenabbau. Außerdem lässt sich bei dem Patienten eine unzureichende Mundhygiene feststellen:

↓

Diagnose: Gingivitis (Zahnfleischentzündung) am Zahn 11

2.4 Therapie

Jede Erkrankung wird nach einem festgelegten Schema behandelt (therapiert). Auf der Basis der Diagnose erfolgt die Therapie nach einem auf den Patienten abgestimmten **Therapieplan**.

Bei größeren Behandlungen sollte dieser Therapieplan notiert und in Behandlungssitzungen unterteilt werden. Außerdem sollte notiert werden, wie viel Zeit für jede Behandlungssitzung notwendig ist. Nur so kann eine systematische Termin- und Behandlungsplanung in der Praxis erfolgen.

TERMINOLOGIE: ALLGEMEINE UNTERSUCHUNGSMETHODEN	
Auskultation	Untersuchung durch Abhorchen der im Körper entstehenden Geräusche und Töne, meist mit einem Stethoskop
Diagnose	Zuordnung einer gesundheitlichen Störung zu einem Krankheitsbegriff
Diagnostik	Sammelbezeichnung für alle Verfahren, die zur Abklärung einer Krankheitsursache angewendet werden, z. B. Anamnese, Röntgenbilder, Vitalitätsprobe
Inspektion	äußerliche Untersuchung eines Patienten durch Betrachten
Palpation	Untersuchung durch Betasten
Perkussion	Untersuchung durch Beklopfen der Körperoberfläche
Therapie	Behandlung von Erkrankungen

AUFGABEN

1 Nennen Sie vier Schritte, die zur Behandlung eines Patienten gehören.

2 Nennen Sie vier Untersuchungsmethoden, die beim intraoralen Befund erfasst werden.

3 Worin besteht der Unterschied zwischen einer Diagnose und der Diagnostik?

3 Karies

Karies, auch Zahnfäule genannt, ist die häufigste Erkrankung der Zahnhartsubstanzen. Karies ist eine örtliche Infektionserkrankung, die eng mit einer zuckerhaltigen Ernährung zusammenhängt und daher eine zivilisationsbedingte Komponente hat. Sie führt, wenn man die Ursache nicht beseitigt, zu einem fortschreitenden, nicht rückführbaren Zahnhartsubstanzverlust. Schreitet der kariöse Angriff bis in die Nähe der Pulpa fort, so kann dies zu ›Pulpaerkrankungen und zu massiven Beschwerden führen. Daher müssen die kariöse Zerstörung beseitigt und verlorene Zahnhartsubstanz ersetzt werden, um den Zahn erhalten zu können.

Pulpaerkrankungen, S. 207

3.1 Kariesentstehung

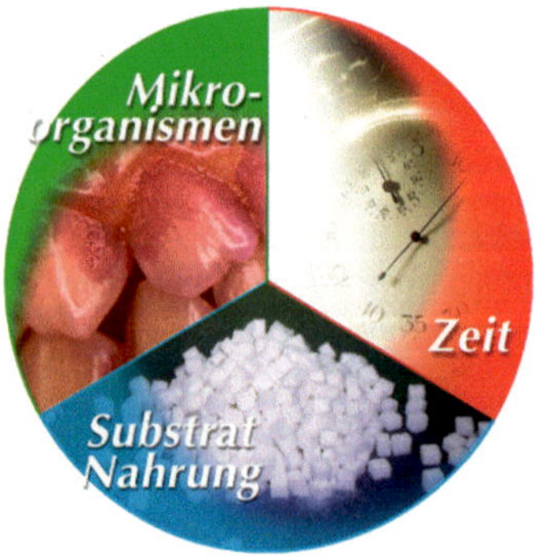

Abb. 1 Ätiologie der Karies

Die Lehre von der Entstehung einer Erkrankung wird auch als **Ätiologie** bezeichnet. Die Theorie der Ätiologie der Karies wurde von Miller 1898 erstmals vorgestellt. Drei Faktoren müssen auf den Zahn einwirken: **Mikroorganismen** (speziell **Bakterien**), **Substrat** (**Nahrung**) und **Zeit** (s. Abb. 1).

Der Mensch verstoffwechselt Nahrung, um daraus Energie zu gewinnen. Als Endprodukte entstehen dabei seine Exkremente Urin und Stuhl. Auch **Bakterien** verstoffwechseln **Nahrung** (**Substrat**) zur Energiegewinnung. Ihr Stoffwechselprodukt ist jedoch Säure. Erreicht diese Säure eine gewisse Stärke, so werden dem Zahn Mineralien entzogen (Demineralisation). Hält die Demineralisation einige **Zeit** an, so entsteht Karies. Neben diesen drei Hauptfaktoren gibt es zahlreiche **sekundäre Faktoren**, welche die Entstehung und das Voranschreiten einer kariösen Schädigung des Zahnes beeinflussen können.

3.1.1 Primäre Faktoren der Kariesentstehung

Plaque

Plaque ist ein strukturierter, zäher, nicht mehr abspülbarer Zahnbelag (s. Abb. 2). Sie besteht aus **Speichelbestandteilen, Bakterien** und **deren Stoffwechselprodukten** und aus **Nahrungsresten**. Die ursächlichen Faktoren der Karies, Bakterien und Substrat, sind also in der Plaque enthalten. Plaque kann nur noch durch gründliches Zähneputzen entfernt werden. Deshalb bildet sich gerade dort Karies, wo die Plaque schwer entfernt werden kann. Diese Stellen werden als ›**Prädilektionsstellen** bezeichnet und sind z. B. Fissuren und Grübchen, Approximalflächen, freiliegende Wurzeln, verschachtelte Zähne und nicht korrekt gestaltete Füllungs- und Kronenränder.

Prädilektionsstellen für Plaque und Karies, S. 424

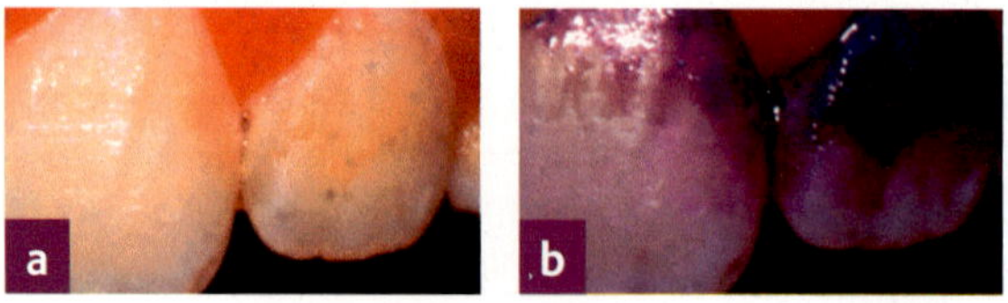

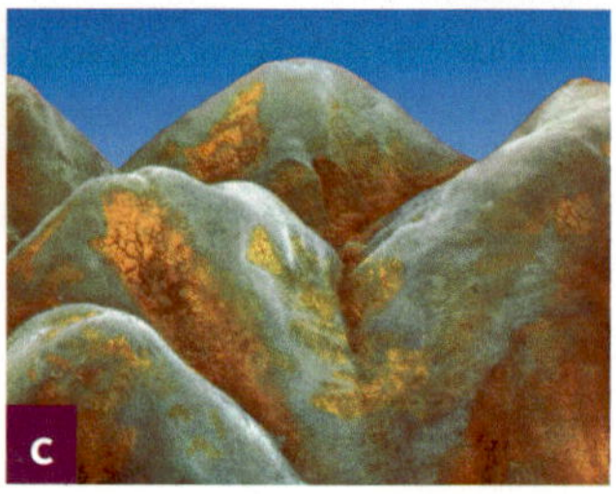

Abb. 2 Plaque. a) an den Schneidezähnen; b) angefärbt; c) in den Fissuren eines Molaren

Bildung der Plaque und weiterer Zahnbeläge

Auf einer gereinigten Zahnoberfläche bildet sich aus den Eiweißen des Speichels nach einiger Zeit ein Zahnoberhäutchen (acquired pellicle). An dieses Pellicle haften sich innerhalb weniger Stunden Bakterien, die die Kohlenhydrate der Nahrungsreste in der Mundhöhle verstoffwechseln. Überschüsse speichern die Bakterien innerhalb und außerhalb der Bakterienzelle. Dadurch wird die Plaque immer klebriger. Die Plaque kann nun nur noch mechanisch durch das Zähneputzen vom Zahn entfernt werden.

Weitere Zahnbeläge sind food debris, Materia alba, Zahnstein und Konkremente (s. Tab. 1).

Zahnbeläge	Beschaffenheit des Belags	Entfernbarkeit
food debris	weicher Belag aus Speiseresten	abspülbar
Materia alba	weißlicher, weicher Belag aus Bakterien, weißen Blutkörperchen und Zellresten	abspülbar
Plaque	strukturierter, zäher, nicht mehr abspülbarer Belag aus Speichelbestandteilen, Bakterien und Nahrungsresten	mit der Zahnbürste abputzbar
Zahnstein	fester, gut haftender Belag, entsteht durch Verkalkung der Plaque über Kalksalze des Speichels	nur noch abkratzbar
Konkremente	subgingivaler Zahnstein	nur noch abkratzbar

Tab. 1 Arten von Zahnbelägen

Bakterien in der Plaque

Karies kann durch unterschiedliche Bakterienarten entstehen. Die wichtigsten Eigenschaften **kariogener** (Karies verursachender) Bakterien sind Säurebildung, Säuretoleranz (auch stärker konzentrierte Säure tötet die Bakterien nicht ab) und die Fähigkeit, außerhalb und innerhalb der Bakterienzelle Mehrfachzucker (Polysaccharide) bilden zu können. Durch die Mehrfachzucker außerhalb der Bakterienzelle wird die Plaque besonders klebrig. Durch die Mehrfachzucker in der Bakterienzelle legen sich die Bakterien einen Nahrungsvorrat für Notzeiten an. Eine Bakterienart, die diese Eigenschaften besonders gut erfüllt und daher sehr kariogen ist, wird als **Streptococcus mutans** bezeichnet. Aber auch **Laktobazillen** können Karies verursachen.

Die Mundhöhle ist nicht steril, jeder Mensch hat Bakterien in der Mundhöhle. Dies wird auch als **Mundflora** bezeichnet. Die Menge der unterschiedlichen Bakterien ist jedoch bei jedem Menschen unterschiedlich. Nach heutigem Kenntnisstand gehört Streptococcus mutans nicht zur normalen Mundflora. Er wird über den Speichel übertragen. Man infiziert sich also mit kariogenen Bakterien. Menschen mit einem hohen Anteil an kariogenen Bakterien (Streptococcus mutans, Laktobazillen) haben somit ein höheres Kariesrisiko.

Substrat und Kariesbildung

Die kariogenen Bakterien verstoffwechseln sogenannte niedermolekulare Kohlenhydrate, wie z. B. Saccharose, Glukose, Fruktose und Laktose. Unser Haushaltszucker (Saccharose, Rübenzucker) kann von den Bakterien der Mundhöhle am besten umgesetzt werden und ist daher besonders kariogen.

Die Kohlenhydrate werden von den Bakterien zu Säuren verstoffwechselt. Ab einem pH-Wert von ca. 5,5 und kleiner werden dem Zahnschmelz dabei Mineralien (vor allem Kalzium, Phosphationen und Fluoride) entzogen. Dies bezeichnet man als **Demineralisation**. Diese findet bei Wurzeldentin und Wurzelzement ab einem pH-Wert von ca. 6,5 und kleiner statt.

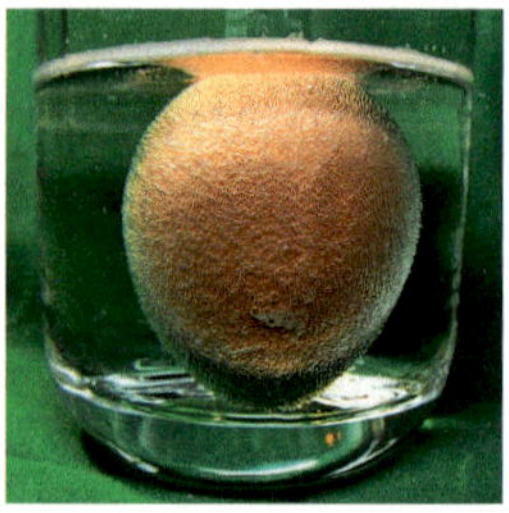

Abb. 1 Beispiel für die Demineralisation; ein Ei in Essigsäure

Man kann dies mit einem Versuch verdeutlichen: Bei einem Ei, das in Essigsäure liegt, sind kleine Bläschen sichtbar (s. Abb. 1). Mit der Zeit löst sich die Eierschale auf. Die Essigsäure entzieht der Eierschale Mineralien, dabei entsteht Kohlendioxid, das in kleinen Bläschen aufsteigt.

EXKURS

Der pH-Wert

Der Begriff „pH" ist die Abkürzung für „potentia hydrogenii" (= Stärke des Wasserstoffs) oder „pondus hydrogenii" (= Gewicht des Wasserstoffs), da sich die Angaben immer auf die Konzentration der Wasserstoffionen in einer Lösung beziehen. Der pH-Wert ist ein Maß für die Stärke einer Säure bzw. Base. Er ist eine Zahlangabe von 0 bis 14. Bei pH = 7 ist die Lösung neutral (s. Abb. 2). Ist der pH-Wert kleiner als 7, handelt es sich um eine Säure. Je kleiner die Zahl, desto stärker die Säure. Von einem alkalischen pH-Wert spricht man bei einem pH-Wert, der größer als 7 ist. Je größer die Zahl, desto stärker die Base. Statt „basisch" sagt ein Chemiker oft auch „alkalisch".

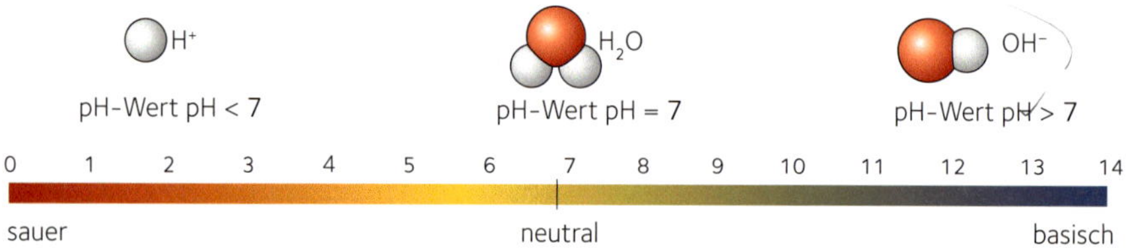

Abb. 2 Der pH-Wert einer Lösung von sauer bis basisch

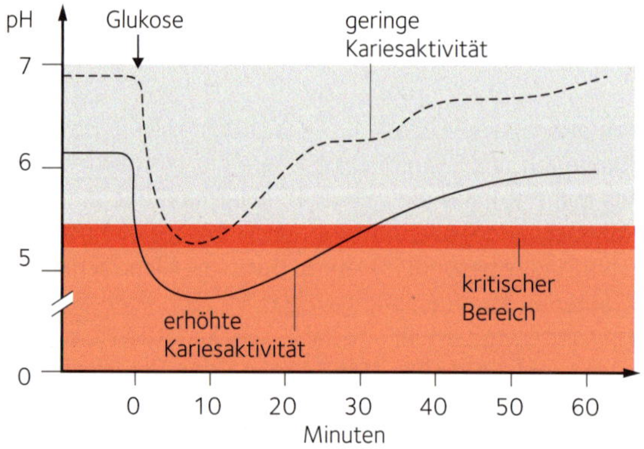

Abb. 3 pH-Wert-Verlauf bei Personen mit erhöhter und geringer Kariesaktivität

Entscheidend für eine kariöse Schädigung (Läsion) am Zahn ist, **wie lange** die Säure am Zahn einwirken kann. Anders ausgedrückt, wie lange der pH-Wert am Zahn sich in seinem kritischen Bereich (pH ≤ 5,5 für Zahnschmelz) befindet. Sobald der kritische pH-Wert unterschritten ist, werden dem Zahn Mineralien entzogen. Eine häufige Demineralisation an einer Stelle am Zahn führt zu einer sichtbaren kariösen Läsion.

Unterschiedliche Faktoren haben einen Einfluss auf die Dauer der Überschreitung des kritischen pH-Wertes. Der Einfluss der Plaquemenge lässt sich an einem Versuch verdeutlichen (s. Abb. 3). Die gleiche Zufuhr von Kohlenhydraten führt bei Personen mit geringerer Plaquemenge und damit geringerer Bakterienanzahl zu einem kürzeren Abfall des pH-Wertes in den kritischen Bereich als bei Personen mit einer höheren Plaquemenge. Bei Personen mit erhöhter Kariesaktivität (vermehrt Plaque und Bakterien) bleibt er fast 30 Minuten im kritischen Bereich. So lange werden die Zähne demineralisiert und Karies kann sich vermehrt bilden.

3.1.2 Sekundäre Faktoren der Kariesentstehung

Es gibt einige Faktoren, die sich positiv oder negativ auf die Entstehung von Karies auswirken. Diese Faktoren können nicht verhindern, dass Karies entsteht, aber die Bildung einer kariösen Läsion beschleunigen oder verlangsamen. Damit ist auch zu erklären, dass manche Menschen kariesanfälliger sind, obwohl sie vielleicht ihre Mundhygiene ebenso gut wie andere Menschen betreiben.

Speichel

Die drei großen paarigen ›Speicheldrüsen produzieren gemeinsam mit den kleinen Speicheldrüsen täglich ca. 0,5–1 Liter Speichel.

Speicheldrüsen, S. 72

MERKE

Bestandteile des Speichels
- 99 % Wasser
- Mineralien (Natrium, Kalzium, Phosphat, Kalium, Chlor, Fluorid)
- Eiweiße (Schleimstoffe, Amylase)
- Bakterien
- abgeschilferte Epithelzellen, Blutzellen

Der Speichelfluss unterliegt einem täglichen Rhythmus. Nachts wird weniger Speichel produziert als tagsüber. Auch wird der Speichelfluss durch emotionale und psychische Faktoren beeinflusst. Durch Kautätigkeit und Reizung der Geschmacksrezeptoren wird der Speichelfluss angeregt.

Zu einer Verminderung des Speichelflusses und damit einer Mundtrockenheit (Xerostomie) kann es durch Medikamenteneinnahme (z. B. Psychopharmaka, Appetitzügler, blutdrucksenkende Mittel), verschiedene Erkrankungen (z. B. Diabetes mellitus, Speicheldrüsenerkrankungen) und durch Bestrahlungstherapie wegen Tumoren im Kopf-Hals-Bereich kommen.

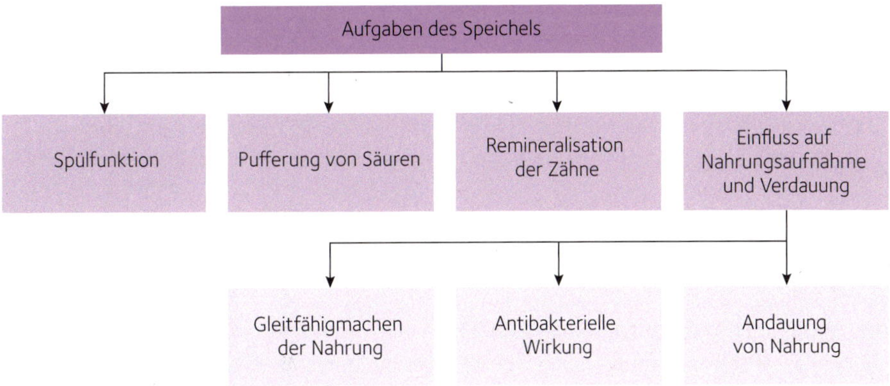

Abb. 1 Aufgaben des Speichels

Für die Zähne sind folgende Eigenschaften des Speichels von Bedeutung:
- Der Speichel kann zwar nicht die Plaque, aber Nahrungsreste vom Zahn spülen. Außerdem können Säuren verdünnt werden. Dies wird als **Spülfunktion** bezeichnet. Die Möglichkeit, Säuren zu verdünnen, nimmt aber mit zunehmender Dicke der Plaque ab.
- Bestandteile des Speichels können Säuren neutralisieren. Dies wird als **Pufferung von Säuren** bezeichnet. Speichel hat einen pH-Wert von 6,5–6,9. Die Pufferkapazität, also die Fähigkeit des Speichels, Säuren zu neutralisieren, ist von Patient zu Patient verschieden.
- Speichel ist eine kalzium-, phosphat- und fluoridhaltige Lösung. Die beim Säureangriff auf den Zahn entnommenen Mineralien (Demineralisation) können aus dem Speichel dem Zahn wieder zurückgegeben werden (**Remineralisation**). Tatsächlich findet auf der Zahnoberfläche ein ständiger Austausch zwischen Mineralien, die dem Zahn entzogen werden, und Mineralien, die aus dem Speichel dem Zahn zugefügt werden, statt. Ist dieses Verhältnis im Gleichgewicht, so entsteht keine Karies. Findet nun aber vermehrt ein Säureangriff statt, so kommt es zu einer verstärkten Demineralisation, die nicht mehr durch Remineralisation behoben werden kann. Eine kariöse Läsion entsteht.

Außerdem feuchtet der Speichel unsere Nahrung an und Schleimstoffe (Muzine) wirken auf sie ein. Dadurch können wir die Nahrung schlucken. Enzyme im Speichel helfen bei der Verdauung mit. So leitet z. B. das Enzym α-Amylase den Abbau von Stärke ein. Deshalb schmeckt Brot süß, wenn man es lange kaut. Auch hat Speichel eine antibakterielle Wirkung.

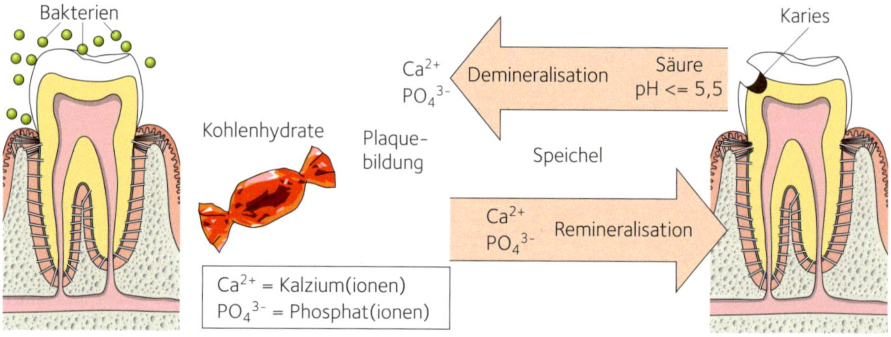

Abb. 1 Zusammenhänge bei der Kariesentstehung

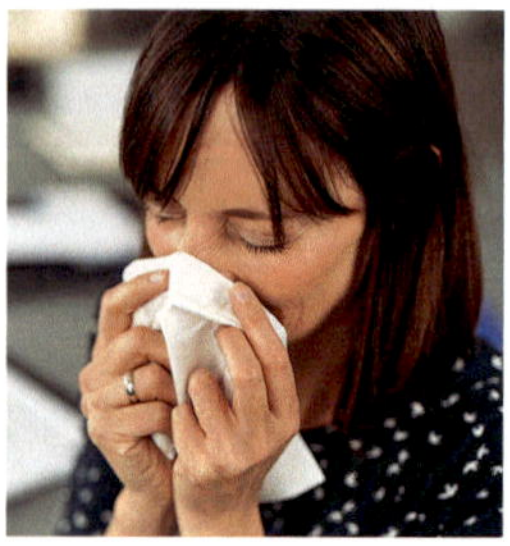

HINWEIS

Mundatmung vermindert den Speichelfluss
Eine beschwerte oder behinderte Nasenatmung, z. B. durch Nasenpolypen oder Schnupfen, führt zur Mundatmung. Weitere Ursachen können ein unzureichender Lippenschluss oder eine schlechte Angewohnheit sein. Durch Mundatmung trocknet der Mund aus. Der fehlende Speichelfluss lässt Karies viel schneller entstehen. Außerdem fehlt bei Kindern im Wachstumsalter der Reiz der Mundmuskulatur und es entsteht ein Ungleichgewicht zwischen Zungen, Wangen und Lippenmuskulatur. Die Folgen sind ein hoher schmaler Gaumen mit Schmalkiefer.

Zahnform, Zahnstellung und Zahnstruktur

Die Plaquemenge hängt entscheidend von der Mundhygiene ab. Plaque kann sich dort gut bilden, wo Bakterien sich gut anhaften können. Dies ist vor allem an rauen Oberflächen, die durch die Mundhygiene schwer zu erreichen sind, möglich. Daher spielen die individuelle Zahnform, Zahnstellung und Zahnstruktur eine Rolle.

Bei Zähnen mit tiefen Fissuren kann sich mehr Plaque ansammeln (s. Abb. 2). Dies gilt auch für engstehende, verschachtelte Zähne oder noch nicht vollständig durchgebrochene Zähne. Auch können z. B. Schädigungen in der Zahnentwicklung die Zahnhartsubstanzen rauer und weniger widerstandsfähig gegen Säureangriffe machen.

Gerade solche Patienten müssen in der häuslichen Mundhygiene vermehrt unterstützt werden.

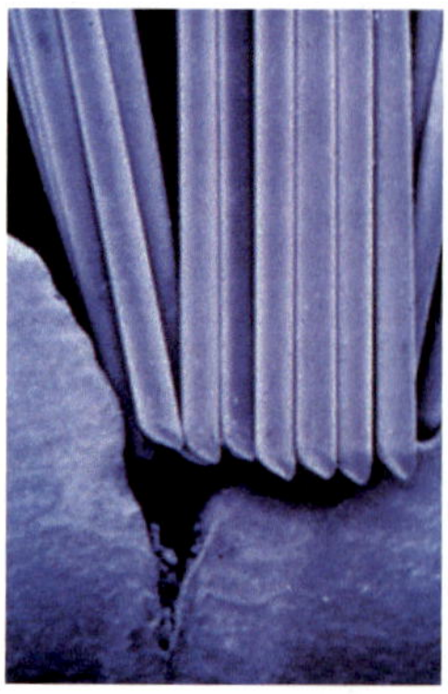

Abb. 2 Rasterelektronenmikroskopische Aufnahme einer Zahnbürste und einer tiefen Fissur. Die Zahnbürste kann in die tiefe Fissur nicht eindringen.

Individuelle Besonderheiten

Entscheidend für die Kariesanfälligkeit sind auch individuelle Angewohnheiten. Ein Patient wird kariesanfälliger sein, wenn er z. B.

- häufig am Tag Nahrung aufnimmt, da mehrmals am Tag ein Säureangriff unter dem kritischen pH-Wert erfolgt,
- nur morgens und mittags die Zähne putzt, da gerade nachts der Speichelfluss sinkt und davor die Plaque entfernt werden sollte,
- sich häufig von stark säurehaltigen Getränken oder Nahrungsmitteln ernährt, da dadurch der pH-Wert der Plaque schon ohne Stoffwechseltätigkeit der Bakterien abnimmt,
- beruflich mit stark säurehaltigen Materialien zu tun hat.

Fördernde Faktoren	Hemmende Faktoren
– häufiger Verzehr niedermolekularer Kohlenhydrate (z. B. Glukose) – große Plaquemenge, falsche Mundhygiene – hoher Anteil an Kariesbakterien – Zahnfehlstellungen – Mundatmung – geringer Speichelfluss – geringe Pufferkapazität des Speichels	– kariesbewusste Ernährung – richtige Mundhygiene – geringer Anteil an Kariesbakterien – hoher Speichelfluss – hohe Pufferkapazität des Speichels – regelmäßige Zahnarztbesuche – Fluoridierung

Tab. 1 Individuelles Kariesrisiko: einige fördernde und hemmende Faktoren

3.2 Erosionen

Zahnhartsubstanzdefekte, welche nur durch die Einwirkung von Säuren verursacht werden, ohne dass daran Bakterien beteiligt sind, werden als Erosionen bezeichnet (s. Abb. 1).

Ist die Säureeinwirkung kurz und selten, kann die Zahnoberfläche durch die Mineralien des Speichels mineralisiert werden und es entsteht kein bleibender Defekt. Bei längeren und häufigeren Säureeinwirkungen, vor allem durch starke Säuren (pH < 5,5), entstehen jedoch Zahnhartsubstanzdefekte. Zusätzlich ist entscheidend, wie viel Speichel der Patient produzieren kann und wie gut die Pufferkapazität des Speichels ist.

Die Säuren können durch den häufigen Genuss von säurehaltigen Getränken, z. B. Fruchtsäfte, Sportlergetränke, Limonaden und Alkopops, durch saure Medikamente und Nahrungsmittel zugeführt werden. Aber auch häufiges Erbrechen des sauren Mageninhaltes, z. B. bei Bulimie, kann zu Zahnhartsubstanzverlusten führen.

	Flüssigkeit	pH-Wert
Körper	Magensaft	1,77
Nahrung	Orangensaft Apfelsaft Essig Grapefruitsaft Cola Zitronensaft	3,5 3,4 3,2 3,1 2,5 2,0

Tab. 2 pH-Werte einiger Flüssigkeiten

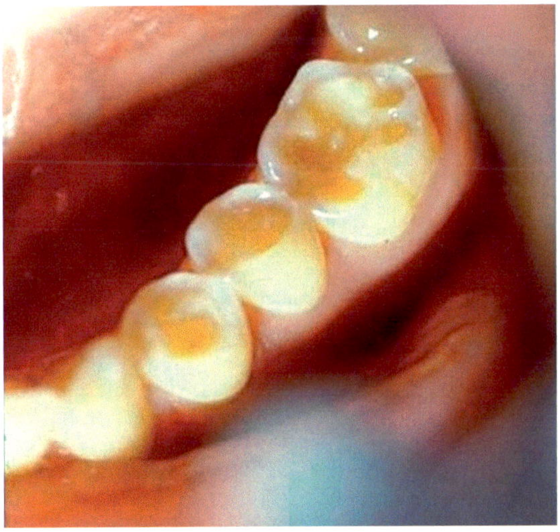

Abb. 1 Erosion

3.3 Kariesverlauf

Der Kariesverlauf unterscheidet sich an der Zahnkrone geringfügig gegenüber dem Verlauf auf der Wurzeloberfläche.

3.3.1 Kariesverlauf an der Zahnkrone

Entfernt man die Plaque für einen längeren Zeitraum nicht, so wird oft eine weißliche, opake (lichtundurchlässige) Veränderung an der Schmelzoberfläche beobachtet. Dies bezeichnet man als **Initialkaries**, **Kreidefleck** oder **White spot** (s. Abb. 1a, 2). Bei der Initialkaries ist der Schmelz nur demineralisiert, die Zahnoberfläche ist noch intakt. Durch die Demineralisation verliert der Schmelz lokal seinen Glanz und bekommt ein weißliches Aussehen. Diese frühe Kariesform ist „heilbar", indem der Zahn durch Mineralien aus dem Speichel oder durch Fluoridierungsmaßnahmen remineralisiert wird.

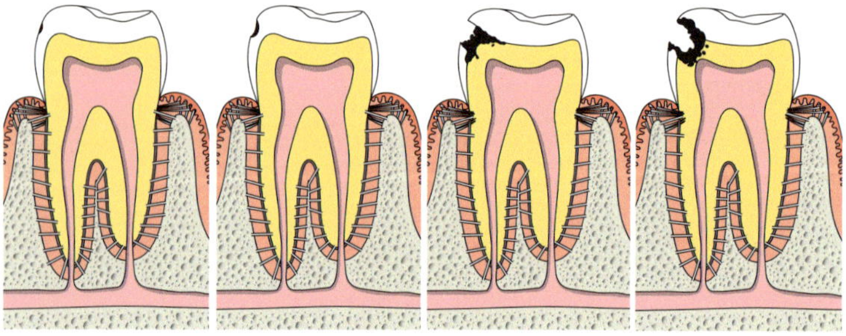

Abb. 1 Kariesverlauf. a) Initialkaries (White spot); b) Schmelzkaries (Caries superficialis); c) Dentinkaries (Caries media); d) tiefe Dentinkaries (Caries profunda)

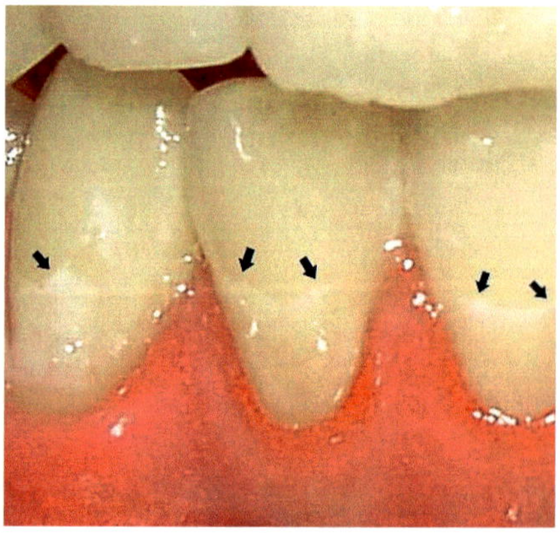

Abb. 2 Initialkaries (Pfeile)

Überwiegen Demineralisationsprozesse, dann vertieft sich der Schmelzdefekt. Die anfänglich erhaltene Schmelzschicht bricht ein und es entsteht eine kariöse Läsion. Man spricht jetzt von einer **Caries superficialis** (Schmelzkaries; s. Abb. 1b).

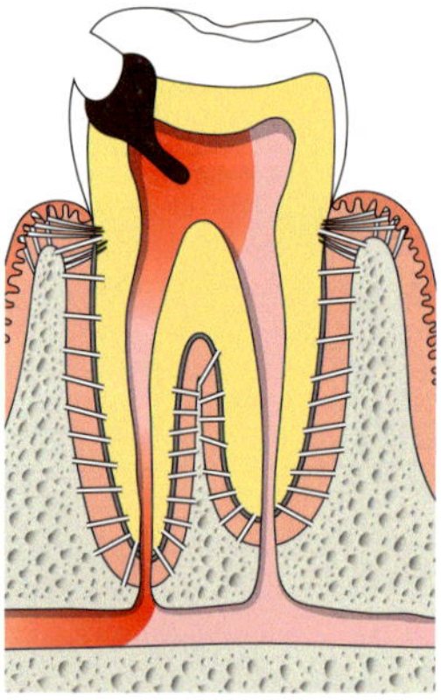

Abb. 3 Kariesbakterien dringen in die Pulpa ein.

Die Bakterien können in die Läsion einwandern. Unbehandelt schreitet die Karies weiter fort. Sobald die Schmelz-Dentin-Grenze überschritten ist, spricht man von der **Caries media** (Dentinkaries; s. Abb. 1c). Im Dentin können sich die Bakterien entlang der Dentinkanälchen ausbreiten. Dadurch breitet sich die Karies im Gegensatz zum Schmelz breitflächig aus und unterminiert den Zahnschmelz. Es resultiert somit eine kegelförmige Gestalt der Karies, mit Basis an der Schmelz-Dentin-Grenze. Auch breitet sich die Karies im Dentin schneller aus, da Dentin weicher als Zahnschmelz ist.

Breitet sich die Karies bis zur Pulpa hin aus, sodass nur noch eine dünne Schicht gesundes Dentin über der Pulpa liegt, so spricht man von einer **Caries profunda** (tiefe Dentinkaries; s. Abb. 1d).

Erreicht die Karies die Schmelz-Dentin-Grenze, so führt dies schon zu einer Reaktion der Pulpa. Bakterielle Giftstoffe und Enzyme können die Odontoblastenfortsätze reizen. Die Pulpa-Dentin-Einheit will sich vor dem bakteriellen Angriff schützen und antwortet mit einer Tertiärdentinbildung an der Pulpa-Dentin-Grenze. Dringen Bakterien in die Pulpa ein, so kann dies zum Absterben der Pulpa führen (s. Abb. 3).

3.3.2 Kariesverlauf an der Wurzeloberfläche

Liegen die Wurzeloberflächen frei, so kann es zu **Wurzelkaries** (Zementkaries) kommen (s. Abb. 1).

Dies ist häufig bei älteren Menschen der Fall. Wurzelkaries ähnelt der Schmelzkaries. Die Läsionen bleiben allerdings zunächst relativ flach, breiten sich jedoch oft ringförmig um die Wurzel aus.

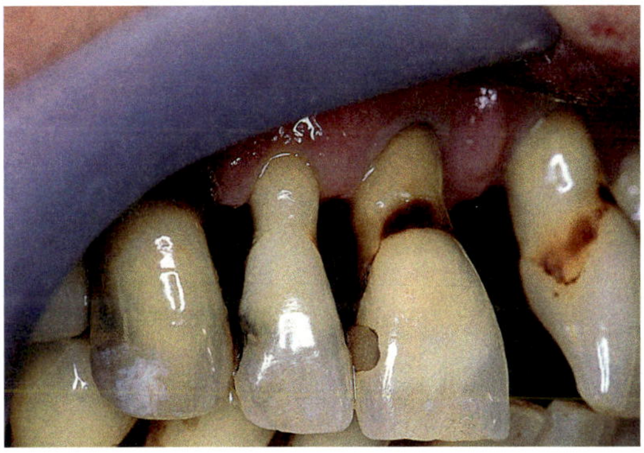

Abb. 1 Wurzelkaries an freiliegender Wurzeloberfläche

3.4 Spezielle Kariesformen

Zu den speziellen Kariesformen gehören die **Sekundärkaries** und das **Kariesrezidiv**.

Unter einer **Sekundärkaries** versteht man neue kariöse Defekte im Randbereich von zahnärztlichen Restaurationen (Füllungen, Kronen usw.; s. Abb. 2). Ursache sind Randspalten oder Stufenbildungen zwischen Zahn und Restaurationsmaterial. In diesen Spalt können Bakterien gut eindringen und dort kariöse Defekte in Zahnschmelz und Dentin auslösen.

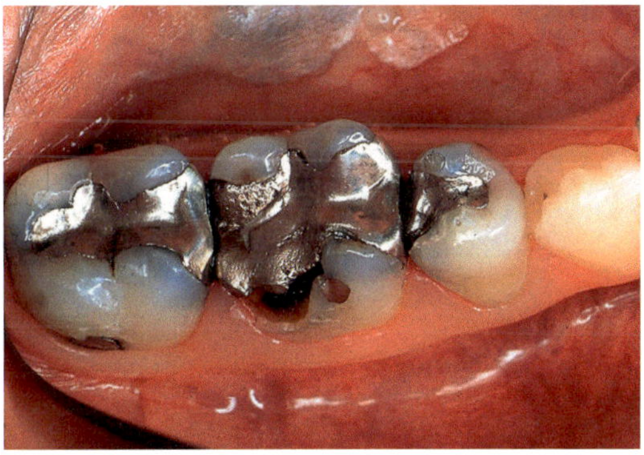

Abb. 2 Sekundärkaries; ausgedehnte Amalgamfüllungen mit Sekundärkaries an den Zähnen 45, 46 und 47

Unter einem Rezidiv versteht man ganz allgemein das Wiederauftreten einer Erkrankung.

Ein **Kariesrezidiv** ist das „Wiederaufflammen" einer Karies, die während einer zahnärztlichen Behandlung nicht ausreichend entfernt wurde.

TERMINOLOGIE: KARIES	
Ätiologie	Lehre von den Ursachen einer Erkrankung
Caries superficialis	oberflächliche Karies, Schmelzkaries; Karies, die nur im Schmelz liegt
Caris media	mittlere Karies; Dentinkaries, die bis zur Mitte des Dentins geht
Caries profunda	tiefe Karies; Dentinkaries, die bis fast an die Pulpa geht
Demineralisation	Demineralisierung, Entmineralisierung, Entkalkung; durch einen Säureangriff (pH ≤ 5,5) werden den Zahnhartsubstanzen Mineralien entzogen
Erosion	Verlust der Zahnhartsubstanzen durch häufige direkte Einwirkung von Säuren, z. B. aus Obstsäften, Cola, Zitronensaft
Initialkaries	Kreidefleck, White spot, Initialläsion; erstes Kariesstadium; es kommt zu einer weißlich aussehenden Demineralisation des Schmelzes, bei der die Oberfläche noch intakt ist; Initialkaries ist durch Remineralisation reversibel
Karies	Zahnfäule; chemisch-parasitäre Zahnfäule infolge Demineralisation von Säuren, die beim Kohlenhydratabbau von Bakterien entstehen

kariogen	Karies hervorrufend
Läsion	Schädigung, Verletzung, Störung
Prädilektionsstelle	bevorzugte Stelle; Stelle, an der sich vermehrt Plaque ansammelt und somit vermehrt Karies bildet, z. B. Fissuren, Approximalräume, überstehende Füllungs- und Kronenränder
Remineralisation	Remineralisierung, erneute Verkalkung von demineralisierten Zahnhartsubstanzen, v. a. durch Kalziumphosphat aus dem Speichel
Rezidiv	Wiederauftreten einer Erkrankung, z. B. Kariesrezidiv
Sekundärkaries	neue kariöse Defekte im Randbereich von zahnärztlichen Restaurationen (Füllungen, Kronen usw.); Ursache sind Randspalten oder Stufenbildungen zwischen Zahn und Restaurationsmaterial, wo sich Plaque festsetzen kann
Substrat	im Stoffwechsel umgesetzte Substanz bzw. umgesetzter Nährstoff
Xerostomie	trockene Mundhöhle, Mundtrockenheit

AUFGABEN

1 Beschreiben Sie einem Patienten, wie Karies entsteht.

2 Zwei Patienten haben die gleiche Mundhygiene und damit gleiche Plaquemenge. Nennen Sie drei Gründe, warum bei einem von beiden Patienten Karies viel häufiger entstehen kann.

3 Nehmen Sie zu der Aussage Stellung: Meine Mutter hatte schon viel Karies. Dies habe ich von ihr vererbt bekommen.

4 Nennen Sie die Aufgaben des Speichels.

5 Beschreiben Sie den Kariesverlauf an der Zahnkrone mit seinen unterschiedlichen Stadien.

4 Therapie der Karies

4.1 Diagnostik der Karies

Neben den ›allgemeinen Untersuchungsmethoden werden zur Diagnostik der Karies spezielle Untersuchungen angewendet. Dazu sollten die Zähne sauber und trocken sein. Es stehen unterschiedliche Methoden zur Verfügung (s. Abb. 1):

- Inspektion, mit bloßem Auge oder mit einer Vergrößerungshilfe
- Sondierung mit einer Sonde
- Röntgenuntersuchung
- Laserfluoreszenzmessung
- ›Kariesdetektor

allgemeine Untersuchungsmethoden, S. 132

Kariesdetektor, S. 144

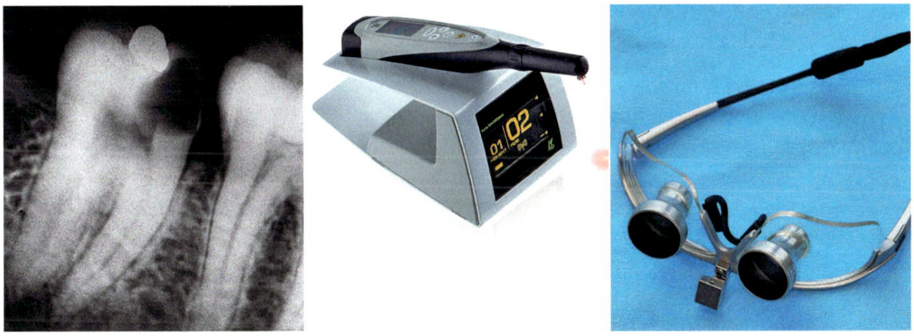

Abb. 1 Unterschiedliche Methoden zur Kariesdiagnostik: Röntgenuntersuchung (links), Laserfluoreszenzmessung (Mitte) und Lupenbrille (rechts)

4.1.1 Inspektion und Sondierung

Die klinische Untersuchung der Zähne erfolgt mit Spiegel und Sonde. Die Zahnärztin sucht nach farblichen Veränderungen der Zähne, die mit der Sonde näher untersucht werden. Ist die Zahnhartsubstanz weich und können Defekte in der Zahnhartsubstanz ertastet werden, so deutet dies auf Karies hin.

Daher sollte zu jeder zahnärztlichen Untersuchung das **Grundinstrumentarium** (Spiegel, Sonde, Pinzette, evtl. Parodontalsonde) bereitgestellt werden (s. Abb. 2).

Eine fortgeschrittene Karies hat i. d. R. eine hellbraune Verfärbung (s. Abb. 3). Mit der Sonde kann man einen Einbruch der Zahnhartsubstanz (Läsion) ertasten. Die Zahnhartsubstanz fühlt sich weich an.

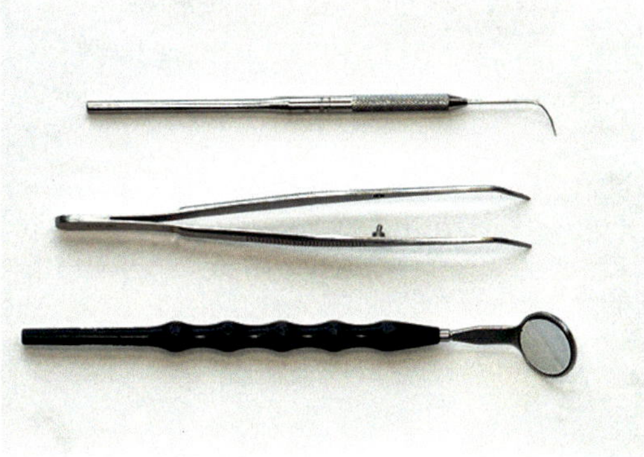

Abb. 2 Grundinstrumentarium mit Sonde, zahnärztlicher Pinzette, Spiegel (von oben nach unten)

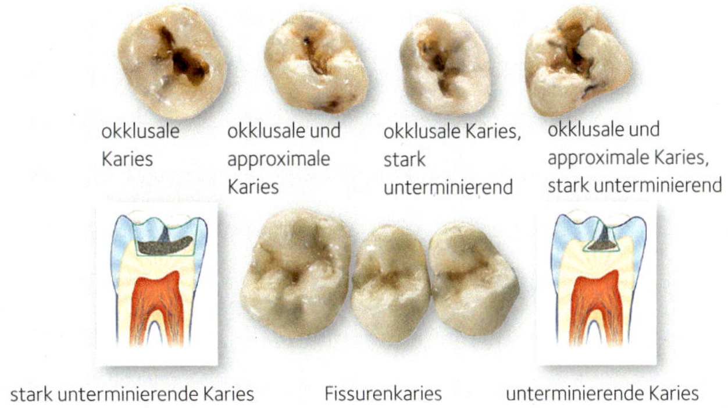

Abb. 3 Klinisches Erscheinungsbild einer Karies

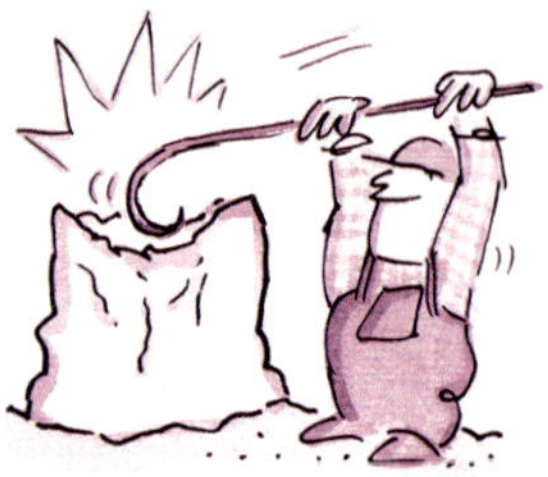

EXKURS

Bei der Kariesdiagnostik mit der Sonde spricht man auf Französisch auch vom „cri dentaire" („Sondenschrei"). Man bezeichnet damit das klirrende Geräusch, das entsteht, wenn die Zahnärztin mit der Sonde über eine harte, kariesfreie Zahnhartsubstanz fährt.

Die Feststellung einer Karies kann aber auch durch eine alleinige Inspektion und Sondierung sehr schwierig sein. Hier sollte die Kariesdiagnostik durch andere Hilfsmittel, z. B. Röntgenbild oder Laserfluoreszenzmessung, unterstützt werden.

Eine Fissurenkaries kann eine dezente bräunliche Verfärbung zeigen, die mit der Sonde kaum zu ertasten ist und trotzdem schon relativ weit fortgeschritten sein kann.

Auch zeigt eine reine Approximalkaries nur eine leichte Verfärbung im Randleistenbereich, die eigentliche kariöse Läsion ist durch den Nachbarzahn verdeckt (s. Abb. 1).

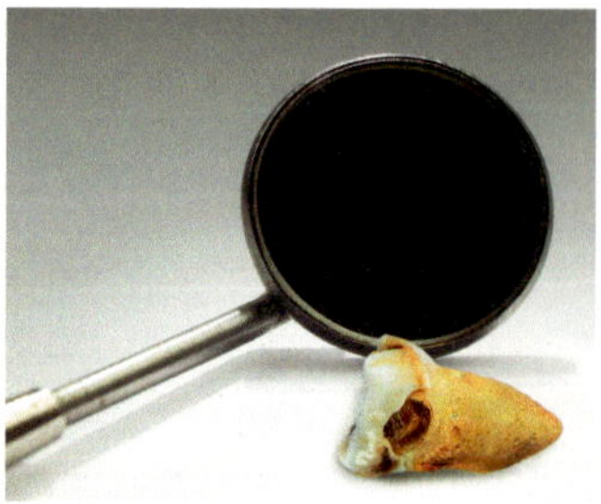

Abb. 1 Approximalkaries

Zeigt sich an einem Zahn eine dunkle bis schwarze Verfärbung, die mit der Sonde als hart ertastet werden kann, so spricht man von einer **inaktiven Karies**. Sie kann entstehen, wenn die kariösen Ursachen beseitigt werden, z. B. durch sehr gute Mundhygiene. Die zerstörte Zahnhartsubstanz wird zwar nicht wieder aufgebaut, aber die Zerstörung schreitet auch nicht weiter fort. Kreideweiße Veränderungen ohne einen Zahnhartsubstanzdefekt können **Initialkaries** sein, die durch gute Mundhygiene und Fluoridierungsmaßnahmen wieder remineralisiert werden kann. Solche Stellen können nur unter ❯Trockenlegung diagnostiziert werden.

Trockenlegung, S. 160

4.1.2 Röntgenuntersuchung

Gerade die Approximalkaries kann klinisch bei geschlossener Zahnreihe schlecht beurteilt werden. Deshalb empfiehlt es sich, entsprechende Röntgenaufnahmen zur Befunderhebung und Sicherung der Diagnose anzufertigen. Generell kann mit allen Röntgenaufnahmen Karies festgestellt werden. Besonders eignet sich jedoch eine ❯Bissflügelaufnahme (s. Abb. 2). Karies stellt sich auf einer Röntgenaufnahme als dunkler Bereich dar.

Bissflügelaufnahme, S. 399

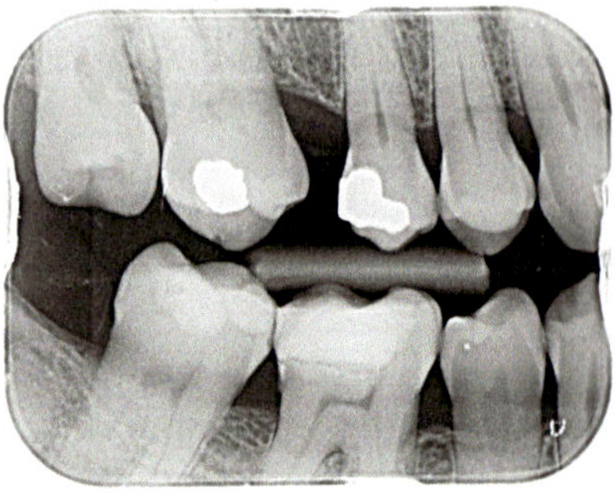

Abb. 2 Bissflügelaufnahme

4.1.3 Laserfluoreszenzmessung

Mit speziellen Geräten kann festgestellt werden, ob und wie stark ein Zahn kariös ist (s. Abb. 1, S. 143). Die Geräte arbeiten mit einem Laser, der die Zahnhartsubstanzen aufleuchten lässt. Karies leuchtet dabei stärker auf als normale Zahnhartsubstanz. Dies wird von den Geräten in Form einer Zahl angegeben. So wird angezeigt, ob der gemessene Zahnabschnitt kariös ist oder nicht.

4.1.4 Kariesdetektor

Ein Kariesdetektor ist eine Flüssigkeit, die Karies anfärbt. Sie wird jedoch nicht bei der intraoralen Untersuchung der Mundhöhle eingesetzt, sondern bei der Füllungstherapie. Bevor eine Füllung gelegt wird, kann man mit dieser Lösung überprüfen, ob auch alle Karies vollständig entfernt wurde.

4.2 Der Kariesindex

Der DMF-T-, DMF-S- bzw. dmf-t-Index ist ein Maß zur Bewertung, inwieweit das Gebiss bislang durch Zahnkrankheiten geschädigt wurde.

Siehe hierzu Lernfeld 11, Epidemiologische Begleituntersuchung zur Gruppenprophylaxe 2009, S. 420

Er ist ein internationaler Index und wird gerne für epidemiologische Studien herangezogen. Darunter versteht man Studien, die z. B. die Karieshäufigkeit in unterschiedlichen Altersklassen und Ländern miteinander vergleichen. Man kann aber auch mit diesem Index das individuelle Kariesrisiko beurteilen.

Das individuelle Kariesrisiko kann weiterhin durch ›mikrobiologische Tests und ›Speicheltests beurteilt werden.

mikrobiologische Tests, S. 456

Speicheltests, S. 457

Die Abkürzungen des Kariesindex stehen für die englischen Begriffe (s. Tab. 1).

D, d	**d**ecayed	kariös
M, m	**m**issing	fehlend
F, f	**f**illed	gefüllt
T, t	**t**ooth	Zahn
S	**s**urface	Zahnfläche

Tab. 1 Die Abkürzungen des Kariesindex

Für das **Milchgebiss** werden **kleine Buchstaben** (dmf-t) verwendet. Für das **bleibende Gebiss** verwendet man **Großbuchstaben** (DMF-T/DMF-S). Im Wechselgebiss werden dmf-t und DMF-T verwendet, da sowohl Milchzähne als auch bleibende Zähne bewertet werden.

Man stellt bei der Erhebung des Index fest, wie viele Zähne (t/T) bzw. Zahnflächen (S) eine kariöse Läsion aufweisen, wie viele Zähne aufgrund von Extraktionen fehlen und wie viele Zähne Füllungen aufweisen. Die Zahlen (dmf-t/DMF-T/DMF-S) werden addiert und man erhält den dmf-t/DMF-T/DMF-S-Index.

Dabei gilt:
- Bei fehlenden Zähnen werden nur die durch Karies extrahierten Zähne gezählt! Milchzähne, die durch den Zahnwechsel bedingt fehlen, und Weisheitszähne werden nicht mit bewertet.
- Beim dmf-t/DMF-T-Index wird jeder Zahn nur einmal gewertet, auch wenn er gleichzeitig eine Füllung und eine kariöse Läsion aufweist. Ist z. B. am Zahn 16 eine Füllung und gleichzeitig eine kariöse Läsion bukkal, ergibt das den DMF-T-Indexwert von 1.
- Weisheitszähne werden nicht beurteilt.
- Der dmf-t-Indexwert kann zwischen 0 und maximal 20, der DMF-T-Indexwert zwischen 0 und maximal 28 liegen.
- Beim DMF-S-Index beurteilt man den Zustand jeder Zahnfläche. Weist der Zahn 16 z. B. eine Karies mesial und distal auf, ergibt das den DMF-S-Wert von 2. Bei Seitenzähnen werden fünf Zahnflächen, bei Frontzähnen vier Zahnflächen berechnet. Der DMF-S-Indexwert kann daher bei maximal 128 liegen.

Ein hohes Kariesrisiko wird laut Definition der Deutschen Arbeitsgemeinschaft für Jugendzahnpflege (DAJ) durch folgende dmf-t-/DMF-T-/DMF-S-Indexwerte angezeigt:

Alter	Hohes Kariesrisiko bei
bis 3 Jahre	dmf-t > 0
bis 4 Jahre	dmf-t > 2
bis 5 Jahre	dmf-t > 4
bis 6 Jahre	dmf-t > 5
bis 7 Jahre	dmf-t/DMF (t/T) > 5 oder D (T) > 0
8–9 Jahre	dmf-t/DMF (t/T) > 7 oder D (T) > 2
10–12 Jahre	DMF (S) an Approximal-/Glattflächen > 0
13–15 Jahre	D (S) an Approximal-/Glattflächen > 0 und/oder mehr als 2 kariöse Läsionen
16–18 Jahre	D (S) an Approximal-/Glattflächen > 0 und/oder mehr als 2 kariöse Läsionen

Tab. 1 Indexwerte für hohes Kariesrisiko

Diese Einschätzung des hohen Kariesrisikos ist auch für die Richtlinien der Früherkennungsuntersuchung und Individualprophylaxe beim Kassenpatienten gültig.

4.3 Möglichkeiten der Kariestherapie

Ist die Karies fortgeschritten, so entfernt die Zahnärztin die Karies und präpariert eine **Kavität** (Hohlform) in den Zahn. Unter einer **Präparation** versteht man die Abtragung von Zahnhartsubstanzen als vorbereitende Maßnahme für eine Füllung, Krone oder Brücke.

Die Kavität kann durch **plastische** (formbare) **Füllungsmaterialien** oder durch eine **Einlagefüllung** (Inlays, Onlays, Overlays) geschlossen werden. Man bezeichnet die Möglichkeiten (Füllung, Krone, Brücken) zum Verschluss einer Kavität auch als **Restauration**.

Es steht heute eine Vielzahl von Materialien zur Verfügung, zwischen denen sich der Patient entscheiden muss (s. Abb. 1). Gerade hier kommt der ZFA in der Unterstützung der Zahnärztin bei der Beratung des Patienten eine wichtige Aufgabe zu.

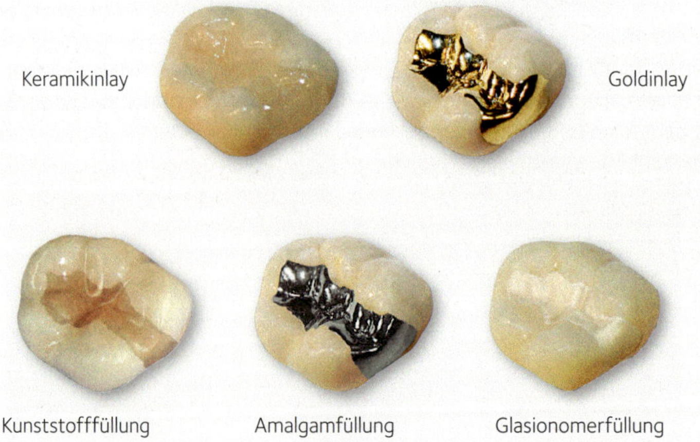

Abb. 1 Unterschiedliche Materialien zur Versorgung einer Kavität

4.3.1 Plastische Füllungsmaterialien

Plastische Füllungsmaterialien sind angezeigt bei kleinen und mittelgroßen Kavitäten. Sie werden im plastischen (formbaren) Zustand in die Kavität eingebracht und härten dann im Mund aus.

Siehe hierzu Lernfeld 5, Überkappung, S. 214

Man unterscheidet:
- **definitive** (endgültige) **Füllungsmaterialien**
- **provisorische Füllungsmaterialien** zum vorübergehenden Verschluss eines Zahnes
- **Unterfüllungsmaterialien** zum Schutz der Pulpa
- **Wurzelfüllmaterialien**

Siehe hierzu Lernfeld 5, Wurzelkanalfüllung, S. 229

Zu den definitiven Füllungsmaterialien gehören **Komposite, Zement, Kompomere und Amalgam**. Die ›Zemente werden auch für Unterfüllungen, Wurzelkanalfüllungen und provisorische Füllungen sowie als Befestigungszement verwendet, z. B. für Kronen und Brücken.

Zement, S. 153

Komposite

Kompositmaterialien, auch Komposite genannt, gehören zu den zahnfarbenen plastischen Füllungsmaterialien.

Der Name ist dieser Materialgruppe gegeben worden, weil es sich um eine Mischung (lat.: compositum) von verschiedenen Bestandteilen handelt. Die Grundsubstanz, auch **Matrix** genannt, sind **Kunststoffverbindungen**. Diesen Kunststoffverbindungen werden **Füllstoffe** zugesetzt. Durch die Füllstoffe ist das Füllungsmaterial stabiler und schrumpft bei der Aushärtung weniger.

Damit die Füllstoffe in der Kunststoffmatrix halten können, müssen die Kunststoffe mit den Füllstoffen eine Verbindung eingehen können. Dazu werden die Füllstoffe mit einem speziellen Kunststoff überzogen, der als **Silan** bezeichnet wird. Heute werden hauptsächlich **Feinpartikel-Hybridkomposite** eingesetzt. Sie enthalten größere Füllstoffe (0,5–1 µm; 1 µm = 0,001 mm) aus Quarz, Glas oder Keramik (Makrofüller) und kleinere Füllstoffe (0,01–0,04 µm) aus Siliziumoxid (Mikrofüller). Sie haben eine glatte, gut polierbare Oberfläche und sind sehr stabil.

Im plastischen Zustand liegt der Kunststoff als langkettiges Monomer (einzelnes Molekül) vor (s. Abb. 1). Am Ende befindet sich jeweils eine Methacrylatgruppe (spezielle chemische Gruppe). Über diese Gruppe können sich einzelne Monomere untereinander verbinden.

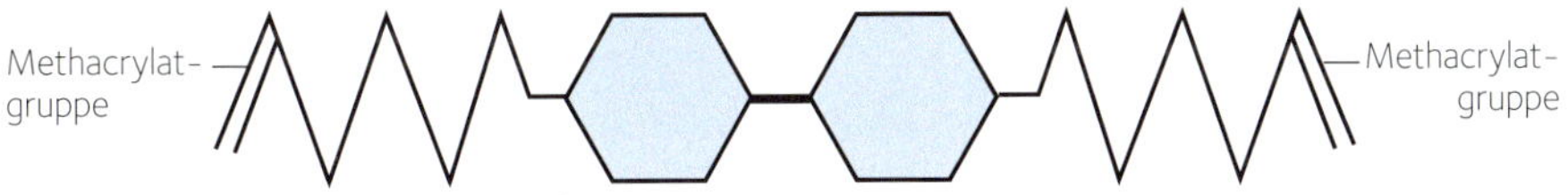

Abb. 1 Vereinfachte Darstellung eines Kompositmonomers

Dadurch härtet das Füllungsmaterial aus. Diesen Vorgang nennt man Polymerisation.

Die Polymerisation kann durch die Lichtzufuhr einer Polymerisationslampe ausgelöst werden. Man spricht dann von **lichthärtenden** Materialien.

Bei **chemisch härtenden** Materialien müssen zwei unterschiedliche Materialien (Basis und Härter) vermischt werden.

Verarbeitung

Ein grundsätzlicher Nachteil aller **lichthärtenden Materialien** ist die Tatsache, dass das Licht der Polymerisationslampe nur eine gewisse Schichtstärke (in der Regel ca. 2 mm) in die Materialien eindringen kann, um dort die chemische Reaktion zur Polymerisation auszulösen. Lichthärtende Komposite müssen daher in kleinen Schichten aufgetragen werden, damit das Komposit komplett durchhärtet.

Außerdem schrumpfen Komposite beim Aushärten des Materials. Würde man eine Kavität auf einmal komplett mit Komposit füllen, so würde sich das Material beim Aushärten zusammenziehen und vom Kavitätenrand lösen. Die Füllung würde dadurch undicht. Auch wegen dieser Eigenschaft sollten Komposite in kleinen Schichten aufgetragen werden, da dadurch jede Schicht für sich schrumpfen kann und sich nicht vom Kavitätenrand löst. Daher sollten Komposite mit einer **Schichttechnik** verarbeitet werden.

Lichthärtende Komposite können mit einer speziellen Polymerisationslampe ausgehärtet werden (s. Abb. 1). Sie erzeugt Licht mit einer bestimmten Wellenlänge (ca. 470 nm). Dies entspricht ungefähr der Farbe Blau des sichtbaren Lichts.

Lichthärtende Komposite werden in sogenannten **Compules** angeboten. Aus diesen Compules kann das Komposit mit speziellen Applikationshilfen direkt in die Kavität gegeben werden. Chemisch härtende Komposite werden in **Applikationsspritzen** angeboten (s. Abb. 2).

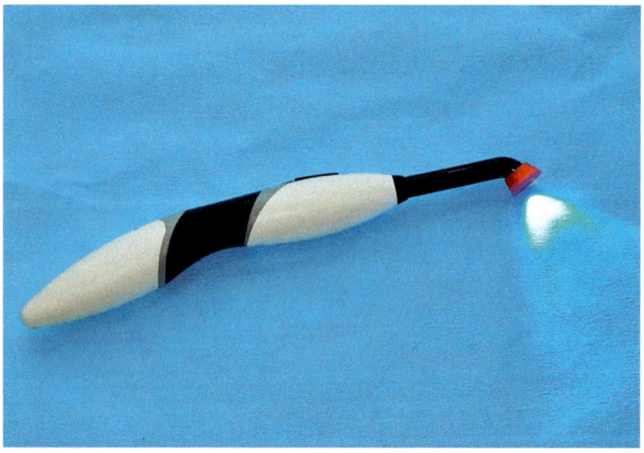

Abb. 1 Polymerisationslampe

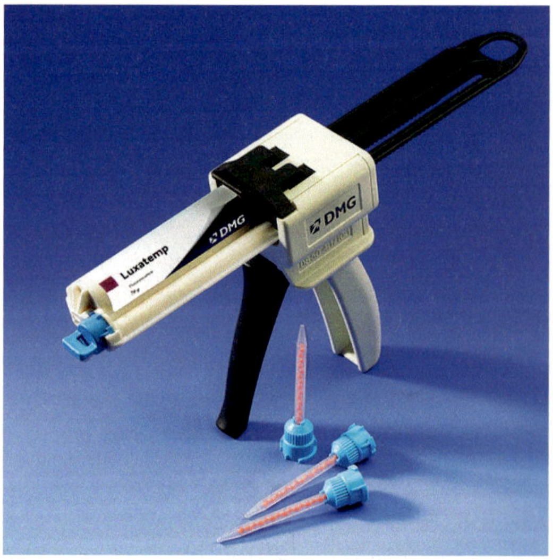

Abb. 2 Applikationsspritze für chemisch härtendes Kompositfüllmaterial

Dazu werden zwei Pasten Basis (Grundmasse oder Base) mit einem Härter (Katalysator) in der Mischwendel direkt miteinander vermischt. Nach dem Anmischen startet die Polymerisation. Dies wird auch als Autopolymerisation bezeichnet.

HINWEIS

Jedes Licht mit der Wellenlänge, bei der lichthärtende Komposite aushärten, löst die Polymerisation der lichthärtenden Materialien aus. Daher sollten alle lichthärtenden Materialien nur kurz vor der Verarbeitung dem direkten Licht, z. B. der OP-Leuchte am Behandlungsstuhl, ausgesetzt werden. Dies gilt auch für Adhäsive. Es gibt spezielle Aufbewahrungsboxen für lichthärtende Materialien, die über einen Gelb-Orange-Filter die Materialien vor der vorzeitigen Aushärtung durch das Licht schützen.

Trockenlegung, S. 160

Komposite sind beim Polymerisationsvorgang sehr feuchtigkeitsempfindlich. Deshalb muss auf eine sehr gute relative oder absolute ›Trockenlegung geachtet werden.

Adhäsivtechnik

Mithilfe der Adhäsivtechnik kann eine Haftung aller Materialien auf Kompositbasis an den Zahnhartsubstanzen erzielt werden. Diese Technik wird zum Halt von plastischen Füllungen und zur adhäsiven Zementierung von zahntechnischen Restaurationen und Multibandapparaturen in der Kieferorthopädie eingesetzt.

Unter **Adhäsion** versteht man das Haften von Körpern aneinander, die in engem Kontakt zueinander stehen. Die Haftung kommt durch mechanische oder chemische Kräfte zustande.

Kompositmaterialien gehen keine chemische Verbindung mit den Zahnhartsubstanzen ein. Sie haften mechanisch. Der mechanische Halt wird in der Zahnmedizin auch als **Retention** bezeichnet.

Die Retention der Kompositmaterialien an den Zahnhartsubstanzen kommt über raue Oberflächen und Mikrolöcher, d. h. kleinste Löcher, zustande, die zur Verankerung ausgenutzt werden. Es wird dazu ein **Adhäsiv** (Haftvermittler) benötigt, das gut in die rauen Bereiche und Mikrolöcher fließen kann. Das Adhäsiv verankert sich auf der einen Seite mikromechanisch in den Rauigkeiten und Mikrolöchern und verbindet sich auf der anderen Seite mit dem Kompositmaterial (s. Abb. 1, S. 150).

Haftung am Zahnschmelz

Damit das Kompositmaterial besser am Zahnschmelz haften kann, wird der Zahnschmelz angeätzt. Dies erfolgt mit einem **Ätzgel**, das Phosphorsäure in einer Konzentration von 20–40 % enthält. Diese Technik wird daher auch als **Schmelz-Ätz-Technik** oder **Schmelzkonditionierung** bezeichnet. Die Schmelz-Ätz-Technik wurde 1955 von Buonocore entwickelt. Er versuchte, einen Fissurenversiegler dauerhaft und randdicht am Zahnschmelz zu verankern.

Durch das Ätzen entsteht eine zerklüftete Schmelzoberfläche (**Ätzmuster**), in der das Schmelzadhäsiv sehr gut halten kann (s. Abb. 1). Um ein besonders gutes Ätzmuster zu erhalten, muss der Kavitätenrand vorher angeschrägt werden. Durch die Schmelzkonditionierung werden eine bessere Benetzbarkeit des Schmelzadhäsivs, eine Oberflächenvergrößerung und ein Mikro-Retentionsrelief erzielt.

Das Ätzgel sollte 30–60 Sekunden einwirken und danach gründlich mit Wasser abgesprüht werden (ca. 20 Sekunden).

Nach der Trocknung wird das Ätzmuster im Zahnschmelz in Form einer milchig-trüb und opak (lichtundurchlässig) erscheinenden Oberfläche sichtbar (s. Abb. 2).

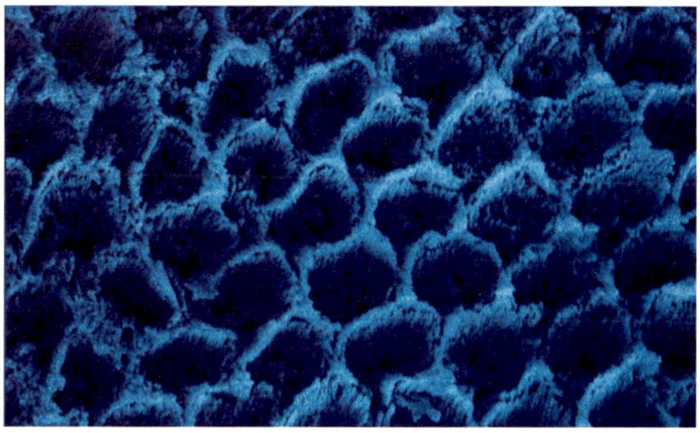

Abb. 1 Rasterelektronenmikroskopische Aufnahme eines typischen Ätzmusters im Zahnschmelz

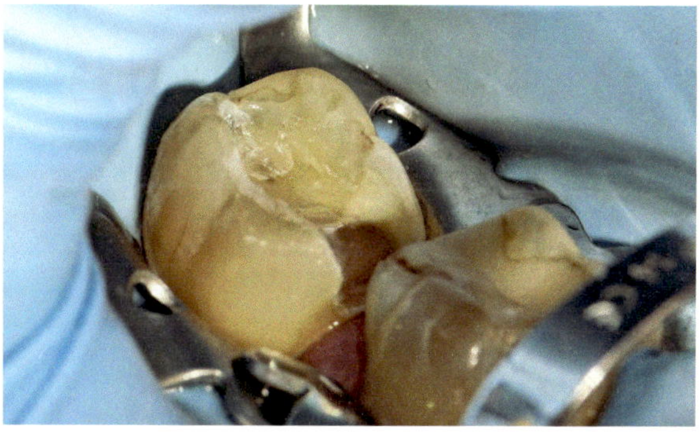

Abb. 2 Klinisches Bild eines typischen Ätzmusters im Zahnschmelz nach der Trocknung

Auf diese angeätzten Bereiche wird ein **Schmelzadhäsiv** aufgetragen (s. Abb. 1).

Dieses Schmelzadhäsiv ist ein dünnfließender Kunststoff, der auch als **Versiegler** oder **Bonding** bezeichnet wird.

Nach dem Auftragen wird das Schmelzadhäsiv vorsichtig verblasen und mit einer Polymerisationslampe ca. 20 Sekunden ausgehärtet.

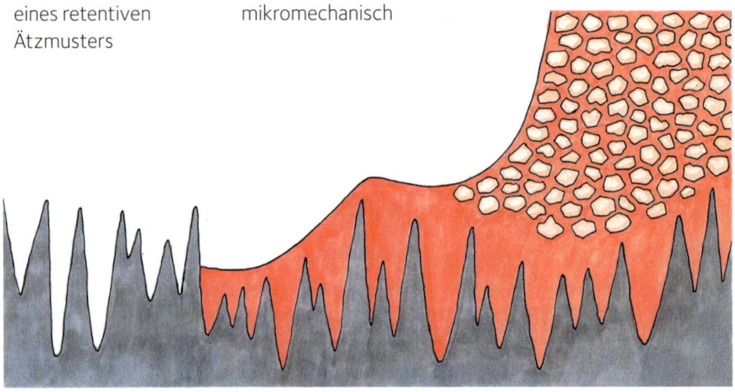

Abb. 1 Schema der Schmelz-Ätz-Technik

HINWEIS

Während und nach der Säureapplikation muss das Arbeitsfeld gut trockengelegt werden. Es muss vor dem Kontakt mit Speichel oder Blut geschützt werden.

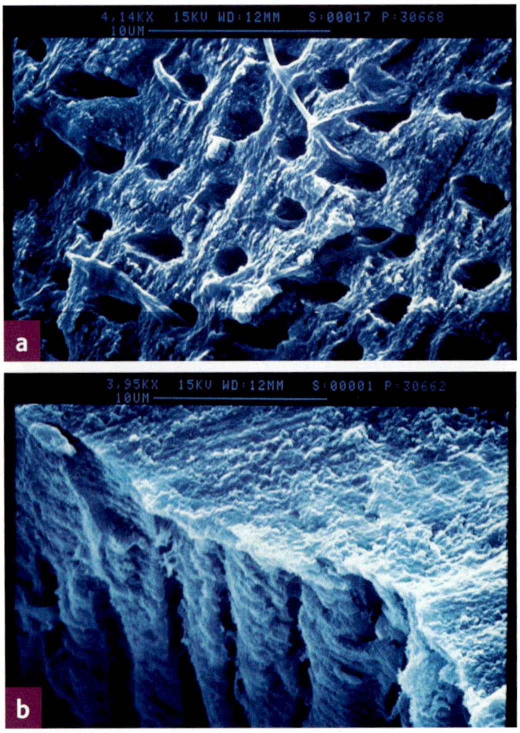

Abb. 2 Rasterelektronenmikroskopische Aufnahmen von Dentin. a) Dentinstrukturen mit Dentinkanälchen; b) Schmierschicht an Dentinbruchfläche

Haftung am Dentin

Das Dentin enthält die Dentinkanälchen, die mit einer Flüssigkeit (Dentinliquor) und den Odontoblastenfortsätzen gefüllt sind. Dentin ist also an der Oberfläche feucht, da Dentinliquor austritt (s. Abb. 2).

Kompositmaterialien vertragen aber keine Feuchtigkeit. Sie sind wasserabweisend (hydrophob). Außerdem bildet sich bei der Präparation im Dentin eine sogenannte Schmierschicht (engl.: smear layer), die teilweise die Dentinkanälchen verschließt. Diese Schmierschicht ermöglicht keinen direkten Kontakt des Füllungsmaterials mit der Dentinoberfläche. Daher ist der Halt des Kompositmaterials im Dentin schwieriger zu erzielen als im Zahnschmelz.

Durch die **Dentinätzung** oder **Dentinkonditionierung** wird die Schmierschicht auf dem Dentin entfernt.

Dadurch werden die Dentinkanälchen eröffnet. Außerdem wird das Dentin zwischen den Dentinkanälchen angeraut, sodass die Fasern (Kollagenfasern) des Dentins sichtbar werden (s. Abb. 1).

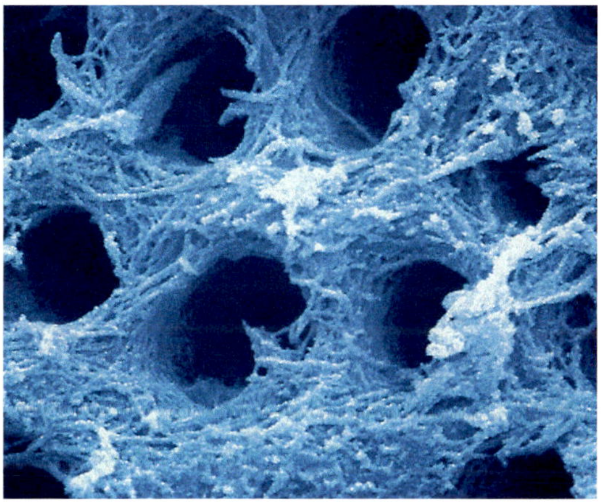

Abb. 1 Rasterelektronenmikroskopische Aufnahme von angeätztem Dentin mit sichtbaren Kollagenfasern und Dentinkanälchen

In das Netzwerk der Kollagenfasern kann ein feuchtigkeitsfreundlicher (hydrophiler) Dentinhaftvermittler eindringen und so eine Verbundschicht (Hybridschicht) zwischen Dentin und dem später aufgetragenen **Dentinadhäsiv** herstellen. Dieser Dentinhaftvermittler wird auch **Primer** genannt. Das Dentinadhäsiv stellt den Verbund zwischen Primer und Kompositmaterial her (s. Abb. 2).

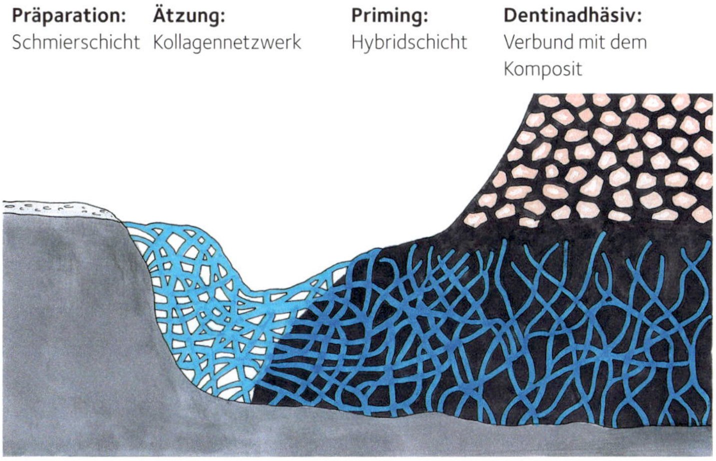

Abb. 2 Schemazeichnung des Dentinhaftmechanismus

Adhäsivtechnik im Vergleich

Bei älteren Schmelz- und Dentinadhäsiven waren für die Adhäsivtechnik fünf Arbeitsschritte nötig:

- Schmelzkonditionierung
- Dentinkonditionierung
- Dentinpriming
- Applikation eines Dentinadhäsivs und Lichthärtung
- Applikation eines Schmelzadhäsivs und Lichthärtung

Durch Weiterentwicklung der Materialien werden heute Arbeitsschritte miteinander verbunden. Es gibt hierzu verschiedene Systeme (s. Tab. 1). Es werden i. d. R. Schmelz und Dentin zusammen angeätzt. Dies wird als **Total-Ätz-Technik** (engl.: total etching) bezeichnet. Bei **Mehr-Flaschen-Systemen** ist das Dentinpriming getrennt vom Dentin- und Schmelzadhäsiv. Bei **Ein-Flaschen-Systemen** erfolgen Dentinpriming, Dentinadhäsiv und Schmelzadhäsiv in einem Schritt. Es gibt aber auch **selbstätzende schmelz- und dentinkonditionierende Systeme**, die alle fünf Schritte in einem Arbeitsschritt ermöglichen.

System	Schmelzkonditionierung	Dentinkonditionierung	Dentinpriming	Dentinadhäsiv	Schmelzadhäsiv	Produkt
Mehr-Flaschen-Systeme	– Ätzgel 30 Sek. auf Schmelz, dann 15 Sek. auf Dentin – absprühen mit Wasserspray – leicht trocknen		– 30 Sek. einreiben – leicht trocknen	– Adhäsiv auf Schmelz und Dentin auftragen – Lichtpolymerisation		Optibond FL®
Ein-Flaschen-Systeme	– Ätzgel 30 Sek. auf Schmelz, dann 15 Sek. auf Dentin – absprühen mit Wasserspray – leicht trocknen		– Bonding auf Schmelz und Dentin applizieren – 30 Sek. einwirken lassen – leicht verblasen – 20 Sek. lichthärten			Solobond Mono® iBOND®
schmelz- und dentin-konditionierende Systeme	– Vermischen des Adhäsivs – Adhäsiv sorgfältig 15 Sek. einmassieren – Überschüsse verblasen – zweite Schicht auftragen und verblasen – 10 Sek. lichthärten					Adper™ Prompt™ L-Pop™

Tab. 1 Übersicht über unterschiedliche Adhäsivsysteme

HINWEIS

Jede Praxis arbeitet mit einem oder mehreren unterschiedlichen Adhäsivsystemen. Jedes einzelne System wird in ganz bestimmten Arbeitsschritten appliziert, deren Einhaltung für die langfristige Haltbarkeit entscheidend ist. Eine ZFA sollte wissen, welche Arbeitsschritte bei den in der Praxis verwendeten Systemen erfolgen müssen. Deshalb empfiehlt es sich, Checklisten über die einzelnen Arbeitsschritte mit Zeitangaben anzufertigen, um die jeweilige Anwendung sicherzustellen.

Zement

Zemente werden in der Zahnmedizin für **Unterfüllungen, Wurzelkanalfüllungen**, für **provisorische** und **definitive Füllungen** sowie als **Befestigungszement** z. B. für **Kronen und Brücken** verwendet. Dazu werden jeweils unterschiedliche Zemente eingesetzt (s. Tab. 1).

Zement	Einsatzgebiet	Eigenschaften	Produktbeispiele
Phosphatzement (Zinkoxid-Phosphat-Zement)	– Unterfüllung – Befestigungszement	– hohe Druckfestigkeit – reagiert nach dem Anmischen stark sauer, daher Pulpaschädigung möglich – Wärmeentwicklung beim Abbinden	Harvard Cement® Hoffmann's Zement® DeTrey Zinc® Kron-Fix N® Phospha Cem PL®
Zinkoxid-Eugenol-Zement	– provisorisches Füllungsmaterial – provisorischer Befestigungszement	– geringe Druckfestigkeit – hemmt die Polymerisation von Kompositmaterialien – besitzt einen Bakterien abtötenden Effekt – Eugenol ist der Hauptbestandteil von Nelkenöl, es hat in geringer Dosierung eine beruhigende Wirkung auf eine entzündete Pulpa	IRM® Temp-Bond® Scutabond nF®
Carboxylatzement (Polyacrylatzement)	– gleiche Einsatzgebiete wie beim Phosphat-Zement	– reagiert beim Abbinden nicht so sauer und wird nicht so warm wie Zinkoxid-Phosphat-Zemente; ist daher verträglicher für die Pulpa – geringere Druckfestigkeit als Zinkoxid-Phosphat-Zemente – schwierig zu verarbeiten, da er sehr genau dosiert werden muss und sehr stark an den Instrumenten haftet	Carboxylatzement® Durelon®
Glasionomerzement (GIZ)	– Unterfüllung – Befestigungszement – Zahnhalsfüllungen – Milchzahnfüllungen – Aufbaufüllungen – kleine, nicht okklusionstragende Füllungen gibt es als: – konventionelle GIZ – metallverstärkte GIZ – hochvisköse GIZ – kunststoffmodifizierte GIZ	– gute Haftung am Zahn – pulpaverträglich – gibt Fluoride ab und hat dadurch eine Karies vorbeugende Wirkung – geringe Wärmeentwicklung beim Abbinden – während der Abbindephase empfindlich gegen Feuchtigkeit, aber auch gegen zu starkes Austrocknen – Abbindevorgang ca. 10 Min., endgültige Aushärtung nach 24 Std.	Ketac Bond® Ketac Fil® Ketac Molar® Fuji IX® Fuji II LC® Vitremer® Ionoseal®

Tab. 1 Übersicht über das Einsatzgebiet und die Eigenschaften einiger Zemente

Zemente sind Stoffgemische, die in Pulverform vorliegen und mit Wasser oder wässrigen Lösungen wie z. B. Säuren angemischt werden. Das Anmischen kann **von Hand** mit einem Anmischspatel erfolgen oder, wie v. a. bei Glasionomerzementen, mit einem **Mischgerät für Kapseln** (s. Abb. 1).

Die Kapseln beinhalten das richtige Mischungsverhältnis von Pulver und Flüssigkeit. Die Flüssigkeit ist in einem Kissen aufbewahrt, das sich durch die Aktivierung öffnet. Deshalb ist es wichtig, den Aktivierungsvorgang genügend lange (ca. 2 Sek.) durchzuführen, damit sich das Kissen vollständig entleeren kann.

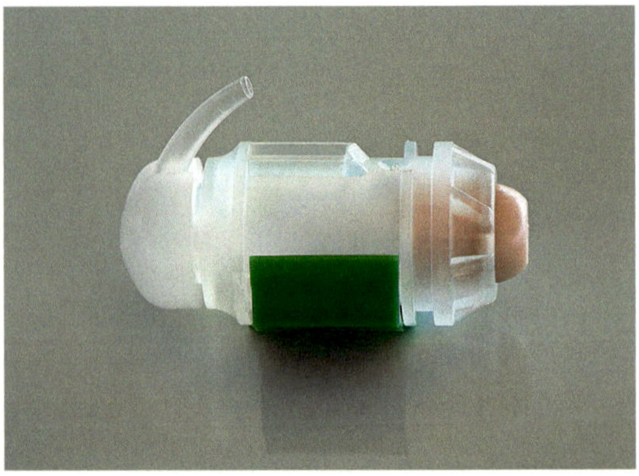

Abb. 1 Glasionomerzementkapsel

HINWEIS

Tipps beim Anmischen von Phosphatzement von Hand

Phosphatzement wird mit einer Säure angemischt. Es sollte daher viel Pulver in die Säure gemischt werden. Dadurch reagiert fast die vollständige Säure mit dem Pulver und der Zement ist nach dem Abbinden weniger sauer.

Durch die Abbindereaktion beim Anmischen entsteht Wärme. Deshalb sollte der Zement auf einer gekühlten Glasplatte angemischt werden.

Das Pulver sollte portionsweise in die Flüssigkeit eingemischt werden (nicht die Flüssigkeit in das Pulver), bis die richtige Konsistenz erreicht ist.

Die Gefäße von Pulver und Flüssigkeit sind sofort wieder zu verschließen, da sie Feuchtigkeit ziehen können.

Die Abbindezeit ist temperaturabhängig. Bei höherer Temperatur bindet der Zement schneller ab.

Glasionomerzemente (GIZ) sind die einzigen Zemente, die auch als definitives Füllungsmaterial eingesetzt werden können. Sie sind jedoch mechanisch nicht sehr stabil und werden daher für **Zahnhalsfüllungen, Füllungen bei Milchzähnen, Aufbaufüllungen und kleineren, nicht okklusionstragenden Füllungen** eingesetzt. Außerdem können sie als Unterfüllung und **Befestigungszement** verwendet werden. Produkte haben als Befestigungszemente meist die Endung „-cem", Füllungszemente meist die Endung „-fil" und Unterfüllungszemente die Endung „-bond".

Glasionomerzemente bestehen aus gemahlenen Glaspartikeln, die Kalzium, Aluminium, Silikat und Fluoride beinhalten. Zu diesen werden Polykarbonsäuren gegeben. Der Glasionomerzement härtet aus, indem sich die Polykarbonsäuren untereinander vernetzen und die Glaspartikel umschließen. Diese Reaktion ist sehr feuchtigkeitsempfindlich. Aber auch ein zu starkes Austrocknen führt zum Ende der Abbindereaktion. Es werden daher zu den Glasionomerzementen Lacke mitgeliefert, die nach dem Legen der Füllung aufgetragen werden.

Für die vollständige Aushärtung benötigen die Glasionomerzemente 24 Stunden. Die Füllung sollte daher erst ca. eine Stunde nach dem Legen voll belastet werden.

Die **Vorteile** der Glasionomerzemente liegen in der Fluoridabgabe. Sie haben daher eine begrenzte Karies vorbeugende Wirkung. Außerdem können die Polykarbonsäuren auch Verbindungen mit Kalziumionen aus den Zahnhartsubstanzen eingehen. Daher haftet Glasionomerzement sehr gut am Zahn.

Ein **Nachteil** der Glasionomerzemente liegt in der geringeren Kantenfestigkeit, d. h., dass bei Belastung leicht Anteile der Füllung herausbrechen.

Außerdem zeigen Glasionomerzemente eine geringe Abriebfestigkeit. Deshalb gibt es auch **metallverstärkte Glasionomerzemente**, denen z. B. Silber beigemengt wird. Sie enthalten im Produktnamen meist den Zusatz „silver" (z. B. Ketac silver®). Metallverstärkte Glasionomerzemente sind zwar nicht mehr zahnfarben, aber stabiler als herkömmliche Glasionomerzemente.

Hochvisköse Glasionomerzemente zeichnen sich durch besonders kleine Glaspartikel aus. Dadurch werden die Materialien standfester und lassen sich eher stopfen als herkömmliche Glasionomerzemente.

Bei **lichthärtenden Glasionomerzementen** wurde die Polykarbonsäure verändert. Außerdem wurden weitere Kunststoffe zugesetzt. Die Materialien müssen zwar ebenfalls angemischt werden und härten folglich **chemisch**. Jedoch härten sie auch zusätzlich durch das **Licht einer Polymerisationslampe** aus. Der Vorteil liegt gegenüber herkömmlichen Glasionomerzementen in der höheren Belastbarkeit des Materials. Außerdem härten die Materialien nach Lichtaktivierung schneller aus.

Kompomer

Der Begriff Kompomer setzt sich zusammen aus Komposit und Glasionomerzement.

Es handelt sich hierbei nicht, wie der Name vermuten ließe, um eine Mischung aus **Kompo**sit und Glasiono**mer**zement, sondern im Grunde um **veränderte Kompositmaterialien**.

Der Kunstoffmatrix werden hier Gläser als Füllstoffe zugesetzt, die denen im Glasionomerzement entsprechen. Das Monomer wird hier so abgeändert, dass es wie die Polykarbonsäure beim Glasionomerzement Verbindungen zu den Ionen der Glaspartikel eingehen kann.

Kompomere härten nur durch das Licht der Polymerisationslampe aus und sind nicht wie lichthärtende Glasionomerzemente chemisch und lichthärtend. Auch sind es **Ein-Komponenten-Systeme**. Es müssen hier also nicht wie beim Glasionomerzement Pulver und Flüssigkeit zusammengemischt werden. Für die Anwendung gelten die gleichen Regeln wie beim Komposit bezüglich der Lichthärtung.

Kompomere sind gegenüber Glasionomerzementen mechanisch stabiler, erreichen aber nicht die Werte der Komposite. Sie geben nur in sehr geringem Maße Fluoride ab. Auch haften Kompomere nicht an den Zahnhartsubstanzen, dafür ist wie bei den Kompositen ein Adhäsiv nötig.

Der Hauptvorteil gegenüber Glasionomerzementen liegt in der einfacheren Verarbeitung. Sie können leicht eingebracht, ausgehärtet und poliert werden. Ihr Haupteinsatzgebiet ist bei Milchzähnen und bei Zahnhalsfüllungen bei bleibenden Zähnen.

Amalgam

Amalgame bestehen aus einer **Silber-Zinn-Kupfer-Legierung**, die auch als **Alloy** bezeichnet wird. Eine Legierung ist eine Mischung unterschiedlicher Metalle, die miteinander verschmolzen werden. Diese Silber-Zinn-Kupfer-Legierung liegt in Form von kleinen Spänen oder Kugeln vor. Werden diese mit **Quecksilber** vermischt, so härtet die Masse bei Zimmertemperatur aus.

Amalgame gehen mit den Zahnhartsubstanzen keine chemische Verbindung ein, sondern **haften rein mechanisch**.

Daher werden im Gegensatz zu den Kompositen die Zahnhartsubstanzen nicht angeätzt, sondern die Zahnärztin wendet eine spezielle Präparationstechnik an. Bei dieser Technik werden Unterschnitte (unter sich gehende Stellen) in den Zahn präpariert, über die die Amalgamfüllung halten kann.

Ein **Nachteil** ist, dass dadurch mehr Zahnhartsubstanz präpariert werden muss als bei einer Kompositfüllung. Weitere Nachteile liegen darin, dass Amalgam Quecksilber enthält und dass eine Amalgamfüllung nicht zahnfarben ist.

Vorteile einer Amalgamfüllung liegen in der hohen mechanischen Belastbarkeit. Daher sind sie v. a. bei großen Füllungen im Seitenzahngebiet angezeigt. Entstehen kleine Randspalten zwischen Zahn und Füllung, bildet sich selten Sekundärkaries, da Amalgame in geringem Maße Bakterien abtöten.

Quecksilber in Amalgamfüllungen

Quecksilber kann aus Amalgamfüllungen in Form von Quecksilberdampf über die Lungen und Quecksilberionen über den Magen-Darm-Trakt in den Körper aufgenommen werden (s. Abb. 1).

Quecksilber lagert sich v. a. im Gehirn, in der Leber, im Knochenmark und in den Nieren ab. Vor allem beim Legen oder Entfernen einer Amalgamfüllung wird Quecksilber frei. Dadurch ist gerade zahnärztliches Personal belastet. Aber auch aus einer ausgehärteten Amalgamfüllung können Quecksilberdampf und -ionen entweichen und dadurch den Patienten belasten. Dies kann z. B. durch einen mechanischen Abtrag beim Kauen geschehen.

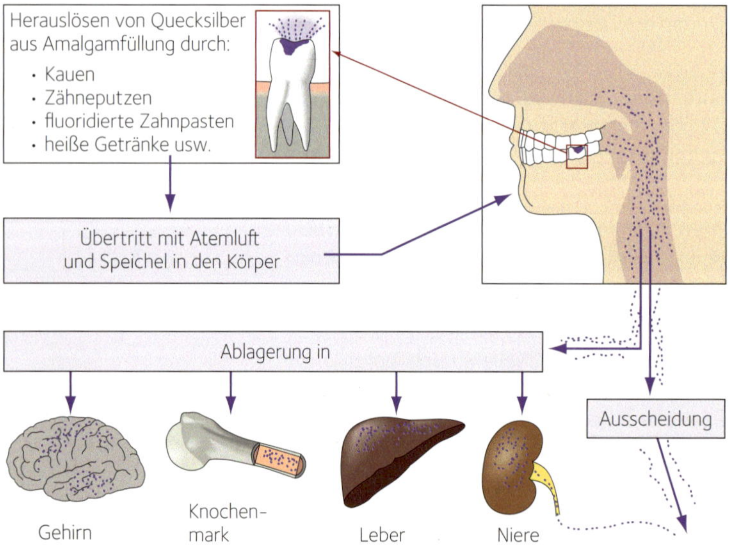

Abb. 1 Aufnahme von Quecksilber aus Amalgamfüllungen

Es ist nachgewiesen, dass mit der Anzahl der Amalgamfüllungen die Quecksilberkonzentration in Blut und Urin ansteigt. Jedoch liegen diese Werte erheblich unter den Grenzwerten zur Auslösung einer Quecksilbervergiftung. Quecksilber kann jedoch auch aus der Nahrung, durch Rauchen oder durch eine entsprechende berufliche Tätigkeit aufgenommen werden.

Amalgamfüllungen tragen also zur Gesamtbelastung der Bevölkerung mit Quecksilber bei. Das Risiko einer Quecksilbervergiftung hängt aber von der Menge aller Quecksilberquellen ab. Obwohl ein gesundheitliches Risiko durch Amalgam nicht belegt werden kann, sollten gerade bei Kindern, Schwangeren und Patienten mit Nierenerkrankungen Amalgamfüllungen, wenn möglich, nicht angewendet werden, um eine zusätzliche Quecksilberbelastung zu vermeiden.

In einzelnen Fällen können Amalgamfüllungen **allergische Reaktionen** verursachen. Dabei kann es zu Reaktionen der Haut, Schleimhaut und des Magen-Darm-Trakts kommen. Die Symptome treten kurz nach dem Legen oder Entfernen der Amalgamfüllung auf und klingen i. d. R. nach zwei bis drei Wochen wieder ab.

Durch Einlagerung von Amalgampartikeln in die Mundschleimhaut kann es auch zu sogenannten **Amalgamtätowierungen** kommen. Sie stellen eher eine ästhetische Beeinträchtigung dar.

Füllungsmaterialien im Vergleich

Die Füllungsmaterialien unterscheiden sich in Bezug auf ihre Haltbarkeit, Ästhetik und Biokompatibilität sowie den Zeitaufwand zum Legen der Füllung (s. Abb. 1).

Unter Ästhetik versteht man, wie zahnfarben ein Füllungsmaterial sich gestalten lässt. Der Begriff der Biokompatibilität drückt aus, wie gut der Körper die Inhaltsstoffe des Füllungsmaterials verträgt.

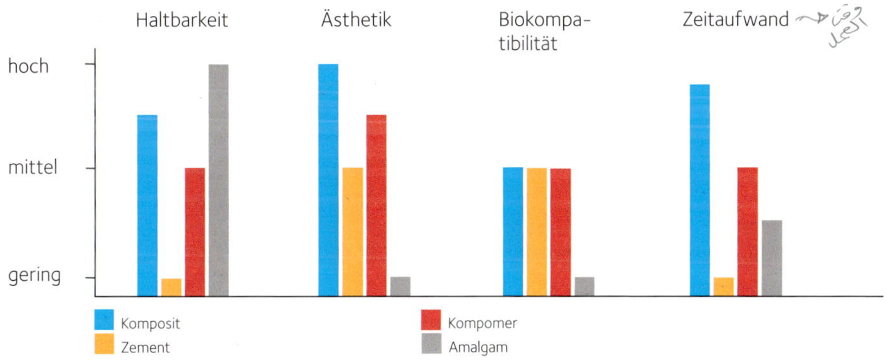

Abb. 1 Füllungsmaterialien im Vergleich

4.3.2 Einlagefüllungen

Einlagefüllungen werden bei mittelgroßen bis großen Kavitäten im Seitenzahngebiet eingesetzt. Sie sind stabiler und damit auch langlebiger als plastische Füllungen.

Die Herstellung von Einlagefüllungen ist jedoch aufwendig. Daher sind sie auch teurer als plastische Füllungen.

Unter dem Überbegriff Einlagefüllungen sind Inlays, Onlays und Overlays zusammengefasst. Der Unterschied zwischen einem Overlay und einer ❯Teilkrone ist fließend.

Teilkrone, S. 468

Inlays, Onlays und Overlays unterscheiden sich in ihrer Ausdehnung (s. Abb. 2):
- Ein Inlay liegt innerhalb einer Kaufläche. Die Höcker werden bei einem Inlay nicht präpariert.
- Ein Onlay ist ein erweitertes Inlay, bei dem die Höckerspitzen in die Präparation mit einbezogen werden. Dadurch ist die gesamte Kaufläche bedeckt.
- Ein Overlay fasst mindestens einen Höcker, meistens jedoch alle Höcker.

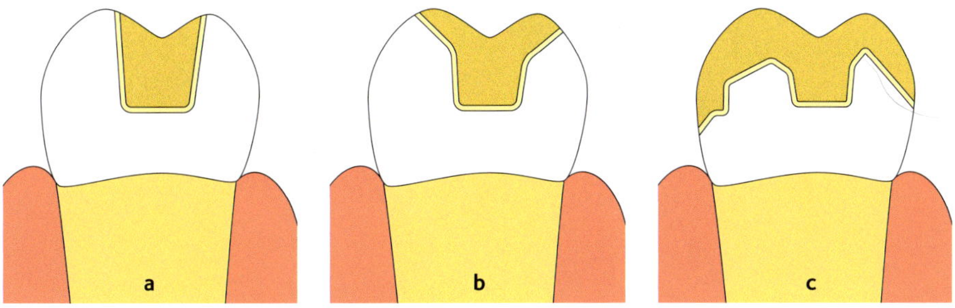

Abb. 2 Unterschiedliche Ausdehnung der Einlagefüllung bei a) Inlay, b) Onlay und c) Overlay

Einlagefüllungen können aus Metall (meist Goldlegierungen), Kunststoff oder aus Keramik hergestellt werden (s. Abb. 1, 2).

Abformung, S. 484

Metallrestaurationen werden indirekt hergestellt. Dies bedeutet, dass die Zahnärztin den Zahn präpariert und eine ›Abformung macht. Die Einlagefüllung wird dann im zahntechnischen Labor hergestellt und von der Zahnärztin eingesetzt.

Behandlungsschritte bei einer Einlagefüllung, S. 170

Keramikrestaurationen können indirekt oder direkt hergestellt werden. Bei der direkten Herstellung einer Keramikrestauration wird der präparierte Zahn im Mund des Patienten mit einer speziellen intraoralen Kamera aufgenommen.

adhäsive Befestigung, S. 473

Einlagefüllungen aus Metall werden mit Zement ›eingesetzt. Restaurationen aus Keramik oder Kunststoff müssen ›adhäsiv zementiert werden.

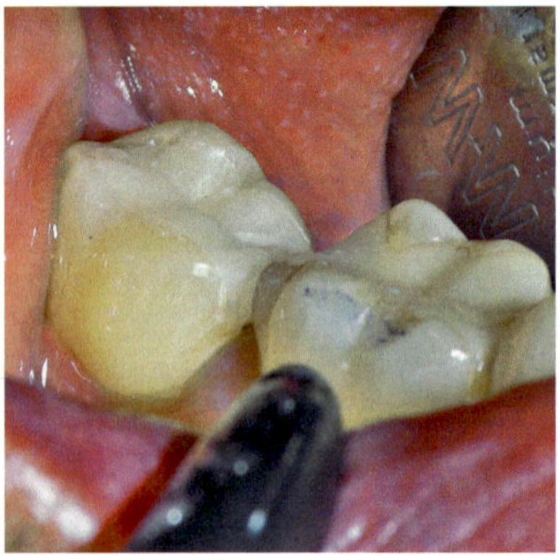

Abb. 1 Einlagefüllung aus Keramik

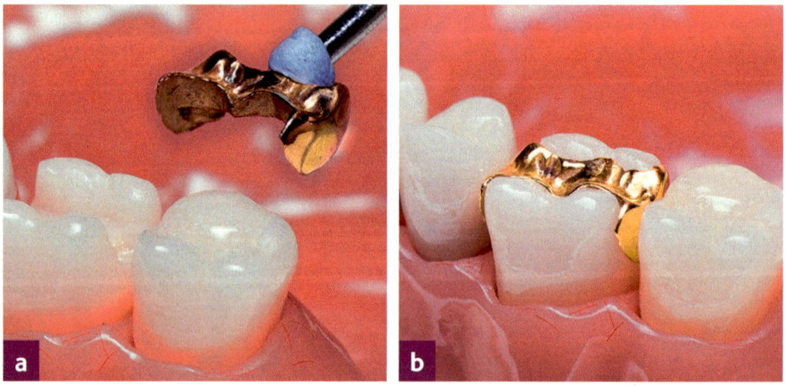

Abb. 2 Einlagefüllung aus Metall

4.3.3 Veneers

Veneers sind hauchdünne Verblendschalen. Sie bestehen meist aus Keramik. Sie werden eingesetzt, um Zahnfehlstellungen, unregelmäßig geformte oder verfärbte Frontzähne ästhetisch zu verbessern. Außerdem können verlorene Zahnecken oder Zahnspitzen wiederaufgebaut werden. Gerade hier steht durch Keramik ein Material mit hoher Lebensdauer zur Verfügung.

In unserem Beispiel war die Patientin mit ihren abradierten Inzisalkanten der Oberkiefer Frontzähne unzufrieden. Außerdem störte sie beim Zusammenbiss die Mittellinienverschiebung: Die Mitte von 11/21 stimmt nicht mit der Mitte 31/41 überein (s. Abb. 3).

Der Zahnschmelz des Frontzahnes wird im sichtbaren Bereich hauchdünn präpariert und der Zahn abgeformt. Durch die modernen Keramiken bedarf es nur einer Schichtstärke von 0,3–0,5 mm. Das heißt, der Zahn muss nur minimal präpariert werden. In unserem Beispiel wurde mehr vom Zahn präpariert, um die Mittellinienkorrektur zu ermöglichen (s. Abb. 4).

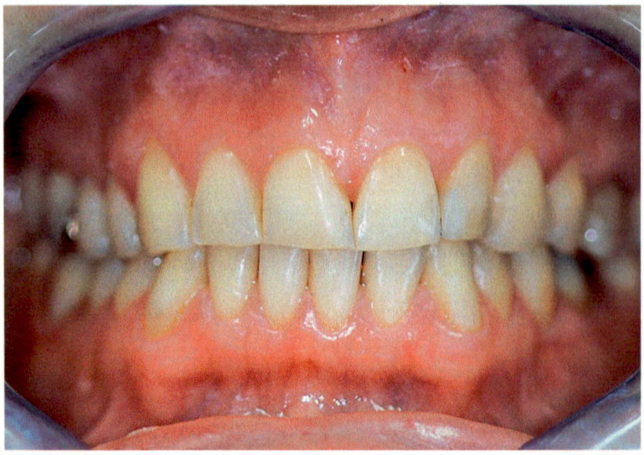

Abb. 3 Keramik-Veneer: Ausgangssituation

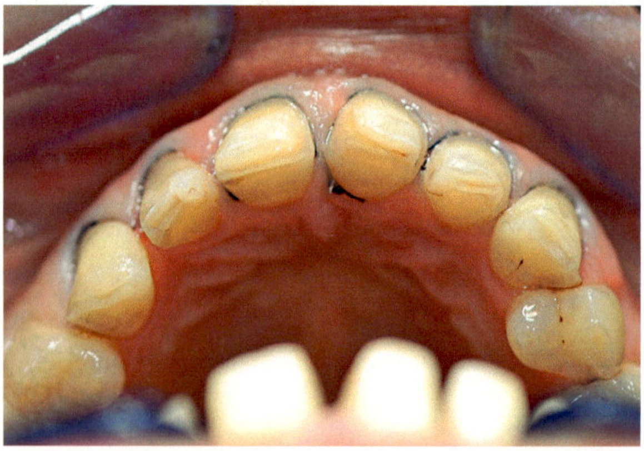

Abb. 4 Keramik-Veneer: Präparation 13 bis 23

Im zahntechnischen Labor wird eine Veneer aus Keramik hergestellt. Diese wird in einer neuen Sitzung am Zahn adhäsiv befestigt.

Gegenüber der Ausgangssituation konnte in unserem Beispiel die Form der Zähne deutlich besser gestaltet werden (s. Abb. 1, 2).

Die Zähne sind heller und die Inzisalkanten nicht mehr abradiert. Die Mittellinienkorrektur konnte nicht vollständig umgesetzt werden, ist aber deutlich besser als in der Ausgangssituation.

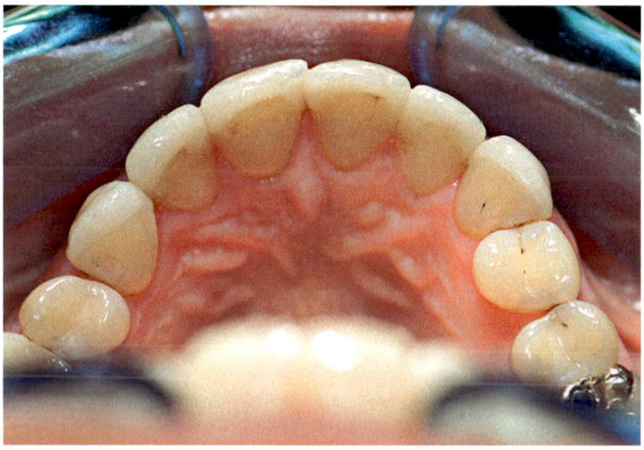

Abb. 1 Keramik-Veneer: Veneers im Mund eingesetzt, Aufnahme von okklusal

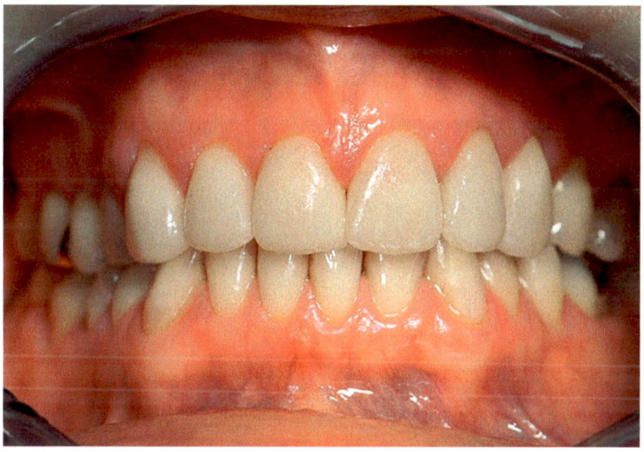

Abb. 2 Keramik-Veneer: Veneers im Mund eingesetzt, Aufnahme von frontal

4.4 Instrumente und Behandlungsabläufe in der Füllungstherapie

Heute steht eine Vielzahl von Instrumenten und Materialien zur Füllungstherapie zur Verfügung. Deshalb sollen die Behandlungsabläufe und Instrumente hier am Beispiel einer **Kompositrestauration** von Zahn 35 erläutert werden (s. Abb. 3).

Die spezielle ❯Verarbeitung von anderen Füllungsmaterialien ist bei dem entsprechenden Füllungsmaterial beschrieben.

Verarbeitung plastischer Füllungsmaterialien, S. 148

HINWEIS

Da sich die Behandlungsabläufe und die dazu nötigen Instrumente von den in der Praxis angewandten Füllungsmaterialien unterscheiden können, sind vor dem Einsatz unbedingt die Herstellerangaben zu beachten.

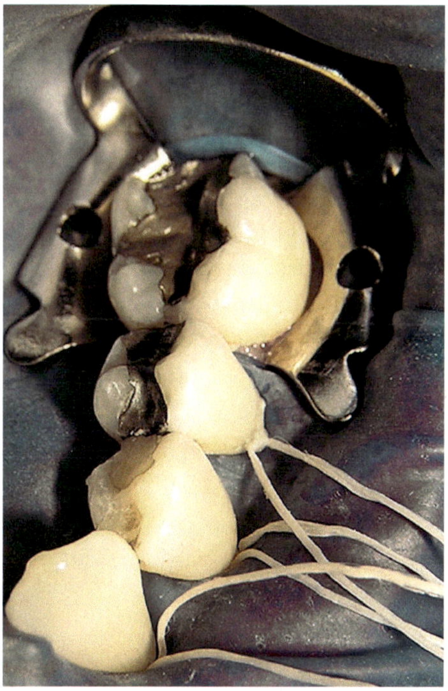

Abb. 3 Amalgamfüllung mit Randspalten am Zahn 35. Die insuffiziente (unzureichende) Kompositfüllung an Zahn 34 wurde später behandelt.

4.4.1 Trockenlegung

Nach der Untersuchung und Anästhesie des Zahnes erfolgt die Trockenlegung.

Bei fast jeder zahnärztlichen Tätigkeit ist es notwendig, das Arbeitsfeld vor dem Zutritt von Speichel, Blut oder Flüssigkeit aus dem Zahnfleischsulkus zu schützen. Feuchtigkeit und Blut behindern die korrekte Aushärtung von Füllungs- oder Abformmaterialien, Bakterien aus dem Speichel können Wurzelkanäle und Füllungskavitäten infizieren.

Man unterscheidet zwischen einer **relativen** und **absoluten** Trockenlegung:
- Bei einer relativen Trockenlegung wird das Arbeitsfeld mithilfe von **Watterollen** und **Saugern** vor Flüssigkeitszutritt geschützt (s. Abb. 1).
- Eine absolute Trockenlegung wird durch einen **Kofferdam** erreicht (s. Abb. 2).

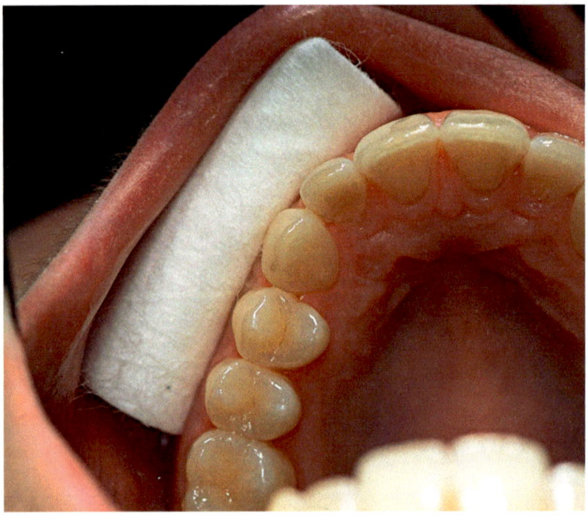

Abb. 1 Relative Trockenlegung mit Watterollen

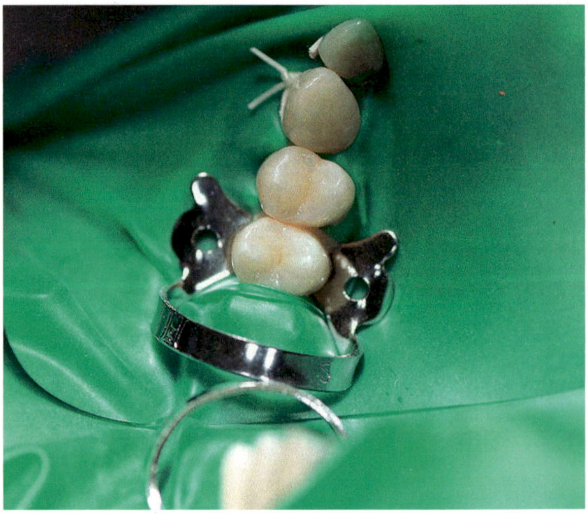

Abb. 2 Absolute Trockenlegung mit Kofferdam

Absolute Trockenlegung mit Kofferdam

Der Vorteil der absoluten gegenüber der relativen Trockenlegung liegt darin, dass der Kofferdam in der Lage ist, die zu behandelnden Zähne gegenüber dem Rest in der Mundhöhle zu isolieren.

Dadurch wird das Arbeitsfeld auch vor der feuchten Atemluft geschützt. Außerdem kann der Patient so vor dem Verschlucken von z. B. ätzenden Spüllösungen oder Wurzelkanalinstrumenten geschützt werden.

allergische Reaktion, S. 266

Nachteile von Kofferdam können sein, dass die verbale Kommunikation mit dem Patienten eingeschränkt ist und der Patient nur durch die Nase atmen kann. Dies kann bei Patienten ein Beklemmungsgefühl auslösen. Außerdem kann eine ›allergische Reaktion ausgelöst werden (Latexallergie).

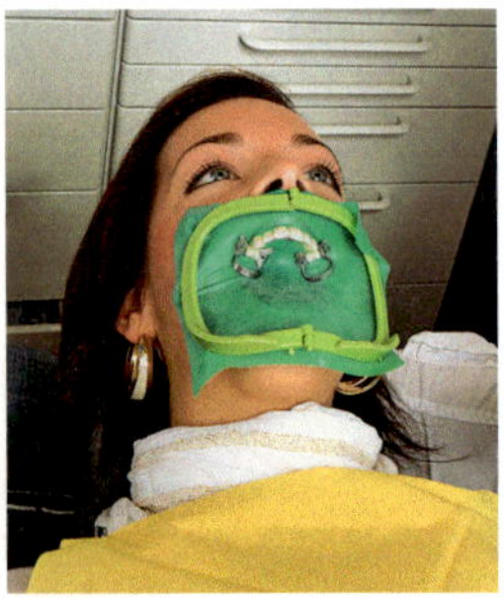

EXKURS

Der Kofferdam: Die Abdeckplane der Zahnärztin

Der Kofferdam wurde bereits 1864 von dem amerikanischen Zahnarzt Sanford Christie Barnum eingeführt. Er hatte nach eigenen Angaben den spontanen Einfall, eine Gummiserviette zu lochen und über einen Zahn zu stülpen. Der Begriff Kofferdam wird nicht nur in der Zahnheilkunde, sondern auch in der Bau- und Schiffstechnik verwendet. Dazu ein Zitat aus dem Roman „Der Mann im Strom“ von Siegfried Lenz: „Das Wrack war abgedichtet, die Taucher hatten die großen Schiffsöffnungen verschlossen, und über einer Decksluke war ein Kofferdam errichtet, ein wasserdichter Holzaufbau, durch den ein Schlauch in den Schiffskörper geführt wurde.“

Materialien zur Trockenlegung mit Kofferdam

- Kofferdam
- evtl. Kofferdamserviette
- Spannrahmen
- Lochstanze
- Kofferdamklammern
- Klammerzange
- Zahnseide
- evtl. Wedjets

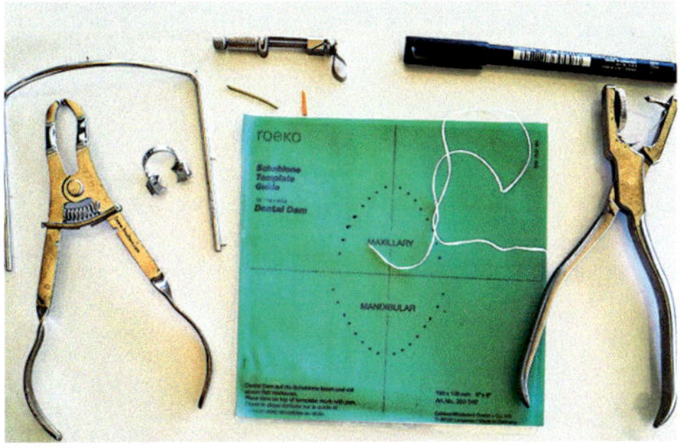

In der Regel erfolgt das Legen des Kofferdams vor der Präparation und Kariesexkavation (Entfernung der Karies).

Es gibt unterschiedliche Techniken, wie ein Kofferdam angelegt werden kann. Im Folgenden soll eine Möglichkeit dargestellt werden (s. Tab. 1).

Begonnen wird mit der Auswahl und Anprobe der Kofferdamklammer. Diese wird mit der Klammerzange aufgebogen und über den Zahn gestülpt. Sie hält an den Unterschnitten des Zahnes.	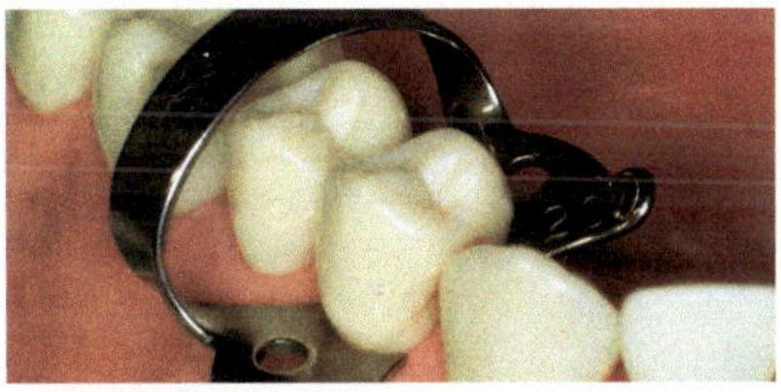
Für die Zähne, die aus dem Kofferdam herausragen sollen, wird mit der Lochstanze ein Loch in den Kofferdam gestanzt. Dazu werden vorher die Stellen, die ausgestanzt werden sollen, mithilfe einer Schablone angezeichnet. Die Lochgröße richtet sich nach der Größe der zu isolierenden Zähne.	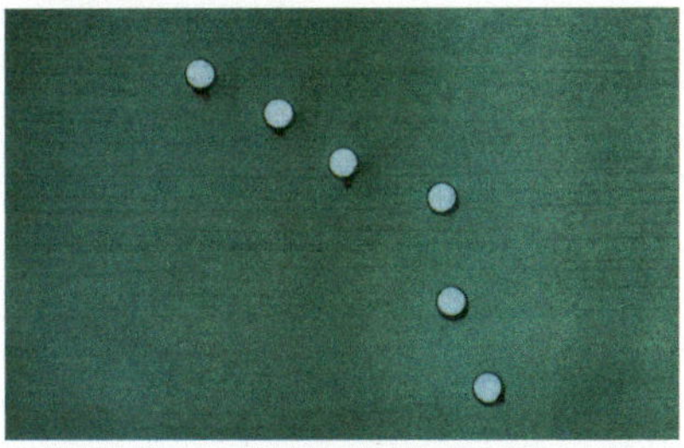
Auf die Gesichtshaut kann eine Kofferdamserviette gelegt werden. Dadurch wird die Kontaktfläche zwischen Kofferdam und Gesichtshaut möglichst klein gehalten. Die Serviette saugt außerdem Speichel und Schwitzwasser auf.	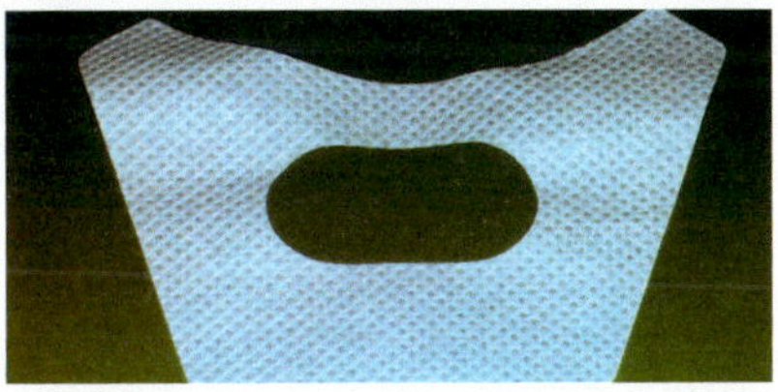
Der gelochte Kofferdam wird in dem Spannrahmen locker aufgespannt. Die Kofferdamklammer wird mit den Flügeln in das vorgesehene Loch im Kofferdam eingebracht. Die Klammerzange wird mit den Branchen in die Perforationen der Klammer eingeführt.	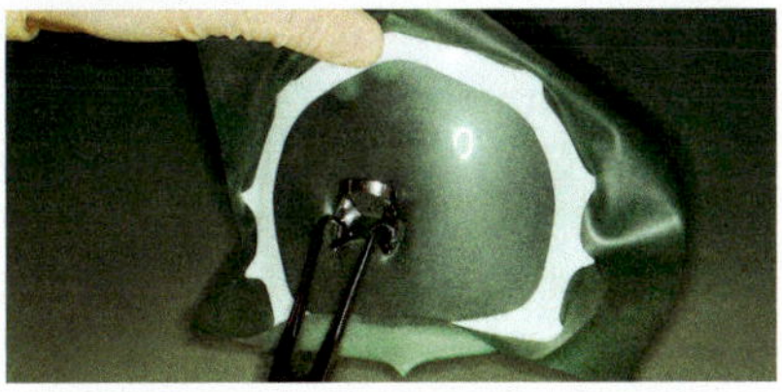

Tab. 1 Ein Beispiel für die Vorgehensweise beim Anlegen eines Kofferdams

Die Klammer wird über den zu isolierenden Zahn gebracht. Der Sitz der Klammer wird überprüft.	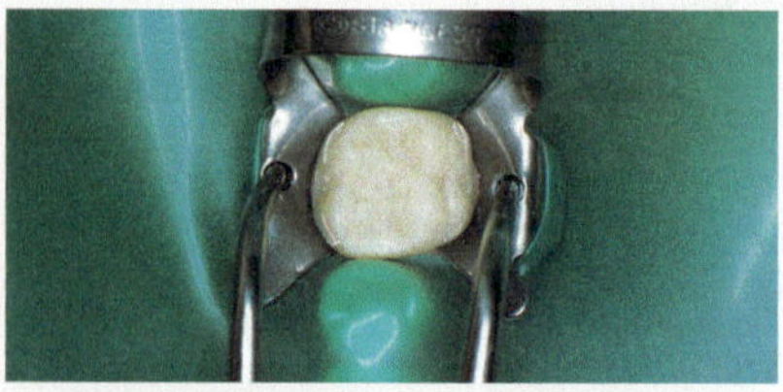
Der Kofferdam wird von den Klammerflügeln mit einem Heidemann-Spatel abgelöst.	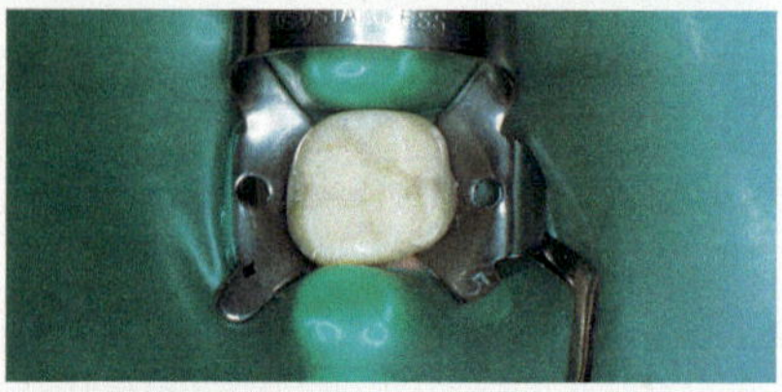
Eine Person A zieht die Löcher des Kofferdams über die Zähne und spannt ihn. Eine Person B kann mit Zahnseide den Kofferdam mesial und distal durch die Kontaktpunkte führen.	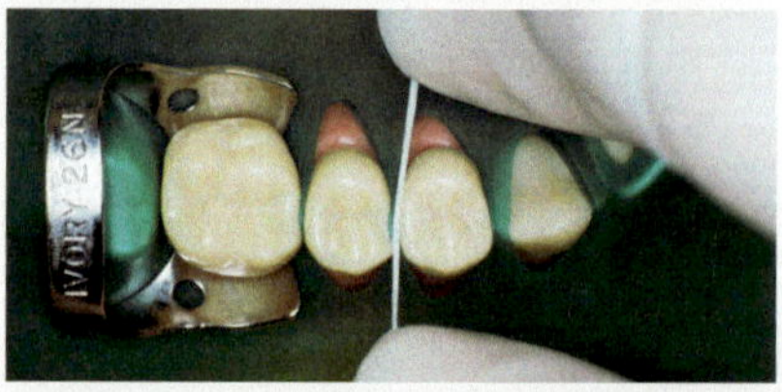
Über die Zähne werden Ligaturen gelegt. Sie sorgen für den Halt des Kofferdams. Ligaturen können mit gewachster Zahnseide gelegt werden. Dazu fixiert eine Person A die Zahnseide mit einem Heidemann-Spatel unterhalb des Äquators des Zahnes. Eine Person B verknotet die Zahnseide. Dabei rutscht die Zahnseide in den Zahnfleischsulkus und sichert dadurch den Kofferdam.	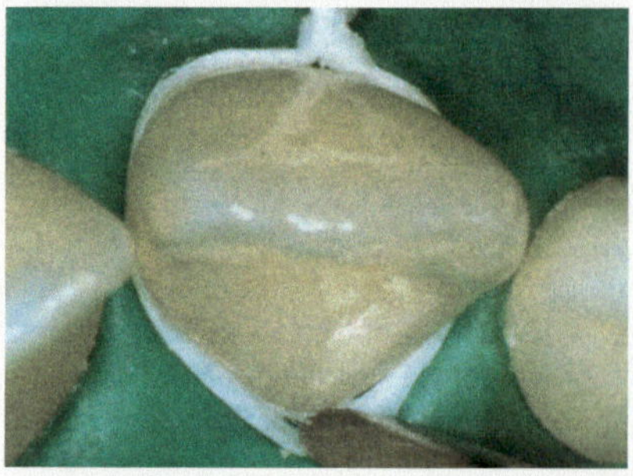
Außerdem kann das Herausrutschen des Kofferdams mit Interdentalkeilen aus Holz oder mit Wedjets (s. Abb.) verhindert werden. Wedjets sind Gummistreifen mit einem runden Querschnitt, die als Sicherung in den Interdentalraum eingesetzt werden können.	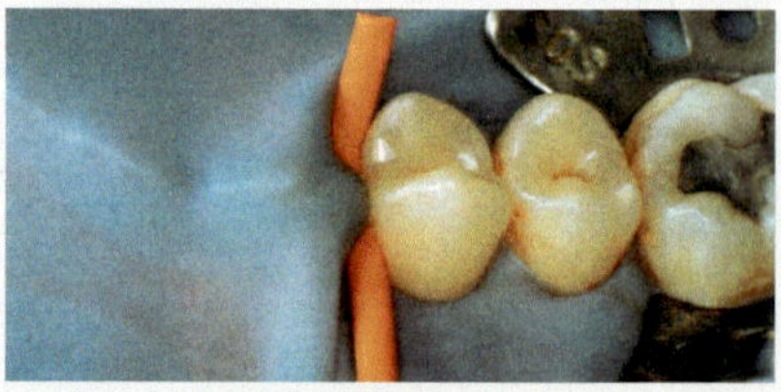
Das Gebiet ist fertig isoliert.	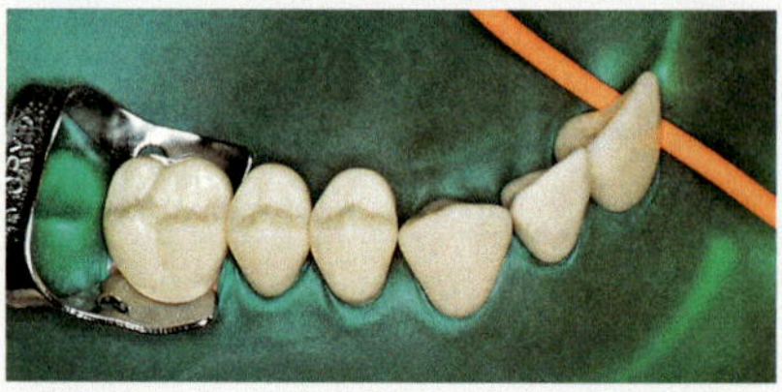

Tab. 1 Ein Beispiel für die Vorgehensweise beim Anlegen eines Kofferdams (Fortsetzung)

Relative Trockenlegung

Zur relativen Trockenlegung werden Watterollen verwendet. Im Oberkiefer werden diese möglichst tief ins Vestibulum gelegt. Im Unterkiefer werden vestibulär und lingual zwischen den Zähnen und der Zunge Watterollen gelegt. Zusätzlich wird Speichel mit dem Sauger entfernt.

Eine ZFA sollte während der Behandlung auf eine gute Trockenlegung achten. Watterollen, die keine Saugkraft mehr haben, müssen ausgetauscht werden.

HINWEIS

Watterollen können, insbesondere wenn sie sich erst kurze Zeit im Mund des Patienten befinden, sehr stark an der Schleimhaut haften. Bei der Entfernung kann es dann zu kleineren Schleimhautablösungen kommen. Man sollte die Watterollen daher vor der Entfernung mit dem Wasserspray befeuchten, um Verletzungen zu vermeiden.

Es sind auch spezielle Watterollen erhältlich.
- Eine sogenannte „**Parotisroll**" besteht aus einer langen Watterolle mit einem verstärkten biegsamen Kern (s. Abb. 1).
- „**Speichelabsorber**" bestehen aus flach ausgepresstem saugfähigem Material (s. Abb. 2). Sie benötigen weniger Platz als eine Watterolle.

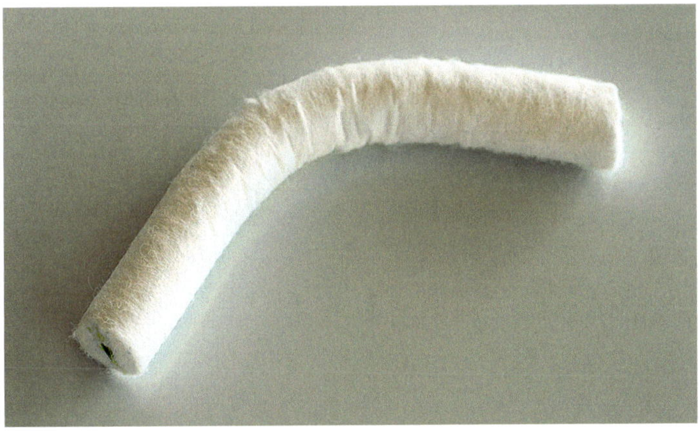

Abb. 1 Parotisroll

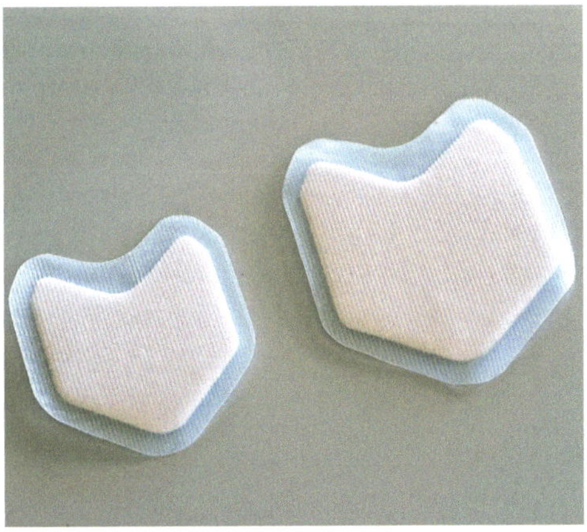

Abb. 2 Speichelabsorber

4.4.2 Präparation

Durch die Präparation soll ein Zugang geschaffen werden, der es ermöglicht, die Karies zu entfernen. Außerdem soll die Kavität so gestaltet werden, dass das Füllungsmaterial und die noch intakte Zahnhartsubstanz den Kaubelastungen gewachsen sind.

Ausdehnung der Kavität

Bereits 1889 entwickelte der amerikanische Zahnarzt Black Regeln für die Kavitätenpräparation bei Füllungen. Er teilte dabei die Kavitäten in fünf Klassen ein (s. Abb. 3).

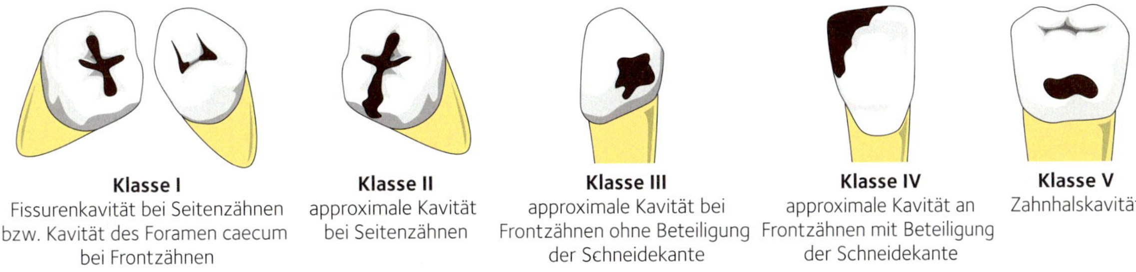

Abb. 3 Black-Klassen

Black forderte, die Kavität so weit auszudehnen, dass die Präparationsränder in Bereichen liegen, die gut zu reinigen sind. Heute ist es möglich, durch moderne Präparationsinstrumente, wirksame Prophylaxemaßnahmen und Füllungsmaterialien die Kavität möglichst klein zu halten (minimalinvasive Präparation).

Die Präparation für eine Kompositrestauration kann durch den Halt über die Adhäsivtechnik sehr kleinflächig gestaltet werden. Kompositrestaurationen schonen daher die Zahnhartsubstanz. Andere Füllungsmaterialien benötigen zum Halt eine spezielle Kavitätenform und müssen daher großflächiger gestaltet werden. Zum Beispiel werden Kavitäten für Amalgamfüllungen so gestaltet, dass sie in der Tiefe etwas breiter als im oberen Bereich sind. Kavitäten für Einlagefüllungen werden hingegen oben breiter als unten gestaltet, damit die Restauration später eingesetzt werden kann.

Präparationsinstrumente

Zur Präparation der Kavität können unterschiedliche Instrumente eingesetzt werden. Die Präparationsinstrumente werden eingeteilt in:
- rotierende (drehende) Instrumente
- Handinstrumente
- oszillierende (schwingende) Instrumente
- Laser
- Pulverstrahlgeräte

Rotierende Instrumente

Rotierende Instrumente werden in **Hand-** und **Winkelstücken** bei unterschiedlichen Drehzahlen eingesetzt. Hand- und Winkelstücke werden auch als **Übertragungsinstrumente** bezeichnet, da sie die Drehbewegungen eines Motors auf die rotierenden Instrumente übertragen. Die einzelnen Arbeitsschritte bei der Kavitätenpräparation, die Ausarbeitung der Füllung und deren Politur erfordern Übertragungsinstrumente, die unterschiedliche Drehzahlen ermöglichen.

Rotierende Instrumente mit einer **hohen Drehzahl** gelangen effizient durch die harte Schmelz- und Dentinschicht. Hohe Drehzahlen werden durch Übertragungsinstrumente wie eine Turbine oder ein **Schnelllauf-Winkelstück** (rote oder orange Markierung, kurz: Schnellläufer) erreicht (s. Abb. 1, 2).

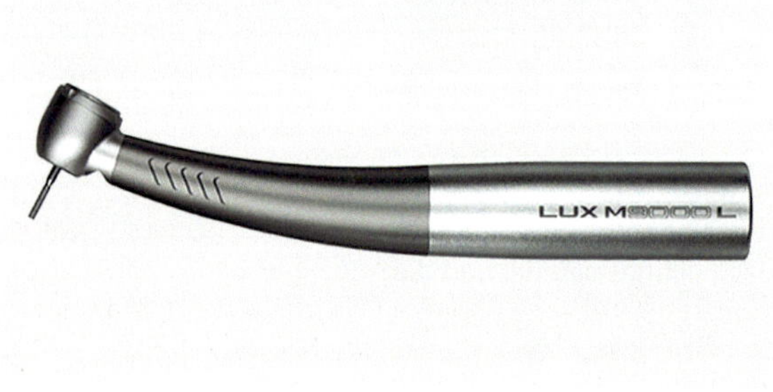

Abb. 1 Turbine

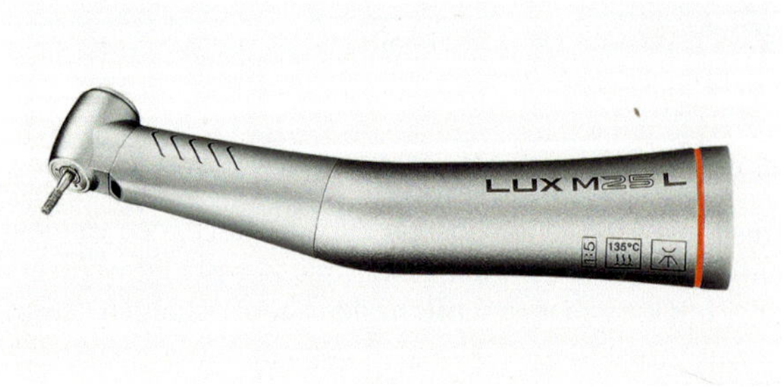

Abb. 2 Schnelllauf-Winkelstück

Eine Turbine wird mit Druckluft angetrieben, ein Hand- und Winkelstück mit einem Elektromotor. Durch unterschiedliche Übersetzung der Winkelstücke können diese die Drehzahl des Elektromotors verstärken oder abschwächen.

HINWEIS

Da bei diesen hohen Umdrehungszahlen durch Reibung Wärme entsteht, muss auf eine gute Wasserkühlung des rotierenden Instrumentes geachtet werden. Dazu müssen die Öffnungen der Wasserkühlung an den Übertragungsinstrumenten auf Durchlässigkeit überprüft und notfalls gereinigt werden.

Die Kariesentfernung erfolgt mit **niederen Drehzahlen** und die Politur der Füllung mit **mittleren Drehzahlen**. Solche Drehzahlen werden durch grüne oder blaue Winkelstücke erzeugt.

HINWEIS

Übertragungsinstrumente werden sehr stark beansprucht. Deshalb müssen sie gründlich gereinigt und geölt werden. Die Pflege erfolgt am besten mit einem Spraysystem von Hand oder maschinell (s. Abb. 1). Außerdem können sich an der Oberfläche und in den Leitungen des Instrumentes Mikroorganismen absetzen. Deshalb müssen auch die innen liegenden Leitungen desinfiziert werden. Dazu sind die Herstellerangaben zu beachten.

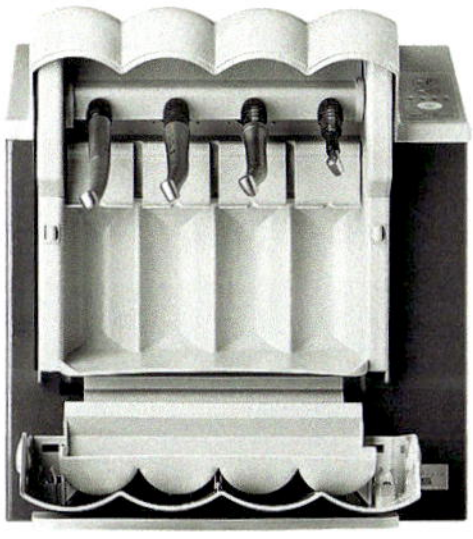

Abb. 1 Reinigungs- und Pflegeautomat zur Instrumentenpflege

Rotierende Instrumente gibt es für jedes Einsatzgebiet in vielen Ausführungen, Formen und Größen. Man unterscheidet Bohrer, Schleifinstrumente und Polierer (s. Tab. 1).

Einteilung	Beispiele		Einsatzgebiete
Bohrer	Rosenbohrer ① ② Hartmetallbohrer ③ Hartmetallfinierer ④ Fissurenbohrer ⑤	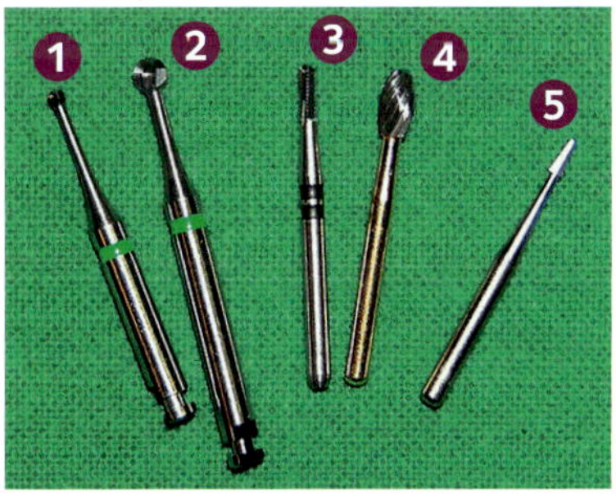	– Kariesentfernung – Entfernung von Kronen, Brücken – Glätten einer Füllung
Schleifinstrumente	Diamantschleifer ① ② ③ Steinchen ④ ⑤ Schleifscheiben ⑥	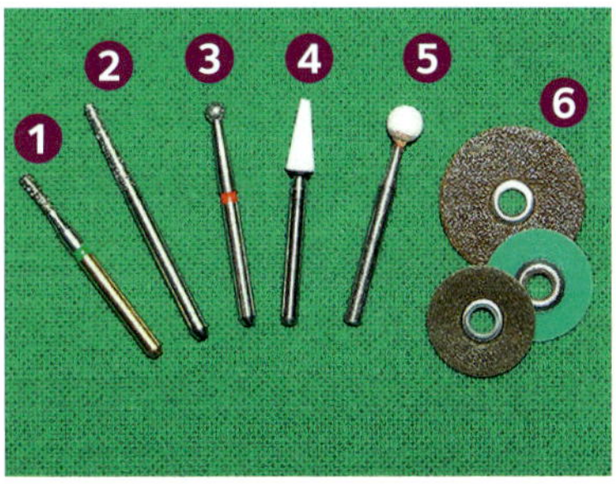	– Präparation von Füllungen, Kronen und Brücken – Glätten einer Füllung
Polierer	elastische Polierer ① ② ③ ④ Bürstchen ⑤	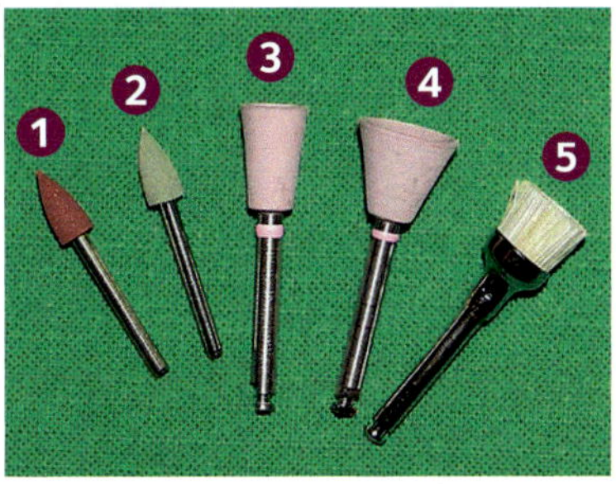	– Politur von Füllungen und Zahnersatz

Tab. 1 Übersicht über einige rotierende Instrumente

Handinstrumente

Handinstrumente werden meistens dann eingesetzt, wenn die Gefahr der Schädigung, z. B. von Nachbarzähnen oder der Pulpa, durch rotierende Instrumente zu groß ist.

Eingesetzt werden hauptsächlich **Exkavatoren** und **Gingivalrandschräger**. **Exkavatoren** sind löffelartige, scharfe Instrumente, die zur Entfernung von kariösem Dentin eingesetzt werden (s. Abb. 1, 2). **Gingivalrandschräger** sind scharfe Instrumente, die zum Glätten der Kavitätenränder dienen.

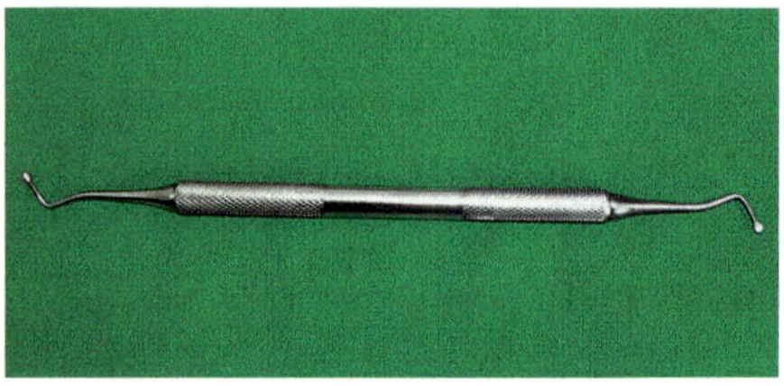

Abb. 1 Exkavator

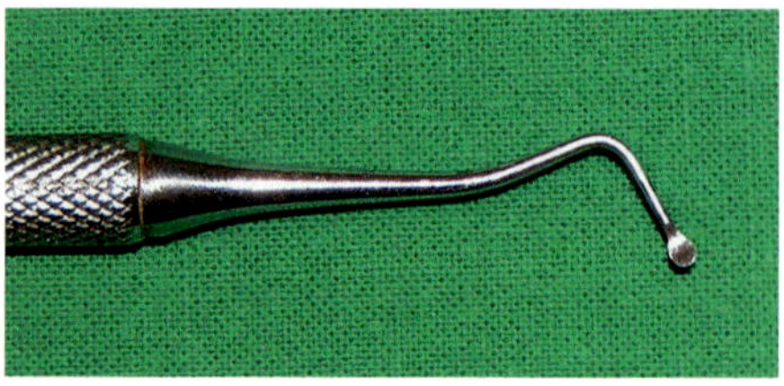

Abb. 2 Exkavator (Detail)

Oszillierende Instrumente

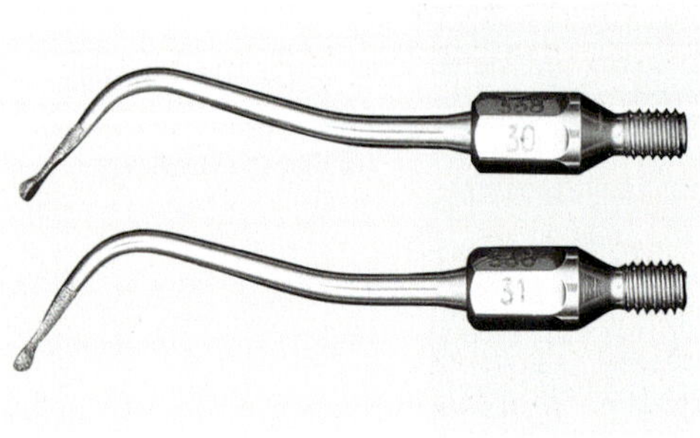

Abb. 3 Oszillierende Instrumente

Oszillierende Instrumente schwingen und sind nur auf einer Seite diamantiert (s. Abb. 3). Die Zahnhartsubstanzen werden mit feilenden Bewegungen abgetragen.

Oszillierende Instrumente werden hauptsächlich zur Kavitätenpräparation im Bereich der **Approximalflächen** eingesetzt. Würden rotierende Instrumente verwendet, bestünde die Gefahr der Nachbarzahnschädigung. Durch die einseitig diamantierte Belegung der oszillierenden Instrumente ist diese Gefahr ausgeschlossen. Es können auch sehr kleine, defektbezogene Kavitäten präpariert werden. Der Abtrag der Zahnhartsubstanzen dauert jedoch länger als mit rotierenden Instrumenten.

Der Antrieb oszillierender Instrumente kann über **spezielle Winkelstücke** erfolgen.

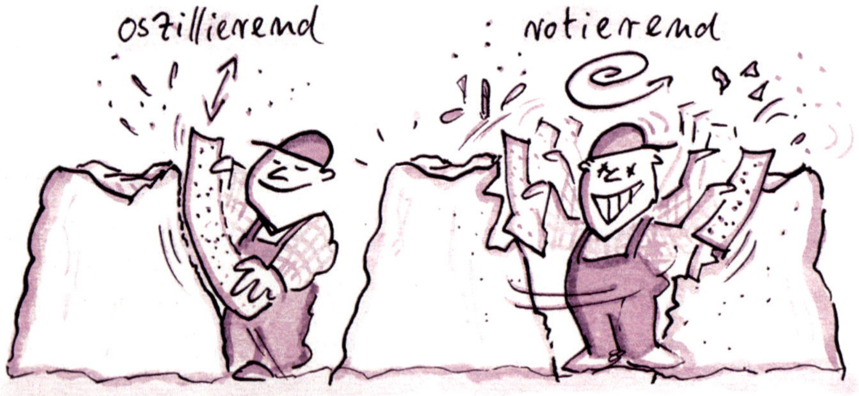

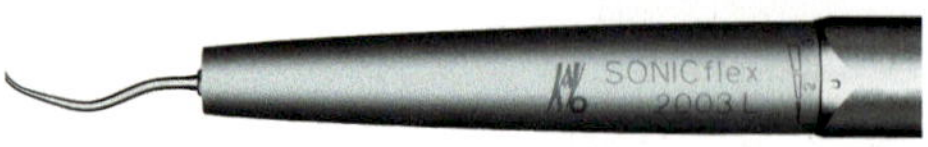

Abb. 4 Luftbetriebenes Handstück zur sonoabrasiven Präparation

In den sogenannten EVA-Kopf können einseitig diamantierte Feilen eingespannt werden.

Außerdem können **luftbetriebene Handstücke** verwendet werden, die auf den Turbinenanschluss gesteckt werden. Diese bringen die oszillierenden Instrumente im Schall- oder Ultraschallbereich zum Schwingen (s. Abb. 4).

Besondere Bedeutung haben die luftbetriebenen Handstücke erlangt, die im Schallbereich schwingen (**sonoabrasive Präparation**).

➤ Laser und Pulverstrahlgeräte

Die Zahnhartsubstanz kann auch durch Laser oder Pulverstrahlgeräte abgetragen werden. Der Vorteil besteht darin, dass dies relativ schmerzfrei erfolgen kann. Diese Geräte können z. B. bei einer kleinen Fissurenkaries bei Kindern eingesetzt werden.

Nachteilig ist, dass die Abtragung der Zahnhartsubstanz nicht sehr effektiv und somit zeitaufwendig ist. Außerdem lassen sich damit Füllungsmaterialien nicht entfernen. Gezielte, geometrisch genau definierte Präparationen, wie sie z. B. bei einer Einlagefüllung gefordert werden, sind dadurch nicht möglich.

Bei einem **Laser** werden durch das Laserlicht kleine Zahnhartsubstanzteile abgesprengt. Bei **Pulverstrahlgeräten** wird ein Gemisch aus Wasser und Strahlpartikeln (Aluminiumoxidpartikel) mit Druckluft durch eine kleine Düse auf den Zahn gesprüht. Die Partikel treffen mit einer hohen Geschwindigkeit auf den Zahn und tragen so lokal die Zahnhartsubstanz ab.

Der Abtrag ist v. a. im kariösen Dentin sehr gering. Daher werden Pulverstrahlgeräte eher zur Belagsentfernung in der Prophylaxe eingesetzt oder um Fissuren vor der Fissurenversiegelung zu ›reinigen.

Reinigung mit Pulverstrahlgeräten, S. 355

4.4.3 Kariesentfernung

Nachdem ein Zugang zur Karies geschaffen ist, wird diese entfernt. Die Entfernung der Karies wird auch als Kariesexkavation (kurz: Karies ex) bezeichnet. Sie erfolgt i. d. R. mit ›rotierenden Instrumenten bei niederen Drehzahlen, z. B. mit einem Rosenbohrer. Der Zahn wird dazu gut trockengelegt und auf eine Wasserkühlung verzichtet. Außerdem kann dies auch von Hand mit einem Exkavator erfolgen.

rotierende Instrumente, S. 164

Dabei müssen entkalkter Schmelz und weiches Dentin vollständig entfernt werden. Die Zahnärztin überprüft dies mit einer Sonde.

Karies kann auch mit einer Flüssigkeit (Kariesdetektor) angefärbt werden. Dazu wird die Kavität mit dem Kariesdetektor bestrichen und nach einer kurzen Einwirkzeit mit dem Wasserspray abgesprüht. Noch vorhandene kariöse Bereiche werden dadurch angefärbt.

HINWEIS

Assistenz bei der Kariesentfernung

Die ZFA kann die Zahnärztin bei der Kariesentfernung darin unterstützen, indem sie hilft, den Zahn trockenzulegen. Die bei der Kariesentfernung entstehenden Dentinspäne sollten von Zeit zu Zeit mit dem Luftbläser aus der Kavität gepustet werden. Außerdem sollte auf eine gute Ausleuchtung des Arbeitsfeldes geachtet werden.

Nach der Kariesentfernung werden die Kavitätenränder mit rotierenden oder oszillierenden Instrumenten geglättet (s. Abb. 1).

Bei einer Kompositrestauration müssen die Schmelzränder angeschrägt werden.

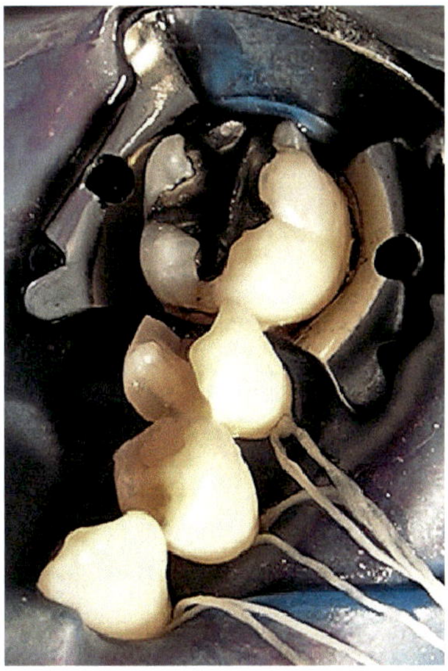

Abb. 1 Zahn 35 nach vollständiger Kariesexkavation, mit geglätteten Kavitätenrändern und angeschrägten Schmelzrändern

4.4.4 Vorbereitende Maßnahmen

Bevor eine Füllung eingebracht werden kann, sind vorbereitende Maßnahmen nötig.

Matrizen

Bei mehrflächigen Füllungen muss mit einer Matrize gearbeitet werden. Nur so kann die äußere Zahnform wieder naturgemäß hergestellt werden. Außerdem schützen Matrizen den Zahnhalteapparat vor überstopften Füllungsmaterialien.

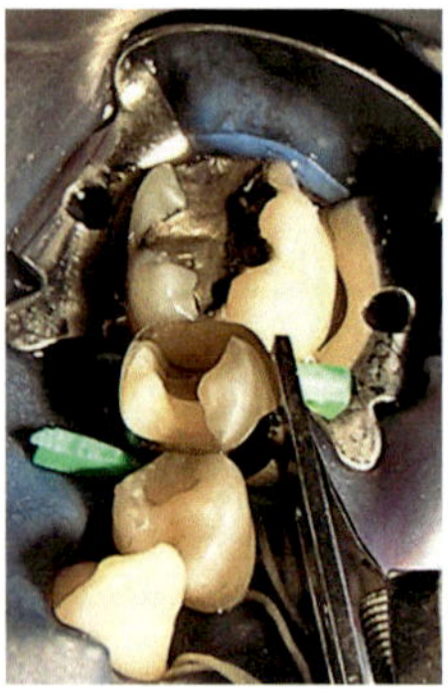

Abb. 1 Metallmatrizenband und Interdentalkeile aus Holz

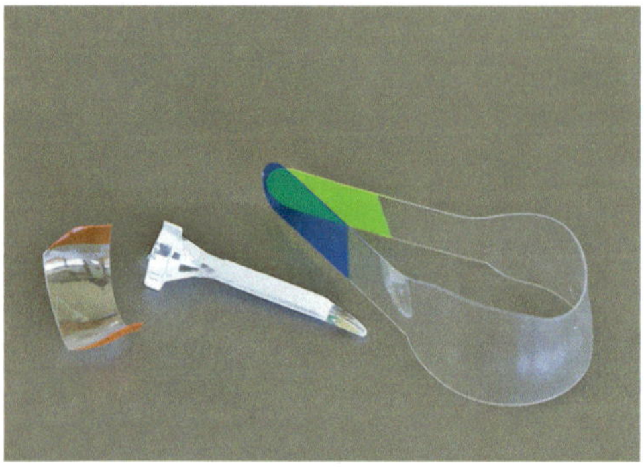

Abb. 2 Kunststoffmatrizenband und Lichtkeile

Matrizen bestehen aus einem **Matrizenband** und i. d. R. aus einem **Matrizenhalter**. Matrizenbänder können aus **Metall** oder **Kunststoff** bestehen. Gerade bei Frontfüllungen kann jedoch auch ohne einen Matrizenhalter gearbeitet werden.

Bei keinem Matrizensystem liegt das Matrizenband so dicht am Zahn an, dass ein Überstopfen des Füllungsmaterials sicher vermieden werden kann. Deshalb wird im Interdentalraum ein Matrizenband mit einem Keil an den Zahn angepresst.

Ein **Holzkeil** quillt im Mund bei Zutritt von Feuchtigkeit. Dadurch werden die Zähne **separiert**, d. h. leicht auseinandergedrängt (s. Abb. 1). Nach Entfernung der Matrize resultiert daraus ein satter Kontaktpunkt der Füllung.

Es gibt auch **Lichtkeile** aus Kunststoff, die das Polymerisationslicht in den Interdentalraum leiten (s. Abb. 2).

Parapulpäre Stifte

Bei sehr großen Füllungen kann das Füllungsmaterial zu wenig Halt haben und brechen. Dies ist v. a. bei Amalgamfüllungen der Fall, bei denen ein ganzer Höcker ersetzt wird.

Zusätzliche Stabilität kann hier durch parapulpäre Stifte (Pins) erreicht werden. Dies sind kleine Stifte aus Metall, die neben der Pulpa eingedreht werden. Die Anwendung von parapulpären Stiften mit Kompositen ist selten indiziert.

Die Stelle wird zunächst mit einem kleinen Rosenbohrer angekörnt und dann mit einem speziellen Bohrer vorgebohrt. Nun werden die parapulpären Stifte langsam mit dem Winkelstück eingedreht. Die Pins brechen dann an einer Sollbruchstelle ab (s. Abb. 3).

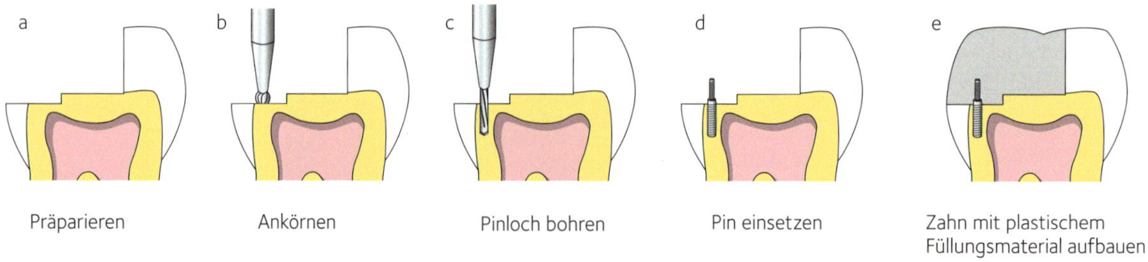

Abb. 3 Vorgehen beim Einbringen von parapulpären Stiften

4.4.5 Füllung, Ausarbeitung und Politur

Das Einbringen einer Kompositfüllung umfasst mehrere Schritte (s. Tab. 1).

Zuerst erfolgt die **Schmelz- und Dentinkonditionierung**. Dazu wird 35%iges Phosphorsäure-Gel in die Kavität eingebracht. Dies lässt man 30 Sekunden auf den Zahnschmelz und 15 Sekunden auf das Dentin einwirken. Danach wird es sorgfältig mit dem Wasserspray entfernt und anschließend trockengeblasen.	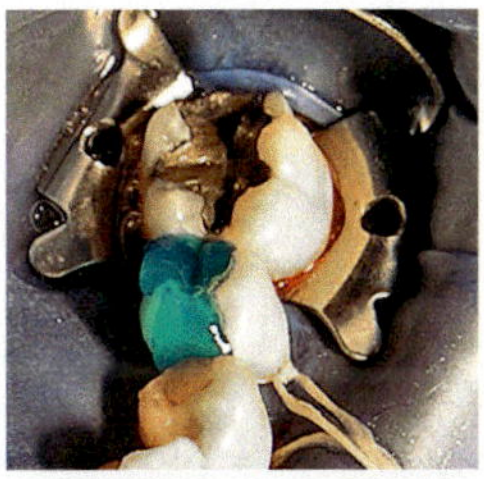
Mit einem Bürstchen werden **Dentinprimer**, **Dentin** und **Schmelzadhäsiv** in die Kavität eingebracht. Dies lässt man 30 Sekunden einwirken. (Hier wurde mit einem Ein-Flaschen-System gearbeitet, welches alle drei Substanzen beinhaltet. Bei anderen Produkten kann es nötig sein, die Substanzen nacheinander aufzutragen.)	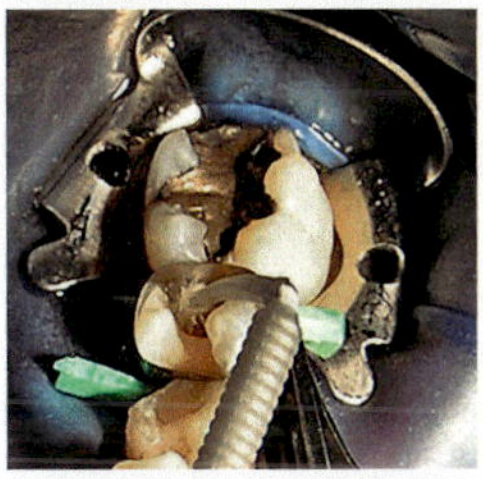
Die Flüssigkeit wird vorsichtig verblasen. Anschließend wird sie 20 Sekunden mit einer Polymerisationslampe **lichtgehärtet**.	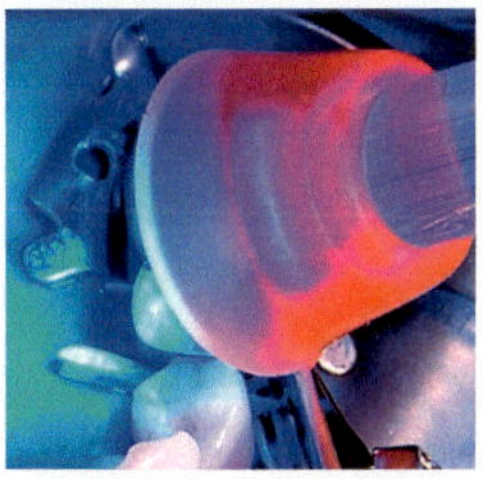
Dann werden kleine Schichten aus **Kompositmaterial** in die Kavität eingebracht. Auf diese Weise kann die ursprüngliche Form des Zahnes modelliert werden. Jede einzelne Schicht wird für 60 Sekunden mit der Polymerisationslampe ausgehärtet.	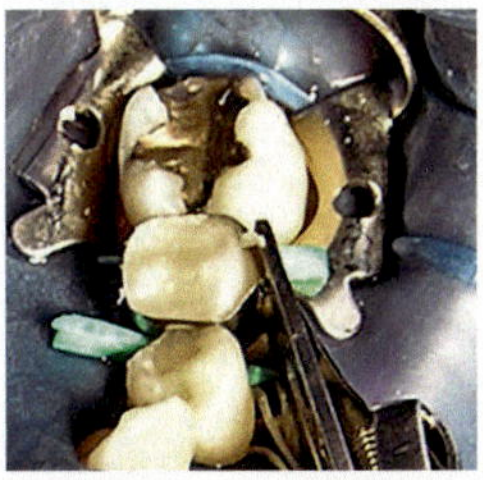
Überschüsse werden mit einem Feinkorndiamanten entfernt. Die Okklusion und Artikulation werden mit **Okklusionsfolie** überprüft und notfalls korrigiert. Zum Schluss wird die Füllung mit Gummipolierern ausgearbeitet, um die Oberfläche zu glätten und zu vergüten.	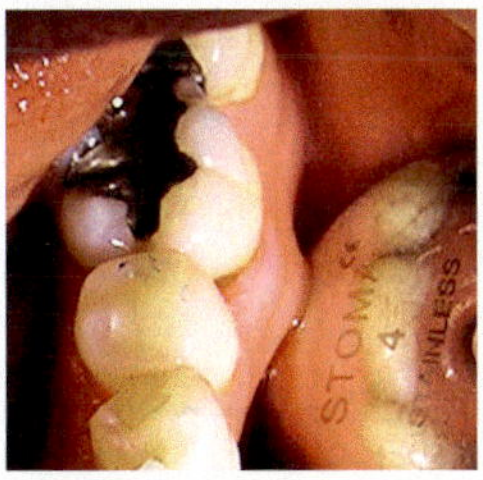
Schließlich ist die Kompositfüllung am Zahn 35 fertig ausgearbeitet.	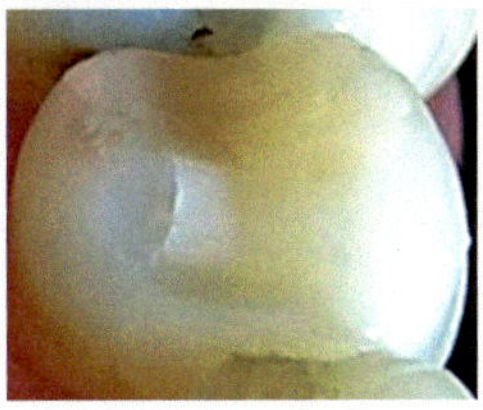

Tab. 1 Arbeitsabläufe beim Einbringen einer Kompositfüllung am Zahn 35

4.5 Behandlungsschritte bei einer Einlagefüllung

Einlagefüllungen können aus Metall, Kunststoff oder Keramik hergestellt werden.

Der grundsätzliche Behandlungsablauf zur Herstellung einer Einlagefüllung ist bei allen drei Materialarten nahezu identisch.

Einlagefüllungen aus Metall werden herkömmlich mit Zement zementiert, Einlagefüllungen aus Kunststoff oder Keramik müssen adhäsiv befestigt werden (s. Abb. 1).

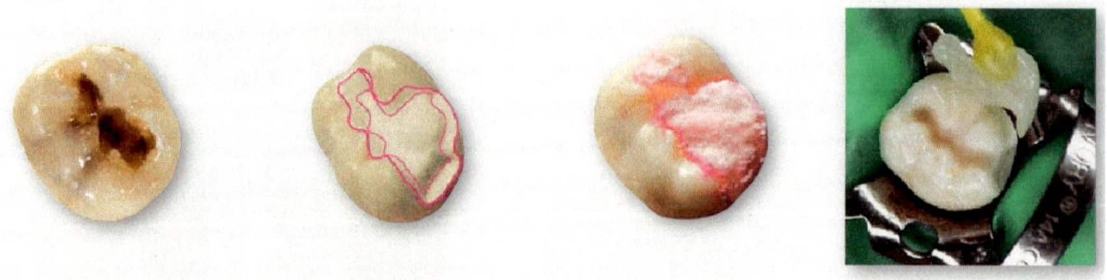

Abb. 1 Behandlungsschritte bei einer Einlagefüllung aus Keramik

indirekte Herstellung einer Einlagefüllung, S. 158

Die Behandlungsschritte bei einer Einlagefüllung im ›indirekten Verfahren erfordern zwei Sitzungen in der Praxis (s. Tab. 1).

Anästhesie, S. 195

Alginatabformung, S. 485

adhäsive Befestigung eines Keramikinlays, S. 171

1. Sitzung	– Untersuchung, Vitalitätsprobe, Perkussionsprobe, Röntgenbild – ›Anästhesie – ›Alginatabformung für die spätere Herstellung des Provisoriums – Alginatabformung des Gegenkiefers – Präparation – Präparationsabformung – Bissnahme – bei Einlagefüllungen aus Kunststoff oder Keramik: Auswahl der Zahnfarbe – Herstellung und Einsetzen des Provisoriums (bei Einlagefüllungen aus Kunststoff oder Keramik muss ein eugenolfreier provisorischer Zement genommen werden, da sonst das Einsetzen der Einlagefüllung mit Befestigungskomposit beeinträchtigt wird)
Labor	– Herstellung der Einlagefüllung
2. Sitzung	– Entfernen des Provisoriums – Einprobe der Einlagefüllung – Eingliedern der Einlagefüllung: bei Einlagefüllungen aus Kunststoff oder Keramik erfolgt die Befestigung ›adhäsiv, bei Einlagefüllungen aus Metall mit Zement – Entfernen der Zementüberschüsse und Glätten der Ränder der Restauration – Okklusions- und Artikulationskontrolle – Politur

Tab. 1 Behandlungsschritte bei einer Einlagefüllung (grundlegender Ablauf)

Die adhäsive Befestigung einer Einlagefüllung aus Keramik erfolgt in mehreren Schritten (s. Tab. 1).

Vorbereitende Maßnahmen – absolute Trockenlegung mit Kofferdam – Entfernen des Provisoriums – Reinigung der Kavität – Einprobe des Keramikinlays (s. Abb.) – Befestigung eines Kugelstopfers am Inlay (z. B. mit einem lichthärtenden Fissurenversiegelungsmaterial)	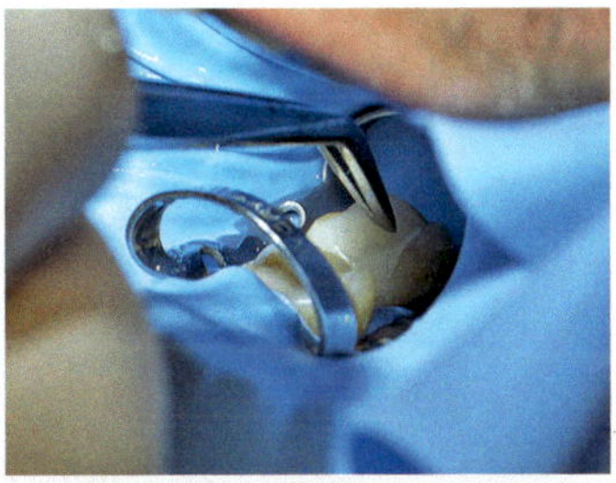
Vorbereitung des Keramikinlays – Ätzung der Unterseite des Keramikinlays mit Flusssäure-Gel ca. 60 Sekunden (s. Abb.) – Inlay mit Wasser abspülen und dann trocknen; bei diesem Arbeitsschritt sind unbedingt Schutzhandschuhe und Schutzbrille zu tragen; außerdem darf die Flusssäure nicht im Keramikwaschbecken abgespült werden – Auftragen von Silanflüssigkeit auf die Unterseite des Inlays – trocknen	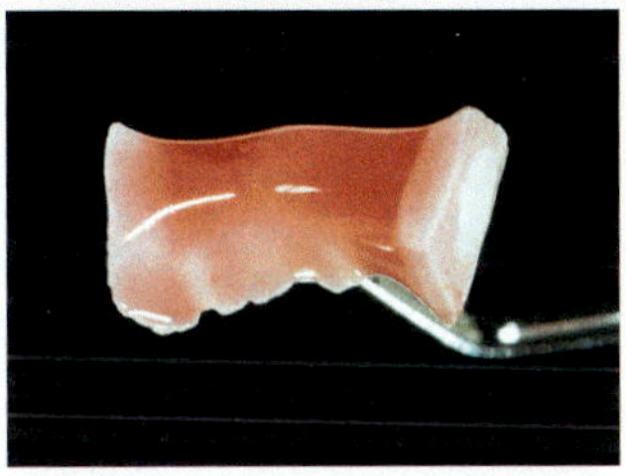
Vorbereitung Inlaykavität – Schmelz- und Dentinkonditionierung mit Phosphorsäure-Gel (30 Sekunden Schmelz, 15 Sekunden Dentin, s. Abb.) – Phosphorsäure-Gel mit Wasser abspülen, trocknen – Dentinpriming – Auftragen von Schmelz- und Dentinadhäsiv (je nach Hersteller können Dentinprimer, Schmelz- und Dentinadhäsiv als drei Flüssigkeiten oder in einer Flasche zusammen angeboten werden)	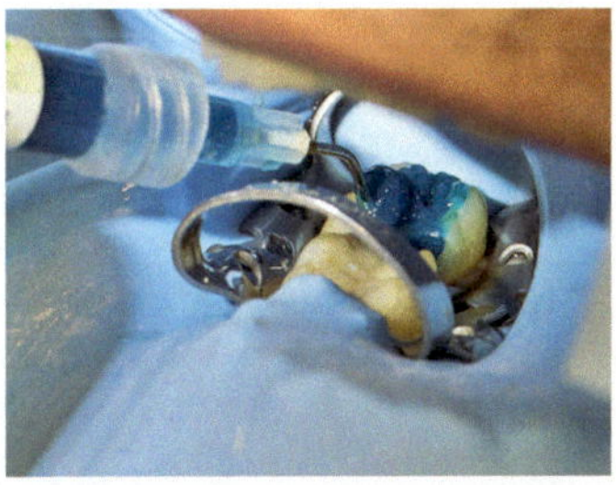
Einsetzen des Inlays – Anmischen des chemisch- und lichthärtenden ›Komposits – Einbringen des Komposits in die Kavität – Einbringen des Inlays mit leichtem Druck; dabei wird überschüssiges Komposit herausgepresst (s. Abb.) – Entfernung der Überschüsse – Auftragen von Glycerin-Gel – Lichthärtung mit der Polymerisationslampe	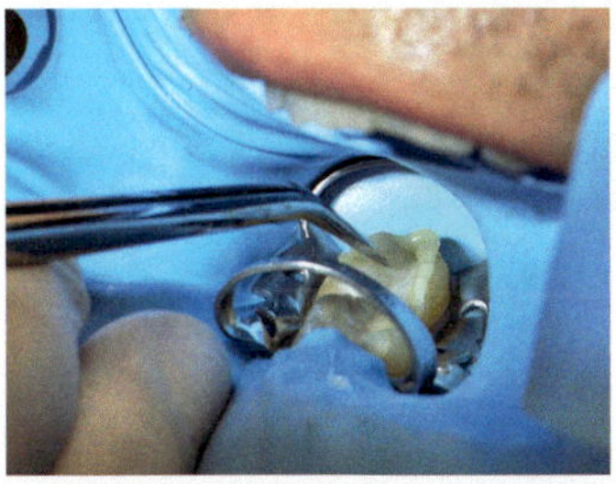
Abschließende Arbeiten – Entfernung von Überschüssen mit einem Scaler und einem feinstkörnigen Diamantfinierer – Okklusions- und Artikulationskontrolle – Politur (s. Abb.) – Fluoridierung	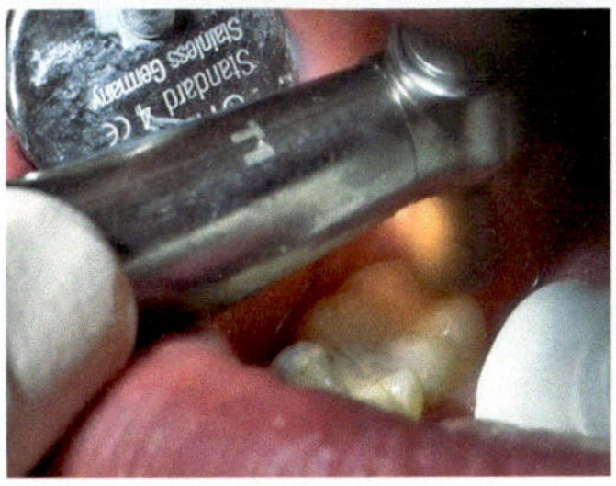

Tab. 1 Arbeitsabläufe bei der adhäsiven Befestigung einer Einlagefüllung aus Keramik

Komposite, S. 147

TERMINOLOGIE: THERAPIE DER KARIES	
Adhäsion	Haften von Körpern aneinander, die in engem Kontakt zueinander stehen
Adhäsiv	Haftvermittler, z. B. zwischen Rauigkeiten und Mikrolöchern der Zahnhartsubstanzen und dem Kompositmaterial oder zwischen Abformlöffel und Abformmaterial
Epidemiologie	Wissenschaftszweig, der sich mit der Verteilung von Krankheiten und den Folgen in der Bevölkerung befasst
Kariesexkavation (lat. excavare = aushöhlen)	Entfernung von Karies
Kavität	nach bestimmten Regeln präparierte Hohlform im Zahn zur Aufnahme einer Füllung
Konditionierung	Anpassung von Werkstoffen an die erforderlichen Bedingungen; geschieht vor der Verarbeitung; bei der Säure-Ätz-Technik das Anätzen des Schmelzes oder des Dentins; Schmelz- bzw. Dentinkonditionierung
Polymerisation	chemische Reaktion, bei der viele Einzelmoleküle (Monomere) zu großen Molekülen (Polymeren) verbunden werden; durch diese Reaktion härten viele zahnmedizinische Füllungsmaterialien aus; die Reaktion kann auf verschiedene Art ausgelöst werden; es gibt chemisch härtende und lichthärtende Füllungsmaterialien
Präparation (lat. praeparare = vorbereiten)	Abtragung von Zahnhartsubstanzen als vorbereitende Maßnahme für eine Füllung, Krone, Brücke oder Prothese
Restauration	Wiederherstellung; Sammelbezeichnung für Füllungen, Kronen und Brücken
Retention	Halt, Verankerung, z. B. von Zahnersatz oder plastischen Füllungen; geschieht z. B. durch Unterschnitte, raue Oberflächen
separieren	trennen, auseinanderdrängen

AUFGABEN

1 Welche fünf Möglichkeiten gibt es, Karies zu diagnostizieren?

2 Welche plastischen Füllungsmaterialien gibt es? Nennen Sie jeweils zwei Vor- und zwei Nachteile dieser Füllungsmaterialien.

3 Weshalb wird bei der Adhäsivtechnik der Zahn angeätzt?

4 Wozu dienen Dentinprimer, Schmelz- und Dentinadhäsiv?

5 Beschreiben Sie das Vorgehen bei der absoluten Trockenlegung.

6 Richten Sie den Arbeitsplatz für eine Kompositfüllung.

Endodontische Behandlungen begleiten

LF 5

1 Anatomie der Knochen und des Schädels
2 Kiefergelenk und Kopfmuskulatur
3 Nerven und Nervensystem
4 Schmerzausschaltung verstehen, Assistenz bei der Schmerzausschaltung
5 Erkrankungen der Pulpa
6 Therapiemaßnahmen zur Erhaltung der vitalen Pulpa
7 Wurzelkanalbehandlung

Einführung in die Endodontie

Die **Endodontie** (genauer: Endodontologie; Abk. Endo) ist die Lehre von der Diagnostik und Therapie der Pulpaerkrankungen.

Pulpa, S. 79

Die ›**Pulpa** (das Zahnmark) befindet sich im Inneren des Zahnes. Sie besteht aus Nerven- und Bindegewebe sowie aus Blutgefäßen. Die Endodontie befasst sich also mit dem „Innenleben" des Zahnes.

Unterschiedliche Krankheiten der Pulpa können Schmerzen verursachen. Diese Pulpaerkrankungen können auch auf den Kieferknochen übergehen und dort zu massiven Beschwerden führen.

Kenntnisse der Anatomie der Knochen, der Muskeln und des Nervensystems sind nötig, um folgende Fragen beantworten zu können:
- Wie kann ein Patient schmerzfrei behandelt werden?
- Welche unterschiedlichen Pulpaerkrankungen gibt es? Wie wirken sich diese aus?
- Wie können die Pulpaerkrankungen diagnostiziert und therapiert werden?
- Welche Aufgaben in den unterschiedlichen Behandlungsabläufen sollten von einer ZFA übernommen werden?

1 Anatomie der Knochen und des Schädels

Das Skelett ist das Stützgerüst des Körpers. Es wird aus den Knochen gebildet. Die Knochen können aufgrund ihrer Bauweise unglaublichen Belastungen standhalten. Trotzdem haben sie ein vergleichsweise geringes Gewicht. Sie sind keine „starre Masse", sondern sie können sich zeitlebens anpassen. Dies zeigt sich durch das Knochenwachstum in der Wachstumsphase oder durch die Knochenheilung nach einem Knochenbruch.

1.1 Knochenaufbau

Der Knochenaufbau kann am besten an einem Röhrenknochen erklärt werden (s. Abb. 1).

Man teilt den Röhrenknochen in drei Abschnitte ein. Der mittlere wird als **Diaphyse**, die beiden dicken Enden werden als **Epiphyse** bezeichnet. Die Epiphysen bilden mit einem anderen Knochen ein Gelenk. Damit sie gut aneinander gleiten können, sind die Gelenkflächen mit **Knorpel** überzogen.

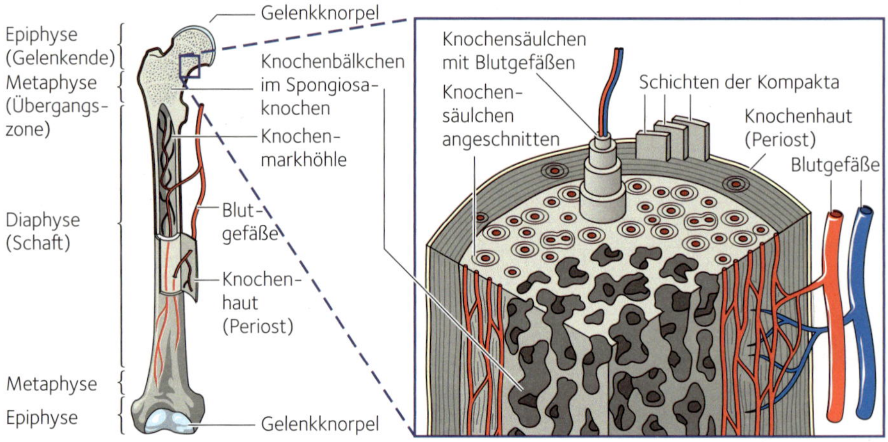

Abb. 1 Aufbau eines Röhrenknochens am Beispiel des Oberschenkelknochens (links); Detail mit Spongiosa- und Kompaktaanteilen (rechts)

Der Knochen ist von einer Knochenhaut (Periost) umgeben. Sie enthält Blutgefäße und Nerven. Über das Periost wird der Knochen ernährt. Durch die Nervenfasern ist das Periost sehr empfindlich.

Unter dem Periost liegt die äußere Wand des Knochens. Sie wird als **Kompakta** bzw. **Kortikalis** bezeichnet und gibt dem Knochen seine Stabilität.
Im Inneren befindet sich die **Spongiosa**. Sie hat eine schwammartige Struktur und besteht aus feinen Knochenbälkchen mit vielen Hohlräumen. Durch diese Struktur gibt die Spongiosa dem Knochen Halt bei möglichst geringem Gewicht. In der Markhöhle, zwischen den Knochenbälkchen der Spongiosa, befindet sich das Knochenmark.
Das **Knochenmark** dient der Blutbildung.

Das Knochengewebe ist keine tote Substanz. Es besteht wie jedes Gewebe aus Zellen, den **Osteozyten**. Die Osteozyten erneuern den Knochen ständig. So bauen spezielle Osteozyten, die **Osteoklasten**, Knochengewebe ab und **Osteoblasten** neues Knochengewebe auf. Aufbau und Abbau von Knochengewebe befinden sich in der Regel im Gleichgewicht. Nach Knochenbrüchen und in der Wachstumsphase überwiegt der Aufbau von Knochengewebe. Deshalb können z. B. Knochenbrüche heilen.

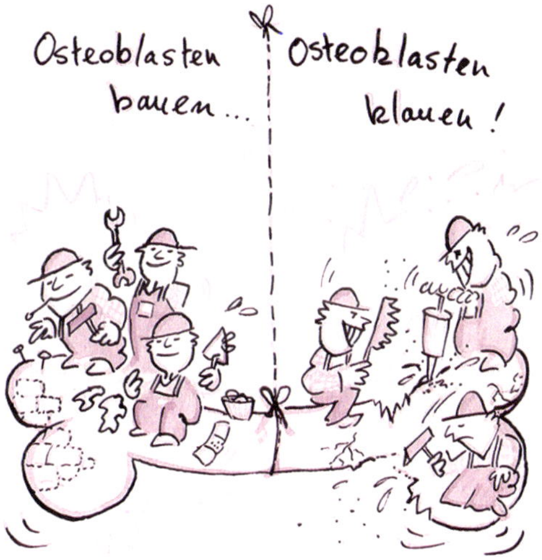

In der Wachstumsphase befindet sich ein nicht verknöcherter Bereich zwischen Epiphyse und Diaphyse. Dieser Bereich wird als **Metaphyse** bezeichnet. Hier wird durch Osteoblasten Knochensubstanz abgegeben. Dadurch kann der Knochen wachsen. Der ständige Um- und Neubau des Knochens findet in mikroskopisch kleinen Knochensäulchen statt.

Diese Baueinheiten sehen im Querschnitt zwiebelschalenartig aus (s. Abb. 1). Sie enthalten die Osteoblasten und -klasten und jeweils ein arterielles und ein venöses Blutgefäß zur Versorgung mit Nährstoffen und zur Entsorgung von Abbauprodukten des Knochenstoffwechsels.

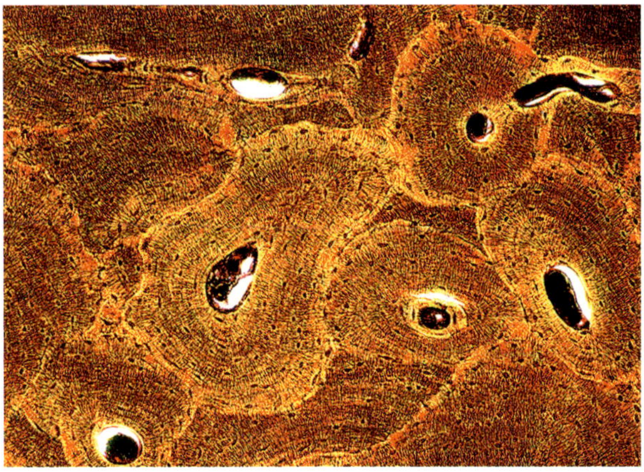

Abb. 1 Knochengewebe im Querschnitt

1.2 Schädelknochen

Schädelknochen haben ein anderes Aussehen als Röhrenknochen. Sie sind jedoch ähnlich aufgebaut.

Der Schädel ruht auf der Wirbelsäule.

Man unterscheidet:
- Hirnschädel und
- Gesichtsschädel

1.2.1 Hirnschädel

Der Hirnschädel bildet mit der Schädelbasis und dem Schädeldach eine schützende Hülle um das Gehirn. Einige der Hirnschädelknochen (s. Abb. 1, 2) sind paarig angelegt (s. Tab. 1).

Dt. Bezeichnung	Lat. Bezeichnung	Anlage
Stirnbein	Os frontale	einzeln
Scheitelbein	Os parietale	paarig
Hinterhauptbein	Os occipitale	einzeln
Schläfenbein	Os temporale	paarig
Keilbein	Os sphenoidale	einzeln

Tab. 1 Hirnschädelknochen

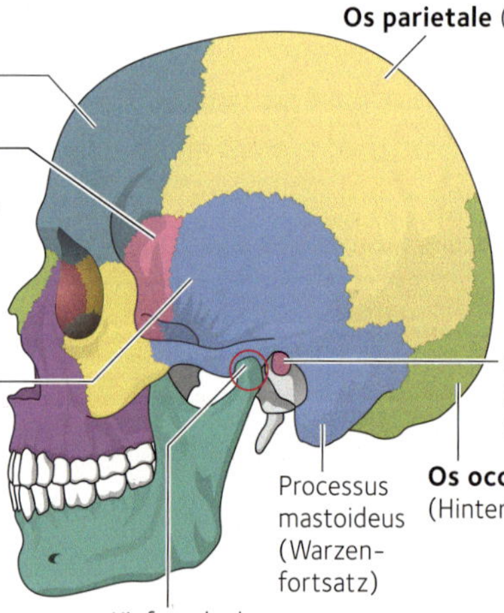

Abb. 1 Hirnschädelknochen. Frontale Ansicht des Schädels, s. auch Abb. 2, S. 178.

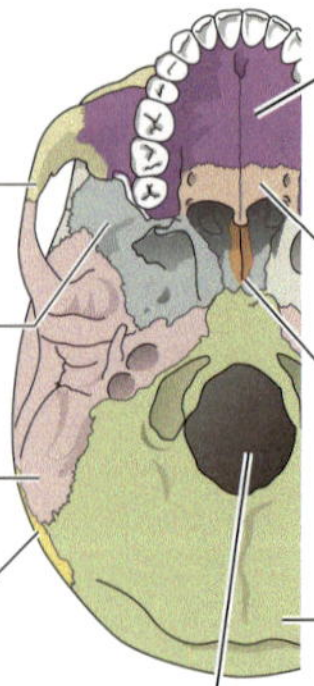

Abb. 2 Schädel. Ansicht von unten; ohne Unterkiefer, Hirnschädelknochen fett

Die Hirnschädelknochen weisen folgende Besonderheiten auf:

- Im Bereich der Schädelbasis ist der Schädel mit der Wirbelsäule verbunden. Der Schädel ruht auf dem ersten Halswirbel (**Atlas**) auf. Dieser ist mit dem zweiten Halswirbel (**Axis**) beweglich verbunden (s. Abb. 1). Durch diese Konstruktion ist der Schädel sehr gut beweglich.
- An der Unterseite des Os occipitale (Hinterhauptbein) liegt das **Foramen** magnum (großes Loch) (s. Abb. 2, S. 176). Etwa in Höhe dieses Lochs befindet sich der Übergang vom Rückenmark zum Gehirn.
- Im Os temporale (Schläfenbein) befindet sich der Hör- und Gleichgewichtsapparat. Auch liegen hier die Gelenkpfanne und der Gelenkhöcker, die gemeinsam mit dem Gelenkkopf des Unterkiefers das ❯Kiefergelenk bilden.
- Im Os frontale (Stirnbein) befinden sich die Stirnhöhlen, im Os sphenoidale die Keilbeinhöhle. Beide zählen zu den ❯Nasennebenhöhlen.

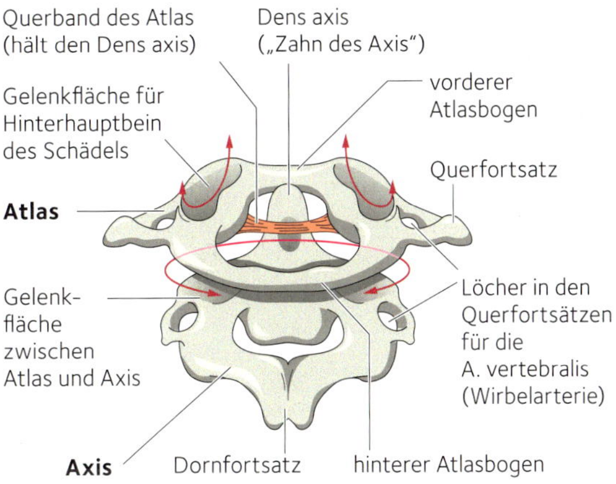

Abb. 1 Atlas und Axis

Kiefergelenk, S. 184

Nasennebenhöhlen, S. 181

EXKURS

Der kindliche Hirnschädel
Beim kindlichen Schädel sind die Schädelknochen beweglich miteinander verbunden. Außerdem befinden sich zwischen den Hirnschädelknochen mehrere tastbare, mit Bindegewebe verschlossene Lücken (**Fontanellen**). Daher passt beim Geburtsvorgang das Kind durch den engen Geburtskanal. Beim Erwachsenen sind die Lücken zwischen den Hirnschädelknochen verknöchert.

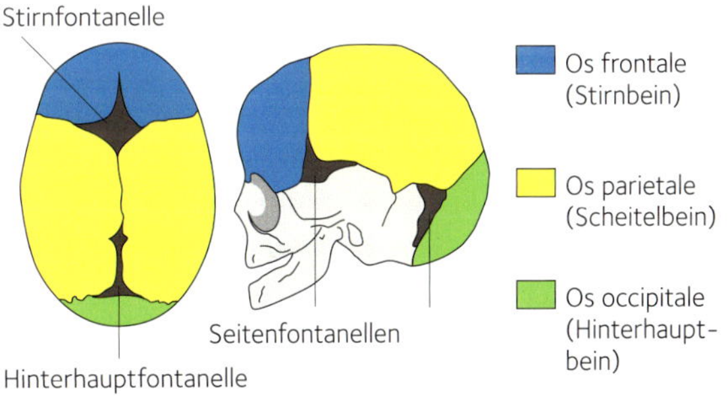

1.2.2 Gesichtsschädel

Der Gesichtsschädel bildet die knöcherne Hülle für die Augen. Außerdem formt die knöcherne Unterlage unsere Gesichtszüge. Im Ober- und Unterkiefer sind die Zähne verankert.

Die Gesichtsschädelknochen (s. Abb. 1, 2, S. 178) sind einzeln oder paarig angelegt (s. Tab. 1).

Dt. Bezeichnung	Lat. Bezeichnung	Anlage
Oberkiefer	Maxilla	paarig
Unterkiefer	Mandibula	einzeln
Jochbein	Os zygomaticum	paarig
Gaumenbein	Os palatinum	paarig
Nasenbein	Os nasale	paarig
Tränenbein	Os lacrimale	paarig
Pflugscharbein	Vomer	einzeln
Siebbein	Os ethmoidale	einzeln
untere Nasenmuschel	Concha nasalis inferior	paarig

Tab. 1 Gesichtsschädelknochen

Leitungsanästhesie, S. 203

HINWEIS

Foramina
Im Gesichtsschädel befinden sich Löcher (Foramina; Einzahl: Foramen), durch die Nerven in den Knochen ein- bzw. austreten können. An diesen Stellen kann die Zahnärztin die Nerven ›betäuben.

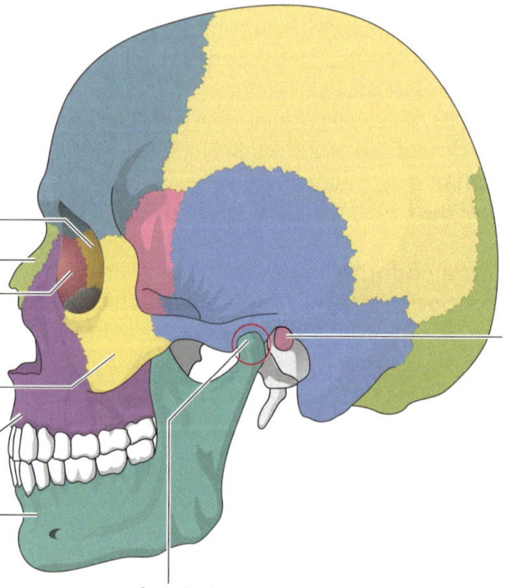

Abb. 1 Gesichtsschädelknochen

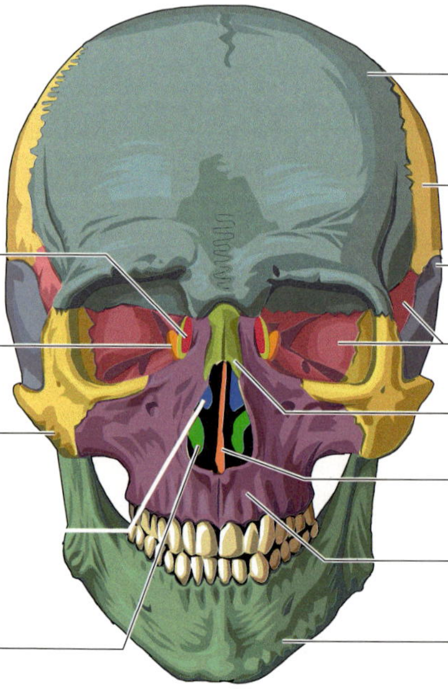

Abb. 2 Schädel von vorne. Gesichtsschädelknochen fett; das ›Gaumenbein ist nicht abgebildet

Gaumenbein, S. 179

Einige der Gesichtsschädelknochen weisen **Besonderheiten** auf, die für die Zahnheilkunde wichtig sind.

Maxilla (Oberkiefer) und Os palatinum (Gaumenbein)

Der Oberkiefer ist paarig angelegt und liegt im Zentrum des Mittelgesichts. Zusammen mit dem Gaumenbein bildet der Oberkiefer den **knöchernen Gaumen**.

Wichtige Besonderheiten von Oberkiefer und knöchernem Gaumen sind (s. Abb. 1, 2):

- Der Oberkiefer ist durch folgende **Fortsätze** (**Processus**) mit Os frontale (Stirnbein), Os zygomaticum (Jochbein) und Os palatinum (Gaumenbein) verbunden:
  - **Processus frontalis** (Stirnfortsatz)
  - **Processus zygomaticus** (Jochbeinfortsatz)
  - **Processus palatinus** (Gaumenfortsatz)
  - **Processus alveolaris maxillae** (Alveolarfortsatz). Der Alveolarfortsatz enthält die Zahnfächer (**Alveolen**) für die Oberkieferzähne. Bei mehrwurzeligen Zähnen sind die Zahnfächer durch knöcherne Scheidewände (**Knochensepten**) unterteilt. Der hintere Bereich des Alveolarfortsatzes endet in einem runden Knochenhöcker (**Tuber maxillae**).
- Im knöchernen Oberkiefer befinden sich **drei wichtige Löcher** (**Foramina**):
  - **Foramen infraorbitale**, in der Maxilla, unterhalb der Augenhöhle
  - **Foramen incisivum**, in der Maxilla, hinter den Schneidezähnen
  - **Foramen palatinum majus**, im Gaumenbein, in Höhe der Weisheitszähne

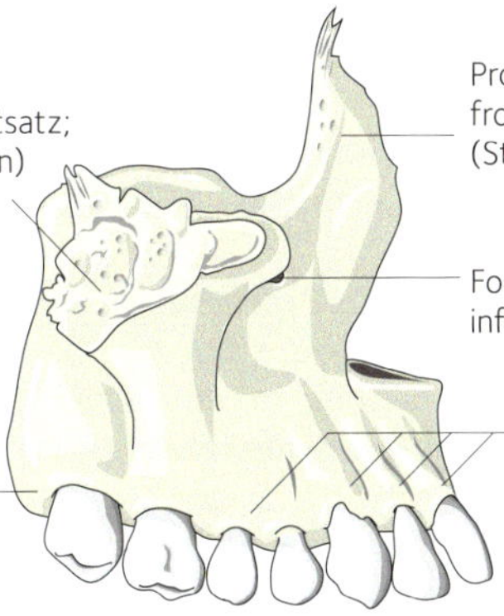

Abb. 1 Maxilla von der Seite

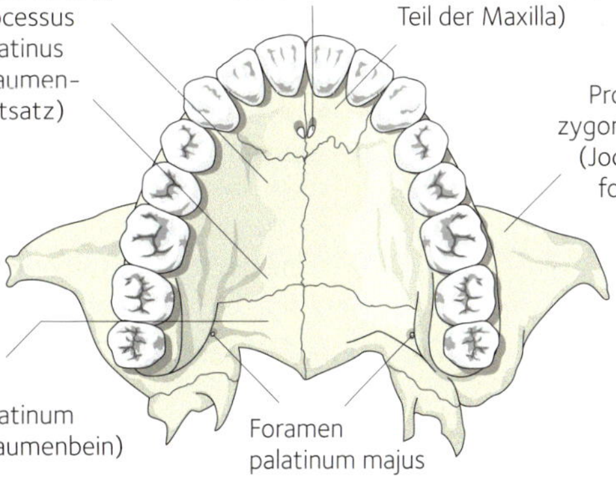

Abb. 2 Knöcherner Gaumen

EXKURS

Lippen-Kiefer-Gaumenspalte und Goethe-Knochen

Während der Embryonalentwicklung im Mutterleib bildet sich der knöcherne Gaumen dadurch, dass sich zwei seitliche und eine vordere Wachstumszone aufeinander zubewegen und miteinander verwachsen. Verbinden sich die Wachstumszonen nicht miteinander, so entsteht eine Lippen-Kiefer-Gaumenspalte.

Der vordere Knochenanteil der Maxilla zwischen den beiden seitlichen Schneidezähnen (Os incisivum) wird auch als Goethe-Knochen bezeichnet. Er ist von dem bekannten Dichter entdeckt worden.

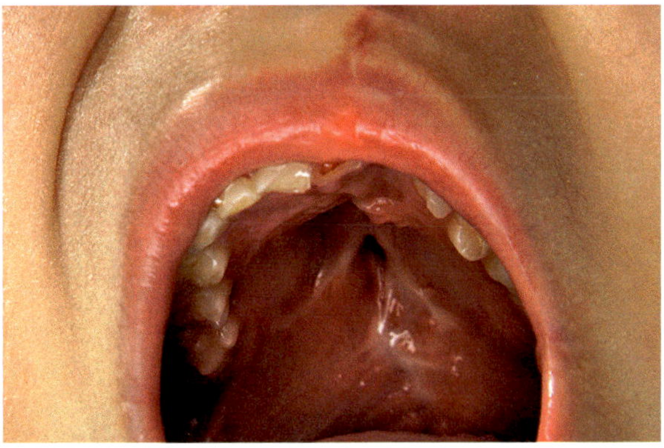

Abb. 3 Einseitige Lippen-Kiefer-Gaumenspalte (operativ geschlossen)

Os ethmoidale (Siebbein) und untere Nasenmuschel

Die Nasenhöhle wird von den drei Nasenmuscheln und vom Siebbein gebildet (s. Abb. 1). Die untere Nasenmuschel (Concha nasalis inferior) ist ein selbstständiger Knochen.

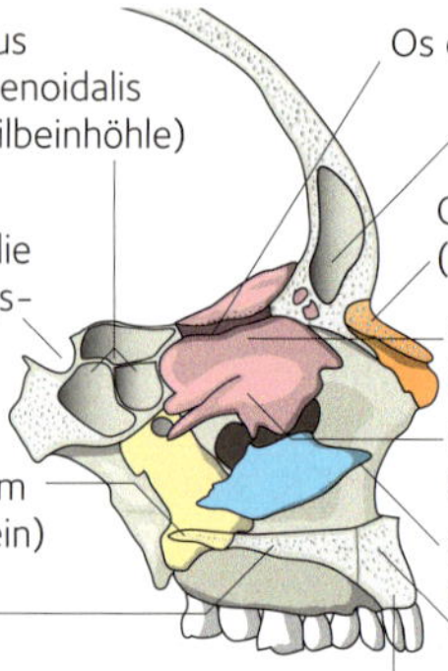

Abb. 1 Nasenhöhle von innen

Das in der Mitte gelegene Os ethmoidale grenzt die Nasenhöhle nach oben hin zum Gehirn ab und weist einige Besonderheiten auf (s. Abb. 1):

- Es bildet die obere und mittlere Nasenmuschel.
- Es bildet zusammen mit dem ›Vomer (Pflugscharbein) die Nasenscheidewand. Vomer, S. 177
- Es enthält zahlreiche, luftgefüllte Knochenkammern (**Siebbeinzellen** = **Cellulae ethmoidales**), die zu den ›Nasennebenhöhlen zählen. Nasennebenhöhlen, S. 181

Mandibula (Unterkiefer)

Der bogenförmige Unterkiefer ist beweglich mit dem Schädel verbunden. Er weist folgende Besonderheiten auf (s. Abb. 2, 3):

- Er besteht aus einem kompakten Körper (**Corpus mandibulae**), der auf beiden Seiten in einen aufsteigenden Ast (**Ramus mandibulae**) übergeht. Der Übergang wird als Kieferwinkel bezeichnet.
- Der aufsteigende Ast besteht aus einem Gelenkfortsatz (**Processus articularis**) und einem Muskelfortsatz (**Processus muscularis**). Der Processus articularis besteht aus einem kurzen Hals (**Collum mandibulae**), der in einem walzenförmigen Gelenkkopf (**Caput mandibulae**) endet. Der Gelenkkopf wird auch als **Kondylus** bezeichnet. Er gehört zum ›Kiefergelenk. Kiefergelenk, S. 184
- Am Corpus mandibulae befindet sich der Alveolarfortsatz (Processus alveolaris mandibulae) mit den Alveolen (Zahnfächer) für die Unterkieferzähne.
- Für den Ansatz von Muskeln befindet sich an der Innenseite des Corpus mandibulae ein kleiner Dorn (Spina mentalis) am Kinnbereich und eine schräg verlaufende Leiste (Linea mylohyoidea).
- Der Unterkiefer weist **zwei wichtige Löcher** (**Foramina**) auf:
  - **Foramen mandibulae**, Innenseite aufsteigender Unterkieferast
  - **Foramen mentale**, Außenseite Unterkiefer im Bereich der Prämolaren

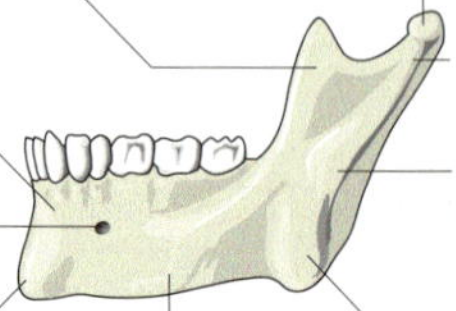

Abb. 2 Unterkiefer von außen

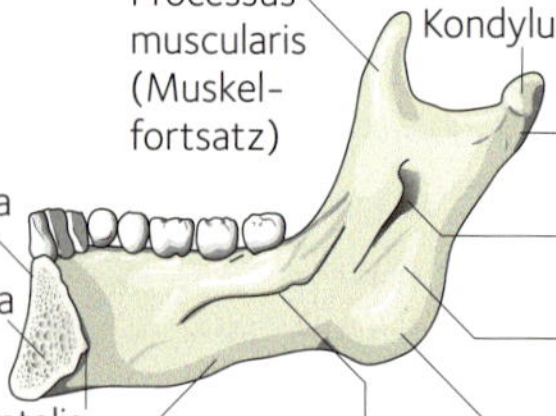

Abb. 3 Unterkiefer von innen, halbiert

1.3 Nasennebenhöhlen

Die Nasennebenhöhlen (s. Tab. 1, Abb. 1) sind luftgefüllte Knochenkammern, die mit der Nase in Verbindung stehen. Durch sie wird das Gewicht des knöchernen Schädels reduziert. Außerdem tragen sie zur Stimmbildung bei.

Dt. Bezeichnung	Lat. Bezeichnung	Zugehöriger Schädelknochen
Kieferhöhle	Sinus maxillaris (Antrum)	Maxilla
Stirnhöhle	Sinus frontalis	Os frontale
Keilbeinhöhle	Sinus sphenoidalis	Os sphenoidale
Siebbeinzellen	Cellulae ethmoidales	Os ethmoidale

Tab. 1 Nasennebenhöhlen

Für die Zahnheilkunde ist die **Kieferhöhle** von besonderer Bedeutung).

Die Kieferhöhle liegt in der Maxilla. Sie liegt paarig, jeweils rechts und links der Nase. Sie erstreckt sich im Bereich der Oberkiefer-Seitenzähne, von deren Wurzeln sie häufig nur durch eine dünne Knochenlamelle getrennt ist. Nach oben reicht sie bis zum knöchernen Boden der Augenhöhle.

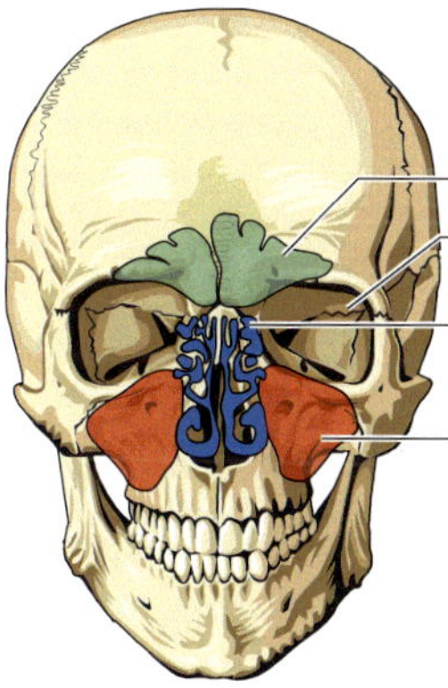

Abb. 1 Nasennebenhöhlen. Die ›Keilbeinhöhle ist nicht abgebildet.

Keilbeinhöhle, Abb. 1, S. 180

HINWEIS

Kieferhöhlenentzündung und Mund-Antrum-Verbindung

Ist die Kieferhöhle entzündet, so spricht man von einer **Sinusitis maxillaris**. Die Patienten leiden an Abgeschlagenheit, Schnupfen, Gesichts- und Kopfschmerzen. Die Schmerzen können beim Bücken stärker sein. Da die Kieferhöhle nur durch eine dünne Knochenschicht von den Wurzeln der Oberkiefer-Seitenzähne getrennt ist, kann die Entzündung eine Reizung der Nerven der Oberkieferzähne verursachen. Häufig kommen Patienten mit einer Sinusitis maxillaris in die Zahnarztpraxis, da sie Zahnprobleme als Ursache vermuten. Bei einer Zahnextraktion im Oberkiefer-Seitenzahnbereich kann die dünne Knochenschicht zur Kieferhöhle einreißen. Es entsteht dann eine Verbindung zwischen Mundhöhle und Antrum (**Mund-Antrum-Verbindung**, Abk. **MAV**). Diese muss operativ verschlossen werden. Beim Setzen eines Implantates im Oberkiefer-Seitenzahngebiet mit zu geringem vertikalem Knochenangebot muss ein Knochenaufbau in der Kieferhöhle erfolgen. Dieser wird als ›**Sinuslift** bezeichnet.

› Siehe hierzu Lernfeld 8, Verschluss einer Mund-Antrum-Verbindung, S. 290

Sinuslift, S. 304

TERMINOLOGIE: ANATOMIE DER KNOCHEN UND DES SCHÄDELS	
Alveole	Zahnfach
Antrum (= Sinus maxillaris)	Kieferhöhle; s. Sinus maxillaris
Caput mandibulae	Gelenkköpfchen des Unterkiefers; wird auch als Kondylus bezeichnet

Cellulae ethmoidales	Siebbeinzellen; luftgefüllte Knochenkammern im Siebbein; zählen zu den Nasennebenhöhlen
Collum mandibulae	Unterkieferhals
Concha nasalis	Nasenmuschel
Corpus mandibulae	Unterkieferkörper
Diaphyse	Mittelstück der Röhrenknochen
Endodontie (Endo)	Lehre von der Diagnostik und Therapie der Pulpaerkrankungen
Epiphyse	gelenknahes Endstück der Röhrenknochen
Foramen (F.) **Foramina** (Mehrzahl)	Loch im Knochen zum Ein- bzw. Austritt von Nerven und Gefäßen
Foramen incisivum	Loch im Gaumen hinter den Schneidezähnen
Foramen infraorbitale	Loch unterhalb der Augenhöhle; paarig
Foramen mandibulae	Loch an Innenseite des aufsteigendes Unterkieferastes; paarig
Foramen mentale	Kinnloch; liegt an der Außenseite des Unterkiefers, im Prämolarenbereich; paarig
Foramen palatinum	Loch im Gaumenbein in Höhe der Weisheitszähne
Kompakta (= Kortikalis)	dichte, feste äußere Schicht des Knochens
Kondylus	Gelenkkopf, Gelenkköpfchen
Kortikalis (= Kompakta)	dichte, feste äußere Schicht des Knochens
Mandibula	Unterkiefer
MAV	Abk. für **M**und-**A**ntrum-**V**erbindung
Maxilla	Oberkiefer
Metaphyse	Bereich zwischen Diaphyse und Epiphyse des Röhrenknochens; in der Wachstumsphase nicht verknöchert
Mund-Antrum-Verbindung (MAV)	Verbindung zwischen Mund- und Kieferhöhle; entsteht z. B. bei einer Extraktion; sie muss operativ verschlossen werden
Os ethmoidale	Siebbein
Os frontale	Stirnbein
Os lacrimale	Tränenbein
Os nasale	Nasenbein
Os occipitale	Hinterhauptbein
Os palatinum	Gaumenbein
Os parietale	Scheitelbein
Os sphenoidale	Keilbein
Os temporale	Schläfenbein
Os zygomaticum	Jochbein
Osteoblasten	Knochen bildende Zellen

Osteoklasten	Knochen abbauende Zellen
Osteozyten	Knochenzellen
Periost	Knochenhaut
Processus	Fortsatz, Fortsätze (kurze Betonung auf dem e = Einzahl; lange Betonung auf dem u = Mehrzahl)
Processus alveolaris	Alveolarfortsatz des OK (Processus alveolaris maxillae) bzw. des UK (Processus alveolaris mandibulae)
Processus articularis	Gelenkfortsatz des Unterkiefers
Processus frontalis	Stirnfortsatz des Oberkiefers
Processus muscularis	Muskelfortsatz des Unterkiefers
Processus palatinus	Gaumenfortsatz des Oberkiefers
Processus zygomaticus	Jochbeinfortsatz des Oberkiefers
Pulpa	Zahnmark; besteht aus Nerven-, Bindegewebe und Blutgefäßen
Ramus mandibulae	aufsteigender Unterkieferast
Sinus frontalis	Stirnhöhle; paarig angelegter Hohlraum im Os frontale; zählt zu den Nasennebenhöhlen
Sinus maxillaris (= Antrum)	Kieferhöhle; paarig angelegter luftgefüllter Hohlraum in der Maxilla; zählt zu den Nasennebenhöhlen
Sinus sphenoidalis	Keilbeinhöhle; luftgefüllter Hohlraum im Keilbein; zählt zu den Nasennebenhöhlen
Sinusitis maxillaris	Kieferhöhlenentzündung
Spongiosa	schwammartige, innere Schicht des Knochens
Tuber maxillae	knöcherner Höcker des Alveolarfortsatzes im OK hinter dem Weisheitszahn; wird auch kurz als Tuber bezeichnet
Vomer	Pflugscharbein

AUFGABEN

1 Welche Knochen gehören zum Hirnschädel?

2 Welche Knochen gehören zum Gesichtsschädel?

3 Welche wichtigen Foramina liegen im Oberkiefer, im Unterkiefer und im Gaumenbein?

4 Nennen Sie die Nasennebenhöhlen.

5 Weshalb können bei einer Sinusitis maxillaris Schmerzen in den Oberkieferzähnen auftreten?

6 Wie ist ein Röhrenknochen aufgebaut?

2 Kiefergelenk und Kopfmuskulatur

2.1 Kiefergelenk

Der Unterkiefer ist der einzige Knochen, der mit dem Schädel beweglich verbunden ist. Das Kiefergelenk wird von den beiden Schädelknochen **Mandibula** (Unterkiefer) und **Os temporale** (Schläfenbein) gebildet. Das Kiefergelenk liegt auf beiden Seiten vor dem Gehörgang (s. Abb. 1).

Aufbau des Kiefergelenks	
Os temporale (Schläfenbein)	– Gelenkgrube (Fossa mandibularis) und – Gelenkhöckerchen (Tuberculum articulare)
	Knorpelscheibe (Discus articularis)
Mandibula (Unterkiefer)	Gelenkkopf (Caput mandibulae; Kondylus)

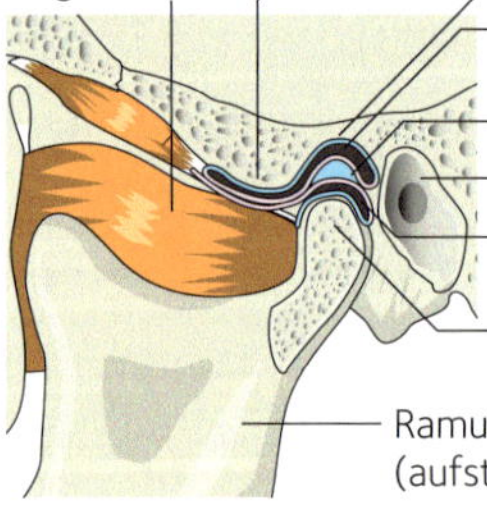

Abb. 1 Kiefergelenk im Schnitt

Zwischen Kondylus und Fossa mandibularis befindet sich eine Knorpelscheibe (Discus articularis). Der Discus articularis gleicht, wie der Meniskus im Kniegelenk, größere Zwischenräume der beiden Gelenkseiten aus. Der Discus articularis teilt das Gelenk in eine **obere** und **untere** Gelenkkammer.

Das Kiefergelenk ist von einer bindegewebigen **Gelenkkapsel** umgeben. Sie sondert Gelenkschmiere (**Synovia**) ab, mit welcher der Innenraum gefüllt ist. Dadurch ist das Kiefergelenk gleitfähiger.

Bei allen Bewegungen des Unterkiefers müssen stets beide Kiefergelenke zusammenarbeiten.

- Die **Mundöffnung** und der **Kieferschluss** sind **Dreh-Gleit-Bewegungen**. Zuerst dreht sich der Kondylus in der Fossa mandibularis. Bei weiterer Mundöffnung gleitet der Kondylus auf das Tuberculum articulare. Der Discus articularis wird dabei mitgezogen und befindet sich dazwischen. Bei Kieferschluss erfolgt die Bewegung entsprechend umgekehrt.
- Bei **Seitwärtsbewegungen** arbeiten beide Kiefergelenke unterschiedlich zusammen. Bei einer Seitwärtsbewegung nach links zum Beispiel bleibt das linke Kiefergelenk in der Fossa mandibularis. Es führt dort eine geringe Drehbewegung durch. Das rechte Kiefergelenk hingegen gleitet mit dem Kondylus auf das rechte Tuberculum articulare. Eine Seitwärtsbewegung nach rechts läuft entsprechend umgekehrt ab.
- Eine **Kaubewegung** ist eine Kombination aus Mundöffnung, Kieferschluss und Seitwärtsbewegungen. Entsprechend führt der Kondylus eine **kombinierte Dreh-Gleit-Bewegung** durch.

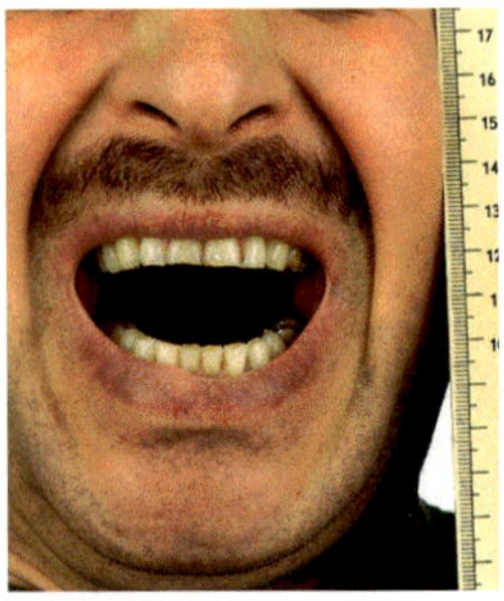

Abb. 2 Kiefersperre

HINWEIS

Kiefersperre, Kieferklemme und Kiefergelenkknacken

Kann der Mund nicht mehr geschlossen werden, so spricht man von einer **Kiefersperre**. Hierbei rutscht bei weiter Mundöffnung der Kondylus vor das Tuberculum articulare und verkantet hier. Das Kiefergelenk muss wieder eingerenkt werden. Bei einer **Kieferklemme** kann der Mund nicht mehr geöffnet werden. Dies kann z. B. durch Entzündungen im Kieferbereich der Fall sein. **Kiefergelenkknacken** kann durch Veränderungen am Discus articularis zustande kommen. Der Kondylus liegt z. B. nur noch teilweise auf dem Diskus und „knackt" beim Auf- oder Abspringen vom Diskus in Bewegung.

2.2 Kopfmuskulatur

Im Kopfbereich unterscheidet man zwischen
- Kaumuskulatur und
- mimischer Muskulatur.

2.2.1 Kaumuskulatur

Die Kaumuskulatur in engerem Sinne wird von vier Muskeln gebildet (s. Tab. 1, Abb. 1):
- M. masseter
- M. temporalis
- M. pterygoideus lateralis
- M. pterygoideus medialis

Dt. Bezeichnung	Lat. Bezeichnung	Ursprung	Ansatz	Funktion
Kaumuskel	M. masseter	Jochbein	Außenfläche des Kieferwinkels	Kieferschluss
Schläfenmuskel	M. temporalis	Stirn-, Schläfen und Scheitelbein	Muskelfortsatz des Unterkiefers	Kieferschluss und Rückbewegung des Unterkiefers
äußerer Flügelmuskel	M. pterygoideus lateralis	Keilbein	Gelenkfortsatz des Unterkiefers und Discus articularis des Kiefergelenks	beidseitige Kontraktion: Vorschub des Unterkiefers; einseitige Kontraktion: Seitwärtsbewegung des Unterkiefers
innerer Flügelmuskel	M. pterygoideus medialis	Keilbein	Innenfläche des Kieferwinkels	Kieferschluss und leichter Vorschub des Unterkiefers

Tab. 1 Kaumuskulatur; M. = Musculus

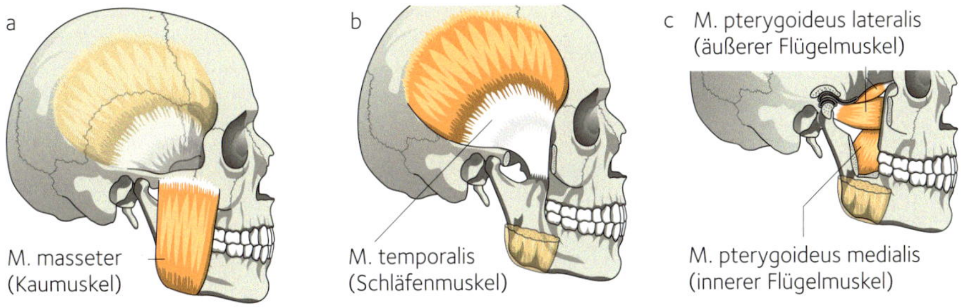

Abb. 1 Kaumuskulatur. a) M. masseter. b) Damit der M. temporalis dargestellt werden kann, wurden hier der M. masseter und der Jochbogen entfernt. c) Zur Darstellung der Flügelmuskeln wurden hier der obere Anteil des M. masseter, der Jochbogen, der M. temporalis und Teile des Unterkiefers entfernt.

Die **Mundbodenmuskulatur** trägt in geringem Maße zur Mundöffnung bei (s. Tab. 1, Abb. 1, 2). Deswegen wird sie auch als **Kaumuskulatur im weiteren Sinne** bezeichnet.

Alle Mundbodenmuskeln sind am **Os hyoideum** (**Zungenbein**) befestigt und können dieses anheben. Das Os hyoideum ist eine U-förmige Knochenspange. Es befindet sich zwischen Unterkiefer und Kehlkopf, gehört nicht zu den Gesichtsschädelknochen und wird nur von den ansetzenden Muskeln gehalten.

Dt. Bezeichnung	Lat. Bezeichnung	Ursprung	Ansatz	Funktion
zweibäuchiger Muskel	M. digastricus	Schläfenbein	Innenseite des UK im Kinnbereich	Mundöffnung, Anhebung des Zungenbeins
Unterkiefer-Zungenbein-Muskel	M. mylohyoideus	Innenseite UK	Zungenbein	
Kinn-Zungenbein-Muskel	M. geniohyoideus	Innenseite des UK im Kinnbereich	Zungenbein	

Tab. 1 Mundbodenmuskulatur; M. = Musculus, UK = Unterkiefer

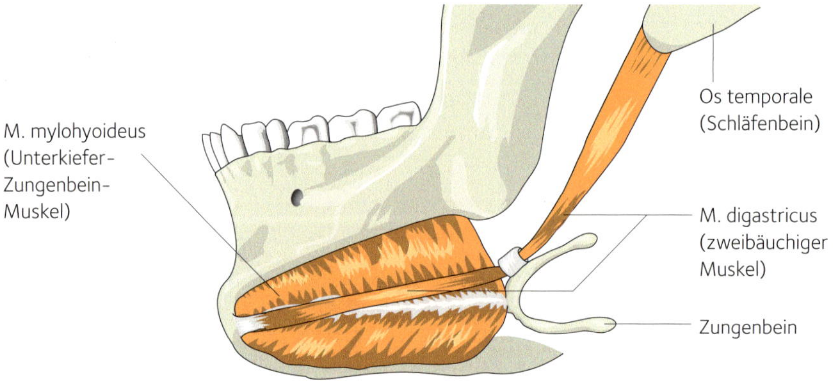

Abb. 1 Mundbodenmuskulatur von seitlich unten

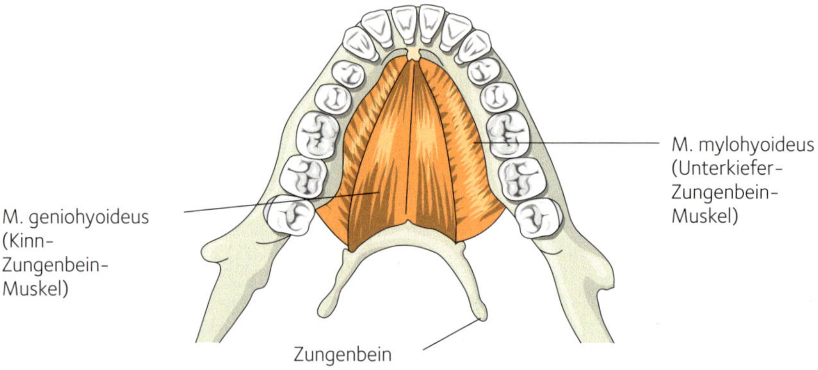

Abb. 2 Mundbodenmuskulatur von oben

2.2.2 Mimische Muskulatur

Viele kleinere, unter der Haut gelegene Gesichtsmuskeln bilden die **mimische Muskulatur** (s. Abb. 1).

Sie verleihen dem Gesicht die Ausdruckskraft.

Einige Muskeln der mimischen Muskulatur haben auch die Funktion von Kauhilfsmuskeln, so z. B. der Wangenmuskel (M. buccinator), der Oberlippenheber (M. levator labii superioris) und der Lippenringmuskel (M. orbicularis oris).

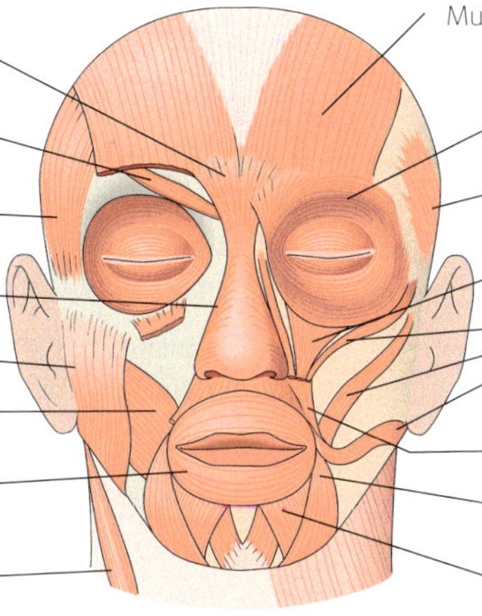

Abb. 1 Muskeln des Gesichts und des Halses

TERMINOLOGIE: KIEFERGELENK UND KOPFMUSKULATUR	
Discus articularis	Knorpelscheibe im Kiefergelenk
Fossa mandibularis	Gelenkgrube am Schläfenbein für den Gelenkkopf des Unterkiefers
M., Mm.	Abk. für Musculus, Musculi
M. digastricus	zweibäuchiger Muskel; gehört zur Mundbodenmuskulatur
M. geniohyoideus	Kinn-Zungenbein-Muskel; gehört zur Mundbodenmuskulatur
M. masseter	Kaumuskel; gehört zur Kaumuskulatur
M. mylohyoideus	Unterkiefer-Zungenbein-Muskel; gehört zur Mundbodenmuskulatur
M. pterygoideus lateralis	äußerer Flügelmuskel; gehört zur Kaumuskulatur
M. pterygoideus medialis	innerer Flügelmuskel; gehört zur Kaumuskulatur
M. temporalis	Schläfenmuskel; gehört zur Kaumuskulatur
Musculus (Abk. M.) **Musculi** (Abk. Mm.) (Mehrzahl)	Muskel Muskeln
Os hyoideum	Zungenbein
Synovia	Gelenkschmiere
Tuberculum articulare	Gelenkhöckerchen, Teil des Schläfenbeins

AUFGABEN

1 Aus welchen Bestandteilen besteht das Kiefergelenk?

2 Welche Bewegungen sind durch das Kiefergelenk möglich und wie laufen diese ab?

3 Nennen Sie die Kaumuskulatur.

3 Nerven und Nervensystem

Über Sinneszellen (z. B. in der Haut) und andere auf die Reizaufnahme spezialisierte Strukturen im Körper (Rezeptoren) nehmen wir ständig Reize aus unserer Umgebung und aus unserem Körper wahr. Diese Reize werden verarbeitet und es werden Reaktionen, z. B. in Form von Muskelbewegungen, ausgelöst.

Nerven können mit einer Telefonleitung verglichen werden. Wie diese ermöglichen sie die Informationsübertragung, hier jedoch innerhalb des Körpers.

3.1 Aufbau einer Nervenzelle und Reizleitung

Wie können Nerven diese Informationsübertragung leisten? Jeder Nerv besteht aus einem Bündel von Nervenzellen (**Neuronen**), die in die gleiche Richtung ziehen. Für die Weiterleitung von Informationen benutzt ein Neuron zwei Sprachen: elektrischen Strom und Chemie.

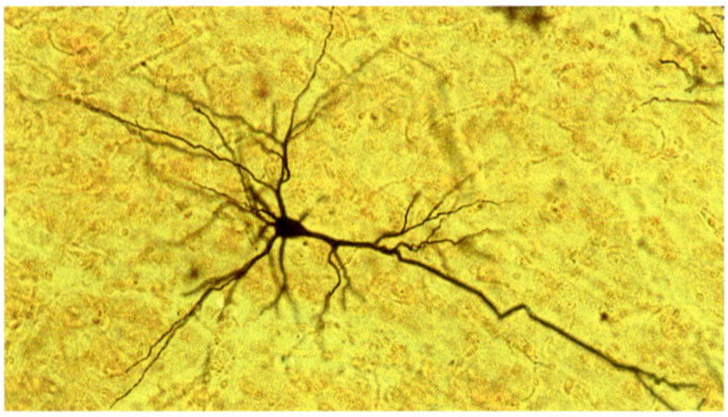

Abb. 1 Nervenzelle

Jede Nervenzelle besitzt baumartige Zellfortsätze (**Dendriten**) (s. Abb. 1). Sie stehen mit vielen anderen Teilen des Organismus in Verbindung, z. B. mit Sinneszellen und anderen Nervenzellen. Dendriten nehmen die Informationen auf und leiten sie weiter zum Zellkörper (s. Abb. 2). Der Reiz wird an den lang gezogenen Fortsatz (**Axon**) der Nervenzelle weitergegeben. Axone können über einen Meter lang sein. Die Information bewegt sich hier in Form von „elektrischen Impulsen" fort. Am Ende des Axons befinden sich mehrere Kontaktstellen (**Synapsen**) zu anderen Nerven, Muskeln usw. Hier führt der Reiz zur Ausschüttung von chemischen Botenstoffen. Dadurch werden z. B. wieder Dendriten anderer Nervenzellen gereizt.

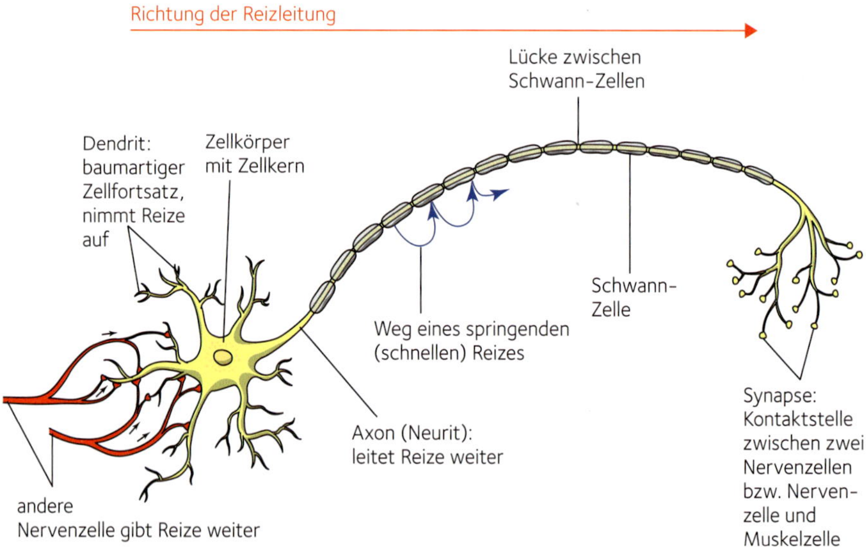

Abb. 2 Aufbau einer Nervenzelle (Neuron)

Manche Axone sind von sogenannten **Schwann-Zellen** umgeben. Dadurch können die „elektrischen Impulse" noch schneller das Axon entlangwandern, da sie eine gewisse Wegstrecke überspringen können (s. Abb. 2).

HINWEIS

Der Nerv

Ein Nerv (Nervus, Abk. N., Mehrzahl: Nervi, Abk. Nn.) besteht aus einem Bündel von Nervenfasern. Eine Nervenfaser ist ein Axon, welches von einer Bindegewebshülle umgeben ist.

3.2 Nervensystem

Unter dem Nervensystem versteht man die Gesamtheit aller Milliarden von Nervenzellen unseres Körpers. Ein Teil dieses Nervensystems ist damit beschäftigt, Reize aufzunehmen und weiterzuleiten. In anderen Bereichen werden diese Reize bewertet und Reaktionen veranlasst. In Zusammenarbeit mit dem hormonellen System werden Organfunktionen geregelt. Nur durch diesen kontinuierlichen Informationsaustausch ist Denken, Kommunizieren, Fühlen, Handeln und letztendlich Leben möglich.

3.2.1 Einteilung des Nervensystems

Das Nervensystem wird unter zwei Gesichtspunkten eingeteilt (s. Abb. 1).

Einteilung nach der Funktionsweise

Aus funktioneller Sicht werden das **willkürliche (somatische)** Nervensystem und das **›unwillkürliche (vegetative** oder **autonome) Nervensystem** unterschieden:

- Das autonome Nervensystem arbeitet weitgehend selbstständig und kann durch unseren Willen nicht beeinflusst werden. Es reguliert Körperfunktionen, wie z. B. die Herztätigkeit, die Atmung, die Verdauung und den Stoffwechsel.
- Das willkürliche Nervensystem dient dazu, Reize bewusst wahrzunehmen und Bewegungsabläufe zu steuern.

unwillkürliches Nervensystem, S. 190

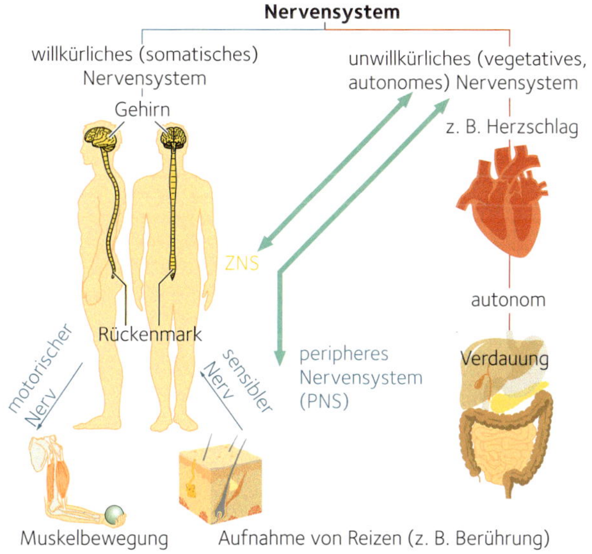

Abb. 1 Einteilung des Nervensystems. Willkürliches und unwillkürliches Nervensystem wirken in ihrem Informationsaustausch zusammen.

Einteilung nach der Lage

Beim willkürlichen Nervensystem wird außerdem zwischen dem zentralen Nervensystem (ZNS) und dem peripheren Nervensystem unterschieden:

- Das **ZNS** ist die Schaltzentrale zur **Verarbeitung der Informationen**. Es besteht aus **Gehirn** und **Rückenmark**.
- Das **periphere Nervensystem** besteht aus **31–32 Rückenmarksnerven** und **›zwölf Hirnnerven**. Es dient allein der **Informationsübermittlung**. Das heißt, es verbindet den Körper mit dem ZNS und leitet Informationen vom ZNS zum Körper (Muskeln, Drüsen usw.) und vom Körper (z. B. Haut, Sinnesorgane) zum ZNS. Im peripheren Nervensystem unterscheidet man zwischen **sensiblen**, **motorischen** und **gemischten** Nerven.
  - **Sensible Nerven** leiten Informationen von Sinneszellen zum Zentralnervensystem. Sie übermitteln also Informationen wie Schmerz, Temperatur, Druck usw.
  - **Motorische Nerven** leiten Informationen vom Zentralnervensystem zu Muskeln, Drüsen usw. Sie übermitteln u. a. Informationen zur Muskelbewegung.
  - **Gemischte Nerven** enthalten sensible und motorische Nervenfasern.

Hirnnerven, S. 191

Autonomes (unwillkürliches oder vegetatives) Nervensystem

Das autonome Nervensystem arbeitet gänzlich unbewusst. Es steuert die Funktionen aller lebenswichtigen Organe und reguliert lebenswichtige Funktionen, wie z. B. Atmung, Verdauung und Stoffwechsel. Das hierzu übergeordnete Zentrum befindet sich im Gehirn.

Das autonome Nervensystem besteht aus zwei Komponenten, die wie „Spieler und Gegenspieler" zusammenarbeiten:
- Sympathikus
- Parasympathikus

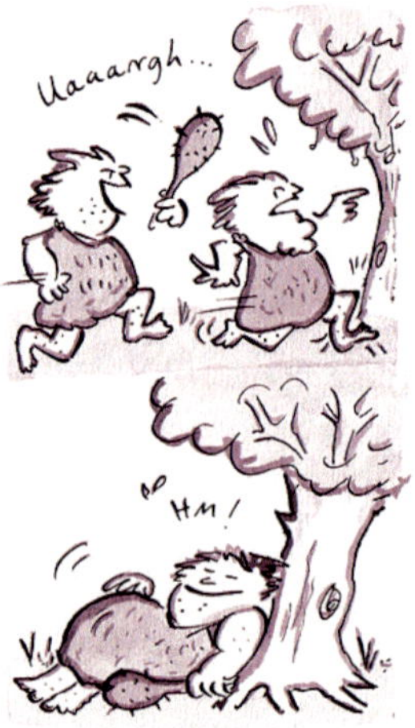

Der **Sympathikus** steigert die Leistungsbereitschaft unseres Körpers. Am deutlichsten wird dies an den Begriffen „fight and flight". Für einen „Urmenschen" auf der Flucht hat es Sinn, eine möglichst gute Durchblutung der Muskeln zu bekommen. Außerdem wäre es sinnvoll, möglichst gut zu sehen und bei der Flucht viel Luft zu bekommen.

Genau dies bewirkt der Sympathikus. Er beschleunigt den Herzschlag, verengt die Blutgefäße und bewirkt dadurch einen Blutdruckanstieg, er weitet die Pupillen und Bronchien. Außerdem hemmt er die Verdauung. Wir kennen alle diese Reaktion unseres Körpers, wenn wir uns erschrecken. Der Sympathikus verwendet als „Botenstoff" zwischen Nerven und Muskeln bzw. Drüsen Adrenalin und Noradrenalin. In seinem Aufbau weist der Sympathikus die Besonderheit auf, dass er entlang der Wirbelsäule ein paariges Geflecht aus Nervenknoten (**Ganglien**), den sogenannten Grenzstrang, bildet (s. Abb. 1).

Der **Parasympathikus** lässt unseren Körper „zur Ruhe" kommen. Er verlangsamt den Herzschlag, senkt den Blutdruck und stellt die Blutgefäße weit. Außerdem werden die Darmbewegungen gefördert. Der wichtigste Nerv des Parasympathikus ist der N. vagus (X. Hirnnerv).

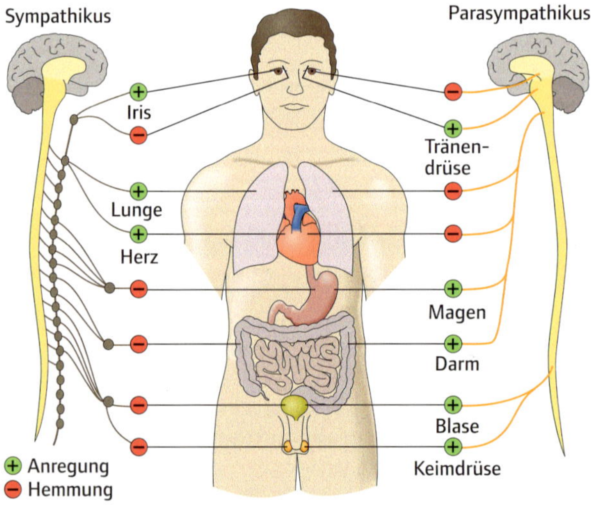

Abb. 1 Wirkungen von Sympathikus und Parasympathikus

3.2.2 Hirnnerven

Für die Zahnheilkunde sind die Hirnnerven besonders wichtig (s. Abb. 1). Sie gehören zum peripheren Nervensystem. Es gibt zwölf Hirnnerven, die mit römischen Zahlen von I bis XII bezeichnet werden. Sie sind alle **paarig**. Sie heißen deshalb Hirnnerven, weil ihre Zellkörper im Gehirn liegen (in den sogenannten Hirnnervenkernen). Die Axone der Hirnnerven verlassen gebündelt die Schädelbasis durch unterschiedliche ›Foramina.

Foramina, S. 178

Manche der Hirnnerven führen ausschließlich **sensible** Nervenfasern:
- N. olfactorius (I)
- N. opticus (II)
- N. vestibulocochlearis (VIII)

Andere Hirnnerven führen ausschließlich **motorische** Nervenfasern:
- N. oculomotorius (III)
- N. trochlearis (IV)
- N. abducens (VI)
- N. accessorius (XI)
- N. hypoglossus (XII)

Die restlichen Hirnnerven sind **gemischte** Nerven:
- N. trigeminus (V)
- N. facialis (VII)
- N. glossopharyngeus (IX)
- N. vagus (X)

Für den zahnmedizinischen Fachbereich sind zwei Hirnnerven besonders wichtig:
- **der Nervus trigeminus = V. Hirnnerv**
- **der Nervus facialis = VII. Hirnnerv**

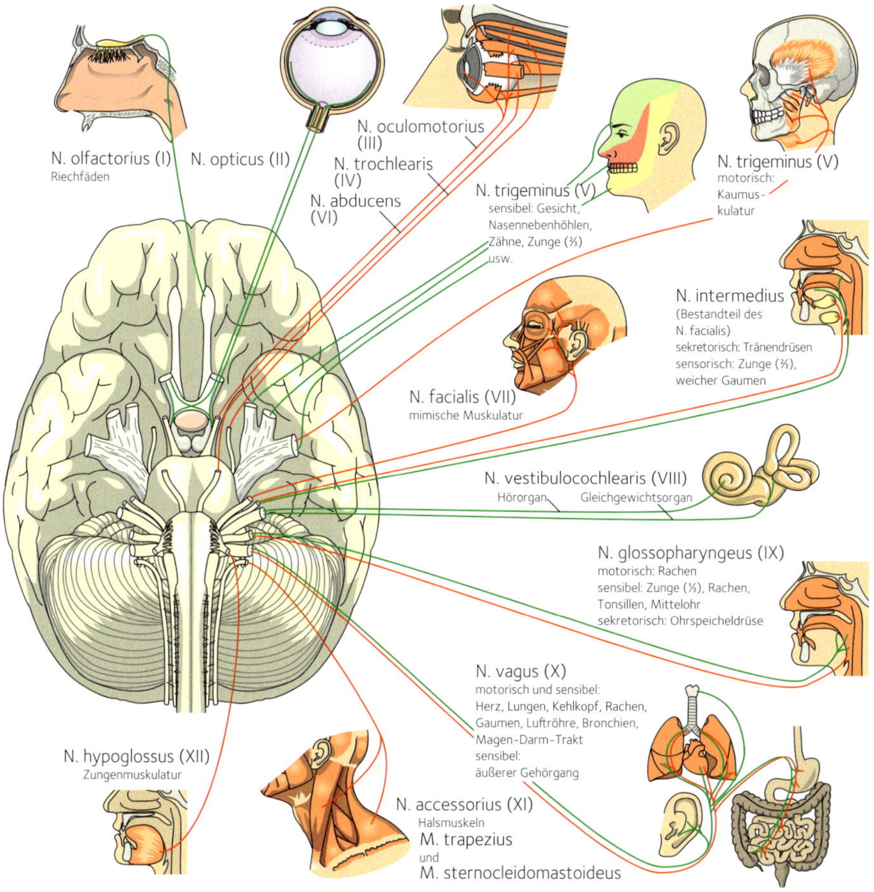

Abb. 1 Gehirn von unten mit den ausgehenden Hirnnerven

Nervus trigeminus (V)

Der N. trigeminus teilt sich noch vor dem Austritt aus der Schädelbasis in seine drei Hauptäste:

- **N. ophthalmicus**
- **N. maxillaris**
- **N. mandibularis**

An der Teilungsstelle ist der N. trigeminus deutlich zu einem Nervenknoten (Ganglion) verdickt (s. Abb. 1).

Der N. trigeminus ist der wichtigste Nerv der Zahnheilkunde. Er ist hier mit allen seinen wichtigen Abzweigungen und Aufgaben dargestellt (s. Tab. 1).

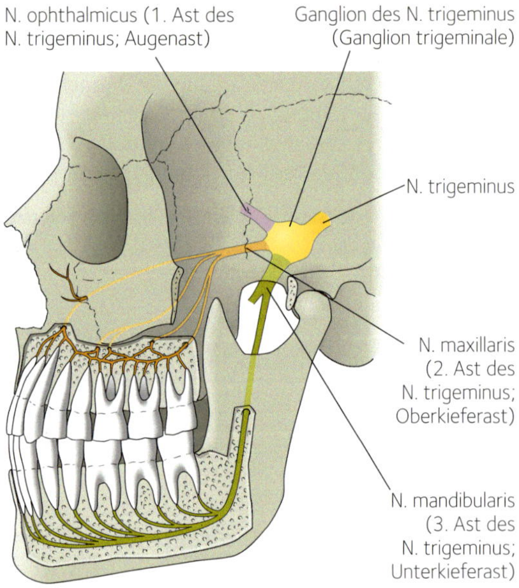

Abb. 1 Verlauf und Aufteilung des N. trigeminus. Zur besseren Übersicht sind hier nicht alle Verzweigungen der Nerven dargestellt.

Hauptäste	Weitere Aufteilung	Knochenlöcher	Faserqualität	Wichtige Versorgungsgebiete
Nervus ophthalmicus	mehrere Äste in der Augenhöhle	F. supraorbitale	sensibel	Haut im Stirnbereich und Oberlid
Nervus maxillaris	Nn. alveolares superiores		sensibel	Oberkieferzähne
	N. infraorbitalis	F. infraorbitale		Haut um Augenlid, Nase, oberer Wangenbereich, Oberlippe, Kieferhöhlenschleimhaut
	N. palatinus	F. palatinum		hinterer und seitlicher Gaumen
	N. incisivus	F. incisivum		vorderer Gaumen
Nervus mandibularis	Muskeläste		motorisch	Kaumuskulatur
	N. lingualis		sensibel	vordere zwei Drittel der Zunge
	N. buccalis			Wangenschleimhaut, bukkales Zahnfleisch
	N. alveolaris inferior – N. mentalis	Eintritt: F. mandibulae Austritt: F. mentale		Unterkieferzähne Haut um Kinn und Unterlippe

Tab. 1 Übersicht über den N. trigeminus

Nervus ophthalmicus

Der N. ophthalmicus (**1. Ast** oder **Augenast** des N. trigeminus) zieht durch die Augenhöhle, wo er sich in weitere Äste verzweigt. Ein Ast des N. ophthalmicus gelangt aus dem Schädel in den Gesichtsbereich durch das **Foramen supraorbitale**. Der N. ophthalmicus enthält nur sensible Fasern und ist für die sensible Versorgung der Haut im Stirn- und Augenbereich zuständig. Weiterhin versorgt er auch die Schleimhäute der oberen Nasenhöhlen, der Stirn- und Keilbeinhöhle sowie der Siebbeinzellen.

Nervus maxillaris

Der N. maxillaris (**2. Ast** oder **Oberkieferast** des N. trigeminus) enthält nur sensible Fasern. Er teilt sich weiter auf in (s. Abb. 1):

- **Nervi alveolares superiores** zur Versorgung der Oberkieferzähne
- **Nervus palatinus** zur Versorgung des seitlichen und hinteren Gaumens
- **Nervus incisivus** zur Versorgung des vorderen Gaumens
- **Nervus infraorbitalis** zur Versorgung des unteren Augenlids, der Nase, des oberen Wangenbereiches und der Oberlippe

Alle genannten Nerven, bis auf die Nn. alveolares superiores, treten durch die entsprechenden Löcher im Schädel aus. Sie können daher z. T. an diesen Stellen gut betäubt werden. Bis auf den Nervus incisivus liegen die genannten Nerven paarig vor.

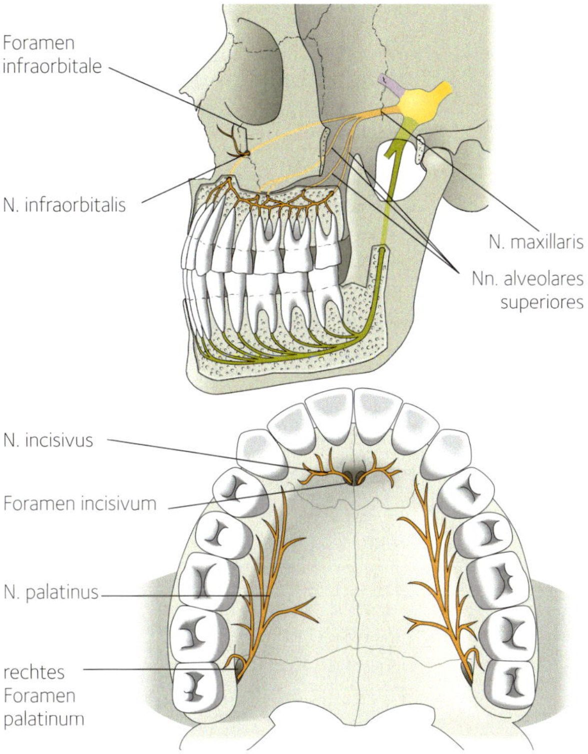

Abb. 1 Verlauf und Aufteilung des N. maxillaris

Nervus mandibularis

Der N. mandibularis (**3. Ast** oder **Unterkieferast** des N. trigeminus) enthält sensible und motorische Fasern. Er teilt sich in mehrere weitere Nerven auf (s. Abb. 2):

- **Muskeläste** aus vielen motorischen Nervenfasern, ermöglichen die Bewegung der Kaumuskulatur
- **N. lingualis** zur Versorgung des Schmerz-, Temperatur-, Tast- und Geschmacksinns der vorderen zwei Drittel der Zunge
- **N. buccalis** zur sensiblen Versorgung der Wangenschleimhaut und des bukkalen Zahnfleisches
- **N. alveolaris inferior:**
  - tritt durch das **Foramen mandibulae** in den Unterkiefer ein, verläuft hier im Mandibularkanal und versorgt die Unterkieferzähne und das Zahnfleisch der jeweiligen Seite
  - ein Teil des Nervs tritt durch das **Foramen mentale** aus dem Unterkiefer aus; dieser Teil des N. alveolaris inferior wird als **N. mentalis** bezeichnet und versorgt Kinn und Unterlippe

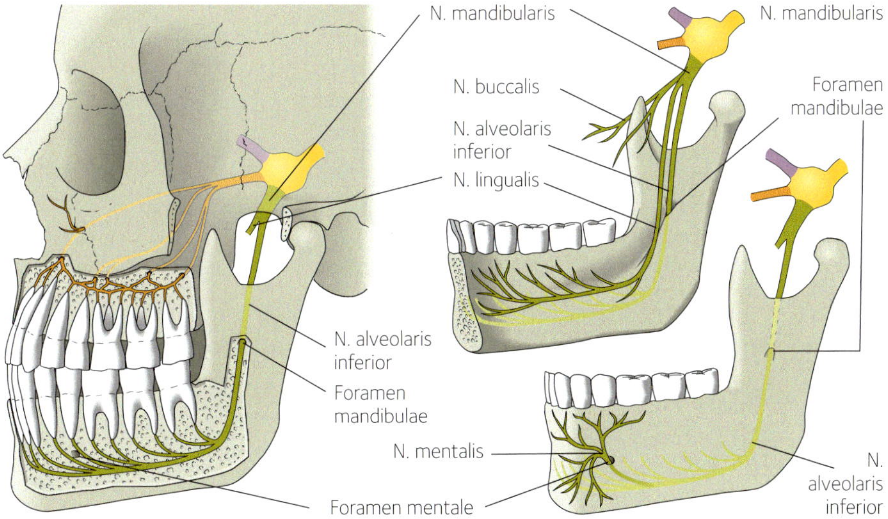

Abb. 2 Nervenversorgung im Unterkiefer durch Äste des N. mandibularis, die Muskeläste sind hier nicht eingezeichnet.

Nervus facialis (VII)

Der Nervus facialis ist der motorische Nerv der mimischen Muskulatur. Er ist für die Bewegung unserer Gesichtsmuskeln zuständig.

EXKURS

Unterschiedliche Erkrankungen können zu einer Fazialislähmung (Fazialisparese) führen. Dies zeigt sich dadurch, dass häufig einseitig die Gesichtsmuskeln gelähmt sind. Ein Stirnrunzeln oder ein Spitzen des Mundes ist dann i. d. R. nur einseitig möglich.

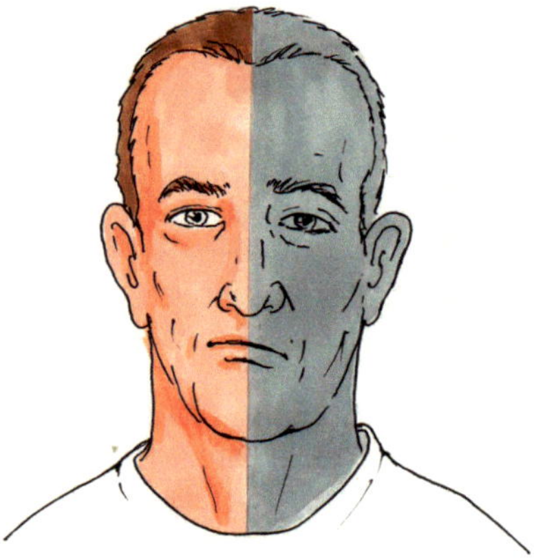

Abb. 1 Linksseitige Lähmung der Gesichtsmuskeln

TERMINOLOGIE: NERVEN UND NERVENSYSTEM	
Axon	lang gezogener Fortsatz einer Nervenzelle
Dendriten	baumartige Zellfortsätze einer Nervenzelle
Ganglien **Ganglion** (Einzahl)	Nervenknoten
motorische Nerven	Nerven, die Informationen vom Zentralnervensystem an Muskeln und Drüsen übertragen
N., Nn.	Abk. für Nervus, Nervi
Nervus (Abk. N.) **Nervi** (Abk. Nn.) (Mehrzahl)	Nerv Nerven
Neuronen **Neuron** (Einzahl)	Nervenzellen
sensible Nerven	Nerven, die Wahrnehmungen der Sinneszellen an das Zentralnervensystem weiterleiten
Synapsen	Kontaktstellen zu Muskeln oder anderen Nerven am Ende des Axons einer Nervenzelle

AUFGABEN

1 Aus welchen Bestandteilen besteht eine Nervenzelle (Neuron)?

2 In welche drei Hauptäste teilt sich der N. trigeminus?

3 Wie heißen die Nerven zur Versorgung der Oberkiefer- und Unterkieferzähne?

4 In welche Nerven teilt sich der N. mandibularis weiter auf und welche Bereiche werden von ihnen versorgt?

5 In welche Nerven teilt sich der N. maxillaris weiter auf und welche Bereiche werden von ihnen versorgt?

4 Schmerzausschaltung verstehen, Assistenz bei der Schmerzausschaltung

Zahnarztangst hängt häufig mit der Angst vor Schmerzen während der Behandlung zusammen. Daher hat die Herbeiführung der Unempfindlichkeit gegen Schmerz, Temperatur und Berührung (**Anästhesie**) einen großen Stellenwert in der Zahnarztpraxis. Das Hauptziel der Anästhesie ist Aufhebung der Schmerzempfindung (Schmerzausschaltung).

Anästhesieverfahren in der Zahnarztpraxis

Man unterscheidet:
- Lokalanästhesie (örtliche Betäubung)
- Allgemeinanästhesie (Narkose)

Die Schmerzausschaltung erfolgt in der Zahnarztpraxis hauptsächlich durch eine örtliche Betäubung (Lokalanästhesie). Sie wird von der Zahnärztin selbst ausgeführt.

Bei der **Lokalanästhesie** werden die sensiblen Nervenfasern ausgeschaltet, die das zu behandelnde Gebiet versorgen. Der Patient erlebt die Behandlung bei vollem Bewusstsein, hat dabei aber keine Schmerzen.

Ein Narkosearzt (**Anästhesist**) kann in einer Zahnarztpraxis auch eine Narkose (**Allgemeinanästhesie**) durchführen. Bei der Intubationsnarkose (ITN) wird der Patient beatmet. Bei der **Analgosedierung** atmet der Patient selbstständig. Er wird zusätzlich zur Anästhesie medikamentös sediert („ruhiggestellt").

Methoden der Allgemeinanästhesie setzen im zentralen Nervensystem an. Dadurch kommt es zu einem Bewusstseinsverlust, zur Schmerzfreiheit, einer Muskelentspannung und zur Reflexdämpfung.

Die Allgemeinanästhesie spielt im Praxisalltag eine geringe Rolle. Daher wird in diesem Buch nicht weiter darauf eingegangen.

Für beide Methoden stehen unterschiedliche Anästhesieverfahren zur Verfügung.

Anästhesie bedeutet:
Unempfindlichkeit gegen Schmerz, Temperatur und Berührung

↙	↘
Lokalanästhesie (örtliche Betäubung) – Oberflächenanästhesie – Infiltrationsanästhesie – mit der Sonderform intraligamentäre Anästhesie – Leitungsanästhesie	**Allgemeinanästhesie** (Narkose) – Intubationsnarkose (ITN): mit Beatmung des Patienten – Analgosedierung: Patient atmet selbstständig; er wird zusätzlich zur Anästhesie medikamentös sediert („ruhiggestellt")
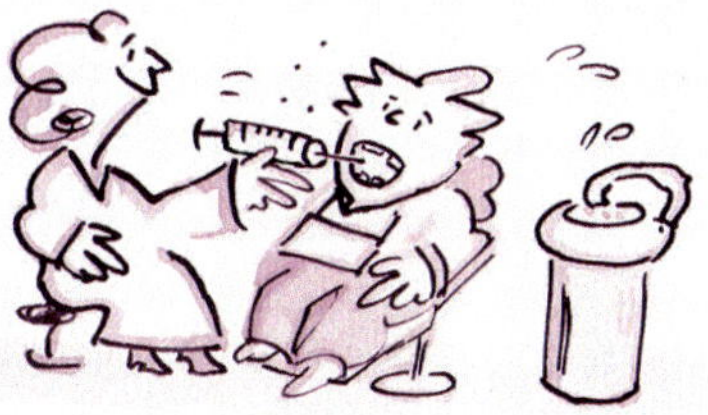	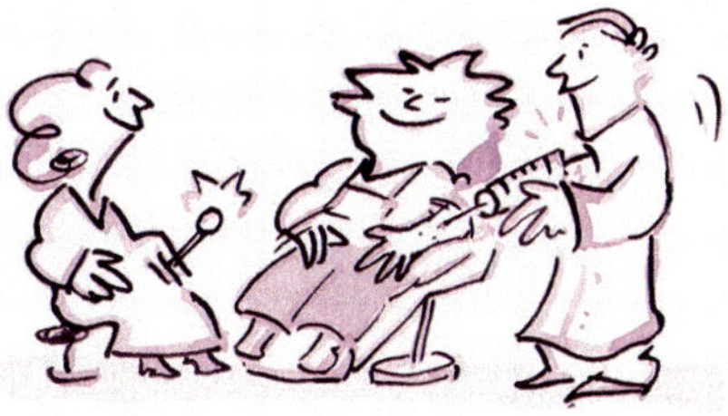

4.1 Inhaltsstoffe von Lokalanästhetika

Mittel zur Schmerzausschaltung („Betäubung") werden als **Anästhetika** bezeichnet (Einzahl: Anästhetikum). In der Zahnarztpraxis werden hauptsächlich örtliche Betäubungsmittel (**Lokalanästhetika**) eingesetzt.

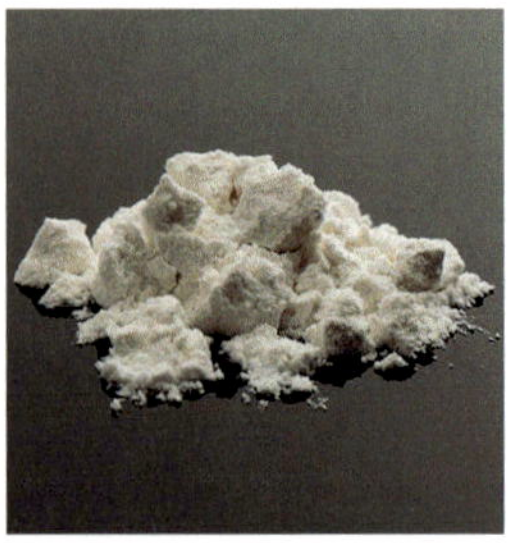

EXKURS

Kokain in der Zahnarztpraxis
Der Wiener Augenarzt Koller gilt als Pionier der Lokalanästhesie. Er setzte damals (1884) Kokain als Lokalanästhetikum ein. Die Suchtgefahr und die gewebeschädigende Wirkung von Kokain führten schnell zur Entwicklung chemisch ähnlicher, aber weniger schädlicher Anästhetika. Die zahlreichen derzeit auf dem Markt befindlichen Anästhetika sind speziell für die unterschiedlichen Einsatzgebiete entwickelt. Dadurch sind eine schnelle Wirkung und eine große Anästhesietiefe bei möglichst geringen Nebenwirkungen möglich.

Die heute auf dem Markt befindlichen Lokalanästhetika bestehen in der Regel aus folgenden Inhaltsstoffen:
- anästhetischer Wirkstoff
- Wasser, Puffersysteme
- blutgefäßverengende Substanzen (**Vasokonstringenzien**)
- Konservierungsstoffe und Sulfite

Anästhetischer Wirkstoff

Er ist der Hauptbestandteil des Anästhetikums. Der anästhetische Wirkstoff unterbricht die Erregungsfortleitung am Nerv. Diese Blockade ist **reversibel**, d. h., nach einiger Zeit arbeitet der Nerv wieder völlig normal.

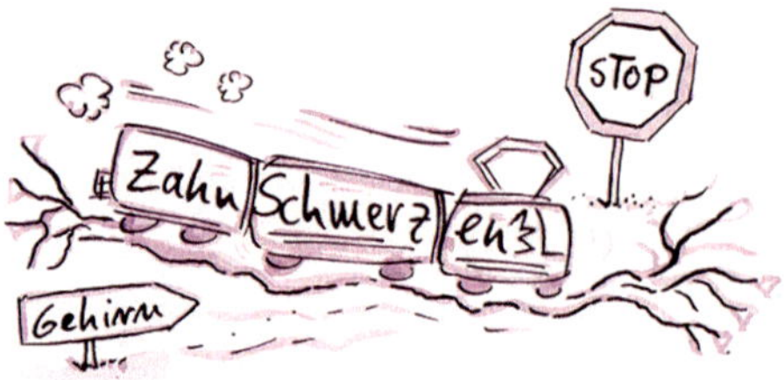

HINWEIS

pH-Wert, S. 136

Anästhetika wirken an entzündetem Gewebe schlechter
Im entzündeten Gewebe herrscht ein saurer ›pH-Wert (Gewebsazidose). Dadurch wird das Lokalanästhetikum inaktiviert. Dies erklärt, warum bei starken Entzündungen Anästhetika manchmal nicht richtig wirken.

Wasser, Puffersysteme

Wasser dient als Trägermittel, Puffersysteme dienen der Aufrechterhaltung des pH-Wertes.

Blutgefäßverengende Substanzen (Vasokonstringenzien)

Manchen Anästhetika wird Adrenalin, Noradrenalin oder das Hormon Vasopressin zugesetzt. Durch diese Zusätze verengen sich die Blutgefäße am Injektionsort. Dies führt dazu, dass das Anästhetikum nicht so schnell über die Blutbahn abtransportiert wird. Die Wirkung des Anästhetikums hält dadurch länger an.

Man benötigt deshalb weniger von dem Anästhetikum, um dieselbe Wirkung zu erreichen. Außerdem wird dadurch eine Blutleere in dem Gebiet erzeugt, was bei operativen Eingriffen von Vorteil sein kann.

Konservierungsstoffe und Sulfite

Konservierungsstoffe hemmen das Bakterien- und Pilzwachstum und machen das Anästhetikum haltbarer. Sulfit stabilisiert den sauerstoffempfindlichen Vasokonstriktor Adrenalin.

HINWEIS

Nebenwirkungen von Vasokonstringenzien und Konservierungsstoffen

- Vasokonstringenzien können bei zu hohem Blutdruck oder herzkranken Patienten Herz-Kreislauf-Probleme verursachen.
- Konservierungsstoffe können allergische Reaktionen hervorrufen. In neueren Anästhetika wurden diese jedoch ersetzt bzw. reduziert.
- In Brech- und Zylinderampullen sind keine Konservierungsstoffe enthalten.
- Unverträglichkeiten gegen Sulfite können auftreten.

Daher ist unbedingt vor Anwendung von Lokalanästhetika die ›Anamnese des Patienten zu beachten.

› Siehe hierzu Lernfeld 7, Notfälle, S. 257

Anamnese, S. 61

Verwendung	Produktname		Inhaltsstoffe
Oberflächen-anästhesie	Xylonor Spray N 15 % Dentallösung	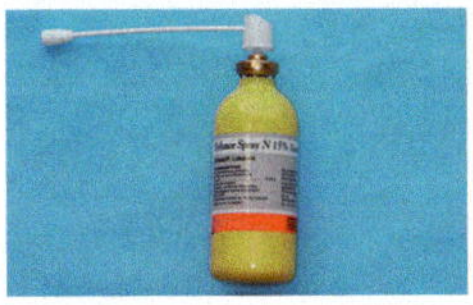	Lidocain 15 g in 100 g Dentallösung ferner: Saccharin, natürliches Minzaroma, Dipropylenglykol-Isomerengemisch, Ethanol 96 %
	Dynexan Mundgel®	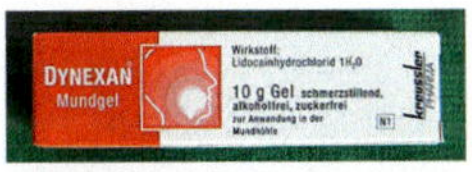	Lidocain-HCl 2,0 g Benzalkoniumchlorid 0,1 g/100 g Salbe
	Gingicain® D	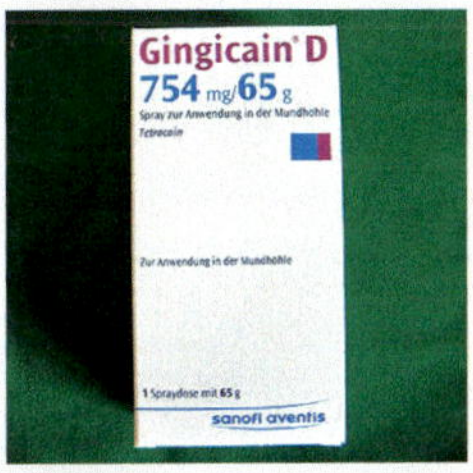	Tetracain 0,754 g Benzalkoniumchlorid 0,026 g Frigen (Treibmittel)
Infiltrations-anästhesie, intraligamentäre Anästhesie, Leitungsanästhesie	Meaverin® 1 %	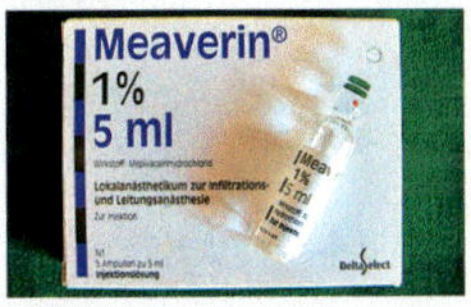	Mepivacain-HCl 10 mg
	Ultracain® D-S	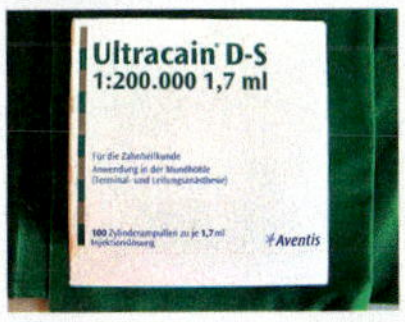	Articain-HCl 40 mg Epinephrin-HCl 0,006 mg
	Ultracain® D-S forte	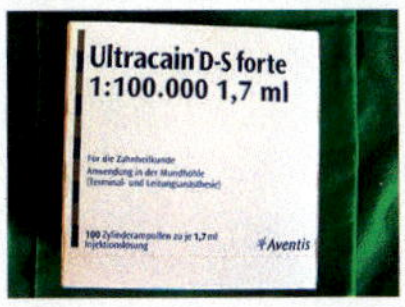	Articain-HCl 40 mg Epinephrin-HCl 0,012 mg
	Ultracain® D ohne Adrenalin	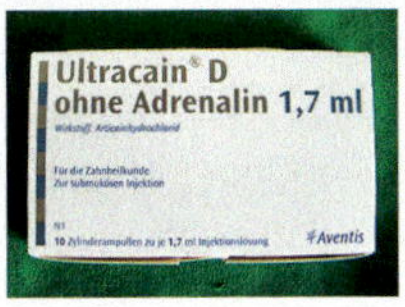	Articain-HCl 40 mg

Tab. 1 Auswahl einiger Lokalanästhetika zur Verwendung in der Zahnarztpraxis. Hinweis: Alle Produkte sind auch ohne Zusatz von Vasokonstringenzien erhältlich.

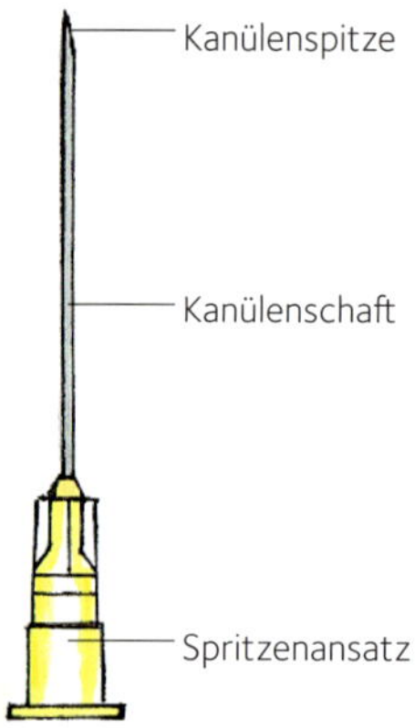

Abb. 1 Aufbau einer Kanüle

4.2 Vorbereitung einer Lokalanästhesie

Zur Durchführung einer Lokalanästhesie werden eine Kanüle, das Anästhetikum selbst und eine Spritze benötigt.

4.2.1 Kanülen

Sterile Kanülen (s. Abb. 1) werden für den Einmalgebrauch angeboten. Sie können auf die Spritzen aufgeschraubt oder aufgesteckt werden. Kanülen sind in unterschiedlichen Durchmessern und Längen erhältlich.

Für die Infiltrationsanästhesie werden meist kurze Kanülen verwendet, für die Leitungsanästhesie längere.

4.2.2 Anästhetikum

Das Anästhetikum kann aus Stechampullen, aus Glas- bzw. Brechampullen aufgezogen werden oder als Zylinderampulle (auch Karpule genannt) in Zylinderampullenspritzen verwendet werden (s. Abb. 3).

Zylinderampullen beinhalten gebrauchsfertige Injektionslösungen und sind an beiden Seiten mit Gummistopfen versehen.

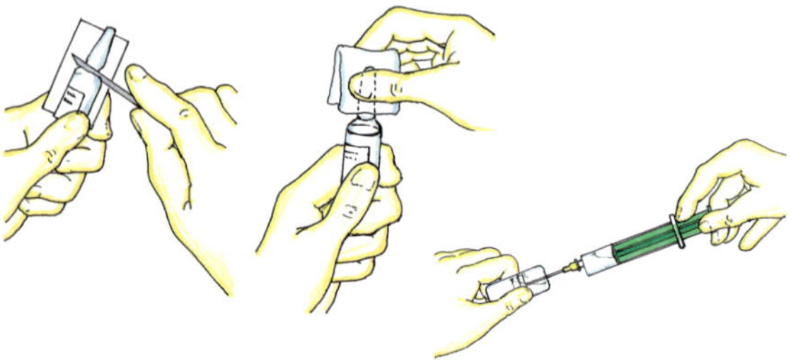

Abb. 2 Aufziehen einer Injektionslösung aus einer Glasampulle

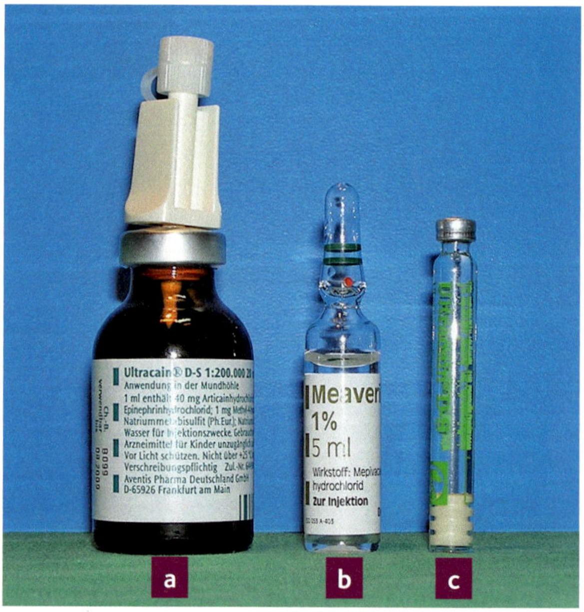

Abb. 3 Ampullen mit Anästhetika.
a) Stechampulle mit Entnahmekanüle;
b) Brechampulle;
c) Zylinderampulle (Karpule)

HINWEIS

Falls sich Flüssigkeit am Ampullenkopf befindet, beklopft man den Ampullenkopf leicht mit dem Fingernagel, damit alle Flüssigkeit in den Ampullenbauch gelangt. Mit einem Wattetupfer umfasst man den Ampullenkopf und -hals (s. Abb. 2). Eine Brechampulle öffnet man, indem man den Ampullenkopf in die dem aufgedruckten Punkt entgegengesetzte Richtung ruckartig abbricht. Sägeampullen werden zuvor am Hals kurz angesägt und dann abgebrochen (s. Abb. 2). Man entsorgt den Glaskopf in ein sicheres Gefäß und legt den Tupfer ab.
Nun zieht man die Injektionslösung mit der Spritze auf (s. Abb. 2). Die dazu verwendete Nadel sollte **nicht** zur **Injektion** beim Patienten verwendet werden. Anschließend hält man die Spritze senkrecht nach oben und beklopft den Inhalt leicht mit dem Finger, damit sich die Luft oben in der Spritze ansammelt. Jetzt kann man die Luft vorsichtig nach oben hinausdrücken, ohne dass das Arzneimittel verloren geht.

4.2.3 Spritzen

In der Zahnarztpraxis werden Einmalspritzen und Zylinderampullenspritzen (Karpulenspritzen) verwendet. Eine Spritze besteht aus einem Gehäuse und einem darin beweglichen Kolben.

Einmalspritzen bestehen aus Kunststoff (s. Abb. 1). Das Anästhetikum wird aus einer Ampulle aufgezogen.

Zylinderampullenspritzen (Karpulenspritzen) bestehen aus Metall. Das Anästhetikum kommt hier aus Zylinderampullen. Die Zylinderampulle wird in den Metallkörper eingelegt (s. Abb. 2). Zur Injektion wird eine spezielle Kanüle verwendet, die am Ende eine kleine Nadel hat. Die Kanüle wird aufgeschraubt, die Nadel dringt dadurch durch den Gummistopfen der Zylinderampulle. So wird eine Verbindung zur Injektionslösung hergestellt (s. Abb. 3).

Nach der Injektion werden Kanüle und Zylinderampulle entsorgt. Der Metallkörper wird desinfiziert und kann dadurch beim nächsten Patienten wiederverwendet werden.

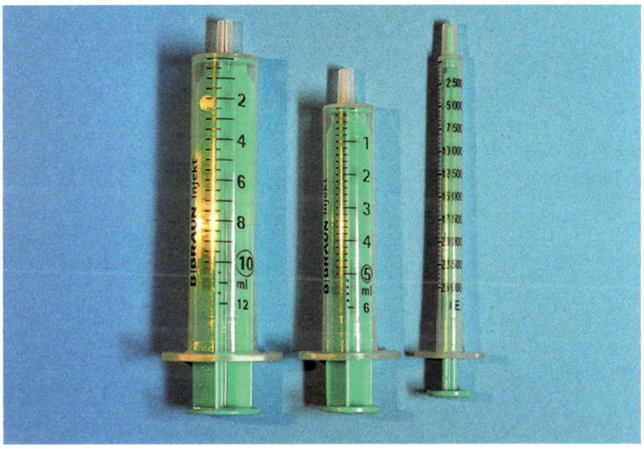

Abb. 1 Verschiedene Einmalspritzen

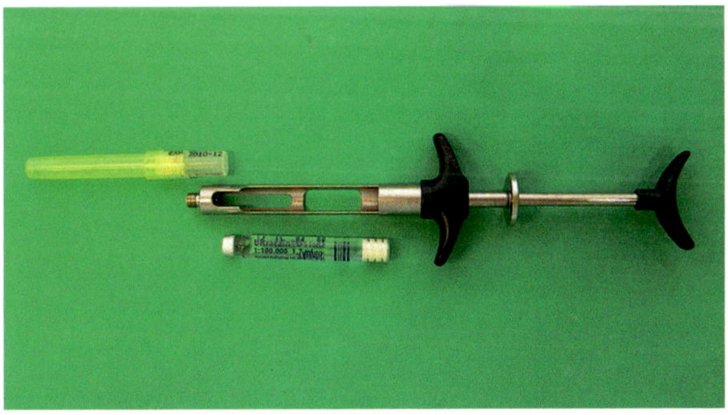

Abb. 2 Zylinderampullenspritze, Kanüle zum Aufschrauben, Zylinderampulle

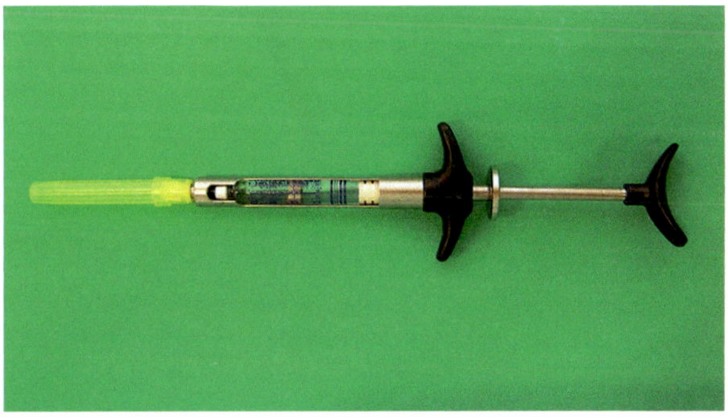

Abb. 3 Zylinderampullenspritze, Kanüle zum Aufschrauben, Zylinderampulle (injektionsbereit)

HINWEIS

Die korrekte Technik der Injektion

Bei der Injektion sollte man nie in ein Blutgefäß **injizieren**. Durch das Anästhetikum können Vergiftungserscheinungen auftreten. Auch können die Vasokonstringenzien Herz-Kreislauf-Probleme verursachen.

Um dies zu vermeiden, zieht die Ärztin nach dem Einstich den Kolben der Spritze leicht zurück, bevor sie injiziert. Dies wird als Ansaugung (**Aspiration**) bezeichnet. Liegt die Nadel in einem Blutgefäß, so wird durch die Aspiration Blut angezogen. Dadurch verfärbt sich die Injektionslösung rot. Die Ärztin muss dann die Nadel an eine andere Stelle schieben, wo sich kein Blutgefäß befindet. Die Zylinderampulle sollte vorher gewechselt werden, denn die Injektionslösung muss blutfrei sein, damit bei der anschließenden erneuten Aspiration erkannt werden kann, ob man wieder in ein Blutgefäß gestochen hat.

Besonderheiten bei Zylinderampullenspritzen (Karpulenspritzen)

Einige Spritzen bzw. Spritzensysteme weisen Besonderheiten auf:

intraligamentäre Anästhesie, S. 202

- Bei manchen Mehrmalspritzen muss der Kolben der Spritze mit einem Drehrad in dem Gummistopfen der Zylinderampulle verankert werden (s. Abb. 2). Geschieht dies nicht, ist eine Aspiration nicht möglich.
- Für die ›intraligamentäre Anästhesie werden spezielle Zylinderampullenspritzen verwendet (s. Abb. 1). Durch diese kann kontrollierter Druck ausgeübt werden. Dazu sollten Kanülen mit einem besonders kurzen Anschliff verwendet werden.

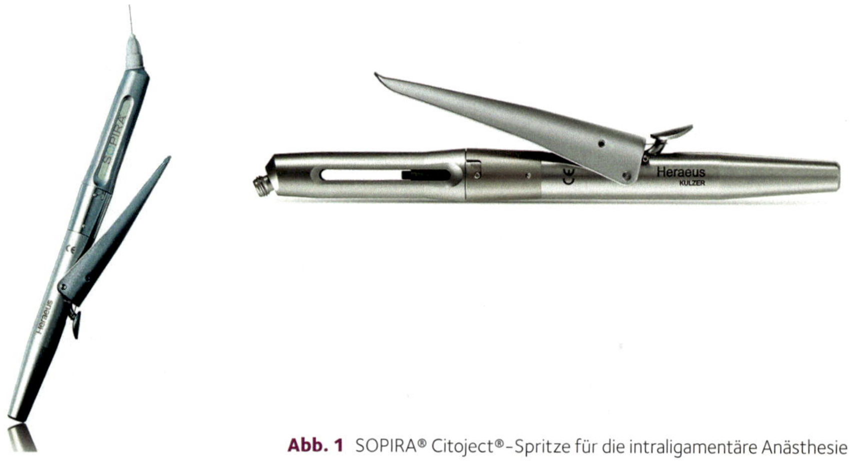

Abb. 1 SOPIRA® Citoject®-Spritze für die intraligamentäre Anästhesie

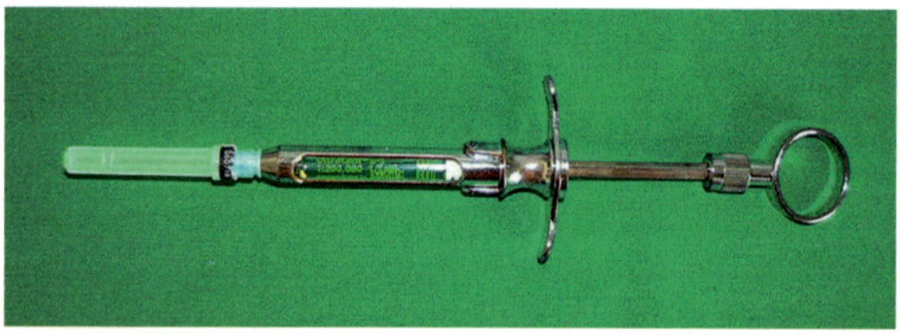

Abb. 2 Zylinderampullenspritze mit Drehrad

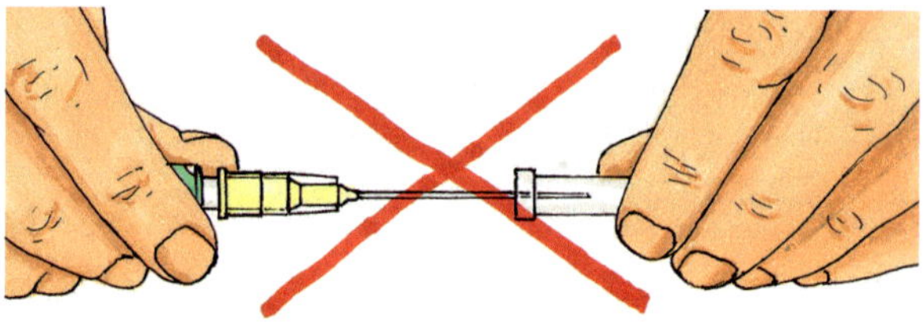

Abb. 3 Recapping

HINWEIS

Infektionsschutzmaßnahmen bei Injektionen

Der Umgang mit einer Injektion ist eine verantwortungsvolle Tätigkeit. So können durch unsteriles Arbeiten Keime in den Körper des Patienten gelangen. Deshalb sollten Kanülen erst kurz vor der Anästhesie aus der sterilen Verpackung ausgepackt werden. Auch ist darauf zu achten, dass die Gummistopfen der Zylinderampullen nicht verunreinigt sind.

Abwurfbehälter, S. 123

Bei Nadelstichverletzungen mit gebrauchten Kanülen können Krankheiten, wie z. B. Hepatitis oder HIV, übertragen werden. Deshalb sollte der Kanülenschutz nicht wieder auf die Kanüle aufgesteckt werden (Recapping; s. Abb. 3). Die Kanüle sollte aber auch nicht offen herumliegen. Am besten ist es, die Kanüle sofort nach der Injektion in einem sogenannten Kanülenabwurf zu entsorgen. Dies ist ein Gefäß, das nicht durchstochen werden kann und als ›Abwurfbehälter für spitze und scharfe Gegenstände (z. B. Kanülen, Ampullenköpfe, Skalpellklingen) dient.

4.3 Lokalanästhesieverfahren in der Zahnheilkunde

Man unterscheidet in der Zahnheilkunde grundsätzlich drei unterschiedliche Arten der Lokalanästhesie:
- Oberflächenanästhesie
- Infiltrationsanästhesie
  - mit der Sonderform intraligamentäre Anästhesie
- Leitungsanästhesie

4.3.1 Oberflächenanästhesie

Bei der Oberflächenanästhesie wird ein oberflächlicher Schleimhautbezirk durch Auftragen eines Lokalanästhetikums anästhesiert.

Dazu können mit Oberflächenanästhetikum getränkte Wattepellets auf die Schleimhaut aufgelegt werden (s. Abb. 1, 2). Es kann auch Salbe oder Gel verwendet werden.

Die Wirkungsdauer der Oberflächenanästhesie beträgt ca. zehn Minuten.

Die Zahnärztin kann auch statt des Auftragens eines Anästhetikums die oberflächliche Schleimhaut vereisen.

Die Oberflächenanästhesie hat verschiedene Einsatzgebiete:
- vor der Injektion, zur Betäubung der Einstichstelle, vor allem in der Kinderzahnheilkunde
- zur Betäubung der Gingiva vor der Zahnsteinentfernung oder zur Entfernung von Nähten
- zur Beseitigung des Brechreizes vor Abformungen
- zur Behandlung von Druckstellen und Ulzera (Geschwüre) in der Mundschleimhaut

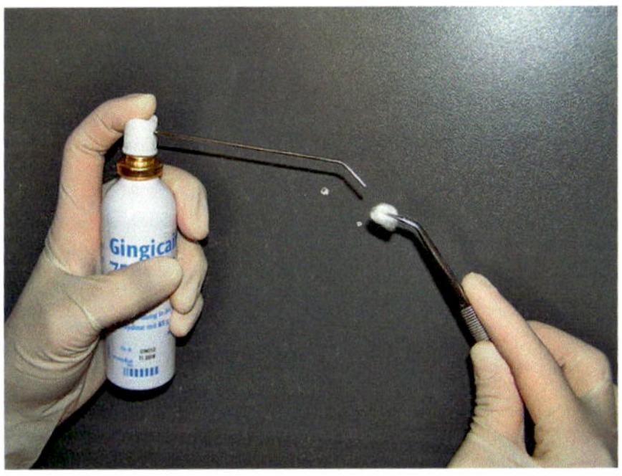

Abb. 1 Besprühen eines Wattepellets mit Oberflächenanästhetikum

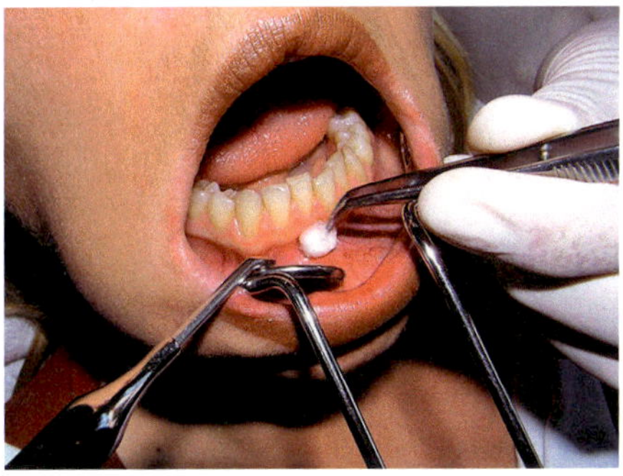

Abb. 2 Oberflächenanästhesie mittels Wattepellet

4.3.2 Infiltrationsanästhesie

Die Infiltrationsanästhesie wird auch als Endanästhesie (Terminalanästhesie) bezeichnet. Gemeint ist damit, dass nicht der Nervenstamm anästhesiert werden soll, sondern nur die **Endverzweigungen der Nerven** (s. Abb. 3).

Zur Anästhesie der Zähne erfolgt die Injektion in die bewegliche Schleimhaut der Umschlagsfalte. Das Anästhetikum betäubt dann die Endverzweigungen der Nervenäste der bukkalen Schleimhaut. Außerdem dringt das Anästhetikum in den Knochen ein, es **infiltriert** den Knochen. Aufgrund der Infiltration hat die Infiltrationsanästhesie ihre Bezeichnung. Über den Knochen gelangt das Anästhetikum zur Eintrittsstelle des Nervs in den Zahn (Foramen apicale) und betäubt diesen (s. Abb. 1; S. 202).

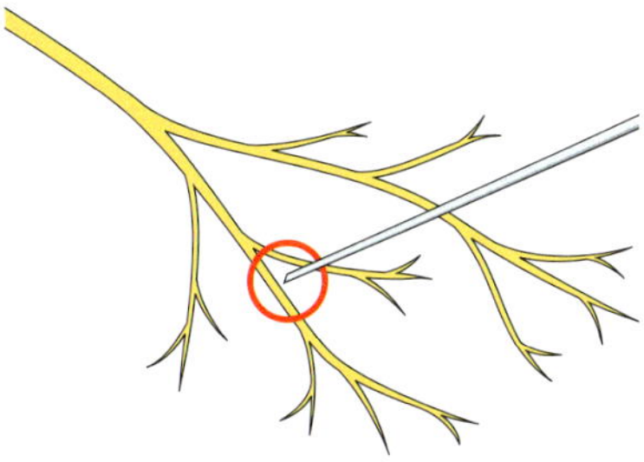

Abb. 3 Blockade des Nervs bei der Infiltrationsanästhesie

HINWEIS

Anatomische Voraussetzungen der Infiltrationsanästhesie

Das Anästhetikum kann nur dort infiltrieren, wo der Knochen durchlässig ist. Dies ist überall im Oberkiefer und in der Unterkieferfront der Fall. Bei Erwachsenen kann kein Anästhetikum in die ›Kompakta des Unterkiefer-Seitenzahngebietes infiltrieren. Deshalb muss hier die ›Leitungsanästhesie angewendet werden. Bei Kindern kann jedoch auch hier eine Infiltrationsanästhesie ausreichend sein.

Kompatka, S. 175

Leitungsanästhesie, S. 203

Bei operativen Eingriffen muss noch zusätzlich die palatinale bzw. inguinale Schleimhaut betäubt werden. Dies erfolgt durch eine palatinale bzw. linguale Injektion.

Mögliche Einsatzgebiete:
- Die Infiltrationsanästhesie kann zur Anästhesie der Schleimhaut und der Zähne im Oberkiefer bukkal und palatinal eingesetzt werden.
- Sie kann für die Anästhesie der Schleimhaut und der Zähne im Unterkiefer-Frontzahngebiet bukkal und lingual verwendet werden.
- Bei Kindern ist sie auch zur Anästhesie der Zähne im kompletten Unterkiefer möglich.
- Eine Infiltrationsanästhesie kann die Leitungsanästhesie im Unterkiefer unterstützen:
  - Sie ermöglicht die Betäubung von Nerven, die von der anderen Unterkieferseite her kommen (›Anastomosen).
  - Sie ermöglicht die Betäubung des N. buccalis.

Anastomosen, S. 204

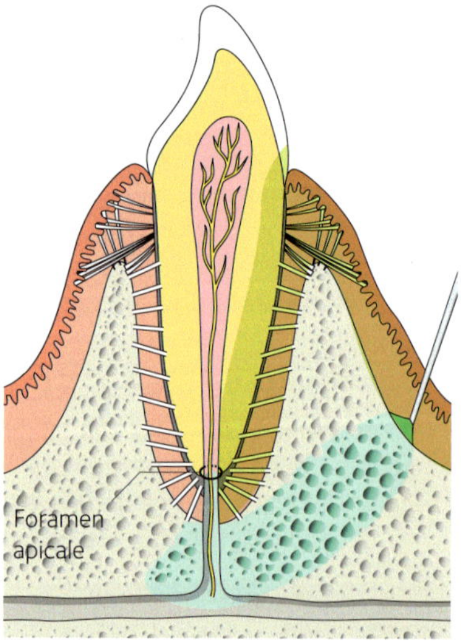

Abb. 1 Infiltrationsanästhesie. Das Anästhetikum dringt bis zum Foramen apicale vor.

4.3.3 Intraligamentäre Anästhesie

Die intraligamentäre Anästhesie ist eine Sonderform der Infiltrationsanästhesie. Hier erfolgt die Injektion zwischen Zahn und Alveolarknochen direkt in den **Desmodontalspalt** (**Desmodont** = ›Wurzelhaut) (s. Abb. 2). Intraligamentär bedeutet übersetzt „in die Bänder" oder „in den Faserapparat". Da der Desmodontalspalt sehr eng ist, muss hier das Anästhetikum mit hohem Druck eingespritzt werden. Man braucht dazu spezielle ›Spritzensysteme. Der große Vorteil dieser Anästhesie besteht darin, dass einzelne Zähne mit geringen Mengen an Anästhetikum betäubt werden können.

Wurzelhaut, S. 327

Spritzensysteme zur intraligamentären Anästhesie, S. 200

Die intraligamentäre Anästhesie ist geeignet
- für die Anästhesie einzelner Zähne,
- zur Unterstützung der Infiltrations- oder Leitungsanästhesie,
- für die Kinderzahnheilkunde, da die hier verwendeten Spritzensysteme nicht die typische Form einer Spritze haben,
- zur Behandlung von Schwangeren, da nur geringe Mengen von Anästhetika nötig sind.

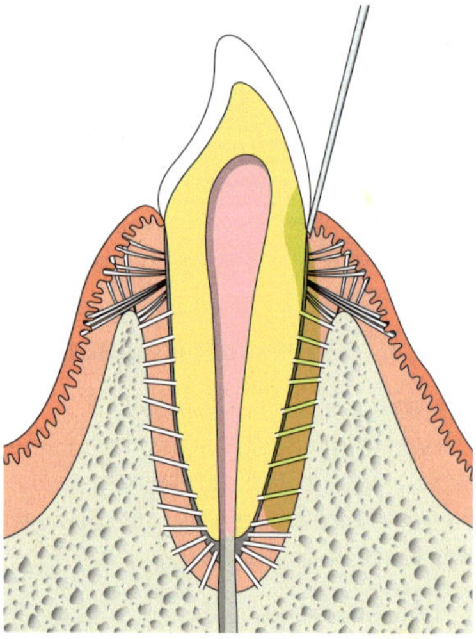

Abb. 2 Intraligamentäre Anästhesie

Mögliche Gefahren der intraligamentären Anästhesie

Durch den hohen Druck kann der Faserapparat des Zahnes geschädigt werden. Auch können durch die Injektion Keime in den Desmodontalspalt verschleppt werden.

4.3.4 Leitungsanästhesie

Bei der Leitungsanästhesie wird am Nervenstamm anästhesiert (s. Abb. 1). Dadurch können größere Bereiche mit einer Injektion anästhesiert werden.

In der Zahnmedizin werden die Nervenstämme meist im Bereich der Löcher (Foramina) des Schädels anästhesiert. Dies sind die Stellen, an denen die Nerven in den Schädel ein- bzw. aus ihm austreten.

Man unterscheidet die **intraorale** und die **extraorale Leitungsanästhesie**, wobei in der Zahnarztpraxis hauptsächlich die intraorale Leitungsanästhesie angewendet wird.

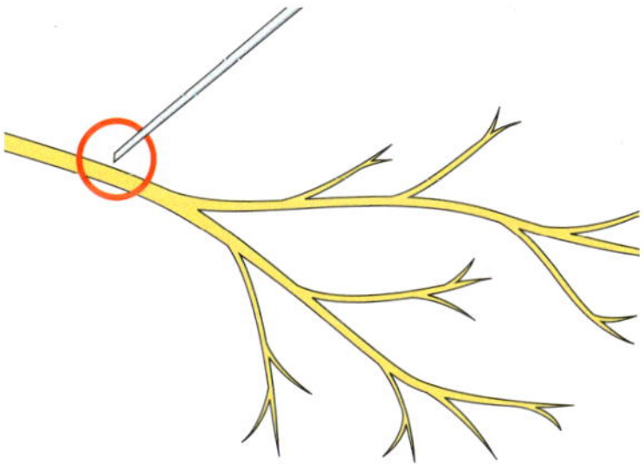

Abb. 1 Blockade des Nervs bei der Leitungsanästhesie

Extraorale Leitungsanästhesie

Alle Nerveneintritts- und Nervenaustrittsstellen können von extraoral anästhesiert werden, z. B. an den Foramina mentale oder mandibulae (s. Abb. 2).

Die extraorale Leitungsanästhesie wird jedoch in der Zahnarztpraxis selten angewendet. Sie kann z. B. dann nötig sein, wenn durch eine ›Kieferklemme eine intraorale Leitungsanästhesie nicht möglich ist.

Kieferklemme, S. 184

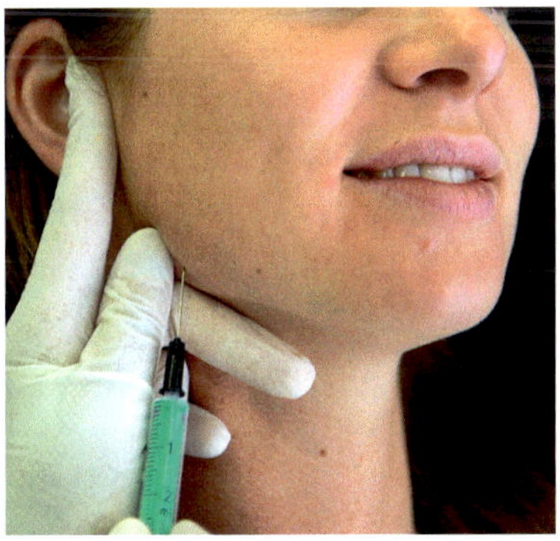

Abb. 2 Extraorale Leitungsanästhesie am Foramen mandibulae

Intraorale Leitungsanästhesie

Eine intraorale Leitungsanästhesie am **Oberkiefer** wird oft an folgenden Stellen durchgeführt:

Injektion an		Anästhesierte Nerven und deren Versorgungsgebiete	
Foramen incisivum	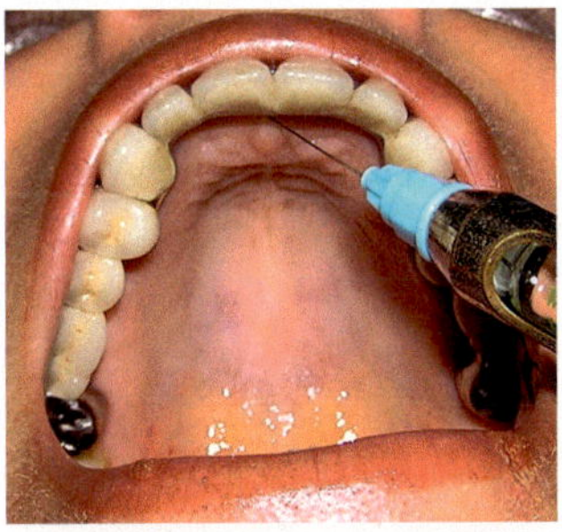	– N. incisivus – palatinale Schleimhaut von 12–22	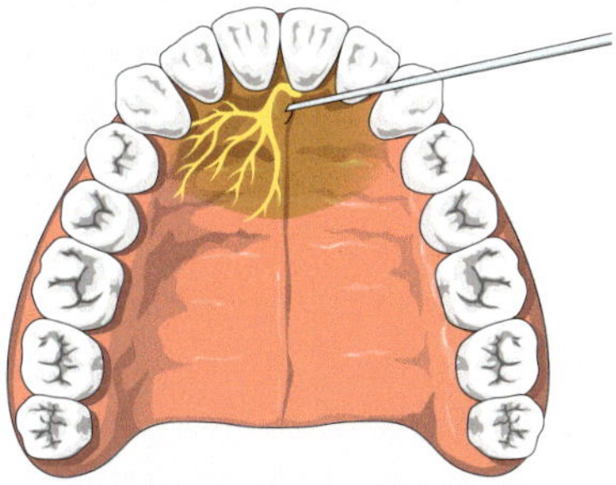
Foramen palatinum links bzw. rechts	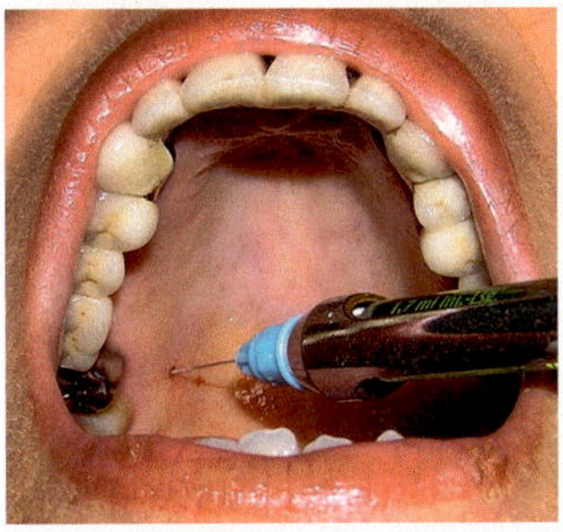	– N. palatinus – palatinale Schleimhaut von 14–18 bzw. 24–28	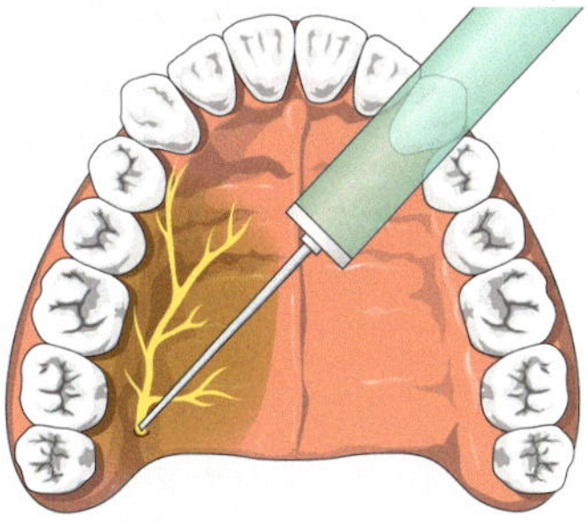

Eine intraorale Leitungsanästhesie am **Unterkiefer** wird oft an folgenden Stellen durchgeführt:

Injektion an		Anästhesierte Nerven und deren Versorgungsgebiete	
Foramen mandibulae links bzw. rechts	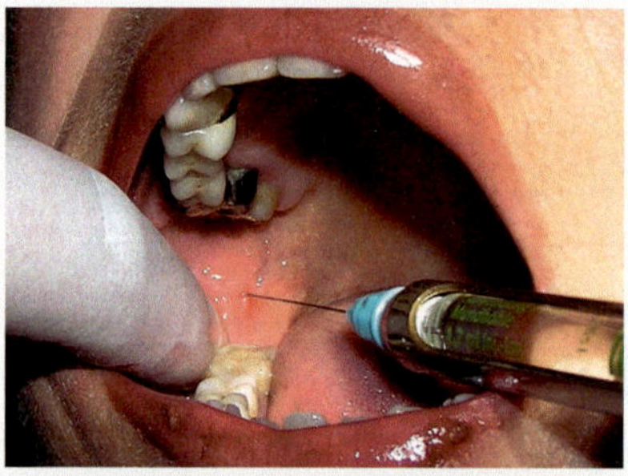	– N. alveolaris inferior – 38–31 bzw. 48–41 – linke bzw. rechte Unterlippe und Kinnregion	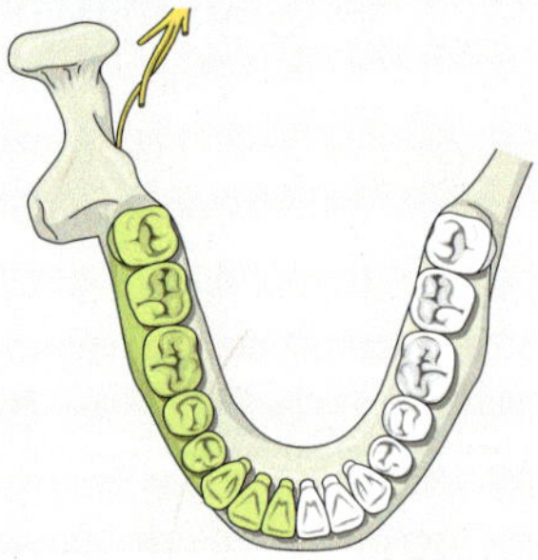
Foramen mentale links bzw. rechts	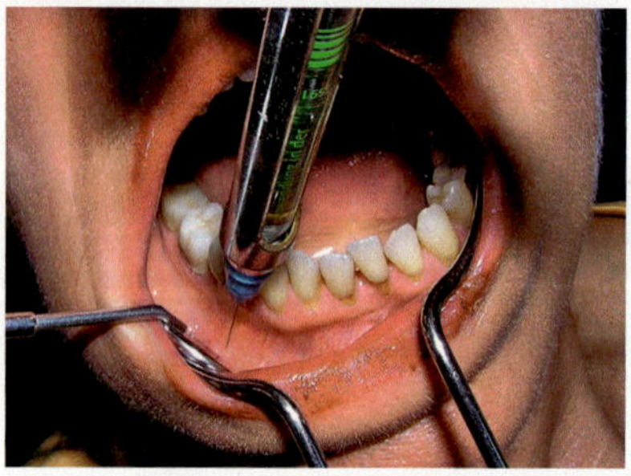	– N. mentalis – geringfügig vorderer Anteil des N. alveolaris inferior – 34 bzw. 44 – linke bzw. rechte Unterlippe und Kinnregion	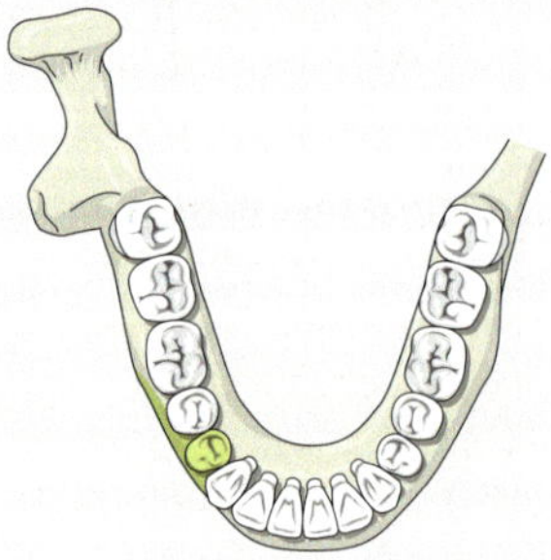

Weitere Injektionsorte sind denkbar, z. B. im OK am Tuber maxillae oder am Foramen infraorbitale.

HINWEIS

Ausschaltung von Anastomosen

Der N. alveolaris inferior der rechten Seite (rot) versorgt nicht nur die Zähne bis zum Zahn 41, sondern geht im Bereich 31, 32 noch Verbindungen mit dem linken N. alveolaris inferior (grün) ein (s. Abb. 1). Dies wird als Anastomose bezeichnet. Für den N. alveolaris inferior der linken Seite gilt das Entsprechende.
Die Unterkieferschneidezähne werden also von den Nn. alveolares inferiores beider Seiten versorgt. Dadurch ist es möglich, dass z. B. bei einer Extraktion von Zahn 41 eine Leitungsanästhesie am Foramen mandibulae rechts nicht ausreichend ist. Es ist hier zusätzlich eine Infiltrationsanästhesie in der UK-Front nötig, um den N. alveolaris inferior der linken Seite auszuschalten.

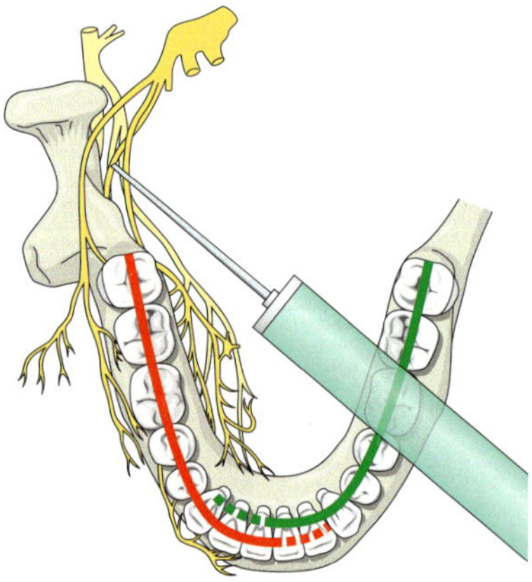

Abb. 1 Anastomosen der Nn. alveolares inferiores

4.4 Zwischenfälle bei der Lokalanästhesie

Im Verlauf der Lokalanästhesie und im Anschluss daran sind Komplikationen möglich, die auch bedrohliche Ausmaße annehmen können. Bei den Anästhesiezwischenfällen unterscheidet man zwischen
- systemischen Komplikationen und
- lokalen Komplikationen.

Systemische Komplikationen sind schwerwiegend, da sie den ganzen Körper betreffen. Um sie möglichst zu vermeiden, muss in der Anamnese besonders auf Herzerkrankungen, Blutdruck und Allergien geachtet werden.

Folgende systemische Komplikationen sind möglich:
- Intoxikation (Vergiftungserscheinungen)
- Herz-Kreislauf-Probleme durch Vasokonstringenzien
- allergische Reaktionen

Siehe hierzu Lernfeld 2, Anamnese, S. 61

Auch können während oder nach der Lokalanästhesie **lokale (örtliche) Komplikationen** auftreten. Sie bilden sich meist nach einigen Stunden oder Tagen von alleine zurück.

Siehe hierzu Lernfeld 7, Notfälle, S. 257

Mitunter treten folgende lokale Komplikationen auf:
- Blutergüsse im Bereich der Injektionsstelle
- Nervverletzungen durch Schädigung mit der Injektionskanüle
- hängende Gesichtsmuskulatur durch Mitanästhesie des N. facialis
- Schluckstörungen
- Kopfschmerzen
- helle, weniger gut durchblutete Bereiche
- Bissverletzungen oder Verbrennungen der Weichteile, während die Anästhesie anhält

TERMINOLOGIE: ANÄSTHESIE	
Allgemeinanästhesie	Narkose
Analgosedierung (griech. an = Aufhebung, algos = Schmerz)	Schmerzausschaltung; Aufhebung der Schmerzempfindung mittels Medikamenten und Ruhigstellung des Patienten
Anästhesie	Unempfindlichkeit gegenüber Schmerz, Temperatur und Berührung
Anästhesist	Narkosearzt
Anästhetika **Anästhetikum** (Einzahl)	Betäubungsmittel
Anastomose	Verbindung zwischen Nerven, Hohlgefäßen (z. B. Blutgefäße) oder Organen
Aspiration	1. Ansaugung von Blut bei der Injektion oder der Blutentnahme (durch Zurückziehen des Kolbens einer Spritze) 2. Einatmung von Gegenständen, Erbrochenem usw.
Desmodont, Desmodontium	Wurzelhaut, Periodont; das die Zahnwurzel innerhalb der Zahnalveole umgebende Bindegewebe; wird von der Gesamtheit der Sharpey-Fasern gebildet und verankert den Zahn in der Alveole
extraoral	außerhalb des Mundes
infiltrieren	eindringen
Injektion	Einspritzung
injizieren	einspritzen

intraoral	innerhalb des Mundes
Lokalanästhesie	örtliche Betäubung
Lokalanästhetika **Lokalanästhetikum** (Einzahl)	Arzneimittel zur örtlichen Betäubung
Periodont, Periodontium	Wurzelhaut; s. Desmodont
reversibel	rückführbar
Vasokonstringenzien	blutgefäßverengende Arzneimittel

AUFGABEN

1 Aus welchen Inhaltsstoffen sind Anästhetika zusammengesetzt?

2 Wie bereiten Sie eine Anästhesie mit einer Einwegspritze vor? Das Anästhetikum soll aus einer Brechampulle entnommen werden.

3 Beschreiben Sie den Umgang mit einer Zylinderampullenspritze nach der Injektion und die Entsorgung der Kanüle.

4 Wozu kann eine Oberflächenanästhesie verwendet werden?

5 Mit welchem Lokalanästhesieverfahren können die Zähne 11, 47 und 85 anästhesiert werden?

6 Trotz erfolgreicher Leitungsanästhesie im 3. Quadranten hat Frau Mayer bei der Extraktion von Zahn 31 noch Schmerzen. Wie ist dies zu erklären?

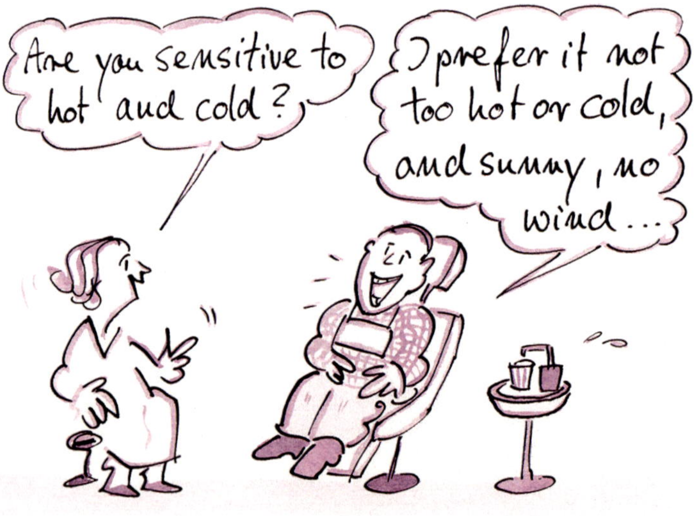

5 Erkrankungen der Pulpa

Betrachtet man den Aufbau eines Zahnes, so sollte man die Pulpa **nicht** als selbstständige Einheit verstehen. Pulpa und Dentin sind untereinander vernetzt (**Pulpa-Dentin-Einheit**), denn die Pulpa hat Ausläufer in das Dentin, die sogenannten Odontoblasten.

Die Pulpa und das umgebende Dentin werden auch als **Endodontium** (Kurzform: Endodont) bezeichnet. Die Pulpa-Dentin-Einheit reagiert auf äußere Reize wie z. B. Karies, Verletzungen oder Fehlbelastungen. Dies kann sowohl zu akuten Schmerzen führen als auch die Odontoblasten zur Reizdentinbildung (**Tertiärdentin**) anregen.

Siehe hierzu Lernfeld 4, Zahnaufbau, S. 126

5.1 Allgemeine Entzündungsreaktionen

Um Pulpaerkrankungen verstehen zu können, sollte man zuerst den Ablauf einer allgemeinen Entzündung kennen. Eine Entzündung ist eine Abwehrreaktion des Körpers auf einen schädigenden Reiz.

MERKE

In der Fachsprache wird eine Entzündung in der Regel mit der Endung -itis kenntlich gemacht, z. B. Pulpaentzündung = Pulpitis.

Entzündungen sind oft an den klassischen Symptomen zu erkennen (s. Abb. 1 und S. 208, Tab. 1):
- Rötung (**Rubor**)
- Wärme (**Calor**)
- Schwellung (**Tumor**)
- Schmerz (**Dolor**)
- eingeschränkte Funktion (**Functio laesa**)

Die Entzündungszeichen sind immer zu erkennen, wenn Zellen im Körper zerstört werden. Die Zerstörung muss nicht nur im Zusammenhang mit Bakterien oder anderen Mikroorganismen stehen, sondern kann auch durch Verbrennungen, Verletzungen, Verätzungen usw. verursacht werden. Das bekannteste Beispiel sind Entzündungsreaktionen durch einen Sonnenbrand (s. Abb. 2).

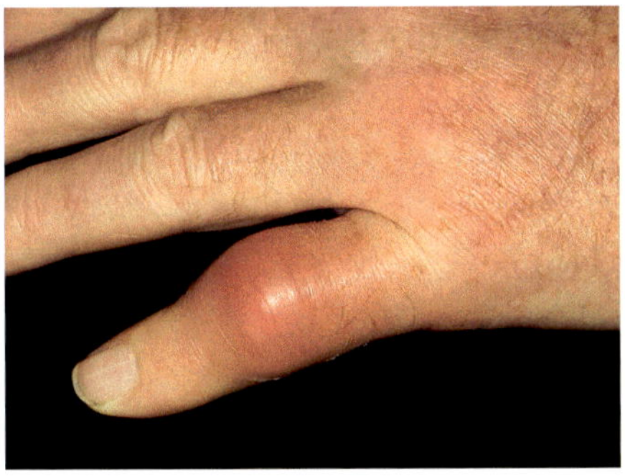

Abb. 1 Auf den ersten Blick erkennbare Entzündungszeichen Rötung und Schwellung im Rahmen eines Gichtanfalls. Das Gelenk schmerzt, ist warm und in seiner Beweglichkeit eingeschränkt.

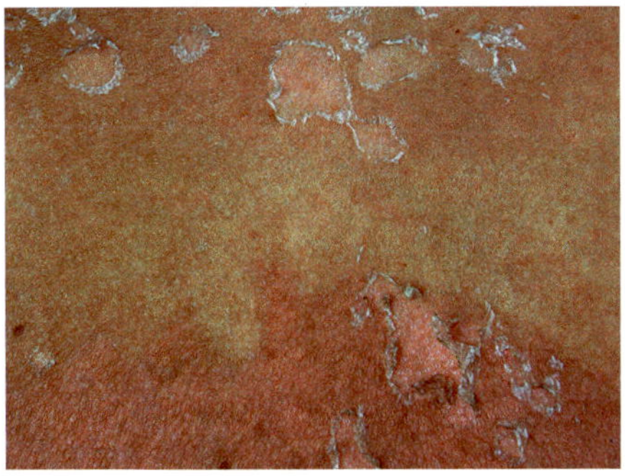

Abb. 2 Bei einem Sonnenbrand laufen Entzündungsprozesse ab und es werden Zellen im Körper zerstört.

Auslösender Mechanismus		Entzündungszeichen
vermehrte Durchblutung im entzündeten Gebiet	⟶	**Rötung (Rubor)** **Wärme (Calor)**
dringen Abwehrzellen durch die Blutgefäßwand, so gelangen auch immer flüssige Bestandteile des Blutes (Blutserum) in das Gewebe	⟶	**Schwellung (Tumor)**
Signalstoffe reizen Nervenenden	⟶	**Schmerz (Dolor)**
Schmerzen und Schwellung lassen nur eine eingeschränkte Funktion des Körperteils zu	⟶	**eingeschränkte Funktion (Functio laesa)**

Tab. 1 Klassische Entzündungszeichen und ihre Entstehung

Werden Zellen zerstört, treten Signalstoffe aus (s. Abb. 1a). Diese erhöhen die Durchblutung in den umliegenden Blutgefäßen und die Durchlässigkeit der Blutgefäßwand für Abwehrzellen (s. Abb. 1b). Dadurch werden vermehrt Abwehrzellen (weiße Blutkörperchen) über das Blut transportiert. Immer mehr Abwehrzellen gelangen durch die Blutgefäßwand zum Ort der Entzündung. Spezielle Abwehrzellen (Makrophagen, neutrophile Granulozyten und Monozyten) nehmen Keime und Zelltrümmer auf und beseitigen sie. Diesen Vorgang bezeichnet man als Phagozytose (s. Abb. 1c).

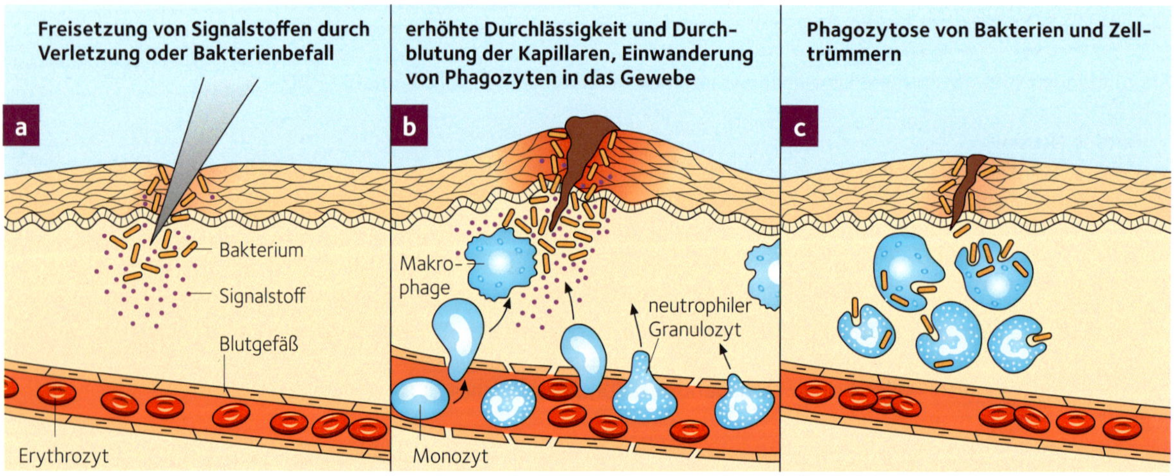

Abb. 1 Verlauf einer Entzündung. a) Verletzung; b) Abwehrzellen dringen in das Gewebe ein; c) Phagozytose

Nach großen Verletzungen oder massiven Infektionen bleibt eine Entzündungsreaktion nicht örtlich begrenzt, sondern breitet sich auf den ganzen Körper aus. Fieber kann sich einstellen, man fühlt sich matt und abgeschlagen.

5.2 Verlauf und Folgen von Pulpaerkrankungen

Erkrankungen der Pulpa können ganz unterschiedlich verlaufen und verschiedene Folgen haben. Verlauf, Folgen und Therapie hängen z. B. davon ab, wie lange der Patient wartet, bis er in die Zahnarztpraxis kommt. Außerdem spielt es eine Rolle, wie gut sich der Organismus gegen den Angriff auf die Pulpa wehren kann. Trotz der vielen Einflussfaktoren kann man ein häufiges ❯Verlaufsmuster von Pulpaerkrankungen feststellen.

Übersicht zu Stadien der Pulpaerkrankungen, Schmerzbild usw., S. 217

5.2.1 Von der Pulpitis zur Pulpagangrän

Bei einer **Schmelzkaries** wird in der Regel die Pulpa nicht oder nur leicht gereizt (s. Abb. 1). Dringen die Kariesbakterien und deren Ausscheidungen weiter zur Pulpa vor, kann diese geschädigt werden. Auch Verletzungen schädigen die Pulpa. Auf diese Reize antwortet die Pulpa mit einer **Entzündungsreaktion**.

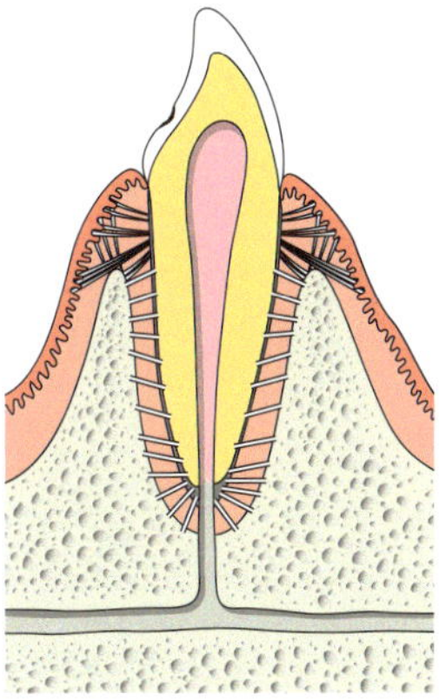

Abb. 1 Schmelzkaries

HINWEIS

Akute und chronische Entzündungen

Wie groß die Schädigung der Pulpa ist, hängt immer von der Stärke des Reizes (z. B. Bakterienanzahl, Nähe der Bakterien zur Pulpa) und von der Fähigkeit des Körpers, sich gegen diesen Reiz zu wehren (Immunsystem), ab.

Deshalb kann die Entzündung bei starkem Reiz bzw. schlechter Immunität akut verlaufen, bei schwachem Reiz bzw. guter Immunität chronisch.

- **Akute Entzündungen** treten plötzlich auf, verlaufen schnell, verursachen Schmerzen und der Patient fühlt sich abgeschlagen.
- **Chronische Entzündungen** hingegen verlaufen langsam und können keine oder nur geringe Schmerzen verursachen.

Jede chronische Entzündung kann in eine akute Entzündung übergehen, jede akute Entzündung in eine chronische.

Sobald die Karies die Schmelz-Dentin-Grenze erreicht hat, können Giftstoffe (**Toxine**) der Kariesbakterien durch die Dentinkanälchen in die Pulpa gelangen und diese schädigen (s. Abb. 2, 3).

Auch wenn die Bakterien noch sehr weit von der Pulpa entfernt sind, reagiert die Pulpa mit einer örtlichen (**lokalen**) Entzündungsreaktion (Pulpitis). Außerdem scheiden die Odontoblasten Tertiärdentin ab, um sich gegen diesen Angriff zu wehren.

Je näher die Bakterien an die Pulpa gelangen, desto heftiger wird die Entzündungsreaktion. Wie bei jeder Entzündungsreaktion steigt die Durchblutung der Pulpa (**Hyperämie**).

Außerdem vermehren sich die Nervenenden in dem entzündeten Gebiet. Die vermehrte Durchblutung und Nervenendenbildung werden vom Körper als „Warnsignale" verstanden. Daher kann der Zahn in diesem Stadium empfindlich auf heiß oder kalt reagieren.

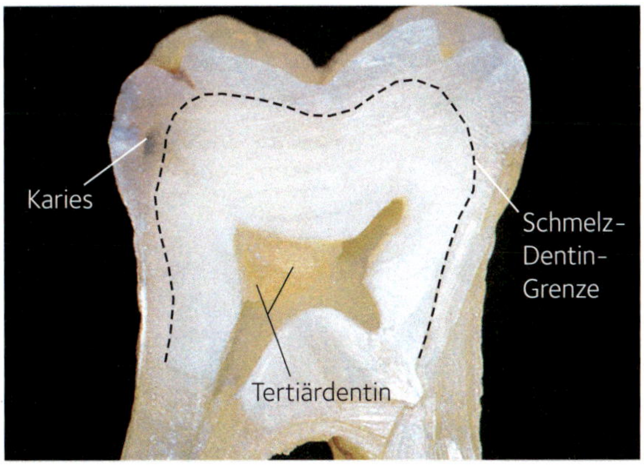

Abb. 2 Schnitt durch einen kariösen Zahn. Die Karies hat die Schmelz-Dentin-Grenze bereits erreicht. Die Odontoblasten scheiden Tertiärdentin ab.

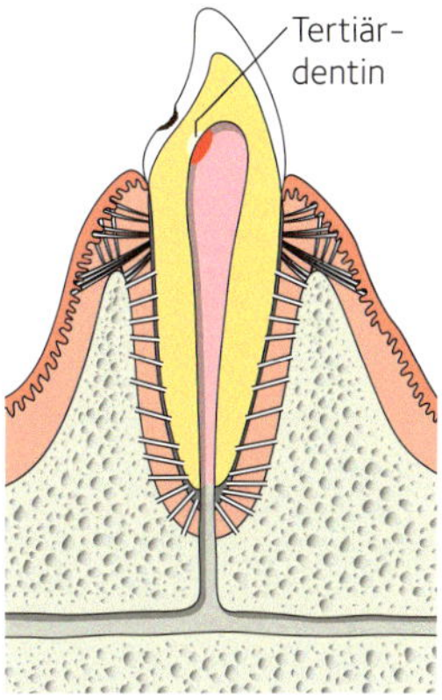

Abb. 3 Die Karies reicht bis zur Schmelz-Dentin-Grenze. Die Pulpa ist lokal entzündet.

Bleibt der Reiz bestehen, werden nun auch die Gefäßwände der Blutgefäße für Abwehrzellen und Blutserum durchlässiger. Es kommt zur Schwellung der Pulpa. Man spricht von einer wässrigen Pulpaentzündung (**Pulpitis serosa**) (s. Abb. 1).
Die Besonderheit der Pulpa gegenüber anderen Geweben ist, dass sie in eine Hartsubstanz (Dentin und Schmelz) eingebettet ist.
Dies führt dazu, dass sich die Pulpa nicht ausdehnen kann. Früher nahm man an, dass sich die Pulpa durch die Schwellung bei einer Pulpitis selbst erdrückt und deshalb abstirbt. Heute weiß man, dass die Pulpa, z. B. durch Steigerung des Lymphabflusses, dem Gewebsdruck entgegenwirkt.

Lokal kann eine Pulpitis serosa für lange Zeit, manchmal für Jahre, bestehen. Nach Entfernung des Reizes kann die Entzündung auch ausheilen. Deshalb ist die Behandlung einer tiefen Karies (**Caries profunda**; s. Abb. 1) eine wichtige Maßnahme, da dadurch der Zahn **vital** erhalten werden kann.

Dehnt sich die Entzündung jedoch weiter aus, so wandern viele Abwehrzellen (weiße Blutkörperchen) in das Pulpagewebe ein. Beim Abwehrkampf der weißen Blutkörperchen wird auch Pulpagewebe geschädigt. Es kann zu einer Vereiterung der Pulpa (**Pulpitis purulenta**) kommen (s. Abb. 2). In diesem Stadium kann der Zahn vor allem auf Wärme reagieren.

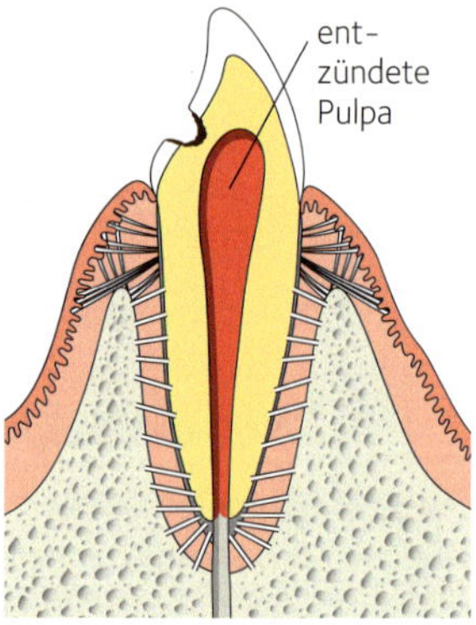

Abb. 1 Pulpitis serosa und Caries profunda

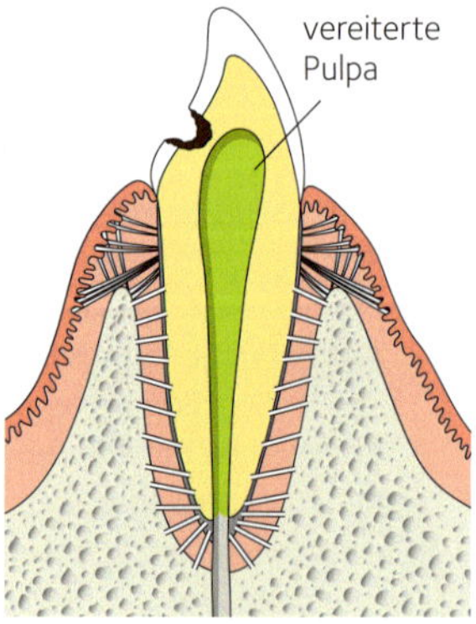

Abb. 2 Pulpitis purulenta

Das Pulpagewebe stirbt schließlich ab (**Pulpanekrose**). Da bei der Pulpanekrose Nervengewebe abstirbt, können die Schmerzen plötzlich völlig abklingen. Das Absterben der Pulpa schreitet, vom eigentlichen Entzündungsort ausgehend, langsam fort. Schließlich ist die komplette Pulpa abgestorben (s. Abb. 3).

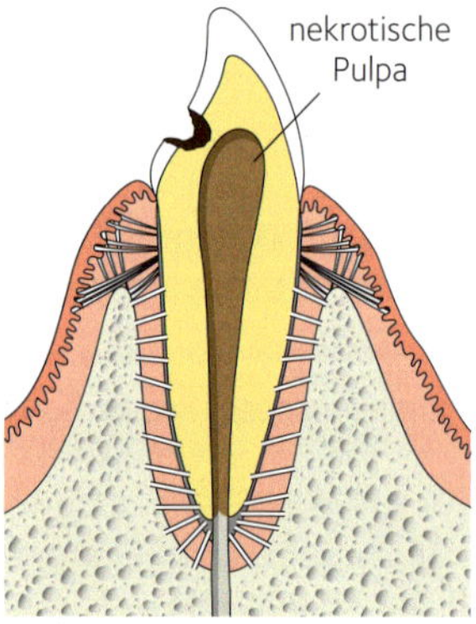

Abb. 3 Pulpanekrose

Nun können Bakterien in das abgestorbene (nekrotische) Pulpagewebe leicht eindringen und es zersetzen. Man spricht von einer **Pulpagangrän** (s. Abb. 4). Dabei entstehen Fäulnisgase. Bei einer Eröffnung des Zahnes in diesem Stadium kann man den Fäulnisgeruch riechen.

HINWEIS

Öffnung der Pulpahöhle bringt Erleichterung
Bohrt man den Zahn auf, so spürt der Patient eine Erleichterung, da die entzündlichen Flüssigkeiten und Gase entweichen können.

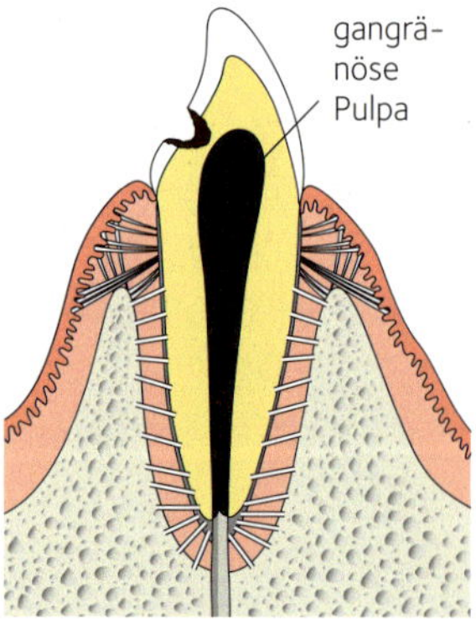

Abb. 4 Pulpagangrän

5.2.2 Von der Pulpanekrose oder der Pulpagangrän zur apikalen Ostitis

Von der toten Pulpa können Bakterien oder deren Giftstoffe über das Foramen apicale in das umliegende Gewebe gelangen. Es kommt zu einer Entzündung des Zahnhalteapparates an der Wurzelspitze, zu einer **apikalen Parodontitis**.

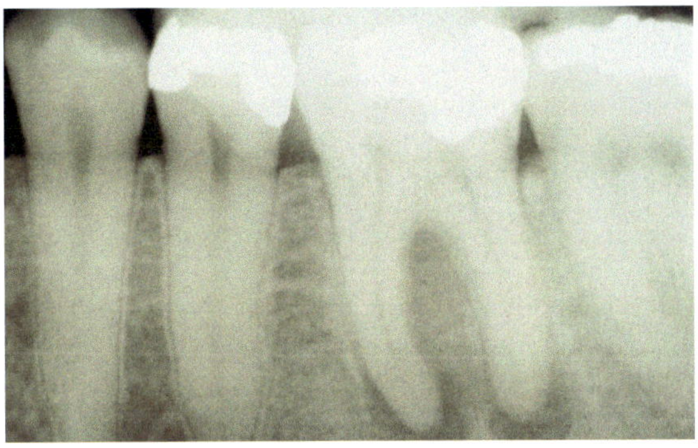

Abb. 1 Röntgenbild einer apikalen Parodontitis an Zahn 36

Breitet die Entzündung sich auf den Knochen aus, so spricht man von einer **apikalen Ostitis**.

Bei einer apikalen Ostitis bzw. apikalen Parodontitis (s. Abb. 1) schmerzt der Zahn bereits bei leichter Berührung und wird aufbiss- und klopfempfindlich.

Der Patient klagt über dumpfe, pochende Schmerzen. Die ›Vitalitätsprobe ist negativ.

Vitalitätsprobe, S. 224

HINWEIS

Für die Abwehrreaktion des Körpers stellen die apikale Parodontitis und die apikale Ostitis ein Problem dar. In den Wurzelkanälen können sich die Bakterien ständig vermehren und Giftstoffe über das Foramen apicale in den Knochen gelangen. Die Abwehrzellen können die Bakterien in den Wurzelkanälen jedoch nicht mehr bekämpfen, da ja alle Blutgefäße abgestorben sind und sie somit nicht mehr dort hingelangen können. Es kann nur durch eine Wurzelkanalbehandlung, evtl. in Verbindung mit einer Wurzelspitzenresektion (WSR), Abhilfe geschaffen werden.

Chronischer Verlauf der apikalen Ostitis

Läuft die Entzündungsreaktion nun chronisch ab, so kann sich um die Entzündung im Knochen ein „Ring" von Abwehrzellen bilden, der die Bakterien nicht weiter voranschreiten lässt. Der Patient hat dabei keine oder geringe Beschwerden. Aus jeder chronischen Entzündung kann sich bei Veränderung der Abwehrlage (z. B. bei einer Erkältung) eine akute Entzündung entwickeln.

› Siehe hierzu Lernfeld 8, Operation von Zysten, S. 294

Häufig bildet sich ein **apikales Granulom**.

Ein Granulom ist eine Umbildung des Gewebes. Das Gewebe sieht aus, als wenn es mit kleinen Körnchen durchzogen wäre. Hier herrscht ein Gleichgewicht zwischen Krankheitserregern und Abwehrzellen. Die Krankheit kann zwar nicht bekämpft werden, schreitet aber auch nicht weiter voran.

Aus einem apikalen Granulom kann sich eine **radikuläre Zyste** entwickeln. Eine Zyste ist ein mit Flüssigkeit gefüllter Hohlraum, der von einer Kapsel (Zystenbalg) aus blutarmem Bindegewebe oder blutreichem Granulationsgewebe umgeben ist. Zysten können wachsen und dabei Knochen auflösen (s. Abb. 2).

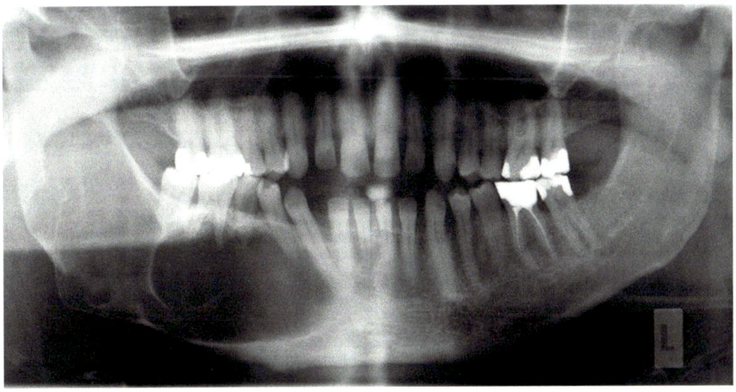

Abb. 2 Große radikuläre Zyste

Akuter Verlauf der apikalen Ostitis

Wenn der Reiz, der zu einer apikalen Ostitis führt, besonders groß oder die körpereigene Abwehr vermindert ist, kann es zu extrem schmerzhaften, akuten, eitrigen Entzündungen kommen.

Hierbei werden nekrotisches Gewebe und abgestorbene Abwehrzellen bzw. Bakterien verflüssigt. Es entsteht ein mit **Eiter** (Pus) gefüllter Hohlraum (**Abszess**). Nach einer Weile kann sich eine bindegewebige Membran um den Abszess bilden (abgekapselter Abszess).

Der Eiter kann den Knochen an unterschiedlichen Stellen durchbrechen. Je nach Lage werden folgende Abszessformen unterschieden (s. Abb. 1, 2, 3):

- Ein **subperiostaler Abszess** liegt unter der Knochenhaut.
- Ein **submuköser Abszess** liegt unter der Schleimhaut.
- Ein **palatinaler Abszess** liegt im Gaumenbereich.
- Ein **perimandibulärer Abszess** liegt um den Unterkiefer.
- Ein **paramandibulärer Abszess** liegt neben dem Unterkiefer.
- Ein **submandibulärer Abszess** liegt unter dem Unterkiefer.
- Ein **sublingualer Abszess** liegt unter der Zunge.
- Ein **bukkaler Abszess** liegt im Wangenbereich.

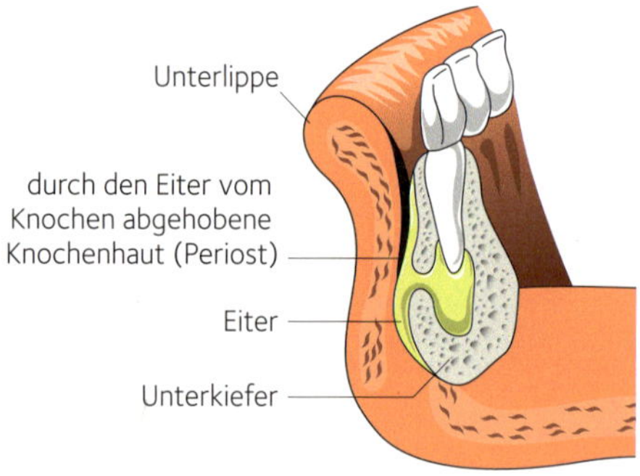

Abb. 1 Subperiostaler Abszess

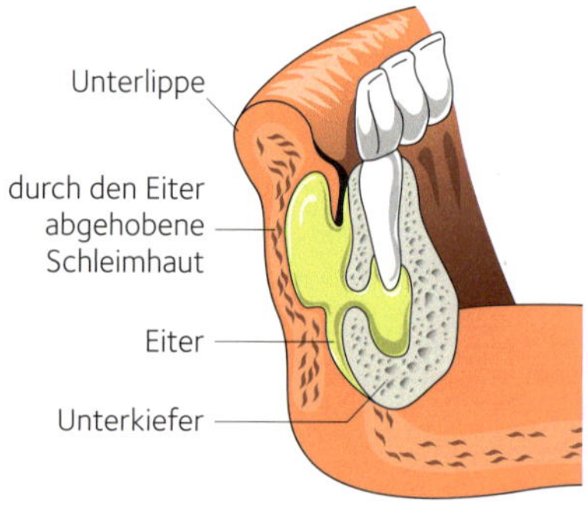

Abb. 2 Submuköser Abszess

Eine freie Ansammlung von Eiter in der Kieferhöhle ist nicht abgekapselt und wird daher als Kieferhöhlenempyem bezeichnet.

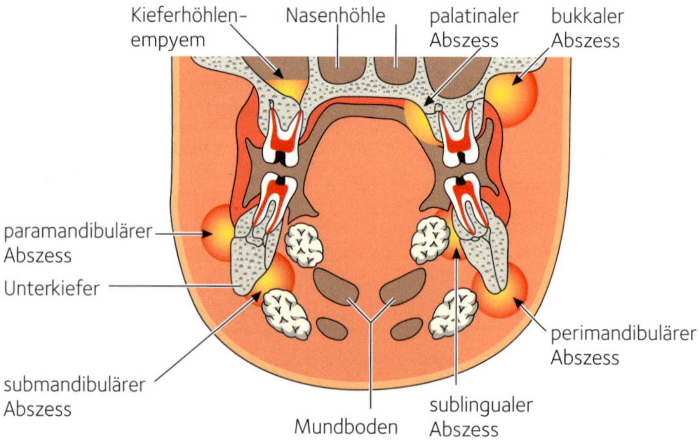

Abb. 3 Verschiedene Abszesse und Kieferhöhlenempyem

Siehe hierzu Lernfeld 8, Abszessbehandlung, S. 296

HINWEIS

Die Behandlung eines Abszesses erfolgt durch eine Inzision.

TERMINOLOGIE: ERKRANKUNGEN DER PULPA	
Abszess	Eiteransammlung; oft bindegewebig abgekapselt
apikale Ostitis	Entzündung des Knochens an der Wurzelspitze
apikale Parodontitis	Entzündung des Zahnhalteapparates an der Wurzelspitze
apikales Granulom	Granulationsgewebe mit bindegewebiger Kapsel an der Wurzelspitze
Calor	Wärme
Caries profunda	tief liegende, pulpanahe Karies
Dolor	Schmerz
Endodontium	Pulpa und das umgebende Dentin (Pulpa-Dentin-Einheit)
Functio laesa	eingeschränkte Funktion
Granulationsgewebe	blutreiches, glänzendes, körniges Bindegewebe, das sich durch Reize (wie z. B. eine Entzündung) bildet
Hyperämie	vermehrte Durchblutung
lokal	örtlich
nekrotisch	abgestorben
Pulpagangrän	fauliger Zerfall des Zahnmarks
Pulpanekrose	abgestorbenes Zahnmarkgewebe
Pulpitis	Entzündung des Zahnmarks
Pulpitis purulenta	eitrige Entzündung des Zahnmarks
Pulpitis serosa	wässrige Entzündung des Zahnmarks
radikuläre Zyste	an der Wurzel gelegener, mit Flüssigkeit gefüllter Hohlraum
Rubor	Rötung
Tertiärdentin	Reizdentin; gebildet durch Reizung des Endodontiums
Toxine	Giftstoffe
Tumor	Schwellung
vital	lebendig
Zyste	mit Flüssigkeit gefüllter Hohlraum; von einem kapselartigen Zystenbalg umgeben

AUFGABEN

1 Nennen Sie die fünf klassischen Entzündungszeichen. Wie entstehen diese Entzündungszeichen?

2 Ein Patient hatte wochenlang starke Schmerzen auf heiß und kalt an Zahn 11. Dann hatte er plötzlich keine Beschwerden mehr. Seit ein paar Tagen ist der Zahn aufbissempfindlich und der Patient hat starke pochende Schmerzen. Wie ist dies zu erklären?

6 Therapiemaßnahmen zur Erhaltung der vitalen Pulpa

Odontoblasten, S. 126

Da die ❯Odontoblastenfortsätze der Pulpa ins Dentin hineinreichen, kann es durch Reize, auch wenn diese noch entfernt von der Pulpa sind, zu Schädigungen in der Pulpa kommen. Therapiemaßnahmen zur Erhaltung der vitalen Pulpa kommt deshalb eine große Bedeutung zu. Zu diesen Therapiemaßnahmen zählen die **Überkappung** und die **Pulpotomie** (Pulp; auch als Vitalamputation bezeichnet).

6.1 Überkappung

Die Überkappung ist das Abdecken der vitalen Pulpa mit Medikamenten. Sie ist Erfolg versprechend, wenn der Zahn vital und die Pulpa noch nicht übermäßig geschädigt sind. Zeigt der Zahn apikale Veränderungen (z. B. eine apikale Ostitis) oder ist nicht vital, so ist eine Überkappung nicht angezeigt.

Es gibt zwei Methoden der Überkappung:
- indirekte Überkappung
- direkte Überkappung

6.1.1 Indirekte Überkappung

Eine indirekte Überkappung ist durchzuführen, wenn sich nur noch eine dünne Dentinschicht über der Pulpa befindet. Dies kann z. B. nach einer Kronenfraktur, einer Entfernung einer Caries profunda oder nach der Präparation einer tiefen Kavität der Fall sein.

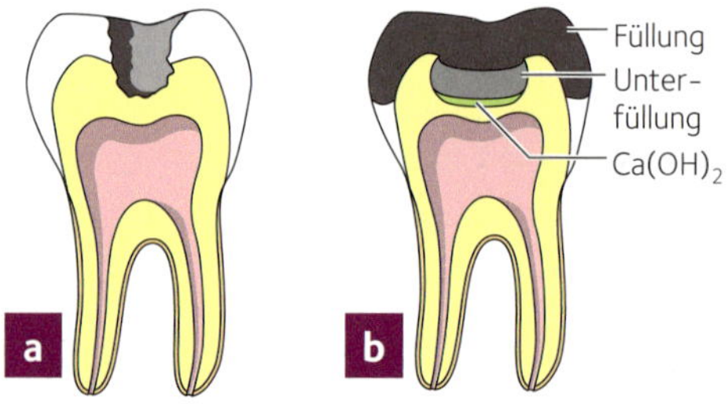

Abb. 1 Indirekte Pulpaüberkappung. a) Ausgangssituation; b) Endzustand

Hier ist damit zu rechnen, dass bakterielle Toxine über die Dentinkanälchen durch die Dentinschicht zur Pulpa vorgedrungen sind und eine Entzündung verursachen. Würde die Pulpa nicht behandelt werden, könnte sie absterben. Zur Behandlung wird die Pulpa mit einem Medikament, z. B. Kalziumhydroxid = $Ca(OH)_2$, überdeckt (s. Abb. 1). Nach dem Legen einer Unterfüllung wird die Kavität mit einer Füllung verschlossen.

HINWEIS

Wird ein Kalziumhydroxid-Präparat verwendet, welches aushärtet, z. B. ein Kalziumhydroxid-Zement, so kann auf eine Unterfüllung verzichtet werden.

6.1.2 Direkte Überkappung

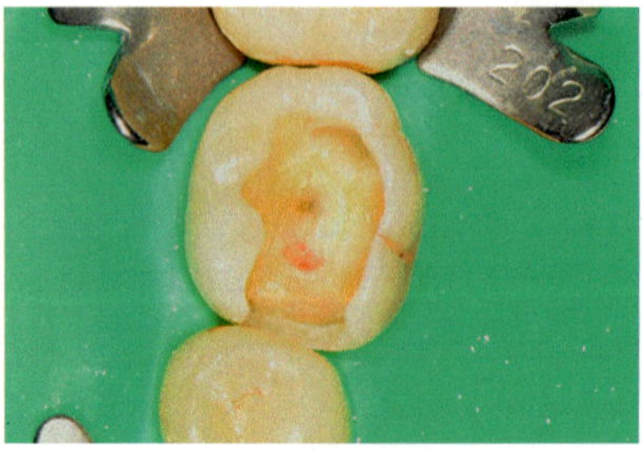

Abb. 2 Pulpa punktförmig eröffnet

Ist die Pulpa **punktuell eröffnet** (s. Abb. 2), so sollte eine direkte Überkappung durchgeführt werden. Wie bei der indirekten Überkappung kann hier die Ursache in einer Kronenfraktur, einer Entfernung einer Caries profunda oder der Präparation einer tiefen Kavität liegen. Da die Pulpa freiliegt, muss damit gerechnet werden, dass **Bakterien** in die Pulpa eingedrungen sind. Die Prognose ist wesentlich ungünstiger als bei der indirekten Überkappung.

Bei der direkten Überkappung wird zunächst eine eventuelle Blutung aus der Pulpa gestillt. Anschließend wird ein Medikament aufgetragen (s. Abb. 1). Der Verschluss der Pulpa hat zügig zu erfolgen, damit möglichst keine Bakterien in die Pulpa gelangen. Die Chance, dass die Pulpa vital erhalten werden kann, ist umso größer, je

- kleinflächiger die Pulpa eröffnet wurde,
- jünger der Patient ist,
- weniger Bakterien in die Pulpa eingedrungen sind,
- dichter die bedeckende Füllung abschließt.

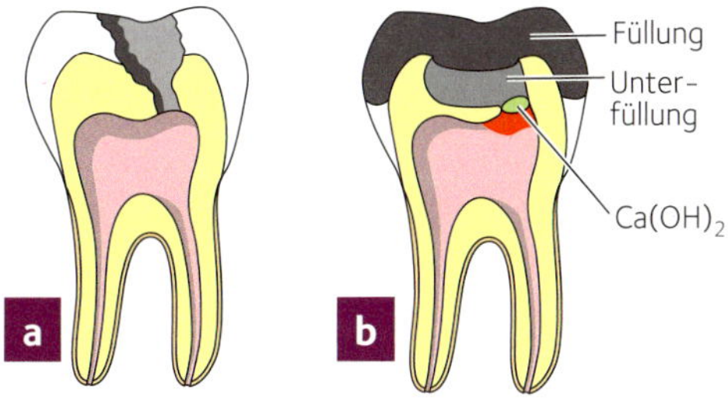

Abb. 1 Direkte Pulpaüberkappung. a) Ausgangssituation; b) Endzustand

6.1.3 Medikamente zur Überkappung

Als Medikamente bei der direkten und indirekten Überkappung können unterschiedliche Präparate eingesetzt werden. Alle enthalten als Wirkstoff **Kalziumhydroxid = $Ca(OH)_2$**.

Kalziumhydroxid gibt es als wässrige Lösungen (z. B. Calxyl®, Calasept®, Hypocal®), als Zemente (z. B. Dycal®, Life®, Reocap® IC), als Lacke und Liner (z. B. Hydroxyline®, Tector®) und als lichthärtende Kunststoffpräparate (z. B. Calcimol®). Sie werden angemischt und auf die pulpanahen Bezirke punktuell aufgetragen. Da sich die medikamentöse Einlage mit der Zeit auflöst, sollten vor allem wässrige Kalziumhydroxidlösungen mit einer Unterfüllung überdeckt werden. Dadurch kann ein stabiler Untergrund am Kavitätenboden geschaffen werden.

HINWEIS

Durch die Überkappung mit Kalziumhydroxid werden
- Bakterien in den Dentinkanälchen oder in der Pulpa abgetötet,
- Odontoblasten zur Reizdentinbildung (Tertiärdentin) angeregt,
- Säuren neutralisiert,
- die Pulpa vor äußeren Einflüssen geschützt.

6.2 Pulpotomie (Vitalamputation)

Die Pulpotomie ist die Abtrennung und Entfernung (**Amputation**) der vitalen Kronenpulpa. Die Wurzelpulpa bleibt vital erhalten. Die Pulpotomie findet ihre Anwendung bei **breitflächiger Eröffnung** der Pulpa von **Milchzähnen** oder von **bleibenden Zähnen bei Jugendlichen** (s. Abb. 2).

Wegen der großflächigen Eröffnung der Pulpa muss man damit rechnen, dass viele Bakterien in die Pulpa eingedrungen sind und eine ausgeprägte Entzündungsreaktion hervorrufen. Häufig ist dies der Fall nach einer ❯Zahnfraktur bei einem Unfall oder bei ausgedehnter Karies an einem Milchzahn. Eine direkte Überkappung mit einem Medikament würde nicht ausreichen, um dem Körper zu helfen, sich gegen den Bakterienbefall zu wehren.

Zahnfrakturen, S. 308

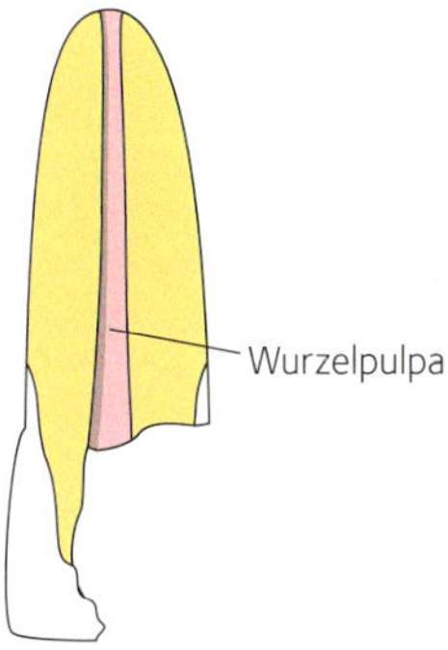

Abb. 2 Pulpotomie. Ausgangssituation: großflächige Eröffnung der Pulpa des Zahnes 11

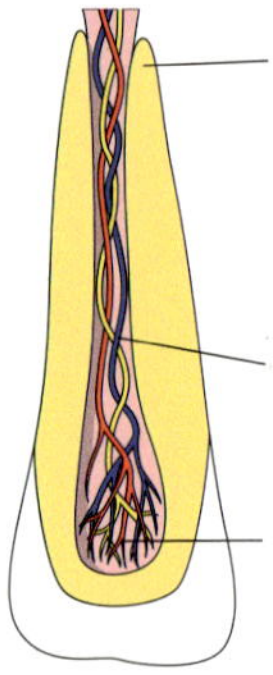

Abb. 1 Das Wurzelwachstum ist noch nicht abgeschlossen.

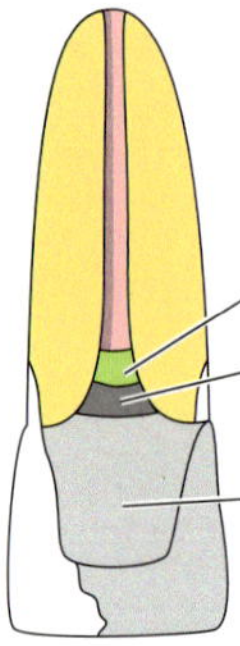

Abb. 2 Pulpotomie, Endzustand: Die Kronenpulpa ist entfernt. Der Zahn ist mit einem Komposit-Eckaufbau versorgt.

Bei Zähnen mit abgeschlossenem Wurzelwachstum ist die Durchblutungssituation des Zahnes und damit die Abwehrlage schlechter. Hier würde eine Pulpotomie zur Nekrose der Wurzelpulpa führen. Für eine Pulpotomie an bleibenden Zähnen sollte daher das **Wurzelwachstum nicht abgeschlossen** sein (s. Abb. 1). Nur in diesem Fall kann man davon ausgehen, dass nach einer Pulpotomie die Wurzelpulpa vital bleibt. Bei einer Pulpotomie wird die vitale Kronenpulpa unter Anästhesie mit einem sterilen Rosenbohrer oder Exkavator entfernt. Da man davon ausgeht, dass die Wurzelpulpa noch nicht mit Bakterien besiedelt ist, wird diese belassen.

Wie bei den Überkappungen wird nach einer Blutstillung die Wurzelpulpa mit einem Medikament versorgt und der Zahn durch eine Füllung wieder aufgebaut (s. Abb. 2).

Durch dieses Verfahren wird versucht, die Wurzelpulpa vital zu erhalten.

Besonderheit Mortalamputation

Da bei der Mortalamputation auch die Wurzelpulpa abgetötet (devitalisiert) wird, kann diese Behandlung nicht zu den Therapiemaßnahmen zur Vitalerhaltung der Pulpa gezählt werden. Sie soll hier jedoch trotzdem im Rahmen der Amputationen erwähnt werden.

Die Mortalamputation findet **nur** Anwendung bei der Behandlung von **Milchzähnen**. Haben Kariesbakterien die Pulpa vollständig befallen und der Patient klagt evtl. über Beschwerden, so ist eine Pulpotomie nicht Erfolg versprechend.

Es kann hier über eine Mortalamputation versucht werden, den Milchzahn zu erhalten, da eine Wurzelkanalbehandlung bei Milchzähnen nicht einfach ist.

In der **ersten Sitzung** wird der Milchzahn devitalisiert. Dazu wird ein formaldehydhaltiges Präparat (Depulpin®, Toxavit®) auf die Milchzahnpulpa aufgetragen und der Zahn für einige Tage provisorisch verschlossen. Die Pasten töten die Kronen- und Wurzelpulpa ab, daher auch die Bezeichnung Mortalamputation (lat. Mors = Tod). Die Pulpa bildet sich in eine geleeartige, mumifizierte Masse um.

In der **zweiten Sitzung** wird die devitale Kronenpulpa entfernt und die mumifizierte Wurzelpulpa belassen. Die Wurzelpulpa wird wie bei der Pulpotomie mit $Ca(OH)_2$ abgedeckt.

HINWEIS

Devitalisierende Mittel sind mit Bedacht zu verwenden

Die Behandlung mit devitalisierenden Mitteln ist sehr umstritten. Die Eindringtiefe dieser Wirkstoffe ist nicht kalkulierbar. So kann sich Formaldehyd über die Wurzelspitze hinaus ausbreiten und hier zu Schädigungen und Überempfindlichkeitsreaktionen führen. Auch kann Formaldehyd durch eine undichte provisorische Füllung ins umgebende Gewebe gelangen und z. B. Schäden an der Gingiva verursachen. Der Patient muss auf jeden Fall darüber aufgeklärt werden, dass er nach der Einlage der Devitalisierungspaste unbedingt zum nächsten Termin erscheinen muss. Besser ist es aus den genannten Gründen, möglichst auf den Einsatz dieser Präparate zu verzichten.

Zusammenfassung: Stadien der Pulpaerkrankungen

Die Untersuchung eines Patienten mit Zahnschmerzen verläuft in der Zahnarztpraxis immer ähnlich (Vitalitätsprobe, Perkussionstest, Röntgenaufnahme). Dennoch sind die Diagnosen und die daraus resultierenden Therapien unterschiedlich. Die folgende Tabelle fasst verschiedene klinische Schmerzbilder und Therapiemaßnahmen zusammen.

Klinisches Bild	Zusammenwirken der Ursachen (Ätiologie)	Schmerzqualität, Schmerzstärke, Schmerzreaktion auf bestimmte Reize	Vipr.	Perk.	Therapie
Schmelzkaries	– Demineralisierung des Schmelzes durch Bakterien	gering	+	–	– Füllung – evtl. belassen
Caries profunda	– Toxine gelangen zur Pulpa – leichte Entzündungsreaktion – Tertiärdentinbildung – „Aussprossung" der Nerven	Kälte Wärme süß sauer	+	–	– indirekte Überkappung – Füllung
Pulpaeröffnung Pulpitis	– Bakterien gelangen teilweise in die Pulpa – stärkere Entzündungsreaktion – Pulpitis serosa – Schmerzen durch Schwellung – Pulpitis purulenta – Pulpanekrose – Pulpagangrän	(Kälte) Wärme Druck bei vollständiger Pulpanekrose keine Schmerzen mehr	++	evtl. +	– direkte Überkappung – Füllung – Vitalexstirpation
apikale Parodontitis apikale Ostitis	– vollständige Pulpanekrose – Pulpagangrän – Toxine der Bakterien gelangen über das Foramen apicale in das umliegende Gewebe – akut/chronisch – apikale Parodontitis – apikale Ostitis	pochend dumpf stark Druck	–	+	– Wurzelkanalbehandlung – evtl. Wurzelspitzenresektion
Abszess subperiostal submukös palatinal perimandibulär submandibulär sublingual	– Bakterien gelangen durch den Knochen in unterschiedliche Körpergewebe – akut/chronisch	pochend dumpf stark Druck evtl. Fieber	–	+	– Inzision – Wurzelkanalbehandlung – evtl. Extraktion des Zahnes

Vipr. = Vitalitätsprobe, Perk. = Perkussionstest, + = positiv, ++ = deutlich positiv, – = negativ

Tab. 1 Stadien der Pulpaerkrankungen, Schmerzbild, Reaktion auf Vitalitätsprobe und Perkussionstest, Therapiemaßnahmen

TERMINOLOGIE: THERAPIEMASSNAHMEN ZUR ERHALTUNG DER VITALEN PULPA	
Amputation	Abtrennen bzw. Entfernen eines Körperteils
devitalisieren **Devitalisierung, Devitalisation** (Substantiv) **devital, avital** (Adjektiv)	abtöten Abtötung abgestorben
Kalziumhydroxid $Ca(OH)_2$	Wirkstoff zur medikamentösen Einlage bei Wurzelkanalbehandlungen oder Überkappungen und Amputationen
Mors (lat.)	Tod
Überkappung (direkt bzw. indirekt)	Maßnahme zur Vitalerhaltung der Pulpa durch Abdeckung eines pulpanahen Bereiches mit einem Medikament

AUFGABEN

1 Bei der Kariesentfernung von Zahn 16 bei Melanie wurde die Pulpa eröffnet. Dr. Müller legt eine Amalgamfüllung, ohne vorher eine direkte Überkappung durchzuführen. Welche denkbaren Konsequenzen hat dieses Vorgehen?

2 Peter hat sich bei einem Fahrradunfall vor zwei Tagen den Zahn abgeschlagen. Die Pulpa ist breitflächig eröffnet. Welche Behandlung wird die Zahnärztin durchführen? Begründen Sie.

3 Weshalb ist die Devitalisierung eines Zahnes umstritten?

7 Wurzelkanalbehandlung

Kann die Pulpa (Kronen- und Wurzelpulpa) nicht vital erhalten werden oder ist sie bereits abgestorben, so muss der Zahn wurzelkanalbehandelt werden. Die Wurzelkanalbehandlung wird oft auch als Wurzelbehandlung bezeichnet. Auch ist, wenn von einer Wurzelfüllung gesprochen wird, immer die Wurzelkanalfüllung gemeint.

Die meisten Wurzelkanalbehandlungen haben ein ähnliches ›Verlaufsmuster.

allgemeiner Ablauf einer Wurzelkanalbehandlung, S. 224

Schritte bei der Wurzelkanalbehandlung

Befunderhebung und Diagnostik ① ↓	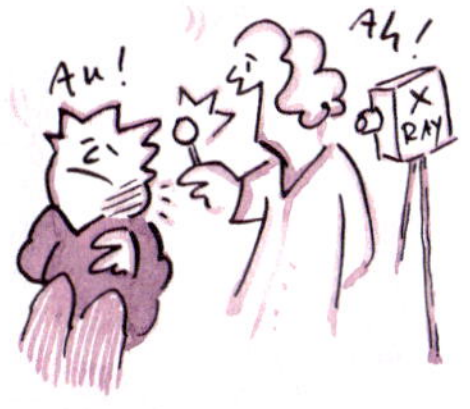	medikamentöse Einlage ⑤ ↓	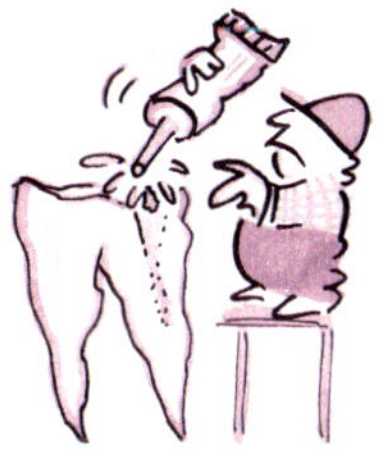
Trepanation (Eröffnung der Pulpahöhle) ② ↓	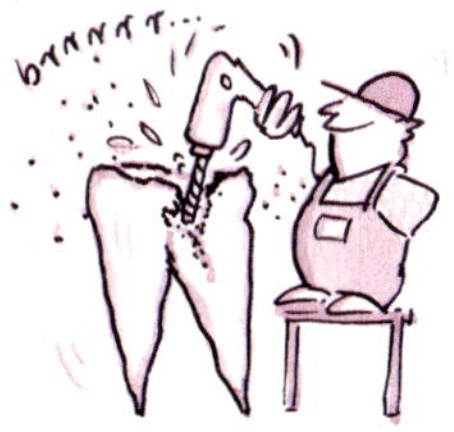	Wurzelkanalfüllung ⑥ ↓	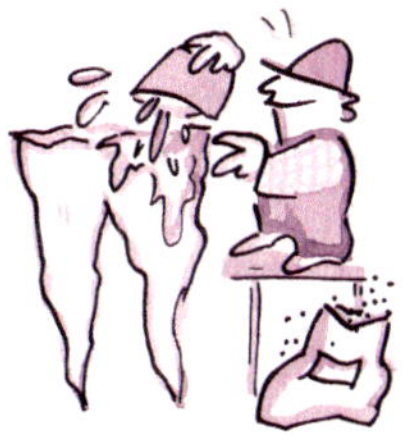
Bestimmung der Länge des Wurzelkanals ③ ↓	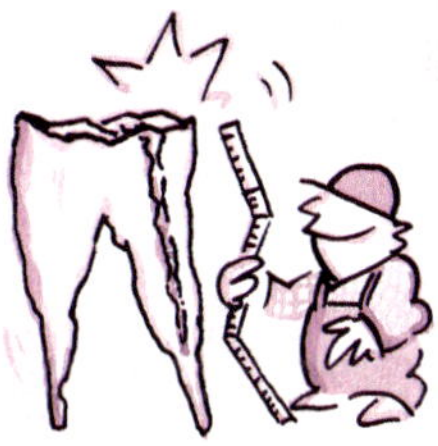	Röntgenkontrolle und randdichter Verschluss des Zahnes ⑦	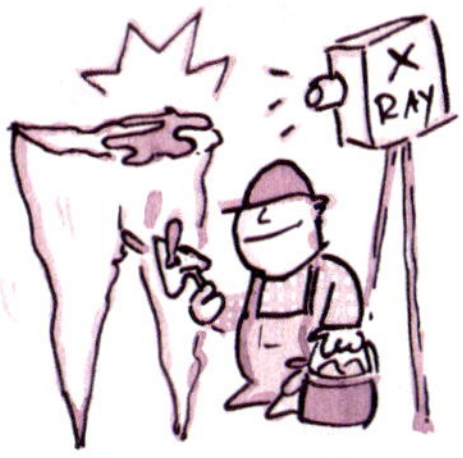
Wurzelkanalaufbereitung ④ ↓	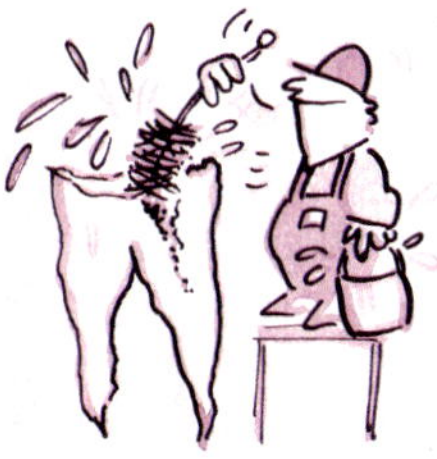		

Damit ein reibungsloser Ablauf einer Wurzelkanalbehandlung gewährleistet ist, ist es außerdem wichtig,

- die ›**Instrumente und Materialien** zu kennen, die bei einer Wurzelkanalbehandlung benötigt werden,
- die einzelnen ›**Wurzelkanalbehandlungsmethoden**, die angewendet werden, in den Behandlungsablauf einordnen zu können,
- die wesentlichen Aufgaben der ›**Assistenz bei der Wurzelkanalbehandlung** zu kennen.

Instrumentarium bei einer Wurzelkanalbehandlung, S. 220

unterschiedliche Wurzelkanalbehandlungsmethoden, S. 231

Assistenz bei der Wurzelkanalbehandlung, S. 232

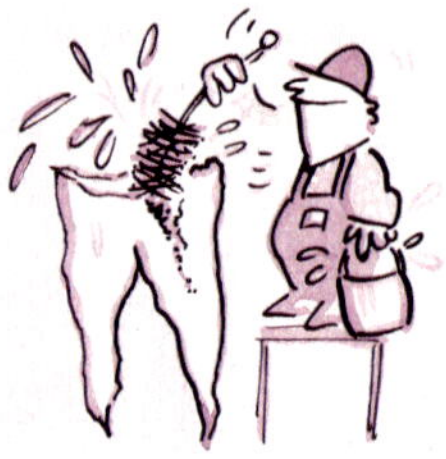

7.1 Instrumentarium bei einer Wurzelkanalbehandlung

Um den Wurzelkanal zu reinigen und zu erweitern, benötigt die Zahnärztin Instrumente, die gleichzeitig klein und biegsam, aber nicht zerbrechlich sind und mit denen, wie mit einer Feile oder einer Raspel, die Kanalwände abgetragen werden können.

7.1.1 Instrumente zur Wurzelkanalaufbereitung

Die Wurzelkanalaufbereitung kann mit der Hand oder maschinell erfolgen (s. Tab. 1).

Name	Beschreibung	Abbildung (vergrößert)
Exstirpationsnadel 	Mit kleinen Haken versehene Instrumente zur Entfernung der Pulpa (Exstirpation). Das Instrument lässt sich leicht in die vitale Pulpa eindrehen. Beim Herausziehen verhakt sich das vitale Pulpagewebe und kann dadurch entfernt werden.	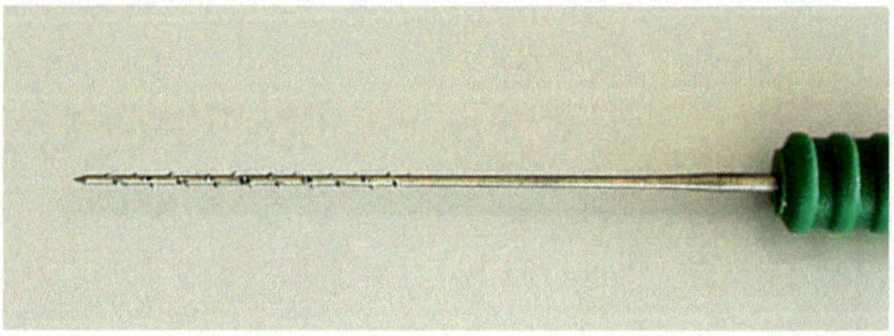
Reamer 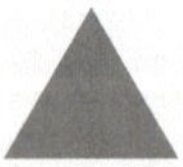	Instrument zur Erweiterung des Wurzelkanals und zur Abtragung des die Pulpa umgebenden Dentins. Ein Reamer hat weniger Schneiden als eine Kerr-Feile. Ein Reamer trägt mehr Zahnhartsubstanz ab als eine Kerr-Feile.	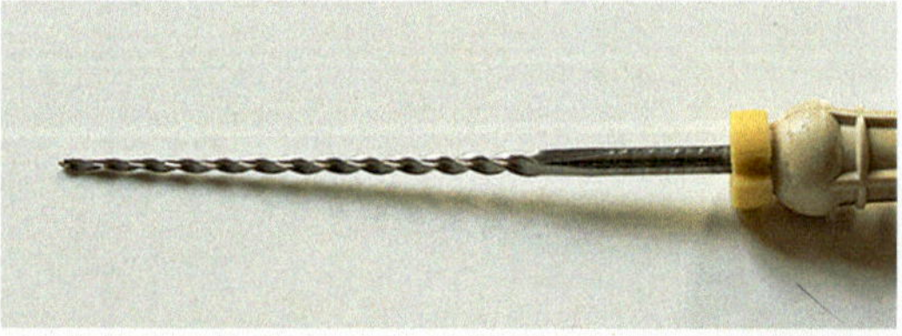
Kerr-Feile (K-Feile) 	Instrument zur Erweiterung des Wurzelkanals und zur Abtragung des die Pulpa umgebenden Dentins. Eine K-Feile hat mehr Schneiden als ein Reamer. Eine K-Feile trägt weniger Zahnhartsubstanz ab als ein Reamer.	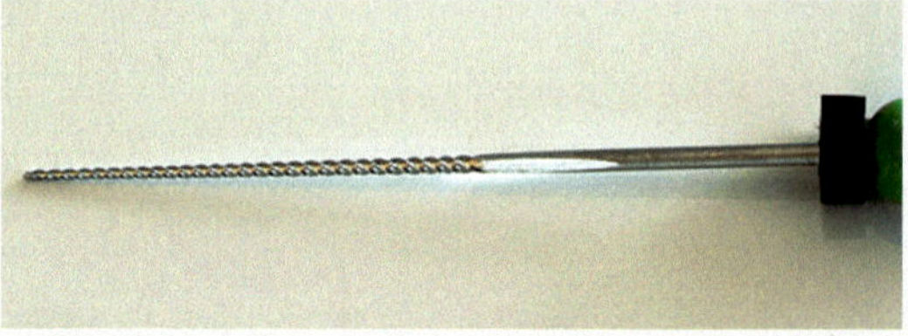
Hedström-Feile 	Hedström-Feilen haben spiralförmige Schneiden. Der Abrieb von die Pulpa umgebendem Dentin bei Hedström-Feilen ist größer als beim Einsatz von Reamern oder Kerr-Feilen.	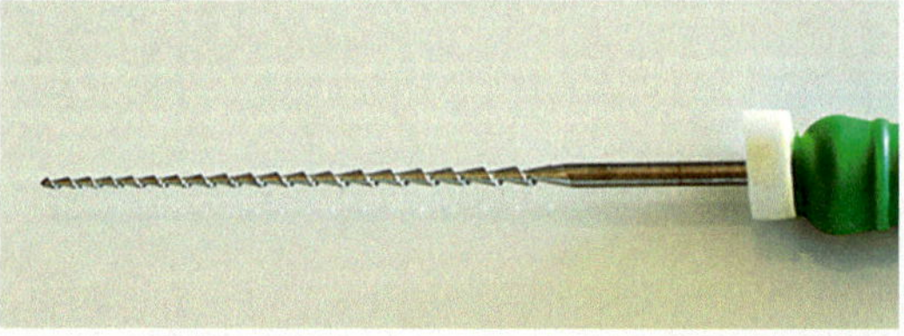

Tab. 1 Instrumente zur Wurzelkanalaufbereitung. Manche Hersteller normieren die unterschiedlichen Wurzelkanalinstrumente mit einem Symbol auf dem Griff. Exstirpationsnadel – Stern, Reamer – Dreieck, Kerr-Feilen – Viereck, Hedström-Feilen – Kreis

Heute sind die meisten Instrumente aus einer Nickel-Titan-Legierung. Dadurch sind sie besonders biegsam und zugleich weniger brüchig. Da sie so flexibel sind, tragen sie häufig die Silbe „flex" im Namen, z. B. Flexicut®, Flexofile®.

HINWEIS

Wurzelkanalinstrumente sind „an die Leine zu nehmen"
Alle Wurzelkanalinstrumente sollten bei der Behandlung gesichert werden. Diese Sicherung kann mit einem Sicherheitskettchen oder einem Faden erfolgen. Besser wäre, mit einem Kofferdam zu arbeiten. Dadurch können Wurzelkanalinstrumente nicht aspiriert oder verschluckt werden. Außerdem können keine Bakterien aus der Mundhöhle in den eröffneten Wurzelkanal gelangen.

7.1.2 Instrumente und Materialien zur Wurzelkanalfüllung

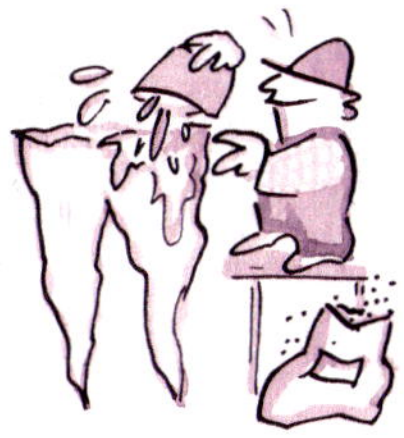

Für die unterschiedlichen Wurzelkanalfülltechniken gibt es verschiedene Instrumente (s. Tab. 1). Die Wurzelkanalfüllung erfolgt meist mit Guttaperchastiften.

Name	Beschreibung	Abbildung
Gutta-perchastifte	Guttapercha ist die kautschukartige Substanz eines asiatischen Baumes. Zur Verwendung als Wurzelfüllmaterial werden noch Zusatzstoffe beigefügt. Sie werden zusammen mit einem Zement (Sealer) als Wurzelfüllung in den Kanal eingeführt. Guttaperchastifte sind in Größe und Form an die Wurzelkanalinstrumente angepasst. Die unterschiedlichen Größen der Guttaperchastifte sind farblich gekennzeichnet.	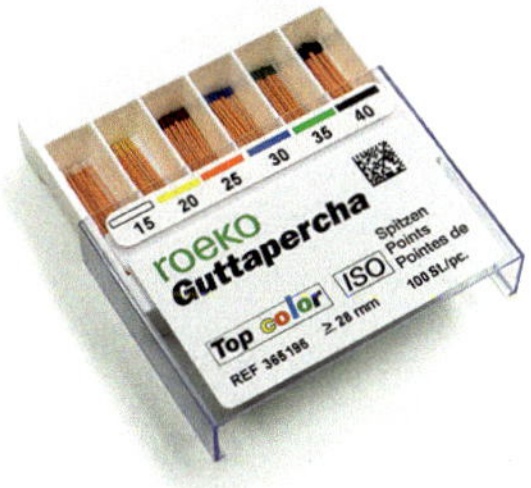
Lentulo®	Der Lentulo® ist eine Wendel, die sehr flexibel ist. Er ist so konstruiert, dass er medikamentöse Pasten oder Wurzelkanalzemente in den Wurzelkanal transportieren kann.	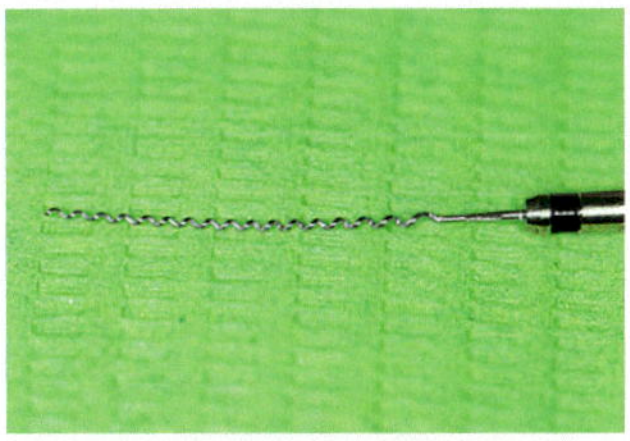
Spreader	Spreader sind Instrumente mit spitzen Enden. Sie dienen dazu, die Guttaperchastifte bei der Wurzelkanalfüllung an die Wurzelkanalwand zu drücken (Technik der ›lateralen Kondensation).	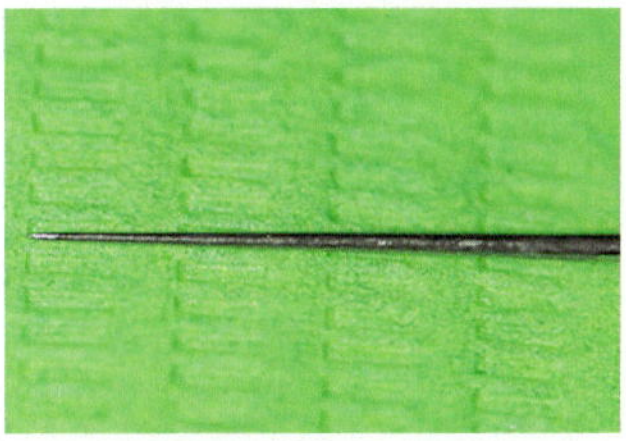
Plugger	Plugger haben ein stumpfes Ende. Sie dienen dazu, Guttaperchastifte im Wurzelkanal von koronal zu verdichten (Technik der ›vertikalen Kondensation).	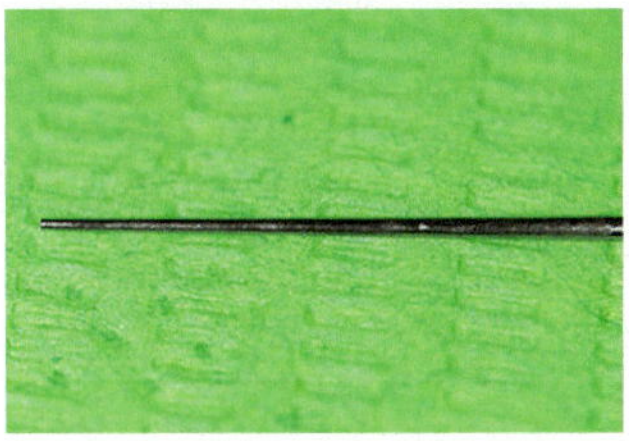
Papier-spitzen	Vor der endgültigen Wurzelfüllung oder medikamentösen Einlage muss der Kanal getrocknet werden, da die meisten Füllmaterialien Feuchtigkeit nicht vertragen. Am einfachsten wird mit Papierspitzen die Feuchtigkeit aus dem Kanal gesaugt. Papierspitzen gibt es in unterschiedlichen Größen, die vom Hersteller auf die Größe und Form der Wurzelkanalinstrumente abgestimmt sind.	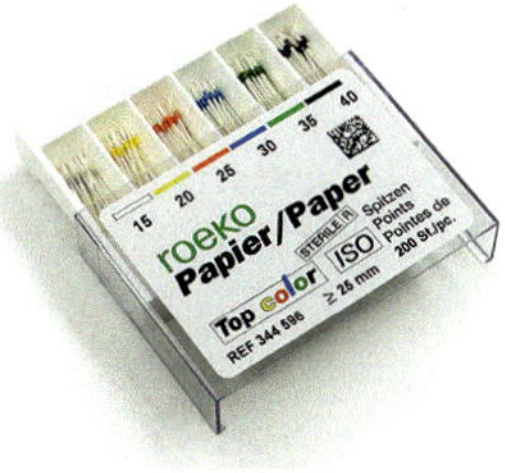

Tab. 1 Instrumente und Materialien zur Wurzelkanalfüllung

laterale Kondensation, S. 229

vertikale Kondensation, S. 230

7.1.3 Weitere Instrumente und Materialien zur Wurzelkanalbehandlung

Um die Arbeit in der Endodontie zu erleichtern, gibt es für alle Einsatzgebiete unzählige Zusatzinstrumente. Nachfolgend sind, ohne den Anspruch auf Vollständigkeit, einige genannt.

Name	Beschreibung	Abbildung
Endobox	zur übersichtlichen Aufbewahrung von Wurzelkanalinstrumenten und -materialien	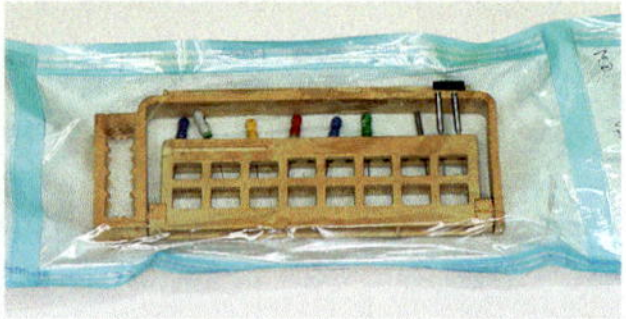
Endomess-block	zum Einstellen der Aufbereitungslänge der Wurzelkanalinstrumente	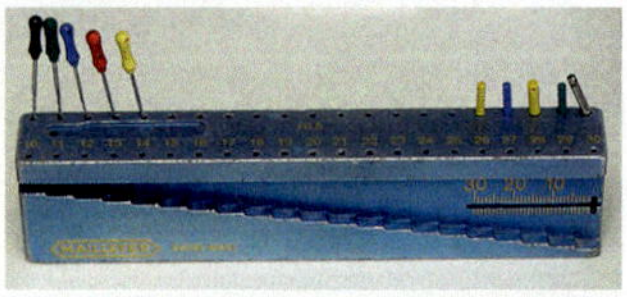
Gates-Bohrer	zur Erweiterung der Kanaleingänge	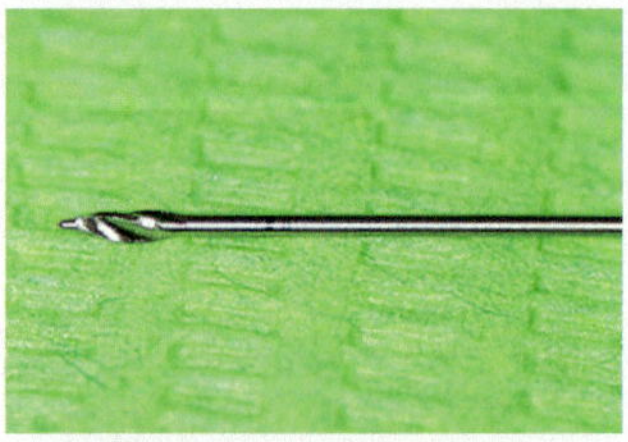
maschinelle Aufbereitung	Heute werden Wurzelkanäle zunehmend nicht mehr von Hand, sondern maschinell aufbereitet. Dies ist für den Behandler weniger ermüdend. Außerdem werden die Wurzelkanäle besser gesäubert. Rechts ist ein spezieller Motor mit Winkelstück abgebildet. Die Drehzahl des Motors ist begrenzt. Dadurch brechen die Wurzelkanalinstrumente nicht mehr so leicht ab. Es wird hier mit speziell für die maschinelle Aufbereitung hergestellten Wurzelkanalinstrumenten gearbeitet.	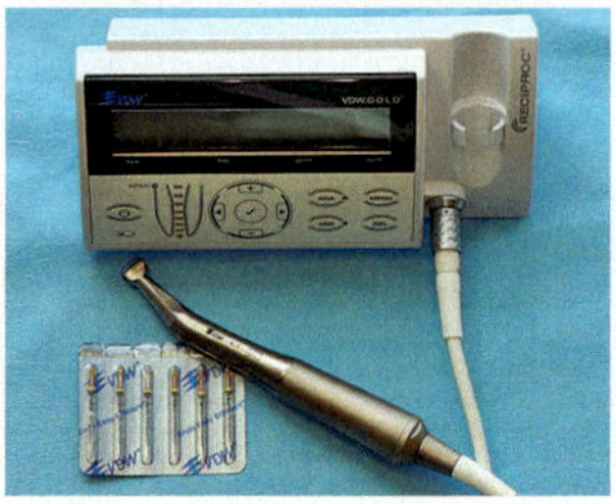
Wurzelkanal-sonde	dünne, lange Sonde zum Aufsuchen oder Ertasten der Wurzelkanäle	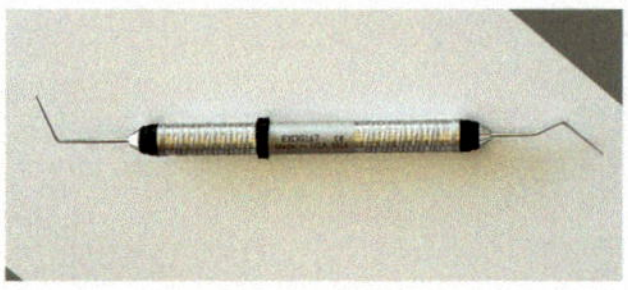

Tab. 1 Zusatzinstrumente und -materialien zur Wurzelkanalaufbereitung

7.1.4 Normierung der Wurzelkanalinstrumente

Jedes Handinstrument besteht aus einem **Handgriff**, einem **Schaft** und einer **Arbeitsfläche** (s. Abb. 1). Die Arbeitsfläche beträgt immer 16 mm, die Länge des Schaftes kann variieren. Dadurch werden Instrumente mit der Gesamtlänge **21, 25, 28, 30** und **31 mm** angeboten.

Der Durchmesser nimmt bei jedem Instrument kontinuierlich von der **Spitze** zum Ende der **Arbeitsfläche** um **0,32 mm** zu. Die Form ist also konisch (kegelförmig).

Um die Vielfalt von Instrumenten übersichtlicher zu machen, wurde eine **ISO-Norm** eingeführt. ISO-Normen gelten international. Sie werden von der International Organization for Standardization entwickelt. Zur leichteren Erkennung sind die Griffe der Wurzelkanalinstrumente je nach Größe **unterschiedlich farblich markiert**. Der Durchmesser an der Spitze entspricht dabei immer der ISO-Norm des Instrumentes. Zum Beispiel entspricht ein Instrument mit einem Durchmesser von 0,15 mm an der Spitze der Arbeitsfläche der ISO-Größe 15. Es hat die Farbe Weiß (s. Abb. 1).

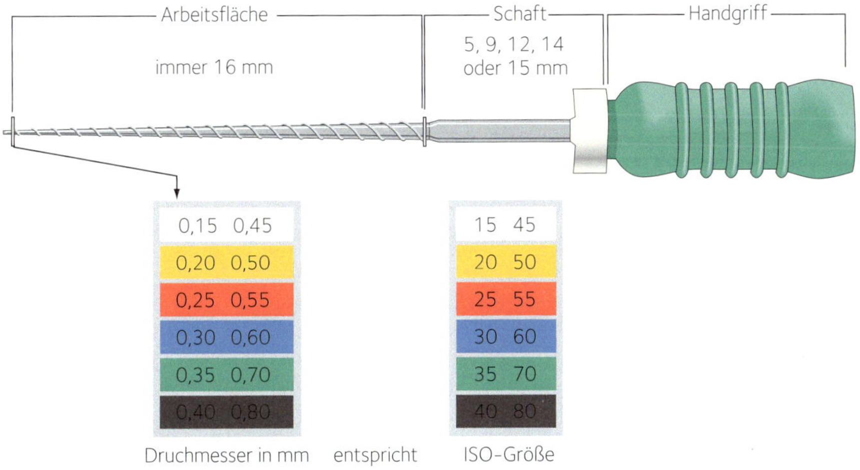

Abb. 1 Normierung der Wurzelkanalinstrumente

Das kleinste Wurzelkanalinstrument hat die ISO-Größe 6 und ist rosa markiert. Darauf folgen die ISO-Größen 8 und 10. Sie sind grau bzw. lila.

Auch normieren manche Hersteller die unterschiedlichen Wurzelkanalinstrumente mit einem Symbol auf dem Griff. So werden Hedström-Feilen mit einem Kreis, Reamer mit einem Dreieck und Kerr-Feilen mit einem Viereck gekennzeichnet.

HINWEIS

Pflege von Wurzelkanalinstrumenten

Wenn ein Wurzelkanalinstrument im Kanal abbricht, so ist es nur schwer wieder zu entfernen. Deshalb kommt der Instrumentenpflege eine wichtige Bedeutung zu. Die meisten Wurzelkanalinstrumente können nur begrenzt sterilisiert werden. Grundsätzlich sind die Herstellerangaben zu beachten. So ist es wichtig, sich die Sterilisationszyklen für jedes Instrument zu notieren und es nach einigen Zyklen auszutauschen. Instrumente, die einen Durchmesser von weniger als ISO-Größe 20 haben, sollten nur einmal verwendet werden. Jedes Instrument ist nach der Sterilisation mit der Lupe zu untersuchen. Verbogene Instrumente sind auszutauschen.

7.2 Allgemeiner Ablauf einer Wurzelkanalbehandlung

7.2.1 Befunderhebung und Diagnostik

Verlauf und Folgen von Pulpaerkrankungen, S. 209

Um eine Pulpaerkrankung korrekt behandeln zu können, muss in einem ersten Schritt der Zustand der Pulpa beurteilt werden. So kann bei einer geringfügigen Pulpitis evtl. der Wurzelkanal nach der Aufbereitung sofort abgefüllt werden. Bei einer ›Pulpagangrän hingegen muss auf jeden Fall eine medikamentöse Einlage vorgenommen werden, da hier mit einem größeren bakteriellen Befall gerechnet werden muss. Deshalb sind eine genaue Befunderhebung und Diagnosestellung entscheidend.

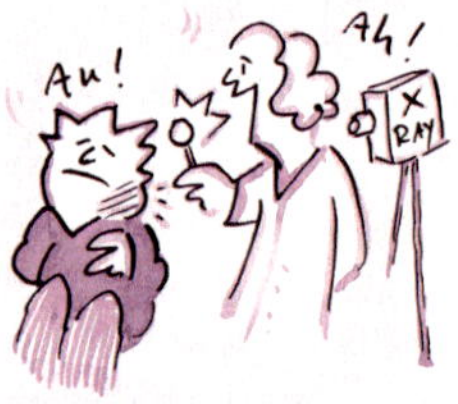

Zu Befunderhebung und Diagnostik gehören folgende Maßnahmen:
- Befragung des Patienten zu Art, Dauer und Lokalisierbarkeit der Schmerzen
- Vitalitätsprobe
- Perkussionstest
- Röntgenbild

Vitalitätsprobe

Bei der Vitalitätsprobe wird die Pulpa mit Kälte oder Wärme gereizt. Man erfährt dadurch, ob sie vital ist oder ob eine Pulpanekrose vorliegt. Bei vitaler Pulpa ist die Vitalitätsprobe positiv, bei einer Pulpanekrose ist die Vitalitätsprobe negativ.

Reagiert die Pulpa vital, so bedeutet dies, dass die Bakterien noch nicht bis in die Wurzelpulpa vorgedrungen sind.

HINWEIS

Genau genommen wird mit der Reizung der Pulpa nicht die Vitalität, sondern die Empfindlichkeit (Sensibilität) des Zahnes überprüft. Besonders bei älteren Menschen oder bei überkronten Zähnen kann es vorkommen, dass trotz starker Reizung der Pulpa keine positive Vitalitätsprobe vorliegt, obwohl der Zahn eigentlich vital ist. Die Sensibilität ist hier einfach nicht so stark vorhanden. Deshalb wird die Vitalitätsprobe auch als Sensibilitätsprobe bezeichnet.

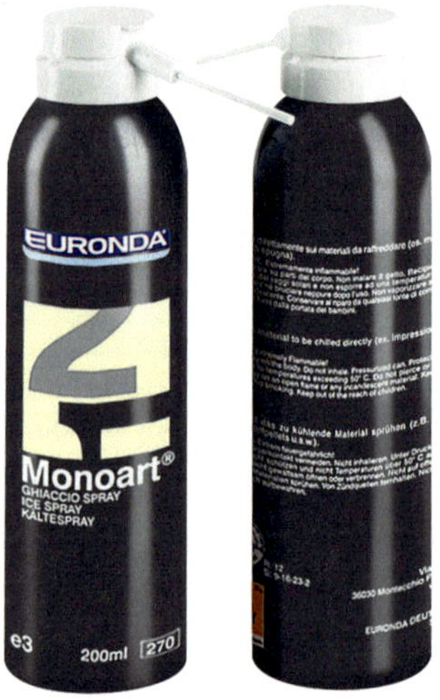

Abb. 1 Kältespray zur Vitalitätsprobe

In der Regel wird zu einer Vitalitätsprobe ein Wattepellet mit Kältespray (s. Abb. 1) besprüht und an den Zahn gehalten. Es kann auch ein Stäbchen aus Kohlendioxid-Schnee (CO_2-Schnee) verwendet werden. Eine Reizung mit Wärme kann durch erwärmte Guttapercha oder warme Flüssigkeiten erfolgen. Auch kann die Pulpa mit einem elektrischen Pulpatester gereizt werden.

Perkussionstest

Beim Perkussionstest klopft die Zahnärztin mit dem Griff eines Spiegels oder einer Sonde auf den zu prüfenden Zahn. Dadurch erfolgt die Reizung des Zahnhalteapparates. Liegt eine Entzündung des Zahnhalteapparates, insbesondere im Bereich der Wurzelspitze, vor, so kann das Klopfen schmerzhaft sein.

Röntgenbild

Ein Röntgenbild gibt eine genaue Auskunft über den Zustand der Wurzel.

- Bei einer **apikalen Parodontitis** bzw. **apikalen Ostitis** zeigt sich im Röntgenbild eine Aufhellung im Bereich der Wurzelspitze (s. Abb. 1). Die Vitalitätsprobe des Zahnes ist dann negativ, der Perkussionstest positiv. Bei einer apikalen Parodontitis bzw. einer apikalen Ostitis haben Bakterien die Wurzelkanäle komplett befallen. Außerdem sind Bakterien bzw. bakterielle Toxine über das Foramen apicale in das ›Parodontium (Zahnhalteapparat) und den Knochen gelangt.
- Ein Röntgenbild gibt auch Auskunft über die Ursache der Pulpaerkrankung. Bei einer tiefen Karies (Caries profunda), die bis an die Pulpa reicht, ist die Vitalitätsprobe oft massiv positiv, der Perkussionstest jedoch negativ. Diese Zeichen sprechen für eine **nicht rückführbare (irreversible) Pulpitis**. In unserem Beispiel (s. Abb. 2) haben sich Bakterien in der Pulpa verbreitet, bakterielle Toxine sind aber nur geringfügig über das distale Foramen apicale in das Parodontium gelangt.
- Außerdem gibt das Röntgenbild Informationen über Länge, Anzahl und Krümmung der Wurzeln.

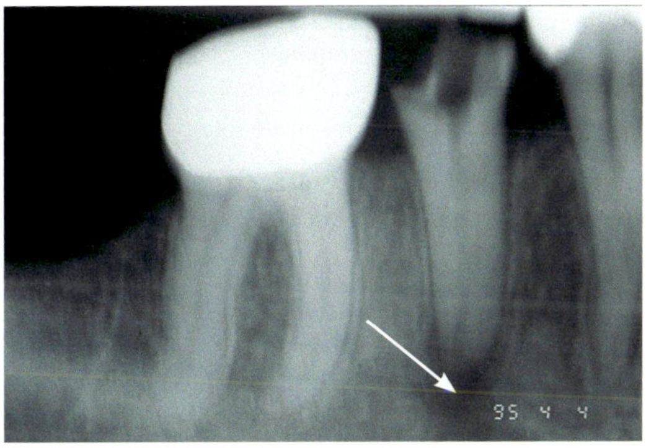

Abb. 1 Apikale Aufhellung an Zahn 45

Parodontium, S. 326

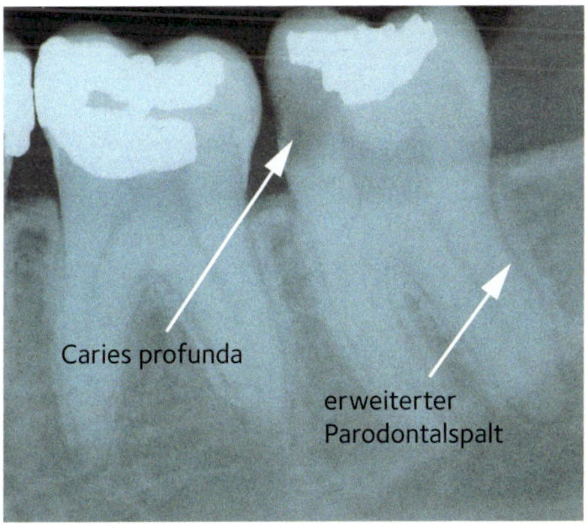

Abb. 2 Caries profunda mit Pulpabeteiligung. An der distalen Wurzel ist ein erweiterter Parodontalspalt zu erkennen.

7.2.2 Trepanation

Unter einer Trepanation versteht man die Eröffnung der Pulpahöhle (s. Abb. 3). Vor einer Trepanation sollte bei vitaler Pulpa der Zahn anästhesiert werden. Bei einer nicht vitalen Pulpa kann in der Regel darauf verzichtet werden. Manchmal verspürt der Patient bei der Wurzelkanalaufbereitung noch Schmerzen, obwohl die Vitalitätsprobe negativ war. Dies deutet darauf hin, dass ein Wurzelkanal noch nicht vollständig nekrotisch ist. Selbstverständlich sollte auch dann der Zahn anästhesiert werden.

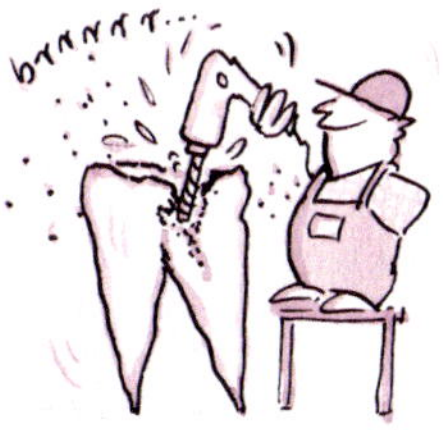

Zudem sollte vor der Trepanation ein ›Kofferdam gelegt werden, damit keine Keime aus der Mundhöhle zusätzlich in die Wurzelkanäle gelangen. Außerdem wird dadurch das Verschlucken oder eine Aspiration (Einatmung) von Instrumenten verhindert.

Bei der Trepanation muss der Zugang so gestaltet werden, dass die Wurzelkanalinstrumente geradlinig in die Wurzelkanäle eingeführt werden können. Nach der Trepanation werden die Wurzelkanäle vorsichtig mit Wurzelkanalinstrumenten sondiert (ertastet). Man erhält erste Aufschlüsse über die Krümmung, Anzahl, Länge und Breite der Wurzelkanäle.

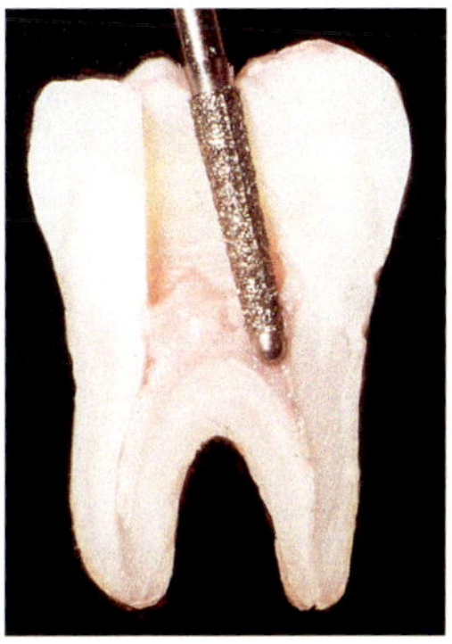

Abb. 3 Trepanation mit einem Battbohrer

Kofferdam, S. 160

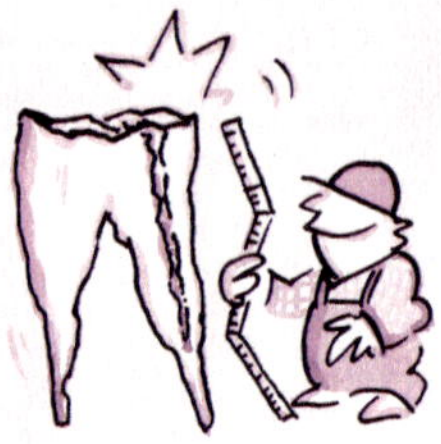

7.2.3 Längenbestimmung

Für den Erfolg einer Wurzelkanalbehandlung ist es entscheidend, dass der Wurzelkanal vollständig bis zur Wurzelspitze aufbereitet und abgefüllt wird. Aber auch eine Aufbereitung über die Wurzelspitze hinaus kann zu Reizungen des Parodontiums führen oder Keime in das Parodontium verschleppen. Deshalb sollte die genaue Länge des Wurzelkanals bekannt sein.

Die Längenbestimmung kann **röntgenologisch** oder mithilfe eines elektrometrischen **Längenmessgerätes** erfolgen.

Röntgenologische Längenmessung

Je nach Aufnahmetechnik vergrößern oder verkleinern Röntgenbilder die dargestellten Strukturen. Außerdem können Wurzelkanäle auch gekrümmt verlaufen. Deshalb sollte nie aus einem Röntgenbild die Länge des Wurzelkanals direkt abgemessen werden.

Zur Längenmessung wird ein Wurzelkanalinstrument in den Wurzelkanal eingeführt (s. Abb. 1). Der Stopper wird auf einen Referenzpunkt (z. B. die Inzisalkante) eingestellt. Die Länge von Stopper bis Wurzelspitze wird abgemessen.

Zusammen mit dem Instrument wird eine Röntgenaufnahme angefertigt. Auf dem Röntgenbild ist die Länge des Instrumentes vom Referenzpunkt bis zur Spitze bekannt. Die fehlende Länge bis zur Wurzelspitze kann nun abgeschätzt werden. Daraus lässt sich die Aufbereitungslänge berechnen (s. Abb. 2).

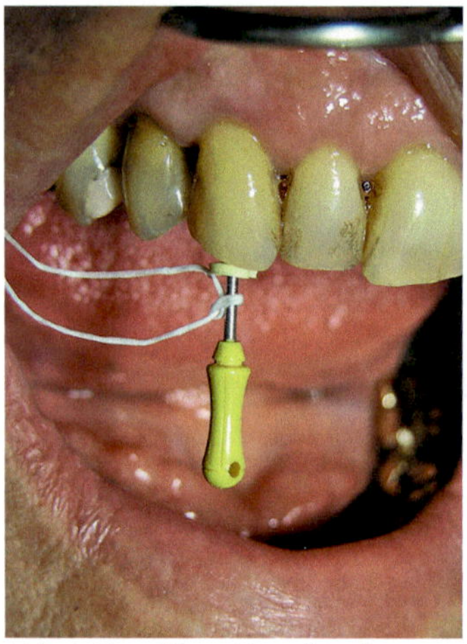

Abb. 1 Eingeführtes Wurzelkanalinstrument

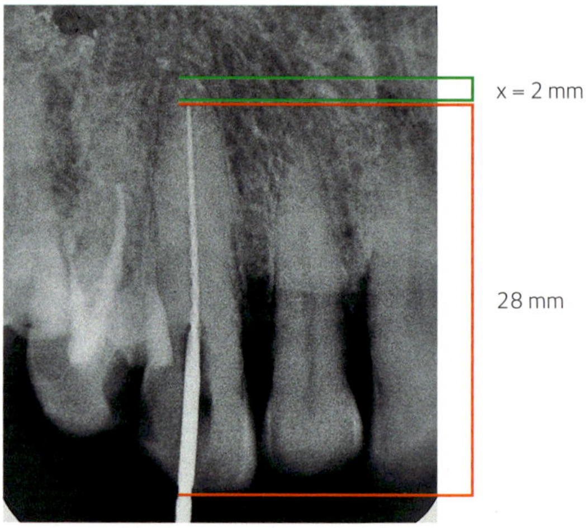

Abb. 2 Röntgenologische Längenmessung. Die Aufbereitungslänge errechnet sich in diesem Beispiel folgendermaßen: 28 mm (gemessen) + 2 mm (geschätzt) = 30 mm.

Elektrometrische Längenmessung

Bei einem elektrometrischen Längenmessgerät (s. Abb. 3) wird das Wurzelkanalinstrument mit einem Kabel verbunden. Ein anderes Kabel wird in das Vestibulum des Patienten eingehängt. Führt man nun das Wurzelkanalinstrument langsam in den feuchten Wurzelkanal ein, so wird elektronisch der Widerstand gemessen. Das Gerät gibt einen Signalton, wenn das Wurzelkanalinstrument am Foramen apicale angelangt ist. Nun wird der Stopper auf einen Referenzpunkt (Bezugspunkt) eingestellt. Außerhalb des Wurzelkanals muss das Instrument noch vom Stopper bis zur Wurzelspitze abgemessen werden.

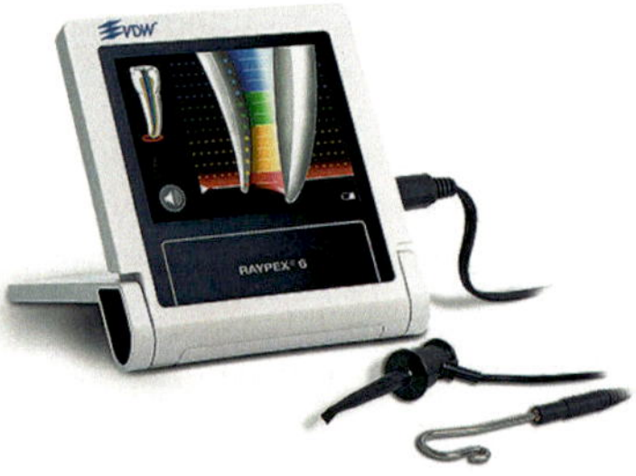

Abb. 3 Elektrometrisches Längenmessgerät

7.2.4 Wurzelkanalaufbereitung

Ziele einer Wurzelkanalaufbereitung sind:

- die Säuberung des Wurzelkanals
- die Abtragung von die Pulpa umgebendem Dentin, um den Wurzelkanal besser abfüllen zu können und Bakterien aus dem Dentin zu entfernen
- die Abtötung von Bakterien in den feinen Seitenkanälchen der Pulpa

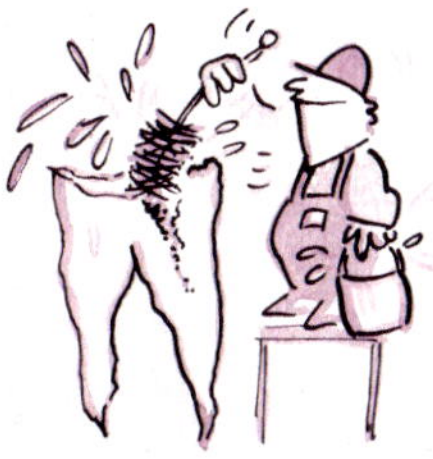

Ist die Pulpa noch vital, so sollte sie mit Exstirpationsnadeln zuerst entfernt werden. Anschließend kann der Wurzelkanal weiter aufbereitet werden. Ist die Pulpa nekrotisch, so kann sofort mit Wurzelkanalfeilen der Kanal von Hand oder maschinell ›aufbereitet werden.

Instrumentarium bei einer Wurzelkanalbehandlung, S. 220

Mit **Handinstrumenten** wird häufig die **Step-back-Methode** durchgeführt. Dazu wird ein dünnes Wurzelkanalinstrument bis auf die volle Arbeitslänge eingeführt. Die ISO-Größe des ersten Wurzelkanalinstrumentes sollte so gewählt werden, dass es im apikalen Bereich leicht klemmt. Der Wurzelkanal wird durch leicht drehende und ziehende Bewegungen gereinigt.

Läuft das Wurzelkanalinstrument leichtgängig im Kanal, so wird die nächste ISO-Größe verwendet. Das Instrument wird nun aber nicht mehr auf die volle Arbeitslänge eingeführt, sondern um ca. 0,5 mm kürzer. Dieses Vorgehen wird mehrmals praktiziert, so lange, bis man gegenüber dem zuerst verwendeten Instrument bei der ca. dritten bis fünften höheren ISO-Größe angelangt ist.

Bei der **maschinellen Aufbereitung** wird oft die **Step-down-Methode** angewendet. Hier fängt man mit der größten ISO-Größe an, bereitet aber den Wurzelkanal nur im oberen Bereich auf. Dann folgen kleinere ISO-Größen, bis man schließlich mit der kleinsten bei der vollen Arbeitslänge angelangt ist.

HINWEIS

Das zuletzt in voller Arbeitslänge eingeführte Wurzelkanalinstrument wird als **apikale Masterfeile** bezeichnet. Nach dieser ISO-Größe richtet sich bei der Wurzelkanalfüllung die ISO-Größe der Guttaperchastifte und Papierspitzen.

Ein Wurzelkanal besteht meist aus einem Hauptkanal mit vielen verzweigten Seitenkanälen (s. Abb. 1). Die Seitenkanäle können nicht durch Wurzelkanalinstrumente aufbereitet werden. Aber auch diese können mit Bakterien infiziert sein. Deshalb werden bei der Wurzelkanalaufbereitung **bakterienabtötende Spülungen** eingesetzt. Meist wird dazu Natriumhypochlorit (NaOCl), Chlorhexindigluconat (CHX) oder Alkohol verwendet. Die Spülung erfolgt über Einwegspritzen mit dünnen Kanülen. Mit diesen Spülungen wird nach jeder neuen ISO-Größe der Wurzelkanal gespült. Spezielle Ultraschallinstrumente können diesen Spüleffekt verstärken. Außerdem werden durch die Spülungen abgefeilte Dentinspäne aus dem Kanal gespült und Gewebsreste aufgelöst.

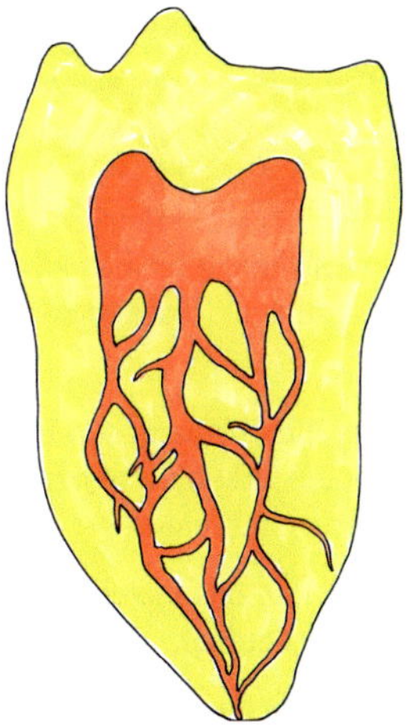

Abb. 1 Verzweigtes Wurzelkanalsystem eines Molaren (nachgezeichnet)

Gleitmittel lassen die Wurzelkanalinstrumente im Kanal besser gleiten. Dadurch besteht eine geringere Gefahr des Instrumentenbruchs. Außerdem haben auch sie eine bakterienabtötende Wirkung. Viele Gleitmittel enthalten **EDTA** (ethylenediaminetetraacetic acid, Ethylendiamintetraessigsäure).

HINWEIS

Via falsa

Vor allem bei stark gekrümmten Kanälen kann das Wurzelkanalinstrument nicht mehr dem Kanal folgen und z. B. die Wurzel durchstoßen. Dies wird als Via falsa (falscher Weg) bezeichnet (s. Abb. 1).

Die Spüllösung NaOCl sollte man nicht auf Kleidung bringen, da sie diese entfärbt. Auch kann sie zu Verätzungen in den Augen führen.

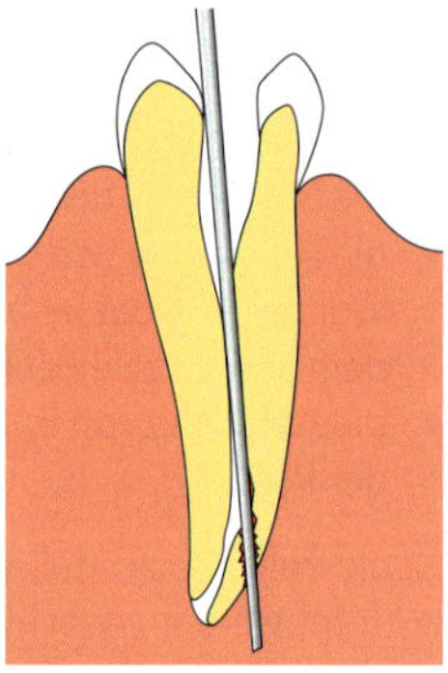

Abb. 1 Via falsa

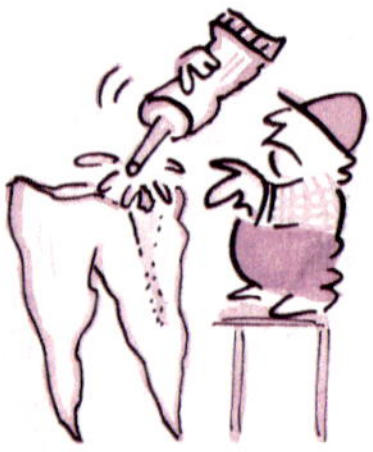

7.2.5 Medikamentöse Einlage

Der Zweck einer medikamentösen Einlage ist es, eine zusätzliche Desinfektion des Wurzelkanalsystems zu erreichen. Dies ist vor allem bei einer Pulpagangrän sinnvoll, da hier eine massive bakterielle Besiedlung vorliegt, die sich evtl. schon über das Foramen apicale ausgebreitet hat.

Bei einer leichten Pulpitis oder bei einer Wurzelkanalbehandlung nach Kronenfraktur kann möglicherweise auf die medikamentöse Einlage verzichtet werden. Die medikamentöse Einlage ist unter bestimmten Voraussetzungen nicht notwendig, z. B. wenn aus prothetischen Gründen der Zahn wegen Zahnfehlstellungen so extrem beschliffen werden muss, dass dabei die Pulpa eröffnet wird.

Als Medikament der ersten Wahl gilt zurzeit ein nicht aushärtendes **Kalziumhydroxidpräparat** (z. B. Calxyl®).

Im Handel gibt es auch noch früher übliche Mischungen aus Abkömmlingen des Phenol (Phenolderivate, z. B. ChKM®).

Treten besonders starke Schmerzen auf, so können diese durch Medikamente, denen Kortikoide und Antibiotika zugesetzt sind, gelindert werden (z. B. Ledermix®).

HINWEIS

Vor- und Nachteile von Einlagen mit Kortikoiden

Durch Kortikoide wird eine Entzündungsreaktion gehemmt. Der Nachteil einer Einlage mit Kortikoiden (z. B. Ledermix®) ist jedoch, dass vor der Wurzelfüllung nicht mehr klar abzuschätzen ist, ob der Patient schmerzfrei ist, weil die Entzündung gestoppt ist oder lediglich die Schmerzen unterdrückt bzw. beseitigt worden sind.

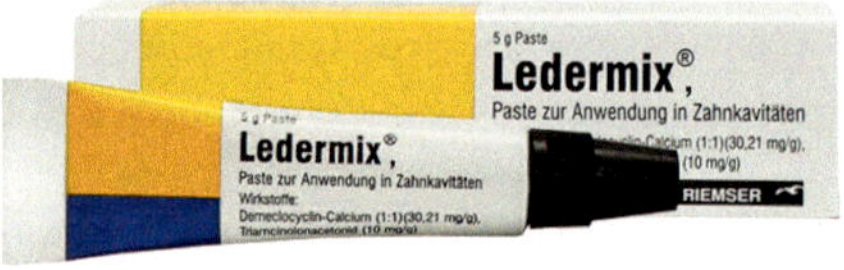

Papierspitzen, S. 221
Lentulo®, S. 221

Vor einer medikamentösen Einlage wird der Wurzelkanal gründlich gespült und anschließend mit ›Papierspitzen getrocknet. Das Medikament wird mithilfe eines ›Lentulo® in den Wurzelkanal gebracht („einrotiert").

Damit der Wurzelkanaleingang später wieder einfach gefunden werden kann, wird auf ihn ein Wattepellett gelegt.

Dann wird die Kavität provisorisch verschlossen, z. B. mit Cavit® oder Zement.

Das Medikament bleibt mindestens für eine Woche im Wurzelkanal. Dann kann entweder ein neues Medikament eingelegt werden oder es erfolgt eine Wurzelkanalfüllung.

7.2.6 Wurzelkanalfüllung

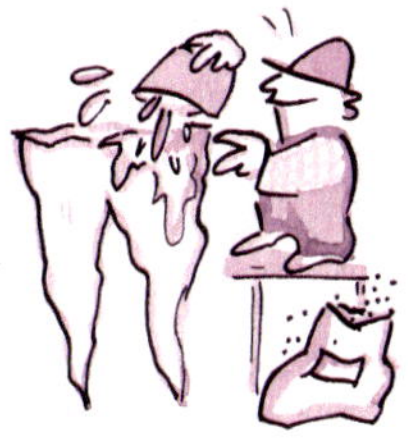

Ziel einer Wurzelkanalfüllung ist es, den Wurzelkanal möglichst bakteriendicht zu verschließen. Dabei ist darauf zu achten, dass der Wurzelkanal nicht überstopft wird. Die Wurzelkanalfüllung wird in der Regel durch eine Kombination aus Wurzelkanalzement (Sealer) und Guttaperchastiften erreicht. Bekannte Sealer sind z. B. AH plus®, AH 26®, Diaket®, Apexit®. Vor Gebrauch der Sealer müssen i. d. R. zwei Pasten miteinander vermischt werden.

Es gibt einige Wurzelfülltechniken. Am bekanntesten sind:
- die Zentralstift-Technik
- die laterale Kondensation
- die vertikale Kondensation

Zentralstift-Technik

Bei der Zentralstift-Technik wird ein Guttaperchastift verwendet, der dieselbe ISO-Größe wie das zuletzt verwendete Wurzelkanalinstrument hat. Dieser Guttaperchastift wird mit Sealer in der richtigen Aufbereitungslänge einzementiert. Nach einer abschließenden Röntgenkontrollaufnahme wird überschüssige Guttapercha am Kanaleingang mit einem heißen Instrument entfernt.

Die Zentralstift-Technik hat einen Nachteil: Falls der Guttaperchastift den Wurzelkanal nicht vollständig ausfüllt, macht der Sealer einen großen Anteil der Füllung aus. Da Sealer beim Abbindevorgang schrumpft, können hier undichte Stellen auftreten.

Laterale Kondensation

Laterale Kondensation bedeutet „seitliches Verdichten". Das Ziel ist es, den Wurzelkanal vollständig mit möglichst viel Guttapercha und möglichst wenig Sealer zu füllen. Auch hier wird wie bei der Zentralstift-Technik ein Guttaperchastift mit derselben ISO-Größe wie das zuletzt verwendete Wurzelkanalinstrument mit Sealer eingesetzt (s. Abb. 1a).

Diese Guttapercha wird nun verdichtet. Dazu wird ein Spreader eingeführt, der den Guttaperchastift seitlich an die Wurzelkanalwand drückt (s. Abb. 1b).

Der Spreader wird herausgezogen. Dann wird in den Hohlraum ein dünnerer Guttaperchastift eingeschoben und wiederum mit dem Spreader verdichtet (s. Abb. 1c).

Dieser Vorgang wird so lange durchgeführt, bis kein Guttaperchastift mehr in den Wurzelkanal passt (s. Abb. 1d).

Nach einer abschließenden Röntgenkontrollaufnahme wird überschüssige Guttapercha am Kanaleingang mit einem heißen Instrument entfernt.

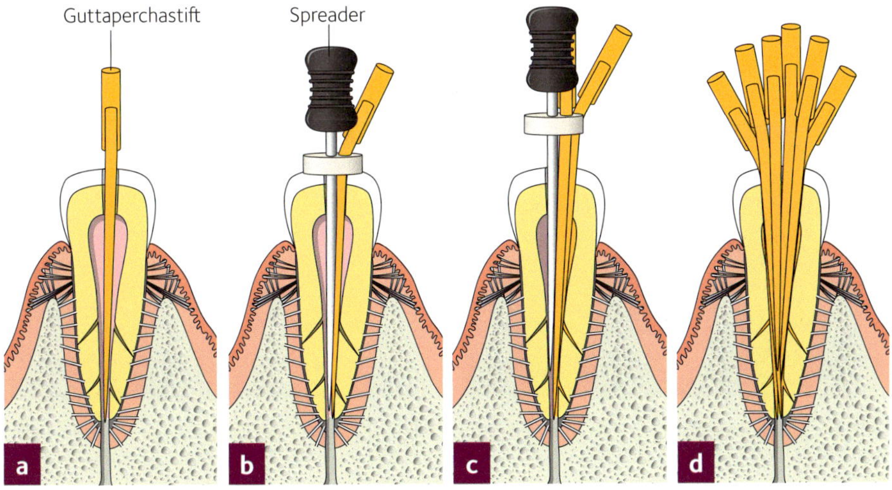

Abb. 1 Laterale Kondensation

Vertikale Kondensation

Es gibt auch unterschiedliche thermoplastische Techniken. Sie nutzen alle die Eigenschaft aus, dass sich Guttapercha bei Erwärmung verflüssigt. Guttapercha wird hierzu außerhalb oder innerhalb des Wurzelkanals erwärmt und im Wurzelkanal mit speziellen Instrumenten (z. B. einem Plugger) verdichtet (s. Abb. 2).

Da die Verdichtung durch Druck von oben, d. h. in senkrechter (vertikaler) Richtung, erfolgt, wird dieses Vorgehen auch als vertikale Kondensation bezeichnet.

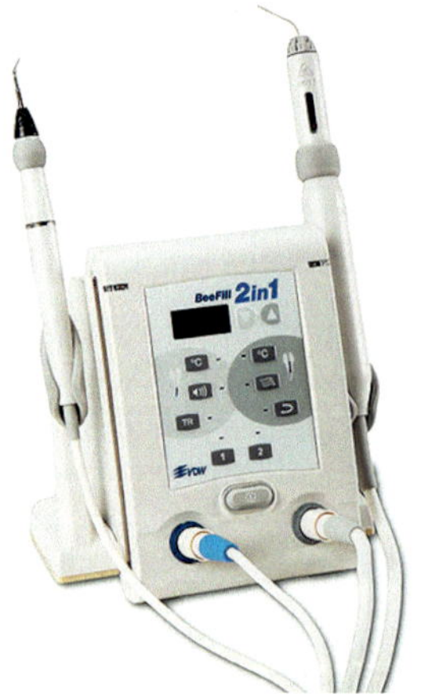

Abb. 1 Gerät zur Wurzelkanalfüllung

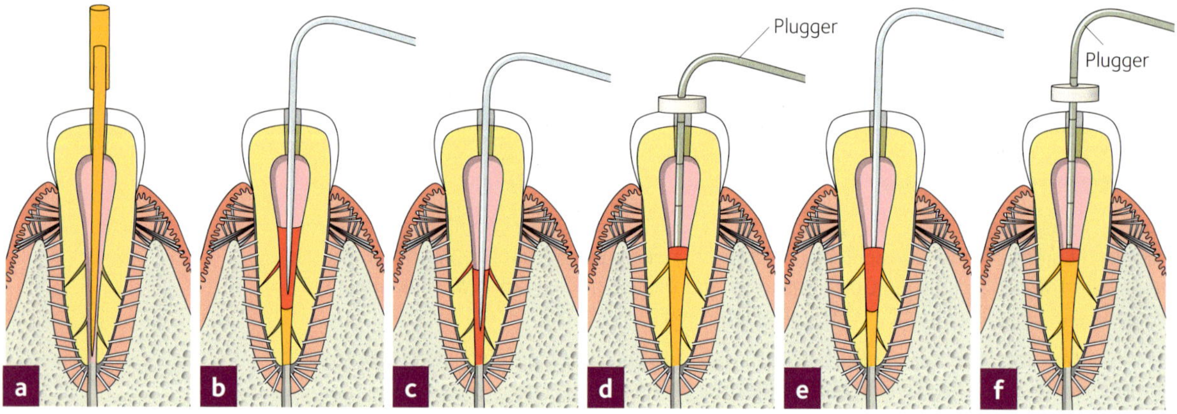

Abb. 2 Eine Technik der vertikalen Kondensation. a) Passender Guttaperchastift; b) Abtrennen des Guttaperchastiftes mit einem erhitzten Instrument; c) Wiederholung des Arbeitsschrittes, um in tiefere Abschnitte des Kanals vorzudringen; d) Verdichtung des unteren Guttaperchaanteils mit einem Plugger; e) schrittweises Auffüllen des Kanals mit kleinen Portionen erwärmter Guttapercha; f) Verdichten der Guttapercha mit einem Plugger

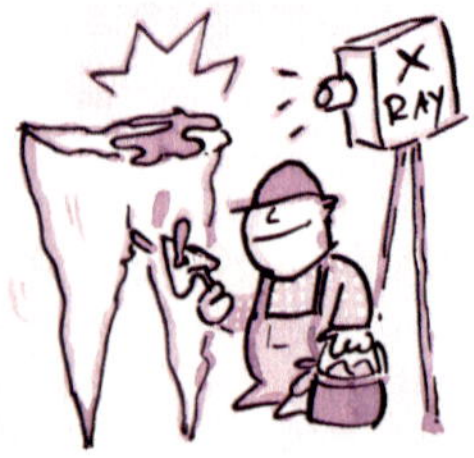

7.2.7 Kontrollröntgenbild und randdichter Verschluss

Nach einer Wurzelkanalfüllung sollte ein Kontrollröntgenbild erstellt werden, z. B. um zu sehen, ob der Wurzelkanal überstopft wurde, ob die Wurzelkanalfüllung dicht ist oder ob sie Blasen oder Hohlräume aufweist (s. Abb. 3, 4).

Außerdem ist unbedingt der Zahn mit einer randdichten endgültigen (definitiven) Füllung oder Krone zu versorgen, damit nicht erneut Bakterien den Wurzelkanal befallen können.

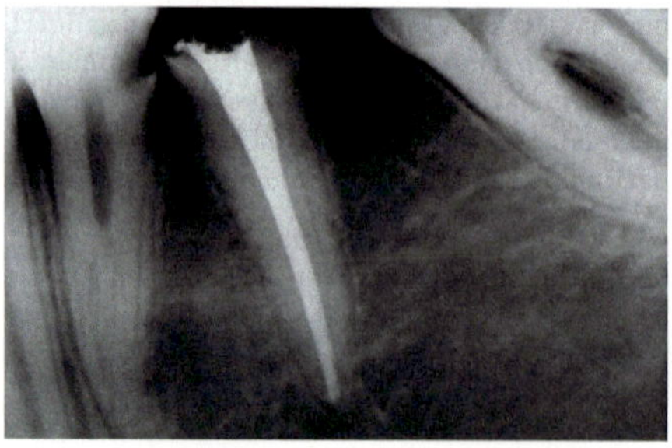

Abb. 3 Kontrollröntgenbild nach Wurzelkanalfüllung von Zahn 35. Caries profunda an Zahn 34

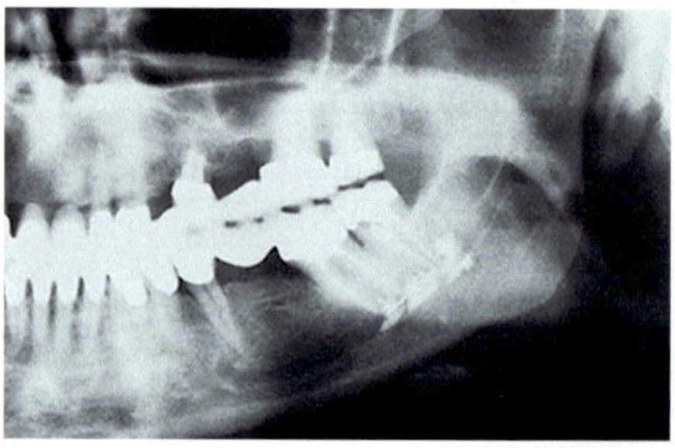

Abb. 4 Die Wurzelkanalfüllungen an 37, 38 sind weit überstopft. Das Wurzelkanalfüllungsmaterial reicht weit in den Mandibularkanal hinein.

7.3 Spezifischer Ablauf bei unterschiedlichen Wurzelkanalbehandlungsmethoden

Unter bestimmten Umständen kann es erforderlich sein, vom beschriebenen ›allgemeinen Ablauf einer Wurzelkanalbehandlung geringfügig abzuweichen.

allgemeiner Ablauf einer Wurzelkanalbehandlung, S. 224

Dies ist erforderlich bei
- der Vitalexstirpation,
- der Mortalexstirpation,
- der Gangränbehandlung.

7.3.1 Vitalexstirpation

Bei einer Vitalexstirpation wird die noch lebende Pulpa (Kronen- und Wurzelpulpa) entfernt.

Gründe dafür können sein:
- Nicht rückführbare (**irreversible**) Pulpitis.
- Die Pulpa ist so großflächig eröffnet worden, dass weder eine direkte Überkappung noch eine Pulpotomie Erfolg versprechend sind.
- Aus prothetischen Gründen, z. B.: Um den Zahn mit einer Krone versorgen zu können, musste so viel präpariert werden, dass die Pulpa freiliegt.

Nach Anästhesie wird der Zahn ›trepaniert und die vitale Pulpa wird entfernt (exstirpiert). Danach erfolgen die weiteren Schritte der ›Wurzelkanalbehandlung. Ist man sich sicher, dass die Pulpa nicht oder nur geringfügig mit Bakterien befallen ist, so kann auf eine medikamentöse Einlage verzichtet und der Zahn nach der Aufbereitung sofort gefüllt werden. Dies kann z. B. etwa in der Prothetik der Fall sein oder wenn nach einem Unfall die Pulpa eröffnet wurde und der Patient sofort die Zahnärztin aufsucht.

Trepanation, S. 225

allgemeiner Ablauf einer Wurzelkanalbehandlung, S. 224

7.3.2 Mortalexstirpation

In seltenen Fällen hat der Patient so starke pulpitische Beschwerden, dass trotz Anästhesie keine Vitalexstirpation durchgeführt werden kann. Deswegen muss die noch lebende Pulpa vorher devitalisiert (abgetötet) werden. Man spricht in diesem Fall von einer Mortalexstirpation.

HINWEIS

Devitalisierende Mittel nur in Ausnahmefällen einsetzen

Der Einsatz der Devitalisationsmittel ist nicht unumstritten. Die nekrotisierende Wirkung des Formaldehyds dieser Mittel ist nicht zuverlässig auf die Pulpa zu begrenzen. Daher drohen Nekrosen angrenzender Gewebe. Deshalb sollten Methoden, bei denen ein Zahn devitalisiert wird, nur in seltenen Ausnahmen angewendet werden. Dies gilt sowohl für die Anwendung devitalisierender Mittel bei Milchzähnen (›Mortalamputation) als auch bei bleibenden Zähnen (Mortalexstirpation).

Mortalamputation, S. 216

In der **ersten Sitzung** wird der Zahn ›trepaniert. Auf die eröffnete Pulpa wird ein Devitalisationsmittel (z. B. Toxavit®, Depulpin®) gelegt und der Zahn verschlossen. Das Devitalisationsmittel sollte für ein paar Tage verbleiben. Dadurch wird die Pulpa abgetötet.

Trepanation, S. 225

In der **zweiten Sitzung** kann dann die abgetötete Pulpa exstirpiert werden. Danach erfolgen die anderen Schritte der ›Wurzelkanalbehandlung.

allgemeiner Ablauf einer Wurzelkanalbehandlung, S. 224

7.3.3 Gangränbehandlung

Da bei einer Gangrän ein fauliger Zerfall der Pulpa vorliegt, muss von einer massiven bakteriellen Besiedlung der Wurzelkanäle ausgegangen werden. Die Pulpa ist also im Gegensatz zur Vital- oder Mortalexstirpation abgestorben. Sehr häufig ist auch eine apikale Parodontitis oder eine apikale Ostitis anzutreffen.

In diesem Zustand ist eine medikamentöse Einlage unbedingt notwendig, bevor eine Wurzelfüllung gelegt wird. Liegt nach der ersten medikamentösen Einlage immer noch eine Entzündung vor, so muss nochmals eine medikamentöse Einlage erfolgen. Die Behandlung kann also minimal in zwei Sitzungen erfolgen. Der Ablauf der Gangränbehandlung entspricht dem ›allgemeinen Behandlungsablauf einer Wurzelkanalbehandlung.

allgemeiner Ablauf einer Wurzelkanalbehandlung, S. 224

7.4 Assistenz bei der Wurzelkanalbehandlung

7.4.1 Messaufnahme

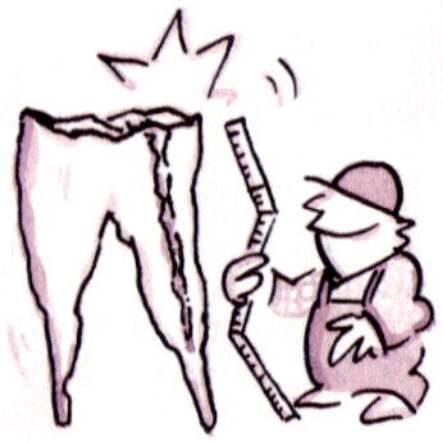

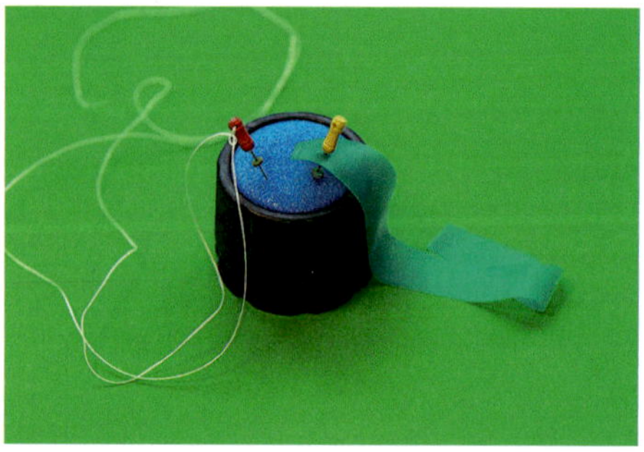

Abb. 1 Sicherung der Wurzelkanalinstrumente

Arbeitet man ohne Kofferdam, so sind die Wurzelkanalinstrumente vor einer Messaufnahme zu sichern, um einer Aspiration vorzubeugen. Dazu kann z. B. an den Wurzelkanalinstrumenten Zahnseide befestigt werden (s. Abb. 1).

Eine Messaufnahme kann auch mithilfe eines Guttaperchastiftes durchgeführt werden. Dies wird auch als **Masterpointaufnahme** bezeichnet. Dadurch kann kontrolliert werden, ob der Guttaperchastift die vollständige Aufbereitungslänge ausfüllt. Die Verletzungsgefahr bei einer möglichen Aspiration des Guttaperchastiftes ist geringer als bei der Aspiration eines Wurzelkanalinstruments.

7.4.2 Wurzelkanalaufbereitung

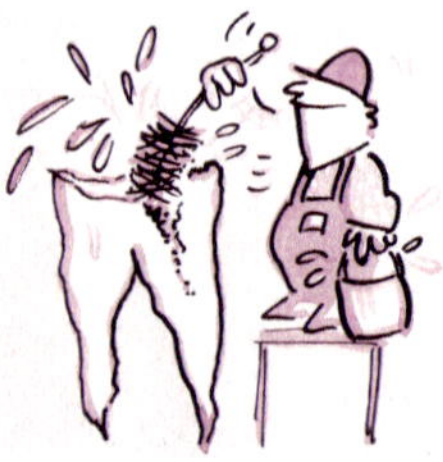

Um nach der Trepanation den Wurzelkanal nicht unnötig zu infizieren, sollte mit einem sterilen Tray gearbeitet werden.

Auf dem Arbeitsplatz sollten vorbereitet sein (s. Abb. 2):

- Handschuhe, Mundschutz
- Grundbesteck
- Kofferdam
- zwei Pinzetten zum sterilen Anreichen
- Wurzelkanalsonde
- Stopfer, Heidemann-Spatel
- Schere
- Sauger
- Exkavator
- Einwegspritze mit Spüllösungen
- Wurzelkanalinstrumente
- Messblock
- Tupfer
- Wattepellets

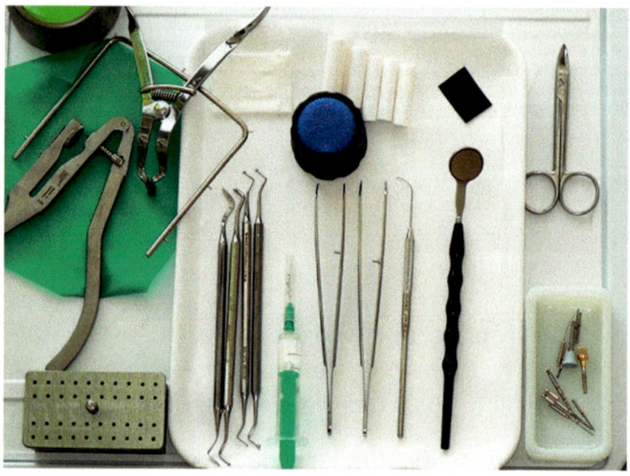

Abb. 2 Instrumentarium zur Wurzelkanalaufbereitung (Sauger, Handschuhe, Mundschutz und Wurzelkanalsonde sind hier nicht abgebildet)

Während der Aufbereitung kann die ZFA sehr hilfreich sein, indem sie an den einzelnen Wurzelkanalinstrumenten die richtige Länge einstellt und sie nach ISO-Größen sortiert. Ein Messblock leistet hier gute Dienste (s. Abb. 1).

Die Wurzelkanalinstrumente sollten nur am Griff angefasst werden. Außerdem sollte die ZFA die Wurzelkanalinstrumente mit einem alkoholgetränkten Tupfer nach Gebrauch abwischen und wieder bereitstellen.

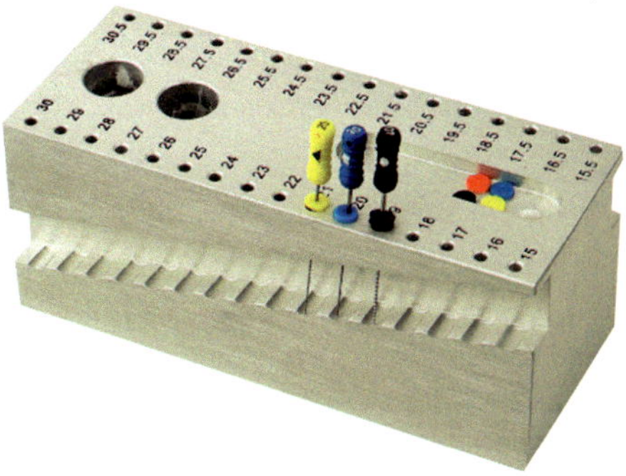

Abb. 1 Messblock

Beim Einsatz von Spüllösungen muss die ZFA gut absaugen, da die Spüllösungen meist ätzend bzw. reizend sind und der Patient diese nicht verschlucken sollte.

HINWEIS

Dokumentation der Wurzelkanalbehandlung
Da eine Wurzelkanalbehandlung meist in mehreren Sitzungen abläuft, ist die Dokumentation sehr wichtig. Es sollten die **Aufbereitungslänge** und die **ISO-Größe des zuletzt verwendeten Instruments** notiert werden, da z. B. die Wurzelkanalfüllung in der Folgesitzung darauf abgestimmt werden muss.

7.4.3 Medikamentöse Einlage

Zusätzlich zu den bei der Wurzelkanalaufbereitung verwendeten Instrumenten sollten bereitgestellt werden (s. Abb. 2):

- Anmischspatel
- Glasplatte
- Einwegspritze mit Spüllösungen
- Papierspitzen
- Medikament und Wurzelfüllinstrumente (z.B. Lentulo®)
- Wattepellets
- Verschlussmaterial

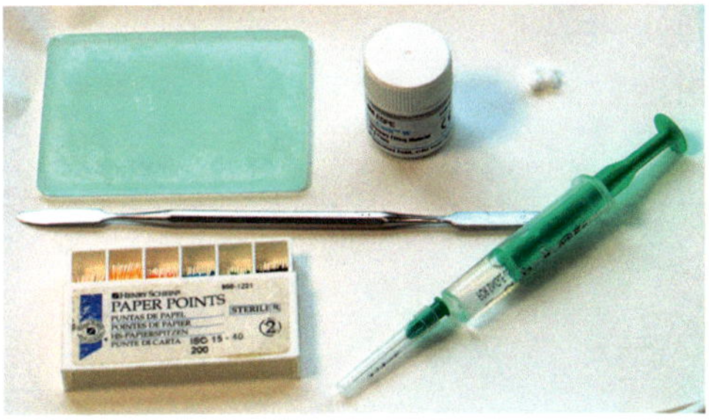

Abb. 2 Zusätzliche Instrumente zur medikamentösen Einlage oder Wurzelfüllung

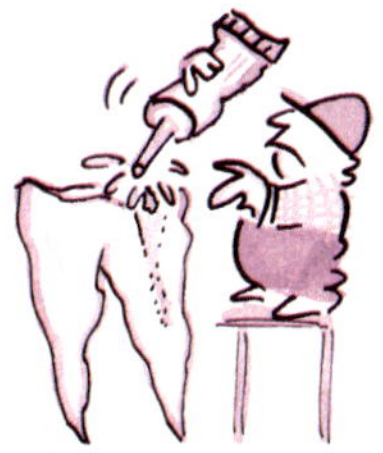

7.4.4 Wurzelkanalfüllung

Je nach verwendeter Abfülltechnik können unterschiedliche Instrumente benötigt werden.

Für die laterale Kondensation werden folgende Instrumente und Materialien benötigt:

- Anmischspatel
- Glasplatte
- Wurzelkanalinstrumente
- Messblock
- Einwegspritze mit Spüllösungen
- Papierspitzen
- Sealer und Guttaperchastifte, evtl. Wurzelfüllinstrumente (z.B. Lentulo®)
- Spreader
- Schere
- Feuerzeug und Instrumente zum Abschmelzen der Guttapercha
- Wattepellets und Tupfer
- Verschlussmaterial

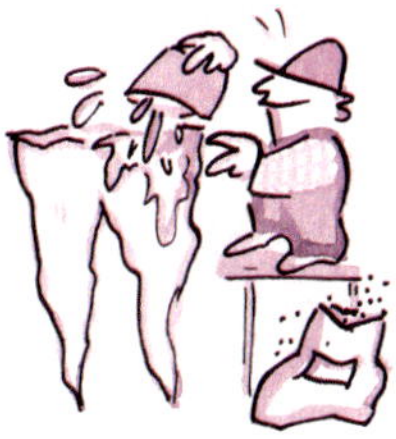

Papierspitzen, S. 221
Guttaperchastifte, S. 221

Die ›Papierspitzen und ›Guttaperchastifte sollten nicht mit den Fingern berührt werden, sondern nur mit einer Pinzette entnommen und der Zahnärztin gereicht werden. Der Sealer wird sorgsam angemischt und bereitgestellt.

laterale Kondensation, S. 229

Bei der ›lateralen Kondensation muss zuerst der Zahnärztin die Masterpoint-Guttapercha (Guttapercha mit der ISO-Größe des zuletzt verwendeten Wurzelkanalinstrumentes) gereicht werden.

Spreader, S. 221

Wenn die Zahnärztin mit einem ›Spreader arbeitet, so muss das Team (ZFA und Zahnärztin) gut aufeinander abgestimmt sein. Während die Zahnärztin mit dem Spreader die Guttapercha verdichtet, fasst die ZFA eine Guttapercha mit kleinerer ISO-Größe und reicht sie der Zahnärztin. Die ZFA übernimmt von der Zahnärztin den Spreader, der mit einem Alkoholtupfer gesäubert wird. Dieser Vorgang wird so lange wiederholt, bis der Wurzelkanal vollständig gefüllt ist.

Daraufhin muss die ZFA einen Stopfer oder Exkavator über einer Flamme erhitzen und der Zahnärztin reichen. Diese trennt die überschüssige Guttapercha ab. Die ZFA sollte die abgetrennten Reste mit einem Tupfer vom Instrument abstreifen und das Instrument bei Bedarf erneut erhitzen.

TERMINOLOGIE: WURZELKANALBEHANDLUNG	
apikale Masterfeile	zuletzt verwendete Wurzelkanalfeile; nach ihrer ISO-Größe richtet sich die ISO-Größe des Guttaperchastiftes zur Wurzelkanalfüllung
Exstirpation (lat. exstirpare = mit dem Stumpf und der Wurzel herausreißen)	(operative) Entfernung, z. B. der Pulpa
irreversibel	nicht rückführbar
ISO	Abk. für International Organization for Standardization
koronal	an der Zahnkrone
Masterpoint	Guttaperchastift zur Wurzelfüllung; er hat dieselbe ISO-Größe wie die Masterfeile
Sealer	Zement zur Wurzelkanalfüllung
Trepanation	Eröffnung der Pulpahöhle

AUFGABEN

1. Nennen Sie die für Wurzelkanalaufbereitung und -füllung benötigten Instrumente.
2. Woran erkennen Sie eine Hedström-Feile der ISO-Größe 20?
3. Notieren Sie die einzelnen Arbeitsschritte des Behandlungsablaufs einer Vitalexstirpation, Mortalexstirpation und Gangränbehandlung.
4. Beschreiben Sie den Ablauf einer Längenbestimmung des Wurzelkanals mithilfe einer Röntgenaufnahme.

Zwischenfällen vorbeugen und in Notfallsituationen Hilfe leisten

LF 7

1 Einführung
2 Das Blut
3 Herz und Gefäße
4 Blutkreislauf
5 Atmung
6 Notfälle

1 Einführung

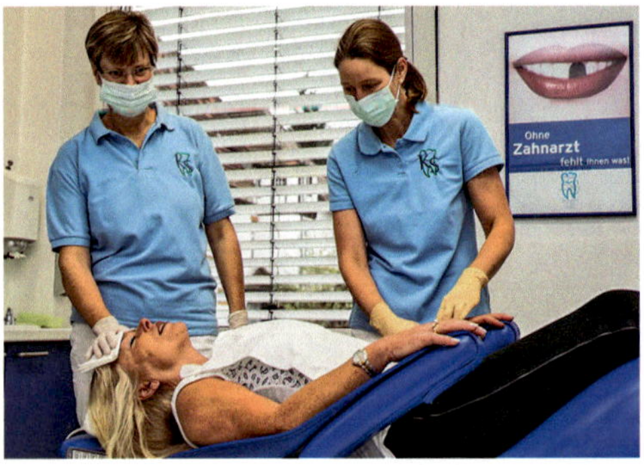

Notfallsituationen können jederzeit, auch in der Zahnarztpraxis, vorkommen.

Durch die Angst vieler Patienten vor einem zahnärztlichen Eingriff können Stressreaktionen und Panikzustände hervorgerufen werden. Komplikationen treten dann v. a. bei Patienten mit Vorerkrankungen, z. B. vorgeschädigtem Herzen, auf. Bei völlig gesunden Patienten kann aber auch schon allein der Anblick des zahnärztlichen Instrumentariums Kreislaufprobleme auslösen.

Zu den Notfällen zählen auch Zwischenfälle, die durch den Einsatz bestimmter Medikamente, z. B. ›Anästhetika, oder durch einen chirurgischen Eingriff verursacht werden.

Anästhetika, S. 196,
Komplikationen bei Lokalanästhetika, S. 269

1.1 Vorbeugung von Zwischenfällen

Erstes Ziel ist es, Zwischenfällen vorzubeugen und sie damit erst gar nicht entstehen zu lassen. Die ZFA kann dabei einen wichtigen Beitrag leisten. So sollte sie beruhigend auf den Patienten eingehen und versuchen, ihm die Angst vor dem geplanten Eingriff zu nehmen. Vor den Augen des Patienten sollten Instrumente nicht vorbereitet und Spritzen nicht aufgezogen werden.

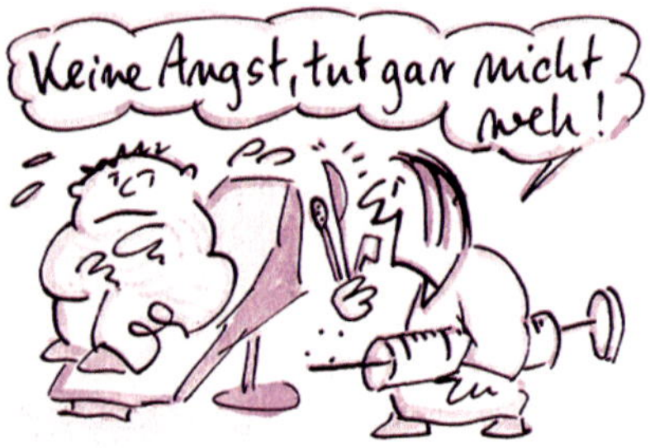

Ein freundlicher Umgang mit dem Patienten schafft eine positive Praxisatmosphäre, sodass sich der Patient gut aufgehoben weiß. Für genügend frische, sauerstoffreiche Luft sorgt regelmäßiges Lüften der Behandlungsräume und des Wartezimmers.

Während des Eingriffs ist es sinnvoll, dass die ZFA den Patienten beobachtet, um Veränderungen rechtzeitig zu bemerken. Große Bedeutung kommt der Erhebung der ›Anamnese zu, die in regelmäßigen Abständen erneuert werden muss, um über aktuelle Erkrankungen des Patienten Bescheid zu wissen.

Anamnese, S. 61

1.2 Voraussetzungen zur korrekten Hilfeleistung

Um Notfallsituationen begegnen zu können, ist es wichtig, die richtigen Maßnahmen schnellstmöglich zu ergreifen. Grundkenntnisse über Blut, Herz, Kreislauf und Atmung sind dabei vonnöten. Im Folgenden wird daher zunächst näher auf diese Themen und damit auf die Physiologie (Lehre von den normalen Lebensvorgängen) des Menschen eingegangen, um dann in einem zweiten Schritt die pathologischen (krankhaften) Vorgänge zu erklären und deren korrekte Behandlungsmaßnahmen abzuleiten.

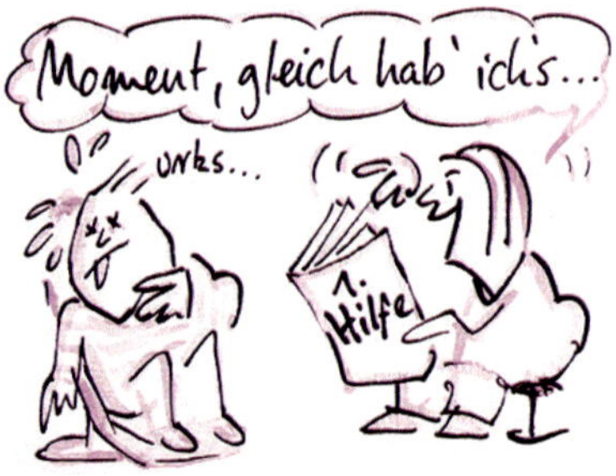

TERMINOLOGIE: EINFÜHRUNG	
pathologisch	krankhaft
Physiologie	Lehre von den normalen Lebensvorgängen

2 Das Blut

Blut ist die Flüssigkeit in unserem Körper, die von unserem Herzen ständig durch die Blutgefäße gepumpt wird. Das Blut macht ca. 6–8 % unseres Körpergewichtes aus, das sind bei einem 60 kg schweren Menschen etwa fünf bis sechs Liter.

2.1 Zusammensetzung des Blutes

Blut setzt sich aus flüssigen und festen Bestandteilen zusammen (s. Abb. 1).

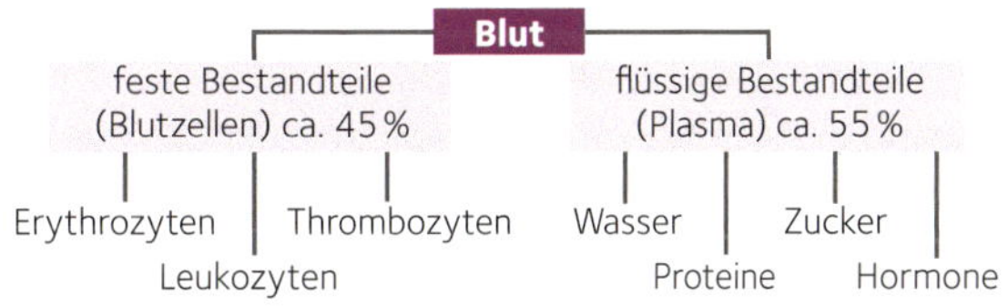

Abb. 1 Bestandteile des Blutes

2.1.1 Flüssige Bestandteile des Blutes

Der flüssige Anteil des Blutes ist das **Plasma**. Es macht ca. 55 % des Blutvolumens aus. 90 % des Plasmas sind Wasser. Des Weiteren befinden sich im Plasma ca. 8 % Proteine (Eiweiße) und 2 % Glukose (Traubenzucker), Hormone, Ionen, Harnstoff und Fibrinogen. Das Protein Fibrinogen ist ein Gerinnungsstoff. Plasma ohne Fibrinogen wird **Serum** genannt. Das Serum entsteht als flüssiger Überstand, wenn man Blut in einem Röhrchen gerinnen lässt (s. Abb. 2).

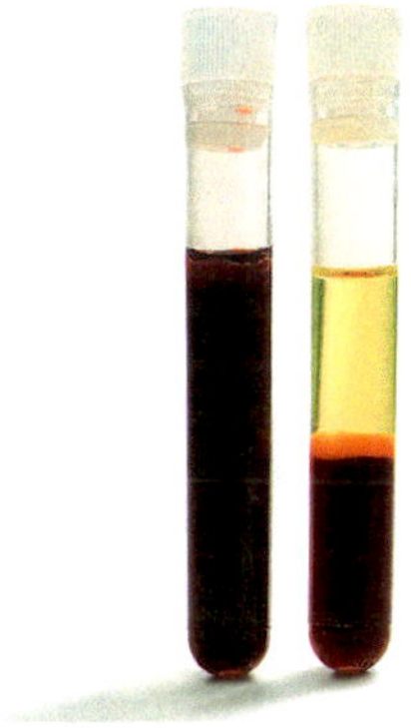

Abb. 2 Blutbestandteile. Das ungeronnene Blut setzt sich zusammen aus Plasma und Blutzellen. Lässt man das Blut längere Zeit stehen, gerinnt es: Fibrinogen verbindet sich mit den Blutzellen und setzt sich ab. Der flüssige Überstand ist das Serum.

2.1.2 Feste Bestandteile des Blutes

Feste Bestandteile im Blut sind die **Blutzellen**. Sie werden im Knochenmark gebildet und machen etwa 45 % des Blutvolumens aus. Man unterscheidet drei verschiedene Arten von Blutzellen (s. Abb. 3):

- **Thrombozyten** (Blutplättchen)
- **Erythrozyten** (rote Blutkörperchen)
- **Leukozyten** (weiße Blutkörperchen)

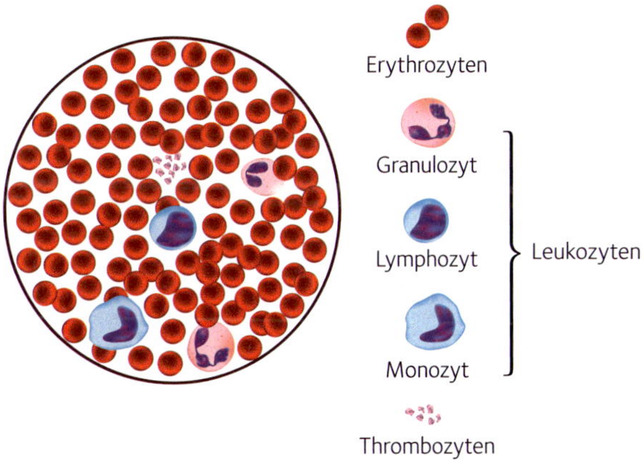

Abb. 3 Schematische Darstellung angefärbter Blutkörperchen

Thrombozyten
Die Thrombozyten sind unregelmäßig geformte Zellbruchstücke, die bei der Blutgerinnung eine wichtige Rolle spielen. Normalerweise besitzen Mann und Frau ca. 150 000–300 000/µl.

Erythrozyten
Die Erythrozyten sind runde, kernlose, im Zentrum leicht eingedellte Zellen mit einem Durchmesser von ca. 7/1000 mm (= 7 µm), also so klein, dass man sie nur unter dem Mikroskop erkennen kann (s. Abb. 4).

Sie enthalten den roten Blutfarbstoff Hämoglobin, der Sauerstoff binden kann. Damit sind die Erythrozyten für den Sauerstofftransport zuständig. Im Normalfall besitzt die Frau ca. 4,5 Mio./µl, der Mann ca. 5 Mio./µl. Die Erythrozyten machen damit den größten Anteil der Blutzellen aus. Sie werden etwa 120 Tage alt.

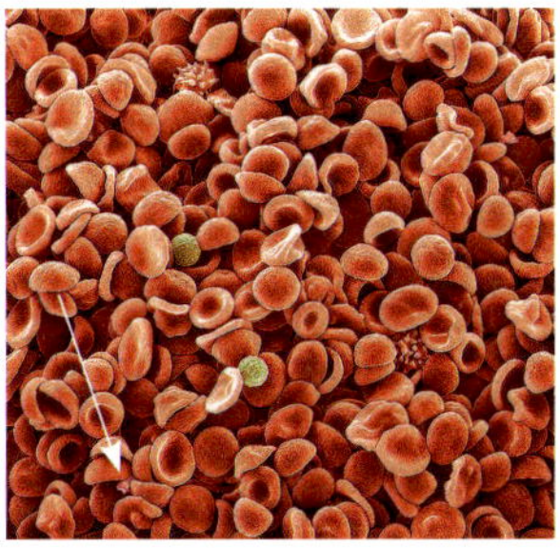

Abb. 4 Elektronenmikroskopische Aufnahme von Blutkörperchen (eingefärbt). Erythrozyten, Leukozyten (gelb) und ein Thrombozyt (pinkfarben; links unten, siehe Pfeil)

EXKURS

Von Anämie (Blutarmut) spricht man, wenn die Zahl der Erythrozyten und das Hämoglobin erniedrigt sind. Die Patienten sind müde und blass. Geringe körperliche Anstrengungen führen schon zur Atemnot. Häufige Ursache einer Anämie ist der Eisenmangel. Zur Hämoglobinbildung ist Eisen nötig. Bei erhöhtem Eisenbedarf während der Schwangerschaft und bei vermehrtem Eisenverlust durch Blutungen ist mit einer Eisenmangelanämie zu rechnen.

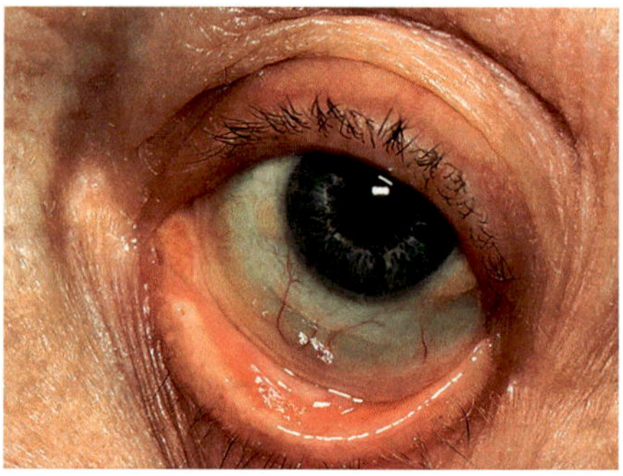

Abb. 1 Die ausgeprägte Blässe der Bindehaut ist für eine Anämie typisch. Die Bindehaut ist weiß-porzellanfarben.

Leukozyten

Die Leukozyten sind kernhaltige Zellen, die für die Abwehr zuständig sind. Sie sind ca. doppelt so groß wie die Erythrozyten. Der Mensch besitzt etwa 4000–10 000/µl. Man unterscheidet **Granulozyten, Lymphozyten** und **Monozyten**.

HIV, S. 98

Eine Untergruppe der Lymphozyten sind die **T-Helferzellen**. Sie verdanken ihren Namen der Herkunft vom Thymus, einem Organ, das während der Entwicklung zur Abwehr dient und später zugrunde geht. Diese Zellen helfen bei der Abwehr mit. Sie sind es, die vom ›HI-Virus befallen und zerstört werden. Sie dienen dem HI-Virus als Wirtszelle. Das HI-Virus programmiert das Erbmaterial der T-Helferzellen so um, dass fortan keine Abwehrfunktion mehr möglich ist, sondern nur noch neue HI-Viren produziert werden. Die Zahl der T-Helferzellen sinkt bei einem AIDS-Kranken so stark ab, dass das Immunsystem deutlich geschwächt wird.

2.2 Aufgaben des Blutes

Das Blut hat neben der Abwehrfunktion und der Gerinnung auch viele wichtige Transportfunktionen.

Es transportiert
- **Gase:** Sauerstoff von der Lunge zu den Geweben bzw. Zellen und Kohlendioxid zurück zur Lunge
- **Nährstoffe, Vitamine, Spurenelemente, Wasser:** von den Verdauungsorganen zu allen Zellen
- **Hormone:** von den Hormondrüsen zu den entsprechenden Organen
- **Wärme:** gut durchblutete Organe sind warm; bei Kälte ziehen sich die Blutgefäße der Haut zusammen, um Wärme zu sparen
- **Abfallstoffe:** zu Leber und Niere
- **Medikamente:** von den Verdauungsorganen zu den Wirkorten

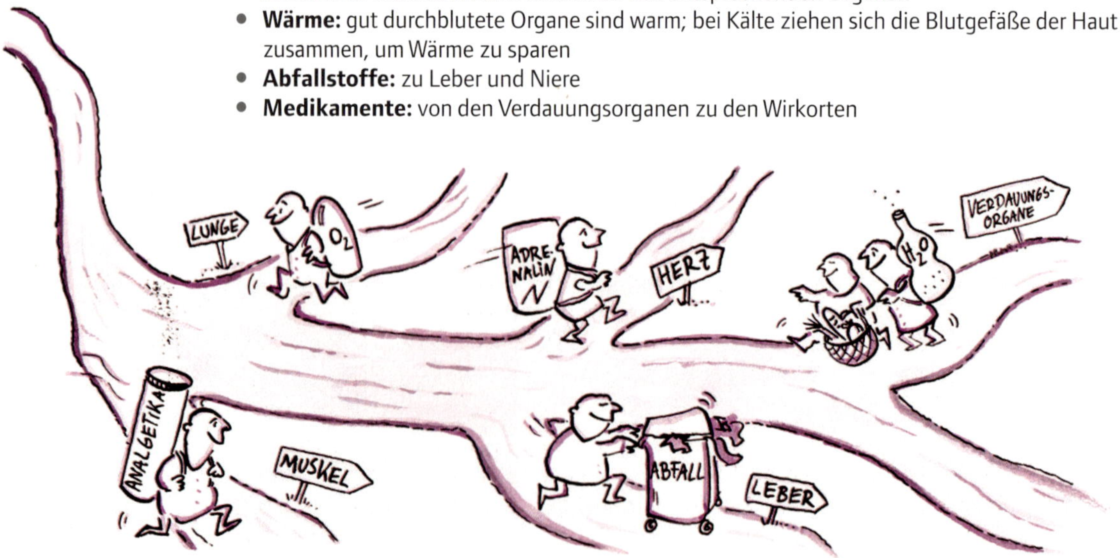

2.3 Das Immunsystem

Wir sind täglich verschiedenen Keimen und Fremdstoffen ausgesetzt. Einige dieser Keime werden von unserem Körper gebraucht, wie z. B. Bakterien zur Verdauung. Andere Erreger aber schaden uns. Diese werden von unserem Abwehrsystem vernichtet. Unser Abwehr- oder auch Immunsystem ist ein komplexes System, das aus einer Vielzahl von Zellen und Organen besteht. Hierbei wird die unspezifische von der spezifischen und die zelluläre von der humoralen Abwehr unterschieden, wobei die einzelnen „Teile" des Systems nicht getrennt vorliegen, sondern eng miteinander vernetzt sind (s. Abb. 1).

Für das Verständnis des Immunsystems sind zwei Begriffe wichtig:

- **Antigene** sind Fremdstoffe oder Erreger, also alle Stoffe, die das Immunsystem als fremd und damit ungewollt erkennt und die eine Immunantwort hervorrufen.
- **Antikörper** sind spezielle Stoffe, die das Immunsystem gegen diese Antigene bildet.

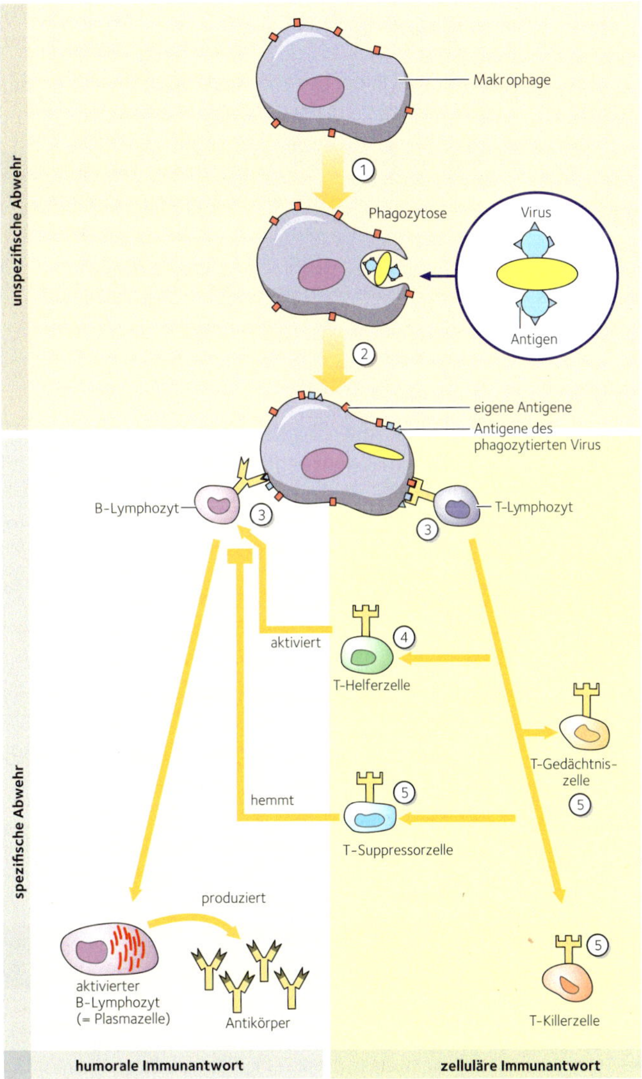

Abb. 1 Zusammenspiel von unspezifischer und spezifischer Abwehr

① Makrophage phagozytiert Virus.

② Makrophage präsentiert den Lymphozyten eigene Antigene und die Antigene des phagozytierten Virus.

③ B- und T-Lymphozyten heften sich an den Makrophagen an (Schüssel-Schloss-Prinzip).

④ T-Helferzellen aktivieren B-Lymphozyten zur Bildung von Antikörpern.

⑤ Die Immunabwehr wird außerdem durch T-Killerzellen, T-Suppressorzellen und T-Gedächtniszellen unterstützt.

Spezifische Abwehr

Die spezifische Abwehr richtet sich gegen ein spezielles Antigen. Das spezifische Abwehrsystem zeichnet sich dadurch aus, dass es in der Lage ist, bestimmte Merkmale der Erreger zu erkennen und zusätzlich eine Gedächtnisleistung zu erbringen.

Die **Zellen** des spezifischen Abwehrsystems sind die T-Zellen, benannt nach dem Thymus. Diese T-Lymphozyten werden in vier Untergruppen unterteilt:

- T-Helferzellen
- T-Killerzellen
- T-Suppressorzellen
- T-Gedächtniszellen (erkennen ein Antigen wieder und können dann bei einem zweiten Kontakt viel schneller darauf reagieren)

Die spezifische **humorale** Abwehr wird von Antikörpern dargestellt. Antikörper sind Eiweiße, die speziell zu bestimmten Antigenen passen. Ein Erreger wird dann durch einen Antikörper vernichtet, wenn der Antikörper zu dem Antigen passt wie ein Schlüssel zum Schloss.

Unspezifische Abwehr

Die unspezifische Abwehr richtet sich gegen unspezifische Erreger, d. h. gegen keine speziellen Erreger. Zur unspezifischen Abwehr gehören die Schutzbarrieren unseres Körpers wie die Haut und die Schleimhäute. Sie verhindern das Eindringen pathogener Erreger und stellen eine Art Schutzwall dar.

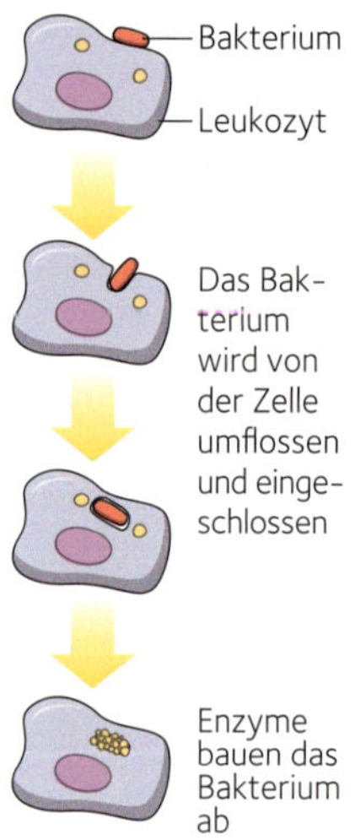

Abb. 1 Phagozytose

Zu den Zellen der unspezifischen Abwehr zählen **Makrophagen** und die **neutrophilen Granulozyten**. Die Makrophagen, auch große Fresszellen genannt, entwickeln sich aus den Monozyten des Blutes. Die neutrophilen Granulozyten werden auch Mikrophagen oder kleine Fresszellen genannt. Sie stellen eine Untergruppe der Granulozyten dar.

Beide sind in der Lage, durch Phagozytose, d. h. durch das Auffressen von Fremdstoffen, diese unschädlich zu machen (s. Abb. 1).

Das Abwehrsystem		
	zellulär	humoral
unspezifische Abwehr	Makrophagen neutrophile Granulozyten	Komplement Zytokine Lysozym
spezifische Abwehr	T-Zellen	Antikörper

Humorale Abwehrstoffe sind in Körperflüssigkeiten gelöste Substanzen. Zur unspezifischen humoralen Abwehr gehören **Zytokine, Lysozym** und das **Komplementsystem**. Zytokine sind Botenstoffe, die die Vermehrung bestimmter Abwehrzellen anregen. Lysozym ist eine antibakterielle Substanz, die im Speichel, der Tränenflüssigkeit und im Bronchialschleim zu finden ist. Das Komplementsystem ist das Hauptsystem der unspezifischen humoralen Abwehr. Es besteht aus mehreren Faktoren, die sich kettenartig gegenseitig aktivieren. Es bewirkt die Vernichtung von Bakterien und Fremdstoffen.

2.4 Blutgerinnung

Wenn Blut gerinnt, wird es fest, es bildet sich ein Koagulum (Blutpfropf).

Die Gerinnung wird gestartet durch Zellbestandteile, die von zerstörten Zellen bei Verletzungen frei werden. Dann kommt es zu einer komplizierten Kettenreaktion, die in der Bildung eines Koagulums endet. Eine wichtige Rolle spielen dabei einerseits die Thrombozyten, andererseits die Gerinnungsfaktoren im Plasma.

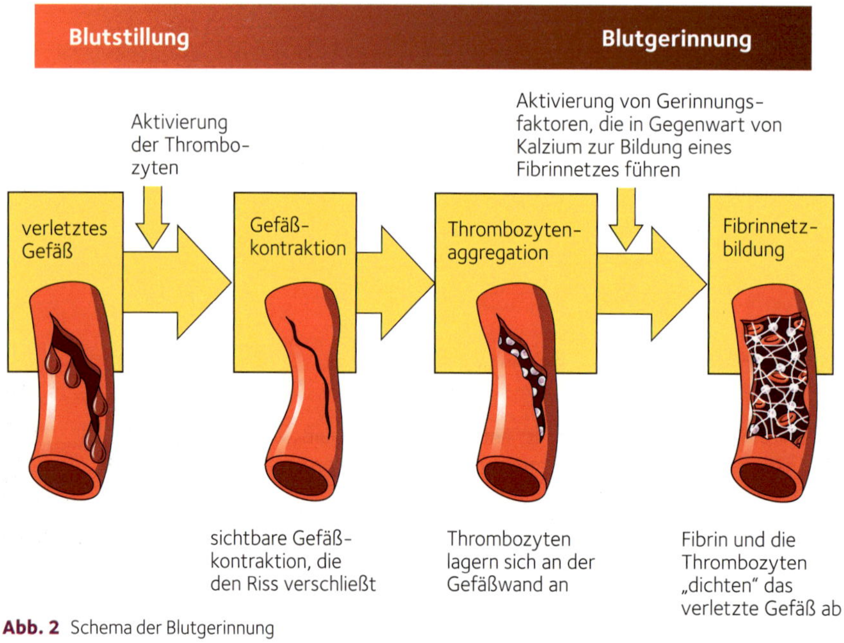

Abb. 2 Schema der Blutgerinnung

Nach einer Verletzung werden als Erstes die Thrombozyten aktiviert (s. Abb. 2). Dann kommt es zu einer Gefäßkontraktion (Gefäßverengung). Die Thrombozyten verklumpen (Thrombozytenaggregation) und legen sich auf die verletzte Gefäßwand. Gerinnungsfaktoren I bis XII werden aktiviert und führen zur Bildung eines Fibrinnetzes. Fibrin und die Thrombozyten dichten das Gefäß ab.

Gerinnungsstörungen können auftreten, wenn auf der zellulären Ebene (d. h. auf der Seite der Thrombozyten) oder im Plasma (bei den Gerinnungsfaktoren) pathologische Veränderungen vorkommen.

- **Gerinnungsstörungen auf zellulärer Ebene:** Sind z. B. zu wenig Thrombozyten vorhanden bzw. wird deren Verklumpung gehemmt, so kommt es zu Gerinnungsstörungen. Medikamente wie Acetylsalicylsäure (z. B. Aspirin®) hemmen die Thrombozytenaggregation, d. h. die Thrombozyten können nicht mehr verklumpen.
- **Gerinnungsstörungen im Plasma:** Patienten mit Mangel an Gerinnungsfaktor VIII sind Bluter. Sie haben wegen des Fehlens dieses Gerinnungsfaktors keine ausreichende Blutgerinnung. Bereits einfache Zahnextraktionen können bei einem Bluter zu lebensbedrohlichen Blutungen führen.

Bei Patienten, die mit Marcumar® behandelt werden, ist der sogenannte **Quick-Wert**, ein Maß für die Gerinnungsfähigkeit des Blutes, herabgesetzt. Bei einem Gesunden liegt der Quick-Wert zwischen 70 und 100 %, bei Marcumar®-Patienten kann dieser auf 15–20 % erniedrigt sein.

Die Bestimmung des Quick-Wertes ist heute aber oft nicht mehr üblich und veraltet. Stattdessen wird ein anderer Wert, der sogenannte **INR** (Abk. für International Normalized Ratio), ermittelt. Der INR-Wert ist genauer und zuverlässiger als der Quick-Wert. Außerdem können Marcumar®-Patienten diesen Wert mithilfe eines Messgerätes selbst bestimmen. Bei Gesunden liegt der INR bei 1. Unter Marcumar®-Therapie steigt der INR auf 2–3, d. h., die Gerinnung ist auf das zwei- bis dreifache der Norm verlängert. Marcumar®-Patienten müssen darauf achten, dass sie sich nicht verletzen, und einen Marcumar®-Ausweis bei sich tragen.

HINWEIS

Ein Antikoagulans mit dem Handelsnamen Xarelto® ist seit ein paar Jahren auf dem Markt. Allerdings liegen zu diesem Medikament noch keine Langzeiterfahrungen vor.

Einige Gerinnungsfaktoren werden nur unter dem Einfluss von Vitamin K in der Leber gebildet. Bei Alkoholikern ist die Leber oft sehr stark in Mitleidenschaft gezogen, sodass die Bildung dieser Gerinnungsfaktoren nicht funktioniert. Deshalb leiden häufig auch Alkoholiker unter Gerinnungsstörungen.

Besonders bei chirurgischen Eingriffen ist deshalb bei Patienten mit Gerinnungsstörungen eine genaue ❯Anamnese wichtig und eine exakte Abklärung der Gerinnungssituation nötig. Vor blutigen Eingriffen muss nach Rücksprache mit der behandelnden Hausärztin die Antikoagulation gestoppt bzw. reduziert werden, um eine übermäßige Blutung zu verhindern. Dies muss rechtzeitig erfolgen, da die gerinnungshemmenden Medikamente meist eine lange Wirkdauer haben und daher erst nach einer Latenzphase von ca. einer Woche ihre Wirkung einbüßen. Zusätzlich können bestimmte Medizinprodukte, wie z. B. Tabotamp oder Fibrinkleber, die lokal die Blutstillung fördern, eingesetzt werden. Dichte Wundnähte und Verbandplatten schützen vor einer Nachblutung.

Anamnese, S. 61

EXKURS

Bei Rauchern werden viele Erythrozyten statt mit Sauerstoff (O_2) mit dem giftigen Rauchbestandteil Kohlenmonoxid (CO) besetzt. Gewebe erhalten so zu wenig Sauerstoff. Im Gegenzug dazu werden mehr Erythrozyten gebildet, was den zellulären Anteil im Blut erhöht. Hierdurch steigt die Thrombosegefahr, d. h. die Gefahr, dass sich in einem Gefäß (meist einer Vene) ein Blutgerinnsel bildet. Dieses Blutgerinnsel wird Thrombus genannt. Raucher haben daneben auch eine erhöhte Thrombozytenzahl und erleiden häufiger einen Herzinfarkt. Bei Raucherinnen, die zudem noch die Pille nehmen, erhöht sich das bereits bestehende Thromboserisiko nochmals deutlich.

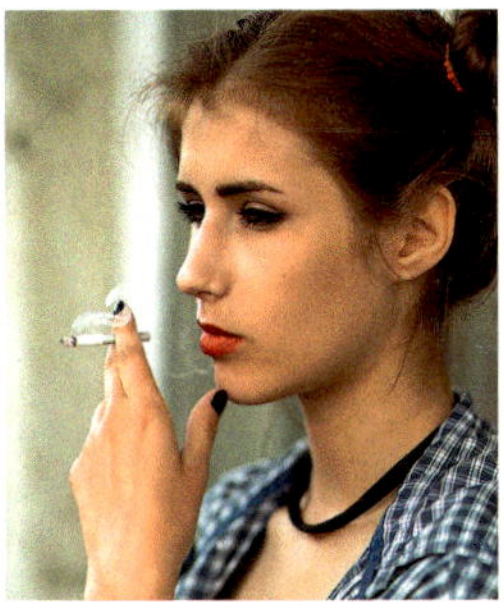

TERMINOLOGIE: BLUT	
Anämie	Blutarmut
Antigene	Stoffe, die das Immunsystem dazu bringen, eine Immunantwort hervorzurufen
Antikoagulation	Gerinnungshemmung
Antikörper	Stoffe, die das Immunsystem gegen Antigene bilden
Erythrozyten	rote Blutkörperchen; Sauerstoffträger
Fibrinogen	im Plasma gelöste Vorstufe des Fibrins
Gefäßkontraktion	Zusammenziehen der Gefäßmuskulatur
Hämoglobin	roter Blutfarbstoff
humoral	die Körperflüssigkeiten betreffend
INR	Abk. für **I**nternational **N**ormalized **R**atio, einen bestimmten Gerinnungstest
Koagulum	Blutpfropf
Leukozyten	weiße Blutkörperchen; für die Anwehr zuständig
Makrophagen	große Fresszellen
Mikrophagen	kleine Fresszellen
Phagozytose	Auffressen
Plasma	flüssiger Anteil des Blutes mit Fibrinogen
Quick-Wert	Maßeinheit für die Gerinnungsfähigkeit des Blutes
Serum	flüssiger Anteil des geronnenen Blutes ohne Fibrinogen
Thrombozyten	Blutplättchen; erfüllen wichtige Funktion bei der Blutgerinnung
Thrombozytenaggregation	Verklumpen der Thrombozyten
Thrombus	durch Blutgerinnung in Gefäßen entstandenes Blutgerinnsel

AUFGABEN

1 Welche Aufgaben hat das Blut?

2 Welche drei Arten von Blutzellen kann man unterscheiden? Welche Aufgaben haben diese?

3 Erklären Sie den Begriff spezifische Abwehr.

4 Was sind Antikörper?

5 Wie läuft die Blutgerinnung ab?

6 Worauf muss bei Patienten, die gerinnungshemmende Medikamente einnehmen, geachtet werden?

7 Worin liegt der Unterschied zwischen Plasma und Serum?

3 Herz und Gefäße

3.1 Anatomie des Herzens

Das Herz (**Cor**) ist ein Hohlmuskel, der unser Blut durch die Gefäße pumpt. Es befindet sich im mittleren Brustbereich, etwas nach links verlagert. Die Herzspitze zeigt nach links unten. Das Herz ist etwa faustgroß. Es besteht aus zwei Hälften, einer rechten und einer linken Herzhälfte. Beide sind durch die **Herzscheidewand**, das **Septum**, voneinander getrennt. Jede Herzhälfte besteht aus **Vorhof** (**Atrium**) und **Kammer** (**Ventrikel**) (s. Abb. 1). Vorhof und Kammer werden durch sogenannte **Segelklappen** voneinander getrennt. Die Segelklappen wirken wie Ventile und lassen den Blutstrom nur in eine Richtung, und zwar von den Vorhöfen zu den Kammern, fließen. Die linke Segelklappe wird auch **Mitralklappe** genannt. Sie hat zwei Zipfel bzw. Segel und gleicht einer Bischofsmütze (lat. mitra). Die rechte Segelklappe hat drei Segel und heißt **Trikuspidalklappe**.

Am Übergang von den Kammern zu den großen ❯Gefäßen befinden sich ebenfalls Klappen, die **Taschenklappen** (s. Abb. 1). Auch diese Klappen verhindern den Rückstrom des Blutes.

Blutgefäße, S. 246

Die Klappe zwischen linkem Ventrikel und Aorta heißt **Aortenklappe**. Die Klappe zwischen rechtem Ventrikel und Lungenarterie heißt **Pulmonalklappe**.

Von außen ziehen die **Koronararterien** (Herzkranzarterien), Äste der Aorta, zum Herzen selbst und versorgen es mit Sauerstoff. Sind diese verstopft, so droht eine Minderversorgung des Herzens mit Sauerstoff, was zu einem ❯Herzinfarkt führen kann.

Herzinfarkt, S. 264

Die Wand des Herzens besteht aus drei Schichten (s. Abb. 1):
- Die innere Schicht ist das Endokard.
- Die mittlere Muskelschicht ist das Myokard.
- Die äußere Schicht ist das Perikard.

Die Wand der linken Herzhälfte ist dabei deutlich dicker als die Wand der rechten Herzhälfte, da das linke Herz mehr Druck aushalten muss.

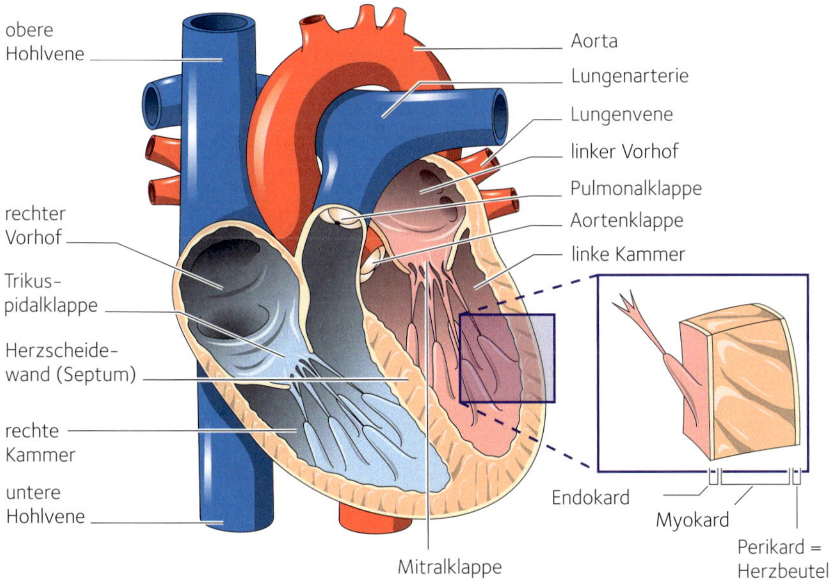

Abb. 1 Aufbau des Herzens

3.2 Funktionsweise des Herzens

3.2.1 Herzaktion

Das Herz zieht sich (kontrahiert sich) in regelmäßigen Abständen zusammen. Bei jeder Kontraktion wird Blut aus der linken und gleichzeitig aus der rechten Herzhälfte gepumpt.

Die Kontraktionsphase stellt die **Austreibungsphase** der Herzaktion dar und wird **Systole** genannt (s. Abb. 1).

Dabei wird aus der linken Kammer das Blut über die Aortenklappe in die Aorta und aus der rechten Kammer über die Pulmonalklappe in die Lungenarterie gepumpt (s. Abb. 2).

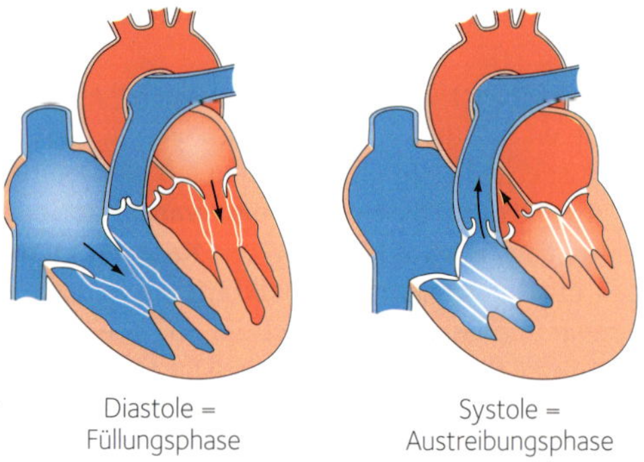

Abb. 1 Systole und Diastole des Herzens

Aortenklappe und Pulmonalklappe müssen also während der Systole offen sein, damit das Blut aus den Kammern in die großen Gefäße fließen kann. Gleichzeitig müssen die Klappen zwischen Vorhof und Kammer, die Segelklappen, geschlossen sein. Anderenfalls würde Blut während der Systole in die Vorhöfe zurückfließen.

Jeder Austreibungsphase folgt eine **Füllungsphase** des Herzens, bei der die Kammern mit Blut gefüllt werden. Diese Phase heißt **Diastole** (s. Abb. 1).

Das Blut wird vom Vorhof in die Kammern gesaugt (s. Abb. 2).

Mitral- und Trikuspidalklappe werden geöffnet und lassen das Blut in die Kammern ein. Aorten- und Pulmonalklappe müssen in dieser Phase geschlossen sein, damit die Kammern sich ordnungsgemäß füllen können.

Sind die Kammern voll, kontrahiert sich die Kammermuskulatur erneut und pumpt das Blut aus dem Herzen in die großen Gefäße und damit in den Kreislauf.

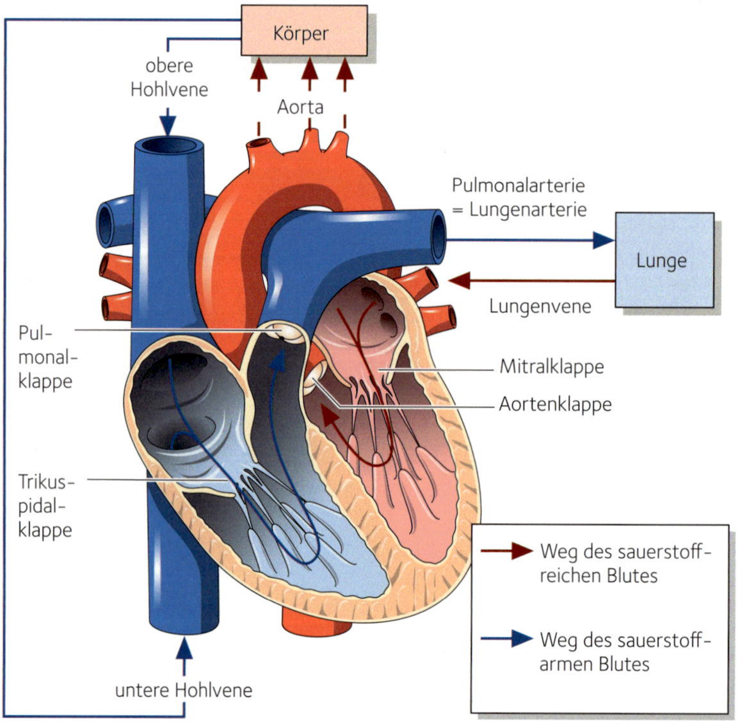

Abb. 2 Der Weg des Blutes durch das Herz

Im schlagenden Herzen entstehen durch den Schluss der Herzklappen bestimmte Töne (s. Abb. 1). Beim Schluss der Segelklappen kontrahiert sich die Kammermuskulatur („Anspannungston"). Dieser 1. Herzton kennzeichnet den Beginn der Systole. Der 2. Herzton entsteht durch den Schluss der Taschenklappen und gibt den Beginn der Diastole an. Bei der Untersuchung des Herzens können diese beiden Herztöne von der Ärztin mit dem Stethoskop gehört (auskultiert) werden. Die Herztöne geben dabei wichtige diagnostische Hinweise auf die Herzfunktion und den Zustand der Klappen. Bei Herzklappenfehlern z. B. werden Herzgeräusche und keine reinen Herztöne auskultiert.

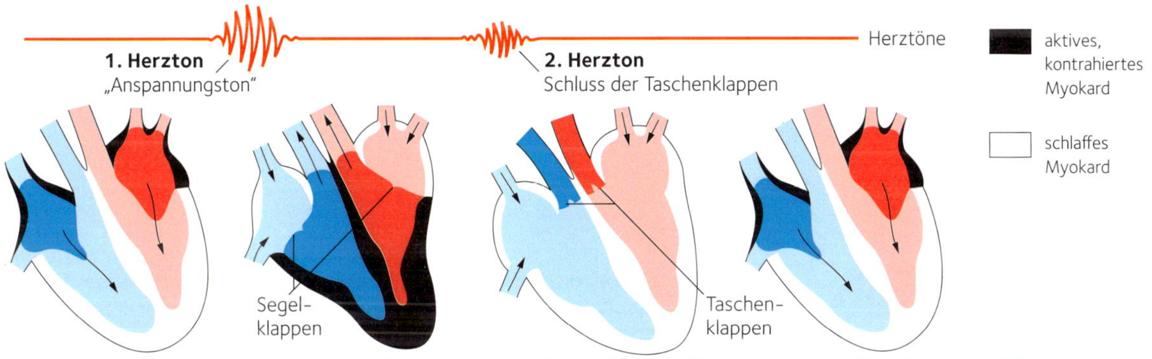

Abb. 1 Herztöne

Dass sich das Herz ca. 60- bis 80-mal in der Minute zusammenziehen muss, weiß es durch ein eigenes Reizleitungssystem, das seinen Sitz im rechten Vorhof hat. Von dort werden Impulse über die gesamte Herzmuskulatur weitergeleitet. Diese elektrischen Impulse können über ein EKG (Elektrokardiogramm) aufgezeichnet und ausgewertet werden.

3.2.2 Endokarditisprophylaxe

Bei Patienten mit Herzklappenfehlern bzw. einer operativ ersetzten Herzklappe können sich auf diesen vorgeschädigten Klappen leichter Bakterien anlagern. Besonders bei Eingriffen im Hals-Nasen-Ohren- und zahnärztlichen Bereich kann es zu einer starken Aussaat von Bakterien ins Blut kommen. Bereits kleinere chirurgische Eingriffe und auch Zahnreinigung und Scaling mit auftretender Blutung können eine sogenannte **Bakteriämie** verursachen.

Über den Blutweg gelangen die Bakterien dann an das Endokard des Herzens. Dies führt zu einer Entzündung des Endokards, einer **Endokarditis**, die sich vor allem an den Herzklappen auswirkt.

Klappendefekte treten nicht selten als Spätkomplikation auf. Um solche Komplikationen zu vermeiden, ist es notwendig, den Patienten kurz vor dem geplanten chirurgischen Eingriff mit einem Antibiotikum zu behandeln. Man spricht dabei von einer **Endokarditisprophylaxe**. Die Zahnärztin stellt zu diesem Zweck dem Patienten bereits vor dem Eingriff ein Rezept über ein Antibiotikum aus, welches er eine Stunde vor dem Eingriff einnehmen soll. Standardmäßig werden bei dentalen Eingriffen 2 g Amoxicillin verordnet. Die Indikation zur Endokarditisprophylaxe ergibt sich aus der Anamnese des Patienten, die schon deshalb sehr genau zu erheben ist.

Die Empfehlungen zur Endokarditisprophylaxe sind nicht einheitlich. Die American Heart Association (AHA) hat in ihren Richtlinien 2007 den Kreis der möglichen Indikationen eingeengt. Die Deutsche Gesellschaft für Kardiologie (DGK) hat sich 2007 den AHA-Empfehlungen angeschlossen. Im Gegensatz dazu empfehlen die europäischen Leitlinien noch bei allen Herzklappenfehlern eine Endokarditisprophylaxe.

Weitere Hinweise finden Sie unter:
www.dgk.org
und unter:
http://leitlinien.dgk.org
→ Leitlinien

EXKURS

Herz und Psyche

Hinter manchen Redewendungen wie „Das bricht mir das Herz" verbirgt sich eine gewisse Weisheit. Psychische Belastungen wie z. B. Stress wirken sich auf die Entstehung von Herzerkrankungen aus. In vielen Fällen ist die ›koronare Herzkrankheit eine psychosomatische Erkrankung. Depressionen verdoppeln das Risiko einer Herzerkrankung. Die Herzneurose, die mit Herzrasen, Herzstolpern, Atemnot und Schmerzen im Brustkorb einhergeht, ist eine Angsterkrankung. Da Schmerz, Stress und starke Gefühle wie Liebe oder Angst auf unser Herz einwirken, sollte man sich nicht alles zu sehr zu Herzen nehmen.

koronare Herzkrankheit, S. 264

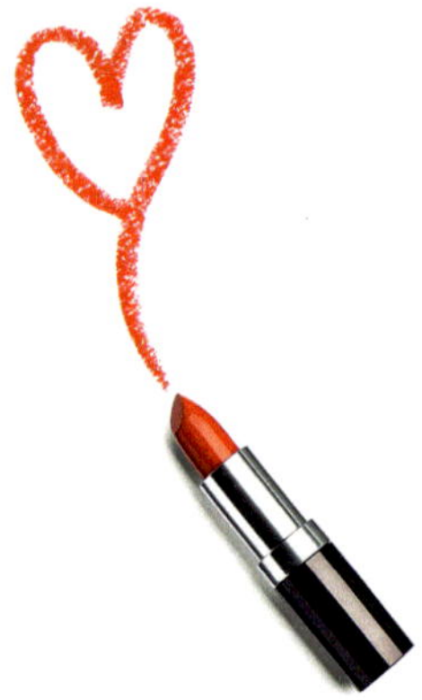

3.3 Blutgefäße

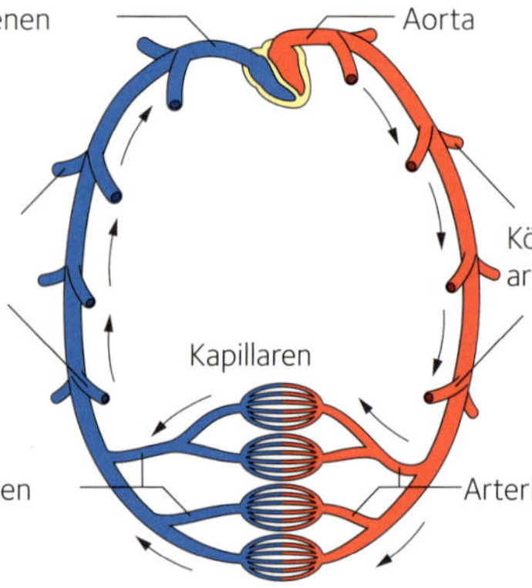

Abb. 1 Geschlossenes System der Blutgefäße

Blutgefäße sind röhrenartige Gebilde, durch die das Blut in unserem Körper fließt. Die Blutgefäße stellen dabei ein geschlossenes System dar. Sie entspringen am Herzen, transportieren das Blut durch unseren Körper und bringen es wieder zurück zum Herzen (s. Abb. 1).

Grundsätzlich unterscheidet man zwei Arten von Blutgefäßen:

- **Arterien** führen vom Herzen weg und transportieren i. d. R. sauerstoffreiches Blut; Ausnahme: die Lungenarterie, die sauerstoffarmes Blut transportiert.
- **Venen** führen zum Herzen hin und transportieren in der Regel sauerstoffarmes Blut; Ausnahme: die Lungenvene, die sauerstoffreiches Blut transportiert.

Der Aufbau der Gefäßwand zeigt eine glatte Innenschicht, auch Endothel genannt. Dann folgt eine Muskelschicht, die bei den Arterien stärker ausgeprägt ist und ihnen ermöglicht, sich zu kontrahieren. Die äußere Schicht besteht aus Bindegewebe, das das Gefäß mit dem umgebenden Gewebe verbindet (s. Abb. 2).

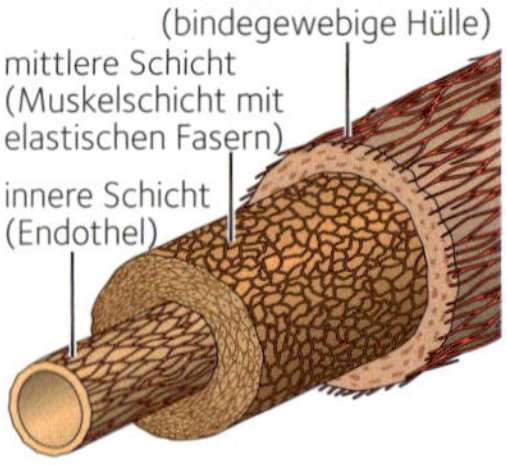

Abb. 2 Aufbau der Gefäßwand

3.3.1 Arterien

Arterien sind Gefäße mit einer starken und elastischen Wand, die das Blut vom Herzen wegführen. Man nennt sie auch Schlagadern. Sie müssen dem hohen Blutdruck, den das Herz bei jedem Herzschlag aufbringt, standhalten. Arterien transportieren sauerstoffreiches Blut aus dem linken Herzen. Einzige Ausnahme ist die Lungenarterie, die sauerstoffarmes Blut transportiert. Gefäße, die sauerstoffreiches Blut führen, werden rot dargestellt, Gefäße mit sauerstoffarmem Blut zeichnet man blau. Die Arterien verzweigen sich weiter und bilden so immer kleinere Gefäße, die sogenannten Arteriolen. Verzweigen sich diese weiter, so spricht man von Kapillaren (Haargefäße), den kleinsten Blutgefäßen.

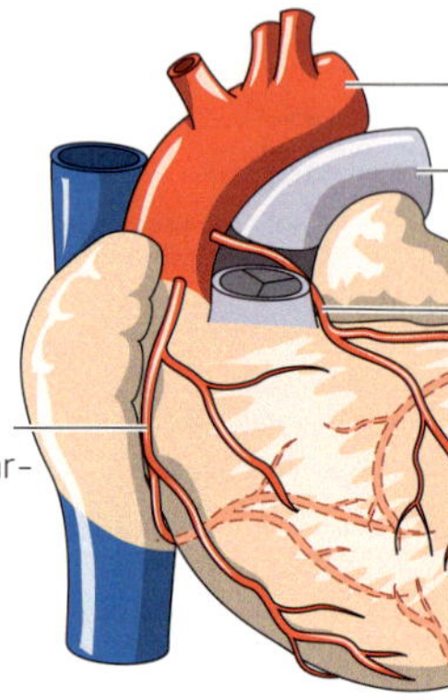

Abb. 3 Herzkranzgefäße

Das Herz schlägt im Durchschnitt 70-mal pro Minute, das sind 4200-mal in der Stunde und 100 000-mal am Tag. Lebt ein Mensch 70 Jahre lang, so hat das Herz über zwei Billionen Mal geschlagen. Um diese immense Leistung erbringen zu können, braucht der Herzmuskel selbst Sauerstoff. Die Herzkranzgefäße, auch **Koronararterien** genannt, bringen sauerstoffreiches Blut von außen an die Herzmuskulatur (s. Abb. 3). Sind diese Herzkranzgefäße verstopft, z. B. durch Ablagerungen an der Gefäßinnenwand, so gelangt weniger Sauerstoff zum Herzen. Bei einem kompletten Verschluss eines der Herzkranzgefäße spricht man von einem Herzinfarkt.

3.3.2 Kapillaren

Die Kapillaren bilden ein Netzwerk in allen Geweben. Durch ihre große Anzahl und ihren kleinen Durchmesser bilden sie eine riesige Oberfläche. Dort findet der Stoff- und Gasaustausch zwischen dem Gefäßsystem und den Zellen statt. Die Kapillaren transportieren z. B. Sauerstoff und Nährstoffe mit dem Blut und geben diese an die Gewebe und Zellen ab. Das Blut gelangt nach Abgabe des Sauerstoffs über die sogenannten Venolen, die auf die Kapillaren folgen, und dann über die Venen zum Herzen zurück.

3.3.3 Venen

Venen transportieren sauerstoffarmes Blut zum Herzen zurück. Einzige Ausnahme ist die Lungenvene, die sauerstoffreiches Blut mit sich führt. Die Venen der unteren Körperhälfte münden in die untere Hohlvene (Vena cava inferior), die Venen der oberen Körperhälfte münden in die obere Hohlvene (Vena cava superior). Beide gelangen dann in den rechten Vorhof des Herzens.

Der Aufbau der Venenwand ähnelt im Grundaufbau dem der Arterien. Die Venen sind jedoch viel dünnwandiger, da sie keinem solch hohen Druck wie die Arterien ausgesetzt sind (s. Abb. 1).

Venen müssen ohne viel Muskelkraft das Blut zum Herzen zurückbefördern. Dazu dienen einerseits die Venenklappen, andererseits die Muskelpumpe. Venen sind meist den Arterien benachbart und können so die Muskelkraft der Arterien nutzen (s. Abb. 3). Durch den Druck der Arterie wird die Vene komprimiert und das Blut wird zum Herzen hin bewegt. Hierbei spricht man von Muskelpumpe, welche durch die Bewegung der Beinmuskulatur noch unterstützt wird (s. Abb. 2). Die in den größeren Venen vorhandenen Venenklappen verhindern zusätzlich den Rückstrom des Blutes.

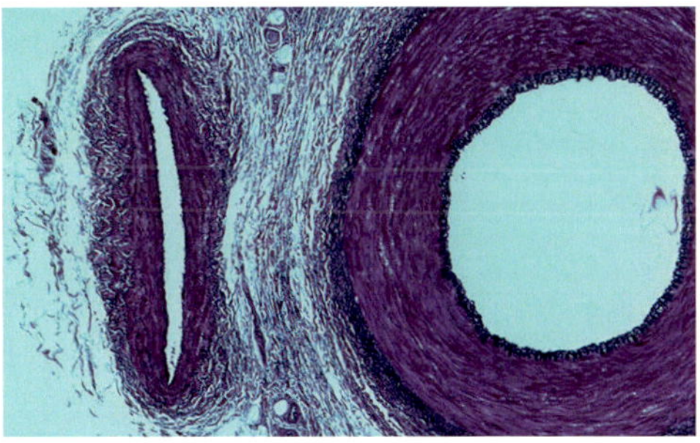

Abb. 1 Venen (links) sind dünnwandiger als Arterien (rechts).

HINWEIS

Steht man längere Zeit oder bleibt man längere Zeit an ein und derselben Stelle sitzen, so haben es die Venen schwer, das Blut zum Herzen zu befördern. Es ist daher ratsam, bei längeren Flügen oder Autofahrten oder bei langem Stehen die Beine zu bewegen, um einer ›Thrombose vorzubeugen. Bettlägerige Patienten, z. B. nach einer Operation, erhalten aus diesen Gründen prophylaktisch Antithrombosespritzen.

Thrombose, S. 241

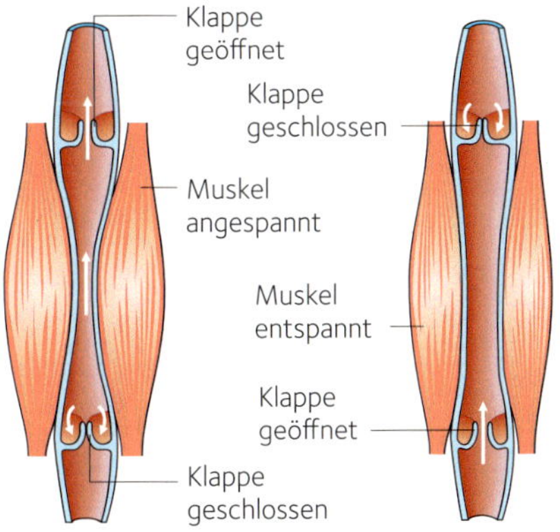

Abb. 2 Unterstützung der Blutbewegung in den Venen durch Venenklappen und Beinmuskulatur

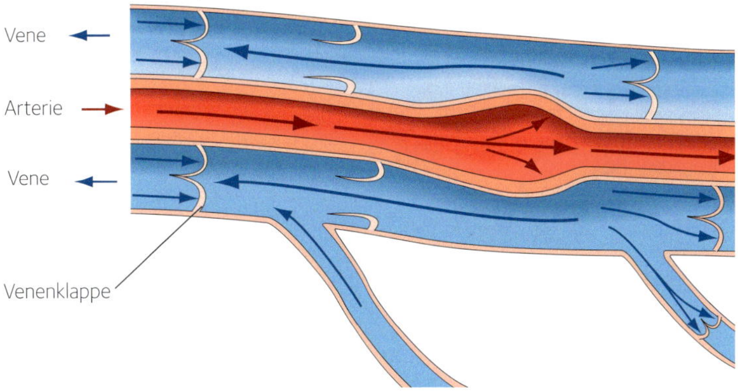

Abb. 3 Die Blutbewegung in den Venen wird durch den Puls der benachbarten Arterien unterstützt.

3.4 Puls

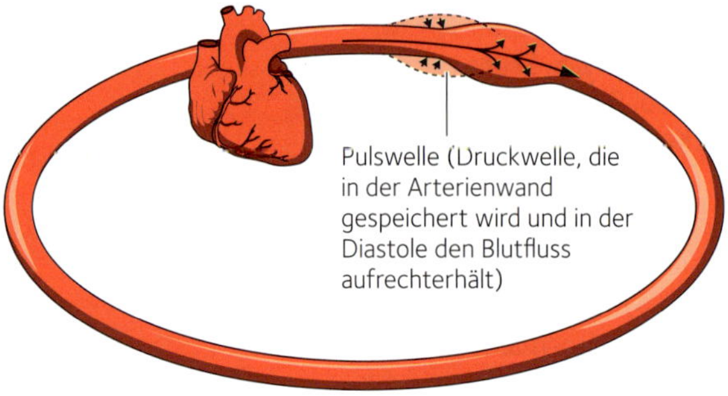

Abb. 1 Druckspeicherung und -abgabe in der Arterienwand

Lebensalter	Normaler Ruhepuls in Schlägen/Minute
Säugling	120
Kleinkind	100
Schulkind	90
Erwachsener	60–80

Tab. 1 Normalwerte der Pulsfrequenz (Ruhepuls)

Das Herz kontrahiert sich in regelmäßigen Abständen. Dies lässt sich als Puls an den oberflächlich gelegenen Arterien tasten (s. Abb. 1, 2).

Der Puls gibt die Schläge des Herzens pro Minute an. In Ruhe sind dies 60 bis 80 Schläge pro Minute. Sind wir aufgeregt oder strengen wir uns an, wie z. B. beim Sport, so kann die Herzfrequenz auf Werte über 120 ansteigen.

Die Normalwerte der Herzfrequenz sind altersabhängig. Beispielsweise sind Werte zwischen 60 und 80 Schlägen pro Minute in Ruhe beim Erwachsenen normal, beim Kleinkind sind es 100 Schläge pro Minute und beim Säugling ca. 120 Schläge pro Minute (s. Tab. 1).

Pulsmessung

Die Messung der Puls- bzw. Herzfrequenz ist ein einfaches Mittel zur Einschätzung bestimmter Krankheiten. Auch zur Erkennung von Notfällen ist die Feststellung der Herzfrequenz unumgänglich.

Die Puls- bzw. Herzfrequenzmessung erfolgt an den oberflächlich gelegenen und damit gut zu tastenden Arterien. Besonders geeignet sind dazu die Arteria radialis (Speichenschlagader) auf der Innenseite des Handgelenks zum Daumen hin und die Arteria carotis (Halsschlagader) am Hals (s. Abb. 2).

Ist der Puls sehr schwach, so lässt er sich nur schwer an der Arteria radialis tasten. Besser gelingt es dann an der herznahen und dicken Arteria carotis.

Man benötigt zum Berechnen des Pulses eine Uhr mit Sekundenzeiger. Zunächst legt man die Fingerkuppen von Zeige- und Mittelfinger leicht auf die Arterie des Patienten, bis man den Puls tastet (s. Abb. 3a).

Man zählt nun 15 Sekunden lang die Pulsschläge und multipliziert diese Zahl mit vier (s. Abb. 3b). Ist der Puls jedoch unregelmäßig, so empfiehlt sich ein Auszählen der Pulsschläge über eine ganze Minute.

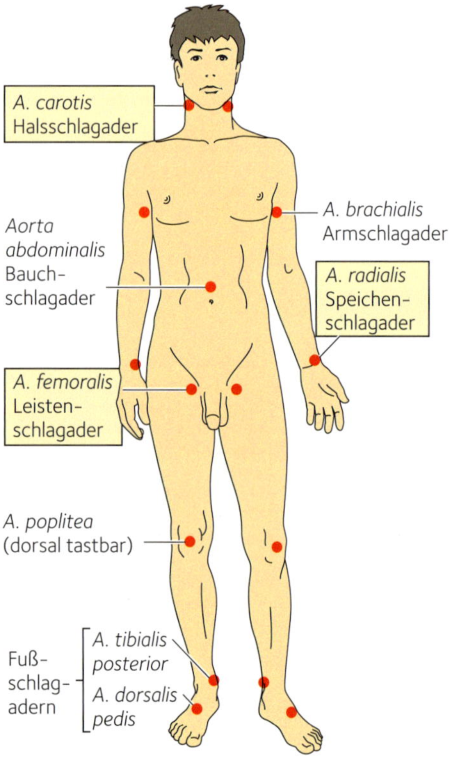

Abb. 2 Stellen, an denen der Puls getastet werden kann. Beim Tasten an der Arteria femoralis sollte man Handschuhe tragen.

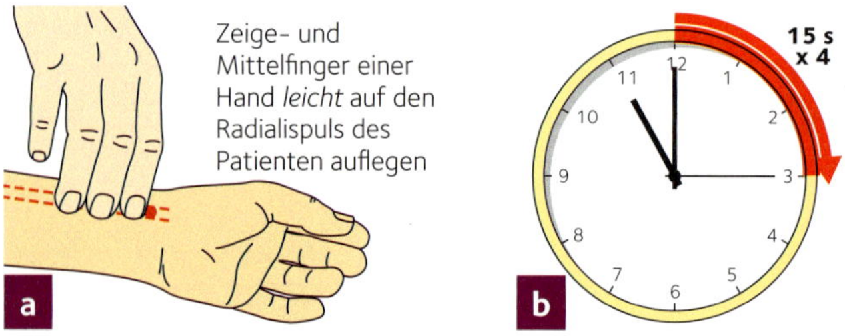

Abb. 3 Technik der Pulsmessung

3.5 Blutdruck

Mit dem Wort Blutdruck ist immer der arterielle Blutdruck gemeint. Durch die Pumpleistung des Herzens entsteht in den Gefäßen ein bestimmter Druck. Dabei müssen herznahe Arterien einen höheren Druck aufnehmen als weiter entfernte Gefäße. Außerdem spielt die Beschaffenheit der Gefäßwand eine Rolle. Je weniger elastisch die Gefäße im Alter sind, desto höher steigt der Druck. Zu einem Druckanstieg kommt es ebenso durch Verengungen des Gefäßdurchmessers, die durch Ablagerungen und Verkalkungen zustande kommen. Ältere Menschen und Patienten mit einer Arteriosklerose (Gefäßverkalkung) haben daher einen höheren Blutdruck.

Grundsätzlich unterscheidet man zwischen systolischem und diastolischem Blutdruck.

- Der **systolische Blutdruck** ist der Druck, mit dem der Herzmuskel das Blut in der Systole in die Gefäße pumpt. Er ist der höchste Blutdruck, der während der Herzaktion entsteht.
- Der **diastolische Blutdruck** ist der Blutdruck während der Diastole. Er stellt den niedrigsten Druck während einer Herzaktion dar.

3.5.1 Blutdruckmessung

Es gibt verschiedene Arten der Blutdruckmessung, die Messung von Hand und die elektronische Messung.

Für die Blutdruckmessung von Hand (s. Abb. 1) benötigt man ein Stethoskop und eine Blutdruckmanschette, die mit einem Manometer (Druckmesser) verbunden ist. Die Manschette wird um den Oberarm des Patienten gelegt und aufgepumpt, bis das Blut in der Armschlagader gestaut ist. Davon ist auszugehen, wenn man am Handgelenk (A. radialis) keinen Puls mehr fühlt. Dann ist der Druck in der Manschette höher als der systolische Blutdruck. Nun lässt man langsam die Luft über ein Ventil aus der Manschette entweichen. Der erste nun hörbare Ton, den man mit dem Stethoskop in der Armbeuge wahrnimmt, stellt den systolischen Blutdruck dar. Bei weiterem Druckabfall hört man die normalen Pulsgeräusche, bis man schließlich keinen Ton mehr hört. Der letzte deutlich hörbare Ton gibt den diastolischen Blutdruck an. Die hörbaren Töne werden auch als Korotkow-Töne bezeichnet. Beide am Manometer ablesbaren Werte sollte man sich merken und dann, beginnend mit dem systolischen Druckwert, aufschreiben, z. B. 120/80 mmHg. Die **Maßeinheit** des Blutdrucks ist mm Quecksilbersäule (Abk. mmHg; griech. Hydrargyrum = Quecksilber).

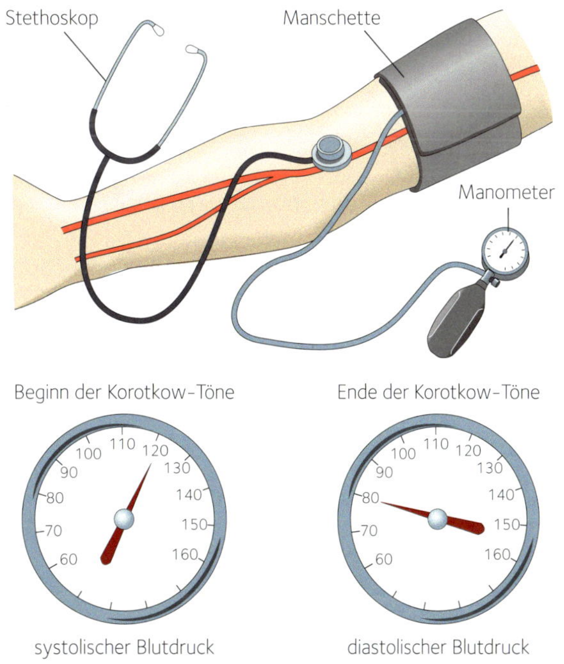

Abb. 1 Technik der Blutdruckmessung

EXKURS

Die Bezeichnung mmHg rührt daher, dass in den ersten Blutdruckmessgeräten das Quecksilber bzw. die Quecksilbersäule im Gerät entsprechend viele Millimeter hochstieg. Der Blutdruck wird oft mit den beiden Großbuchstaben „**RR**" abgekürzt. Dies geht auf den italienischen Arzt **Riva-Rocci** (sprich „riva-rotschi") zurück, der diese Art der Blutdruckmessung mittels Manschette erfunden hat.

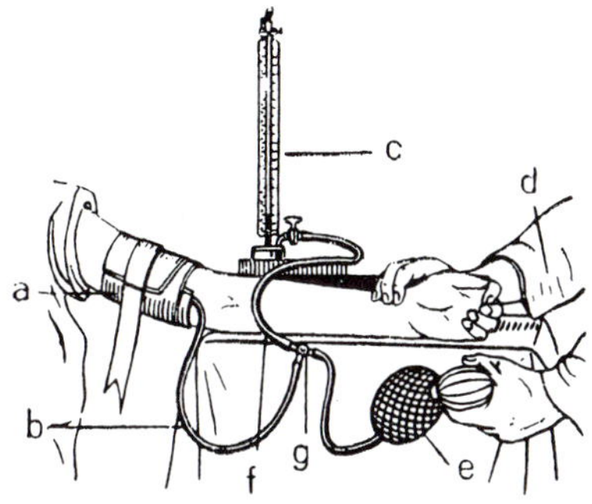

Blutdruckmessung nach Riva Rocci. a Armmanschette, b Schlauch zur Manschette, c Quecksilbermanometer mit Skala, d Arzt, den Puls des Kranken fühlend, e Gebläse, f Schlauch zum Manometer, g Schraube zum Ablassen der Luft.

Für die elektronische Messung gibt es Geräte mit einer Manschette für den Oberarm und Geräte, die den Blutdruck am Handgelenk messen. Bei beiden Geräten werden systolischer und diastolischer Blutdruck automatisch am Display angezeigt.

3.5.2 Normalwerte des arteriellen Blutdrucks

Die Blutdruckwerte hängen vom Alter des Patienten und der Beschaffenheit der Gefäße ab. Die Normwerte bei einem gesunden Erwachsenen liegen systolisch unter 130, diastolisch unter 85 mmHg (s. Tab. 1).

Blutdruck		
Lebensalter	**Systolisch in mmHg**	**Diastolisch in mmHg**
Hypotonie	<100	<60
optimal	100–120	60–80
normal	120–139	80–84
hoch-normal, grenzwertig milde Hypertonie mittlere Hypertonie schwere Hypertonie	130–139 140–159 160–179 >180	85–89 90–99 100–109 >110

Tab. 1 Bewertung der Blutdruckwerte (nach Angaben der Weltgesundheitsorganisation; World Health Organization; WHO)

Bei höheren Werten spricht man von einer **Hypertonie** (Bluthochdruck). Dabei wird jedoch zwischen einer leichten, mittelschweren und schweren Hypertonie unterschieden. Bei Patienten mit einer Hypertonie ist mit einer vermehrten Blutung während chirurgischer Eingriffe zu rechnen. Darüber hinaus leiden diese Patienten häufiger an Herz-Kreislauf-Erkrankungen, was vor, während und nach zahnärztlichen Eingriffen zu beachten ist. Von **Hypotonie** (niedrigem Blutdruck) spricht man, wenn die Blutdruckwerte unter 100 mmHg systolisch und unter 60 mmHg diastolisch absinken. Die Patienten leiden dann an Schwindel, rascher Ermüdbarkeit und Ohnmachtsneigung. Ein niedriger Blutdruck ist im Gegensatz zum Bluthochdruck nicht lebensgefährlich und verursacht keine anderen Krankheiten.

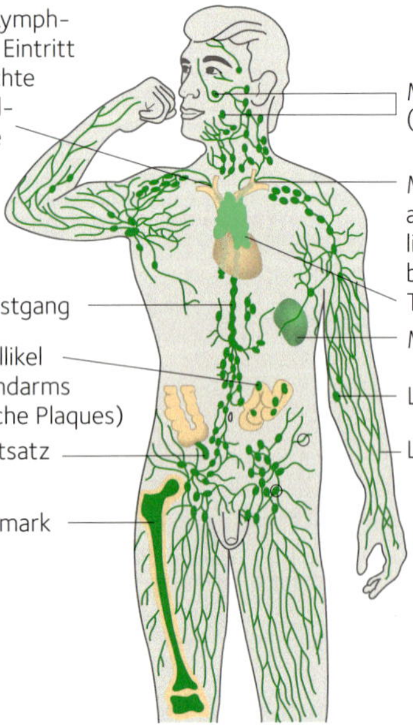

Abb. 1 Wichtige Lymphbahnen

Gaumenmandeln, S. 70

3.6 Lymphsystem

Das Lymphsystem wird von der Gesamtheit aller Lymphbahnen und Lymphknoten, den lymphatischen Organen wie Milz, Thymus, lymphatischer Rachenring (bestehend aus ›Gaumenmandeln, Rachenmandeln und der Zungenmandel), dem lymphatischen Gewebe des Darmes gebildet. Das lymphatische System ist, anatomisch gesehen, identisch mit den Organen des Immunsystems. Neben der Immunabwehr hat es aber noch weitere Aufgaben. Es transportiert Nahrungsfette aus dem Darm und sammelt Gewebeflüssigkeit, sogenannte Lymphe. Lymphkapillaren beginnen überall blind im Gewebe. Sie nehmen die Lymphe auf, vereinigen sich zu größeren Lymphbahnen und münden in das herznahe Venensystem, wo sie die Gewebeflüssigkeit dem Blut zurückführen. Im Gegensatz zu den Blutgefäßen stellen die Lymphgefäße keinen Kreislauf dar, sondern führen alle in Richtung Herzen (s. Abb. 1).

In die Lymphbahnen eingeschaltet sind Lymphknoten, die Stoffwechselprodukte und Fremdkörper entfernen. Sie stellen Filterstationen dar und setzen die Abwehr in Gang. Bei Erkrankungen reagieren die Lymphknoten mit Schwellung und Schmerzhaftigkeit. Dies ist vor allem bei Entzündungen der Fall.

So lassen sich z. B. bei einer Tonsillitis (Mandelentzündung) vergrößerte Lymphknoten am Hals tasten. Nach Abklingen der Entzündung verschwinden Schwellung und Schmerzhaftigkeit wieder. Aber auch bei malignen Tumoren lassen sich vergrößerte Lymphknoten in den benachbarten Regionen tasten. Hier muss jedoch noch zusätzlich abgeklärt werden, ob es sich dabei bereits um Lymphknoten-Metastasen handelt. Dies sind Absiedelungen eines ❯malignen Tumors in den Lymphknoten. Bei ❯Mundhöhlenkarzinomen finden sich Lymphknoten-Metastasen submandibulär und am Hals. Diese müssen operativ entfernt werden.

Eigenschaften von Tumoren, S. 311

Mundhöhlenkarzinome, S. 362

TERMINOLOGIE: HERZ UND GEFÄSSE	
Aorta	Hauptschlagader
Aortenklappe	Klappe zwischen linkem Ventrikel und Aorta
Arteria carotis	Halsschlagader
Arteria radialis	Speichenschlagader
Arterien	Schlagadern; Gefäße, die vom Herzen wegführen
Arteriosklerose	Verengung und Verhärtung von Arterien
Atrium	Vorhof des Herzens
Cor	Herz
Diastole	Füllungsphase des Herzens
Endothel	Gefäßinnenhaut; von Zellverbänden gebildete, einschichtige Auskleidung der Gefäße
EKG	Abk. für **E**lektro**k**ardio**g**ramm; Herzstromkurve, Aufzeichnung der herzeigenen Stromimpulse
Endokard	Innenschicht der Herzwand
Endokarditis	Entzündung der Herzinnenwand
Hypertonie	zu hoher Blutdruck
Hypotonie	zu niedriger Blutdruck
Kapillaren	Haargefäße
Kontraktion	das Zusammenziehen eines Muskels
Koronararterien	Herzkranzarterien
Lymphe	Gewebeflüssigkeit
Manometer	Druckmesser
Mitralklappe	Zweisegelklappe zwischen linkem Vorhof und linker Kammer
Myokard	Herzmuskelschicht
Perikard	Herzbeutel
Pulmonalklappe	Klappe zwischen rechter Kammer und Pulmonalarterie
Septum	Herzscheidewand
Systole	Austreibungsphase der Herzaktion
Tonsillitis	Mandelentzündung
Trikuspidalklappe	„Dreisegelklappe"; Segelklappe zwischen rechten Vorhof und rechter Kammer
Venen	Gefäße, die zum Herzen hinführen
Ventrikel	Herzkammer

AUFGABEN

1 Erklären Sie die Begriffe Systole und Diastole.

2 Nennen Sie Unterschiede zwischen Arterien und Venen.

3 Wie wird der Puls gemessen?

4 Wie wird der Blutdruck gemessen?

5 Was versteht man unter einer Hypertonie?

6 Welche Aufgaben haben Lymphknoten?

4 Blutkreislauf

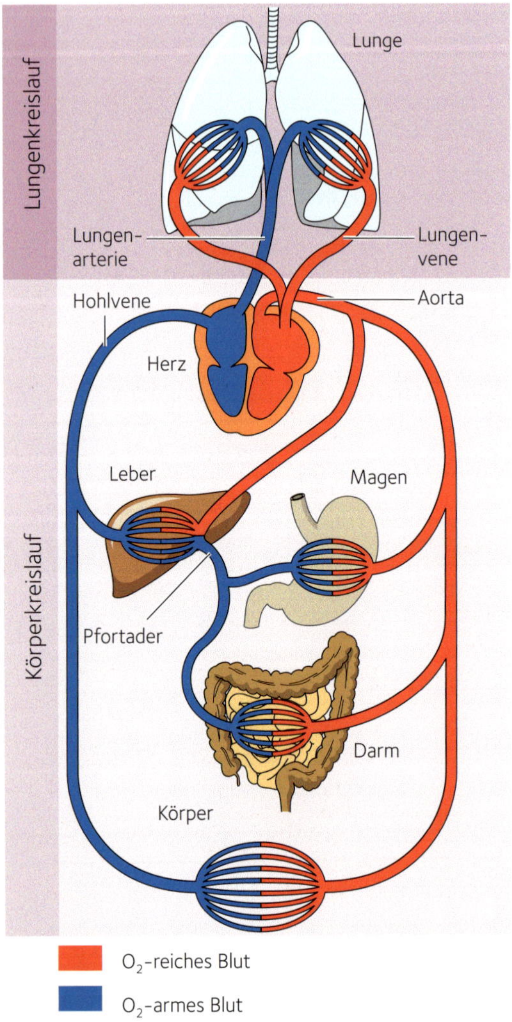

Abb. 1 Kleiner und großer Kreislauf (schematische Darstellung)

Man spricht von Blutkreislauf, da die Gefäße ein geschlossenes System darstellen. Das Herz ist dabei das zentrale Pumporgan. Beim Menschen unterscheidet man zwei solche Kreisläufe, den Körperkreislauf und den Lungenkreislauf, die miteinander verbunden sind (s. Abb. 1).

4.1 Körperkreislauf

Die linke Herzkammer pumpt sauerstoffreiches Blut über die Aorta in den Körperkreislauf, auch **großer Kreislauf** genannt. Sämtliche Organe und Gewebe werden über die Arterien mit Sauerstoff und Nährstoffen versorgt. Der Austausch von Sauerstoff und Nährstoffen erfolgt im Bereich der Kapillaren. Nach Abgabe von Sauerstoff sammelt sich das sauerstoffarme, kohlendioxidreiche Blut in den Venolen, die in die Venen münden, in denen dann das Blut über die untere und obere Hohlvene zum rechten Vorhof gelangt. Vom rechten Vorhof gelangt das Blut in die rechte Kammer und passiert dabei die Trikuspidalklappe.

4.2 Lungenkreislauf

Der Lungenkreislauf, auch **kleiner Kreislauf** genannt, dient dazu, das „verbrauchte Blut" wieder mit Sauerstoff anzureichern. Die rechte Herzkammer pumpt das sauerstoffarme Blut über die Pulmonalklappe in die Lungenarterie. Diese geht vom Herzen weg – wie alle Arterien –, führt aber sauerstoffarmes Blut mit sich. Die Lungenarterie teilt sich in der Lunge in zwei große Äste zur rechten und linken Lunge. Diese verzweigen sich weiter bis zu den Lungenkapillaren.

Die Lungenkapillaren umschließen die Lungenbläschen mit einem feinen Netzwerk (s. Abb. 1).

Durch diesen engen Kontakt können die Erythrozyten in den Lungenkapillaren den über die Lunge eingeatmeten Sauerstoff aufnehmen und Kohlendioxid abgeben (›Gasaustausch). Das nun sauerstoffreiche Blut gelangt über die Lungenvenen zurück zum Herzen, und zwar zunächst in den linken Vorhof und dann in die linke Kammer.

Jetzt beginnt wieder der Körperkreislauf. Beide Kreisläufe sind also direkt miteinander verbunden und ergänzen sich zu einem Gesamtblutkreislauf.

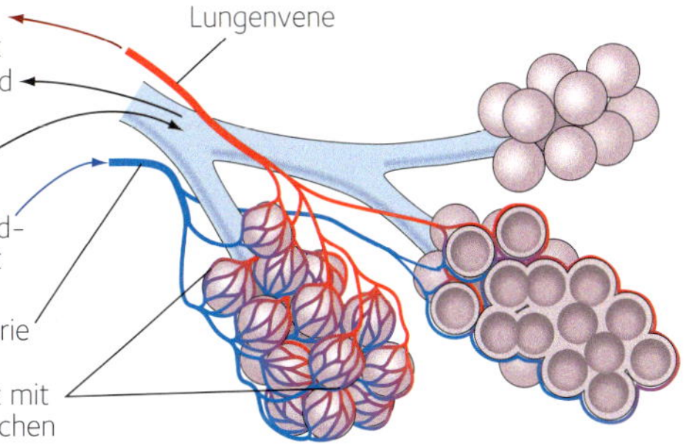

Abb. 1 Lungenkapillaren umschließen die Alveolen (Lungenbläschen).

Gasaustausch, S. 255

AUFGABEN

1 Was versteht man unter großem, was unter kleinem Kreislauf?

2 Beschreiben Sie den Weg des Blutes durch den Körper des Menschen, beginnend an der linken Herzkammer.

5 Atmung

Unsere Atmung dient dazu, Sauerstoff aufzunehmen und Kohlendioxid abzugeben.

Dabei nehmen wir nicht reinen Sauerstoff auf, sondern Luft. Luft enthält ca. 20 % Sauerstoff (O_2), 79 % Stickstoff, 0,03 % Kohlendioxid (CO_2) und 1 % Edelgase. Dazu kommen noch Staubpartikel, Ruß und verschiedene Erreger. Bei der Ausatemluft ist der Kohlendioxidanteil auf 4 % erhöht, der Sauerstoffgehalt sinkt auf 16 % (s. Tab. 1).

	Einatemluft	**Ausatemluft**
Stickstoff	79 %	79 %
Sauerstoff (O_2)	20 %	16 %
Kohlendioxid (CO_2)	0,03 %	4 %
Edelgase	1 %	1 %

Tab. 1 Zusammensetzung von Einatemluft und Ausatemluft

Wir atmen über die Nase und/oder über den Mund ein und auch wieder aus. Die Einatmung wird **Inspiration** genannt, die Ausatmung heißt **Exspiration**. Die normale Atemfrequenz beträgt beim Erwachsenen zwölf bis 16 Atemzüge pro Minute, bei Kleinkindern 30–40 Atemzüge pro Minute (s. Tab. 2).

Lebensalter	**Atemfrequenz in Atemzügen/Minute**
Säugling	35–40
Kleinkind	25–35
Kind	16–30
Erwachsener	12–18

Tab. 2 Normalwerte der Atemfrequenz in Ruhe

5.1 Atemwege

Im Normalfall atmen wir über die Nase ein. Dies hat den Vorteil, dass die Atemluft über die Haare in der Nase gefiltert wird. Gleichzeitig wird über die Nasenschleimhaut die Atemluft angewärmt und angefeuchtet. Diese Funktion ist bei eingeschränkter Nasenatmung aufgehoben. Es muss jetzt über den Mund eingeatmet werden. Häufige Atemwegsinfekte und eine größere Kariesanfälligkeit sind die Folge.

Die Atemwege (s. Abb. 1, S. 254) werden eingeteilt in

- obere Atemwege: Nasenhöhle, Mundhöhle, Nasennebenhöhlen, Rachen (Pharynx),
- untere Atemwege: Kehlkopf (Larynx), Luftröhre (Trachea), Bronchien und Lunge (Pulmo).

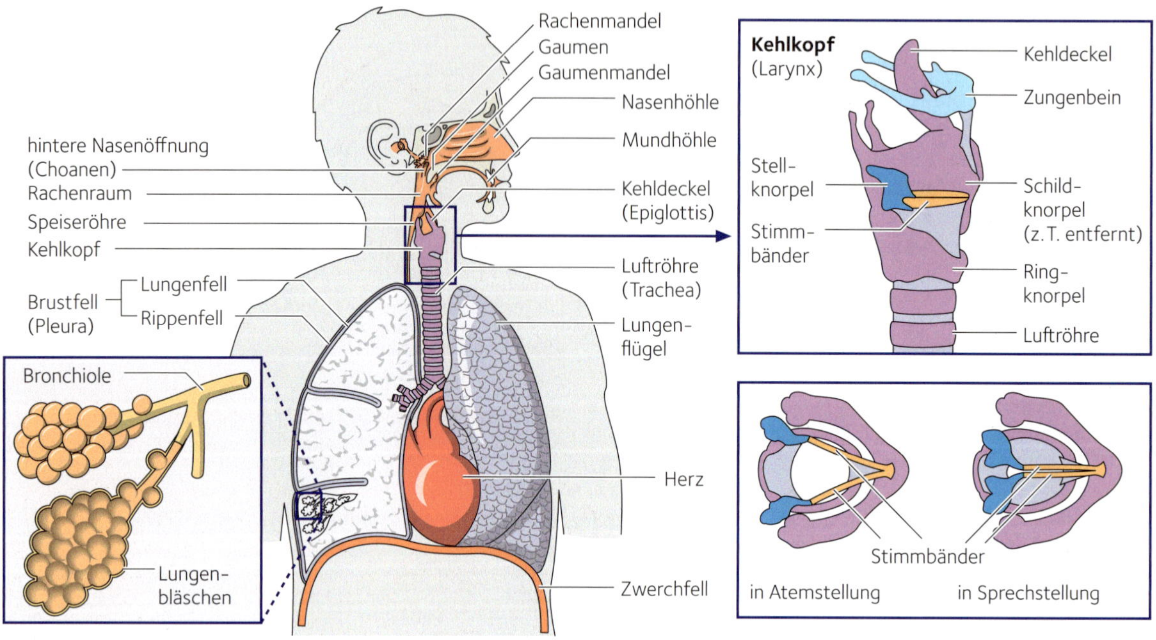

Abb. 1 Atemwege

Nasennebenhöhlen, S. 181

Die ›**Nasennebenhöhlen** sind luftgefüllte Räume, die mit der Nasenhöhle in Verbindung stehen.

Sie tragen dazu bei, das Gewicht des Schädels gering zu halten. Ferner stellen sie einen Resonanzraum für die Stimme dar. In die Kieferhöhle ragen oft die Wurzeln der Oberkiefermolaren oder Prämolaren. Einerseits kann es durch diese enge Beziehung über die Zähne, also auf dentogenem Weg, zu einer Sinusitis maxillaris (Kieferhöhlenentzündung) kommen. Andererseits ist dies auch über die Nase möglich. Sind sämtliche Nebenhöhlen von einer Entzündung betroffen, so spricht man von einer Pansinusitis.

Kreuzung von Luft- und Speiseweg, S. 73

Nachdem die Luft Nase bzw. Mund passiert hat, gelangt sie in den Rachen. Dort ›kreuzen sich Luft- und Speiseweg. Die Luft gelangt vom Rachen über den Kehlkopf in die Luftröhre.

Die Speise wird vom Rachen in die weiter hinten gelegene Speiseröhre transportiert. Damit die Speise ungehindert in die Speiseröhre gelangen kann, muss der Atemweg beim Schlucken verschlossen werden. Dies geschieht über die **Epiglottis**, den Kehldeckel, welcher den Kehlkopfeingang beim Schlucken verschließt.

Redet oder lacht man beim Essen, so funktioniert dieser Schließmechanismus nicht mehr. Man verschluckt sich, muss husten, um die Speiseteile wieder aus dem Luftweg herauszubekommen. Dieser Hustenreflex schützt die Lunge vor Aspiration, dem Einatmen von Fremdkörpern.

Nach Passage der oberen Atemwege gelangt die Luft über den Kehlkopf in die Luftröhre. Die **Luftröhre** (Trachea) besteht aus mehreren Knorpelspangen. Im Notfall ist über einen Schnitt durch die Haut und durch die Trachealspangen ein Zugang zur Trachea nötig, um dem Patienten Luft zuzuführen. Dieser Schnitt wird je nach Lage Tracheotomie oder Koniotomie genannt.

Gasaustausch, S. 255

Die Luftröhre zweigt sich im Bereich der Lungen in zwei **Hauptbronchien** auf. Diese verzweigen sich weiter in **kleinere Bronchien** (Bronchiolen), die dann in den **Lungenbläschen** (Alveolen) enden, wo der ›Gasaustausch stattfindet.

5.2 Die Lunge

Die Lunge (**Pulmo**) liegt im Brustkorb. Wir besitzen einen rechten und einen linken Lungenflügel (s. Abb. 1, S. 254). Der linke Lungenflügel ist kleiner als der rechte. Er besteht aus zwei Lappen, der rechte Lungenflügel aus drei. Dies liegt an der linksbetonten Lage des Herzens.

Die Außenseite der Lungenflügel liegt den Rippen an, nach unten werden sie vom Zwerchfell begrenzt. Die Lungenspitzen ragen ein wenig über das Schlüsselbein hinaus. Damit die Lunge ungehindert den Bewegungen des Brustkorbes folgen kann, ist sie von einer dünnen Haut, der Pleura, auch Brust- bzw. Lungenfell genannt, überzogen. Auch die Innenwand des Brustkorbes ist mit Pleura ausgekleidet (Rippenfell). Zwischen beiden Schichten befindet sich der Pleuraspalt, der mit Flüssigkeit gefüllt ist und ein reibungsloses Gleiten der Lunge ermöglicht.

EXKURS

In (Groß-)Städten ist die Luft voll von kleinsten Teilchen (sog. „Feinstaub"). Vor allem jedoch die in Zigaretten und anderen Tabakwaren enthaltenen, ebenso winzigen krebserregenden Teilchen können in den oberen Atemwegen nicht gefiltert werden. Sie gelangen daher in die Lunge. Die Folge ist, dass die Lunge wie „geteert" aussieht (Raucherlunge) und dass das Risiko für Lungenkrebs rapide steigt.

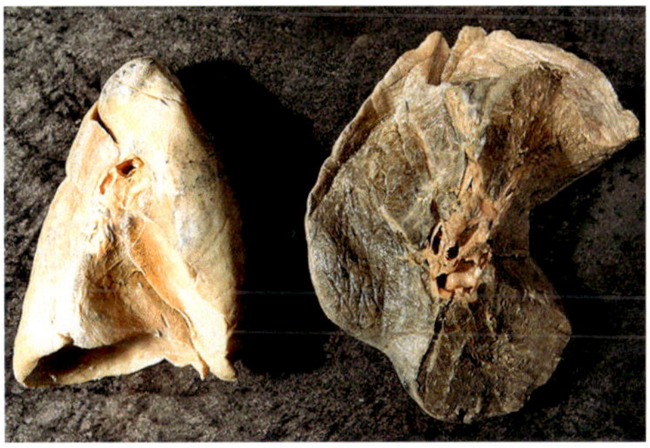

Lunge eines Nichtrauchers (links), Raucherlunge (rechts)

5.3 Atemmechanik

Bei der Inspiration wird zwischen Brust- und Bauchatmung unterschieden. Bei der **Bauchatmung** zieht sich das Zwerchfell, ein Muskel, der den Bauchraum vom Brustraum trennt, zusammen. Dadurch kommt es zu einer Abflachung des sonst nach oben gewölbten Zwerchfells. Das Volumen des Brustraumes wird größer. Die Lunge füllt sich mit Luft.

Bei der **Brustatmung** heben sich die Rippen durch die Muskeln, die zwischen ihnen ausgespannt sind, die sogenannten Interkostalmuskeln (Zwischenrippenmuskeln). Der Brustkorb vergrößert sich. Die Lunge folgt passiv den Bewegungen. Es entsteht ein Sog. Wir atmen ein (s. Abb. 1).

Reine Bauchatmung kommt bei Säuglingen vor. Erwachsene kombinieren die Brust- und die Bauchatmung. Schwangere im letzten Schwangerschaftsdrittel zeigen vermehrt eine Brustatmung. Bei der Exspiration erschlaffen die Muskeln, der Brustraum verkleinert sich und die Luft wird ausgeatmet.

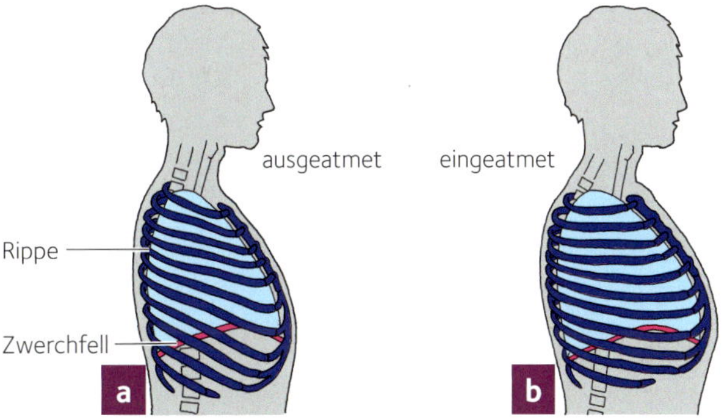

Abb. 1 Bewegung des Brustkorbes bei der Brustatmung. a) Exspiration; b) Inspiration

5.4 Äußere und innere Atmung

Grundsätzlich unterscheidet man die äußere und die innere Atmung. Die **äußere Atmung** wird auch als Lungenatmung bezeichnet. Sie beschreibt

- die Aufnahme von sauerstoffhaltiger Luft durch Einatmen über die Lunge,
- den Gasaustausch in den Lungenbläschen (Alveolen) und
- die Abgabe von Kohlendioxid über die Ausatemluft.

Da die Alveolen von einem Kapillarnetz umgeben (s. Abb. 1, S. 253) und damit Luft- und Blutwege direkt benachbart sind, kann hier ein Austausch von Gasen (Sauerstoff und Kohlendioxid) erfolgen (s. Abb. 2).

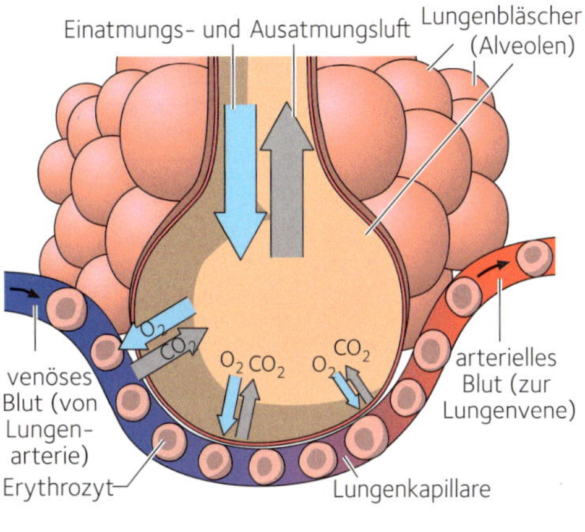

Abb. 2 Gasaustausch in den Lungenbläschen

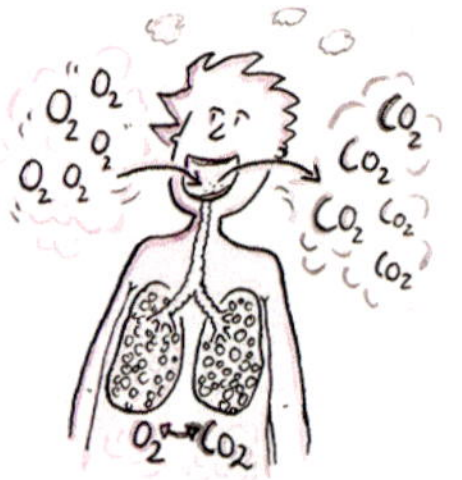
Äußere Atmung

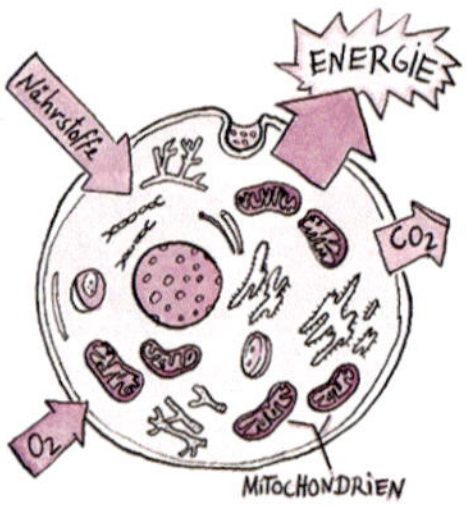

Innere Atmung

Die Konzentration von Sauerstoff ist in den Alveolen höher als in den Kapillaren. Daher wandert bzw. diffundiert der Sauerstoff in das Blut. In den Kapillaren ist die Kohlendioxidkonzentration höher als in den Alveolen. Also diffundiert das Kohlendioxid in die Alveolen und wird bei der Exspiration ausgeatmet.

HINWEIS

Gasförmige Stoffe versuchen, einen Konzentrationsausgleich herbeizuführen, indem sie sich immer zu den Orten geringerer Konzentration bewegen. Dies nennt man **Diffusion**.

Die **innere Atmung**, auch Zellatmung genannt, beschreibt die Verbrennung in der Zelle, wobei Sauerstoff (O_2) verbrannt wird. Die Zellatmung findet in den Mitochondrien, den „Kraftwerken der Zelle", statt. Dabei entstehen Energie und Kohlendioxid (CO_2), welches von den Zellen eines Gewebes an die Kapillaren abgegeben wird.

Zwischen äußerer und innerer Atmung findet der Transport des in der Lunge aufgenommenen Sauerstoffs mithilfe der Erythrozyten zu den Zellen und Geweben statt.

Die Kapillaren geben Sauerstoff an das Gewebe ab. Verantwortlich hierfür ist der Konzentrationsunterschied zwischen dem sauerstoffreichen Blut und dem relativ sauerstoffarmen Gewebe. Der Transport von Kohlendioxid erfolgt in umgekehrter Richtung. Auch hier besteht ein Konzentrationsunterschied: Im Gewebe ist Kohlendioxid höher konzentriert als im Kapillarblut. Es diffundiert daher ins Blut. Nach der Sauerstoffabgabe bzw. Kohlendioxidaufnahme ist das Blut sauerstoffärmer und kohlendioxidreicher. Es gelangt zurück zum Herzen und dann in die Lunge, wo es wieder mit Sauerstoff angereichert wird.

TERMINOLOGIE: ATMUNG	
Alveole	1. Lungenbläschen 2. Knochenfach eines Zahnes
Aspiration	1. Einatmen von Fremdkörpern 2. Ansaugung von Blut bei der Injektion oder Blutentnahme durch Zurückziehen des Kolbens der Spritze
dentogen	auf die Zähne zurückführend
Diffusion	Verteilung von Gasen zu Orten niederer Konzentration
Epiglottis	Kehldeckel
Exspiration	Ausatmung
Inspiration	Einatmung
Interkostalmuskeln	Zwischenrippenmuskeln
Koniotomie	Luftröhrenschnitt; s. Tracheotomie
Larynx	Kehlkopf
Pansinusitis	Entzündung aller Nasennebenhöhlen
Pharynx	Rachen
Pleura	Lungenfell
Pleuraspalt	Spalt zwischen der Innenauskleidung des Brustkorbes (Rippenfell) und dem Lungenfell
Pulmo	Lunge
Sinusitis maxillaris	Kieferhöhlenentzündung
Trachea	Luftröhre
Tracheotomie	Luftröhrenschnitt; s. Koniotomie

AUFGABEN

1 Beschreiben Sie den Weg der Atemluft.

2 Was versteht man unter den unteren Atemwegen?

3 Erklären Sie die Begriffe innere und äußere Atmung.

6 Notfälle

Notfälle können jederzeit und überall auftreten. Notfälle sind plötzlich eintretende Ereignisse, die zu einer Gefährdung des Lebens oder der Gesundheit eines Menschen führen.

Zunächst einmal geht es darum, einen Notfall zu erkennen und dann die richtigen Maßnahmen einzuleiten. Meist bleibt einem nicht allzu viel Zeit, darüber nachzudenken, was zu tun ist. Vor Aufregung und Schreck fällt vielen Menschen nicht ein, was sie tun könnten. Deshalb helfen theoretische Kenntnisse und gut strukturierte Handlungsabläufe, einen klaren Kopf zu behalten.

HINWEIS

Da auch in einer Zahnarztpraxis Notfälle eintreten können, muss die ZFA über die Erste-Hilfe-Maßnahmen Bescheid wissen. Es ist wichtig zu wissen, wo der Notfallkoffer steht und wen man im Notfall anzurufen hat. Empfehlenswert ist dabei eine Notrufliste mit den aktuellen Telefonnummern, die an einem zentralen Ort in der Praxis liegen sollte. Der Notfallkoffer muss regelmäßig auf Vollständigkeit geprüft werden. Medikamente, die das Haltbarkeitsdatum überschritten haben, und fehlende Medikamente müssen umgehend ersetzt werden.

6.1 Erkennen eines Notfalles

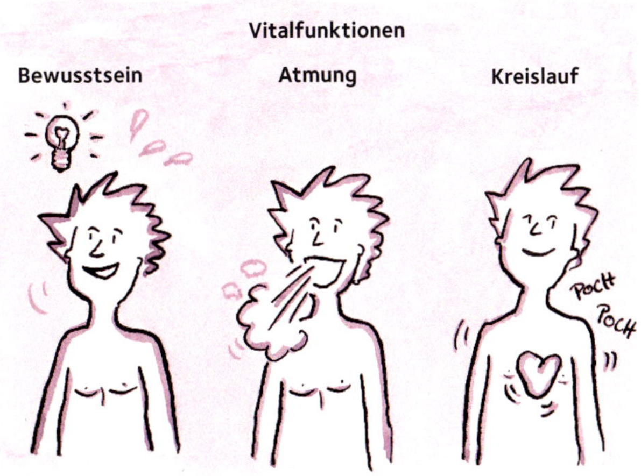

Nicht immer ist es leicht, Notfälle – v. a. rechtzeitig – zu erkennen. Bestimmte Verhaltensweisen lassen aber Rückschlüsse zu. Ist der Patient z. B. unruhig oder ängstlich, so kann man davon ausgehen, dass Puls und Blutdruck eher hoch sind.

Grundsätzlich sollte man zunächst die Vitalfunktionen des Patienten prüfen:
- Bewusstseinslage
- Atmung
- Puls und Kreislauf

Die **Bewusstseinslage** eines Patienten lässt sich überprüfen, indem der Patient laut angesprochen und gegebenenfalls noch an der Schulter geschüttelt wird. Reagiert der Patient darauf, so ist er orientiert. Bleibt eine Reaktion – auch auf Schmerzreize hin – aus, so ist er bewusstlos. Diese tiefe Bewusstlosigkeit wird auch Koma genannt.

Ob der Patient Probleme mit der **Atmung** hat, kann man sehen, hören und fühlen. Atmet der Patient normal, so kann man die Bewegungen des Brustkorbes sehen und mit dem Ohr Atemgeräusche über Mund und Nase des Patienten hören. Außerdem fühlt man die Atemluft des Patienten, wenn man die eigene Hand unter dessen Nase hält.

Nach Kontrolle von Atmung und Bewusstsein wird das **Kreislaufsystem** überprüft. Dazu kontrolliert man Puls und Blutdruck. Der Puls wird zunächst an der Arteria radialis getastet und die Pulsfrequenz und -rhythmik erfasst. Ist kein Puls an der Arteria radialis tastbar, wird der Puls im Bereich der Arteria carotis geprüft. Ist auch dort kein Puls tastbar, so ist von einem Kreislaufstillstand auszugehen. Hier ist schnelles Handeln angesagt und mit einer Reanimation zu beginnen, da insbesondere das Gehirn bei mehr als drei- bis fünfminütiger unzureichender Sauerstoffversorgung einen dauerhaften Schaden nimmt.

6.2 Notfallmaßnahmen

6.2.1 Allgemeine Notfallmaßnahmen

HINWEIS

Bundesweite Notfallnummern
Polizei/Notruf: 110
Feuerwehr/Rettungsdienst: 112
Ärztlicher Bereitschaftsdienst: 116117

Als Erstes muss man sich über ein sinnvolles **Notfallmanagement** Gedanken machen. Entscheidend sind dabei zwei Fragen: Sind mehrere Helfer oder nur ein Helfer vor Ort? Wie schwerwiegend ist der Notfall?

Ist nur ein Helfer da, so sollte dieser zunächst nach dem Patienten sehen, Erste Hilfe leisten und nach Einschätzung der Situation weitere Hilfe bzw. den Notarzt holen. Bei mehreren Helfern – was in einer Zahnarztpraxis meistens der Fall sein wird – müssen klare Absprachen getroffen werden. Bei einem Patienten mit Herz-Kreislauf-Stillstand muss sofort von einem Helfer mit der Reanimation (Wiederbelebung) begonnen werden. Ein zweiter Helfer ruft den Notarzt. Wenn der zweite Helfer wieder zur Verfügung steht, unterstützt er den ersten bei der Reanimation. Weitere Mitarbeiter kümmern sich um die anderen Patienten, sorgen für ein reibungsloses Eintreffen des Notarztes. Gerade dann, wenn der Zugang zur Praxis nur schwer zu finden ist, empfiehlt es sich, dass eine Mitarbeiterin auf die Straße geht und den Weg weist.

MERKE

5 W-Fragen bei der Notfallmeldung
Wer ruft an? (> Namen nennen)
Wo ist der Notfall eingetreten? (> Adresse angeben)
Was ist geschehen?
Wie viele Verletzte gibt es?
Welche Arten von Verletzungen liegen vor?
Auf Fragen warten.

Nach Erkennen des Notfalls muss mit den entsprechenden Maßnahmen begonnen werden. **Bewusstlosigkeit** kann z. B. durch Sauerstoffmangel, Entgleisungen des Blutzuckers und Kreislaufversagen hervorgerufen werden. Der bewusstlose Patient, der auf keine Reize reagiert, dessen Atmung und Kreislauf jedoch vorhanden sind, wird in eine **stabile Seitenlage** gebracht.

Dies ist insofern wichtig, als bewusstlose Patienten ihre Schutzreflexe verlieren und damit die Gefahr der Aspiration (Einatmen von körperfremdem oder -eigenem Material) besteht. Es gibt weltweit über 20 verschiedene Variationen der stabilen Seitenlage; im Folgenden soll auf die des ERC (European Resuscitation Council) eingegangen werden (s. Abb. 1, S. 259). Der Mund sollte dabei der tiefste Punkt sein. Der Kopf des Patienten wird überstreckt. Die Zunge fällt dadurch nach vorne und die Atemwege werden ›freigehalten. Erbrochenes kann ungehindert aus dem Mund fließen und gelangt nicht in die Lunge.

Freimachen der Atemwege, S. 259

Die **Lagerung** eines Notfallpatienten hängt von seiner Erkrankung ab. Grundsätzlich gilt, dass Patienten, falls es die Notfallsituation nicht erfordert, in einer ihnen angenehmen Position zu lagern sind. Besteht der Verdacht auf einen Wirbelsäulenschaden, so sollte man den Patienten in der Lage belassen, in welcher man ihn vorfindet. Die **Oberkörpertieflagerung** ist angezeigt, wenn ein niedriger Blutdruck, z. B. infolge eines hohen Blutverlustes, herrscht. Durch das Hochlagern der Beine kommt es zu einem Rückfluss des Blutes zum Herzen und einer verbesserten Durchblutung des Gehirns. Eine **Oberkörperhochlagerung** ist angebracht z. B. bei nicht bewusstlosen Patienten mit Atemproblemen oder Herzerkrankungen. Dadurch werden die Atmung erleichtert und das Herz entlastet.

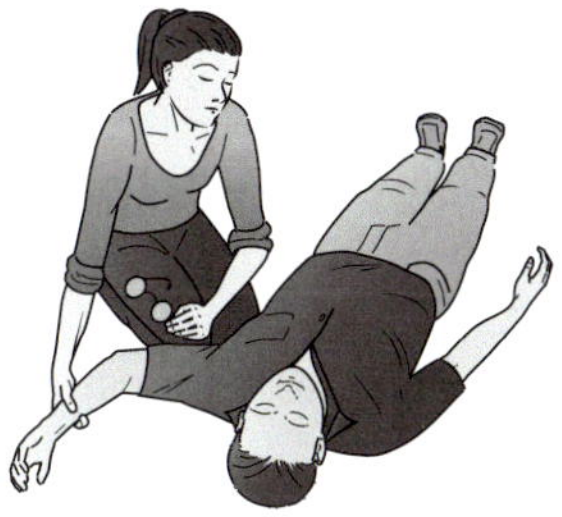

1 Nehmen Sie ggf. die Brille der Betroffenen ab und strecken Sie deren Beine aus. Knien Sie sich neben die Betroffene.

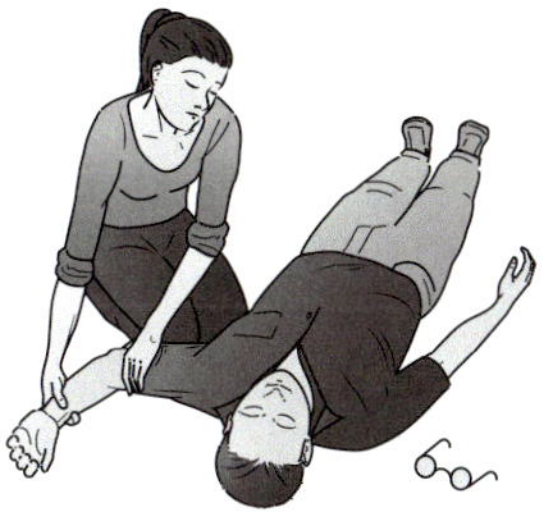

2 Lagern Sie den zugewandten Arm der Betroffenen mit gebeugtem Ellenbogen rechtwinklig aus.

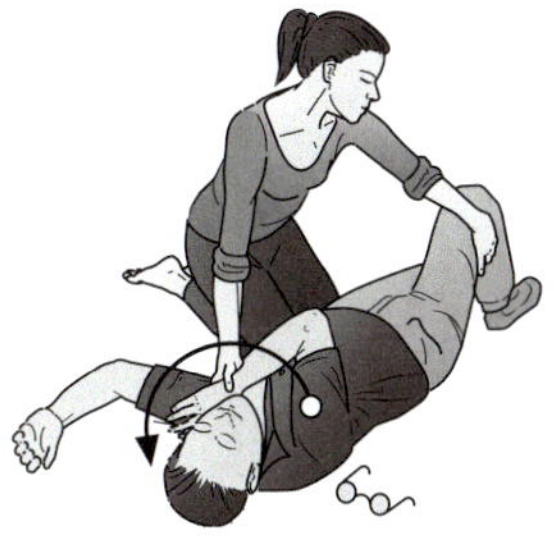

3 Führen Sie den anderen Arm der Betroffenen über deren Oberkörper an die zugewandte Wange heran und fixieren Sie ihn dort.

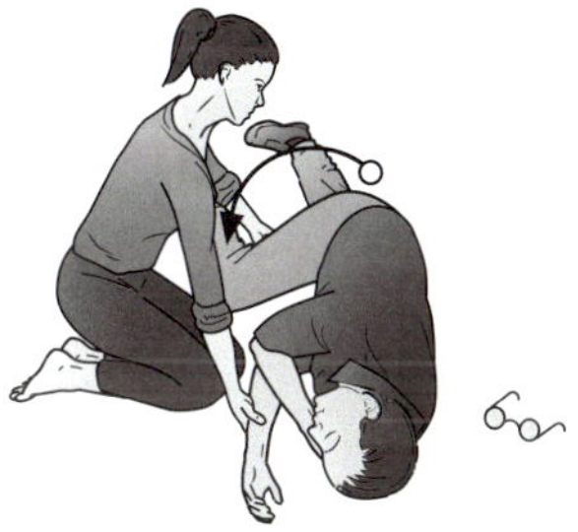

4 Fassen Sie mit Ihrer anderen Hand das abgewandte Knie und ziehen Sie es zu sich heran, sodass die Betroffene auf die Seite rollt, beugen Sie das jetzt oben liegende Bein in Hüfte und Knie rechtwinklig und nutzen Sie es als „Stütze" für den Körper so, dass die Betroffene jedoch nicht auf dem unteren Bein liegt.

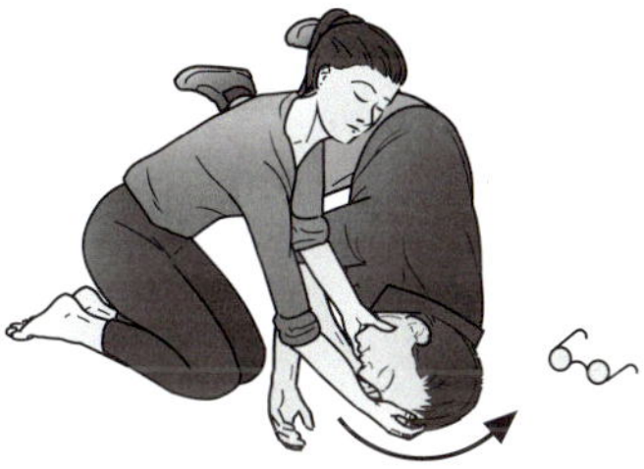

5 Überstrecken Sie den Kopf zum Freihalten der Atemwege und überprüfen Sie die Atmung regelmäßig.

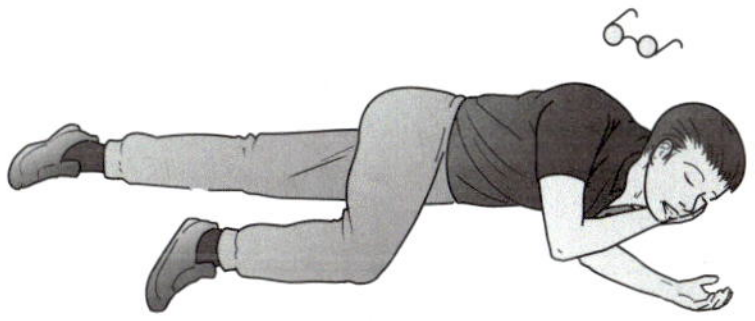

6 Schützen Sie die Person ggf. vor Kälte.

Abb. 1 Stabile Seitenlage

6.2.2 Reanimation

Liegt ein Atem- und Herz-Kreislauf-Stillstand vor, so muss schnellstmöglich eine **Reanimation** (**Wiederbelebung**) durchgeführt werden. Die Maßnahmen folgen hierbei dem ABC-Schema. A steht für **A**temwege freimachen, B für **B**eatmen und C für die Wiederherstellung eines ausreichenden Kreislaufs (**C**irculation).

Atemwege

Das Freimachen (s. Abb. 2) und die Sicherung der Atemwege sind oberstes Ziel. Bei bewusstlosen Patienten, die auf dem Rücken liegen, fällt die Zunge zurück und blockiert die Atemwege. Daher sollten der Kopf des Patienten überstreckt und der Unterkiefer angehoben werden (Esmarch-Handgriff). Dies reicht oft schon aus, das Einsetzen der Atmung herbeizuführen. Verlegen jedoch Fremdkörper die Atemwege, so müssen diese entfernt werden. Die Absauganlage kann neben einer Kornzange wertvolle Hilfe leisten. Setzt die Spontanatmung nach Freimachen der Atemwege ein, bringen Sie den bewusstlosen Patienten in die stabile Seitenlage.

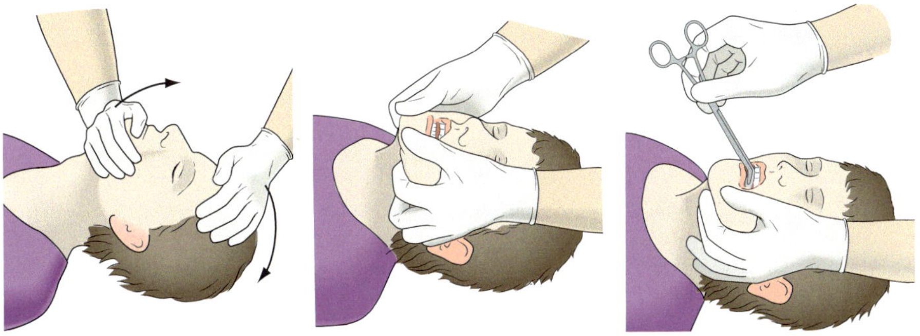

Abb. 2 Freimachen der Atemwege. Links: Überstrecken des Kopfes. Mitte: Esmarch-Handgriff: Mit den Fingern wird der Unterkiefer nach vorne geschoben und der Mund mit den Daumen geöffnet. Rechts: Freimachen von Mund und Rachen, ggf. mit Hilfsmitteln (z. B. Kornzange und Tupfer).

Beatmung

Bleibt auch nach Freimachen der Atemwege die Atmung aus, so muss der Patient beatmet werden. Dies kann über eine **Mund-zu-Mund-Beatmung** erfolgen. Dabei werden der Kopf des Patienten in Rückenlage überstreckt und der Unterkiefer angehoben.

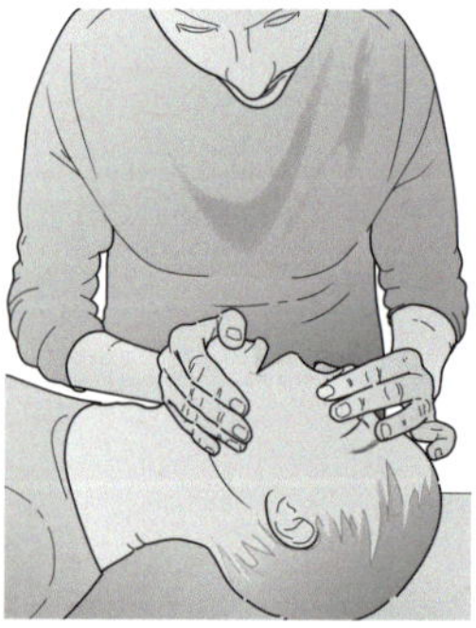

Abb. 1 Mund-zu-Mund-Beatmung

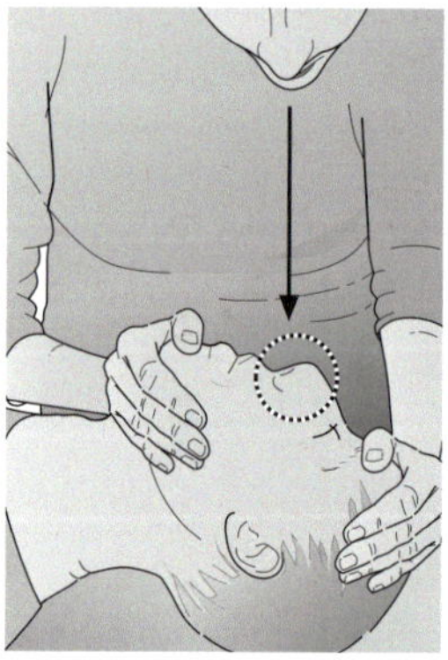

Abb. 2 Mund-zu-Nase-Beatmung

Dann wird mit der einen Hand die Nase des Patienten verschlossen und mit der anderen Hand der Mund des Patienten geöffnet. Der Helfer atmet ein, verschließt mit seinem Mund den Mund des Patienten und gibt seine Atemspende ab (s. Abb. 1). Jede Atemspende sollte so ausreichend sein, dass sich der Brustkorb des Patienten anhebt. Während der Kopf des Patienten überstreckt und sein Kinn angehoben bleiben, dreht der Helfer seinen Kopf zur Seite und lässt die Luft ausströmen. Eine erneute Atemspende folgt.

Bei der **Mund-zu-Nase-Beatmung** wird der Mund des Patienten verschlossen und abgedichtet und die Atemspende erfolgt über die Nase des Patienten (s. Abb. 2). Das Umschließen der Nase des Patienten mit dem Mund des Helfers lässt sich oft leichter bewerkstelligen als das komplette Umschließen des Patientenmundes, sodass im Notfall die Mund-zu-Nase-Beatmung einfacher durchzuführen ist.

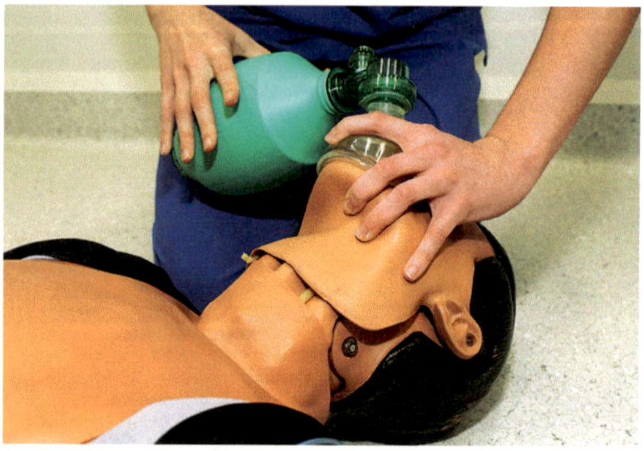

Abb. 3 Beatmung mit Beatmungsbeutel und Maske

Sind ein **Beatmungsbeutel und eine Maske** vorhanden, so kann auch darüber eine Beatmung erfolgen (s. Abb. 3). Hierbei sollte auch wieder der Kopf des Patienten überstreckt werden. Dann wird die Maske fest über Mund und Nase des Patienten aufgesetzt. Das Kinn des Patienten wird mit derselben Hand umfasst und nach oben gezogen. Mit der anderen Hand wird der Beatmungsbeutel zusammengedrückt und Luft dem Patienten zugeführt.

Kreislauf (Circulation)

Falls nach zwei effizienten Atemspenden kein Kreislauf feststellbar ist, muss mit der Herzdruckmassage begonnen werden. Notfallpatienten mit Herzstillstand benötigen beides, Beatmung und Herzdruckmassage, eine Kombination, die als Basismaßnahme der kardiopulmonalen Reanimation (CPR) bezeichnet wird. Wichtig ist bei der Herzdruckmassage die **Thoraxkompression** (Zusammendrücken des Brustkorbes; s. Abb. 4, 5). Dabei geht es darum, den Brustkorb tief genug einzudrücken, damit das Herz ebenfalls komprimiert wird, sodass Blut gefördert und damit zum Fließen gebracht werden kann.

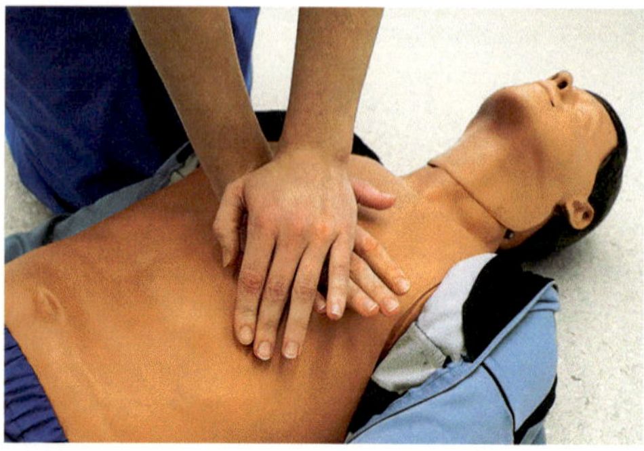

Abb. 4 Durchführung der Thoraxkompression

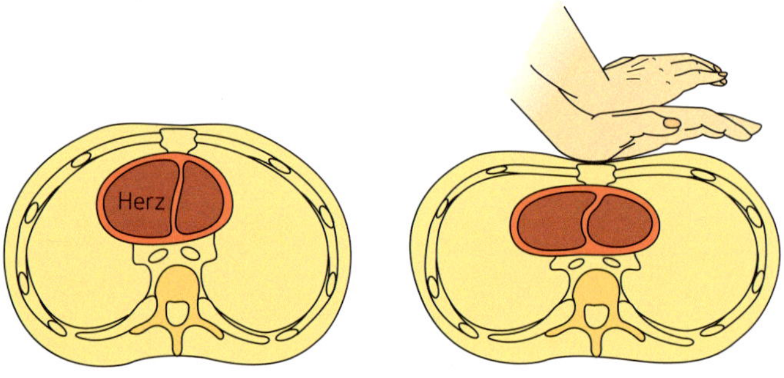

Abb. 5 Effekt der Thoraxkompression

Damit nicht die Unterlage, sondern nur der Thorax (Brustkorb) komprimiert wird, muss der Patient auf einer harten Unterlage liegen. Mit gestreckten Armen und übereinanderliegenden Händen wird mit dem unteren Handballen Druck auf die Mitte des Brustkorbes ausgeübt, sodass dieser 4–5 cm eingedrückt wird. Der Druckpunkt liegt dabei zwei Querfinger über dem unteren Ende des Brustbeins. Im Notfall reicht es aber aus, in der Mitte der Brust zu komprimieren. Die Frequenz sollte 100 Kompressionen pro Minute betragen.

Als erste Maßnahme führt man 30 Kompressionen durch. Dann muss beatmet werden. Der empfohlene Rhythmus beträgt 30-mal Herzmassage und zweimal beatmen.

Ist man bei der Reanimation allein, so muss man zwischen Herzdruckmassage und Beatmung wechseln. Sind zwei Helfer vorhanden, so beatmet einer und der andere führt die Herzdruckmassage durch. Nach ca. 20- bis 30-minütiger erfolgloser Reanimation ist eine Fortführung zu überdenken.

Im Jahr 2005 wurden neue Richtlinien zur kardiopulmonalen Reanimation von der American Heart Association (AHA) und der European Council Resuscitation (ERC) herausgebracht (s. Abb. 1). Darauf folgten 2006 neue Empfehlungen in Deutschland. Jetzt wird sofort mit der Thoraxkompression begonnen, noch vor der Beatmung, um eine minimale Perfusion (Durchblutung) von Herz und Gehirn zu erreichen. Das Aufsuchen des Druckpunktes bei der Thoraxkompression wird vereinfacht, da sich gezeigt hat, dass das Aufsetzen der Hände in der Mitte des Brustkorbes ausreicht.

Man spricht bei den oben genannten Maßnahmen von den **Basismaßnahmen** der Reanimation oder auch vom basic life support (BLS).

Neben diesen Basismaßnahmen können noch sogenannte **erweiterte Maßnahmen**, advanced life support (ALS), erforderlich sein. Dazu gehört z. B. die **Defibrillation** (s. Abb. 2). Zeigt ein Patient ein Kammerflimmern, bei dem der Herzmuskel unkoordinierte schnelle Kontraktionen durchführt, so kann mit der Defibrillation das Flimmern beendet werden.

Der Defibrillator ist ein Gerät, welches durch Stromstöße wieder eine normale elektrische Erregung des Herzmuskels und damit wieder einen normalen Rhythmus herbeiführt. Da damit jedoch noch keine ausreichende Pumpwirkung des Herzens verbunden ist, müssen die Basismaßnahmen weiter durchgeführt werden. Es gibt heute schon halbautomatische und vollautomatische Defibrillatoren, deren Handhabung und Einsatz sogar von einem Laien machbar sind (s. Abb. 3). Die vollautomatischen Defibrillatoren geben den Stromstoß automatisch anhand des ermittelten EKGs ab. Die Diagnose der Herzrhythmusstörung und damit die Indikation zur Defibrillation wird dem Anwender dabei abgenommen. Vollautomatische Defibrillatoren sind deshalb oft in öffentlichen Einrichtungen, seltener in Zahnarztpraxen zu finden. Der halbautomatische externe Defibrillator führt die EKG-Analyse selbstständig durch und der Anwender muss nur noch die Schocktaste drücken.

Eine weitere erweiterte Maßnahme ist der Einsatz eines **Schrittmachers**.

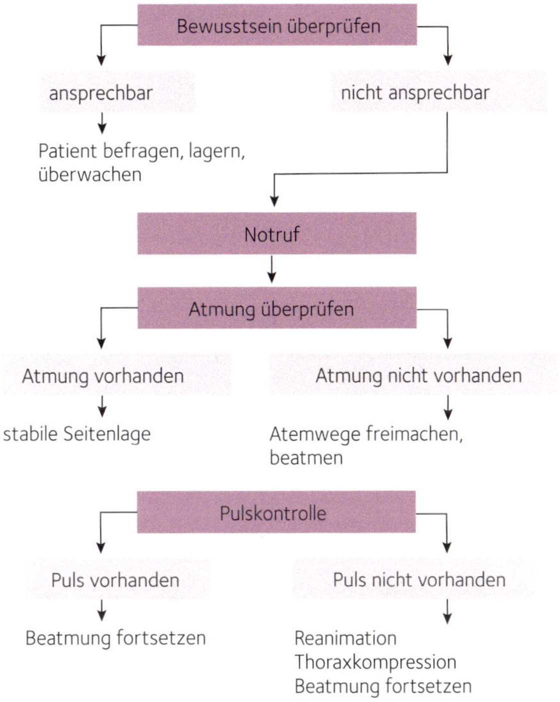

Abb. 1 Erste-Hilfe-Maßnahmen – Verlaufsdiagramm

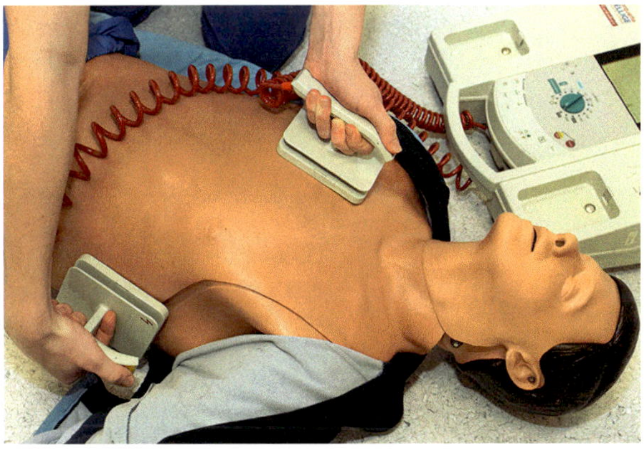

Abb. 2 Defibrillation

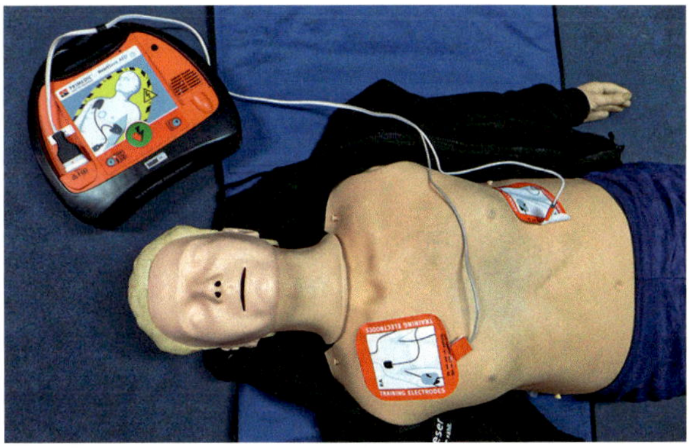

Abb. 3 Automatischer Defibrillator

Basismaßnahmen der Reanimation (basic life support)
– Atemspende (2×) – Herzdruckmassage (30×)
Erweiterte Maßnahmen (advanced life support)
– Defibrillation – Schrittmacher

Tab. 1 Zusammenfassung: Basismaßnahmen und erweiterte Maßnahmen

Reanimation bei Kindern

Im Prinzip läuft die Reanimation bei Kindern wie bei Erwachsenen ab.

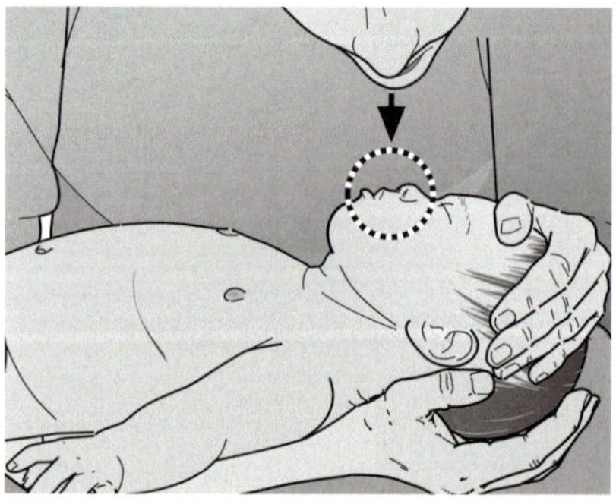

Abb. 1 Mund-zu-Mund-Nase-Beatmung

Aufgrund der kleineren Anatomie von Kindern sind jedoch geringe Abweichungen notwendig. Bei der Reanimation von Kindern wird unterschieden zwischen Säuglingen bis zu zwölf Monaten und Kindern über zwölf Monate bis zur Pubertät. Da bei Kindern häufig die Ursache des Kreislaufstillstandes eine Störung der Atmung ist, wird empfohlen, vor Beginn der Herzdruckmassage fünfmal eine Atemspende zu geben.

Die Beatmung erfolgt über Mund und Nase gleichzeitig (s. Abb. 1). Die Herzdruckmassage wird bei Kindern nur mit einem Handballen, bei Säuglingen mit zwei Fingern durchgeführt. Eine andere Möglichkeit ist, den Säugling mit beiden Händen zu umfassen und mit den Daumen die Thoraxmassage durchzuführen. Die Drucktiefe entspricht einem Drittel des Brustkorbumfanges.

6.3 Notfälle bei bestimmten Krankheitsbildern

Die meisten Notfälle ereignen sich in der Freizeit (beim Sport), zu Hause, im Beruf und auf den Straßen. Da es die unterschiedlichsten Arten von Notfällen gibt, wird im Folgenden auf die Notfälle eingegangen, die in einer Zahnarztpraxis vorkommen können.

6.3.1 Verlegung der Atemwege durch Aspiration

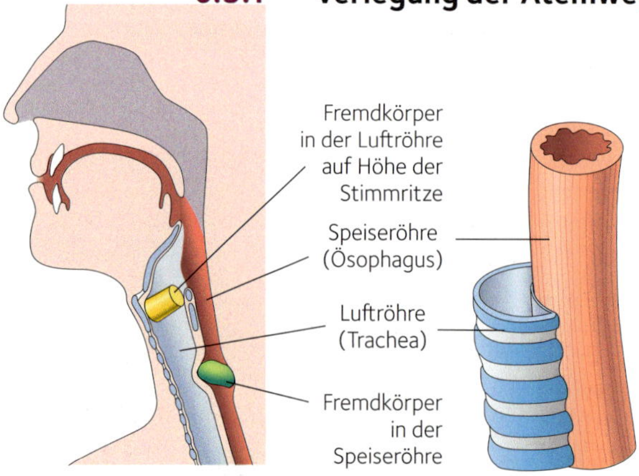

Abb. 2 Fremdkörperaspiration. Unterschieden werden Einengung der Trachea durch einen (großen) Fremdkörper in der Speiseröhre und die Aspiration im engeren Sinne – die Verlegung der Atemwege durch Fremdkörper in der Luftröhre.

Eine Verlegung der Atemwege kann in der Zahnarztpraxis vorkommen. Es können Fremdkörper wie Abformmaterialien, Kronen, Zähne, Zahnteile oder Wurzelkanalinstrumente aspiriert werden. Es empfiehlt sich gerade deshalb, bei bestimmten zahnärztlichen Maßnahmen wie bei einer endodontischen Behandlung mit Kofferdam zu arbeiten. Typische Symptome sind Hustenanfälle, schnelle Atembewegungen, Würgereiz, Erstickungsgefühl, blasse Haut. Die Erste Hilfe besteht darin, den Patienten zu beruhigen, die Atemhindernisse zu beseitigen, einengende Kleidung zu öffnen und den Patienten aufzufordern, auszuhusten. Eine weitere Maßnahme ist die Gabe von Sauerstoff. Wird der Patient bewusstlos, zeigen sich Atem- und Kreislaufstillstand, so ist umgehend mit den Basismaßnahmen zu beginnen und der Notarzt zu rufen.

6.3.2 Hyperventilation

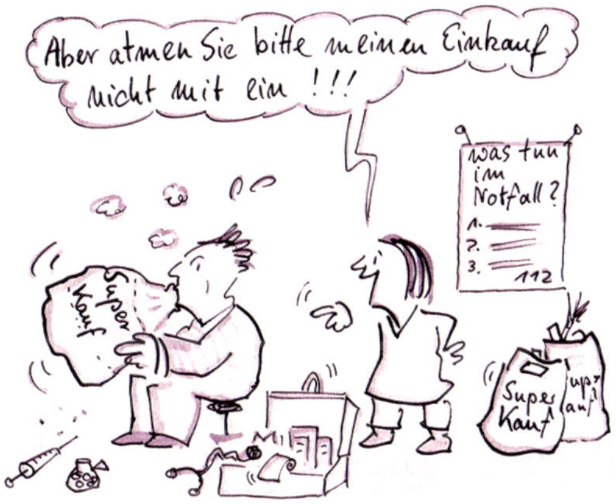

Eine Hyperventilation ist eine übermäßige Atmung, bei der die Atemfrequenz auf 40 Atemzüge pro Minute erhöht sein kann. Ursachen sind Angst und psychische Anspannung – nicht untypisch bei Patienten in der Zahnartpraxis. Durch das vermehrte Abatmen von Kohlendioxid (CO_2) kommt es zu Kribbeln im Bereich der Haut und Krämpfen mit typischer Pfötchenstellung der Hände bis hin zur Bewusstlosigkeit.

Die Erste Hilfe besteht in einer Beruhigung und Ablenkung des Patienten. Der Patient sollte zu ruhigem, langsamem und normal tiefem Atmen angeleitet werden.

Hilft dies nichts, so muss der Rückatmungsversuch über eine Plastiktüte unternommen werden. Dadurch atmet der Patient seine Ausatemluft und damit das zu viel abgeatmete CO_2 wieder zurück. Besser noch als die Therapie einer Hyperventilation ist ihre Vorbeugung. Hier liegt es am Praxisteam, dem Patienten die Angst zu nehmen.

6.3.3 Asthma bronchiale

Beim Asthma bronchiale handelt es sich um eine Atemwegserkrankung, die durch eine anfallsartig auftretende Verengung der Atemwege gekennzeichnet ist. Die Ursache kann allergischer und nicht-allergischer Art sein. Die Patienten haben v. a. Probleme bei der Ausatmung, die durch eine Atemwegsverengung behindert ist. Sie bekommen Atemnot und Angst. Ihre Haut wird kalt und schweißnass. Sie husten, Puls und Blutdruck steigen. Lebensbedrohlich ist der sogenannte Status asthmaticus, ein Asthmaanfall, der längere Zeit anhält. Die Erste Hilfe besteht in einer Beruhigung des Patienten und sitzender Lagerung mit erhöhtem Oberkörper. Oft haben die Patienten ihr „Asthmaspray" dabei, bei dessen Anwendung man ihnen helfen sollte. In diesen Aerosolen sind Medikamente enthalten, die die Bronchien weit stellen.

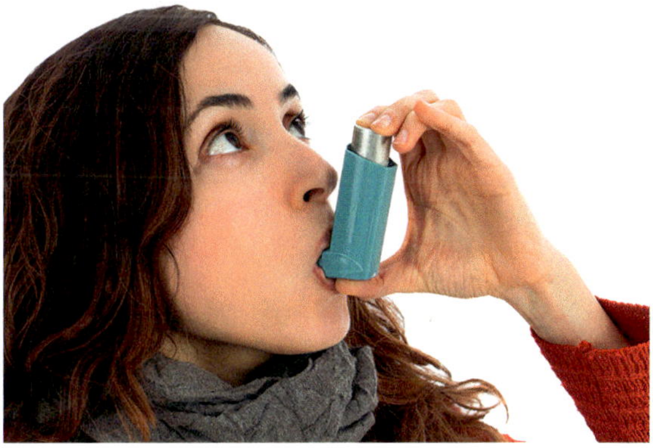

Abb. 1 Anwendung eines Dosieraerosols („Asthmaspray")

6.3.4 Synkope

Unter Synkope versteht man eine kurzfristige, meist spontan sich rückbildende Bewusstlosigkeit. Man spricht auch von einer Ohnmacht. Sie kann durch unterschiedliche Faktoren ausgelöst werden. Grundsätzlich ist die Ursache der Bewusstlosigkeit eine Minderdurchblutung des Gehirns. Von **vasovagaler Synkope** spricht man, wenn es durch eine psychische Belastung wie Angst vor einem zahnärztlichen Eingriff zu einer Weitstellung der Gefäße kommt. Dies hat einen verminderten Rückstrom des venösen Blutes zum Herzen zur Folge. Das Gehirn wird nicht mehr ausreichend mit Sauerstoff versorgt. Die Bewusstlosigkeit ist die Folge. Bei der **orthostastischen Synkope** kommt es durch plötzliches Aufstehen nach längerem Liegen zu einer Minderdurchblutung des Gehirns mit Schwindel.

Die typischen Symptome einer Synkope sind Puls- und Blutdruckabfall (Hypotonie), Blässe, kalter Schweiß und Benommenheit. Die Erste Hilfe besteht in einer Flachlagerung des Patienten. Die Beine sollten dabei erhöht gelagert werden, damit das Blut zum Gehirn zurückfließen kann (Autotransfusion) (s. Abb. 2). Sauerstoffzufuhr und feucht-kalte Tücher auf Stirn und Nacken helfen zusätzlich. Weitere Maßnahmen sind meist nicht erforderlich. Der Patient kommt von selbst wieder zu sich. Als vorbeugende Maßnahme ist es sinnvoll, dem Patienten die Angst zu nehmen und ihn zu beruhigen.

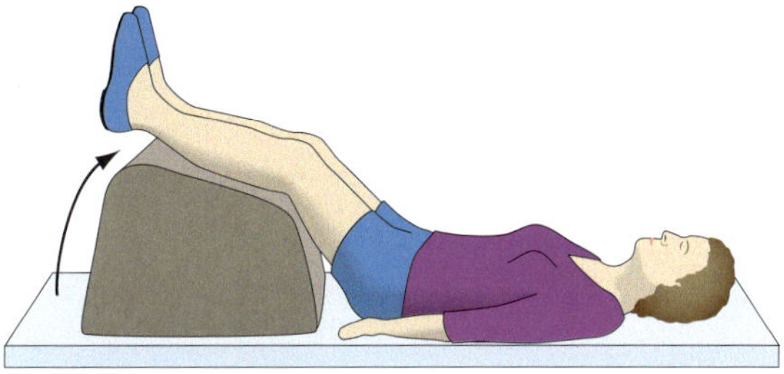

Abb. 2 Autotransfusion

6.3.5 Koronare Herzkrankheit, Angina pectoris, Herzinfarkt

Herzkranzgefäße, S. 246

Bei der koronaren Herzkrankheit sind die ›Herzkranzgefäße durch eine Arteriosklerose verengt (s. Abb. 1). Als Risikofaktoren der Arteriosklerose gelten Bluthochdruck, Fettstoffwechselstörungen, Zigarettenrauchen, Diabetes mellitus und Fettsucht. Weitere Risikofaktoren sind Stress und Bewegungsmangel. Lokale Durchblutungsstörungen des Herzmuskels treten jedoch erst bei einer Einengung der Koronararterien auf über 50 % ihres Durchmessers auf.

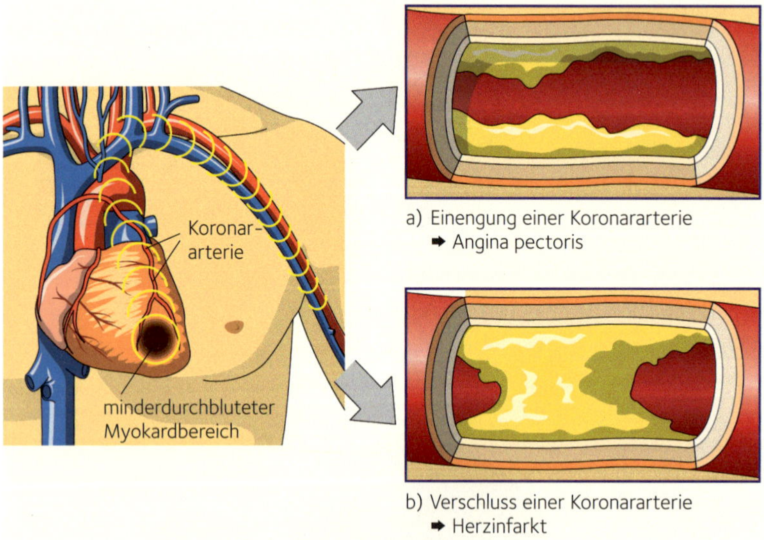

Abb. 1 Koronare Herzkrankheit: Angina pectoris und Herzinfarkt

Bei einer weiteren Einengung kommt es zu einer **Angina pectoris** (Enge auf der Brust).

Sind einzelne oder mehrere Koronararterien vollständig verschlossen, so kann das von diesem Gefäß versorgte Areal nicht mehr mit Sauerstoff versorgt werden. Eine Nekrose (Zelltod) von Herzmuskelgewebe ist die Folge. Man spricht jetzt von einem **Herzinfarkt**. Abhängig vom Ausmaß der Nekrose endet der Herzinfarkt sofort tödlich oder er kann überlebt werden. Die Angina pectoris stellt die Vorstufe des Herzinfarktes dar.

Folgende **Symptome** sind sowohl bei Angina pectoris als auch beim Herzinfarkt möglich: Der Patient klagt über Schmerzen und über ein Engegefühl im Bereich der Brust (s. Abb. 2). Die Schmerzen strahlen häufig in den linken Arm und Hals aus, können aber auch in Bauch und Rücken ausstrahlen. Die Patienten zeigen eine schnelle Atmung, eine erhöhte Herzfrequenz, Angst, Unwohlsein und kalten Schweiß.

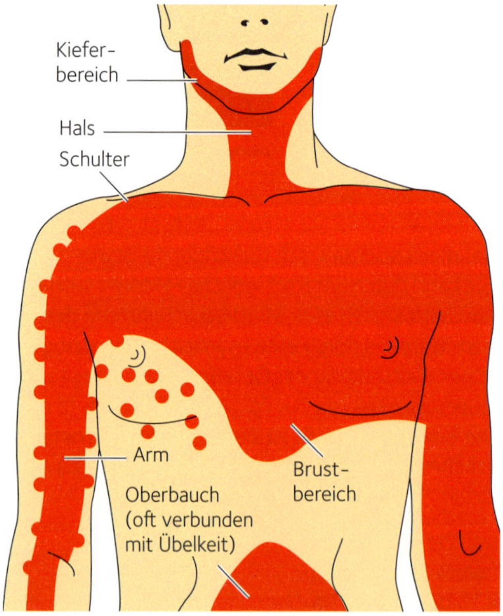

Abb. 2 Schmerzzonen bei Angina pectoris und Herzinfarkt

Beim Herzinfarkt sind die Symptome ausgeprägter; die Schmerzen nehmen das Ausmaß eines Vernichtungsschmerzes an, die Angst reicht bis zur Todesangst. Es kommt zu Übelkeit, Erbrechen, Kurzatmigkeit, Hyperventilation, Blutdruckabfall und Zyanose (Blaufärbung der Haut und Lippen).

Defibrillation, S. 261

Die häufigste Frühkomplikation des Herzinfarktes ist das Kammerflimmern, das durch ›Defibrillation beseitigt werden kann.

Erste Hilfe bei Patienten mit Angina pectoris

Der Patient sollte zur Entlastung des Herzens in halbsitzender Position gelagert werden. Wichtig ist die Beruhigung des Patienten. Der Notarzt muss gerufen werden. Sauerstoff sollte dem Patienten zugeführt werden (z.B. Fenster öffnen). Von dem Nitrolingual®-Spray, das diese Patienten meist bei sich haben, sollten dem Patienten zwei Hübe unter die Zunge gegeben werden (s. Abb. 1). Diese sublinguale ›Applikation bewirkt eine schnelle Resorption (Aufnahme) des Medikamentes und damit einen schnellen Wirkungseintritt. Es kommt zur Erweiterung der Koronararterien.

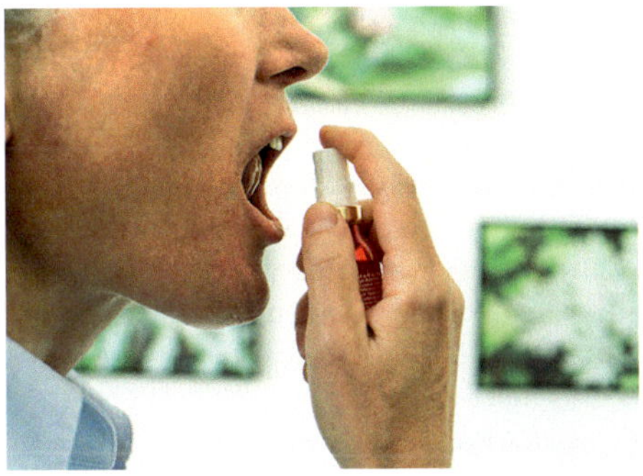

Abb. 1 Anwendung Nitrolingual® N-Spray (Nitro-Spray)

Applikation, S. 319

Erste Hilfe bei Patienten mit Herzinfarkt

Man sollte sofort den Notarzt rufen. Der Patient muss mit erhöhtem Oberkörper gelagert werden. Beengende Kleidung muss geöffnet oder entfernt werden. Der Notarzt wird Sauerstoff und Schmerzmittel zur Senkung des Sauerstoffverbrauchs verabreichen. Der Patient muss so schnell wie möglich ins Krankenhaus gebracht werden. Überlebt der Patient einen Herzinfarkt, so wird er häufig zur Vorbeugung weiterer Infarkte ASS (Acetylsalicylsäure) einnehmen müssen, welches zu einer „Verdünnung des Blutes" beiträgt.

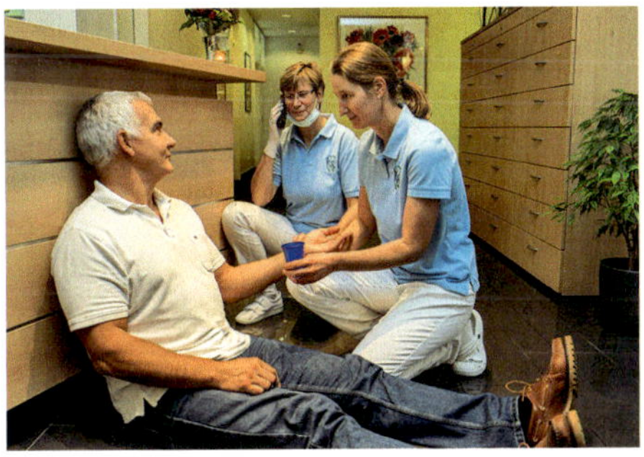

Abb. 2 Erste Hilfe bei Herzinfarkt: Lagern des Patienten mit erhöhtem Oberkörper, Notarzt rufen

6.3.6 Schlaganfall

Der Schlaganfall, auch Apoplex bzw. apoplektischer Insult genannt, ist gekennzeichnet durch eine Minderversorgung des Gehirns mit Sauerstoff. Die Ursache kann ein Verschluss einer Hirnarterie oder eine Blutung im Gehirn sein. Die Symptome sind Kopfschmerzen, Schwindel, Seh- und Sprachstörungen, Halbseitenlähmung und Bewusstseinsstörungen. Anfänglich kann auch nur eine verwaschene Sprache ein Hinweis auf einen Apoplex sein. Bei Verdacht sollte sofort der Notarzt gerufen werden, da hier schnelle Hilfe entscheidend ist.

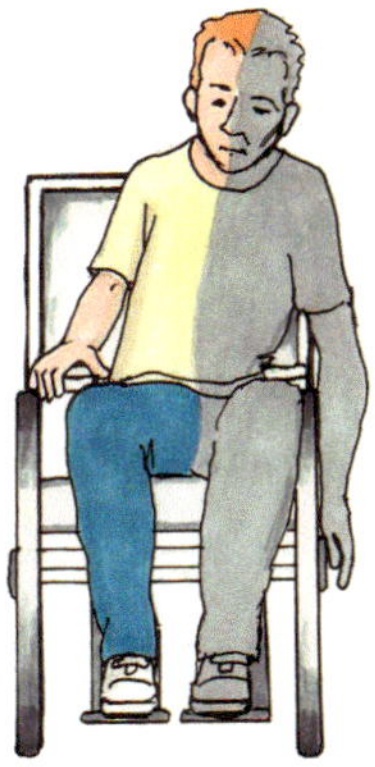

Abb. 3 Halbseitenlähmung

6.3.7 Hypertensive Krise

Unter hypertensiver Krise versteht man einen massiven Blutdruckanstieg auf Werte über 120 mmHg diastolisch. Die systolischen Blutdruckwerte können bis deutlich über 200 mmHg steigen. Bei Belastung, Stress und Angst kann der Blutdruck bei Patienten mit bekannter Hypertonie auf solch stark erhöhte Werte ansteigen, also auch oder gerade bei zahnärztlichen Behandlungen. Die Patienten klagen über heftigsten, plötzlich einsetzenden Kopfschmerz, Übelkeit, Erbrechen, Schwindel und Sehstörungen. Der Blutdruck ist stark erhöht. Die Patienten sollten mit erhöhtem Oberkörper gelagert werden. Bis der Notarzt eintrifft, sollte der Patient beruhigt, der Blutdruck gemessen und Sauerstoff gegeben werden.

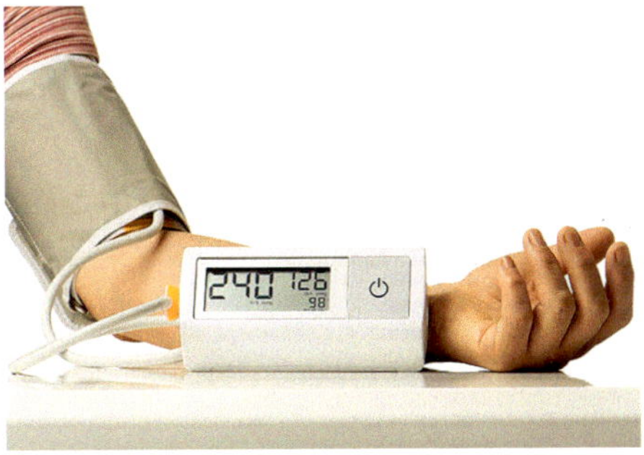

Abb. 4 Eine hypertensive Krise liegt bei diastolischen Blutdruckwerten von über 120 mmHg vor.

6.3.8 Krampfanfälle

Die generalisierte Epilepsie ist eine Erkrankung, die mit Bewusstseinsstörungen und Krampfanfällen einhergeht. Ihre Ursachen sind vielfältig, liegen aber häufig in einer Schädigung des Gehirns. Auslöser können z. B. Schlafmangel und Lichtblitze sein. Daher sollte man bei Patienten mit bekannter Epilepsie die Einstellung des Lichtes am Behandlungsstuhl vorsichtig vornehmen. Dem eigentlichen Krampfanfall kann ein Vorstadium vorausgehen, bei dem der Patient zu Boden stürzt und die Augen verdreht. Während des Krampfanfalls, der einige Minuten dauert, kann sich der Patient einen Zungenbiss zufügen und einnässen. Bei Patienten mit einer Epilepsie sollte man dafür sorgen, dass sich der Patient nicht selbst verletzen kann, indem man ihn auffängt, zu Boden legt und spitze Gegenstände in seiner Nähe entfernt. Während des Krampfanfalls sollte man den Patienten nicht festhalten. Nach dem Anfall fällt der Patient meist in einen Dämmerzustand.

6.3.9 Allergie, anaphylaktischer Schock

Eine Allergie ist eine Überempfindlichkeitsreaktion auf eine körperfremde Substanz. Heutzutage können sehr viele Stoffe wie Lebensmittel, Medikamente, Staub oder Insektengifte eine Allergie auslösen. Auch Nickel, welches in Schmuck und in KFO-Bändern enthalten ist, kann Allergien hervorrufen. In der Zahnarztpraxis sind außerdem Allergien auf Antibiotika wie Penicillin, Lokalanästhetika oder Latex (in den Handschuhen) zu beachten. Die Anzahl der Patienten mit Allergien nimmt immer mehr zu. Kennt man das Allergen, die allergieauslösende Substanz, so sollte man sie meiden. Die Erhebung einer ❯Anamnese ist in diesem Zusammenhang äußerst wichtig.

Anamnese, S. 61

Zunächst zeigt sich die Allergie in Form einer Hautreaktion mit Ausschlag und Juckreiz. Diese Form der Allergie ist nicht lebensbedrohlich. Kommt es zu einer plötzlich eintretenden, lebensbedrohlichen Unverträglichkeitsreaktion mit schweren Kreislaufstörungen, so spricht man von einem anaphylaktischen Schock. Einer Hautreaktion folgen allgemeine Symptome wie Pulsanstieg, schwerer Blutdruckabfall, Schwindel, Atemnot, Bewusstseinstrübung und schließlich Atem- und Kreislaufstillstand. Der Notarzt ist sofort zu rufen. Die Allergenzufuhr muss gestoppt, Sauerstoff zugeführt werden. Bei Kreislaufstillstand muss mit der kardiopulmonalen Reanimation begonnen werden.

6.3.10 Diabetes mellitus

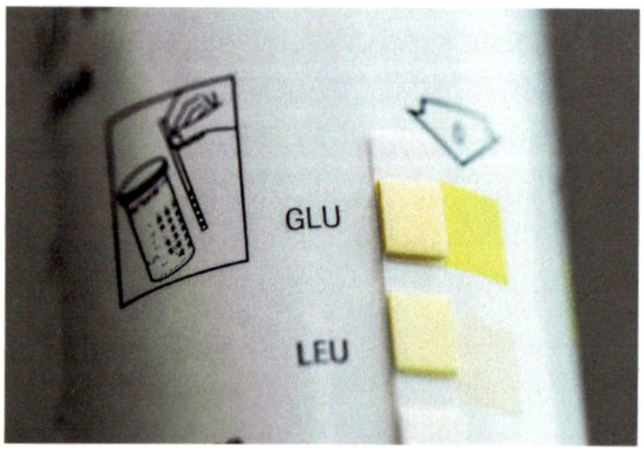

Abb. 1 Glukoseteststreifen zur Untersuchung des Urins

Wörtlich übersetzt bedeutet Diabetes mellitus (Zuckerkrankheit) honigsüßer Harn. Dies bezieht sich auf die Feststellung einer Zuckerkrankheit im Harn. Vor den heute üblichen Teststreifen (s. Abb. 1) wurde der Urin durch Abschmecken auf Zucker untersucht und dadurch die Diagnose Diabetes gestellt.

Die Bauchspeicheldrüse (Pankreas) produziert normalerweise Insulin, ein Hormon, welches den Blutzuckerspiegel senkt. Beim Diabetes mellitus liegt eine Stoffwechselkrankheit vor, die mit einem erhöhten Blutzuckerspiegel einhergeht. Dieser beruht auf einem absoluten oder relativen Insulinmangel.

Man unterscheidet dabei zwei Formen von Diabetes, den Typ-I-Diabetes und den Typ-II-Diabetes.

Beim **Typ-I-Diabetes** sind die Zellen, die Insulin produzieren, zerstört. Es liegt also ein absoluter Insulinmangel vor. Die Patienten müssen sich Insulin spritzen. Das Insulin wird **subkutan** (unter die Haut) im Bereich des Oberschenkels oder des Bauches gespritzt. Um die genaue Dosis des benötigten Insulins festzulegen, müssen die Patienten mehrmals täglich den Blutzuckerwert bestimmen. Dazu eignen sich Blutzuckertests, die der Patient selbst anwenden kann (s. Abb. 1). Diese Tests sind auch in der Zahnarztpraxis eine schnelle Hilfe bei Notfällen, bei denen die Ursache einer Bewusstlosigkeit nicht ganz klar ist.

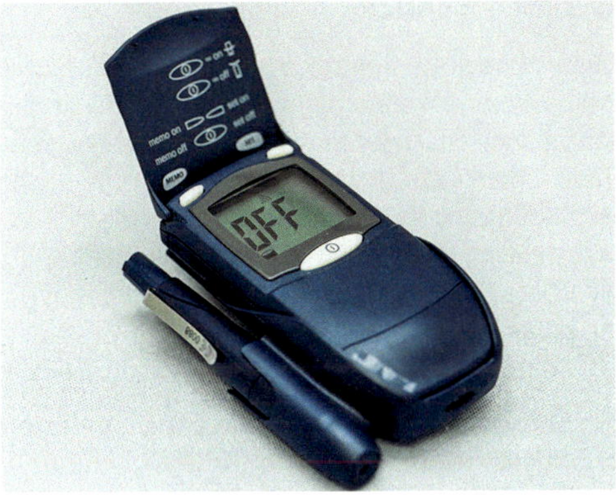

Abb. 1 Schnelltestgerät zur Bestimmung des Blutzuckerspiegels

Diabetes mellitus Typ I betrifft v. a. jüngere Patienten, die eher schlank sind. Sie leiden unter starkem Durst und scheiden große Mengen Urin aus. Nur ca. 10 % der Diabetiker leiden an Typ-I-Diabetes, 90 % sind **Typ-II-Diabetiker**. Dies sind meist ältere Patienten mit Übergewicht. Es hat sich bei ihnen eine Insulinresistenz entwickelt, d. h., Insulin wird von den Pankreaszellen noch produziert, hat aber nicht mehr die blutzuckersenkende Wirkung. Zunächst können diese Patienten mit Tabletten behandelt werden. Falls dies nicht ausreicht, muss auch hier zusätzlich Insulin gespritzt werden. Das Alter der Typ-II-Diabetiker wird in Zukunft weiter sinken, ihre Zahl wird steigen. Ausgelöst durch ungesunde Ernährung und mangelnde Bewegung, entwickeln auch immer mehr Kinder und Jugendliche einen Typ-II-Diabetes.

Der Nüchtern-Blutzucker liegt beim Gesunden nicht über 120 mg/dl. Neben der Maßeinheit mg/dl existiert auch die Einheit mmol/l. Dabei ist 1 mg/dl 0,055 mmol/l. Diabetiker weisen Werte auf, die über 120 mg/dl bzw. 6,6 mmol/l liegen. Man spricht dann auch von einer **Hyperglykämie** (zu viel Zucker im Blut). Die dauerhaft hohen Blutzuckerwerte schädigen langfristig Nieren, Augen, Nerven und das Herz. Deshalb ist ein gut eingestellter Blutzucker das oberste Ziel der Diabetesbehandlung, um Folgeschäden zu vermeiden.

Zu Komplikationen kann es bei zu hohen und bei zu niedrigen Blutzuckerwerten kommen. Diese Formen der Stoffwechselentgleisung nennt man **Hypoglykämie** (zu wenig Zucker im Blut) und Hyperglykämie. Unbehandelt können sie tödlich enden.

Hypoglykämien äußern sich durch Zittern, Unruhe, Konzentrationsstörungen und Aggressivität. Auch bei Gesunden können solche Symptome auftreten, die sich durch eine Essenszufuhr beheben lassen. Bei Diabetikern, die z. B. zu viel Insulin gespritzt haben, schreiten die o. g. Symptome jedoch rasch voran und führen schnell zu Bewusstseinsstörungen mit Kollaps bis hin zu Krampfanfällen und Koma. Die lebensrettende Sofortmaßnahme besteht in einer Glukosezufuhr. Anfangs kann dies oral erfolgen, indem Traubenzucker in die Wange gesteckt wird, wo er schnell ins Blut aufgenommen wird. Bei fortgeschrittenen Fällen ist eine Glukoseinfusion unumgänglich. Der Notarzt muss rasch gerufen werden.

Patienten mit einer Hyperglykämie wirken verwirrt und schläfrig. Mit zunehmendem Blutzucker kommt es auch hier zu Bewusstseinsstörungen. Wird nicht behandelt, so führt dies zum Koma und letztendlich zum Tod. Da das hypoglykämische vom hyperglykämischen Koma nur schwer zu unterscheiden ist, kann man versuchsweise mit kleinen Gaben von Zucker keinen Fehler machen. Besser und sicherer ist jedoch die Blutzuckerbestimmung aus einem Tropfen Blut mittels Schnelltest.

HINWEIS

In der Zahnarztpraxis ist zur Vermeidung solcher Zwischenfälle ein spezielles Patientenmanagement empfehlenswert. Diabetiker sollten nie nüchtern einbestellt werden. Dauert der Eingriff länger, so ist für ausreichende Pausen zu sorgen, in denen der Patient seinen Blutzucker kontrollieren und darauf entsprechend reagieren kann.

6.3.11 Schock

Unter Schock versteht man ein akutes Kreislaufversagen, bei dem der Körper den Durchblutungsbedarf einzelner oder aller Organe nicht mehr decken kann. Es kommt zu einem Sauerstoffmangel im Gewebe, was zu Bewusstlosigkeit bis hin zum Organversagen und damit zum Tode führen kann. Typische **Symptome** eines Schocks sind:

- Blutdruckabfall unter 80 mmHg systolisch
- schneller, immer schwächer werdender Puls
- Blässe
- kalter Schweiß
- ungewöhnliches psychisches Verhalten, Teilnahmslosigkeit

Ein Schock kann viele **Ursachen** haben. Entsprechend werden folgende **Schockformen** unterschieden: **Volumenmangelschock, anaphylaktischer Schock, kardiogener Schock** und **septischer Schock**. Der Volumenmangelschock kommt durch Blutverluste oder auch durch starkes Erbrechen und Durchfall zustande. Beim anaphylaktischen Schock liegt eine allergische Reaktion auf Medikamente, Gifte oder Nahrungsmittel zugrunde. Der kardiogene Schock ist gekennzeichnet durch ein Pumpversagen des Herzens, z. B. bei einem Herzinfarkt. Beim septischen Schock führen Gifte von Mikroorganismen zu einer Gefäßweitstellung.

Anfangs versucht der Körper, durch Adrenalinausschüttung die Durchblutung zu sichern und damit den eingetretenen Zustand zu kompensieren (auszugleichen). Die Dekompensation erfolgt dann jedoch oft plötzlich: Zu einem späteren Zeitpunkt kann jedoch das Gegenteil der Fall sein und der Körper schafft diesen Ausgleich dann nicht mehr.

Die Erste Hilfe besteht darin, den Patienten zu beruhigen und ihn in Schocklage zu bringen (s. Abb. 1). Bei allen Schockformen bis auf den kardiogenen Schock werden Oberkörper und Kopf flach, die Beine hoch gelagert. Hierdurch kann das in den Beinvenen versackte Blut in den Körperkreislauf zurückgelangen. Dies hilft, den Blutdruck aufrechtzuerhalten.

Die Schockursache sollte, sofern möglich, beseitigt werden, z. B. indem bei einer Blutung diese gestillt wird.

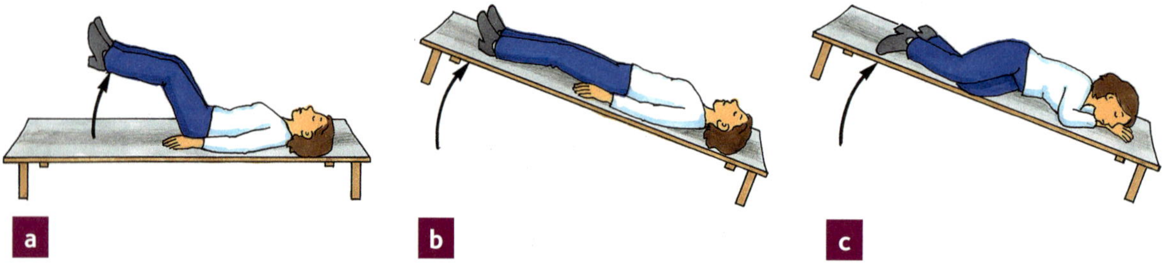

Abb. 1 Schocklage . a) und b) bei ansprechbaren Patienten; c) bei bewusstlosen Patienten

6.3.12 Schwangerschaft

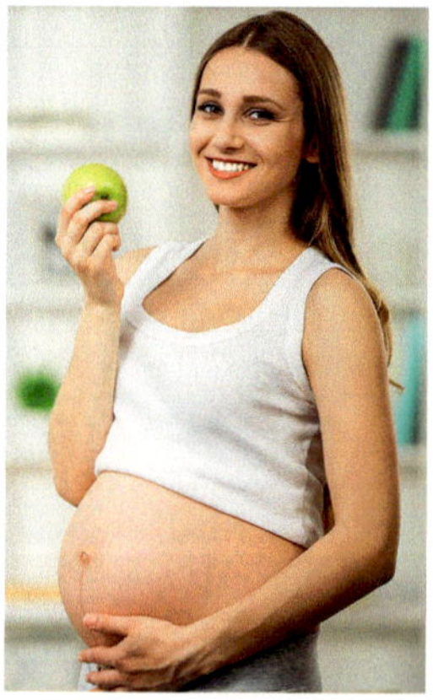

Während der Schwangerschaft sollten größere zahnärztliche Eingriffe nicht durchgeführt werden. Grundsätzlich ist der Embryo in den ersten drei Monaten einer Schwangerschaft am anfälligsten für Missbildungen. Bei Lokalanästhetika sollte Adrenalin in keiner höheren Konzentration als 1 : 200 000 verwendet werden. Im letzten Schwangerschaftsdrittel ist auf die Lagerung der Patientin zu achten. Beim sogenannten Vena-cava-Kompressionssyndrom kann bei Rückenlage der Patientin durch den Druck der Gebärmutter auf die untere Hohlvene der Rückstrom des Blutes verschlechtert sein. Röntgenuntersuchungen sind nur bei strenger Indikationsstellung angebracht.

6.4 Notfälle bei zahnmedizinischen Maßnahmen

6.4.1 Komplikationen bei Lokalanästhetika

Lokalanästhetika können systemische Komplikationen, die den gesamten Körper betreffen, hervorrufen. Der den ›Lokalanästhetika häufig zugesetzte Vasokonstriktor Adrenalin kann einen Blutdruckanstieg, eine Tachykardie (erhöhte Pulsfrequenz) und Herzrhythmusstörungen auslösen. Bei Patienten mit koronarer Herzerkrankung, Hypertonie und tachykarden Herzrhythmusstörungen sollte Adrenalin vermieden werden. Adrenalin ist ein Hormon der Nebenniere. Es führt zu einer Gefäßkontraktion und daher zu einem Blutdruckanstieg.

Lokalanästhetika, S. 196

Daneben sind auch allergische Reaktionen auf Lokalanästhetika möglich. Dabei ist es besonders wichtig, diese durch die Erhebung einer aktuellen ›Anamnese zu vermeiden. Bei einer Überdosierung des Lokalanästhetikums kann es zu Vergiftungen, sogenannten Intoxikationen, kommen.

Anamnese, S. 61

6.4.2 Infektiologische Notfälle

Zu den infektiologischen Notfällen gehören Stich- und Schnittverletzungen mit Instrumenten, welche mit Krankheitserregern (z. B. Hepatitis-B- oder Hepatitis-C-Viren, HI-Viren) kontaminiert sind. Man sollte durch Ausdrücken der Wunde eine verstärkte Blutung herbeiführen und die Wunde desinfizieren. Diese Postexpositionsprophylaxe dient dazu, die Erreger auszuschwemmen. Die Vorstellung bei einem ›Durchgangsarzt ist notwendig, der auch eine sofortige Blutabnahme zur Feststellung des immunologischen Zustandes durchführt.

Durchgangsarzt, S. 102

6.5 Notfallausstattung

Die Notfallausstattung in einer Zahnarztpraxis sollte allen Mitarbeitern bekannt sein und sich an einem für alle zugänglichen Ort befinden. In einem Notfallkoffer sind dabei die wichtigsten Medikamente und Instrumente vorzufinden. Die ZFA sollte die Instrumente und Medikamente genau kennen, damit im Notfall nicht zu viel wertvolle Zeit mit dem Suchen vergeudet wird.

Wichtig ist die Kontrolle der Medikamente und Instrumente. Wurden Medikamente entnommen, so müssen diese schnellstmöglich ersetzt werden. Haben die Medikamente ihr Verfallsdatum überschritten, so müssen sie erneuert werden.

Ein Notfallkoffer (s. Abb. 1) ist mit folgenden Materialien ausgestattet:

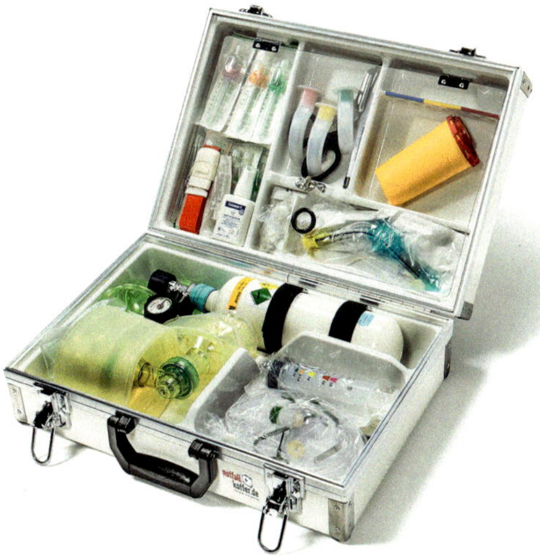

Abb. 1 Notfallkoffer

- Handschuhe verschiedender Größen
- Stethoskop und Blutdruckmessgerät
- Blutzuckermessgerät
- Taschenlampe
- Beatmungsbeutel und -maske
- Sauerstoff
- Endotrachealtuben (werden in der Trachea zur Beatmung platziert)
- Laryngoskop mit verschiedenen Spateln (wird für das Einbringen eines Endotrachealtubus benötigt)
- Guedel-Tuben zum Freihalten der Atemwege
- Führungsstab, Gleitmittel, Beißsschutz (werden u. a. für die Intubation mit einem En-dotrachealtubus benötigt)
- Magill-Zange zur Entfernung von Fremdkörpern
- Stauschlauch, Desinfektionsmittel
- Venenverweilkanülen
- Infusionsbestecke
- Tupfer, Pflaster, Verbandschere
- Einmalspritzen
- Blutabnahmeröhrchen
- Notfallmedikamente wie z. B.
  - Adrenalin
  - Antihistaminika
  - Betablocker
  - Kalzium
  - Kortison
  - Glukoselösung
  - Nitro-Spray
  - Schmerzmittel

TERMINOLOGIE: NOTFÄLLE	
Allergen	Substanz, die Allergien auslöst
Angina pectoris	Enge auf der Brust
Apoplex	Schlaganfall
Circulation (engl.)	Kreislauf
Epilepsie (griech. epilepsia = Fallsucht)	anfallsartige Funktionsstörung des Gehirns, die mit Bewusstseinsverlust und Krämpfen einhergehen kann
Hyperglykämie	zu viel Zucker im Blut
hypertensive Krise	massiver Blutdruckanstieg
Hypoglykämie	zu wenig Zucker im Blut
kardiopulmonal	Herz und Lunge betreffend
Perfusion	Durchströmung einzelner Organe mit Blut
Reanimation	Wiederbelebung
Synkope	Ohnmacht
Tachykardie	zu hohe Pulsfrequenz
Thoraxkompression	Ausüben von Druck auf den Brustkorb
Vasokonstriktor	Vasokonstringens; Substanz zur Gefäßverengung
Zyanose	Blaufärbung der Haut und Lippen

AUFGABEN

1 Wie wird der Patient in die stabile Seitenlage gebracht?

2 Was versteht man unter kardiopulmonaler Reanimation?

3 Wie verhält man sich bei einer Synkope?

4 Welche Maßnahmen ergreifen Sie bei einer Hypoglykämie?

5 Definieren Sie den Begriff Schocklage.

Chirurgische Behandlungen begleiten

LF 8

1 Einführung in die zahnärztliche Chirurgie
2 Allgemeiner Behandlungsablauf und chirurgische Instrumente
3 Chirurgische Eingriffe
4 Arzneimittellehre

1 Einführung in die zahnärztliche Chirurgie

1.1 Chirurgische Eingriffe

Der häufigste chirurgische Eingriff in einer zahnärztlichen Praxis ist das Ziehen (die Extraktion) eines Zahnes. Zur zahnärztlichen Chirurgie gehören daneben noch weitere Eingriffe:

- operative Zahnentfernung
- Verschluss einer Mund-Antrum-Verbindung
- Wurzelspitzenresektion
- Operation einer Zyste
- Behandlung von Abszessen (durch Inzision)
- Exzision
- Hemisektion (Teilextraktion) und Prämolarisierung
- Implantation
- Sinuslift
- Sequestrotomie
- präprothetische chirurgische Eingriffe
- Behandlung von Verletzungen
- Entfernung von Tumoren
- chirurgische Maßnahmen in Zusammenhang mit der Kieferorthopädie

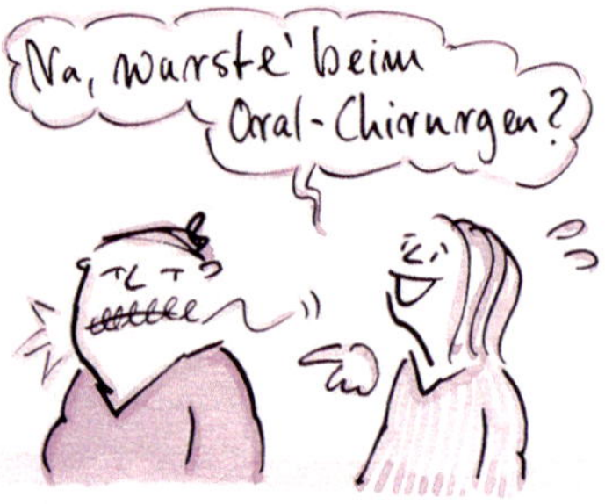

Die chirurgische Behandlung von Parodontalerkrankungen gehört ebenfalls zu den zahnärztlich-chirurgischen Eingriffen, wird jedoch in Lernfeld 10a besprochen.

❯ Siehe hierzu Lernfeld 10a, chirurgische Behandlung von Parodontalerkrankungen, S. 346

Chirurgische Eingriffe werden meist von Spezialisten auf dem operativen Gebiet durchgeführt. **Oralchirurgen** sind Zahnärzte, die eine zusätzliche zahnärztlich-chirurgische Weiterbildung durchlaufen haben. **Mund-, Kiefer- und Gesichtschirurgen** sind sowohl Ärzte als auch Zahnärzte. Sie haben eine mehrjährige kieferchirurgische Facharztausbildung abgeschlossen.

1.2 Indikation und Kontraindikation

Füllungstherapie, S. 159
Krone, S. 465

Zahnärztliche chirurgische Eingriffe sind bei bestimmten Erkrankungen das Mittel der Wahl. Zum Beispiel liegt eine **Indikation** (Heilanzeige) für die Extraktion eines Zahnes vor, wenn er so stark zerstört ist, dass ein Erhalt des Zahnes durch eine ❯Füllung oder ❯Krone nicht mehr möglich ist.
Bei anderen Erkrankungen wird man erst dann einen chirurgischen Eingriff vornehmen, wenn alle Möglichkeiten einer nicht-chirurgischen Behandlung ausgeschöpft sind. Zum Beispiel ist eine ❯Wurzelspitzenresektion angezeigt, wenn mit einer ❯Wurzelkanalfüllung eine Entzündung an der Wurzelspitze nicht behoben werden konnte.

Wurzelspitzenresektion, S. 292
Wurzelkanalfüllung, S. 229

Daneben ist die Kenntnis der wichtigsten **Kontraindikationen** (Gegenanzeigen) für Operationen und nicht-operative Behandlungen von Vorteil. Herz-Kreislauf-Erkrankungen stellen z. B. eine **relative** Kontraindikation für eine Implantation dar. Dies bedeutet, dass die Implantation durchgeführt werden kann, sofern der erwartete Nutzen den zu befürchtenden Schaden aufwiegt. Demgegenüber bedeutet der Begriff **absolute** Kontraindikation, dass eine Behandlung auf keinen Fall durchgeführt werden sollte, da ihre negativen Auswirkungen zu schwerwiegend wären.

TERMINOLOGIE: EINFÜHRUNG IN DIE ZAHNÄRZTLICHE CHIRURGIE	
Indikation (lat. indicatio = Anzeige)	Heilanzeige; Anzeige für eine bestimmte Heilmethode, ein bestimmtes Heilmittel oder eine diagnostische Maßnahme wie z. B. Operationen oder Arzneimittel
Kontraindikation	Gegenanzeige; Umstand, der die Anwendung einer bestimmten Behandlungsmaßnahme verbietet; z. B. bei bestimmten Krankheiten manche Operationen und/oder Arzneimittel

2 Allgemeiner Behandlungsablauf und chirurgische Instrumente

Da die anatomischen Voraussetzungen und die Krankheitsgeschichte bei jedem Patienten anders sind, ist der **Ablauf** eines chirurgischen Eingriffs nie völlig gleich. Die Extraktion ein- und desselben Zahnes kann z. B. bei zwei Patienten sehr unterschiedlich verlaufen. Dennoch laufen chirurgische Eingriffe in typischen Schritten ab, deren Kenntnis für eine ZFA wichtig ist. Aus dem Ablauf der Behandlung ergibt sich, welche Aufgaben die ZFA hat und welche **Instrumente** bereitgelegt werden sollen.
Im Allgemeinen läuft eine chirurgische Behandlung in drei Phasen ab:
- Vorbereitung des Eingriffs
- Durchführung des Eingriffs
- Nachbereitung des Eingriffs

2.1 Vorbereitung von chirurgischen Eingriffen

Vor dem Eingriff ist zur Vermeidung von Zwischenfällen eine aktuelle **Anamnese** zu erheben und die medizinische Diagnostik durchzuführen. Hierbei muss besonders auf Gerinnungsstörungen, wie sie z. B. unter Marcumarisierung auftreten, geachtet werden. Bei der Diagnostik werden vor jedem chirurgischen Eingriff **Röntgenbilder** angefertigt. Sie geben u. a. Auskunft über anatomische Besonderheiten wie etwa den Wurzelverlauf sowie über krankhafte Veränderungen an Zahn und Knochen.

› Siehe hierzu Lernfeld 2, Anamnese, S. 61

HINWEIS

Die Röntgenbilder sollten zur Operation bereitliegen, damit der Operateur sich vor Beginn und evtl. während der Operation daran orientieren kann.

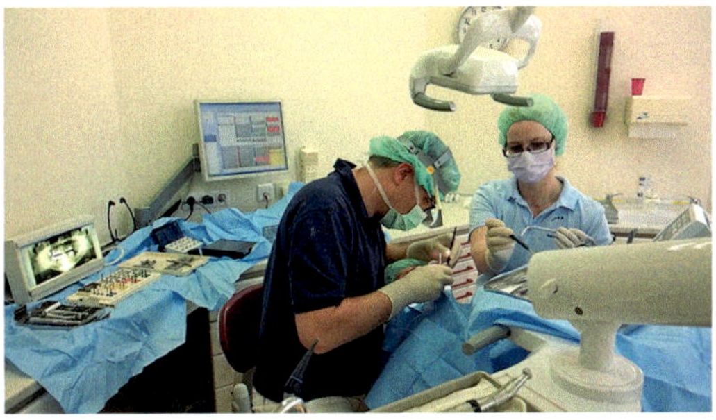

Abb. 1 Zahnärztlich-chirurgischer Eingriff. Das Operationsgebiet und die Schwebetische sind steril abgedeckt.

Außerdem sollte der Patient vor der Operation immer über mögliche Komplikationen der geplanten Operation (auch Blutung, Schwellung, Wundheilungsstörung) von der Zahnärztin **aufgeklärt** werden. Zur rechtlichen Absicherung ist es sinnvoll, die Einverständniserklärung in schriftlicher Form vorzunehmen und sie vom Patienten unterschreiben zu lassen. Auch wenn die Aufklärung aus rechtlichen Gründen in den Aufgabenbereich der Zahnärztin fällt, so sollte die ZFA dennoch die Gründe für den operativen Eingriff, den Behandlungsablauf und die Maßnahmen zur Nachsorge kennen, um auf Fragen des Patienten angemessen eingehen zu können.

Damit die anstehende Operation möglichst komplikationsfrei abläuft, sollten grundsätzlich alle chirurgischen Eingriffe unter sterilen Bedingungen durchgeführt werden.
Dabei werden folgende **Hygienemaßnahmen** ergriffen:
- Das Operationsgebiet wird steril abgedeckt (s. Abb. 1). Um die sterilen OP-Tücher zusammenzuhalten, werden Tuchklemmen benutzt (s. Abb. 2).
- Die Chirurgin und die sogenannte „sterile Assistenz" legen einen Mundschutz und ggf. eine Schutzbrille an, führen eine chirurgische Händedesinfektion durch, ziehen sterile OP-Kleidung an und streifen sterile Handschuhe über. Da die Mundhöhle immer von Keimen besiedelt ist, kann bei kleineren Eingriffen (z. B. bei einer Zahnextraktion) auf die chirurgische Händedesinfektion und das sterile Abdecken des Operationsgebietes verzichtet werden. Eine hygienische Händedesinfektion und unsterile Handschuhe reichen in diesem Falle aus. Die chirurgischen Instrumente und Materialien müssen jedoch steril sein.
- Zur Keimreduktion kann vor dem Eingriff die Mundhöhle mit einer antiseptischen Spüllösung ausgespült werden.

› Siehe hierzu Lernfeld 3, Händedesinfektion, S. 110

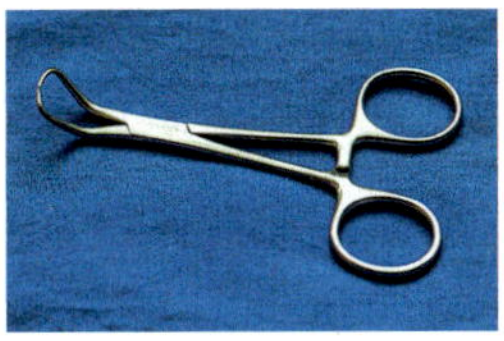

Abb. 2 Tuchklemme nach Backhaus zum Befestigen steriler OP-Tücher

2.2 Durchführung von chirurgischen Eingriffen

Bei den meisten chirurgischen Eingriffen ist zu Beginn der Operation eine **Anästhesie** erforderlich. Oft ist hierzu eine Lokalanästhesie ausreichend, doch bei größeren Eingriffen kann auch eine Narkose (Allgemeinanästhesie) nötig werden.

❯ Siehe hierzu Lernfeld 5, Anästhesie, S. 195

HINWEIS

Da viele Patienten Angst vor dem Eingriff bzw. bereits vor der Anästhesie haben, sollte die ZFA beruhigend auf den Patienten einwirken. Die ZFA kann dem Patienten auch etwas von seiner Angst nehmen, indem sie alle Materialien gut vorbereitet hat und bei der Assistenz ruhig und umsichtig arbeitet.

2.2.1 Assistenz beim Eingriff

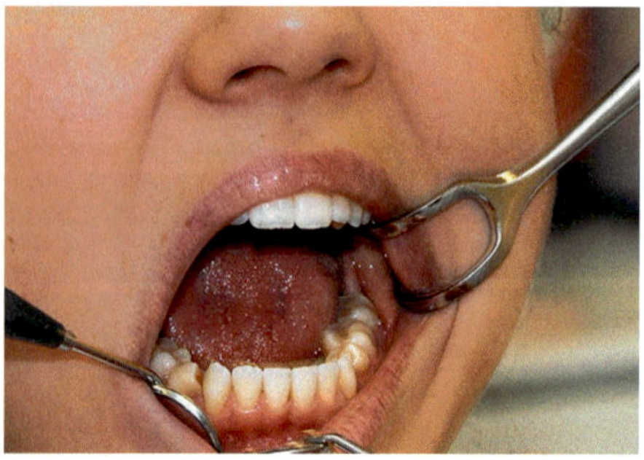

Abb. 1 Abhalten mit einem Middeldorpf-Haken

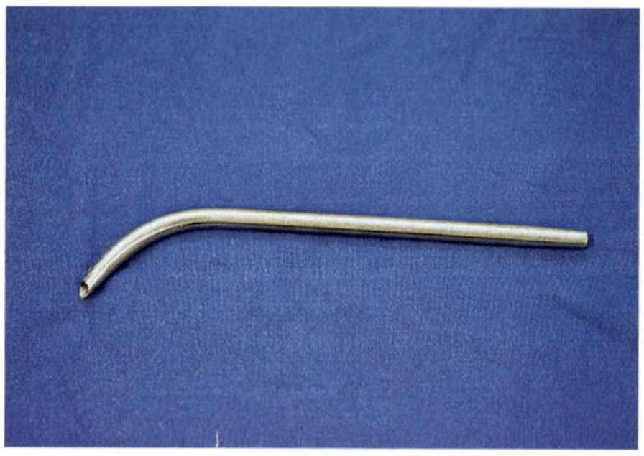

Abb. 2 Chirurgische Absaugkanüle aus Metall (chirurgischer Sauger)

Bei allen chirurgischen Eingriffen hat die Assistenz v. a. für eine ausreichende Sicht des Operateurs zu sorgen.

Dies bedeutet, dass sie Blut und Speichel absaugt, das Licht nachstellt und mit Mundspiegel bzw. Haken (s. Abb. 1) versucht, den freien Blick auf das Operationsgebiet zu ermöglichen. Hierbei kommt ein chirurgischer Sauger aus Kunststoff oder Metall zum Einsatz (s. Abb. 2).

Implantation, S. 298
Osteotomie, S. 288
Wurzelspitzenresektion, S. 292

Bei größeren Eingriffen, z. B. bei der ❯Implantation, der ❯Osteotomie oder der ❯Wurzelspitzenresektion, werden oft zusätzliche Materialien benötigt. Da die ZFA zugleich am Behandlungsplatz gebraucht wird, ist es hier sinnvoll, zu dritt zu sein.

Die Zahnärztin wird von einer ZFA am Stuhl assistiert, die ebenfalls sterile Handschuhe und OP-Kleidung trägt (**sterile Assistenz**).

Ein sogenannter **Springer** (in der Regel eine weitere ZFA; unsterile Assistenz) holt Material und Instrumentarium herbei, welches nicht direkt an der Behandlungseinheit Platz gefunden hat oder das zusätzlich benötigt wird.

Dabei ist darauf zu achten, dass der Springer steril verpackte Instrumente und Materialien so anreicht, dass sie steril bleiben. Der Springer öffnet die Verpackung so, dass die Instrumente nicht berührt werden und die assistierende ZFA die Instrumente auf den sterilen Tray legen bzw. der Chirurgin direkt anreichen kann (s. Abb. 3).

Gleiches gilt für die Entnahme und das Reichen von Instrumenten und Tupfern aus einer sterilen Instrumentenbox mittels einer Kornzange (s. Abb. 4).

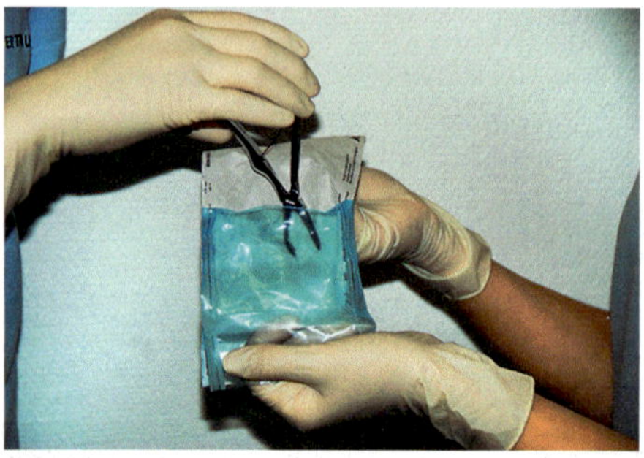

Abb. 3 Korrekte Technik des Anreichens durch den Springer (Prinzip)

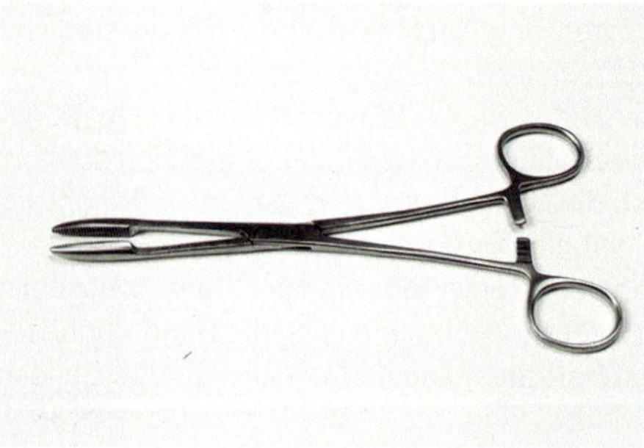

Abb. 4 Kornzange

2.2.2 Instrumente

Die Art der chirurgischen Behandlung gibt vor, welche Instrumente bei chirurgischen Eingriffen benötigt werden. Im Folgenden sind, nach dem allgemeinen Ablauf der chirurgischen Behandlung geordnet, jene chirurgischen Instrumente aufgeführt, die bei den meisten Eingriffen zum Einsatz kommen (s. Abb. 1). Weitere Instrumente werden bei den Operationen genannt, bei denen sie bevorzugt benötigt werden (z. B. das Periotom bei der Zahnextraktion).

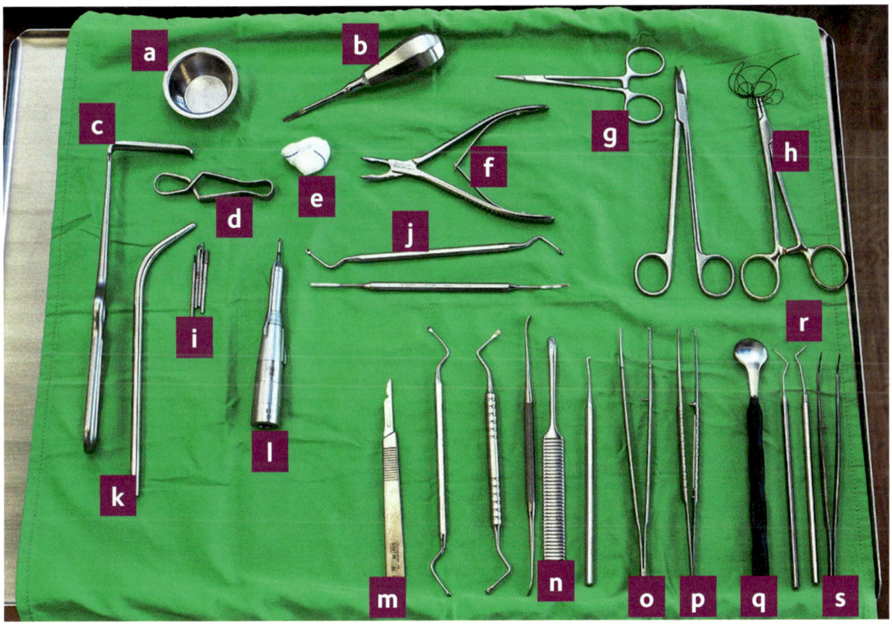

Abb. 1 Standardinstrumentarium für zahnärztlich-chirurgische Eingriffe.
a) Steriles Schälchen; b) Hebel nach Bein; c) Langenbeck-Haken; d) Tuchklemme; e) Tupfer; f) Luer-Zange; g) Arterienklemme; h) Nadelhalter; i) Fräsen; j) scharfer Löffel; k) chirurgischer Sauger; l) Chirurgie-Handstück; m) Skalpell mit auswechselbarer Klinge; n) Raspatorium; o) chirurgische Pinzette; p) anatomische Pinzette; q) Mundspiegel; r) Sonde; s) zahnärztliche Pinzette

HINWEIS

Grundsätzlich müssen aus hygienischen Gründen alle chirurgischen Instrumente sterilisierbar sein. Die ›Sterilisation der Instrumente, die Vorbereitung des Behandlungsplatzes und das Bereitlegen des Instrumentariums sind Aufgaben der ZFA.

Sterilisation, S. 106

Skalpelle

Die meisten chirurgischen Eingriffe beginnen mit einer Inzision. Unter Inzision versteht man das Hineinschneiden in ein Gewebe, z. B. in die Gingiva oder Mukosa (Schleimhaut). Eine Inzision wird z. B. auch bei einem ›Abszess notwendig. Für die Inzision werden chirurgische Messer verwendet. Man nennt sie Skalpelle. Es gibt Skalpelle mit Griff und auswechselbarer Klinge, mit festsitzender Klinge und Einmalskalpelle (s. Abb. 2). Bei den Skalpellen mit auswechselbarer Klinge wird der Griff nach jedem operativen Eingriff sterilisiert und wieder neu verwendet, die Klingen werden wie Kanülen in durchstichsicheren Behältern, sogenannten ›Abwurfbehältern, entsorgt. Je nach Einsatzgebiet werden Klingen in unterschiedlichen Formen angeboten.

Abszessbehandlung, S. 296

Abwurfbehälter, S. 123

HINWEIS

Sicherheit geht vor Schnelligkeit
Beim Wechseln der Klingen sollte man zur Vermeidung einer Verletzung die Klingen mit einem Nadelhalter oder mit einem anderen Instrument in den Griff stecken und auf gleiche Art und Weise aus diesem wieder entfernen.

Niemals sollte die Hand dafür verwendet werden!

Abb. 2 ▸
Einmalskalpell, Skalpellgriff und auswechselbare Klingen

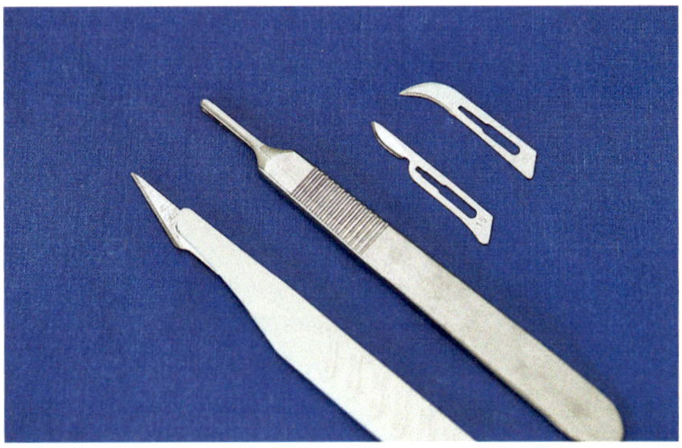

Scheren

Nach der Inzision werden einzelne Gewebe voneinander gelöst (sie werden „dargestellt"). Hierzu werden stumpfe **Präparierscheren** verwendet (s. Abb. 1).

Exzision, S. 296

Oftmals wird auch Gewebe entfernt. Dies nennt man **›Exzision**. Die Exzision von Schleimhaut wird mit einer spitz zulaufenden **Zahnfleischschere (Schleimhautschere)** durchgeführt (s. Abb. 2).

Mit einer **chirurgischen Schere** können die Wundränder gesäubert werden (s. Abb. 3). **Fadenscheren** dienen zum Abschneiden der Fäden (s. Abb. 4).

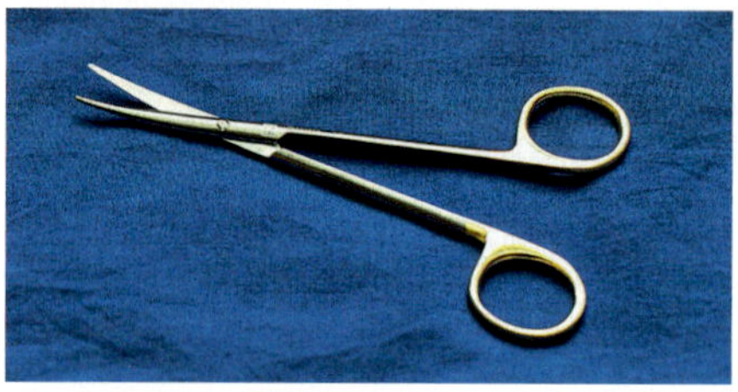

Abb. 1 Präparierschere

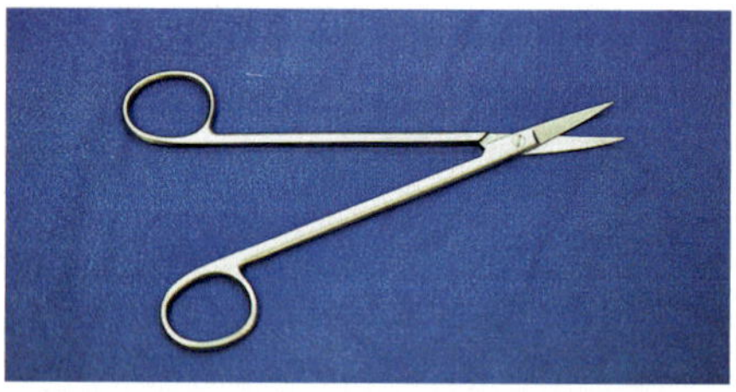

Abb. 2 Zahnfleischschere

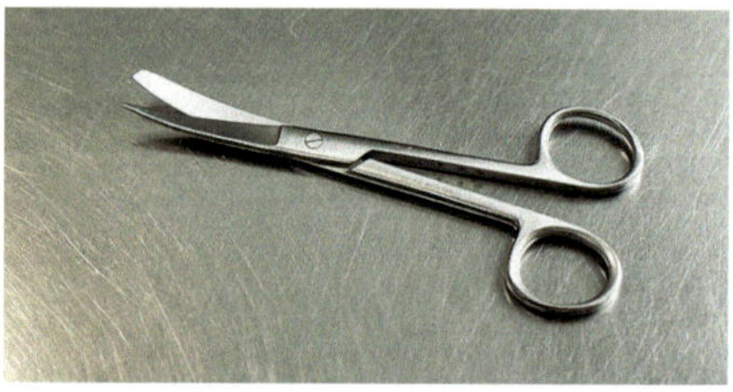

Abb. 3 Chirurgische Schere

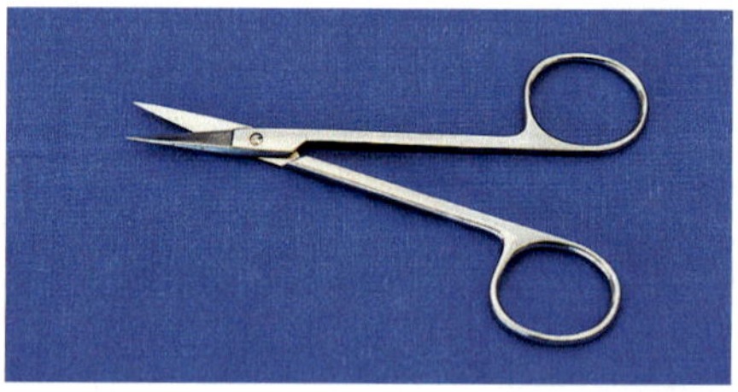

Abb. 4 Fadenschere

Pinzetten

Pinzetten werden zu unterschiedlichen Zwecken benötigt:

- **Chirurgische Pinzetten** zeichnen sich durch kleine Widerhaken am Arbeitsende aus, mit deren Hilfe das Gewebe gefasst und bei der Präparation festgehalten werden kann (s. Abb. 5, 6).

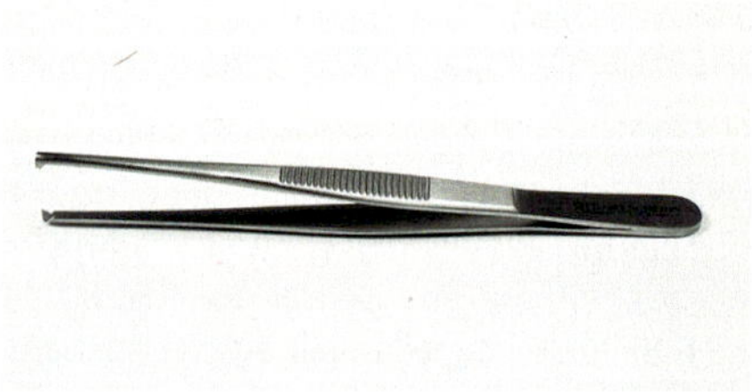

Abb. 5 Chirurgische Pinzette

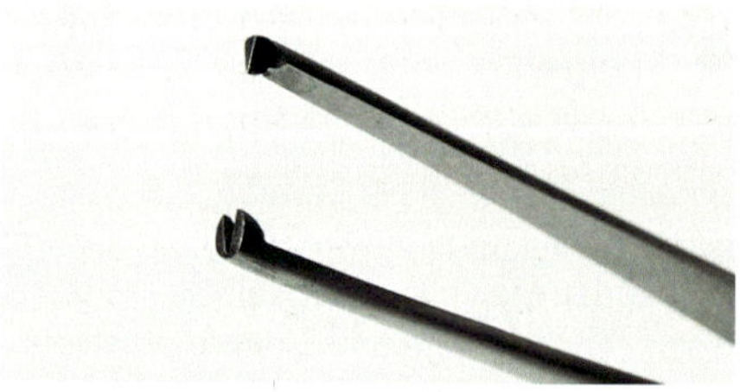

Abb. 6 Chirurgische Pinzette, Spitze

- Die **anatomische Pinzette** ist stumpf und hat ein geriffeltes Ende. Sie dient z. B. zum Anreichen von Tupfern (s. Abb. 7).
- Die **zahnärztliche Pinzette** ist abgebogen, spitz zulaufend und zählt zum zahnärztlichen Grundinstrumentarium (s. Abb. 8). Sie wird benötigt, um z. B. Watterollen in der Mundhöhle zu platzieren.

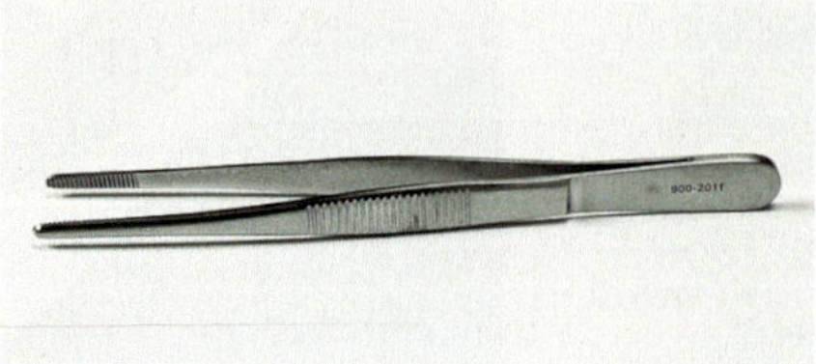

Abb. 7 Anatomische Pinzette

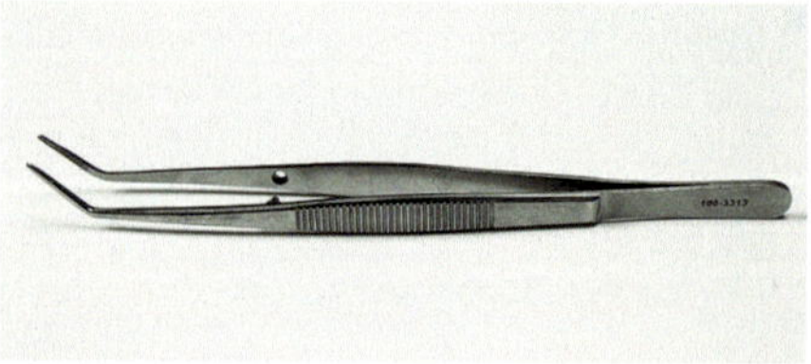

Abb. 8 Zahnärztliche Pinzette

Offenhalten des OP-Gebietes

Bei fast allen Operationen muss der Zugang zum Operationsgebiet für die Dauer des Eingriffs gewährleistet sein. Hierzu werden unterschiedliche Instrumente benutzt.

- **Scharfe Wundhaken** haben spitze Zinken und ziehen die Wundränder auseinander (s. Abb. 1).
- Bei den **stumpfen Wundhaken** unterscheidet man den
  - **Wundhaken nach Middeldorpf**, der zum Abhalten der Wange und Lippe dient (s. Abb. 2), und den
  - **Wundhaken nach Langenbeck**, der auf dem Knochen aufgesetzt wird und üblicherweise den ❯Mukoperiostlappen abhält (s. Abb. 3).
- Mit dem **Zungenspatel** lässt sich die Zunge abhalten. Er kann glatt oder perforiert sein (s. Abb. 4).
- Mit dem **Mundsperrer** wird während einer Operation in Narkose der Mund offen gehalten. Außerdem dient er dazu, den Mund bei einer Kieferklemme aufzudehnen (s. Abb. 5).

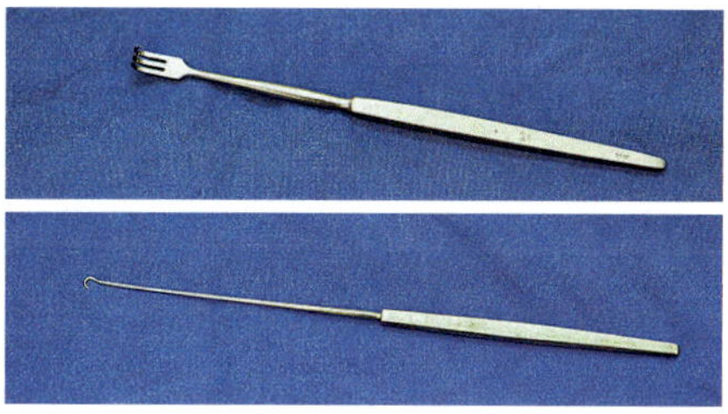

Abb. 1 Scharfe Wundhaken

Mukoperiostlappen, S. 288

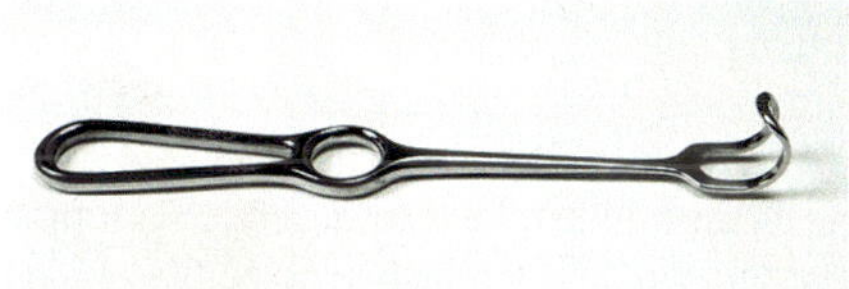

Abb. 2 Middeldorpf-Haken

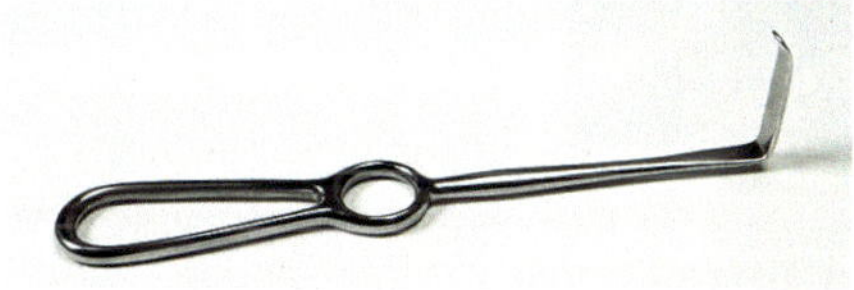

Abb. 3 Langenbeck-Haken

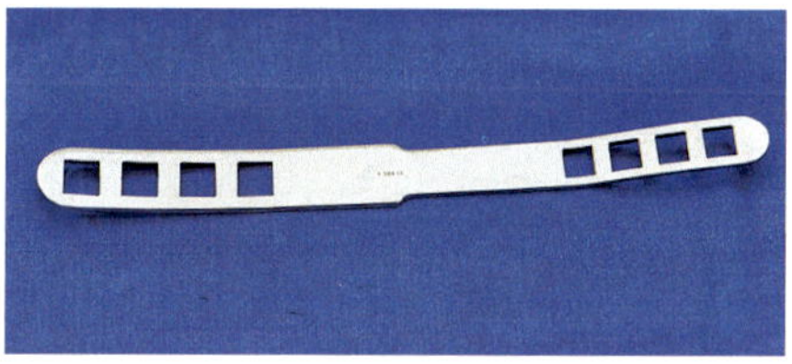

Abb. 4 Perforierter Zungenspatel

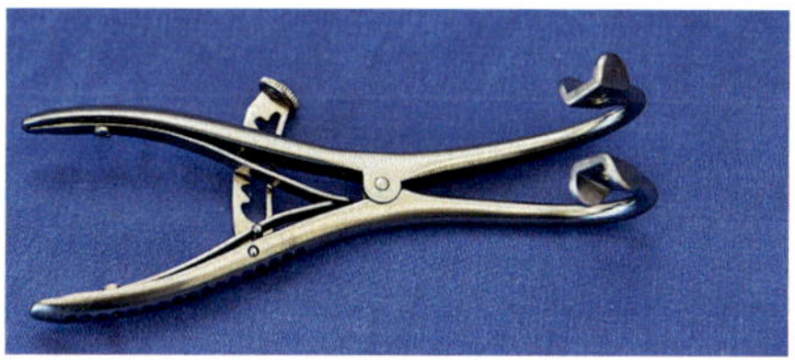

Abb. 5 Mundsperrer nach Denhart

Blutstillung

Während einer OP kann es auch zu starken Blutungen kommen. Dies ist der Fall, wenn Arterien verletzt werden. **Arterienklemmen** dienen dazu, ein spritzendes Gefäß abzuklemmen, um es dann zu unterbinden (s. Abb. 6). Sie haben am Griff eine Arretierung (Verriegelung), sodass man die arretierte Klemme loslassen und dann die Arterie unterbinden kann.

Für die Blutstillung werden daneben auch **Elektrochirurgiegeräte (Elektrotome)** eingesetzt. Sie arbeiten mit hochfrequentem Strom. Es gibt unterschiedliche Aufsätze in Schlingen-, Kugel- oder Stabform (s. Abb. 7, 8). Sie kommen zum Einsatz, um eine Blutstillung durchzuführen. Die Blutstillung kommt dadurch zustande, dass durch den Strom das Gewebe erhitzt wird und sich zusammenzieht. Diese Elektrokoagulation wird auch als Kauterisation bezeichnet.

Des Weiteren kann auf elektrochirurgischem Wege Gewebe abgetragen werden. Auch schneidende Vorgänge können so stattfinden. Der Vorteil dieser Geräte ist, dass nur eine geringe Blutung auftritt, die Nachteile sind der unangenehme Geruch und die Gefahr von zu großer Hitzeeinwirkung.

HINWEIS

Wenn ein Patient einen Herzschrittmacher oder ein Cochleaimplantat („implantiertes Hörgerät“) trägt, ist der Einsatz eines Elektrochirurgiegerätes sehr sorgfältig abzuwägen, da das Elektrochirurgiegerät den Herzschrittmacher (v. a. ältere Modelle) bzw. das Cochleaimplantat stören kann.

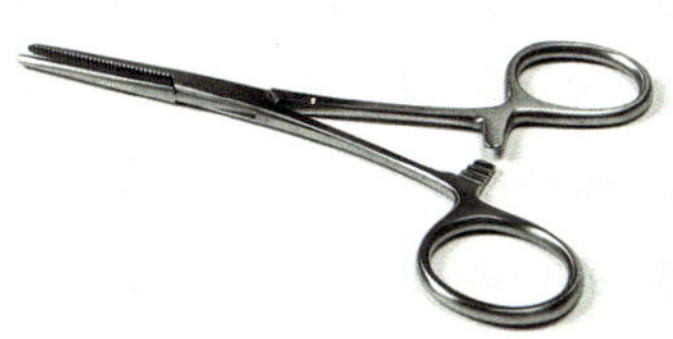

Abb. 6 Arterienklemme nach Kocher (Kocherklemme)

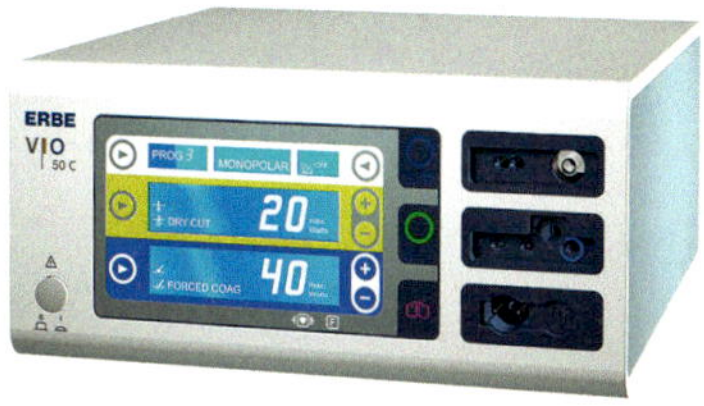

Abb. 7 Elektrochirurgiegerät

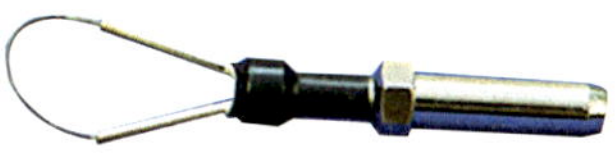

Abb. 8 Elektroschlinge

Bearbeiten von Knochen

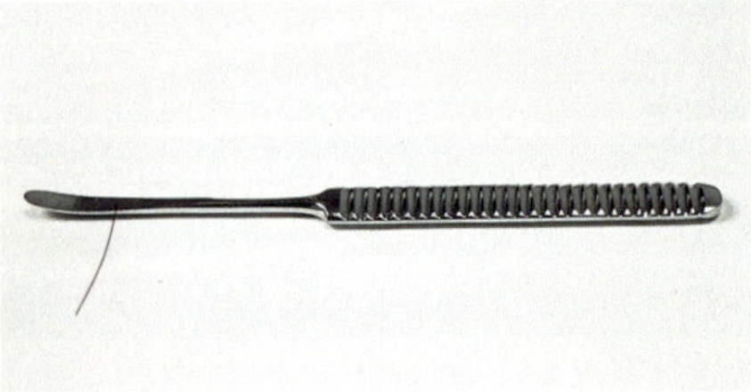

Abb. 1 Raspatorium

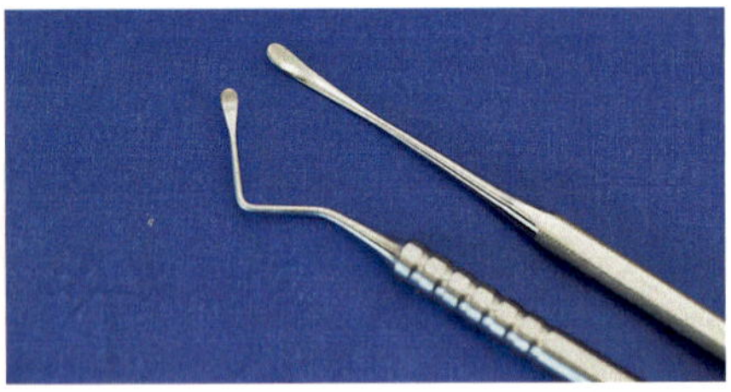

Abb. 2 Elevatorien

operative Zahnentfernung, S. 287

Oftmals ist der Knochen der Bereich, dem der Eingriff gilt. Zur Knochenbearbeitung werden häufig folgende Instrumente benötigt:

- Das **Raspatorium** (s. Abb. 1) wird u. a. für die Bildung eines Mukoperiostlappens benötigt. Es gibt schmale und breite Raspatorien in unterschiedlicher Größe. Sie sind alle am Arbeitsende scharf.
- Das **Elevatorium** sieht ähnlich aus wie das Raspatorium, läuft vorne aber pfeilartig zu. Die Spitze und Kanten des Elevatoriums sind abgerundet. Mit ihm können z. B. durch einen Unfall eingedrückte Knochenstücke wieder in die ursprüngliche Lage gebracht werden (s. Abb. 2). Es gibt auch Elevatorien mit einem abgerundeten Ende und einem scharfen Ende, welches dann zum Präparieren des Mukoperiostlappens verwendet wird.
- Die **Hohlmeißelzange** nach **Luer** (Luer-Zange) ist ein Instrument zum schrittweisen Abtragen von Knochen (s. Abb. 3, 4). Sie wird v. a. zum Glätten von Knochenkanten benutzt, z. B. bei der ›operativen Zahnentfernung.
- **Knochenfräsen** sind sterile, rotierende Instrumente, mit denen der Knochen unter Kühlung abgetragen und geglättet werden kann (s. Abb. 5).
- Mit einer **Lindemannfräse** wird bei der operativen Zahnentfernung unter Kühlung die Zahnkrone von der Wurzel abgetrennt (s. Abb. 6).
- **Chirurgiemotoren** werden bei Operationen häufig eingesetzt. Sie führen dem rotierenden Instrument über ein Schlauchsystem sterile Kochsalzlösung zu (s. Abb. 7). Durch diese Kühlung wird verhindert, dass der Knochen durch die Reibung zu sehr erhitzt wird. Der Knochen kann mit unterschiedlicher Drehzahl bearbeitet werden. Für die Implantologie gibt es spezielle drehzahlbegrenzte Motoren mit definiertem Drehmoment.

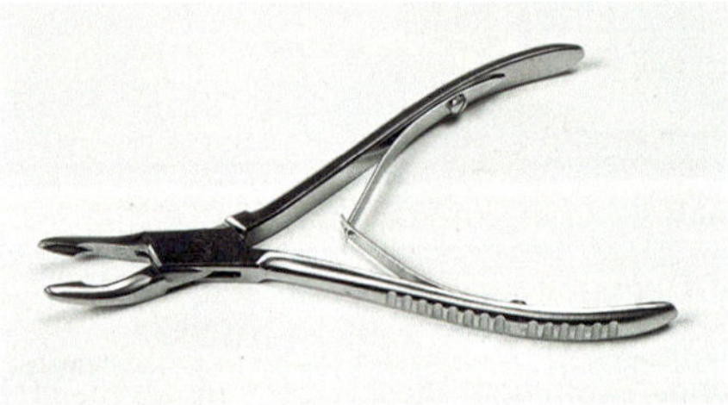

Abb. 3 Luer-Zange

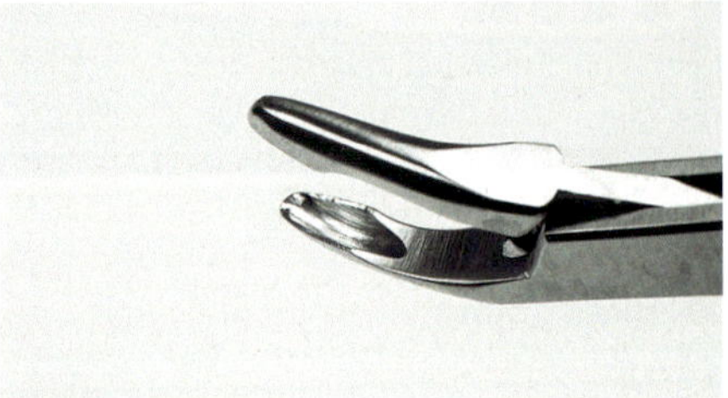

Abb. 4 Luer-Zange (Detail)

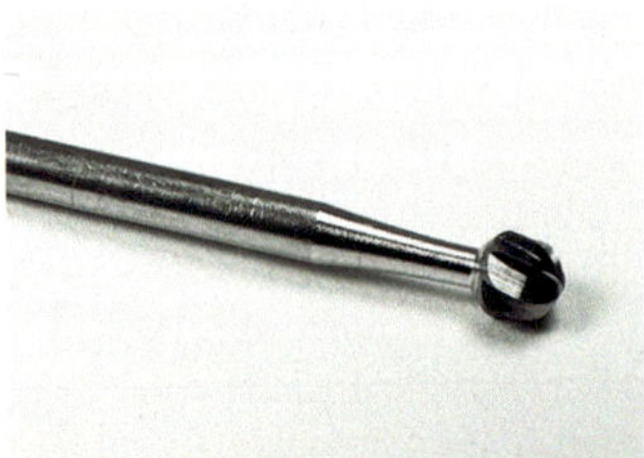

Abb. 5 Kugelförmige Knochenfräse

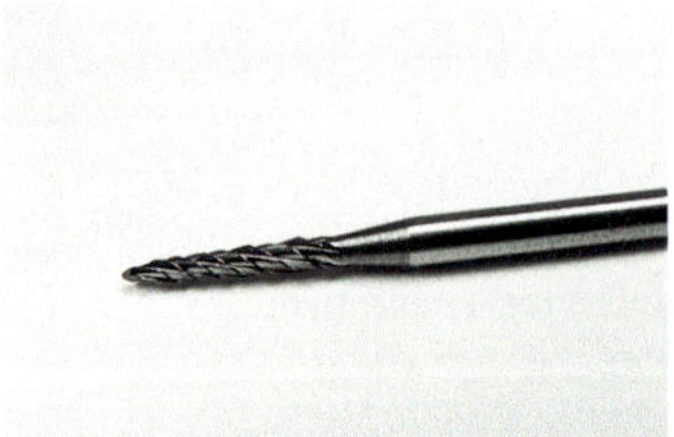

Abb. 6 Lindemannfräse

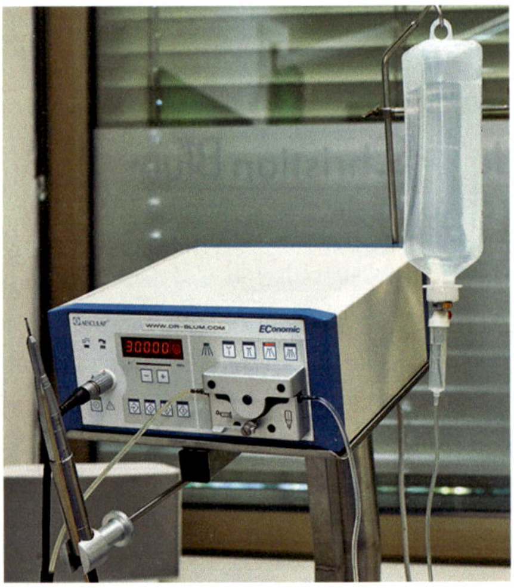

Abb. 7 Chirurgische Einheit mit Kühlung über eine sterile Kochsalzpumpe

- Das moderne **Piezochirurgiegerät** (s. Abb. 1) ermöglicht atraumatische OP-Verfahren. Es basiert auf Ultraschall und kann punktgenau selektiv Knochen abtragen, ohne umliegendes Weichgewebe zu zerstören. Es wird zur Knochenentfernung in Nervennähe und beim ❯Sinuslift eingesetzt.

Sinuslift, S. 304

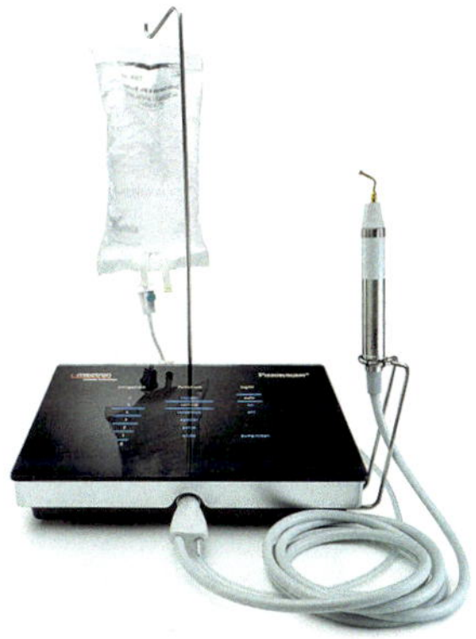

Abb. 1 Piezochirurgiegerät

Naht

Zum Schluss wird die Wunde vernäht. Hierzu wird eine Reihe von Materialien und Instrumenten gebraucht.

Nadeln

Nadeln gibt es in gerader und gebogener Form. Ihrem Querschnitt nach unterscheidet man runde oder kantig geschliffene Nadeln (s. Abb. 2).

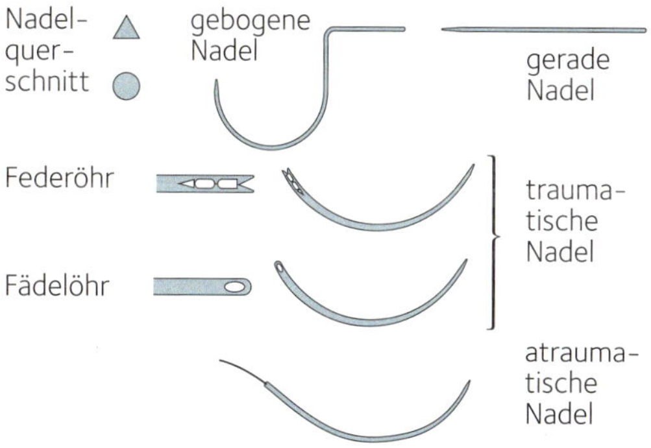

Abb. 2 Chirurgische Nadeln

Es gibt Nadeln, bei denen der Faden ins Nadelöhr eingefädelt werden muss und die als **traumatisch** (verletzend) bezeichnet werden, da der doppelte Fadendurchmesser durchs Gewebe hindurch muss. Das Nadelöhr kann geschlossen oder offen sein.

Beim geschlossenen Nadelöhr wird der Faden durch das ovale Öhr gefädelt. Das Nadelöhr wird hier als Fädelöhr bezeichnet.

Beim offenen Nadelöhr, das als Federöhr bezeichnet wird, rastet der Faden durch Druck über dem Öhr ein.

Daneben existieren **atraumatische** (nicht gewebeverletzende) Nadeln, bei denen der Faden direkt mit der Nadel verschweißt ist und somit keine Vergrößerung des Durchmessers auftritt.

Nadelhalter und Nadeldose

In der Chirurgie werden die Nadeln nicht mit den Fingern, sondern durch einen **Nadelhalter** (s. Abb. 3–5) gehalten.

- Offene Nadelhalter lassen sich am Griff nicht schließen.
- Geschlossene Nadelhalter haben eine Arretierung (Verriegelung) und können die Nadel so in einer festen Position halten.

Die Nadeln werden in **Nadeldosen** aufbewahrt, die aus einer Innen- und einer Außendose bestehen.

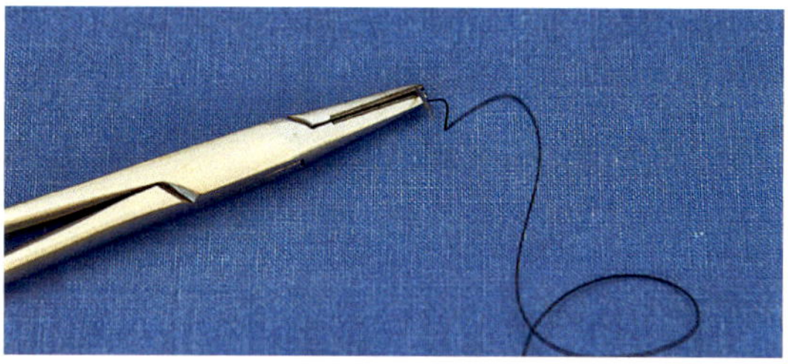

Abb. 3 Nadelhalter (Detail)

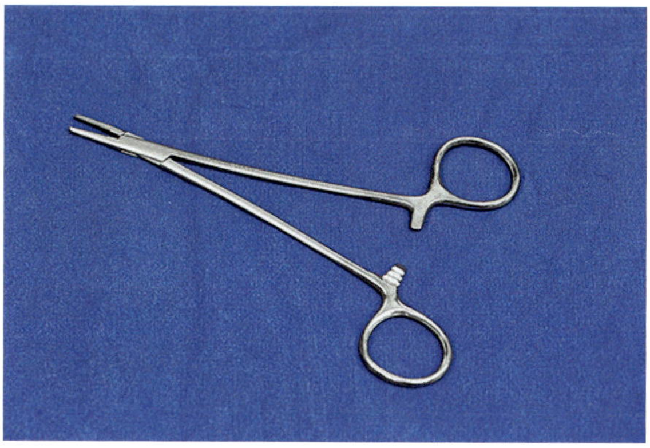

Abb. 4 Geschlossener Nadelhalter

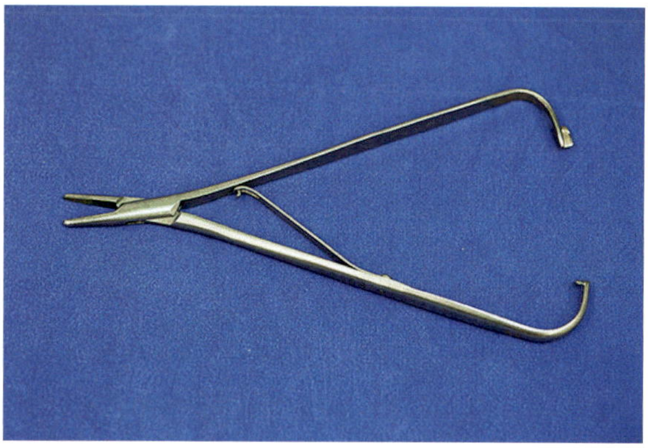

Abb. 5 Nadelhalter mit Feder

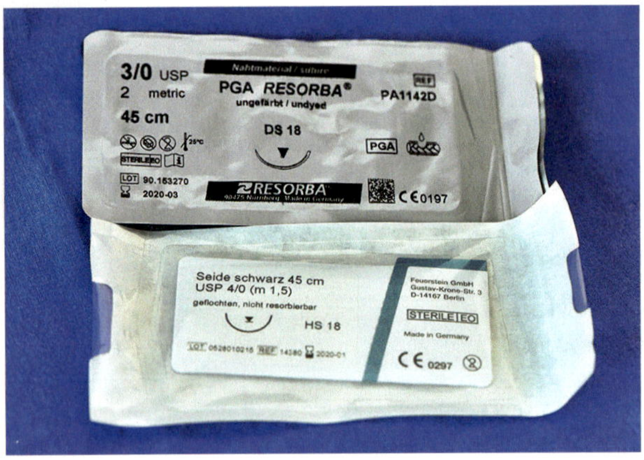

Abb. 1 Verpackungen eines resorbierbaren Fadens (oben) und eines nicht resorbierbaren Fadens (unten)

Fäden

Chirurgische Fäden werden als Fadenrolle oder einzeln zugeschnitten in sterilen Einzelpackungen angeboten. Sie unterscheiden sich in ihrem Aufbau, ihrer Oberfläche, dem Material und ihrem Auflösungsverhalten. Für die verschiedenen Einsatzgebiete werden auch unterschiedliche Fäden gebraucht.

Resorbierbare Fäden lösen sich nach einer gewissen Zeit auf und müssen nicht entfernt werden. Sie werden v. a. in tieferen Gewebeschichten verwendet. **Nicht resorbierbare** Fäden müssen entfernt werden.

Das Fadenmaterial kann glatt sein. Es besteht dann meist aus einem einzelnen Faden. Die Oberfläche kann aber auch uneben und rau erscheinen. Diese geflochtenen Fäden setzen sich aus mehreren Einzelfäden zusammen (s. Abb. 1).

Fadenscheren haben abgerundete Enden. Mit ihnen wird der Faden abgeschnitten.

Abwurfbehälter, S. 123

HINWEIS

Entsorgung scharfer und spitzer Gegenstände

Sämtliche scharfen und spitzen Instrumente, die zum Einmalgebrauch gedacht sind (z. B. Skalpellklingen, Nadeln, Kanülen, Einmalskalpelle), sollten in durchstichsicheren Behältern, sogenannten ›Abwurfbehältern, entsorgt werden, um der Verletzungsgefahr und damit auch der Infektionsgefahr zu begegnen.

2.3 Nachbereitung von chirurgischen Eingriffen

2.3.1 Verhaltenshinweise für den Patienten

Der Patient sollte **Hinweise zum Verhalten nach chirurgischen Eingriffen** erhalten, denn wenn er diese Hinweise beachtet, kann er Komplikationen vorbeugen und eine schnellere Heilung herbeiführen.

- Der Aufbisstupfer sollte ca. eine Stunde belassen werden. Die Nachblutung wird dadurch vermindert.
- Am ersten Tag nach dem Eingriff sollten keine häufigen Mundspülungen durchgeführt werden. Durch zu häufiges Spülen kann sich das für die Wundheilung notwendige Koagel (Blutpfropf) wieder lösen.
- Man sollte am Behandlungs- und am Folgetag weder Kaffee noch Cola trinken. Koffeinhaltige Getränke erhöhen den Blutdruck und können dadurch zu einer Blutung führen.
- Körperliche Anstrengung sollte vermieden werden. Bei körperlicher Anstrengung steigt der Blutdruck und damit die Blutungsgefahr.
- Man sollte nach dem Eingriff nicht rauchen, da Rauchen zu einer erhöhten Infektionsgefahr führt.
- Der Patient sollte erst nach Abklingen der Anästhesie wieder essen und trinken; anderenfalls können Bissverletzungen die Folge sein.
- Man sollte feuchtkalte Umschläge auf das Operationsgebiet auflegen, da feuchte Kälte zu einer Abschwellung führt.
- Bei Nachblutungen sollte erneut auf einen Tupfer gebissen werden. Durch dieses Komprimieren (Zusammendrücken) der Wunde wird die Blutung unterdrückt.

Diese Empfehlungen sind oft als Merkblatt für den Patienten zusammengestellt.

2.3.2 Nachsorge und Kontrolle nach chirurgischen Eingriffen

Zur Nachbereitung von chirurgischen Eingriffen gehört neben den Hinweisen zum Verhalten nach chirurgischen Eingriffen, die der Patient bekommt, eine Reihe von Maßnahmen:

- Der Eingriff wird dokumentiert und abgerechnet.
- Abfälle werden korrekt und sicher ›entsorgt.
- Flächen und Behandlungsstuhl werden desinfiziert.
- Die Instrumente werden aufbereitet und ›sterilisiert.
- Häufig werden von der Zahnärztin postoperativ (nach der Operation) Schmerztabletten, manchmal auch Antibiotika, verordnet.
- Zum Teil wird eine Arbeitsunfähigkeitsbescheinigung ausgestellt.
- Wichtig ist, den Patienten zur postoperativen Kontrolle und zur Nachsorge erneut einzubestellen.
- Nach manchen Eingriffen sollte eine mehrmalige Nachsorge und Kontrolle eingeplant werden. Dies ist z. B. nach einer ›Implantation der Fall.
- Bei Bedarf werden als Teil der zahnärztlichen Kontrolluntersuchung Röntgenbilder angefertigt.
- Zur Nachsorge gehört u. a. die wiederholte Anleitung zu einer optimalen Mundhygiene.

Abfallentsorgung, S. 123
Sterilisation, S. 106
Implantation, S. 298

TERMINOLOGIE: ALLGEMEINER BEHANDLUNGSABLAUF UND CHIRURGISCHE INSTRUMENTE	
atraumatisch	nicht gewebeverletzend
Elektrokoagulation	operative Zerstörung von Gewebebezirken durch Strom; Verfahren der Kauterisation
Inzision (lat. incidere = hineinschneiden)	Schnitt
Kauterisation	Gewebszerstörung durch Brenn- oder Ätzmittel, z. B. durch elektrischen Strom oder chemische Lösungen
komprimieren	zusammendrücken
resorbieren	aufsaugen, aufnehmen
traumatisch (griech. trauma = Verletzung)	die Verletzung betreffend

AUFGABEN

1. Welche Pinzettenarten können unterschieden werden?
2. Wozu dient die Hohlmeißelzange nach Luer?
3. Was versteht man unter atraumatischem Nahtmaterial?
4. Worüber sollten Patienten vor einem chirurgischen Eingriff informiert werden?
5. Warum sollten Patienten nach einer Operation keinen Kaffee trinken?
6. Erstellen Sie ein Merkblatt für den Patienten, welches Auskunft über das korrekte Verhalten nach chirurgischen Eingriffen gibt.

3 Chirurgische Eingriffe

Das Spektrum der zahnmedizinisch-chirurgischen Eingriffe ist weit. Entsprechend vielfältig sind die Indikationen für die Eingriffe. Beginnend mit der Zahnextraktion sollen im Folgenden die Grundzüge der in der Zahnarztpraxis vorgenommenen chirurgischen Eingriffe dargestellt werden.

3.1 Zahnextraktion

Unter einer Zahnextraktion versteht man die Entfernung eines Zahnes mittels Hebel und/oder Zange.

Die Zahnextraktion gehört zu den häufigsten chirurgischen Eingriffen in der Zahnarztpraxis. Wie bei jedem anderen chirurgischen Eingriff ist die Bereitstellung von Röntgenbildern besonders wichtig.

3.1.1 Indikationen für eine Zahnextraktion

Ein Zahn muss dann entfernt werden, wenn er

- tief kariös zerstört ist,
- im Bereich seiner Krone oder Wurzel ›frakturiert (gebrochen) ist; besonders, wenn seine Wurzel längs frakturiert ist,
- stark gelockert ist,
- mittels Wurzelkanalbehandlung bzw. Wurzelspitzenresektion nicht erhalten werden kann,
- überzählig ist,
- retiniert und verlagert ist,
- oder wenn Platzmangel herrscht. Wenn Zahngröße und Kiefergröße nicht übereinstimmen und die Zähne keinen Platz im Kiefer haben, werden aus kieferorthopädischen Gründen zum Ausgleich oft die Prämolaren (4er oder 5er) gezogen. Aus demselben Grund werden auch frühzeitig die Weisheitszähne entfernt.

Zahnfrakturen, S. 308

3.1.2 Instrumente für eine Zahnextraktion

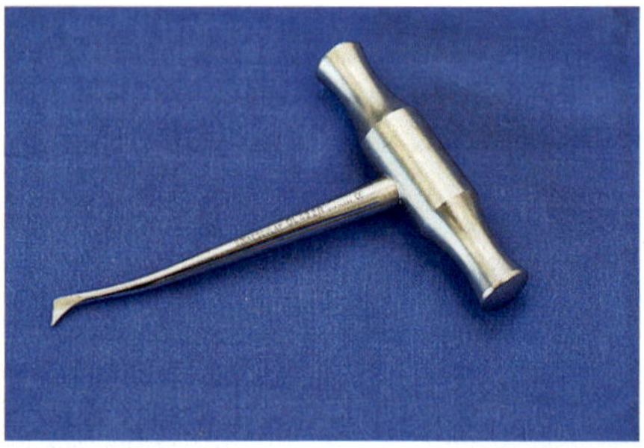

Abb. 1 Krallenhebel nach Barry

Hebel

Hebel werden benutzt, um Zähne und v. a. Wurzelreste zu entfernen (s. Abb. 1–3). Dabei nutzen sie den Knochen oder Nachbarzähne als Widerlager. Sie werden interdental oder im Sulkus eingesetzt. Durch drehende Bewegungen wird der Zahn oder Wurzelrest gelockert bzw. komplett entfernt. Der Hebel nach Bein dient daneben auch zum Durchtrennen der Sharpey-Fasern des Zahnhalteapparates.

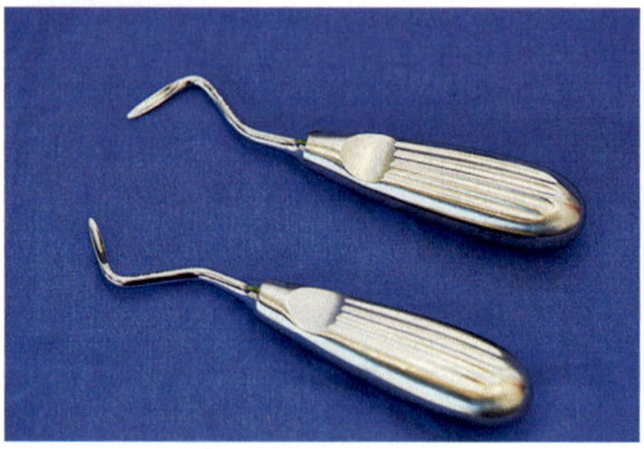

Abb. 2 Bajonetthebel nach Flohr

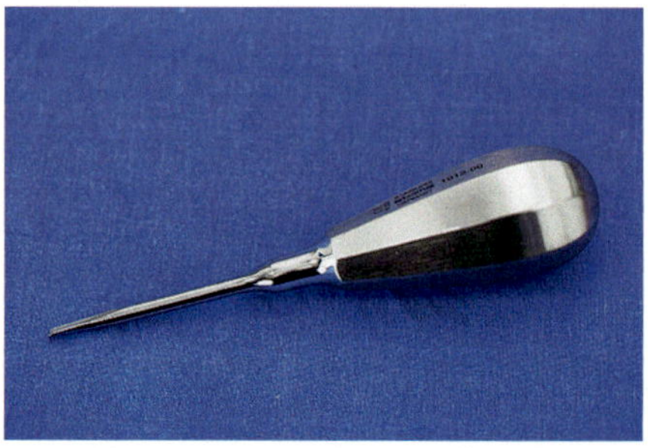

Abb. 3 Hohlmeißelhebel nach Bein

Zangen

Extraktionszangen dienen dem „Herausziehen" (= Extraktion) von Zähnen.

An einer Extraktionszange unterscheidet man den Griff, das Schloss, die Branchen und das Maul (s. Abb. 1).

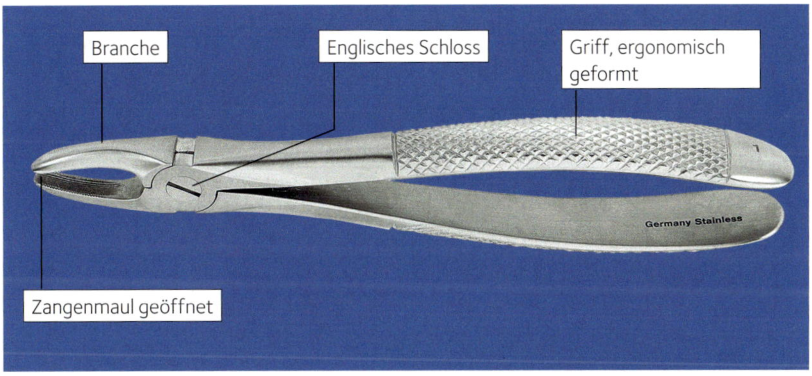

Abb. 1 Aufbau einer Extraktionszange

Die Branchen der Zange greifen über die Zahnkrone und sollten darüber hinaus tief im Sulkus enden. Mit rotierenden (drehenden) und luxierenden (ausrenkenden) Bewegungen kann der Zahn entfernt werden. Rotierende Bewegungen sollten jedoch nur bei Zähnen mit rundem Wurzelquerschnitt durchgeführt werden, da sonst die Gefahr eines ❯Bruches (Fraktur) besteht.

Zahnfrakturen, S. 308

Es gibt verschiedene Zangen für den Frontzahnbereich, die Prämolaren, die Molaren und die Weisheitszähne, jeweils für Ober- und Unterkiefer. Die Zangen sind entsprechend der Anatomie der Zähne unterschiedlich geformt.

Bei den Oberkieferzangen unterscheidet man zusätzlich noch zwischen einer Molarenzange für rechts und links. Es existieren also insgesamt **vier** verschiedene Zangen für den Unterkiefer und **fünf** verschiedene Zangen für den Oberkiefer (s. Abb. 2).

Oberkieferzangen

Die Zangen für die Oberkieferfront sind gerade, ihr Maul schließt nicht vollständig (s. Abb. 2). Die Zangen für den Seitenzahnbereich sind über die Fläche gebogen. Die Prämolarenzange hat ein leicht geöffnetes Maul und abgerundete Branchen ohne Zacken. Die Molarenzangen haben an der bukkalen Branche eine Zacke, die in die Furkation (Gabelung) zwischen den beiden bukkalen Wurzeln greift (s. Abb. 3). Die zweite Branche, die nach palatinal zeigt, ist abgerundet. Es gibt eine Molarenzange für rechts und eine für links, wobei die Zacke immer zur Backe zeigt.

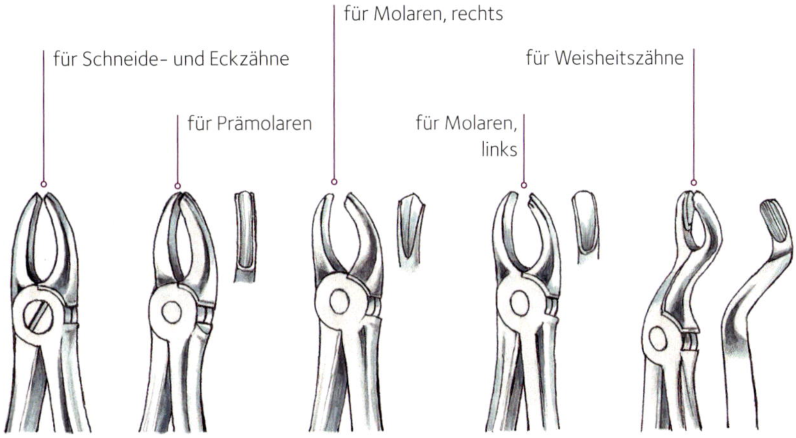

Abb. 2 Oberkieferzangen.

HINWEIS

Zacke zur Backe!
Die Molarenzangen für den rechten Oberkiefer und für den linken Oberkiefer sind spiegelbildlich konstruiert. Für beide gilt die Faustregel: „Die Zacke muss zur Backe zeigen!"

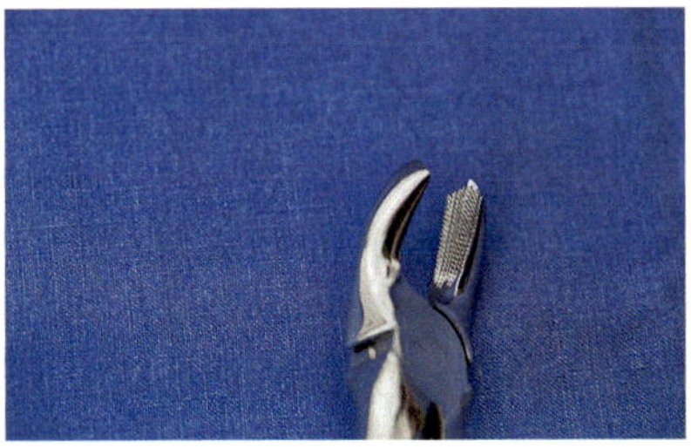

Abb. 3 Zacke einer Oberkiefermolarenzange

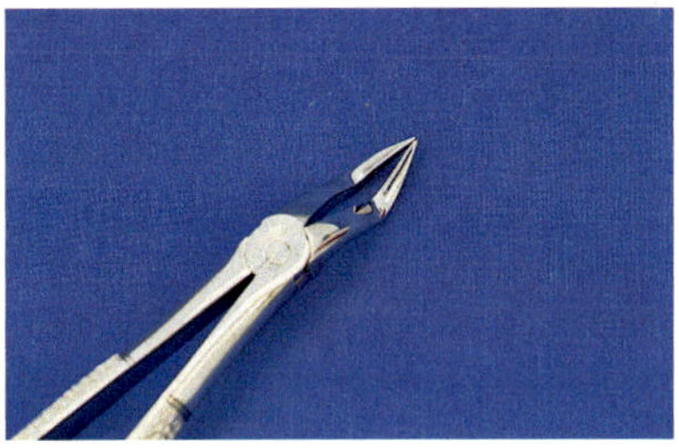

Abb. 4 Wurzelrestzange für den Oberkiefer (Bajonettzange)

Die **Weisheitszahnzange** ist zweifach gebogen.

Zur Entfernung von Wurzelresten gibt es noch eine besondere Zange, deren Branchen spitz zulaufen und die als **Bajonettzange** bezeichnet wird (s. Abb. 4).

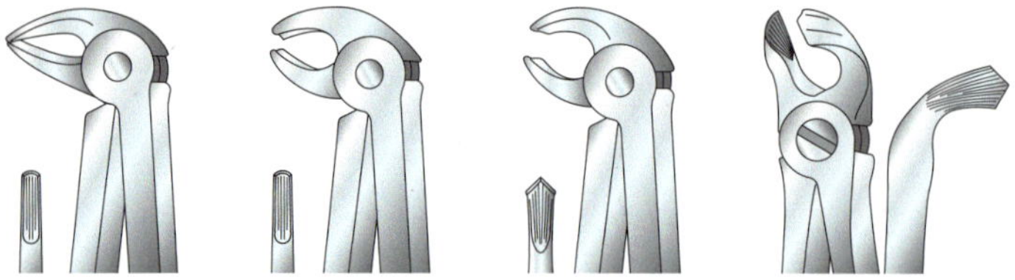

Abb. 1 Unterkieferzangen

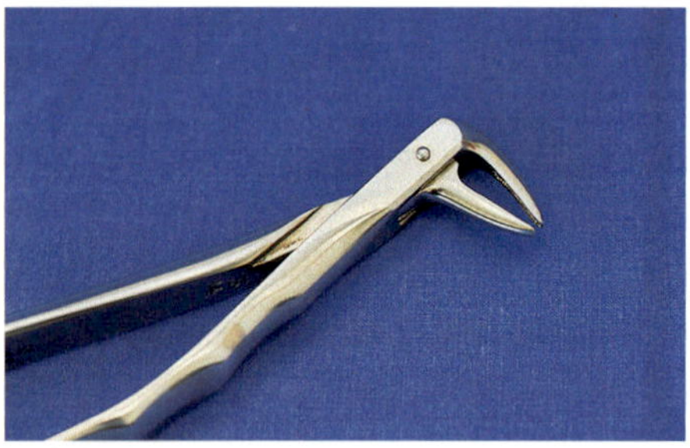

Abb. 2 Wurzelrestzange für den Unterkiefer

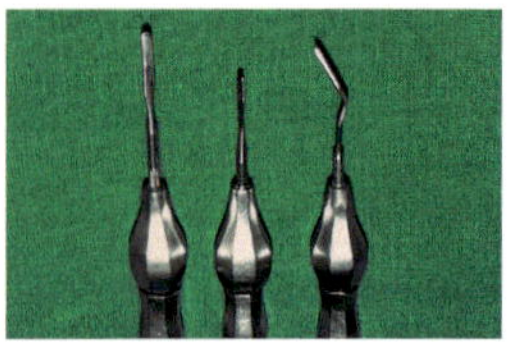

Abb. 3 Periotome

Unterkieferzangen

Die Unterkieferzangen lassen sich leicht von den Oberkieferzangen unterscheiden, da sie im Schloss annähernd im rechten Winkel über die Kante gebogen sind (s. Abb. 1). Sie werden aufgrund ihres Aussehens als Rabenschnabelzangen bezeichnet. Sie lassen sich rechts und links anwenden.

Die Unterkiefer-Frontzahnzange hat als einzige Zange ein komplett geschlossenes Maul. Die Prämolarenzange hat ein geöffnetes Maul und abgerundete Branchenenden. Die Molarenzange hat an jeder Branche eine Zacke, die von bukkal und lingual in die Furkation greift.

Die Weisheitszahnzange ist im Bereich der Branchen über die Fläche gebogen (s. Abb. 1). Auch für die Entfernung von Wurzelresten von Unterkieferzähnen gibt es eine spezielle Zange (s. Abb. 2).

Kinderzangen

Für die Milchzähne gibt es spezielle Kinderzangen, die ähnlich aussehen wie die Zangen für Erwachsene, aber deutlich kleiner sind.

3.1.3 Ablauf einer Zahnextraktion

Nach dem Setzen der Lokalanästhesie wird zunächst das Zahnfleisch um den Zahn herum mit einem Hebel oder einem Periotom (Desmotom) vom Zahn gelöst. Dabei werden die Sharpey-Fasern des Zahnhalteapparates (Parodontium) durchtrennt (s. Abb. 3, 4).

Dann wird der Zahn mittels eines Hebels gelockert.

Anschließend wird der Zahn mit der Zange entfernt (s. Abb. 5). Die Zange sollte den Zahn so tief wie möglich fassen. Durch hebelnde und drehende Bewegungen mit der Zange wird der Alveolarknochen aufgedehnt und der Zahn aus seiner Alveole herausgezogen (s. Abb. 6).

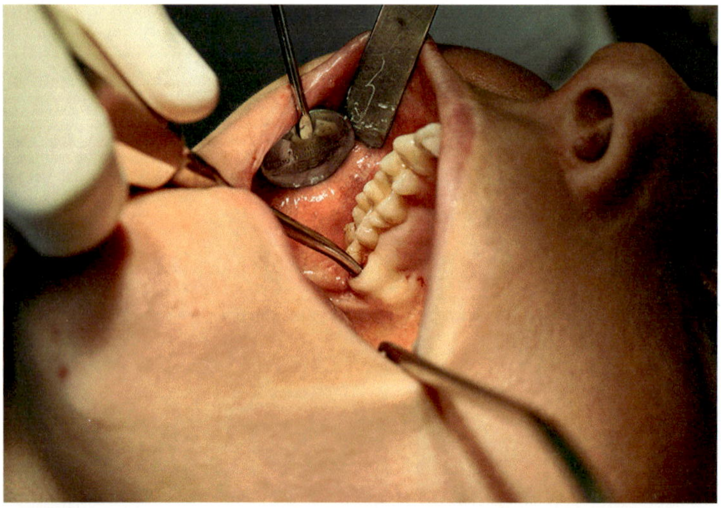

Abb. 4 Durchtrennen der Sharpey-Fasern und damit Lockerung des Zahnes 18 mit einem Hebel nach Bein

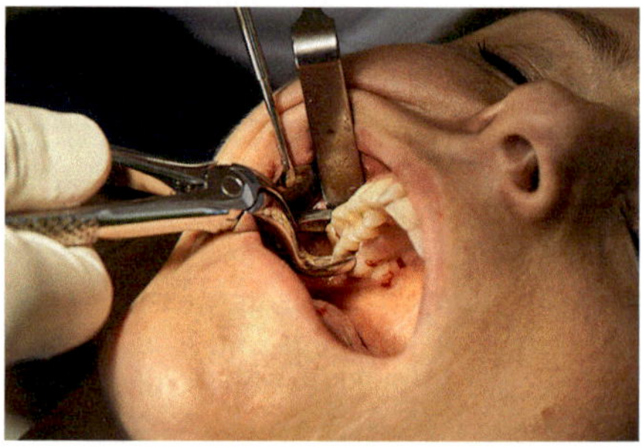

Abb. 5 Fassen des Zahnes 18 mit einer Weisheitszahnzange für den Oberkiefer

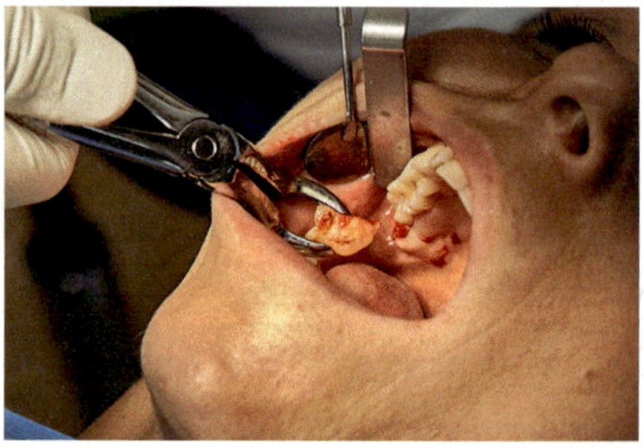

Abb. 6 Der Zahn ist aus seiner Alveole entfernt.

HINWEIS

Bei der Extraktion ist es oft hilfreich, wenn der Kopf des Patienten von der Zahnmedizinischen Fachangestellten gehalten wird, damit die Bewegungen mit der Zange ein Widerlager haben. Bei der Extraktion von Oberkieferzähnen stützt die ZFA den Kopf des Patienten in der Schläfenregion. Bei Extraktionen von Unterkieferzähnen wird der Kopf im Bereich des Kieferwinkels abgestützt (s. Abb. 1).

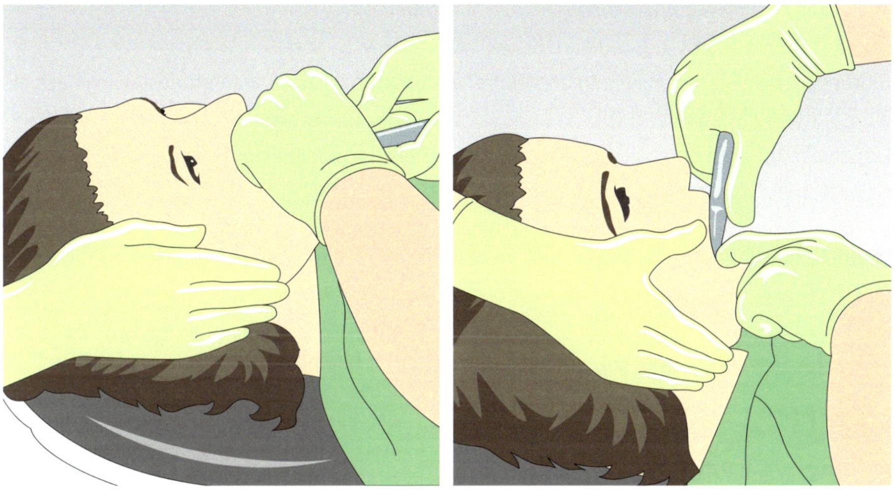

Abb. 1 Festhalten des Kopfes durch die ZFA bei der Extraktion eines oberen Zahns (links) und bei der Extraktion eines unteren Zahns (rechts)

Handelt es sich um Oberkieferzähne in der Nachbarschaft zur Kieferhöhle, muss darauf geachtet werden, dass keine ›Mund-Antrum-Verbindung entsteht. Die Alveole wird zur Wundsäuberung mit einem scharfen Löffel kürettiert (ausgeschabt). Dieses Instrument sieht am Arbeitsende aus wie ein stark gekrümmter Löffel. Am Rand ist es scharf (s. Abb. 2, 3).

Mund-Antrum-Verbindung, S. 181

Scharfe Löffel gibt es in unterschiedlichen Größen und Formen, mit einem Arbeitsteil oder doppelendig. Scharfe Löffel dienen z. B. dazu, Granulationsgewebe aus dem Knochen zu entfernen oder Zysten auszuschälen.

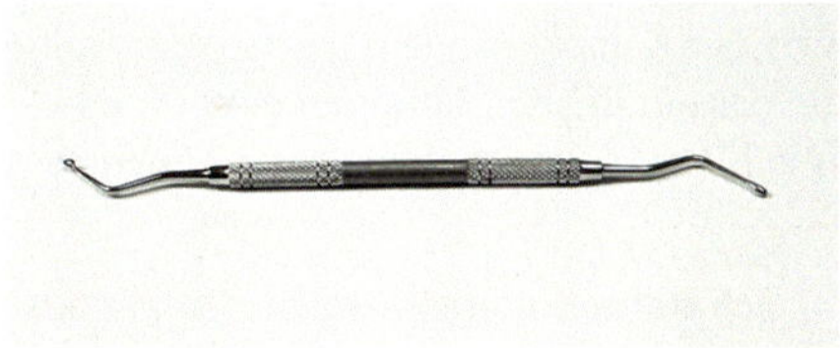

Abb. 2 Scharfer Löffel

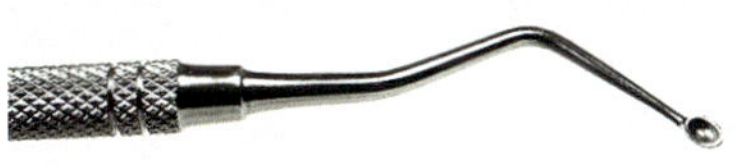

Abb. 3 Scharfer Löffel (Detail)

Nach der Wundsäuberung wird der aufgedehnte Alveolarknochen mit dem Finger wieder zusammengedrückt (s. Abb. 4).

Mit einem Aufbisstupfer komprimiert der Patient ca. eine Stunde die Extraktionswunde (s. Abb. 5). Die Wunde kann zudem mit einer Naht verschlossen werden.

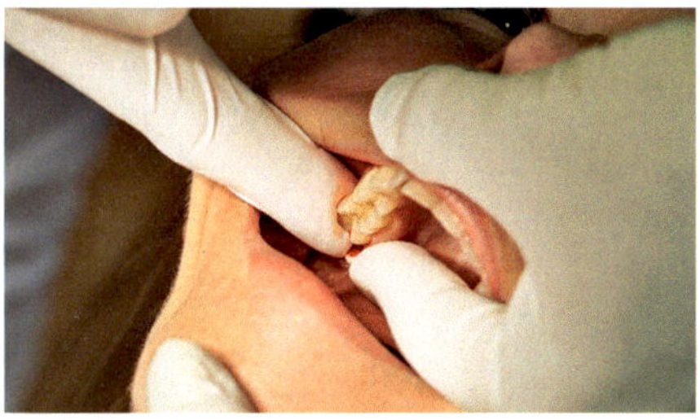

Abb.4 Zusammendrücken des aufgedehnten Alveolarknochens

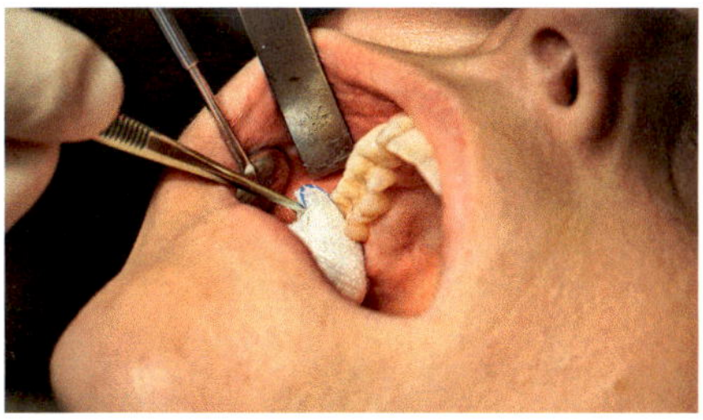

Abb.5 Einbringen des Aufbisstupfers

3.1.4 Komplikationen einer Zahnextraktion

Mögliche Komplikationen bei einer Zahnextraktion können sein:
- Nachblutung
- Schmerzen
- Schwellung
- Wundheilungsstörungen
- Eröffnung der Kieferhöhle
- Lockerung von Nachbarzähnen
- Fraktur des Zahnes

Blutung, Schwellung, Schmerzen und Wundheilungsstörungen können grundsätzlich nach allen chirurgischen Eingriffen auftreten.

Aufklärung vor chirurgischen Eingriffen, S. 273

Über die möglichen Komplikationen sollte der Patient ›vor dem Eingriff aufgeklärt werden.

Verhaltenshinweise für den Patienten, S. 280

Nach dem Eingriff kann der Patient durch sein Verhalten zu einem komplikationslosen Verlauf beitragen bzw. die Komplikationsrate klein halten. Deshalb werden dem Patienten nach jedem chirurgischen Eingriff ›Hinweise zum Verhalten nach chirurgischen Eingriffen an die Hand gegeben.

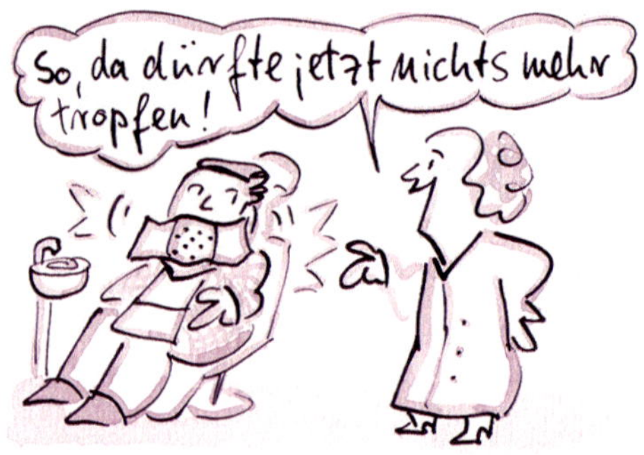

Nach einer Zahnextraktion kann es zu einer **Nachblutung** kommen. Da dem Blut immer viel Speichel beigemengt ist, kann der Eindruck entstehen, dass die Wunde stark nachblutet. Eine schwache Nachblutung kommt in der Regel durch Aufbeißen auf einen Tupfer bald zum Stillstand. Blutet es trotzdem weiter, sollte sich der Patient in der Praxis wieder vorstellen. Dort können dann zusätzliche Maßnahmen wie eine Naht, ›Hämostyptika oder eine Verbandplatte angewendet werden.

Hämostyptika, S. 321

› Siehe hierzu Lernfeld 7, Blutgerinnung, S. 240

Problematisch sind Zahnextraktionen und andere chirurgische Eingriffe bei Patienten, die **blutgerinnungshemmende Mittel** wie Marcumar®, Xarelto® oder Mittel, die die Verklumpung der Blutplättchen herabsetzen (z. B. ASS = Acetylsalicylsäure, z. B. Aspirin®), einnehmen. Hier ist mit einer erhöhten Blutungsgefahr zu rechnen. Um Komplikationen zu vermeiden, sollte vor einem chirurgischen Eingriff mit der Hausärztin das kurzfristige Absetzen dieser Medikamente abgeklärt werden. Hier zeigt sich, wie wichtig die aktuelle Erhebung einer ›Anamnese ist.

Anamnese, S. 61

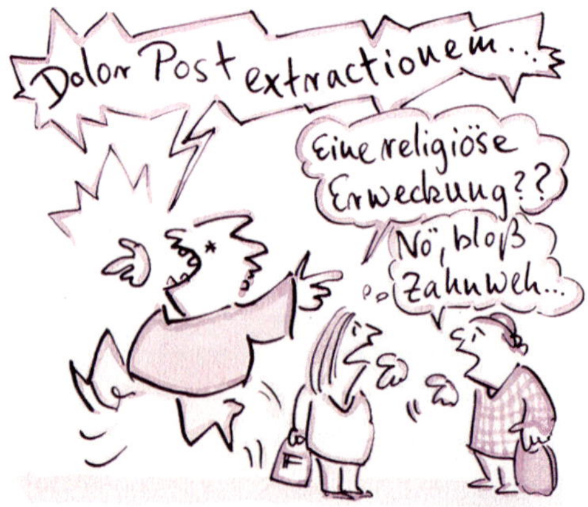

Schmerzen treten nach einer Zahnextraktion häufig auf. Sie sind nicht ungewöhnlich. Vorbeugend sollte der Patient ein Rezept für ein Schmerzmittel erhalten.

Dauern die Schmerzen jedoch länger an und sind sie verbunden mit einer Wundheilungsstörung in Form einer trockenen Alveole, so spricht man von einem Dolor post extractionem (Schmerz nach Zahnextraktion). Hier bedarf es einer Vorstellung bei der Zahnärztin, die dann durch Anfrischen des Knochens eine Blutung in die Alveole herbeiführen wird.

Eine **Schwellung** des Weichgewebes nach einer Extraktion kann vorkommen und lässt sich durch kühlende Maßnahmen reduzieren.

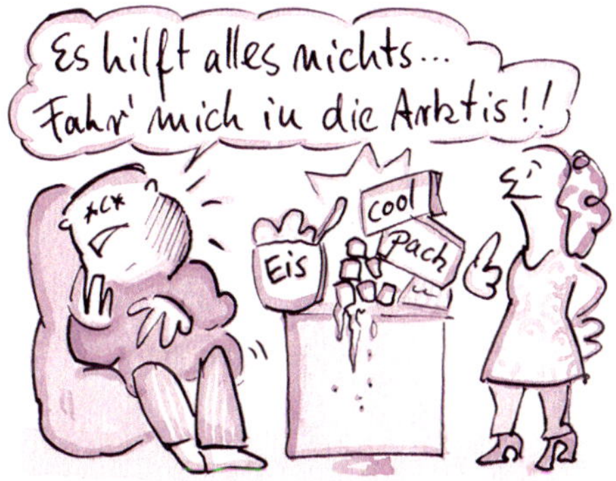

Wundheilungsstörungen können durch Eindringen von Erregern in die Wunde auftreten und einen Infekt hervorrufen. Im fortgeschrittenen Fall kann es zum Abszess kommen. Eine regelmäßige Mundhygiene und der Verzicht auf Rauchen können dies verhindern.

Bei der Extraktion von Oberkieferzähnen in der Nachbarschaft zur Kieferhöhle kann es zur **Eröffnung der Kieferhöhle** kommen. Es entsteht eine sogenannte ❯Mund-Antrum-Verbindung. Diese muss verschlossen werden.

Verschluss einer Mund-Antrum-Verbindung, S. 290

Durch zu starkes Luxieren (Ausrenken) des Zahnes mit dem Hebel kann es zur **Lockerung der Nachbarzähne** kommen, v. a. auch bei bereits parodontal vorgeschädigten Zähnen.

Sind Zähne stark im Knochen verankert, so kann der Zahn bei der Extraktion **abbrechen** und einen Wurzelrest hinterlassen. Dieser muss dann anschließend mittels einer ❯Osteotomie entfernt werden.

Osteotomie, S. 288

3.2 Operative Zahnentfernung

Die operative Zahnentfernung muss meist bei verlagerten und retinierten (im Knochen zurückgehaltenen) Weisheitszähnen durchgeführt werden. Oft sind auch Eckzähne betroffen, seltener die Prämolaren. Werden Zahnkeime entfernt, spricht man von einer Germektomie.

3.2.1 Indikationen für die operative Zahnentfernung

Ein Zahn muss operativ entfernt werden, wenn

- er durch einfache Extraktion nicht zu entfernen ist,
- ein Wurzelrest im Kieferknochen verblieben ist, der mit einer Bajonettzange oder einem Hebel nicht entfernt werden kann,
- er im Knochen retiniert ist und/oder in einer falschen Position im Knochen liegt (Verlagerung). Hierbei werden unterschieden:
  - Vollständige Zahnretention: Der Zahn hat keine Verbindung zur Mundhöhle (s. Abb. 1a).
  - Teilretention: Der Zahn hat mit einem Teil die Mundhöhle erreicht. Der andere Teil ist retiniert, da er von einer Schleimhautkapuze bedeckt ist.
  - Verlagerung: Der retinierte oder teilretinierte Zahn ist nicht achsengerecht, sondern „gekippt" im Kiefer verankert (s. Abb. 1b, 1c).

Manchmal kann ein retinierter Zahn auch erhalten werden. Hierzu wird er ❯freigelegt und dann kieferorthopädisch eingeordnet.

Freilegung von retinierten Zähnen, S. 313

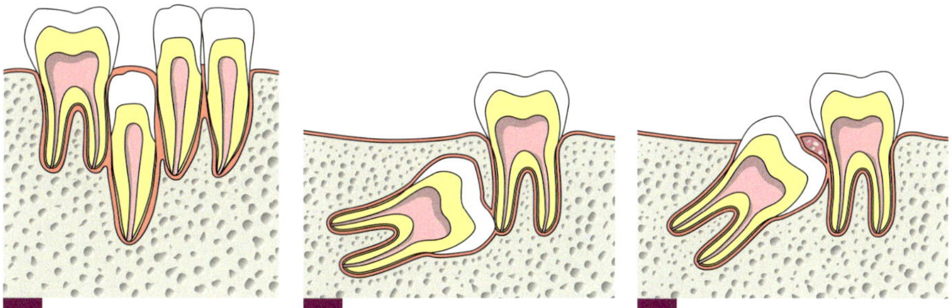

a retiniert **b** verlagert und retiniert **c** teilretiniert und verlagert

Abb. 1 Retinierte und verlagerte Zähne

3.2.2 Ablauf einer operativen Zahnentfernung

Der Ablauf einer operativen Zahnentfernung wird im Folgenden am Beispiel eines retinierten Weisheitszahnes dargestellt (s. Abb. 1, 2).

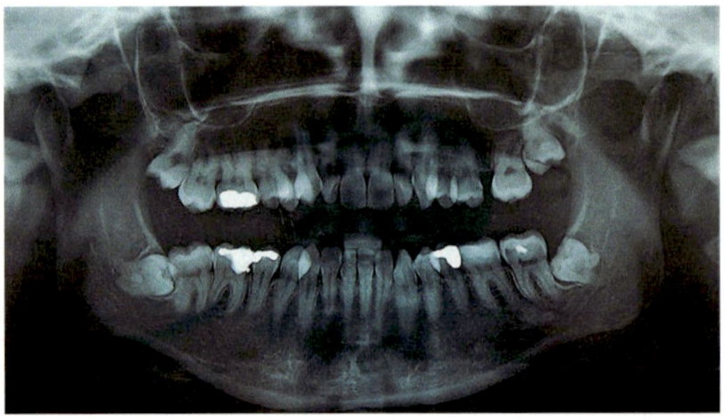

Abb. 1 Orthopantomogramm mit oberen und unteren Weisheitszähnen

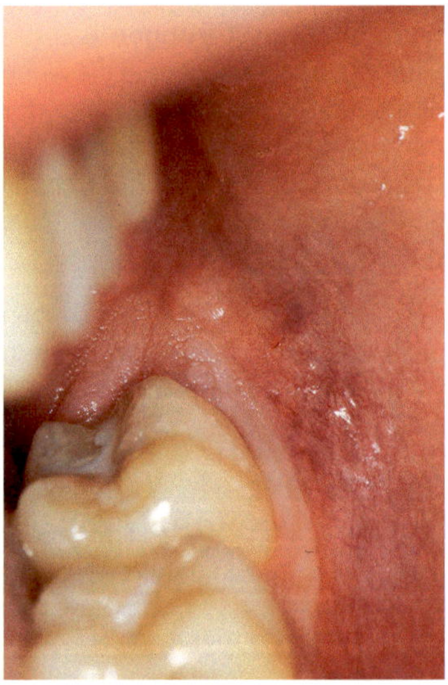

Abb. 2 ▸ Weisheitszahnregion des linken UK. Der retinierte Zahn 38 ist nicht zu sehen.

Zunächst muss bei der operativen Zahnentfernung nach dem Setzen der Lokalanästhesie das entsprechende Knochengebiet freigelegt („dargestellt") werden. Hierfür wird eine Inzision (Schnitt) im Bereich der Schleimhaut bis auf den Knochen durchgeführt (s. Abb. 3).

Dann wird die Schleimhaut inklusive des Periosts (Knochenhaut) abgehoben. Diesen Arbeitsschritt bezeichnet man als Bildung eines **Mukoperiostlappens** (Schleimhaut-Knochenhaut-Lappen). Der Mukoperiostlappen wird mittels eines Raspatoriums gebildet. Er wird mit einem Haken nach Langenbeck abgehalten (s. Abb. 4).

N. lingualis, S. 193

Nun kann der Knochen um den Zahn bzw. den Wurzelrest herum unter Verwendung einer Knochenfräse oder eines sterilen Rosenbohrers entfernt werden. Dies nennt man **Osteotomie** (s. Abb. 5). Zum Schutz des ❯N. lingualis wird das Raspatorium bei der operativen Weisheitszahnentfernung lingual unter das Periost geschoben.

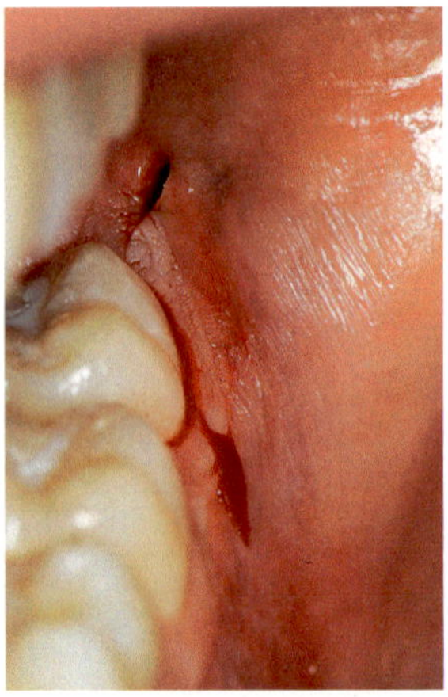

Abb. 3 Unterkiefer links nach der Inzision.

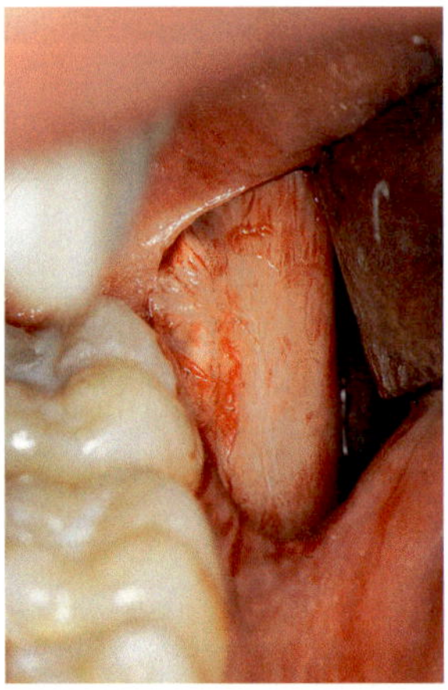

Abb. 4 Weisheitszahnregion vor weiterer Abtragung von Knochen. Der Wundhaken nach Langenbeck befindet sich in Position unter dem Mukoperiostlappen.

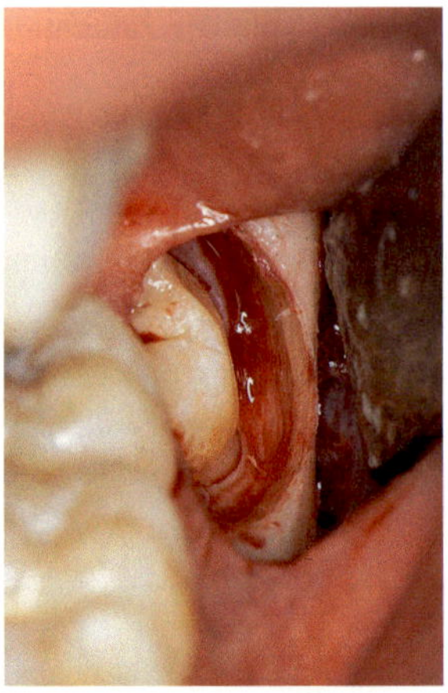

Abb. 5 Zustand nach Osteotomie

Der Zahn wird dann freigelegt, mit einem Hebel gelockert und schließlich entfernt.

Lässt sich der Zahn trotz Abtragen des Knochens nicht als Ganzes entfernen, muss er geteilt werden (s. Abb. 1). Dafür wird z. B. eine Lindemannfräse verwendet.

Das Zahnsäckchen wird entfernt. Zum Schluss werden verbleibende scharfe Knochenkanten, z. B. mit einer Luer-Zange oder mit Knochenfräsen, geglättet. Die Wunde wird gesäubert und durch eine Naht verschlossen (s. Abb. 2, 3). Bei der operativen Entfernung eines Zahnkeimes spricht man von einer Germektomie.

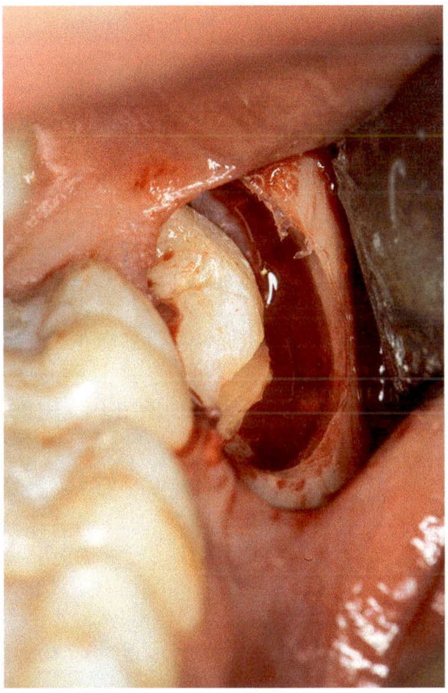

Abb. 1 Lässt sich der Zahn nicht als Ganzes entfernen, muss er geteilt werden.

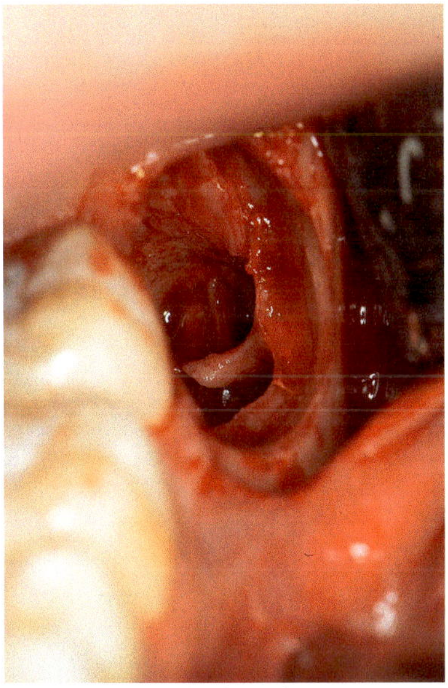

Abb. 2 Wunde nach Zahnentfernung.

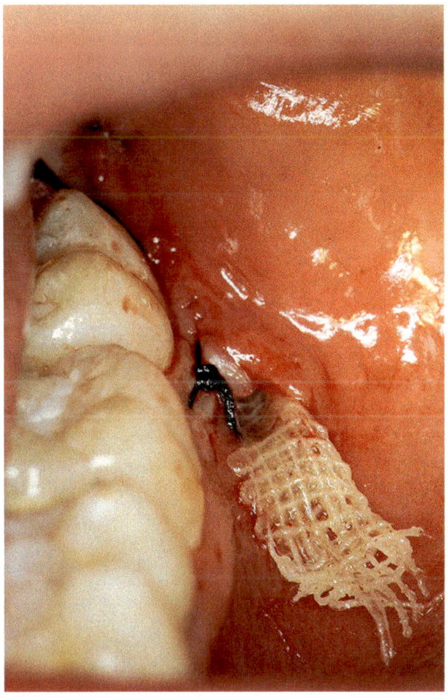

Abb. 3 Mit einer Naht und Tamponade versorgte Wunde

3.2.3 Komplikationen bei der operativen Weisheitszahnentfernung

Wie bei der Extraktion muss auch bei der operativen Entfernung eines oberen Weisheitszahnes geprüft werden, ob eine ❯Mund-Antrum-Verbindung entstanden ist.

Mund-Antrum-Verbindung, S. 181

Bei der Osteotomie im Unterkiefer sollte man den Verlauf des ❯N. alveolaris inferior und des ❯N. lingualis beachten. Beide können verletzt werden. Wird der N. alveolaris inferior verletzt, so kann dies Gefühlsstörungen im Bereich der Unterlippe, des Kinns, der Zähne und der Schleimhaut im Unterkiefer hervorrufen. Bei einer Verletzung des N. lingualis zeigen sich Gefühls- und Geschmacksstörungen an der betroffenen Zungenseite.

N. alveolaris, S. 193
N. lingualis, S. 193

Es ist daher sehr wichtig, durch gute Assistenz den Eingriff zu erleichtern. Insbesondere sollte die Assistenz beim Abhalten von Wange bzw. Zunge darauf achten, dass eine gute Sicht auf das OP-Gebiet gegeben ist und der Mukoperiostlappen nicht gequetscht wird. Zum Schutz des N. lingualis wird das Raspatorium bei der operativen Weisheitszahnentfernung lingual unter das Periost geschoben.

In jedem Falle sollte der Patient vor der Operation über mögliche Komplikationen wie Nervverletzungen, Blutung, Schwellung, Unterkieferbruch und Wundheilungsstörung ❯aufgeklärt werden. Nach dem Eingriff sollte der Patient die Empfehlungen zum ❯Verhalten nach chirurgischen Eingriffen befolgen.

Aufklärung vor chirurgischen Eingriffen, S. 273
Verhaltenshinweise für den Patienten, S. 280

3.2.4 Dentitio difficilis

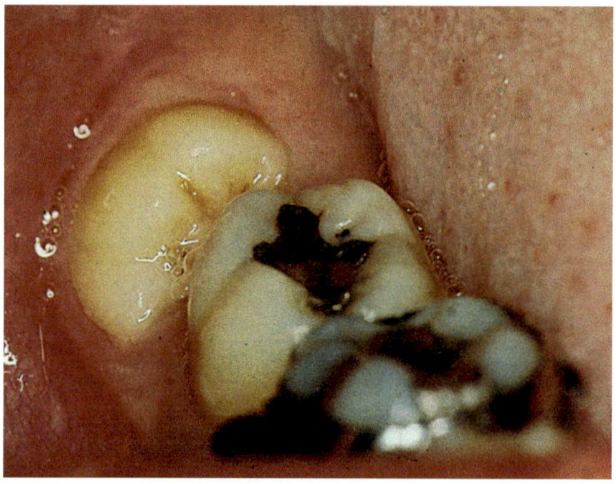

Abb. 1 Teilretinierter unterer Weisheitszahn

Unter einer Dentitio difficilis versteht man einen erschwerten Zahndurchbruch.

Meist betrifft die Dentitio difficilis einen **unteren** Weisheitszahn, der von einer Schleimhautkapuze bedeckt ist. Man spricht hier von einem teilretinierten Weisheitszahn (s. Abb. 1).

Im Schlupfwinkel unter der Schleimhautkapuze kann es zu einer Ansammlung von Bakterien kommen, die dort eine ›Infektion hervorrufen. Rötung, Schwellung, Schmerzen und eine eingeschränkte Mundöffnung sind die Folge.

Entzündungszeichen, S. 207

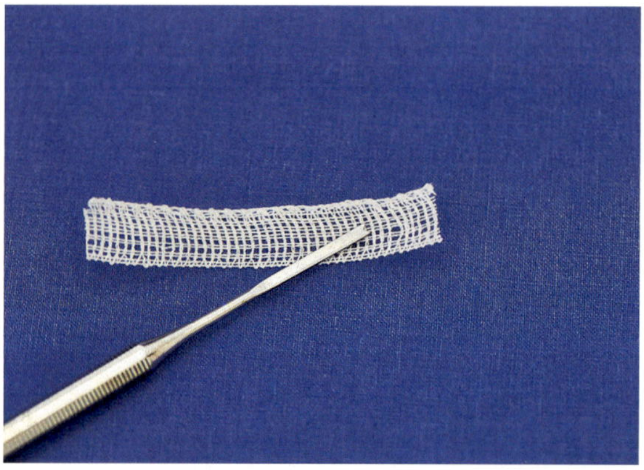

Abb. 2 Tamponadenstopfer nach Luniatschek (Ausschnitt) und Tamponade

Der **erste Behandlungsschritt** besteht in der Beseitigung der Schleimhautkapuze, der Spülung der Nische, dem Einlegen eines Streifens mit einem Tamponadenstopfer nach Luniatschek und evtl. einer Antibiotikagabe. Der Tamponadenstopfer nach Luniatschek ist meist doppelendig und zeigt ein v-förmiges Arbeitsende. Mit diesem Instrument werden Tamponaden bzw. Streifen in eine Wundhöhle eingelegt (s. Abb. 2).

Im **zweiten Schritt der Behandlung** einer Dentitio difficilis wird nach Rückgang der akuten Beschwerden – nach ca. einer Woche – der Zahn operativ entfernt.

Bei der Einbestellung des Patienten sind daher evtl. mehrere Termine zur Spülung und Lokalbehandlung und ein weiterer Termin zur Entfernung des Zahnes einzuplanen.

3.3 Verschluss einer Mund-Antrum-Verbindung (MAV)

Unter einer Mund-Antrum-Verbindung (MAV) versteht man eine Verbindung zwischen Mundhöhle und Kieferhöhle (Antrum, Sinus maxillaris).

3.3.1 Entstehung einer MAV

Nasenhöhle von innen, Abb. 1, S. 180

Normalerweise gibt es eine solche Verbindung zwischen Mund- und Kieferhöhle nicht. Die ›Wurzeln der oberen Molaren und Prämolaren ragen oftmals in die Kieferhöhle und sind nur von einer dünnen Knochenlamelle, in manchen Fällen nur noch von Schleimhaut bedeckt. Bei der Extraktion bzw. operativen Entfernung dieser Zähne können die dünne Knochenlamelle und die Schleimhaut einreißen und eine MAV hervorrufen.

3.3.2 Diagnostik einer MAV

Die MAV kann einerseits durch vorsichtiges Sondieren mit der **Knopfsonde** oder durch den **Nasen-Blas-Versuch** festgestellt werden:

- Die Knopfsonde ist am Arbeitsende stumpf und wird auch als Kleeblatt- oder Silberblattsonde bezeichnet. Mit ihrer Hilfe lässt sich durch vorsichtiges Sondieren feststellen, ob die Kieferhöhle durch eine Zahnextraktion oder eine operative Zahnentfernung eröffnet wurde (s. Abb. 1
- Beim Nasen-Blas-Versuch wird dem Patienten die N er gebeten, durch die Nase zu schnäuzen. Zeigen sic chen, die über die Alveole entweichen, handelt es si

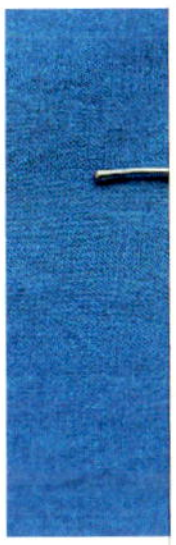

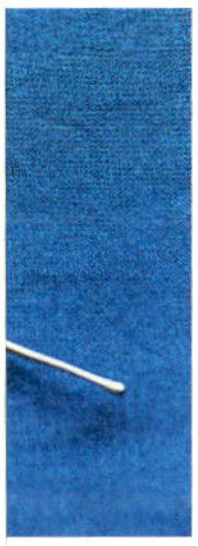

e

3.3.3 Folgen einer MAV

Die Kieferhöhle ist normalerweise frei von Keimen. Bei einer MAV besteht die Gefahr, dass Keime von der Mundhöhle Richtung Kieferhöhle verschleppt werden. Dies kann eine ❯Entzündung der Kieferhöhle (Sinusitis maxillaris) nach sich ziehen. Um dem vorzubeugen, muss die MAV verschlossen werden.

Sinusitis maxillaris, S. 181

3.3.4 Ablauf der plastischen Deckung einer MAV

Nach der Lokalanästhesie wird die Schleimhaut eingeschnitten und ein trapezförmiger Mukoperiostlappen zum Mundvorhof hin gebildet (s. Abb. 2, 3). Nach dem Einschneiden, dem sog. Schlitzen des Periosts, an der Basis des Lappens kann der Mukoperiostlappen besser gedehnt (mobilisiert) und über die vorhandene MAV gezogen werden.
Dies bezeichnet man als **plastische Deckung** der MAV. Abschließend wird die MAV durch **Nähte** dicht verschlossen (s. Abb. 4).

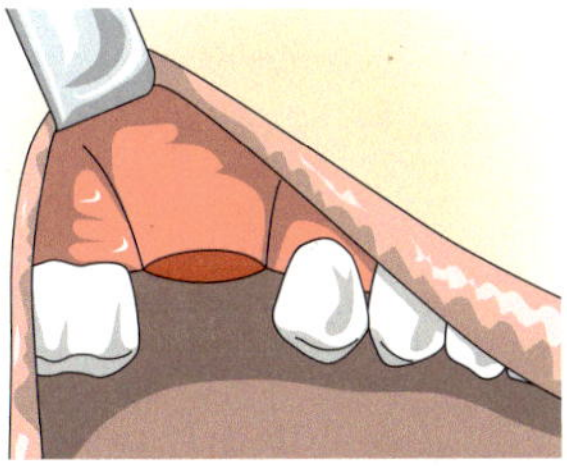

Abb. 2 Plastische Deckung einer MAV: Ausgangssituation

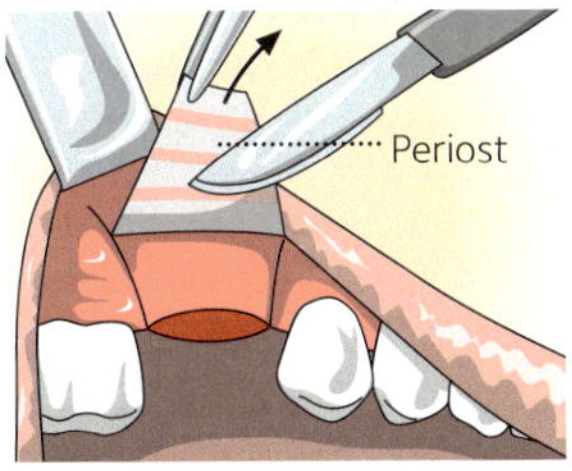

Abb. 3 Plastische Deckung einer MAV: gebildeter Mukoperiostlappen

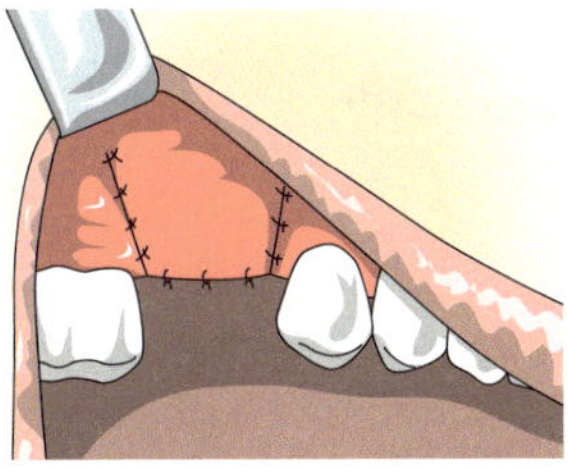

Abb. 4 Plastische Deckung einer MAV: Endzustand, Naht

HINWEIS

Verhalten nach einem MAV-Verschluss

Neben den üblichen ❯Verhaltenshinweisen muss dem Patienten mitgeteilt werden, dass er nach der Deckung der MAV das Schnäuzen bis zur Abheilung der Wunde unterlassen und beim Niesen den Mund geöffnet lassen soll. Denn beides würde einen starken Druck auf die Wunde ausüben, sodass sie aufreißen könnte. Eventuell können zusätzlich abschwellende Nasentropfen verordnet werden.

Verhaltenshinweise für den Patienten, S. 280

3.4 Wurzelspitzenresektion

Bei der Wurzelspitzenresektion (WSR) wird die Wurzelspitze (Apex) inklusive des krankhaften Gewebes, welches die Wurzelspitze umgibt, operativ entfernt.

› Siehe hierzu Lernfeld 5, Verlauf und Folgen von Pulpaerkrankungen, S. 209

3.4.1 Indikation für eine WSR

Die Wurzelspitzenresektion stellt immer einen Versuch dar, den Zahn zu erhalten. Sie ist angezeigt, wenn folgende Umstände gegeben sind:

Lage-, Flächen- und Richtungsbezeichnungen, S. 79
Wurzelkanalfüllung, S. 229

- Es liegt eine ›apikale Entzündung vor, die mit einer ›Wurzelkanalfüllung bzw. Erneuerung der Wurzelkanalfüllung nicht zu beheben ist. Bei einer apikalen Entzündung handelt es sich um eine apikale Ostitis oder eine apikale Parodontitis, die mit der WSR behoben werden kann.
- Es handelt sich um eine ›Fraktur im apikalen Drittel der Wurzel.
- Die Entfernung einer ›radikulären Zyste wird oft mit einer WSR kombiniert.
- Überstopftes Wurzelfüllmaterial kann durch eine WSR beseitigt werden (s. Abb. 1).

Wurzelfrakturen, S. 308
radikuläre Zyste, S. 211

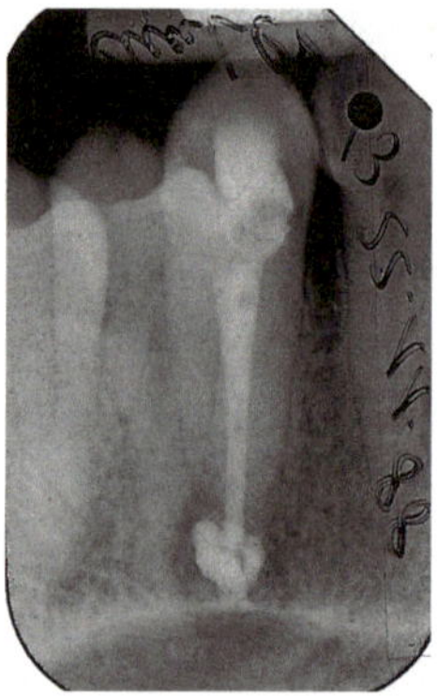

Abb. 1 Überstopfte Wurzelkanalfüllung

3.4.2 Ziel einer WSR

Eine WSR wird durchgeführt, um

- die Verästelungen des Wurzelkanals an der Wurzelspitze, von denen auch bei korrekter Wurzelkanalbehandlung Entzündungen ausgehen können, zu entfernen,
- das entzündlich veränderte Gewebe zu beseitigen,
- einen bakteriendichten Abschluss an der Wurzelspitze zu gewährleisten.

Grundsätzlich sollte der Patient darüber aufgeklärt werden, dass eine WSR einen Versuch darstellt, den Zahn zu erhalten. Dieser Versuch kann, muss aber nicht erfolgreich sein.

3.4.3 Ablauf einer WSR

Bis zur Darstellung und Freilegung des Knochens laufen bei der WSR – wie bei den meisten chirurgischen Eingriffen – die operativen Schritte genau gleich ab wie bei einer operativen Zahnentfernung.

Zunächst wird die Wurzelspitze dargestellt (freigelegt) (s. Abb. 2–4).

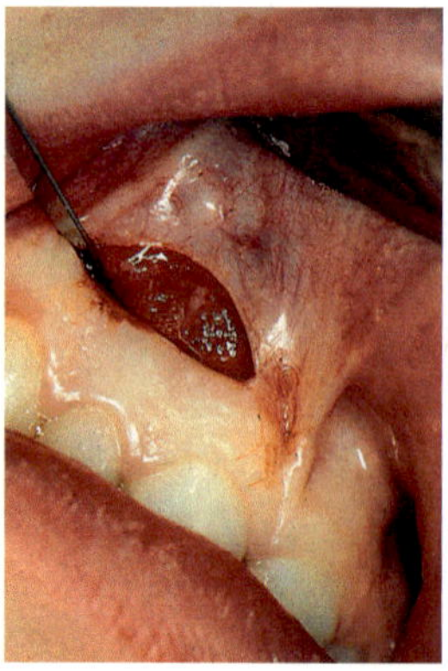

Abb. 2 WSR: Zugang zum OP-Feld, hier an einem OK-Frontzahn, Inzision

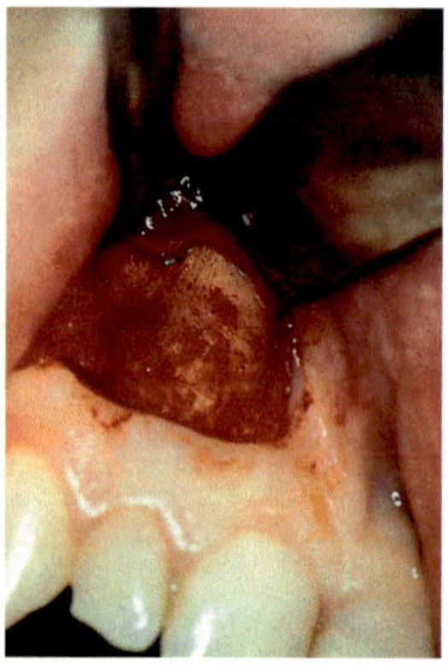

Abb. 3 Mit einem Wundhaken nach Langenbeck wird der Mukoperiostlappen gehalten.

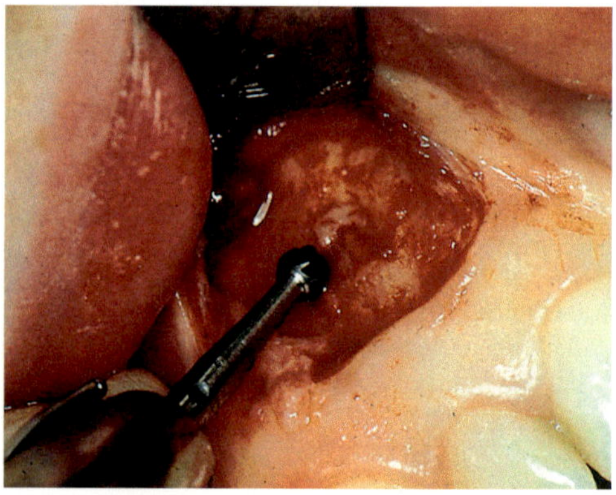

Abb. 4 Der deckende Knochen wird mit einer Kugelfräse abgetragen.

Dann wird die Wurzelspitze mit einer Lindemannfräse abgetrennt und entfernt (s. Abb. 1). Man kann alternativ auch die Wurzelspitze mit einem Rosenbohrer abtragen.
Die Knochenhöhle wird gesäubert und das entzündlich veränderte Granulationsgewebe mit einem scharfen Löffel entfernt (s. Abb. 2).

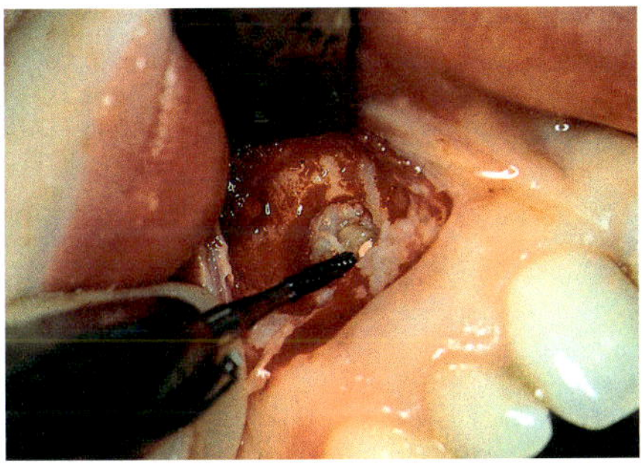

Abb. 1 WSR: Durchtrennung der Wurzel mit einer Fräse

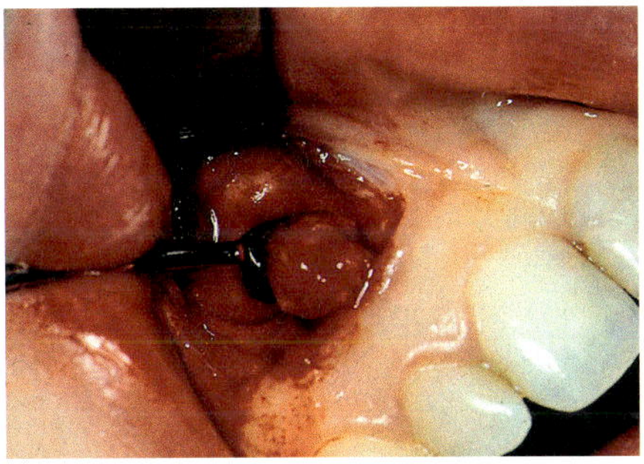

Abb. 2 Entfernung von Granulationsgewebe mit einem scharfen Löffel

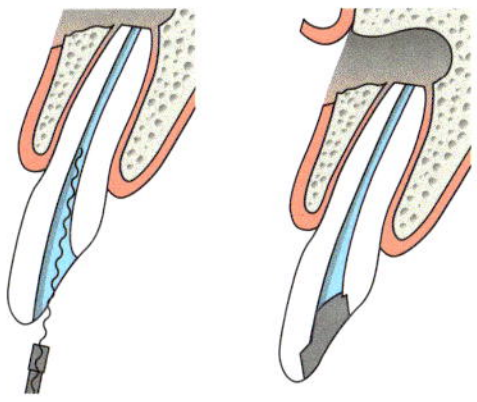

Abb. 3 Orthograde Wurzelkanalfüllung: Aufbereiten des Kanals (links); Legen einer Wurzelkanalfüllung und eines definitiven Verschlusses (rechts)

Nun kann die Wurzelkanalfüllung **orthograd**, von der Krone aus, oder **retrograd**, von der Wurzelspitze aus, erfolgen.

- Falls bei dem zu behandelnden Zahn noch keine Wurzelkanalfüllung vorliegt, wird die orthograde Wurzelkanalfüllung durchgeführt (s. Abb. 3).
- Ist der Zahn bereits mit einem Stiftaufbau versorgt, so ist eine orthograde Wurzelkanalfüllung nur schwer möglich und die Füllung der Wurzel wird von retrograd durchgeführt. Die retrograde Kanalpräparation erfolgt mit speziellen Mikrowinkelstücken mit sehr kleinen Bohrern oder mithilfe von Ultraschallgeräten mit speziellen Spitzen (s. Abb. 4–6).

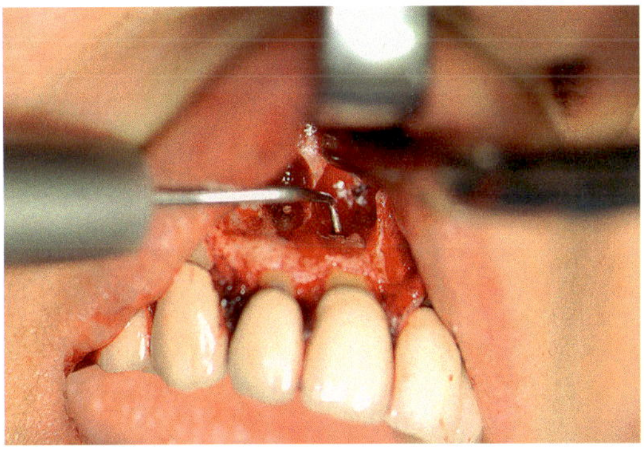

Abb. 4 Retrograde Wurzelkanalfüllung

Abschließend wird die Wunde gesäubert und vernäht (s. Abb. 7). In seltenen Fällen wird bei einer apikalen Parodontitis eine Trepanation des Kieferknochens, eine sogenannte Schröder'sche Lüftung durchgeführt.

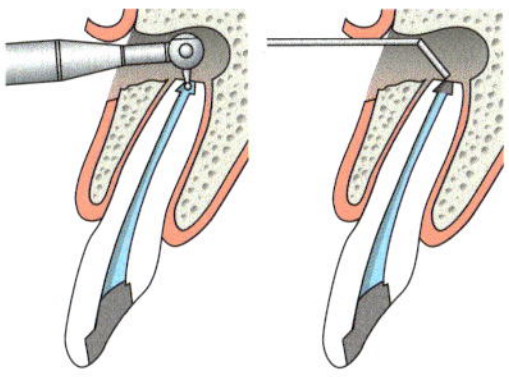

Abb. 5 Legen einer zusätzlichen retrograden Wurzelkanalfüllung: Aufbereiten des Kanals mithilfe eines Mikrowinkelstückes (links); Legen der Füllung (rechts)

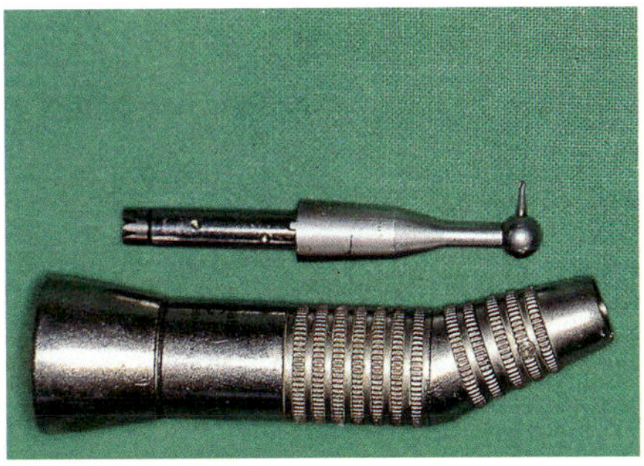

Abb. 6 WSR: Winkelstück mit Spezialkopf für die retrograde Wurzelkanalaufbereitung

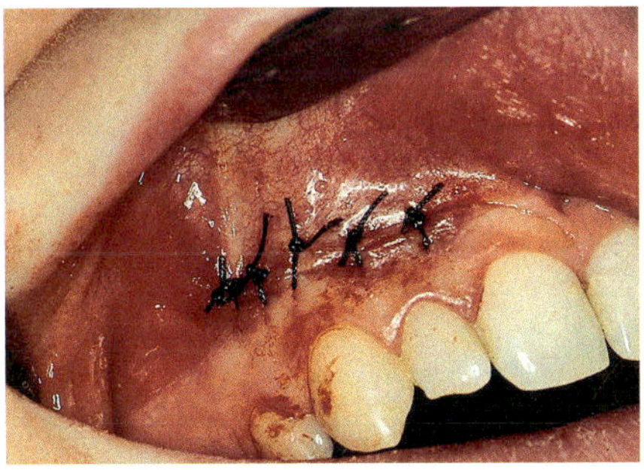

Abb. 7 WSR: Zustand nach Resektion und Wundverschluss

3.4.4 Komplikationen bei einer WSR

N. mentalis, S. 193

Bei einer WSR kann es neben den üblichen Komplikationen (z. B. Blutung, Schwellung, Wundheilungsstörung) zu einer Verletzung der Wurzel eines Nachbarzahnes kommen. Im schlimmsten Fall geht dies dann mit dem Vitalitätsverlust des Nachbarzahnes einher. Bei einer WSR im Unterkiefer-Prämolarenbereich kann der ›N. mentalis verletzt werden, was zu einer Sensibilitätsstörung im Bereich von Kinn und Unterlippe führen kann.

3.5 Operation von Zysten

Eine Zyste ist ein mit Flüssigkeit gefüllter Hohlraum, der von einem Zystenbalg umgeben ist. Zysten entstehen v. a. aus Epithelzellen, die während der Zahnentwicklung als Reste übrig geblieben sind.

Aufgrund ihrer Entstehung werden verschiedene Arten von Zysten unterschieden, auf die hier nicht näher eingegangen werden soll.

Häufig sind **radikuläre Zysten** und **follikuläre Zysten** (schlauchartige Zysten):
- Radikuläre Zysten entstehen an der Wurzel devitaler Zähne (s. Abb. 1).
- Follikuläre Zysten (s. Abb. 2) entstehen im Bereich der Krone eines retinierten Zahnes und gehen vom Epithel der Zahnanlage aus.

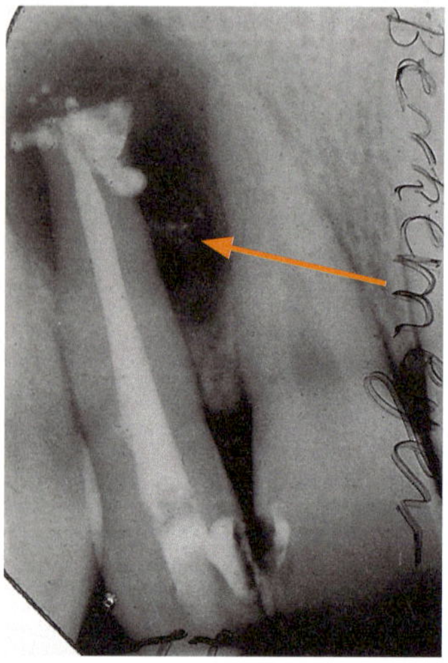

Abb. 1 Radikuläre Zyste an Zahn 12 mit überstopfter Wurzelkanalfüllung. Die Zyste ist an der Aufhellung (Pfeil) deutlich zu erkennen.

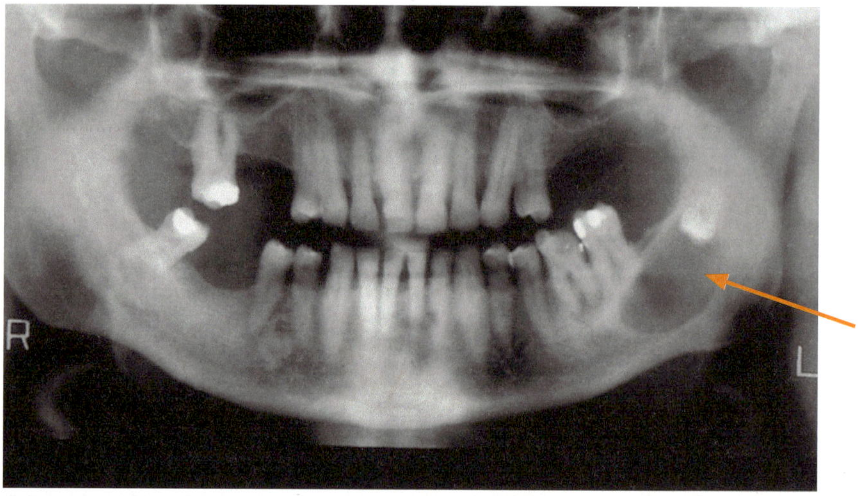

Abb. 2 Durch einen retinierten, verlagerten Weisheitszahn verursachte follikuläre Zyste im Unterkiefer. Die Zyste ist an der Aufhellung (Pfeil) deutlich zu erkennen.

3.5.1 Besonderheiten

Die meisten Zysten sind benigne (gutartig), einige wenige Zysten können aber auch maligne (bösartig) sein.

histopathologische Untersuchung, S. 312

Benigne Zysten können auch entarten, d. h. zu bösartigen Zysten werden. Es empfiehlt sich immer, das entnommene Material zur ›histopathologischen Untersuchung in ein histopathologisches Labor einzuschicken.

Zysten dehnen sich aus und wachsen langsam verdrängend, sodass der Knochen in ihrer Umgebung abgebaut wird.

Aufhellung, S. 225

Auf dem Röntgenbild erkennt man sie als ›Aufhellung.

Da Zysten meist keine Schmerzen verursachen, werden sie oft spät, z. B. bei einer Kontroll-Röntgenuntersuchung, festgestellt.
Sie können dann bereits eine beträchtliche Größe erreicht haben.

3.5.2 Operative Entfernung v

Zysten können grundsätzlich auf zwei vers
eine **Zystektomie** oder durch eine **Zystos**

Bei der **Zystektomie** – auch Zy 1 oder Par
Zystenbalg entfernt und die Wunde ansc
sinnvoll.

Nach Inzision der Mukosa, Bildung eines M
diese entfernt. Der Mukoperiostlappen
(s. Abb. 1–4).

Da dieses Operationsverfahren von Partsc
auch Partsch II genannt.

mit Kälte lindern
die Schmerzen
(abzess + Zyst)
Vitalitättest → Pulpitis (+)
→ abzess (−)

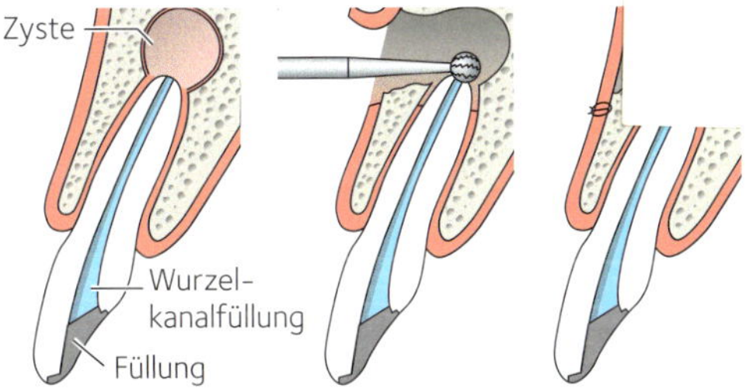

Abb. 1 Ablauf einer Zystektomie (Operation nach Partsch II). In diesem Beispiel wird auch eine Wurzelspitzenresektion durchgeführt; der Zahn ist bereits mit einer Wurzelkanalfüllung versehen.

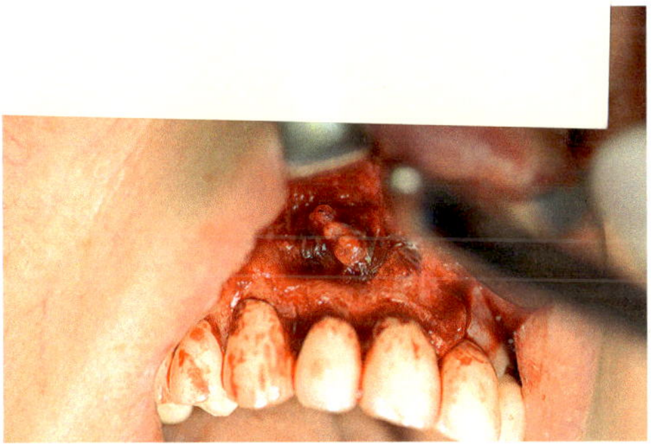

Abb. 2 Freigelegte Zyste in der OK-Frontzahnregion

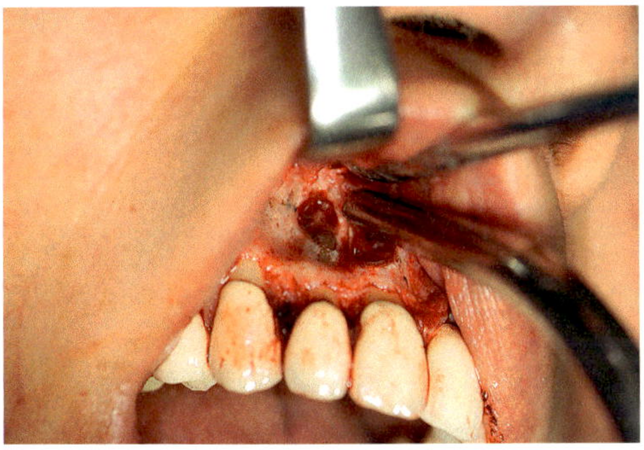

Abb. 3 Leere Zystenhöhle nach Zystektomie. Die Wunde wird dicht verschlossen.

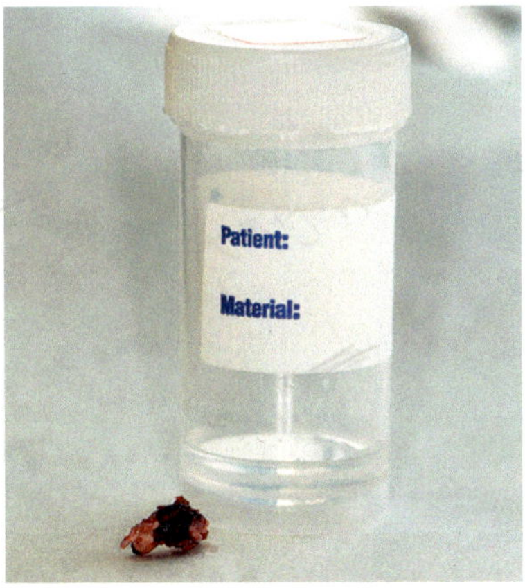

Abb. 4 Der entfernte vollständige Zystenbalg. Er wird i. d. R. zur histopathologischen Untersuchung eingesandt.

Bei der **Zystostomie** – auch Zy 2 oder Partsch I genannt – wird der Zystenbalg eröffnet und die Zyste zu einer Nebenbucht der Mundhöhle bzw. Kiefer- oder Nasenhöhle gemacht (s. Abb. 5). Eine Zystostomie bietet sich bei großen Zysten an. Hier ist eine Zystektomie oft nicht sinnvoll, weil Komplikationen (z. B. Verletzung des N. alveolaris inferior) zu befürchten sind.

Die Zyste wird aufgeschnitten, ein Teil des Zystenbalges entfernt und die Zystenflüssigkeit abgelassen. Dann wird der Mukoperiostlappen eingeklappt. Der entstandene Hohlraum wird mit einer Tamponade oder einem Obturator (wie mit einem „Stöpsel") „ausgestopft" und damit offen gehalten. Schrittweise werden Obturator bzw. Tamponade gekürzt (reduziert), sodass sich der Hohlraum verkleinern und neuer Knochen bilden kann.

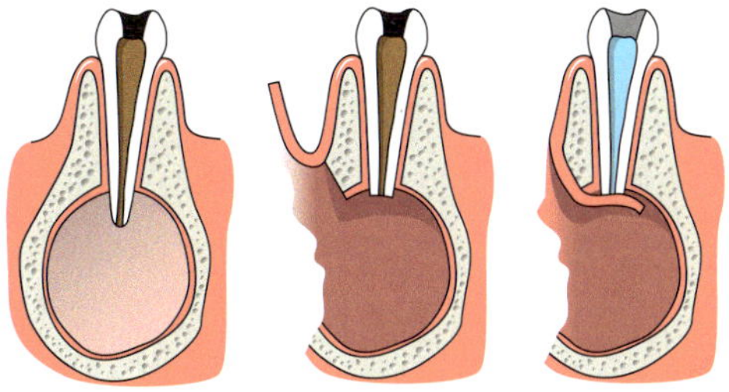

Abb. 5 Zystostomie (Operation nach Partsch I) und Wurzelspitzenresektion. In diesem Beispiel wird die tote Pulpa entfernt und der Zahn mit einer Wurzelkanalfüllung versehen.

3.6 Abszessbehandlung

Abszessformen, S. 212

Ein Abszess ist ein mit **Eiter** (Pus) gefüllter abgekapselter Hohlraum. Je nach Lage werden unterschiedliche ›Abszessformen unterschieden. So wird z. B. ein Abszess unter der Knochenhaut als subperiostaler Abszess bezeichnet.

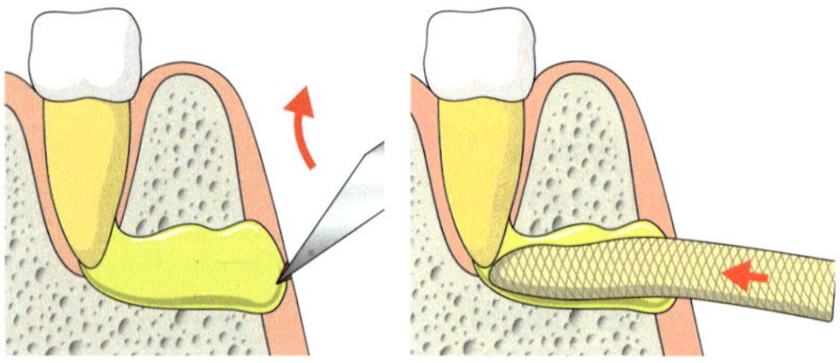

Abb. 1 Behandlung von Abszessen (Prinzip). Abszesseröffnung über die Schleimhaut (Inzision) (links); Offenhalten der Abszesshöhle, hier mittels Tamponade aus Gaze (rechts)

Bei der Behandlung eines Abszesses wird durch eine **Inzision** mit einem Skalpell die Eiterhöhle eröffnet, sodass der Eiter abfließen kann (s. Abb. 1). Die Abszesshöhle muss dann mit einem Gazestreifen oder einem Kunststoffröhrchen (Drainageröhrchen) offen gehalten werden, damit der Eiter weiter abfließen und die Abszesshöhle sich nicht erneut verschließen kann. Über dieses Drainageröhrchen wird die Abszesshöhle gespült. Nach einigen Tagen kann das Drainageröhrchen entfernt werden. Die Wunde heilt von alleine ohne Naht ab. Zusätzlich kann ein Antibiotikum verordnet werden.

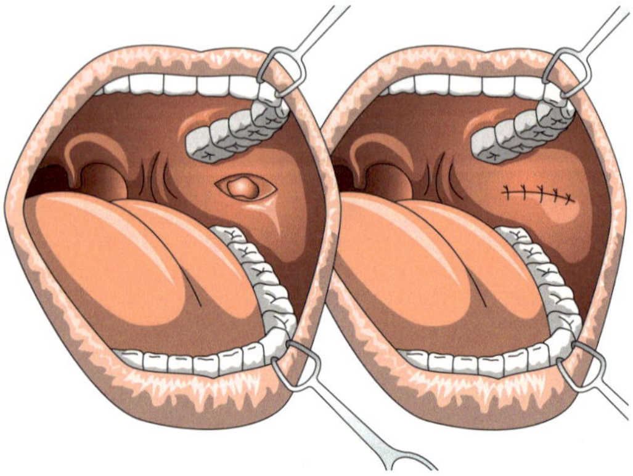

Abb. 2 Exzision. Spindelförmige Schnittführung und Wundverschluss durch eine Naht

3.7 Exzision

Bei einer Exzision wird Gewebe entfernt. So wird das Herausschneiden eines Tumors als Exzision bezeichnet (s. Abb. 2). Dabei wird der Tumor spindelförmig umschnitten und nach dessen Entfernung das Gewebe wieder mit einer Naht verschlossen. Grundsätzlich sollte das exzidierte Gewebe zur feingeweblichen Untersuchung an ein pathohistologisches Labor eingesandt werden.

3.8 Hemisektion (Teilextraktion) und Prämolarisierung

Wenn eine Extraktion eines ganzen Zahnes (z. B. aus prothetischen Gründen) vermieden werden soll, sind zwei Operationsmethoden sinnvoll:

- Hemisektion und
- Prämolarisierung.

3.8.1 Hemisektion (Teilextraktion)

Bei einer **Hemisektion** wird eine krankhaft veränderte Wurzel eines mehrwurzeligen Zahnes entfernt. Die gesunde(n) Wurzel(n) wird bzw. werden erhalten.

Indikation für eine Hemisektion

Eine Hemisektion ist angezeigt, wenn nur eine Wurzel eines mehrwurzeligen Zahnes beispielsweise von einer apikalen Entzündung betroffen ist (s. Abb. 3). Insbesondere ist eine Hemisektion angebracht, wenn der Wurzelkanal nicht mittels Wurzelkanalbehandlung aufbereitet werden kann und/oder wenn eine Wurzelspitzenresektion nicht sinnvoll erscheint.

Ausgangssituation

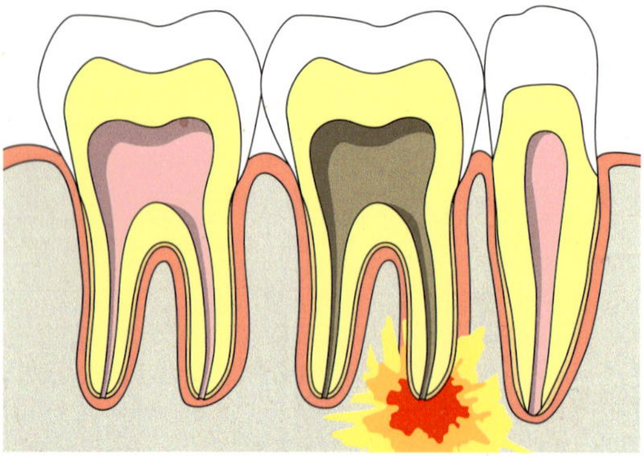

Abb. 3 Molar mit apikaler Entzündung an der mesialen Wurzel

Durch die Hemisektion kann der verbleibende Zahn erhalten und zur prothetischen Versorgung herangezogen werden. So kann der Zahn noch als Pfeiler für einen festsitzenden Zahnersatz dienen.

Ablauf einer Hemisektion

Nach der Lokalanästhesie wird der Zahn längs durchtrennt und die krankhaft veränderte Wurzel inklusive Kronenanteil entfernt (s. Abb. 1–3).

Die verbliebene Wurzel wird wurzelkanalbehandelt und evtl. mit einer Stiftverankerung versehen. Der Restkronenanteil des Zahnes wird prothetisch mit einer Krone versorgt oder als Stützpfeiler (Pfeilerzahn) für einen festsitzenden Zahnersatz (z. B. eine Brücke) verwendet, sodass ein herausnehmbarer Zahnersatz vermieden werden kann (s. Abb. 4).

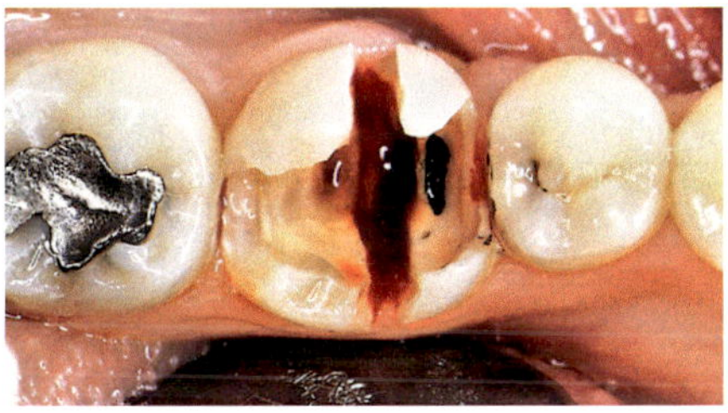

Abb. 1 Getrennter Zahn 46

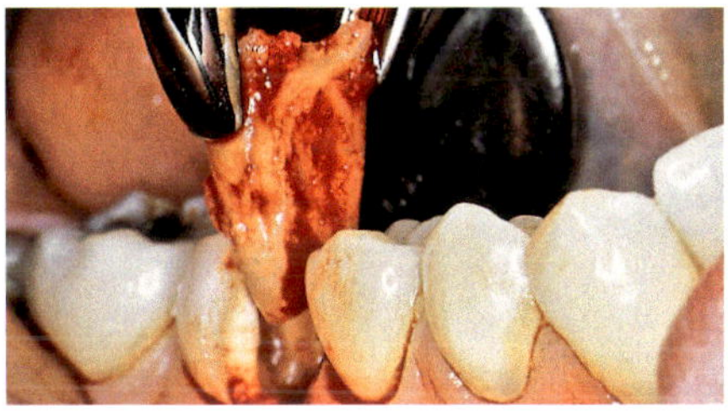

Abb. 2 Entfernung der mesialen Wurzel

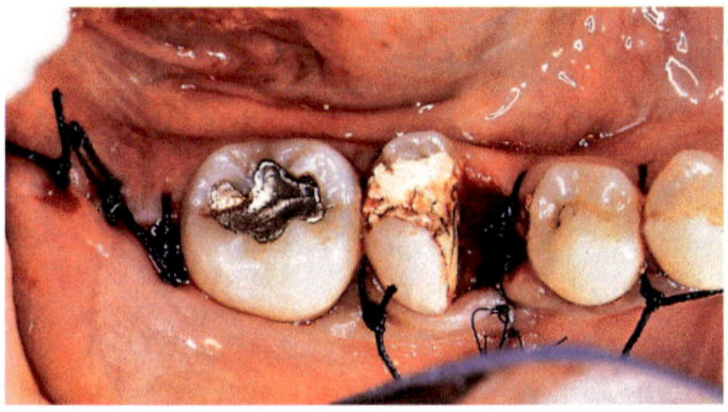

Abb. 3 Endzustand: Situationsnaht nach Hemisektion (gleichzeitig Zustand nach Osteotomie von Zahn 48)

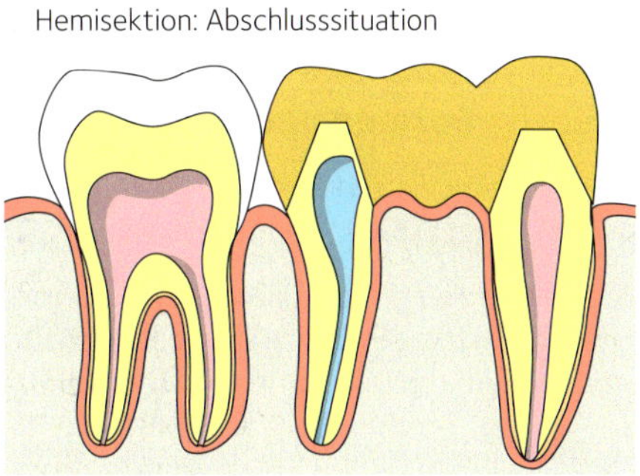

Abb. 4 Der wurzelkanalbehandelte halbe Molar dient als Brückenpfeiler. Die nicht erhaltungswürdige Wurzel wurde entfernt.

3.8.2 Prämolarisierung

Bei der Prämolarisierung wird der Zahn zwar auch längs geteilt, jedoch werden beide Zahnhälften im Kiefer belassen, wurzelkanalbehandelt und meist überkront (s. Abb. 5, 6). Die Bezeichnung Prämolarisierung rührt daher, dass die späteren Kronen annähernd die Form von Prämolaren haben.

Diese Operationsmethode ist sinnvoll, wenn eine Entzündung in der Furkation (Teilungsstelle der Wurzel) sitzt, v. a. dann, wenn bei parodontal geschädigten Zähnen die Furkation freiliegt. Nach der Trennung des Zahnes kann diese Stelle besser gereinigt werden, sodass die Entzündung ausheilen kann.

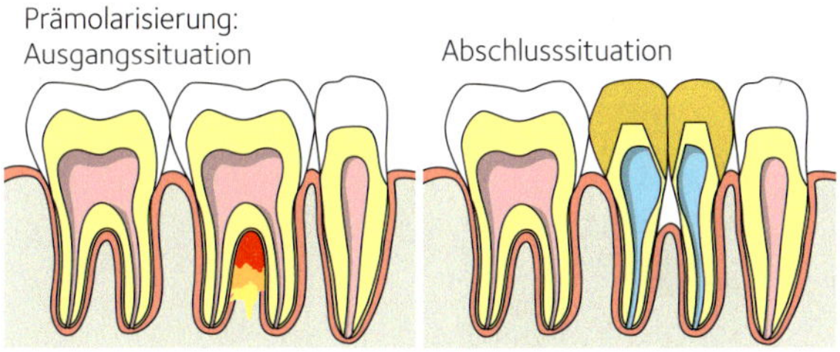

Abb. 5 Molar mit Entzündung im Furkationsbereich (links); wurzelkanalbehandelter geteilter Molar mit zwei Kronen (rechts)

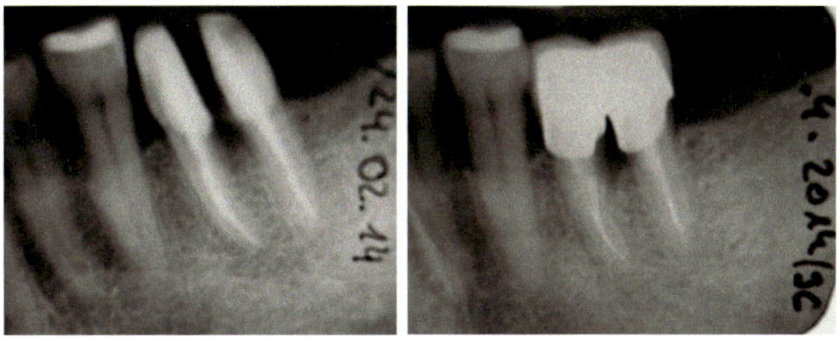

Abb. 6 Prämolarisierung: geteilter und anschließend wurzelkanalbehandelter und überkronter Molar

3.9 Implantation

Bei der Implantation handelt es sich um das Einbringen körpereigenen oder körperfremden Materials in den Körper. Zahnärztliche Implantate sind künstliche Zahnwurzeln, die in den Knochen operativ eingebracht werden.

3.9.1 Indikationen für die Implantation

Implantate können aus unterschiedlichen Gründen sinnvoll sein:

- Mit Implantaten lassen sich Einzelzahnlücken schließen, ohne dass Nachbarzähne beschliffen werden müssen.
- Das zahnärztliche Implantat bzw. die künstliche Zahnwurzel kann zur Verankerung einer Krone oder Brücke dienen und damit einen festsitzenden Zahnersatz trotz deutlich reduziertem Restzahnbestand ermöglichen.
- An Implantaten kann eine Teil- oder Vollprothese befestigt und damit deren Halt verbessert oder erst möglich werden.
- Auch Gesichtsprothesen, sogenannte Epithesen, werden heute vorwiegend implantatgetragen verankert. Ein künstliches Auge, eine Nase oder ein Ohr werden dann über Magnete an diesen im Gesichtsschädelknochen liegenden Implantaten zum Halten gebracht.
- Implantate können zur Verankerung kieferorthopädischer Apparaturen genutzt werden.

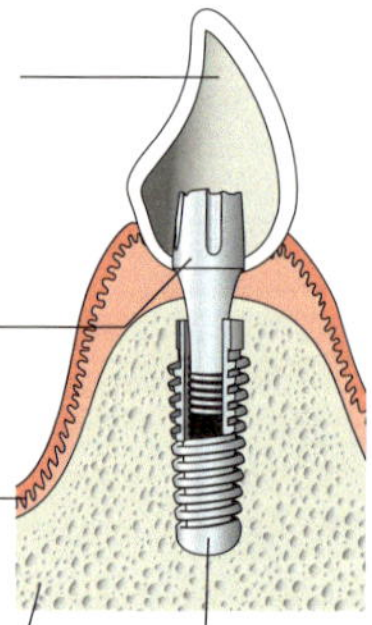

Abb. 1 Implantat mit Aufbauteilen

3.9.2 Formen und Eigenschaften von Implantaten

Da heute eine Vielzahl von Implantaten auf dem Markt angeboten wird, ist die genaue Kenntnis der einzelnen Produkte von diversen Herstellern kaum möglich.

Jeder Hersteller bietet zudem ein auf sein Implantat genau abgestimmtes Instrumentarium an. Eine Zahnarztpraxis beschränkt sich deshalb meist auf zwei bis drei Implantatsysteme, die sich in ihrem Grundaufbau ähneln (s. Abb. 1).

Grundsätzlich unterscheiden sich die zahnärztlichen Implantate v. a. in ihrer **Form** (z. B. Stufenzylinder, Stufenschraube, Schraubenimplantat, Zylinderimplantat, Zylinderschraube, Apikalschraube), ihrem **Material** (z. B. Titan, Keramik) und der **Art der Einheilung**.

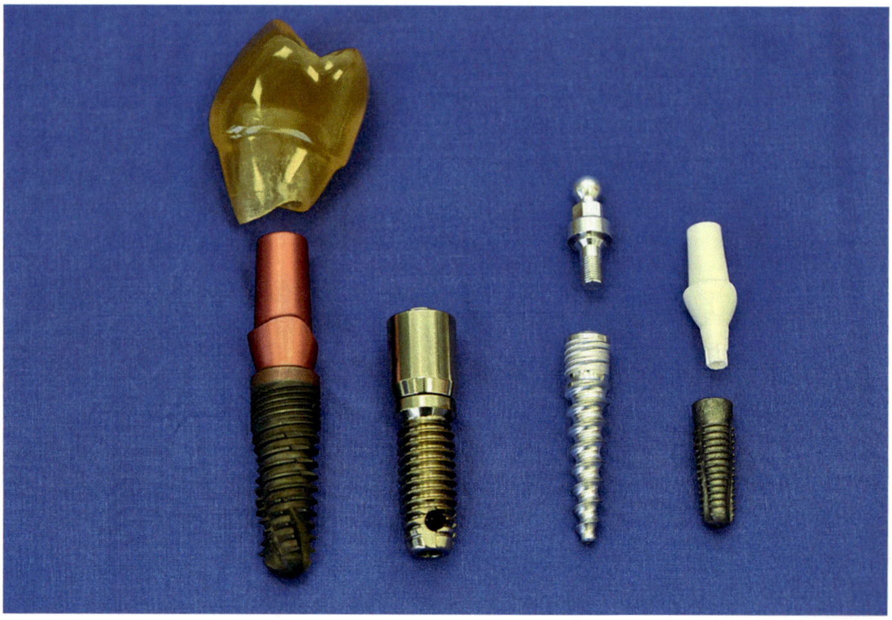

Abb. 2 Unterschiedliche Formen von Implantaten

Unter chirurgischen Gesichtspunkten ist es wichtig, wie Implantate einheilen:

- Einzeitige Implantate heilen **transgingival** (durch das Zahnfleisch hindurch) ein. Sie sind nach der Operation in der Mundhöhle sichtbar und müssen nicht operativ freigelegt werden (s. Abb. 1).
- Dagegen werden Implantate, die **subgingival** (unter dem Zahnfleisch gedeckt) einheilen, als zweizeitige Implantate bezeichnet. In einer ersten Operation wird das Implantat subgingival eingesetzt (s. Abb. 2). Nachdem das Implantat ausreichend eingeheilt ist, wird es in einer zweiten Operation, der sogenannten Zweitoperation, freigelegt.

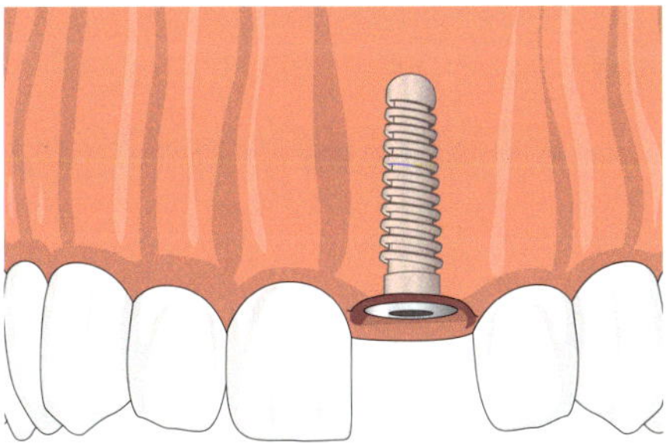

Abb. 1 Einzeitige Implantate heilen transgingival ein.

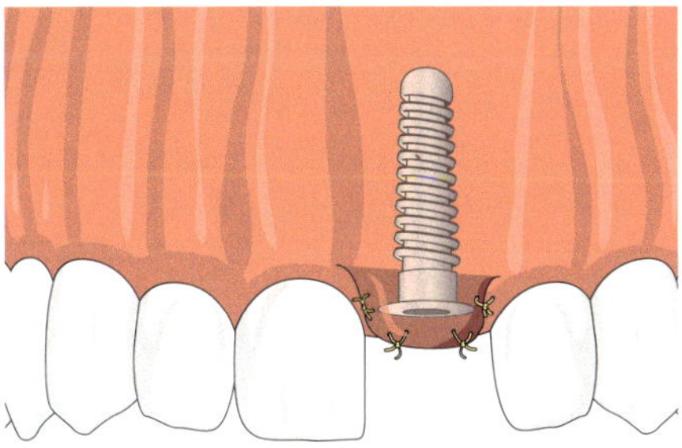

Abb. 2 Zweizeitige Implantate heilen subgingival ein.

3.9.3 Voraussetzungen für eine erfolgreiche Implantation

Ob eine Implantation Erfolg versprechend ist, hängt von unterschiedlichen Voraussetzungen ab.

- Da zahnärztliche Implantate bei der Operation stabil im Knochen verankert sein müssen, muss ausreichend Knochen vorhanden sein, in welchen die Implantate eingebracht werden können. Ist das Knochenangebot zu gering, so muss auf eine Implantation verzichtet oder es müssen vorbereitende Maßnahmen wie z. B. ein Knochenaufbau durchgeführt werden.
- Grundsätzlich sollte vor einer Implantation das Gebiss des Patienten saniert sein, d. h., sämtliche extraktionswürdigen Zähne müssen entfernt, Füllungen gelegt und das Parodont behandelt werden.
- Entzündungsherde dürfen nicht vorliegen, da sonst das Einheilen der Implantate gefährdet sein könnte.
- Der Patient muss eine optimale Mundhygiene betreiben und in der Lage sein, die Implantate und das periimplantäre (umliegende) Gewebe zu reinigen.
- Da bei Rauchern Wundheilungsstörungen häufig sind, ist hier abzuwägen, ob eine Implantation Erfolg versprechend ist.
- Auch Diabetes, Erkrankungen des Immunsystems, Herz- Kreislauf-Erkrankungen und Störungen der Blutgerinnung stellen eine relative Kontraindikation (Gegenanzeige) dar.
- Bei Patienten mit deutlich reduziertem Allgemeinzustand sind selbstverständlich Nutzen und Risiken eines solchen operativen Eingriffs abzuwägen.

Ablauf der Implantatbehandlung

Befunderhebung, Diagnostik, Aufklärung, Planung

↓

ggf. Vorbehandlung

↓

Implantation

↓

Einheilphase

↓

Freilegung

↓

prothetische Versorgung und Nachsorge

3.9.4 Planung einer Implantation

Vor der eigentlichen Implantation muss eine genaue Planung der Behandlung erfolgen:

- Am Anfang stehen die Befunderhebung und Diagnostik. Modelle und Röntgenbilder, evtl. Dental-CT bzw. DVT-Bilder, sind dabei hilfreich.
- Es folgt die Aufklärung des Patienten über die Behandlungsmöglichkeiten und Alternativen, Risiken sowie die zu erwartenden Kosten.
- Die spätere prothetische Versorgung muss schon vor der Implantation geklärt sein. Es muss besprochen werden, wie viele Implantate an welchen Stellen inseriert (eingesetzt) werden und ob ein festsitzender oder herausnehmbarer Zahnersatz geplant ist.
- Eventuell notwendige Knochentransplantationen werden meistens vorab, teilweise auch zusammen mit der Implantation durchgeführt.
- Werden Implantation und Begleiteingriffe von einer Fachärztin für Mund-, Kiefer- und Gesichtschirurgie durchgeführt, müssen Termine mit der weiterbehandelnden Zahnärztin abgesprochen und das Vorgehen genau abgestimmt werden.

3.9.5 Der eigentliche Eingriff der Implantation

Der eigentliche chirurgische Eingriff, das Einsetzen (Inserieren) der Implantate in den Knochen, findet unter sterilen Bedingungen im Operationssaal oder im Behandlungsstuhl statt. Grundsätzlich sollten vor dem Eingriff das benötigte Instrumentarium bereitgelegt und der Behandlungsplatz vorbereitet werden. Da aber bei diesem Eingriff oft zusätzliche Materialien benötigt werden, die ZFA zugleich am Behandlungsplatz gebraucht wird, ist es sinnvoll, zu dritt zu arbeiten (die Zahnärztin, assistierende ZFA und ›Springer).

Der Eingriff wird meist in Lokalanästhesie, bei umfangreicheren Implantationen und Knochenaufbauten jedoch in Allgemeinnarkose durchgeführt.

Springer, S. 274

Zunächst wird die Gingiva inzidiert und ein Mukoperiostlappen gebildet. Jetzt wird unter direkter Sicht auf den Knochen dieser an der späteren Implantationsstelle mit einem sterilen Rosenbohrer angekörnt, sozusagen eine kleine Einkerbung als Markierung am Knochen angebracht.

Die weitere Aufbereitung des Implantatbettes ist nun abhängig vom Implantattyp und den anatomischen Gegebenheiten:

- Bei Schraubenimplantaten wird in aufsteigender Reihenfolge zuerst mit dünnen, dann mit dickeren Spiralbohrern unter ständiger Kühlung mit steriler Kochsalzlösung der Knochen aufbereitet (s. Abb. 1):
  Die Länge der Bohrung wird vor der Operation anhand des Röntgenbildes bestimmt. Intraoperativ (während der Operation) zeigen Kerben bzw. farbliche Markierungen an den Bohrern die spätere Implantatlänge an. Mit einer Tiefenmesslehre lässt sich zudem die Länge der Bohrung überprüfen.
- Bei einigen Implantattypen wird dann im Eingangsbereich der Knochen scheibenartig eingekerbt, sodass das Implantat später etwas versenkt ist und die Implantat-Abdeckschraube auf Knochenniveau endet.

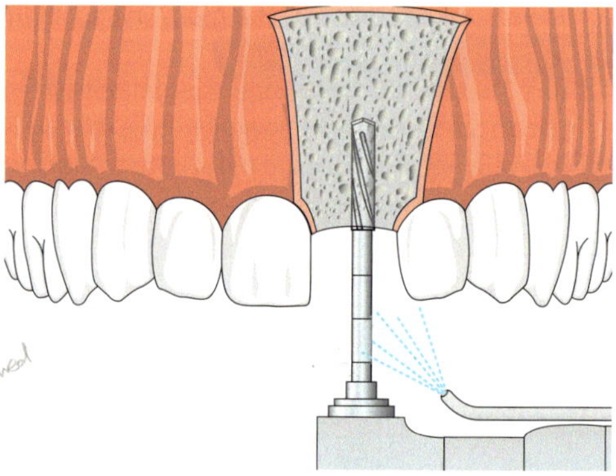

Abb. 1 Die (Vor-)Bohrung für das Implantat erfolgt unter Wasserkühlung.

- Bei kompaktem Knochen wie im Unterkiefer wird mit einem Gewindeschneider ein Gewinde im Knochen vorgeschnitten, in welches dann das Implantat eingedreht wird (s. Abb. 1, 2).
- Sämtliche Schritte erfolgen meist maschinell mit vorgegebener Drehzahl. Das Gewindeschneiden und das Eindrehen der Schraubenimplantate können auch von Hand erfolgen.
- Andere Implantattypen verlangen einen leicht veränderten Operationsablauf. So können Implantate auch eingeklopft werden. Im Prinzip sind jedoch die Schaffung eines Implantatlagers mit Bohrern und das darauffolgende Einsetzen (Inserieren) der Implantate bei allen Implantattypen gleich (s. Abb. 3–7).
- Zum Schluss wird die Wunde vernäht (s. Abb. 8).

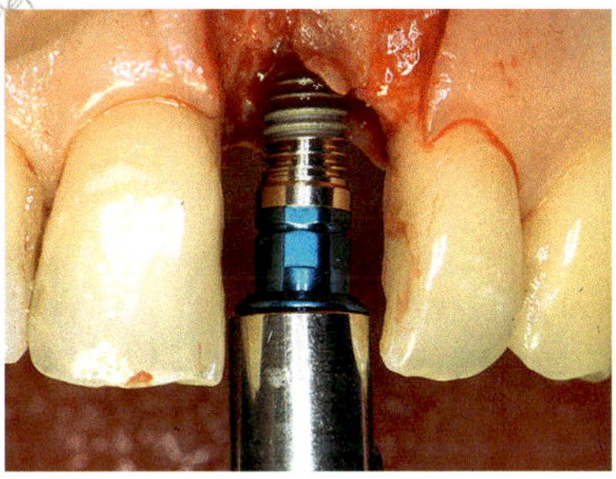

Abb. 1 Einbringen des Implantates

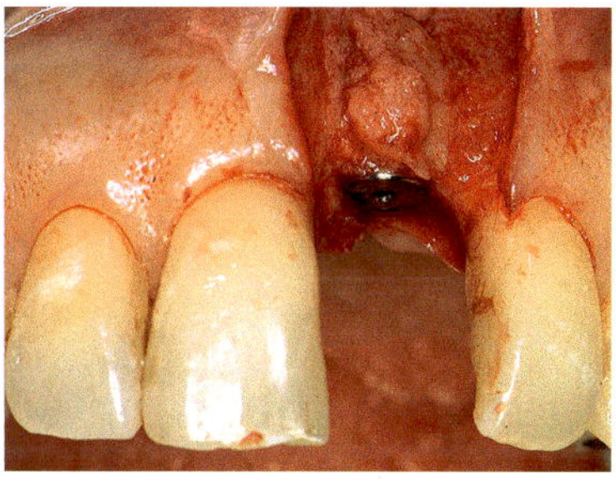

Abb. 2 Implantat nach Insertion ohne Abdeckschrauben

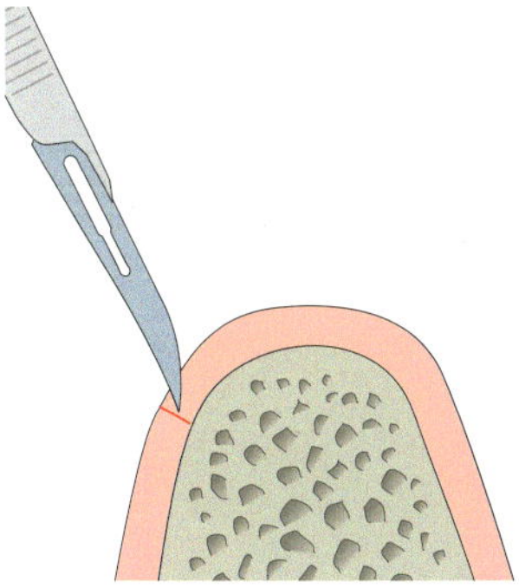

Abb. 3 Schnitt und Mukoperiostlappenbildung

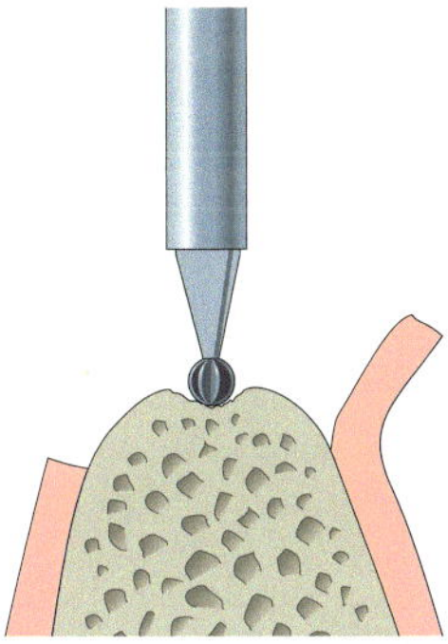

Abb. 4 Ankörnen des Knochens

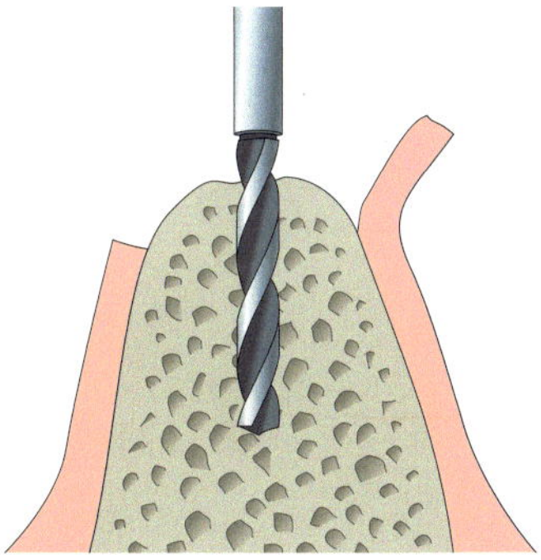

Abb. 5 Aufbereiten des Implantatbettes mit Spiralbohrern

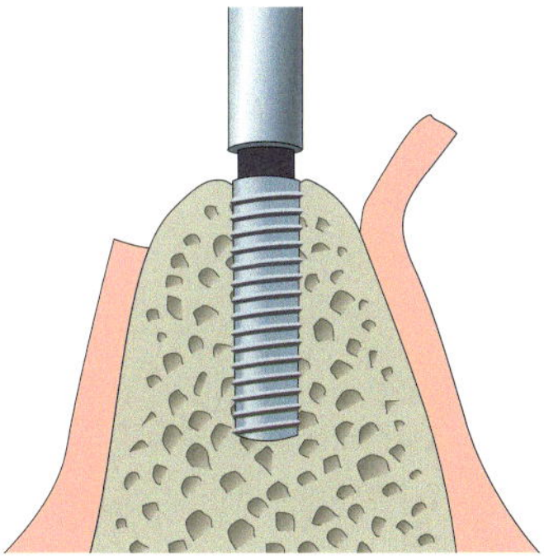

Abb. 6 Gewindeschneiden im UK

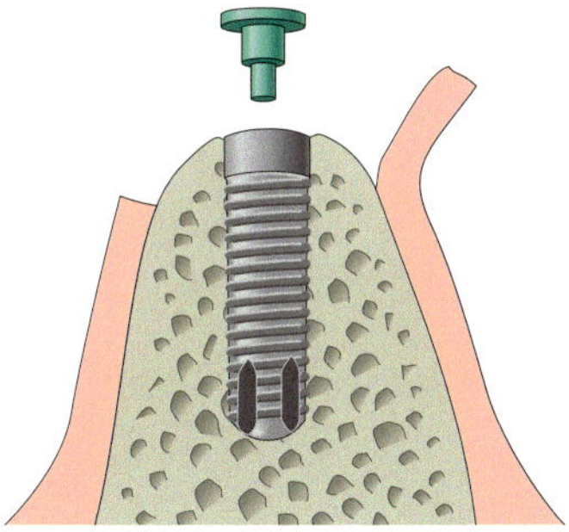

Abb. 7 Einbringen des Implantates und der Abdeckschraube

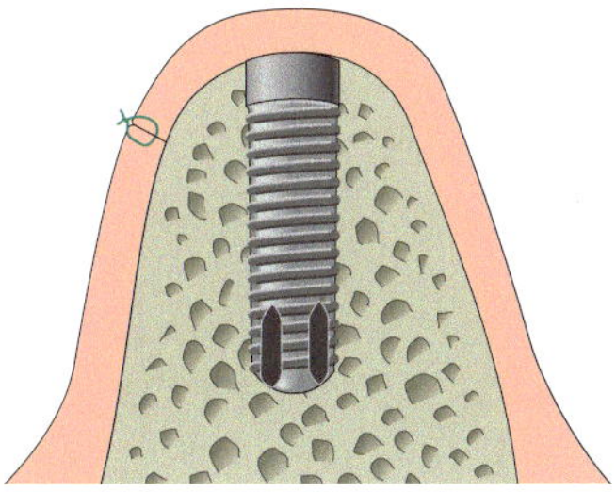

Abb. 8 Naht

3.9.6 Nach einer Implantation

Einheilphase nach einer Implantation

subgingivale und transgingivale Einheilung, S. 299

Nach der Implantatinsertion müssen die Implantate im Knochen einheilen. Implantate können ›subgingival oder ›transgingival einheilen.

Die Dauer der Einheilphase ist abhängig von der Knochenstruktur und kann zwischen zwei und sechs Monaten liegen. Im Oberkiefer ist die Einheilzeit aufgrund der spongiösen (schwammartigen) Knochenstruktur im Allgemeinen länger als im Unterkiefer.

In der Einheilphase findet ein fester Verbund zwischen Implantat und Knochen statt, die sogenannte Osseointegration. Die Implantate sollten in dieser Zeit nicht belastet werden, d. h. der Patient trägt noch keinen definitiven Zahnersatz. Eine provisorische Versorgung ist jedoch möglich.

Zweitoperation

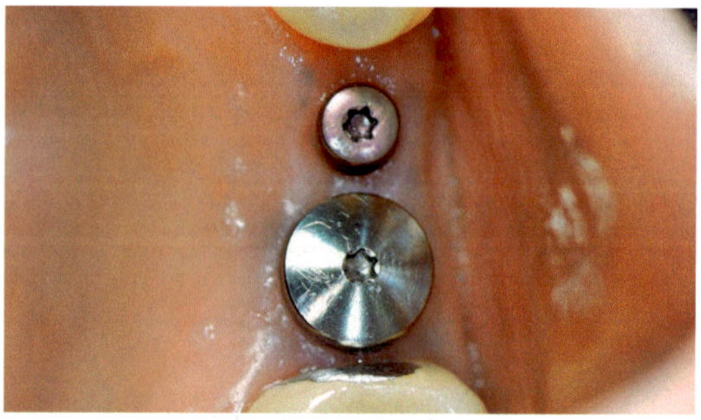

Abb. 1 Gingivaformer

Nach der entsprechenden Einheilzeit wird bei den subgingival eingeheilten Implantaten ein zweiter operativer Eingriff zur **Freilegung** der Implantate durchgeführt (Zweitoperation).

Dabei wird ein Mukoperiostlappen bzw. nur ein Mukosalappen gebildet und die mukogingivalen Verhältnisse werden optimiert oder die Schleimhaut wird im Bereich der Implantate nur ausgestanzt.

Dann werden die Abdeckschrauben auf den Implantaten entfernt und durch sogenannte Gingivaformer ersetzt, die die Ausformung der Gingiva um das Implantat herum bewerkstelligen sollen (s. Abb. 1).

Neuere Implantate erlauben heutzutage jedoch auch eine Sofortbelastung und ermöglichen damit dem Patienten eine schnelle prothetische Versorgung. Allerdings liegen zurzeit noch keine wissenschaftlichen Untersuchungen dazu vor, mit welchen langfristigen Prognosen zu rechnen ist.

Prothetische Versorgung nach einer Implantation

› Siehe hierzu Lernfeld 12, Kronen, S. 465, Brücken, S. 470, Teilprothesen, S. 493

Abformung, S. 484

Auf die freiliegenden Implantate werden Abdruckpfosten aufgeschraubt und eine ›Abformung wird durchgeführt.

Die Abformung gelangt wie üblich ins zahntechnische Labor. Dort werden die geplanten Suprakonstruktionen (z. B. Kronen, Brücken oder Prothesen) hergestellt und dem Patienten in der Praxis eingegliedert.

Die Kronen können über Abutments (Aufbauten) auf die Implantate geschraubt oder zementiert werden.

Nachsorge bei der Implantation

Jeder Implantatpatient sollte in regelmäßigen Abständen zur Nachsorge und zur Kontrolle einbestellt werden.

Zur Nachsorge gehört auch die wiederholte Anleitung zu einer optimalen Mundhygiene. Neben Zahnbürste und Zahnseide können weitere Hilfsmittel wie Superfloss und Interdentalbürstchen notwendig sein (s. Abb. 1).

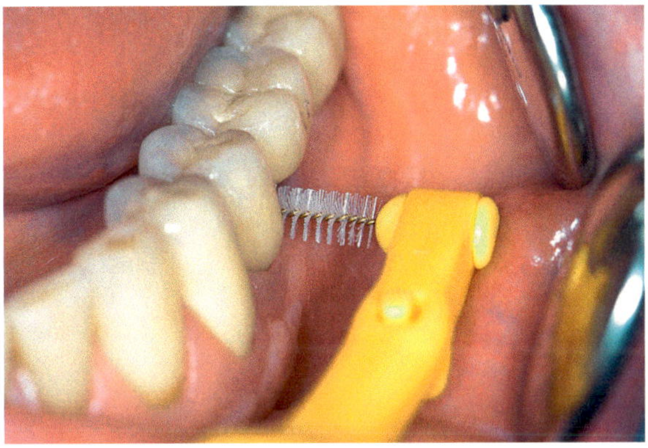

Abb. 1 Reinigung einer implantatgetragenen Brücke mithilfe eines Interdentalbürstchens

Die abnehmbaren Suprakonstruktionen werden alle ein bis zwei Jahre abgenommen und gereinigt.

Etwaige Lockerungen der Implantate können dabei festgestellt werden.

› Siehe hierzu Lernfeld 11, Reinigung der Interdentalräume, S. 430

Komplikationen einer Implantation

Bei der Implantation kann es passieren, dass das Implantat nicht einheilt.
Die Einheilrate ist im Durchschnitt relativ hoch, dennoch können Wundheilungsstörungen und Infekte auftreten, die zu einer Lockerung und damit zum Verlust des Implantates führen (**Periimplantitis**).

Im Unterkiefer können bei entsprechender Nähe zum Nervenkanal Verletzungen des ›N. alveolaris inferior auftreten. Dies führt dann zu Gefühlsstörungen der Unterlippe, des Kinns, der Zähne und des Zahnfleisches der gleichen Seite.

N. alveolaris, S. 193

Problematisch kann die spätere prothetische Versorgung werden, wenn das Implantat in seiner Achsenneigung von der gewünschten Zahnneigung abweicht. Dann können abgewinkelte Aufbauten helfen, diese Diskrepanz auszugleichen.

3.9.7 Sofortimplantation

Bei **Sofortimplantaten** handelt es sich um Implantate, die sofort nach dem Zahnverlust der natürlichen Zähne eingesetzt werden. Die Alveole muss dabei entzündungsfrei sein.

Bei einwurzeligen Zähnen wie im UK-Frontbereich mit dünnem vestibulärem Knochen hat die Sofortimplantation bzw. die verzögerte Sofortimplantation (innerhalb von zwei Wochen) den Vorteil, dass der Knochenverlust geringer ist.

3.9.8 Navigierte Implantation

Die navigierte Implantation ist ein Verfahren der computergestützten Chirurgie, bei der sich die Implantatposition nach der idealen Position des geplanten Zahnersatzes richtet.

Dabei wird nach virtueller Planung der optimalen Implantatposition diese mittels Führungsschablone auf den Knochen übertragen.

3.10 Sinuslift

Bei nicht ausreichendem Knochenangebot muss vor der eigentlichen Implantation der Knochen aufgebaut werden. Fehlt im Oberkieferseitenzahnbereich Knochen, also am Boden der Kieferhöhle, so kann dieser nach Anheben des Kieferhöhlenbodens (engl. lifting) eingebracht werden. Dies nennt man Sinuslift. Man unterscheidet dabei den externen vom internen Sinuslift. Beim **externen Sinuslift** wird der Zugang von der Seite geschaffen und ein Knochenfenster präpariert. Dann wird dieser Knochendeckel nach innen eingeschlagen und mit der Kieferhöhlenschleimhaut nach oben gedrückt. Der entstandene Hohlraum wird anschließend mit Knochen aufgefüllt (s. Abb. 1).

Beim **internen Sinuslift** handelt es sich um ein einfacheres Verfahren, bei welchem über den Bohrkanal des Implantates die Kieferhöhlenschleimhaut mit dem Knochen durch Hammerschläge nach oben gedrückt und Knochen eingebracht wird (s. Abb. 2).

Das Vorgehen der Anhebung des Kieferhöhlenbodens und des Knochenaufbaus kann gleichzeitig mit der Implantation – sogenanntes einzeitiges Verfahren – oder aber nacheinander, zweizeitig, erfolgen.

Nach der Operation gelten ähnliche Verhaltenshinweise für den Patienten wie nach dem Verschluss einer MAV, d. h. Schnäuzverbot und Nasentropfen.

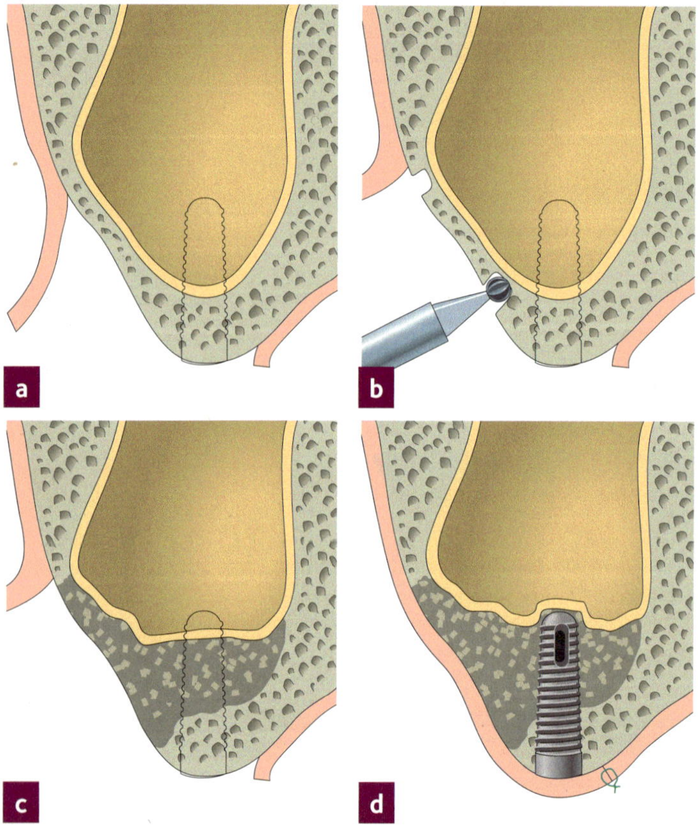

Abb. 1 Externer Sinuslift

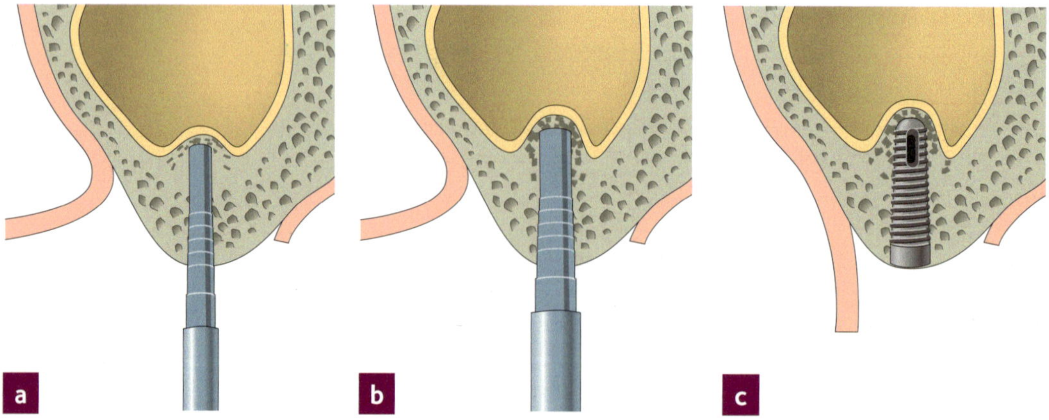

Abb. 2 Interner Sinuslift

3.11 Sequestrotomie

Verletzungen oder Eingriffe am Knochen können beispielsweise zur Entzündung des Knochenmarks führen. Die Knochenmarksentzündung wird Osteomyelitis genannt. Wenn im Rahmen dieser Osteomyelitis ein Knochenareal abstirbt und sich vom Restknochen abgrenzt, so liegt ein Sequester vor (s. Abb. 1). Um die Entzündung in den Griff zu bekommen, muss der Sequester operativ entfernt werden. Dabei wird nach Bildung des Mukoperiostlappens und Darstellung des Knochens eine Sequestrotomie, die Entfernung des Knochensequesters, durchgeführt. Gleichzeitig wird ein Antibiotikum verabreicht.

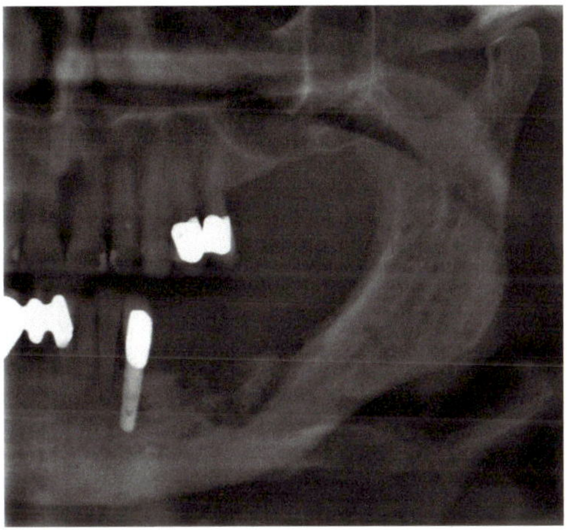

Abb. 1 Röntgenbild eines Knochensequesters

3.12 Präprothetische Chirurgie

Sämtliche chirurgischen Eingriffe, die vor einer prothetischen Versorgung des Patienten erfolgen und die die Eingliederung eines Zahnersatzes erst ermöglichen bzw. verbessern, gehören zur präprothetischen Chirurgie. Diese Eingriffe können sowohl in Lokalanästhesie als auch in Allgemeinnarkose durchgeführt werden, abhängig von der Größe des Eingriffes.

› Siehe hierzu Lernfeld 12, Teilprothesen, S. 493, Vollprothesen, S. 501

Zu den präprothetischen chirurgischen Eingriffen zählen:

- die Beseitigung eines Schlotterkammes
- die Entfernung störender Bänder
- die Alveolotomie bzw. Knochenresektion
- augmentative (Knochen aufbauende) Verfahren mittels körpereigenem Knochen oder künstlichen Materialien zum Knochenersatz
- die Ausformung des Mundbodens im Sinne einer Mundbodenplastik
- die Ausformung des Mundvorhofs (Vestibulumplastik)

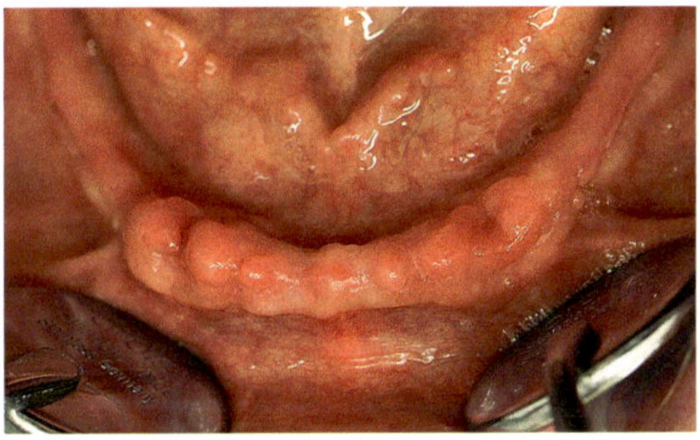

Abb. 2 Starker Schlotterkamm im gesamten Unterkiefer

Ein **Schlotterkamm** liegt vor, wenn nach Schwund (Atrophie) des Knochens das Weichgewebe nicht mehr von Knochen unterstützt ist, sodass es auf dem Alveolarkamm beweglich zurückbleibt (s. Abb. 2). Dieses leicht bewegliche Gewebe führt zu einem schlechten Prothesenhalt und muss daher operativ entfernt werden.

Hoch inserierende (ansetzende) **Bänder** können den Prothesenhalt gefährden, da sie bei Bewegungen schnell zum Abhebeln der Prothese führen. Sie sollten daher operativ tiefer ins Vestibulum verlagert werden.

Werden Zähne extrahiert, so muss nach der Extraktion eines Zahnes oder der Zähne der Knochen geglättet werden, um später Druckstellen zu vermeiden. Dies kann in der gleichen Sitzung wie die Extraktion oder auch später erfolgen. Der Eingriff findet im Bereich der Alveole statt und wird als **Alveolotomie** bezeichnet.

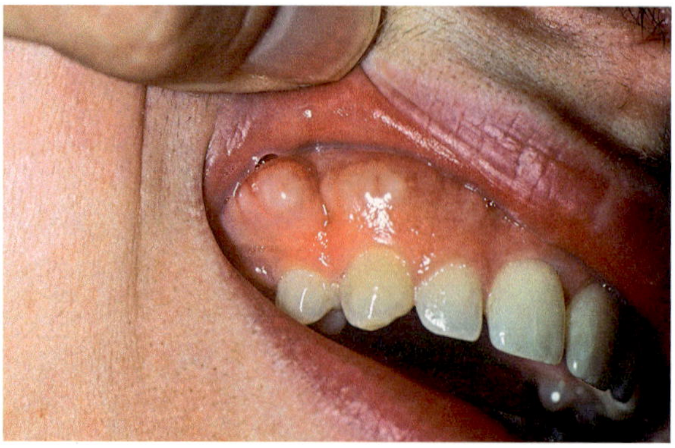

Abb. 1 Gutartiger Knochenvorsprung am Oberkiefer (Torus maxillaris), vestibulär

Wird ein größeres Knochenareal abgetragen, das einen Tumor bzw. einen Knochenvorsprung darstellt, so spricht man von einer **Knochenresektion**. Die Knochenresektion erfolgt vor einer prothetischen Versorgung, um diese überhaupt eingliedern zu können. Beispiele für störende, gutartige Knochenvorsprünge sind im Oberkiefer ein Torus palatinus und im Unterkiefer ein Torus mandibulae, die durch eine Knochenresektion beseitigt werden.

Die **augmentativen Verfahren** gewinnen zunehmend an Bedeutung. Hier wird der atrophierte Kieferkamm mithilfe von Knochentransplantaten aus dem Unterkiefer, dem Becken oder gar aus dem Schädeldach wieder aufgebaut (s. Abb. 2–5). Daneben dienen auch künstliche Materialien als Knochenersatz.

Mittels Membranen wird das aufgebaute Knochenmaterial vom restlichen Gewebe getrennt und dadurch eine gelenkte Knochenregeneration (engl. guided bone regeneration; GBR) herbeigeführt.

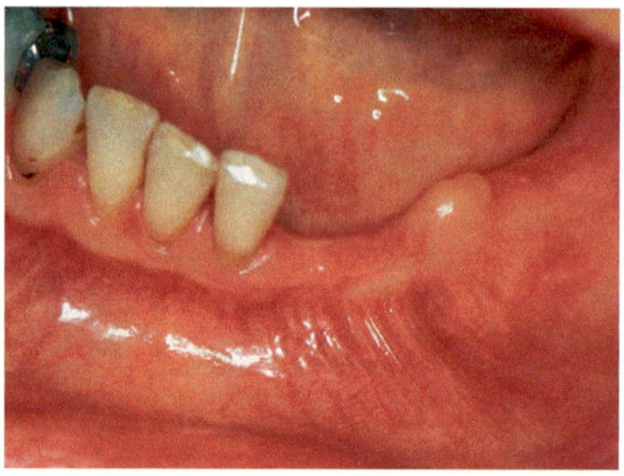

Abb. 2 Stark atrophierter Kieferkamm nach länger zurückliegender Serienextraktion

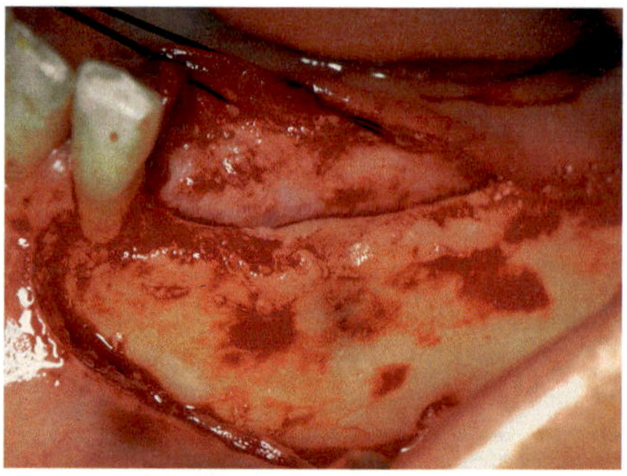

Abb. 3 Inzision und Bildung eines Mukoperiostlappens

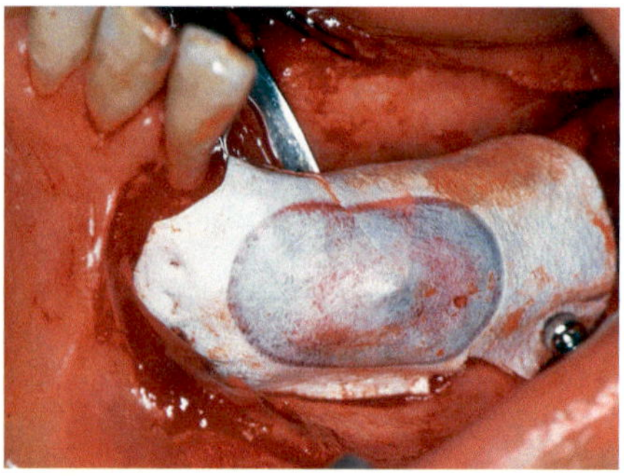

Abb. 4 Aufbau mit „Eigenknochen" und Membranabdeckung

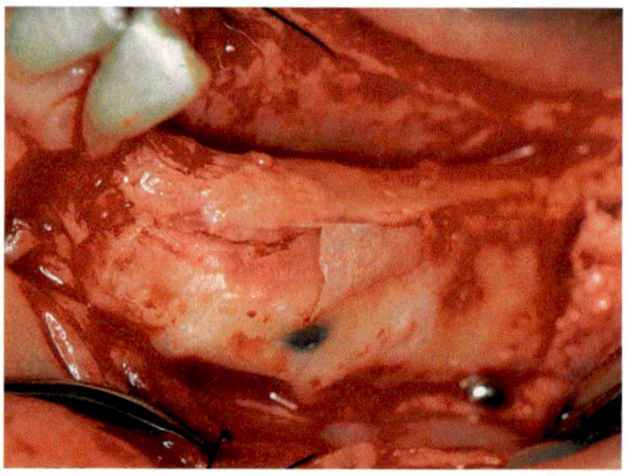

Abb. 5 Neu gebildeter Alveolarknochen (nach neun Monaten). Das Knochenangebot ist jetzt für die Implantation ausreichend.

Die **Vestibulumplastik** und die **Mundbodenplastik** sind v. a. bei zahnlosen Patienten mit starker Atrophie (Schwund) des Kieferkammes angezeigt (s. Abb. 1–5). Durch die operative Vertiefung des Mundbodens bzw. des Mundvorhofs kann der Prothesenhalt verbessert werden. Im Zuge der Weiterentwicklung der Implantate wird ihnen heute jedoch nicht mehr so viel Bedeutung beigemessen wie noch vor Jahren.

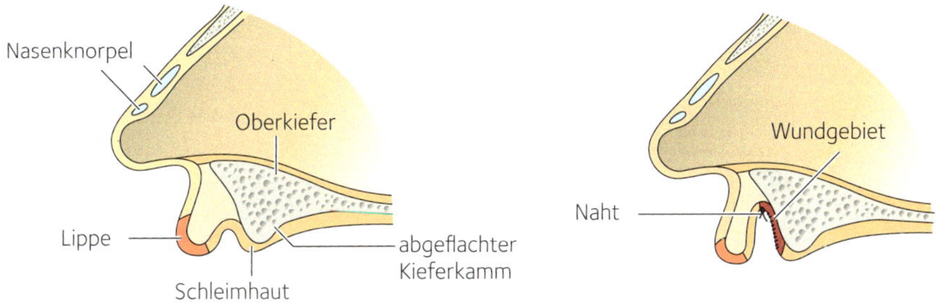

Abb. 1 Vestibulumplastik: Ausgangs- und Endsituation

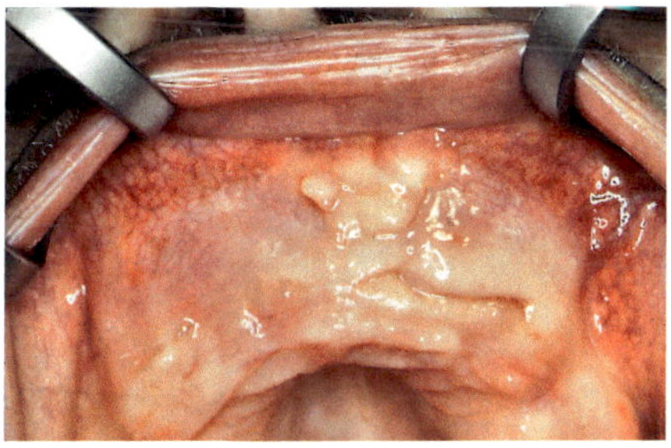

Abb. 2 Vestibulumplastik: Ausgangssituation (Oberkiefer mit zu geringer Tiefe des Vestibulums)

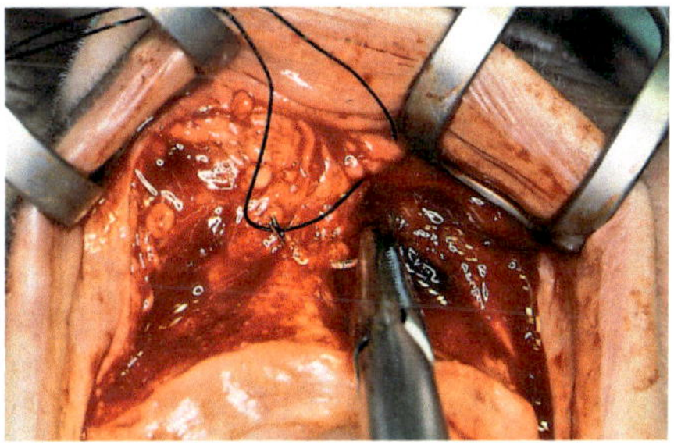

Abb. 3 Vestibulumplastik: Die neue Umschlagfalte wird gebildet.

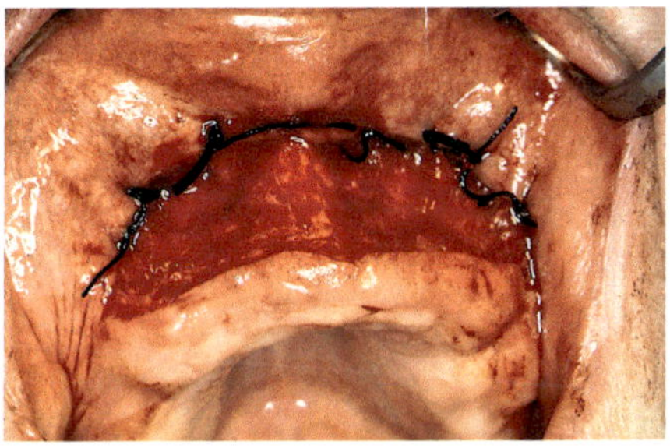

Abb. 4 Vestibulumplastik: Zustand nach Ende der Operation

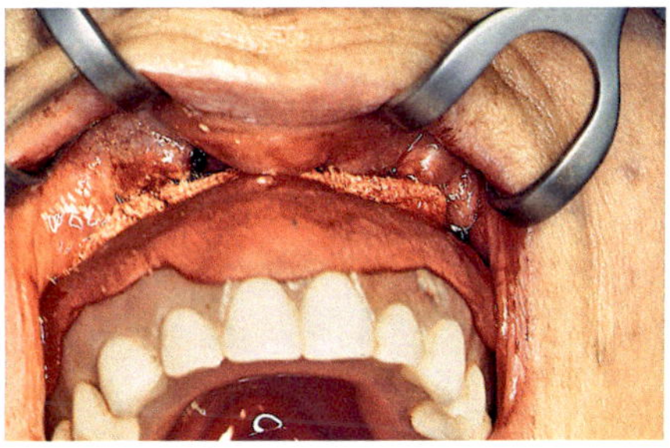

Abb. 5 Vestibulumplastik. Die Prothese wird als Verbandplatte eingesetzt.

3.13 Behandlung von Verletzungen

Verletzungen im Gesichtsbereich sind gar nicht so selten. Verletzungen zieht man sich v. a. durch Unfälle oder Gewalteinwirkung zu. Sie treten im Kindesalter beim Spielen und Sport auf (z. B. beim Fahrradfahren). Im Erwachsenenalter sind es oft Stürze und Verkehrsunfälle. Die Verletzung kann dabei die Zähne, den Knochen und/oder das Weichgewebe betreffen.

Größere Verletzungen des Gesichtsschädels mit Knochenbrüchen werden in einer Praxis oder Klinik für Mund-, Kiefer- und Gesichtschirurgie behandelt. Kleinere Verletzungen wie z. B. Zahnfrakturen können auch in der zahnärztlichen Praxis versorgt werden.

3.13.1 Zahnverletzungen

Bei den Zahnverletzungen unterscheidet man **Zahnfrakturen** und **Zahnluxationen**. Grundsätzlich können alle Zähne davon betroffen sein, meist treten Zahnverletzungen jedoch im Frontzahnbereich auf.

Zahnfrakturen

Unter einer Fraktur ganz allgemein versteht man den Bruch eines Zahnes oder eines Knochens. Bei der Zahnfraktur handelt es sich um den Bruch eines Zahnes. Die Zahnfraktur kann sowohl die Krone als auch die Wurzel betreffen (s. Abb. 1).

Bei den **Kronenfrakturen** unterscheidet man je nach Lokalisation (Ort des Auftretens) Kronenfrakturen I., II. und III. Grades (s. Tab. 1; Abb. 2). Die Therapie einer Kronenfraktur richtet sich nach ihrer Lokalisation.

Die **Wurzelfrakturen** werden auch nach ihrer Lokalisation eingeteilt. Aus der Lokalisation ergibt sich ebenfalls in der Regel eine entsprechende Therapie (s. Tab. 2; Abb. 3, 4).

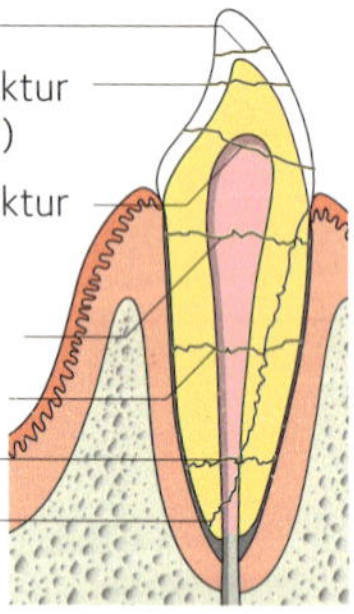

Abb. 1 Zahnfrakturen

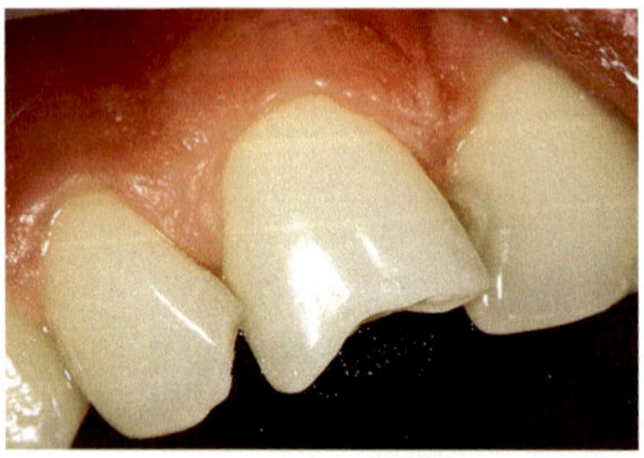

Abb. 2 Kronenfraktur

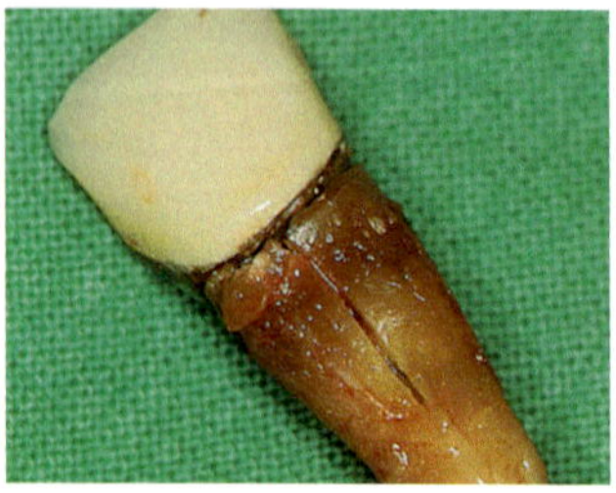

Abb. 3 Längsfraktur der Wurzel eines extrahierten überkronten Zahnes

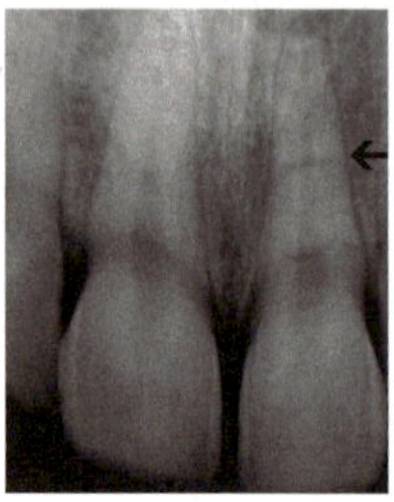

Abb. 4 ▸ Fraktur des Zahnes 21 im mittleren Drittel

direkte Überkappung, S. 214

Einteilung	Lokalisation	Therapie
I. Grad	im Schmelz	Füllung bzw. Wiederbefestigung des Zahnfragmentes
II. Grad	Schmelz-Dentin, Pulpa nicht eröffnet	Füllung bzw. Wiederbefestigung des Zahnfragmentes oder Veneer/Krone
III. Grad	Schmelz-Dentin, Pulpa eröffnet	›direkte Überkappung oder Wurzelkanalbehandlung mit anschließender Füllung oder Veneer/Krone

Tab. 1 Kronenfrakturen

Lokalisation	Therapie
im koronalen Drittel der Wurzel	Versuch der Wurzelkanalbehandlung mit klinischer Kronenverlängerung
im mittleren Drittel der Wurzel	Extraktion
im apikalen Drittel der Wurzel	Wurzelkanalbehandlung und WSR
Längsfraktur	Extraktion; in seltenen Fällen, bei mehrwurzeligen Zähnen, auch eine Hemisektion mit Wurzelkanalbehandlung

Tab. 2 Wurzelfrakturen

Zahnluxationen

Unter der Luxation eines Zahnes versteht man die Lockerung eines Zahnes, bedingt durch eine Verletzung bzw. Zerreißung der Fasern des Zahnhalteapparates. Dabei kann der Zahn zum Teil oder vollständig aus seiner Alveole herausgerissen sein. Ist der Zahn vollständig herausgerissen, spricht man von einer **Eluxation**.

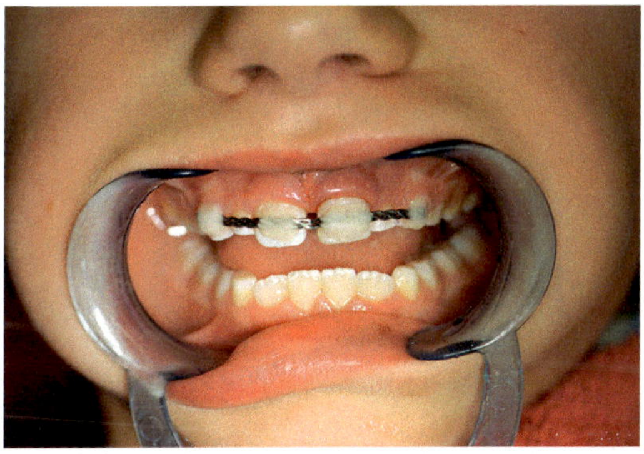

Abb. 1 Schienung eines gelockerten Zahnes 21 nach einem Zahnunfall

Die Therapien der Luxation und Eluxation verlaufen ähnlich. Bei der Luxation wird der Zahn in sein Knochenfach reponiert (zurückgeschoben) und mit einer Schienung – z. B. nach der ❯Säure-Ätz-Technik – fixiert (befestigt) (s. Abb. 1).

Säure-Ätz-Technik, S. 149

Bei der Eluxation wird der Zahn wieder in seine Alveole eingesetzt und ebenfalls mit einer Schiene fixiert. Dies bezeichnet man als **Reimplantation** (Wiedereinpflanzung).

Ob die Reimplantation erfolgreich verläuft, hängt von mehreren Faktoren ab.

HINWEIS

Voraussetzungen für eine erfolgreiche Reimplantation

Es kann sein, dass ein Patient in der Zahnarztpraxis anruft, weil er sich einen Zahn ausgeschlagen hat. Es sollten ihm klare Anweisungen gegeben werden, damit die Reimplantation erfolgreich verlaufen kann. Der Betroffene soll:

- Ruhe bewahren
- den Zahn sofort suchen
- den Zahn **nicht** reinigen, das parodontale Gewebe **nicht** entfernen, da sonst kein Einwachsen erfolgen kann
- sich **sofort** auf den Weg in die Zahnarztpraxis machen; je kürzer der Zeitraum zwischen Verletzung und zahnärztlicher Versorgung ist, desto größer sind die Chancen, dass der Zahn wieder einwächst.
- Für den **Transport** gilt: Da der Zahn eine feuchte Umgebung braucht:
  - Am besten in einer sogenannten Zahnrettungsbox (**safety box**; s. Abb. 2) transportieren. Diese Box gibt es in jeder Apotheke. Lagerung in der Zahnrettungsbox max. 24 Stunden, jedoch: je kürzer, desto besser.
  - Alternativ in (möglichst kühler) **H-Milch** transportieren, max. 2 Stunden
- Der Transport in der Mundhöhle (in der Backentasche) ist wegen der Keime in der Mundhöhle und der Gefahr des Verschluckens umstritten, der Transport in Kochsalzlösung oder (Leitungs)Wasser führt zu einem großen Verlust an Zementoblasten. Aber: Wenn bei einem Unfall, z. B. im Wald, weder Zahnrettungsbox noch H-Milch und auch keine Kochsalzlösung oder auch kein Wasser zur Hand sind, dann kann sogar die Backentasche besser sein als gar nichts.

Ein nicht vollständig herausgeschlagener Zahn hängt mit Anteilen seines Faserapparates in der Alveole. Er muss ebenfalls so schnell wie möglich versorgt werden. Die Therapie besteht hier auch in der Rückverlagerung und Ruhigstellung mittels vorübergehender Schienung.

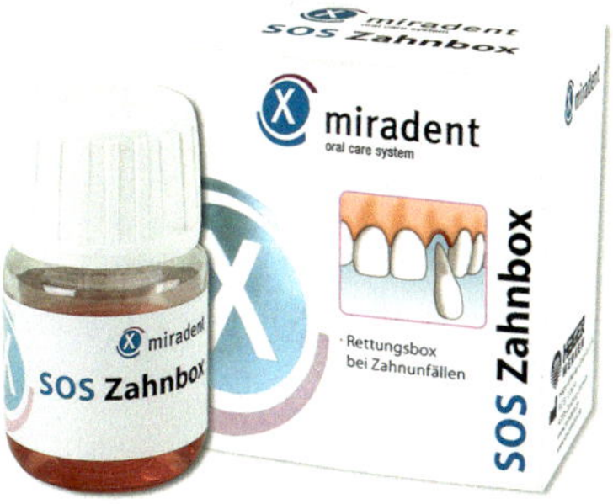

Abb. 2 Zahnrettungsbox. Das Gefäß enthält eine Nährlösung, welche die Zellen der Wurzelhaut maximal 24 Stunden vital erhält.

3.13.2 Knochenbrüche

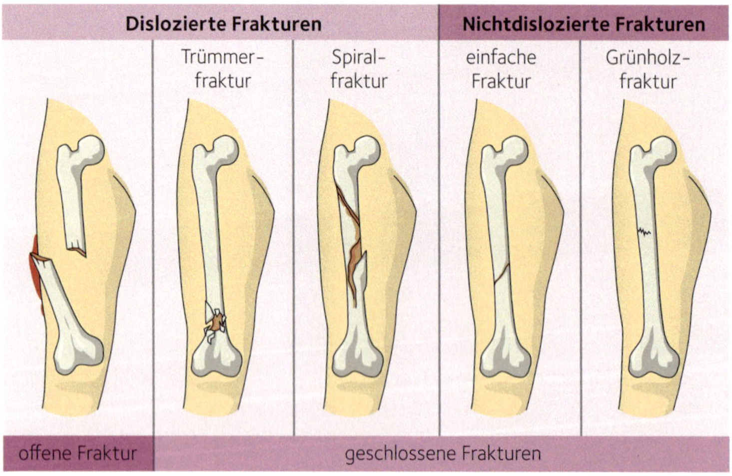

Abb. 1 Einteilung der Frakturen

Ein Knochenbruch wird als Fraktur bezeichnet.

Es gibt **offene Knochenbrüche**, bei denen der Knochen durch die Weichgewebsverletzung hindurch sichtbar ist, und **geschlossene Knochenbrüche**, bei denen der Knochen vom umgebenden Weichgewebe bedeckt bleibt (s. Abb. 1). Daneben wird zwischen dislozierten Frakturen und nichtdislozierten Frakturen unterschieden.

Bei den dislozierten Frakturen sind die Fragmente (Bruchstücke) verschoben und müssen in ihre ursprüngliche Position zurückgebracht (reponiert) werden. Bei den nichtdislozierten Frakturen sind die Fragmente nicht verschoben.

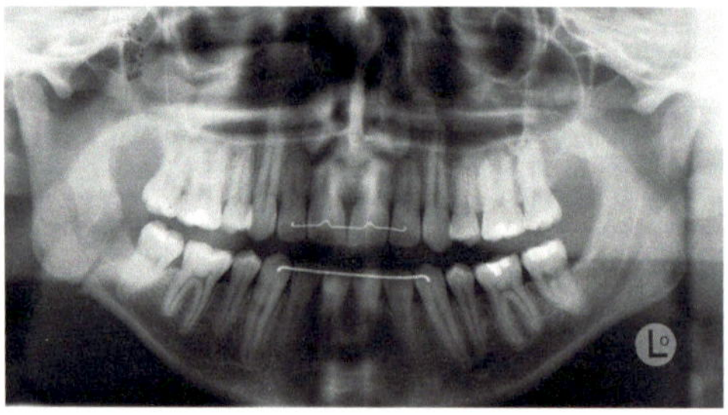

Abb. 2 Unterkieferfraktur im Kieferwinkel rechts

Frakturen im Gesichtsbereich können mehrere oder auch einzelne Gesichtsschädelknochen (z. B. bei einer isolierten Unterkieferfraktur; s. Abb. 2) betreffen. Die Alveolarfortsatzfraktur betrifft nur den zahntragenden Teil des Kieferknochens und wird wie eine Zahnfraktur mit einer Schienung behandelt. Kiefergelenkfrakturen können ein- oder beidseitig auftreten und werden typischerweise durch Sturz auf das Kinn hervorgerufen.

Die Behandlung der Knochenbrüche des Gesichtsschädels gehört in das Aufgabengebiet der Mund, Kiefer- und Gesichtschirurgin. Grundlegende Therapiemöglichkeiten werden hier daher nur kurz erwähnt.

Man kann Frakturen konservativ (ohne Operation) oder operativ behandeln.

Bei der **konservativen Frakturbehandlung** werden die Bruchstücke in ihre ursprüngliche Position zurückgebracht (reponiert) und anschließend für eine bestimmte Zeit ruhiggestellt (fixiert).

Bei einer Fraktur im Bereich des Kiefergelenkes z. B. werden Ober- und Unterkiefer mit einer Schienung versehen und der Unterkiefer dann am Oberkiefer mit Drähten fixiert. Für die Zeit der Ruhigstellung kann der Mund nicht geöffnet werden. Die Nahrungsaufnahme ist nur in flüssiger Form möglich.

Bei der **operativen Frakturbehandlung** gilt auch das Prinzip von Reposition und Fixation. In diesem Fall werden jedoch die Bruchstücke im Rahmen einer Operation unter Sicht wieder an ihre korrekte Position gebracht und durch eine Metallplatte und Schrauben fixiert (s. Abb. 3).

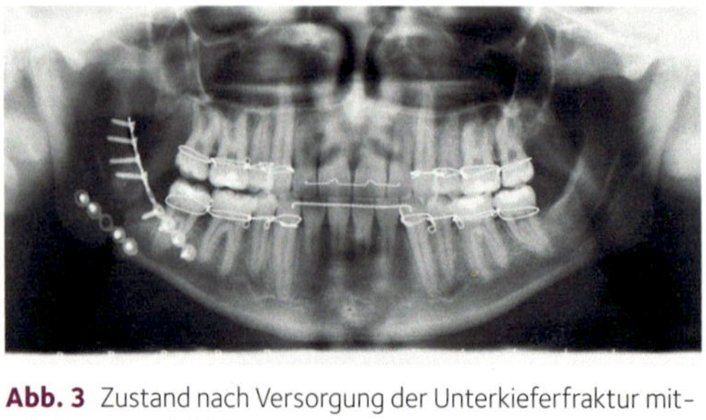

Abb. 3 Zustand nach Versorgung der Unterkieferfraktur mittels Platten und Schienen

3.13.3 Weichteilverletzungen

Weichteilverletzungen können isoliert oder in Kombination mit Brüchen auftreten. Reine Schnitt-, Platz- und Risswunden sollten gesäubert und bei Bedarf durch Nähte versorgt werden. Komplexere Verletzungen mit Defekten müssen durch spezielle Operationstechniken behandelt werden.

3.14 Entfernung von Tumoren

Ein Tumor ist im medizinischen Sinne eine Geschwulst oder Gewebeneubildung, unabhängig davon, ob sie gut- oder bösartig ist.

3.14.1 Eigenschaften von Tumoren

Gutartige Tumoren werden **benigne** genannt, bei bösartigen Tumoren spricht man von **malignen** Tumoren. Gutartige und bösartige Tumoren haben unterschiedliche Eigenschaften, v. a. unterscheiden sie sich in ihrem Wachstumsverhalten (s. Tab. 1).

Siehe hierzu Lernfeld 10a, Erkrankungen der Mundhöhle, S. 358

Gutartige (benigne) Tumoren	Bösartige (maligne) Tumoren
zeigen meist ein langsames Wachstum	zeigen meist ein schnelles Wachstum
Zellen sind wenig verändert	veränderte, atypische Zellen
setzen keine Metastasen (Tochtergeschwülste)	setzen Metastasen (Tochtergeschwülste), die sich über das Blut- oder Lymphgefäßsystem im Körper ausbreiten
sind meist durch eine Kapsel von dem umliegenden Gewebe abgegrenzt; verdrängen Nachbargewebe; dringen nicht in Blut- oder Lymphgefäße ein	dringen in Nachbargewebe, Lymph- und Blutgefäße ein (infiltrieren diese Gewebe)

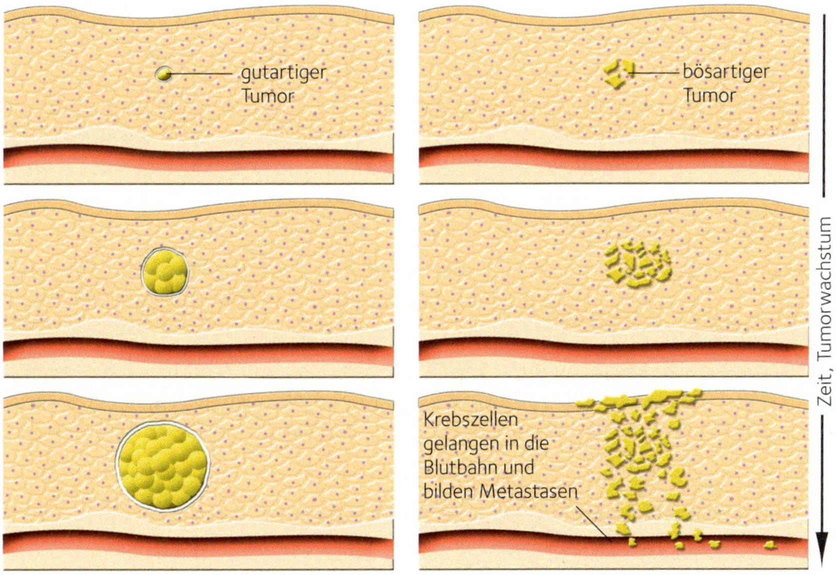

Tab. 1 Eigenschaften von gut- und bösartigen Tumoren

3.14.2 Behandlung von Tumoren

Die Behandlung von Tumoren hängt wesentlich davon ab, ob sie benigne oder maligne sind.

Exzision, S. 296

Bei benignen Tumoren reicht oft ein operatives Ausschälen bzw. eine ❯Exzision aus (s. Abb. 1). Der Tumor wird als Ganzes entfernt, eine Blutstillung durchgeführt und die Wunde mit Nähten verschlossen.

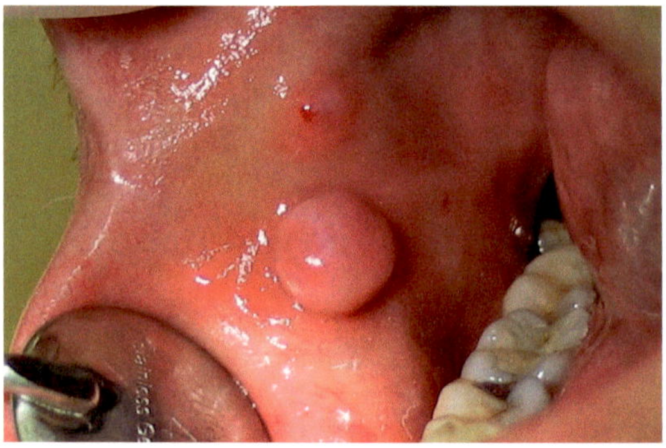

Abb. 1 Fibrom an der Wange. Dieser gutartige Tumor kann durch eine Exzision entfernt werden.

Bei malignen Tumoren muss der Tumor aufgrund seines infiltrierenden (eindringenden) Wachstums über die Gewebegrenzen hinaus mit einem größeren Sicherheitsabstand radikal entfernt werden. Dabei können Nachbarstrukturen nicht immer geschont werden (s. Abb. 2).

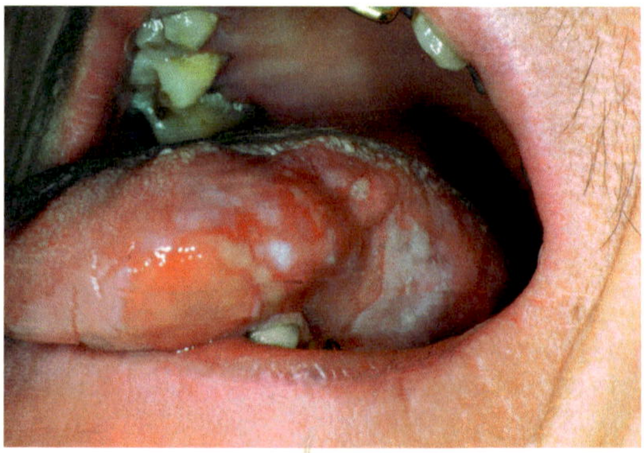

Abb. 2 Maligner Tumor, hier ein Plattenepithelkarzinom am Zungenrand

Neben der **chirurgischen Therapie** von malignen Tumoren gibt es auch noch andere Behandlungsmöglichkeiten wie **Bestrahlung** und **Chemotherapie**. Durch die Bestrahlung werden Zellen abgetötet. Die Chemotherapie wird mit für die Körperzellen giftigen Arzneimitteln (Zytostatika) durchgeführt. Die Behandlung richtet sich dabei u. a. nach der Art und Lokalisation des Tumors sowie danach, wie weit ein Tumor fortgeschritten ist (z. B. ob er Metastasen gesetzt hat).

Bösartige Tumoren werden zunächst operativ entfernt. Danach erfolgt evtl. eine Bestrahlung der betroffenen Region und/oder Chemotherapie, um noch vorhandene Tumorzellen auszuschalten. Manchmal ist es erforderlich, zuerst eine Bestrahlung und/oder eine Chemotherapie vorzunehmen, bevor die operative Entfernung des Tumors erfolgt. Der Tumor wird dadurch kleiner, sodass weniger gesundes Gewebe operativ entfernt werden muss.

Grundsätzlich sollte jedes entnommene Gewebe zur **histopathologischen Untersuchung** an ein auf diese Untersuchung spezialisiertes histopathologisches Labor eingesandt werden. Die histopathologische Untersuchung wird auch als feingewebliche Untersuchung bezeichnet.

Hierbei wird das Gewebe (bzw. die Zellen) auf krankhafte, nur unter dem Mikroskop erkennbare Veränderungen untersucht. Nur die histopathologische Untersuchung kann sicher darüber Auskunft geben, um welche Art von Tumor es sich handelt und ob er maligne oder benigne ist.

3.15 Operationen in Zusammenhang mit der Kieferorthopädie

In den Schnittbereich zwischen Chirurgie und Kieferorthopädie fällt eine Reihe von Eingriffen. Die häufigsten Eingriffe sind:

Diastema, S. 366

- Operation eines ❯Diastemas
- operative Freilegung von Zähnen
- Dysgnathie-Operationen

3.15.1 Operation eines Diastemas

Damit eine Lücke zwischen den beiden mittleren Schneidezähnen des Oberkiefers (›Diastema mediale) geschlossen werden kann, muss zunächst ein chirurgischer Eingriff vorausgehen.

› Siehe hierzu Lernfeld 10a, Zahn- und Kieferanomalien, S. 364

Dabei werden das meist hoch ansetzende Lippenbändchen gelöst und entfernt und der zwischen den beiden Zähnen liegende Knochen teilweise abgetragen. Die Wunde wird mit einer Naht versorgt. Jetzt kann die ›Kieferorthopädin den Schluss des Diastemas bewerkstelligen.

Diastema, S. 366

Kieferorthopädie, S. 371

3.15.2 Freilegung von retinierten Zähnen

Wenn Zähne nicht regulär durchbrechen, d. h. nicht so, wie sie sollen, sondern im Knochen retiniert sind, ist eine operative Freilegung notwendig.

Die ersten Schritte dieses Eingriffs erfolgen genauso wie bei der ›operativen Entfernung retinierter Zähne.

operative Zahnentfernung, S. 287

Bei der Freilegung von Zähnen werden die Zähne jedoch nicht entfernt, sondern die Zahnkrone wird nur sichtbar gemacht und mit einem Bracket versehen. Anschließend kann die Kieferorthopädin den Zahn eingliedern (s. Abb. 1, 2).

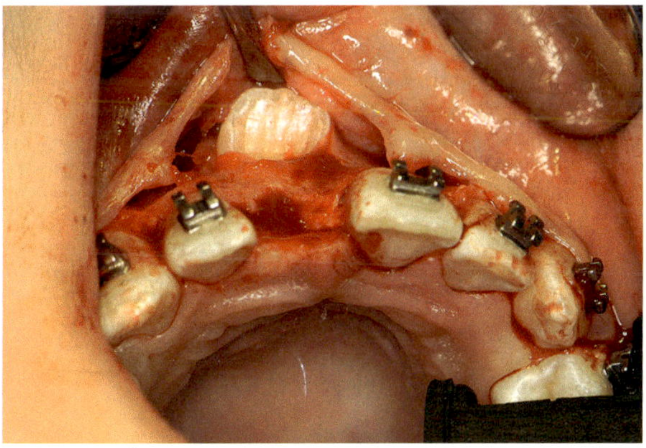

Abb. 1 Freigelegter retinierter Zahn

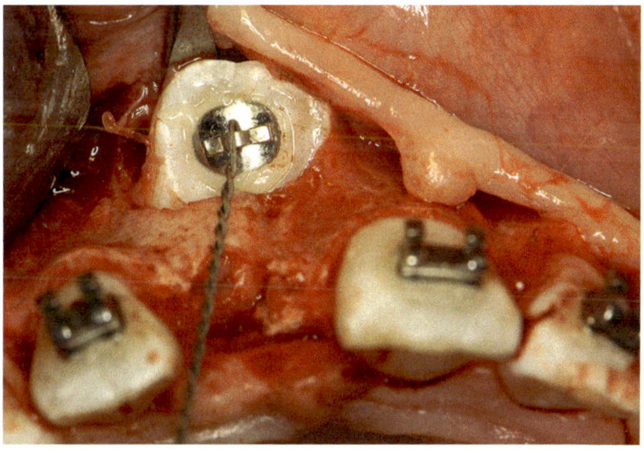

Abb. 2 Eingliedern des Zahnes mithilfe kieferorthopädischer Hilfsmittel

3.15.3 Dysgnathie-Operationen

Bei Fehlstellungen der Kiefer (Dysgnathie) ist nach Abschluss des Kieferwachstums die alleinige kieferorthopädische Behandlung nicht ausreichend. In solchen Fällen kann in Kombination mit einem kieferchirurgischen Eingriff Abhilfe geschaffen werden.

Zunächst wird kieferorthopädisch vorbehandelt.

Dann erfolgt die Dysgnathie-Operation, die von einer Fachärztin für Mund-, Kiefer- und Gesichtschirurgie durchgeführt wird.

Der Eingriff erfolgt in Allgemeinnarkose und richtet sich nach dem Ort der Fehlstellung. Steht der Oberkiefer bzw. der Unterkiefer falsch, so wird dieser allein operativ versetzt. Sind beide Kiefer betroffen, so muss sowohl im Ober- als auch im Unterkiefer eine operative Umstellung des Knochens erfolgen.

- Nach Schnittführung und Bildung eines Mukoperiostlappens erfolgt die Darstellung des Knochens.
- Dann wird im Falle des Oberkiefers dieser mit einer Säge vom Gesichtsschädel abgetrennt und in einem entsprechenden Umfang nach vorne, hinten, oben oder unten versetzt. Im Falle des Unterkiefers wird dieser im Kieferwinkelbereich durchtrennt und ebenfalls in die korrekte Position, die einen regelrechten Biss erlaubt, verschoben.
- Die neue Stellung des Kiefers wird mit Platten und Schrauben fixiert.

TERMINOLOGIE: CHIRURGISCHE EINGRIFFE	
Abszess	Eiteransammlung, oft von einer bindegewebigen Membran umgeben (abgekapselt)
Abutment	Aufbau auf Implantat
Alveolotomie	Glätten des Alveolarknochens durch Abtragung
Antrum (= Sinus maxillaris)	Kieferhöhle
Apex	Wurzelspitze
apikale Ostitis	Entzündung des Knochens an der Wurzelspitze
apikale Parodontitis	Entzündung des Zahnhalteapparates an der Wurzelspitze
Atrophie	Schwund
augmentativ	aufbauend
benigne	gutartig
Dentitio difficilis (lat.)	erschwerter Zahndurchbruch
Desmotom (= Periotom)	Instrument zum Durchtrennen der Fasern der Wurzelhaut (Periodont; Desmodont)
Dolor post extractionem	Schmerz nach Zahnextraktion
Dysgnathie	Gebissfehlentwicklung; Fehlentwicklung der Zähne, der Kiefer und/oder des Kausystems, die zu einer abnormen Form und Funktion des Kiefers führt
Eluxation	vollständiges Herauslösen eines Zahnes aus seiner Alveole
Extraktion (lat. extrahere = herausziehen)	Herausziehen; Kurzbezeichnung für Zahnextraktion, d. h. die Entfernung eines Zahnes mittels Zange und/oder Hebel
Exzision	Herausschneiden von Gewebe
Fixation **fixieren**	Festigung, Ruhigstellung befestigen, ruhigstellen
follikuläre Zyste	schlauchartige Zyste
Fraktur **frakturieren** (Verb)	1. Knochenbruch; 2. Bruch eines Zahnes brechen
Furkation	Gabelung; Teilungsstelle der Zahnwurzeln bei mehrwurzeligen Zähnen
Germektomie	operative Entfernung von Zahnkeimen
Granulationsgewebe	blutreiches, glänzendes, körniges Bindegewebe, das sich durch Reize (wie z. B. eine Entzündung) bildet
Hemisektion (griech. hemi = halb; lat. sectio = Schnitt)	Entfernung einer krankhaft veränderten Wurzel und Erhalt einer gesunden Wurzel bzw. zweier gesunder Wurzeln bei einem mehrwurzeligen Zahn
histopathologisch **Histopathologie**	feingeweblich, die Histopathologie betreffend Lehre von den krankhaften (pathologischen) Veränderungen der Gewebe

Implantation (lat. implantare = einpflanzen) **implantieren** (Verb)	Einbringen körpereigenen oder körperfremden Materials; (Implantat) in den Körper einsetzen
infiltrieren	eindringen
Inserieren	einsetzen, z. B. von Implantaten
intraoperativ	während der Operation
Knochenresektion	Entfernen von Knochen
koronal	an der Zahnkrone
kürettieren **Kürettage** (Substantiv)	auskratzen, ausschaben Auskratzung, Ausschabung
Lokalisation	Ort des Auftretens, z. B. einer Verletzung oder eines Tumors
Luxation	Ausrenkung; z. B. die Lockerung eines Zahnes
maligne	bösartig
MAV	Abk. für **M**und-**A**ntrum-**V**erbindung
Mukoperiostlappen	Schleimhaut-Knochenhaut-Lappen
Mund-Antrum-Verbindung (MAV)	Verbindung zwischen Mund- und Kieferhöhle; entsteht z. B. bei einer Extraktion; sie muss operativ verschlossen werden
orthograd	gerade, von der Krone her
Osseointegration	Entstehen eines festen Verbunds zwischen Implantat und Knochen; Teil der Einheilphase nach der Implantation
Osteomyelitis	Knochenmarkentzündung
Osteotomie	Entfernen von Knochen
Parodontium	Zahnhalteapparat, Zahnbett
Periimplantitis	Entzündung um das Implantat herum
Periost	Knochenhaut
Periotom (= Desmotom)	Instrument zum Durchtrennen der Fasern der Wurzelhaut (Periodont; Desmodont)
präprothetische Chirurgie	Sammelbegriff für chirurgische Eingriffe, die vor einer prothetischen Versorgung erfolgen
radikuläre Zyste	an der Zahnwurzel gelegene Zyste
Reimplantation	Wiedereinpflanzung
reponieren	zurücklegen, wieder einrichten
retiniert	im Knochen zurückgehalten
retrograd	von der Wurzelspitze her
Sequester	abgestorbenes, vom Restknochen abgegrenztes Knochenstück
Sinus maxillars (= Antrum)	Kieferhöhle; paarig angelegter luftgefüllter Hohlraum in der Maxilla; zählt zu den Nasennebenhöhlen

Sinusitis maxillaris	Entzündung der Kieferhöhle, oft auch kurz als Sinusitis bezeichnet
Sinuslift	Anheben des Kieferhöhlenbodens
subgingival	unter dem Zahnfleisch
Suprakonstruktion	prothetische Konstruktion über den Implantaten, z. B. Krone, Brücke, Prothese
transgingival	durch das Zahnfleisch hindurch
Tumor	Schwellung, Geschwulst, Gewebswucherung
WSR	Abk. für Wurzelspitzenresektion
Zyste	mit Flüssigkeit gefüllter Hohlraum, der von einem kapselartigen Zystenbalg aus blutarmem Bindegewebe oder blutreichem Granulationsgewebe umgeben ist
Zystektomie	chirurgische Entfernung einer Zyste inklusive des Zystenbalgs; mit anschließender Naht
Zystostomie	chirurgische Eröffnung einer Zyste

AUFGABEN

1 Ordnen Sie der Extraktion folgender Zähne die entsprechenden Zangen zu: Zahn 11, 15, 16, 27, 41, 34, 47.

2 Bei der Extraktion welcher Zähne ist mit einer Mund-Antrum-Verbindung zu rechnen?

3 Nennen Sie mögliche Komplikationen nach einer Zahnextraktion.

4 Was versteht man unter dem Begriff Dentitio difficilis?

5 Mit welchen Komplikationen sollte nach einer operativen Weisheitszahnentfernung gerechnet werden?

6 Warum sollten Sie bei einer operativen Weisheitszahnentfernung im OK eine Knopfsonde bereitlegen?

7 In welchen Schritten verläuft eine WSR und welche Instrumente benötigt man dazu?

8 Erklären Sie den Unterschied zwischen einer Zystektomie und einer Zystostomie.

9 Wozu dient die Zweitoperation bei zweizeitiger Implantat-OP?

10 Aus welchen Materialien bestehen häufig zahnärztliche Implantate?

11 Worauf müssen Sie bei der Vorbereitung einer Implantation achten?

12 Was versteht man unter einem Sinuslift?

13 Wie sollte man sich nach der Eluxation eines bleibenden Zahnes verhalten?

14 Was versteht man unter benigne und maligne?

15 Erklären Sie den Begriff Knochenaugmentation.

4 Arzneimittellehre

Arzneimittel sind Stoffe, die dazu dienen, Krankheiten zu heilen, zu lindern, zu verhüten und zu erkennen. Arzneimittel nennt man auch Medikamente oder Pharmaka (Einzahl: Pharmakon). Die Pharmakologie ist die Wissenschaft, die sich mit Art und Aufbau der Heilmittel, ihren Wirkungen und Anwendungsgebieten beschäftigt.

Ob ein Medikament als Heilmittel wirkt, hängt dabei auch von seiner Dosierung ab. Ein Heilmittel kann bei Überdosierung ins Gegenteil umschlagen und toxisch (giftig) wirken. Allein schon deshalb ist eine korrekte Dosierung eines Arzneimittels notwendig.

EXKURS

„All Ding' sind Gift und nichts ohn' Gift; allein die Dosis macht, das ein Ding kein Gift ist."

Mit dieser Formulierung umschrieb im 16. Jahrhundert Theophrastus Bombast von Hohenheim, genannt Paracelsus, dass jedes Arzneimittel der Gesundheit schaden kann, wenn es in der falschen Dosierung gegeben wird. Umgekehrt können Substanzen, wenn sie in der richtigen Dosis gegeben werden, auch Krankheiten heilen oder wenigstens lindern. Das heißt, die Dosis macht die Wirkung.

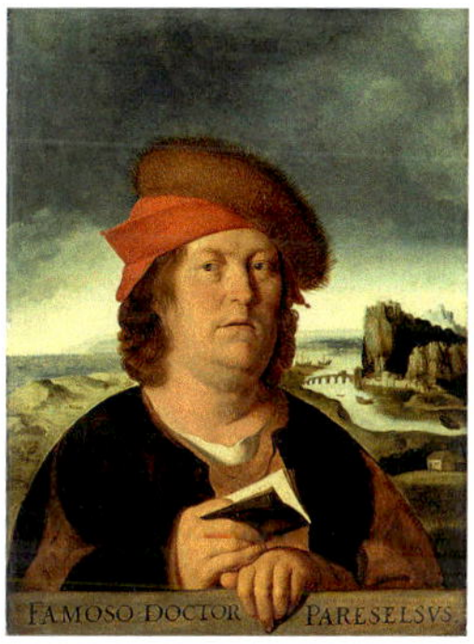

Abb. 1 Porträt von Paracelsus

4.1 Abgabe von Arzneimitteln

Arzneimittel können auf unterschiedliche Art und Weise zum Verbraucher gelangen. Man unterscheidet:

- **Frei verkäufliche Arzneimittel**. Sie enthalten unbedenkliche Stoffe und können in Drogerien, Supermärkten und in Apotheken ohne Verordnung verkauft werden. Dazu gehören z. B. Tees, Vitaminpräparate, Heilwasser, Zahnspülungen oder Mund- und Rachendesinfektionsmittel.
- **Apothekenpflichtige Arzneimittel** (Abk. Ap). Sie dürfen nur in Apotheken verkauft werden. Man bekommt diese Medikamente ohne Rezept. Es handelt sich dabei beispielsweise um leichte Schmerzmittel, die sich der Patient zur Selbstmedikation besorgt. Obwohl diese Medikamente für jeden käuflich zu erwerben sind, sollten sie nicht über einen längeren Zeitraum eingenommen werden. Zum Beispiel schädigen Schmerzmittel mit dem Wirkstoff Acetylsalicylsäure auf Dauer die Magenschleimhaut und können so Magengeschwüre hervorrufen.
- **Verschreibungspflichtige Arzneimittel** (Abk. Rp). Sie dürfen nur nach Verordnung durch eine Ärztin oder Zahnärztin, d. h. nach Vorlage eines Rezeptes, vom Apotheker an den Patienten abgegeben werden. Zu diesen Medikamenten gehören z. B. Antibiotika.
- **Betäubungsmittel** (Abk. Btm). Sie dürfen nur auf speziellen Rezepten, den Betäubungsmittelrezepten, verordnet werden. Zu den Betäubungsmitteln zählen u. a. die starken Schmerzmittel wie Morphium. Sie unterliegen strengen Bestimmungen. Btm-Rezepte müssen z. B. verschlossen aufbewahrt werden. Das Betäubungsmittelgesetz (BtMG) und die Betäubungsmittel-Verschreibungsverordnung (BtMVV) regeln, welche Betäubungsmittel verschrieben werden und in welcher Art und Weise sowie in welcher Höchstdosis diese verordnet werden dürfen.

Die im Handel befindlichen Arzneimittel sind in der Arzneimittelliste für Deutschland, der ROTEN LISTE®, aufgeführt (s. Abb. 2). Die ROTE LISTE® gibt es als Buch und als CD-ROM.

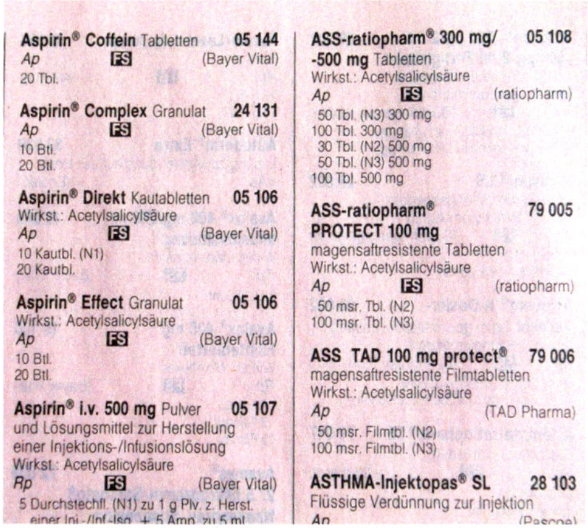

Aspirin® Coffein Tabletten **05 144**
Ap FS (Bayer Vital)
20 Tbl.

Aspirin® Complex Granulat **24 131**
Ap FS (Bayer Vital)
10 Btl.
20 Btl.

Aspirin® Direkt Kautabletten **05 106**
Wirkst.: Acetylsalicylsäure
Ap FS (Bayer Vital)
10 Kautbl. (N1)
20 Kautbl.

Aspirin® Effect Granulat **05 106**
Wirkst.: Acetylsalicylsäure
Ap FS (Bayer Vital)
10 Btl.
20 Btl.

Aspirin® i.v. 500 mg Pulver **05 107**
und Lösungsmittel zur Herstellung einer Injektions-/Infusionslösung
Wirkst.: Acetylsalicylsäure
Rp FS (Bayer Vital)
5 Durchstechfl. (N1) zu 1 g Plv. z. Herst. einer Inj.-/Inf.-lsg. + 5 Amp. zu 5 ml

ASS-ratiopharm® 300 mg/-500 mg Tabletten **05 108**
Wirkst.: Acetylsalicylsäure
Ap FS (ratiopharm)
50 Tbl. (N3) 300 mg
100 Tbl. 300 mg
30 Tbl. (N2) 500 mg
50 Tbl. (N3) 500 mg
100 Tbl. 500 mg

ASS-ratiopharm® PROTECT 100 mg **79 005**
magensaftresistente Tabletten
Wirkst.: Acetylsalicylsäure
Ap FS (ratiopharm)
50 msr. Tbl. (N2)
100 msr. Tbl. (N3)

ASS TAD 100 mg protect® **79 006**
magensaftresistente Filmtabletten
Wirkst.: Acetylsalicylsäure
Ap (TAD Pharma)
50 msr. Filmtbl. (N2)
100 msr. Filmtbl. (N3)

ASTHMA-Injektopas® SL **28 103**
Flüssige Verdünnung zur Injektion
Ap (Pascoe)

Abb. 2 Auszug aus „ROTE LISTE®. Herausgeber und Verlag ROTE LISTE® Service GmbH

4.2 Kennzeichnung von Arzneimitteln

Die meisten Arzneimittel werden als Fertigarzneimittel angeboten.

Grundsätzlich gibt es immer zwei Namen für ein Medikament. Der Wirkstoff ist die Substanz in einem Pharmakon, die eine bestimmte Wirkung hervorruft. Wirkstoffe haben einen weltweit gebräuchlichen Namen, den **Substanznamen** (Freiname, engl. Generic name). Dies kann z. B. Kalziumhydroxid sein.

Verkauft wird das Medikament dann unter einem Namen, den der Pharmahersteller ihm gibt, dem **Handelsnamen**. Im Falle von Kalziumhydroxid ist das z. B. Calxyl® oder Dycal®.

Handelsname	Substanzname
Aspirin®	Acetylsalicylsäure
Calxyl®, Dycal®	Calciumhydroxid
ben-u-ron®	Paracetamol
Voltaren®	Diclofenac
Xylocain®	Lidocain

Tab. 1 Arzneimittel tragen einen Substanz- und einen Handelsnahmen.

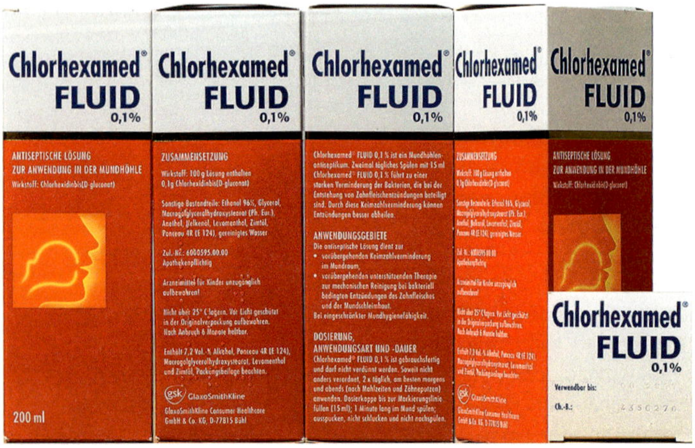

Abb. 1 Beispiel einer Arzneimittelpackung

Die **Verpackung** muss folgende Informationen enthalten (s. Abb. 1):
- Bezeichnung des Arzneimittels, der Handelsname, unter dem das Medikament verkauft wird; man erkennt den Handelsnamen an dem Symbol „®"
- Substanzname, wirksame Bestandteile
- Darreichungsform, z. B. Tablette oder Lösung
- Packungsgröße, z. B. N1, N2 oder N3
- Name und Anschrift des Pharmaherstellers
- Zulassungsnummer des Medikaments
- Verfallsdatum
- Hinweise, Warnhinweise
- Lagerung

Der **Beipackzettel** ist für das Arzneimittel die Gebrauchsinformation, die in der Packung eines jeden Fertigarzneimittels enthalten sein muss (s. Abb. 2).

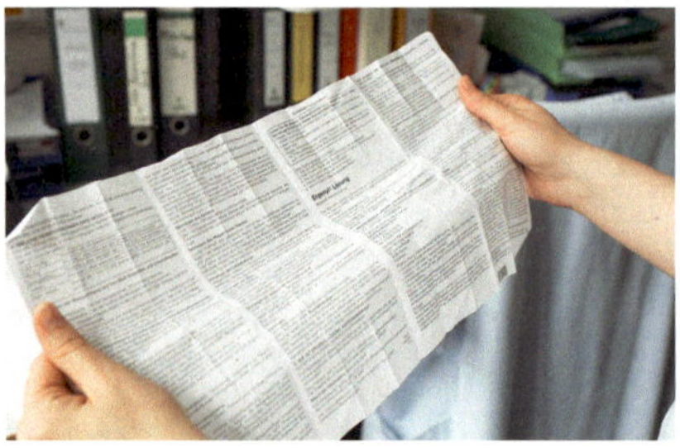

Abb. 2 Beipackzettel

Der Beipackzettel enthält neben den auf der Verpackung enthaltenen Informationen Angaben über Zusammensetzung, Anwendungsgebiet, Kontraindikationen (Gegenanzeigen), Wirkungen, Nebenwirkungen, Wechselwirkungen mit anderen Medikamenten, Dosierungen und Aufbewahrung.

4.3 Arzneimittelformen

Arzneimittel werden zur besseren Aufnahme in den Körper mit anderen Stoffen gemischt oder in Flüssigkeiten gelöst. So entstehen unterschiedliche Arzneimittelformen.

Feste Formen von Arzneimitteln:
- Bei **Tabletten** (Tbl.) ist der Wirkstoff mit Hilfsstoffen zusammengepresst.
- **Dragees** (Drg.) sind Tabletten mit glattem Überzug.
- Bei **Kapseln** (Kps.) befindet sich der Arzneistoff in einer Hülle, die erst im Magen zersetzt wird.
- Bei einem **Pulver** ist der Wirkstoff fein zermahlen.
- Bei **Streukügelchen** (Globuli) wird der Wirkstoff mit einem Hilfsstoff zu einer kleinen Kugel gepresst; in dieser Form liegen meist homöopathische Medikamente vor.
- **Zäpfchen** werden auch Suppositorien (Supp.) genannt. Sie werden in den Mastdarm (Rektum) eingeführt, schmelzen bei Körpertemperatur und geben den Wirkstoff frei.

Flüssige Formen von Arzneimitteln:
- Bei einer **Lösung** (Lsg.) ist der Wirkstoff in Wasser oder Alkohol gelöst.
- Bei einer **Tinktur** sind pflanzliche oder tierische Wirkstoffe in Alkohol gelöst.
- Bei einer **Suspension** (Susp.) besteht der Arzneistoff aus kleinen, nicht-löslichen Teilen, die in Flüssigkeit aufgemischt sind.
- Bei einer **Emulsion** sind zwei nicht ineinander lösliche Flüssigkeiten so fein wie möglich gemischt (z. B. Öl-in-Wasser-Emulsion).

Streichfähige Formen von Arzneimitteln:
- Eine **Creme** ist eine Mischung aus Wasser und Fett.
- Bei einer **Salbe** ist der Wirkstoff in einer fetthaltigen Grundsubstanz gelöst.
- Eine **Paste** ist eine Salbe mit einem hohen Pulveranteil.
- Bei einem **Gel** ist der Wirkstoff in einer Masse aus Geliermitteln und Quellstoffen verteilt.

Gasförmige Formen von Arzneimitteln:
- **Gase** werden in der Medizin v. a. zur Narkose (Inhalationsanästhesie) verwendet, z. B. Lachgas.
- Ein **Aerosol** ist ein Gas, das kleinste feste oder flüssige Teilchen enthält. Bekannte Aerosole sind z. B. Asthmasprays oder das Nitro-Spray für Herzpatienten.

4.4 Verabreichung von Arzneimitteln

Die Verabreichung von Arzneimitteln heißt **Applikation** (Anwendung, Darreichung). Arzneimittel können auf unterschiedliche Art und Weise verabreicht werden.

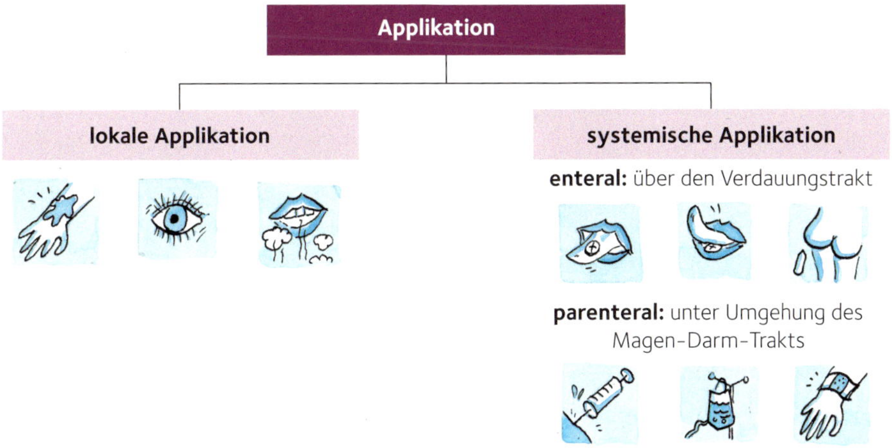

Man unterscheidet zwei Grundarten der Applikation:

- Bei der **lokalen** Applikation wird der Wirkstoff direkt an den zu behandelnden Ort gebracht, wie z. B. auf den Zahn, die Haut, die Nasenschleimhaut oder ins Auge.
- Bei der **systemischen** Applikation gelangen die Medikamente in den Blutkreislauf und werden dann dem gesamten Körper über das Blut zugeführt.

Fluoridierung, S. 441

Zum Beispiel können Fluoride lokal und systemisch verabreicht werden. Dies bezeichnet man als lokale bzw. systemische ›Fluoridierung.

Die **lokale Applikation** kann bei hochdosierter bzw. lang andauernder Anwendung auch zur Aufnahme größerer Wirkstoffmengen ins Blut und damit zu systemischen Wirkungen und Nebenwirkungen führen.

Besonders schnell tritt dieser Effekt bei der lokalen Applikation von Aerosolen (Inhalation) auf. Da die Lungenbläschen von einer Vielzahl kleinster Blutgefäße umspannt sind und die Lungenbläschenwand sehr dünn ist, gelangen inhalierte Wirkstoffe schnell ins Blut und entfalten rasch eine systemische Wirkung.

Bei der **systemischen Applikation** werden die Wirkstoffe über den Blutkreislauf verteilt. Doch wie gelangen die Wirkstoffe überhaupt ins Blut? Es gibt hierbei zwei Wege:

- die enterale Applikation
- die parenterale Applikation

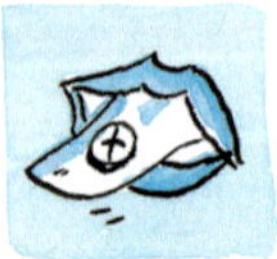

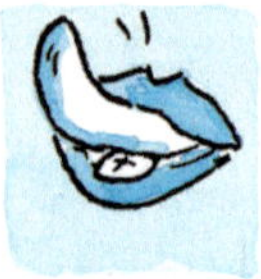

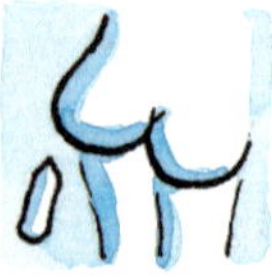

4.4.1 Enterale Applikation

Bei der enteralen Applikation gelangen die Wirkstoffe über den Magen-Darm-Trakt ins Blut. Es gibt drei Formen der enteralen Aufnahme:

- Die **orale Aufnahme** von Medikamenten, z. B. in Form von Tabletten, ist sicherlich die häufigste. Sie wird auch als Aufnahme **per os** (durch den Mund) bezeichnet. Das Medikament wird geschluckt, über die Darmschleimhaut aufgenommen und gelangt dann über den Blutweg zur Leber. Dort wird ein Teil des Wirkstoffes abgebaut, der Rest verteilt sich dann im Körper. Die orale Verabreichungsform ist eine einfache Art der Medikamentenzufuhr. Die Wirkstoffaufnahme kann aber durch Erkrankungen der Magen- oder Darmschleimhaut – wie z. B. durch Durchfall – erschwert sein. Im Übrigen gibt es Medikamente, die die Magenschleimhaut reizen. In diesem Fall sollten die Medikamente nicht auf nüchternen Magen eingenommen werden.
- Bei der **sublingualen Applikation** werden die Medikamente unter die Zunge gelegt und dann über die Mundschleimhaut aufgenommen. Der Wirkstoff gelangt so direkt in die Blutbahn. Dieser Weg ist für Notfallmedikamente besonders sinnvoll.
- Die **rektale Applikation** ist eine Verabreichung über den Mastdarm (Rektum), in Form von Zäpfchen. Hierbei wird die Magenschleimhaut geschont.

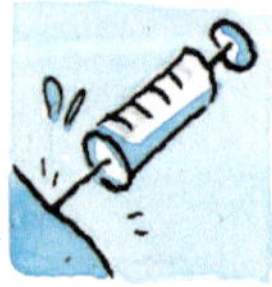

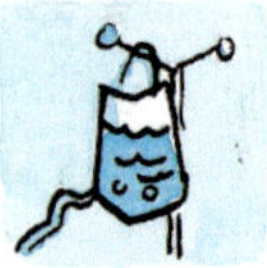

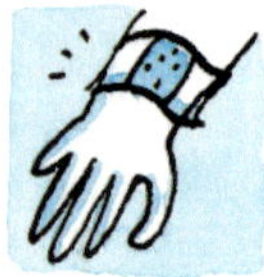

4.4.2 Parenterale Applikation

Bei der parenteralen Applikation werden die Medikamente am Magen-Darm-Trakt vorbei verabreicht, d. h., der Magen-Darm-Trakt wird umgangen. Auch die parenterale Applikation kann auf verschiedene Art und Weise erfolgen:

- als **Injektion** (Einspritzung)
  - in die Vene = intravenös (Abk. i. v.)
  - unter die Haut = subkutan (Abk. s. c.)
  - in die Haut = intrakutan (Abk. i. c.)
  - in die Arterie = intraarteriell (Abk. i. a.)
  - in den Muskel = intramuskulär (Abk. i. m.)
  - unter die Schleimhaut = submukös (Abk. s. m.)
- als **Infusion**, hier werden Flüssigkeiten bzw. Arzneimittel in die Blutbahn eingeleitet
- als **perkutane** (transdermale) Aufnahme, hier werden Wirkstoffe über die Haut aufgenommen, z. B. bei sog. „Rheumapflastern" oder Nikotinpflastern

4.5 Arzneimittelgruppen

Arzneimittel werden nach ihren Anwendungsgebieten in Arzneimittelgruppen eingeteilt. Viele Arzneimittelgruppen enden in der Einzahl auf „-um", in der Mehrzahl auf „-a" (z. B.: ein Antibiotikum, zwei Antibiotika). Im Folgenden können nicht alle Arzneimittelgruppen aufgeführt werden. Es werden daher nur die für die Zahnmedizin wichtigen Gruppen erwähnt (s. Tab. 1).

Arzneimittelgruppe	**Beispiele (Substanzname bzw. Handelsname)**
Antibiotika: Arzneimittel gegen bakterielle Infektionen	Penicillin, Tetracycline
Analgetika: Schmerzmittel	Acetylsalicylsäure = ASS (Aspirin®), Paracetamol (ben-u-ron®), Ibuprofen
Antiseptika: keimhemmende Mittel gegen Wundinfektionen	Chlorhexidin (CHX), Wasserstoffperoxid (H_2O_2)
Lokalanästhetika (LA): Mittel zur örtlichen Betäubung	Ultracain (UDS, UDS forte®), Lidocain (Xylocain®), Mepivacain (Scandicain®)
Thrombozytenaggregationshemmer: Mittel, die die Verklumpung von Blutplättchen hemmen und damit die Blutstillung verlangsamen	Acetylsalicylsäure = ASS (Aspirin®)
Antikoagulanzien: Mittel, die die Blutgerinnung herabsetzen	Marcumar®
Antimykotika: Mittel gegen Pilzinfektionen	Clotrimazol (Canesten®)
Antihypertonika: Mittel gegen hohen Blutdruck	Beta-Blocker, ACE-Hemmer
Antiphlogistika: Mittel gegen Entzündungen und Schmerzen	Ibuprofen, Diclofenac (Voltaren®)
Kontrazeptiva: Mittel zur Empfängnisverhütung	Östrogen-Gestagen-Kombination = „die Pille"
Antitussiva: Mittel gegen Husten	Codein (Paracodin®), Acetylcystein (ACC® akut)
Hypnotika: Schlafmittel	Benzodiazepine, z. B. Diazepam
Hämostyptika: Mittel zur Blutstillung	Tabotamp®
Kortikoide: Kortison und seine Abkömmlinge	Prednison, Prednisolon
Psychopharmaka: Mittel zur Beeinflussung der menschlichen Psyche	Beruhigungsmittel (= Sedativa), Antidepressiva
Vasokonstringenzien: gefäßverengende Mittel	Adrenalin, oft den Lokalanästhetika beigemengt

Tab. 1 Arzneimittelgruppen

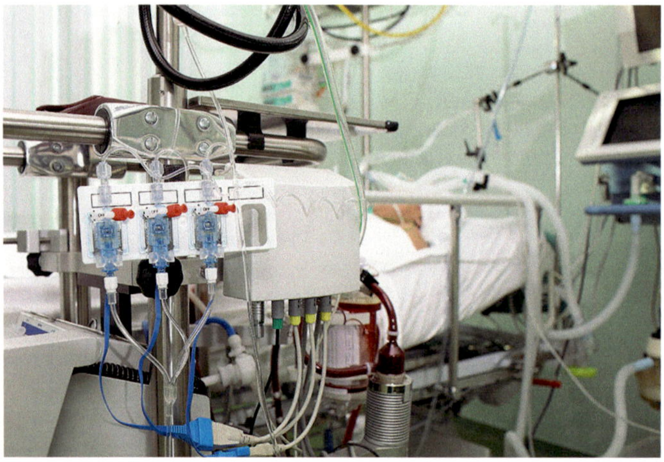

Abb. 1 Intensivstationen können zu Umschlagplätzen für MRSA-Keime werden.

Ein neues Problem tritt auf: Antibiotikaresistenzen

Seit der Entdeckung des Penicillins im Jahr 1928 sind die Antibiotika zu unentbehrlichen Helfern in der Krankheitsbekämpfung geworden. Inzwischen nehmen aber Resistenzen von einzelnen Bakterien gegen Antibiotika auch in Deutschland immer mehr zu.

Dazu gehört das Bakterium *Staphylococcus aureus*. Es kommt bei vielen Menschen in der Nase und auf der Haut vor. Meistens ist es harmlos, es kann aber gelegentlich Infektionen verursachen. Bestimmte Bakterienstämme sind inzwischen gegen viele (lat. multi) Penicillinarten resistent. Man bezeichnet das Bakterium deshalb als MRSA (**M**ulti-**R**esistenter ***S****taphylococcus* ***a****ureus*).

HINWEIS

Der MRSA-Keim stellt hauptsächlich in Kliniken eine Bedrohung für immungeschwächte Patienten dar (s. Abb. 1). In der Zahnarztpraxis ist der MRSA-Keim von geringerer Bedeutung. Dennoch stellt er eine Bedrohung dar – nicht für das Behandlungsteam, sondern für evtl. nachfolgende Patienten, deren Immunsystem geschwächt ist.

4.6 Wirkung und Nebenwirkungen von Arzneimitteln

Alle Arzneimittel haben eine Wirkung und eine Nebenwirkung. Die Wirkung der Medikamente ist erwünscht, die Nebenwirkungen sind es meist nicht. Die häufigsten Nebenwirkungen sind Allergien. Dies kann vom harmlosen Juckreiz bis zu lebensbedrohlichen Störungen in Form eines allergischen Schocks reichen.

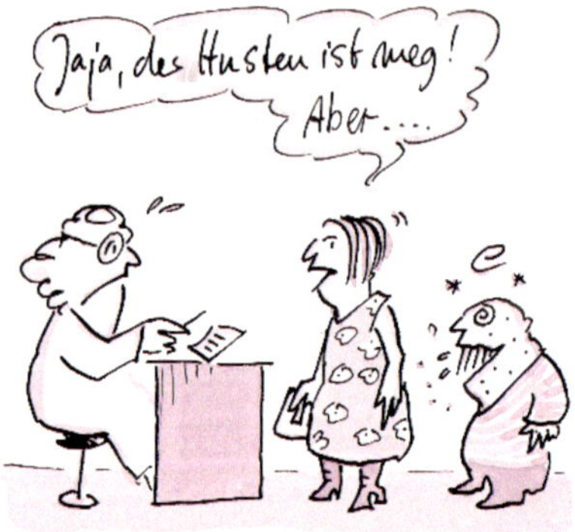

› Siehe hierzu Lernfeld 7, Notfälle, S. 257

Weitere Nebenwirkungen können z. B. Magen-Darm-Beschwerden, Leber-, Nierenschäden, Herz-Kreislauf-Störungen sein. Daher sind vor der Medikamenteneinnahme die Gebrauchsinformationen durchzulesen. Aus den Nebenwirkungen ergibt sich dann schon oft die Kontraindikation (Gegenanzeige).

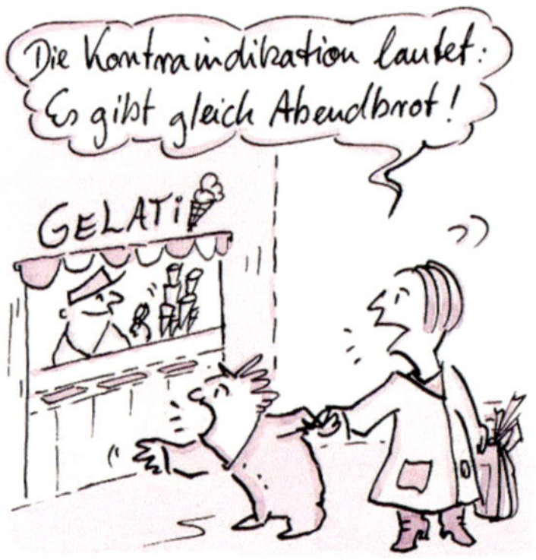

Anamnese, S. 61

Kontraindikationen sind Umstände, die die Anwendung des Arzneimittels verbieten. Bei einer Penicillinallergie z. B. ist ein Penicillin also kontraindiziert. Daher sollte bei der ›Anamnese immer danach gefragt werden, ob eine Überempfindlichkeit gegen Medikamente vorliegt und, falls ja, gegen welche Medikamente der Patient allergisch ist. Auch Schwangerschaft und Stillzeit stellen wegen der Gefahr einer Embryoschädigung eine häufige Kontraindikation für bestimmte Medikamente dar.

4.7 Aufbewahrung von Medikamenten

Medikamente müssen so aufbewahrt bzw. gelagert werden, dass Verwechslungen vermieden werden und sie ihre Wirkung nicht einbüßen. Dies gilt auch für Kunststoff-, Abform- oder ähnliche Materialien sowie für Desinfektionsmittel. Dazu muss man wissen, wie hoch die korrekte Lagertemperatur, z. B. im Kühlschrank, ist, ob eine lichtgeschützte Aufbewahrung notwendig ist oder ob die Medikamente feuchtigkeitsempfindlich sind.

Für manche Medikamente ist eine gekühlte Lagerung vorgeschrieben. Deswegen muss in der Praxis ein separater Medikamentenkühlschrank (+2 bis +8 °C) vorhanden sein. Medikamente, die nicht gekühlt werden, sollten nicht über 26 °C bzw. in der Sonne gelagert werden.

Medikamente, die kein Licht vertragen, z. B. Wasserstoffperoxid (H_2O_2), müssen lichtgeschützt in dunklen Behältern aufbewahrt und sollten erst kurz vor Gebrauch bereitgestellt werden.

Grundsätzlich sollten Medikamente staubgeschützt in einem entsprechenden Schrank bzw. in Schubladen aufbewahrt werden. Das Haltbarkeitsdatum der Medikamente ist unbedingt zu beachten. Verfallene Medikamente müssen aussortiert und entsorgt werden. Ebenso sind Medikamente oder Materialien, die verfärbt, verändert, zersetzt oder ohne eindeutige Beschriftung sind, zu entsorgen.

Bei feuchtigkeitsempfindlichen Medikamenten, die meist in Pulverform vorliegen, sind die Behälter, in denen sie aufbewahrt werden, nach Entnahme des Materials sofort wieder zu verschließen. Bei der Entnahme von Medikamenten aus ihrer Verpackung ist auf ein hygienisch einwandfreies Vorgehen zu achten. Zum Beispiel sind Kunststoffe, Poliermittel oder Pasten mit einem sterilen Spatel oder durch Ausdrücken des Materials auf einen Papierblock bzw. eine sterilisierte Glasplatte in der benötigten Menge zu entnehmen.

Wenn Medikamente auch ›Gefahrstoffe sind – z. B. Chemikalien wie Wasserstoffperoxid (H_2O_2) oder Inhalationsanästhetika –, sind bei der Lagerung die Gefahrstoffangaben zu beachten.

Gefahrstoffe, S. 30

TERMINOLOGIE: ARZNEIMITTELLEHRE	
Antibiotikaresistenzen	Krankheitserreger werden gegen Antibiotika so widerstandsfähig oder unempfindlich, dass diese nicht mehr wirken
Applikation	Anwendung, Darreichung
enterale Applikation	Darreichung von Medikamenten über den Magen-Darm-Trakt; umfasst die orale, die sublinguale und die rektale Applikation
Injektion	Einspritzung
lokal	örtlich, direkt am Ort; die Bezeichnung bezieht sich auf die Applikation und/oder auf den Ort der Wirkung eines Stoffes, z. B. eines Arzneimittels
parenterale Applikation	Applikation von Arzneimitteln unter Umgehung des Magen-Darm-Traktes, z. B. als Injektion
perkutan (transdermal)	durch, über die Haut
per os (lat.)	durch den Mund, oral; Applikation eines Arzneimittels über den Mund, z. B. in Form von Tabletten
Pharmaka **Pharmakon** (Einzahl)	Heilmittel, Hilfsmittel
Pharmakologie	Arzneimittellehre
rektale Applikation	Darreichung von Medikamenten über den Mastdarm (Rektum), z. B. die Applikation von Suppositorien

Resistenz	Unempfindlichkeit, Widerstandsfähigkeit
sublinguale Applikation	Applikationsart, bei der das Medikament unter die Zunge gelegt wird und seinen Wirkstoff an die gut durchblutete Mundschleimhaut abgibt; gehört deshalb zur enteralen und zur systemischen Applikation
submukös	1. unter der Schleimhaut (Lagebezeichnung) 2. unter die Schleimhaut (Applikation von Medikamenten)
Suppositorien **Suppositorium** (Einzahl)	Zäpfchen
systemisch	ein Stoff wirkt auf den ganzen Körper ein und/oder wird über die Blutbahn im ganzen Körper verteilt
toxisch	giftig

AUFGABEN

1 Was versteht man unter apothekenpflichtigen Arzneimitteln?

2 Wie werden Betäubungsmittel verordnet?

3 Wann wirkt ein Medikament toxisch?

4 Was versteht man unter systemischer Arzneimittelapplikation?

5 Um welche Applikationsform handelt es sich bei der Einnahme von Tabletten?

6 Nennen Sie fünf verschiedene feste Arzneimittelformen.

7 Erklären Sie, worum es sich bei Hämostyptika handelt.

8 Wie müssen Medikamente aufbewahrt werden?

Behandlungen von Erkrankungen der Mundhöhle und des Zahnhalteapparates begleiten

LF 10a

1 Aufbau der Mundschleimhaut und des Parodontiums
2 Parodontalerkrankungen
3 Behandlung von Parodontalerkrankungen
4 Erkrankungen der Mundhöhle
5 Zahn- und Kieferanomalien
6 Kieferorthopädie

1 Aufbau der Mundschleimhaut und des Parodontiums

1.1 Aufbau der Mundschleimhaut

Siehe hierzu Lernfeld 2, Aufbau der Mundhöhle, S. 68

Die Mundhöhle ist von einer weichen **Mukosa** (Schleimhaut; Mucosa) ausgekleidet. Diese wird ständig vom Speichel feucht gehalten. Die Mundschleimhaut muss weitestgehend intakt sein, damit sie ihre Aufgaben erfüllen kann.
Die Schleimhaut besteht meist aus flachen Zellen, die miteinander ein Gewebe bilden (Plattenepithel; s. Abb. 1) und die im Falle der Mundschleimhaut in mehreren Schichten angeordnet sind. Daher besteht die Mundschleimhaut aus einem sog. mehrschichtigen Plattenepithel.
Der weitaus größte Teil der Mundschleimhaut besteht aus einem unverhornten, mehrschichtigen Plattenepithel. An Stellen, die mechanisch besonders stark belastet werden, ist das **Epithel** verhornt. Man spricht daher von einem mehrschichtigen, verhornten Plattenepithel. Die **Gingiva** (das Zahnfleisch) ist verhornt, da sie beim Kauen mechanisch beansprucht wird.

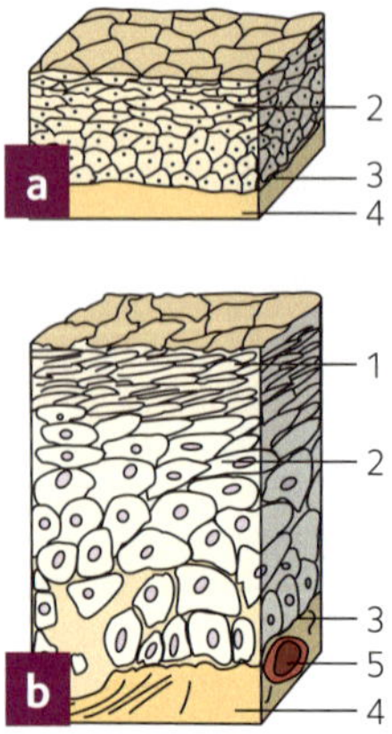

Abb. 1 Plattenepithel. a) unverhornt; b) verhornt. 1 Hornschuppen, 2 Epithelzellen, 3 Basalmembran, 4 Bindegewebe, 5 Kapillaren

1.2 Aufbau des Parodontiums

Das **Parodontium** (Zahnhalteapparat) hält den Zahn federnd im Alveolarfach. Die Lehre vom Parodontium und seinen Erkrankungen wird als **Parodontologie** bezeichnet.

MERKE

Das **Parodontium** besteht aus:
- Gingiva (Zahnfleisch)
- Wurzelzement (Cementum)
- Desmodont (Wurzelhaut, Desmodontium, Periodont, Periodontium)
- Alveolarknochen

Sie bilden eine **funktionelle Einheit**.

1.2.1 Gingiva

Die **Gingiva** (Zahnfleisch) ist ein Teil der Mundschleimhaut. Sie gehört jedoch ihrer Hauptfunktion nach zum **Parodontium** (Zahnhalteapparat).

Die Mundschleimhaut geht ungefähr in Höhe der Zahnwurzeln in die Gingiva über. Dieser Übergangsbereich wird als **Mukogingivalgrenze** bezeichnet (s. Abb. 2).

Die gesunde Gingiva ist blassrosa, matt glänzend und straff (s. Abb. 3). Sie bedeckt den oberen Teil der Alveolarfortsätze und den Bereich des Zahnhalses. Zwischen den Zähnen bildet sie als interdentale Gingiva jeweils eine orale und eine vestibuläre **Interdentalpapille**, welche sattelförmig den Interdentalraum (Zahnzwischenraum, Approximalraum) ausfüllt.

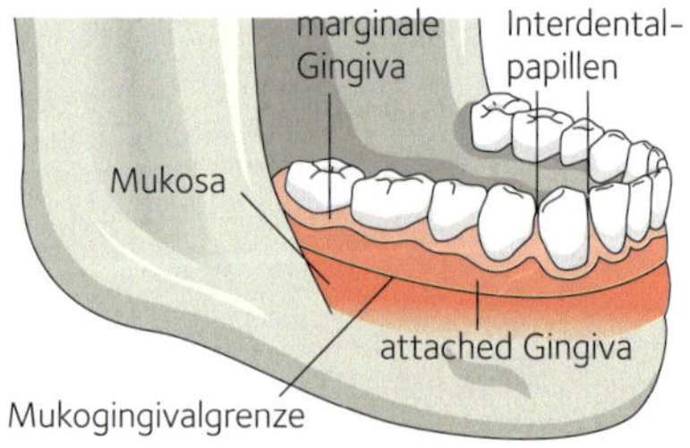

Abb. 2 Mukogingivalgrenze. Sie verläuft jeweils in Höhe der Wurzelspitzen (hier nicht eingezeichnet).

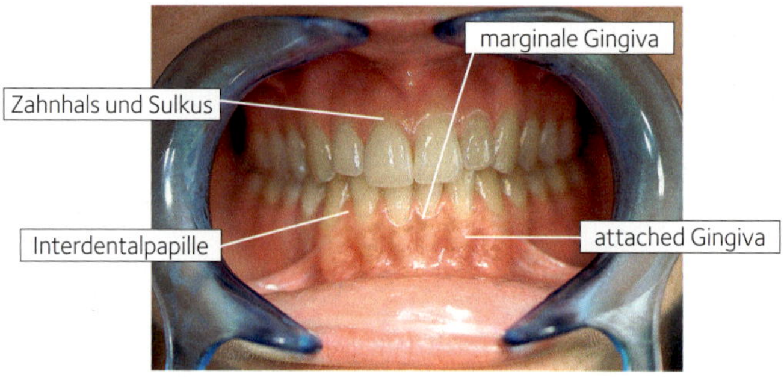

Abb. 3 Gesunde Gingiva

An der Gingiva werden zwei Bereiche unterschieden:

- Die **marginale Gingiva** wird auch als **freie Gingiva** oder **Gingiva marginalis** bezeichnet.
  - Sie umgibt als Zahnfleischsaum den Zahnhals.
  - Sie liegt den Zähnen girlandenförmig an.
  - Ihre Breite beträgt ca. 1–2 mm.
  - Die marginale Gingiva ist von Bindegewebsfasern durchzogen, die u. a. zum Alveolarknochen ziehen.
- Die **attached Gingiva** ist die Gingiva, die mit dem Alveolarknochen fest verwachsen ist. Sie wird auch als **befestigte Gingiva** oder **Gingiva propria** bezeichnet und hat, ähnlich wie eine Orangenschale, eine getüpfelte Oberfläche.

Zwischen der marginalen Gingiva und der Zahnoberfläche befindet sich eine ca. 0,5–2 mm tiefe, rillenförmige Vertiefung, die als **Sulkus** (Zahnfleischsulkus, Zahnfleischfurche, Sulcus gingivae) bezeichnet wird. Der **Sulkus** wird von einer geringen Menge Gewebsflüssigkeit und Speichel durchspült.

Der Boden des Sulkus wird vom **Saumepithel** gebildet (s. Abb. 1). Das Saumepithel umgibt den Zahn ringförmig, wirkt wie eine Dichtung und schützt so die Wurzelhaut vor Einflüssen aus der Mundhöhle. Außerdem bewirkt das Saumepithel die Anheftung der marginalen Gingiva an der Zahnoberfläche.

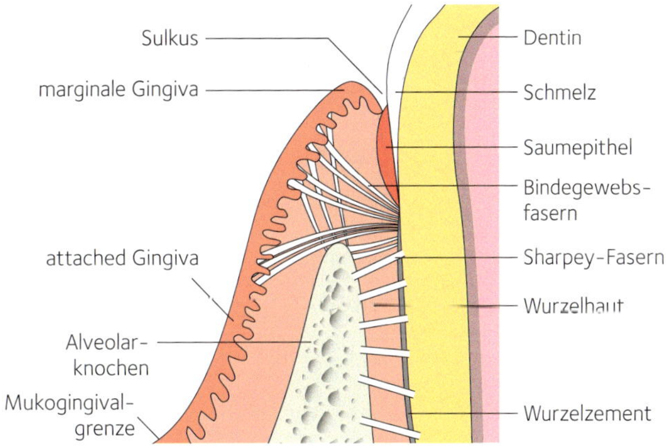

Abb. 1 Parodontium

1.2.2 Wurzelzement (Cementum)

Am Wurzelzement haften die **Sharpey-Fasern** an, die die Zähne in der knöchernen Alveole (Zahnfach) beweglich-elastisch halten.

❯ Siehe hierzu Lernfeld 2, Wurzelzement, S. 79

1.2.3 Desmodont

Das Desmodont (Wurzelhaut, Desmodontium, Periodont, Periodontium) ist der Spalt zwischen Zahnwurzel und Alveolarknochen und wird von Blut- und Lymphgefäßen sowie Nervenfasern durchzogen. Durch Tastsinne im Desmodont hat der Mensch ein Gefühl beim Kauen und kann so die Kaukraft anpassen. Im Desmodont befinden sich in Büscheln angeordnete Bindegewebsfasern, die als **Sharpey-Fasern** bezeichnet werden. Zum einen sind diese im Wurzelzement und zum anderen im Alveolarknochen befestigt und halten so den Zahn federnd in der Alveole. Bei Kaudruck geht der Zahn etwas tiefer in die Alveole hinein, die Sharpey-Fasern straffen sich. Somit entsteht eine Zugkraft, die auf den Alveolarknochen wirkt und sich positiv auf den Knochenaufbau auswirkt.

MERKE

Die Verbindung der Gingiva mit der Zahnoberfläche durch das Saumepithel und die Verbindung des Alveolarknochens mit dem Wurzelzement durch die Sharpey-Fasern wird als **Attachment** bezeichnet.

1.2.4 Alveolarknochen

Der Alveolarknochen ist der Alveolarfortsatz des ❯Unterkiefer- bzw. ❯Oberkieferknochens. Er bildet die Alveolen, in denen die Zähne mittels der Sharpey-Fasern federnd aufgehängt sind. Bei einem gesunden Parodontium beginnt der Knochen ca. 1–2 mm unterhalb der Schmelz-Zement-Grenze.

Bei einem mehrwurzeligen Zahn werden die Wurzeln durch Knochensepten getrennt (s. Abb. 2).

Unterkiefer, S. 180
Oberkiefer, S. 179

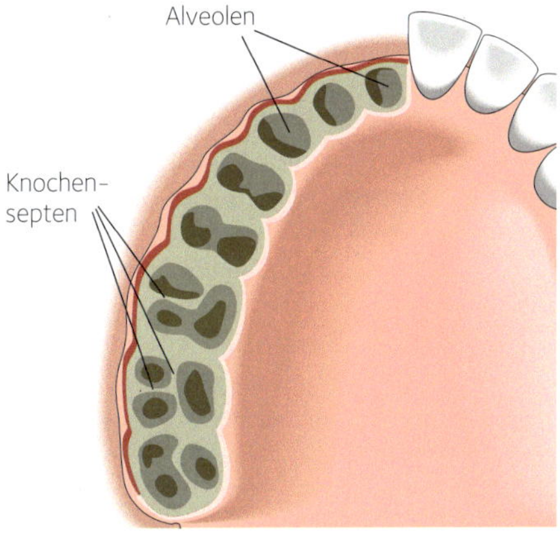

Abb. 2 Knochensepten im Oberkiefer

TERMINOLOGIE: AUFBAU DER MUNDSCHLEIMHAUT UND DES PARODONTIUMS	
Alveole	Zahnfach
Approximalraum (= Interdentalraum)	Zahnzwischenraum
attached Gingiva (= befestigte Gingiva; Gingiva propria)	fest anhaftendes Zahnfleisch; mit dem Alveolarknochen fest verwachsene Gingiva
Attachment (engl.); **attached**	Befestigung; befestigt, anhaftend
befestigte Gingiva	fest anhaftendes Zahnfleisch; s. attached Gingiva
Desmodont, Desmodontium, Periodont, Periodontium	Wurzelhaut; von Sharpey-Fasern durchzogener Spalt zwischen Zahnwurzel und Alveolarknochen
Epithel	oberste Schicht, Deckschicht
freie Gingiva	bewegliches Zahnfleisch; s. marginale Gingiva
Gingiva	Zahnfleisch
Gingiva marginalis	bewegliches Zahnfleisch; s. marginale Gingiva
Gingiva propria	fest anhaftendes Zahnfleisch; s. attached Gingiva
interdentale Gingiva	Gingiva der Zahnzwischenräume
Interdentalpapille	Zahnfleischerhöhung zwischen den Zähnen
Interdentalraum (= Approximalraum)	Zahnzwischenraum
marginale Gingiva (= freie Gingiva; Gingiva marginalis)	bewegliches Zahnfleisch; verläuft girlandenförmig am Zahn entlang
Mukogingivalgrenze	Übergangsbereich zwischen Mundschleimhaut und Gingiva
Mukosa; Mucosa	Schleimhaut
Parodontium	Zahnhalteapparat, Zahnbett
Parodontologie	Lehre vom Zahnhalteapparat und seinen Erkrankungen
Periodont; Periodontium	Wurzelhaut; s. Desmodont
Sulkus (= Zahnfleischsulkus, Sulcus gingivae)	Zahnfleischfurche; rillenförmige Vertiefung zwischen marginaler Gingiva und Zahn

AUFGABEN

1 Woraus besteht das Parodontium?

2 Beschreiben Sie den Unterschied zwischen der Gingiva propria und der Gingiva marginalis.

3 Was bezeichnet man als Attachment?

2 Parodontalerkrankungen

Parodontalerkrankungen werden allgemein als **Parodontopathien** bezeichnet. Hierbei werden **entzündliche Parodontalerkrankungen** und **nichtentzündliche Parodontalerkrankungen** unterschieden.

Viele Menschen leiden unter einer Entzündung des Zahnhalteapparates, einer **Gingivitis** oder einer **Parodontitis**.

Dagegen ist die **Parodontose**, der Rückgang von Alveolarknochen und Zahnfleisch ohne Entzündung, keine häufige Erkrankung. Oft wird der Begriff Parodontose falsch benutzt: Man spricht zwar von einer „Parodontose", meint jedoch die Parodontitis. Im Gegensatz zu Karies haben Parodontalerkrankungen in den letzten Jahren zugenommen. Nach dem 45. Lebensjahr ist die Parodontitis der häufigste Grund für einen Zahnverlust. Eine Parodontitis kann sich auch auf Allgemeinerkrankungen wie Diabetes, Herz-Kreislauf-Erkrankungen, chronische Atemwegsinfekte negativ auswirken: Über den Blutkreislauf gelangen **pathogene** Keime von der Mundhöhle zum Herzen oder zur Lunge und führen dort zu einer Verschlechterung der Erkrankung. Eine Parodontitis kann bei Schwangeren sogar zu einer Frühgeburt oder zu einem niedrigeren Geburtsgewicht des Babys führen.

Meist bemerkt der Patient eine parodontale Erkrankung erst im fortgeschrittenen Stadium, da sie oft ohne starke Schmerzen verläuft. Schwellung und Blutung der Gingiva bleiben oft unbemerkt und eine Zahnlockerung tritt erst im fortgeschrittenen Stadium auf.

2.1 Ursachen entzündlicher Parodontalerkrankungen

Es gibt eine ganze Reihe von Ursachen, die für die Entstehung von entzündlichen Parodontopathien verantwortlich sind. Nach wie vor muss man davon ausgehen, dass eine der Hauptursachen bakterielle Beläge sind.

2.1.1 Bakterielle Beläge

Die ›Entstehung von Karies setzt das Vorhandensein von Zahnbelägen voraus. Ebenso ist bei den meisten Patienten auch das Entstehen von entzündlichen Parodontalerkrankungen durch eine schlechte Mundhygiene bedingt.

Kariesentstehung, S. 134

Entstehung der Plaque

Verbleiben Nahrungsreste auf den Zähnen, so entsteht ein Bakterienfilm aus pathogenen Keimen. Nach ein bis zwei Tagen bildet sich **Plaque**, ein weicher, weißlich-gelber, aber fest haftender Belag, der nur durch gründliches Zähneputzen zu entfernen ist.

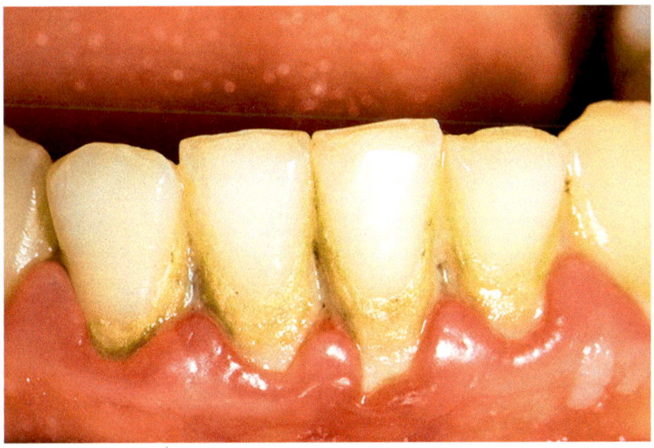

Abb. 1 Plaque (Biofilm)

Plaque besteht aus einer klebrigen Grundsubstanz, einer Schleimschicht, in die viele verschiedene Bakterienarten eingebettet sind. Man nennt sie den oralen **Biofilm** (s. Abb. 1).

Er bietet Schutz für die verschiedenen Lebewesen, sodass sie sich gut darin vermehren können. Den Biofilm kann man nur mechanisch zerstören, also durchs Putzen. Chlorhexidin-Mundspüllösungen können diesen Lebensraum für Bakterien nicht zerstören.

Plaque enthält auch die Verdauungssekrete und Toxine der Bakterien sowie Speichelbestandteile und Antigene (regen eine Antikörperbildung des Immunsystems an).

Verbleibt Plaque an den Zähnen, so ändert sich die bakterielle Zusammensetzung. In einer reifen Plaque wird das Wachstum von **anaeroben** (ohne Sauerstoff lebenden) Bakterien gefördert, welche Parodontalerkrankungen hervorrufen.

MERKE

Plaque ist die Hauptursache für die Entstehung einer Gingivitis oder Parodontitis.
Sie besteht aus einer klebrigen Grundsubstanz, in der viele Bakterienarten leben. Weiter enthält sie Toxine, Speichelbestandteile und Nahrungsreste.

Von der Plaque zur Gingivitis

Verbleibt Plaque auf den Zähnen, so tritt nach fünf bis sieben Tagen eine Gingivitis, eine Entzündung des Zahnfleischsaumes, auf (s. Tab. 1; Abb. 1, 2). Sie ist eine Abwehrreaktion des Körpers auf die Bakterien.
Durch vermehrte Durchblutung wird die lokale Abwehrsituation gestärkt. Die Blutgefäße erweitern sich, neue werden gebildet und die Gewebeschicht zwischen den Blutgefäßen und der Gingivaoberfläche wird immer dünner und verletzlicher.
Daher ist das Hauptsymptom einer Gingivitis die Blutung. Beim Sondieren blutet es, der Fachausdruck lautet **b**leeding **o**n **p**robing, abgekürzt BOP.

HINWEIS

Bei gründlicher Mundhygiene geht die Gingivitis ohne bleibende Folgen wieder zurück, sie ist **reversibel**.

Beim Sondieren ist eventuell eine größere Tiefe zu messen, aber die Ursache ist nicht ein Verlust von Attachment (Verlust von parodontalem Stützgewebe), sondern ein geschwollenes Zahnfleisch. Dieses erschwert die Mundhygiene, was wiederum zu einer Verstärkung der Gingivitis führt.

Gesunde Gingiva	Kranke Gingiva
blassrosa, matt glänzend, straff	gerötet und geschwollen, glänzend
girlandenförmiger Verlauf der marginalen Gingiva, 0,5-2 mm tiefer Sulkus	Interdentalpapillen sind nicht mehr voll erhalten
keine bis geringe Sulkusflüssigkeit	vermehrte Sulkusflüssigkeit
keine Blutung	blutet nach Sondierung

Tab. 1 Kennzeichen einer gesunden und einer kranken Gingiva

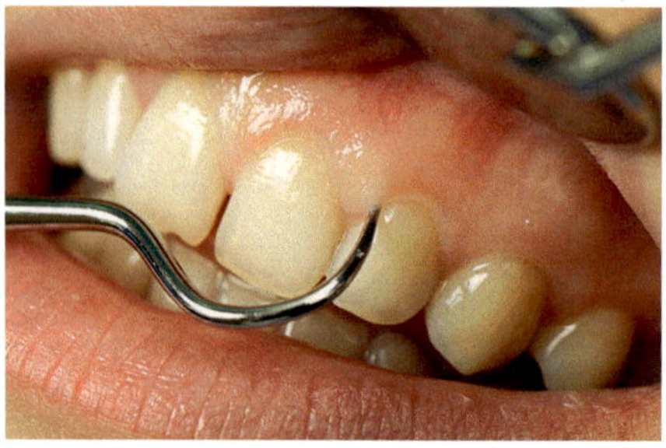

Abb. 1 Gesunde Gingiva

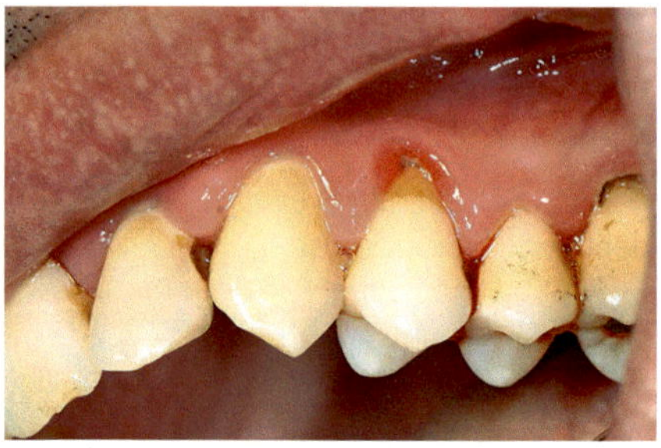

Abb. 2 Gingivitis

Mögliche Verlaufsform einer Gingivitis

Um die Gingivitis zu bekämpfen, produziert das Immunsystem Abwehrstoffe, die aber nicht nur die Bakterien angreifen, sondern auch die Fasern der Gingiva und später den Alveolarknochen. Die Gingiva liegt dann nicht mehr straff am Zahn an.

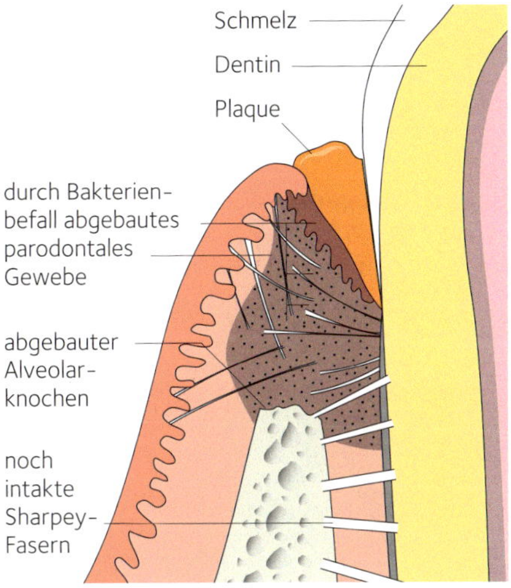

Abb. 1 Parodontitis

- Zunächst löst sich das ❯Saumepithel, sodass Bakterien am Zahn entlang in die Tiefe vordringen können. Der Sulkus vertieft sich und es entsteht eine Zahnfleischtasche, in der sich noch mehr Beläge ansammeln. Es entsteht ein bakterieller Biofilm in der Tiefe der Tasche. Die sich dann vermehrt bildende Sulkusflüssigkeit gelangt zwar in die Tasche und entfaltet eine gewisse Reinigungswirkung, kann aber die fest anhaftenden Bakterienbeläge nicht entfernen.
- Mit der Zeit werden auch die ❯Sharpey-Fasern angegriffen, sodass die Bakterien und Beläge sich immer tiefer unter das Zahnfleisch schieben. Es entstehen tiefe **Zahnfleischtaschen** und die Zähne erscheinen verlängert.
- Dann wird auch der ❯Alveolarknochen, zuerst der interdentale, angegriffen und abgebaut. Es entstehen **Knochentaschen**. Der Zahn hat keinen festen Halt mehr.

Saumepithel, S. 327
Sharpey-Fasern, S. 327
Alveolarknochen, S. 327

Abhängig von der Reaktion des Immunsystems kann so aus einer Gingivitis eine Parodontitis entstehen (s. Abb. 1, 2).

Eine Parodontitis kann aber auch ohne eine vorangegangene Gingivitis entstehen. In seltenen Fällen ist die Immunreaktion so heftig, dass gleich ein Knochenabbau erfolgt.

Wenn die Zähne keinen festen Halt mehr haben, so fangen sie an zu ❯wandern, zu kippen und zu elongieren (s. Abb. 3). Vor allem im Frontzahnbereich im Oberkiefer, wo die Lippen im Gegensatz zur Wangenmuskulatur wenig Widerstand bieten, wandern die Zähne nach vestibulär. Man spricht von einer vestibulären Auffächerung.

Zahnstellungsabweichungen, S. 366

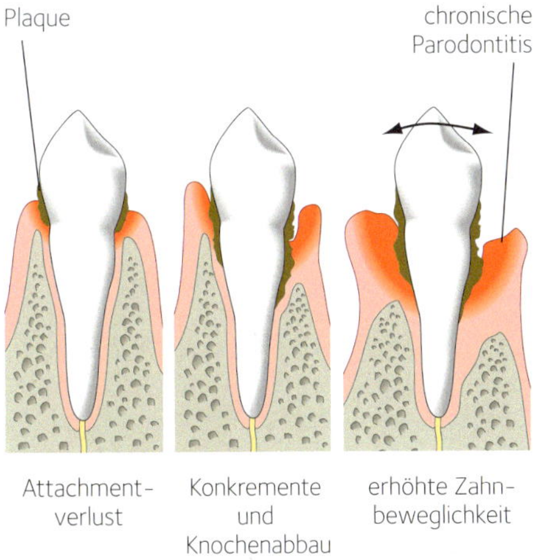

Abb. 2 Verlauf einer chronischen Parodontitis

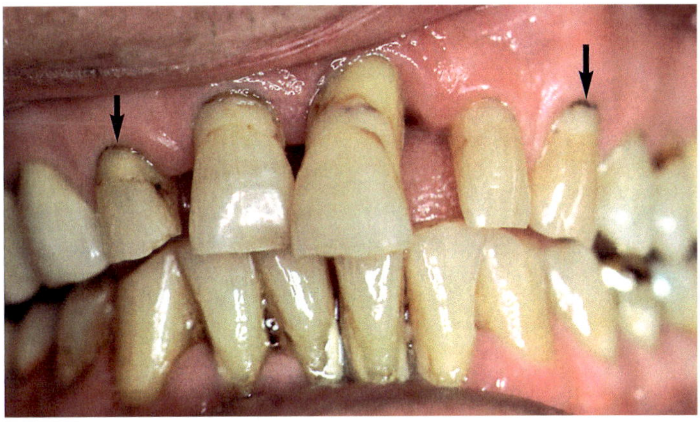

Abb. 3 Schwere Form der Parodontitis. Teile der Zahnwurzeln liegen frei. Die Zähne sind gelockert und gewandert. Zahn 21 ist elongiert (herausgewachsen). Zahnstein, Plaque und Konkremente (Pfeile) sind sichtbar.

HINWEIS

Auch wenn eine Parodontitis erfolgreich behandelt wurde, ist die Höhe der Gingiva und des Alveolarknochens reduziert (vermindert). Der ursprüngliche Zustand des gingivalen und parodontalen Gewebes ist nicht mehr herstellbar: Die Parodontitis kann zwar erfolgreich behandelt werden, aber der Rückgang von Gingiva und Alveolarknochen ist **irreversibel**.

Speichel, S. 137
Speicheldrüsen, S. 72

Plaque, die oberhalb des Zahnfleischsaumes liegt, wird als **supragingivale** Plaque bezeichnet. Sie kann durch Mineralsalze aus dem ›Speichel verkalken, dann spricht man von **Zahnstein**. Zahnstein befindet sich bevorzugt in der Nähe der Ausführungsgänge der großen ›Speicheldrüsen, v.a. im lingualen UK-Frontzahnbereich (s. Abb. 1) und im vestibulären OK-Molarenbereich.

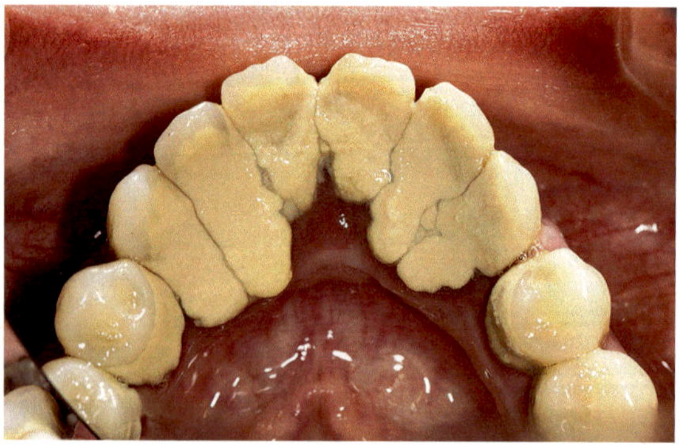

Abb. 1 Zahnstein im lingualen UK-Frontzahnbereich

Breitet sich Plaque unterhalb der Gingiva aus, so spricht man von **subgingivaler** Plaque. Dabei verändert sich ihre Zusammensetzung durch hinzukommende Blutbestandteile, Bestandteile aus der Sulkusflüssigkeit und durch das Vorhandensein von anaeroben, pathogenen Bakterien. Die Anzahl der anaeroben Bakterien nimmt auf Kosten der aeroben Bakterien zu. Wenn die subgingivale Plaque verkalkt, dann spricht man von **Konkrementen** (s. Abb. 3, S. 331). Konkremente werden auch als subgingivaler Zahnstein bezeichnet. Sie bilden spitze, harte Kristalle, die durch die Blutbestandteile dunkel eingefärbt sind.

MERKE

Zahnstein wird gebildet, wenn sich Kalksalze aus dem Speichel in die vorhandene supragingivale Plaque einlagern.
Von **Konkrementen** spricht man, wenn die subgingivale Plaque verkalkt.
Zahnstein und Konkremente bilden eine Retentionsstelle für weitere bakterielle Beläge.

Selbst wenn zu diesem Zeitpunkt wieder eine gute Mundpflege betrieben wird, so kann dennoch eine Ausheilung der Parodontitis ohne eine Entfernung der subgingivalen Beläge und Konkremente durch die Zahnärztin nicht erreicht werden. Erst durch die Zerstörung des bakteriellen Biofilms in den Taschen wird die parodontale Entzündung gestoppt.

Kariesentstehung, S. 134
mikrobiologischer Test, S. 456

Ebenso wie ›Karies verursachende ›Bakterien können auch Bakterien von Menschen mit einer Parodontalerkrankung über den Speichel auf andere Menschen übertragen werden.

EXKURS

Patienten mit einer Parodontalerkrankung haben häufig Mundgeruch, der durch die besondere Bakterienzusammensetzung entsteht. Dieser bakterielle Belag befindet sich oft auch auf dem Zungenrücken. Selbst wenn der Patient seine Zunge reinigt, entsteht dieser Geruch immer wieder. Erst wenn die Parodontitis behandelt wurde, verändert sich die Bakterienzusammensetzung im Mund des Patienten. Die pathogenen Keime werden reduziert und der faulige Mundgeruch verschwindet.

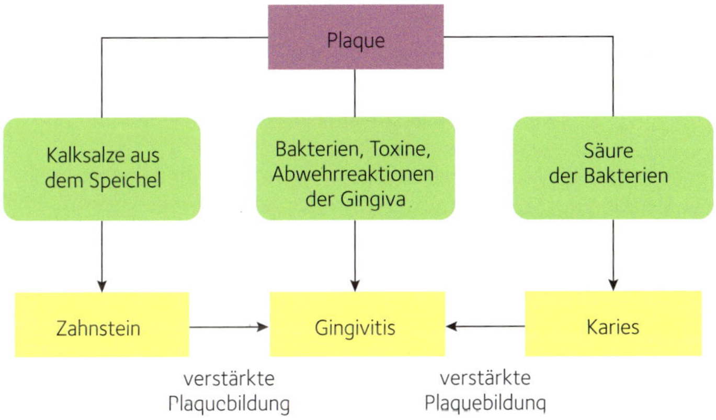

Abb. 1 Entstehung einer Gingivitis aufgrund von Plaque

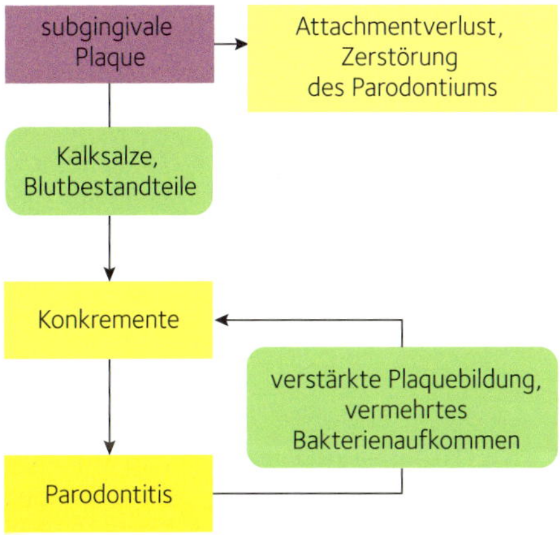

Abb. 2 Entstehung einer Parodontitis aufgrund von Plaque

MERKE

Symptome Gingivitis: Rötung, Schwellung, Blutung, ohne Abbau des parodontalen Stützgewebes (ohne Taschenbildung)

Symptome Parodontitis: Attachmentverlust, Zahnfleischtaschen und Knochenabbau (Knochentaschen), später erhöhte Zahnbeweglichkeit und Zahnverlust

2.1.2 Weitere Ursachen für entzündliche Parodontalerkrankungen

Manche Faktoren, z. B. Rauchen oder Stress, können allein keine entzündliche Parodontalerkrankung hervorrufen. Sie begünstigen aber die Entstehung von entzündlichen Parodontopathien (s. Abb. 3).

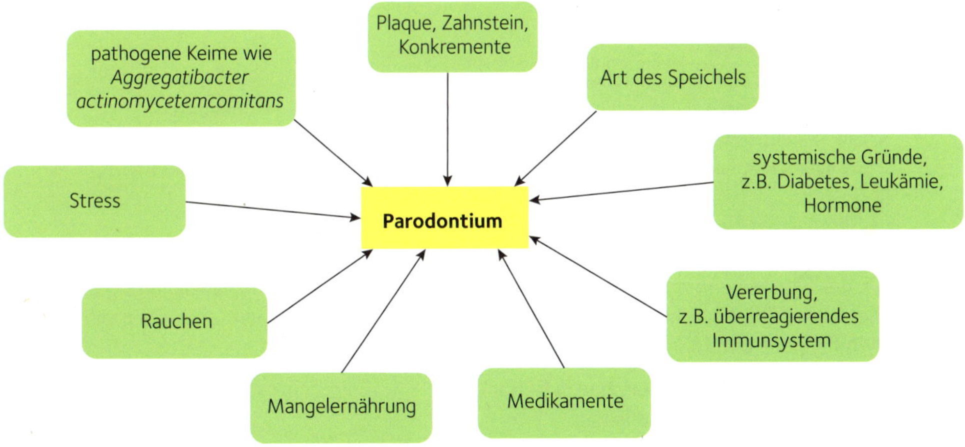

Abb. 3 Entstehung entzündlicher PA-Erkrankungen

Lokale Verstärkung

Dazu zählen folgende Faktoren:
- Vorhandensein von Zahnstein und Konkrementen
- Zahnanatomie (z. B. Furchen, Grübchen) und Zahnstellung (z. B. Engstand, Kippung, Drehung der Zähne)
- Mundatmung; da der Luftstrom die Mundhöhle austrocknet, entfallen die ›Spülfunktion und die antibakterielle Wirkung des Speichels
- Konsistenz, Zusammensetzung und Menge des Speichels; wenn der Speichel zu viskös ist oder zu wenig Leukozyten mit sich führt, so kann er seine Spülfunktion und antibakterielle Wirkung nicht ausüben
- Prothesenklammern, die dicht an der Gingiva verlaufen, nicht korrekt gestaltete Füllungs- und Kronenränder, schlecht gestaltete Approximalkontakte oder andere raue Stellen bieten eine Oberfläche, an denen Plaque gut haftet
- bereits bestehende Zahnfleisch- und Kochentaschen, in denen Plaque zurückgehalten wird und in deren sauerstoffarmem Milieu pathogene Keime besonders gut wachsen

Aufgaben des Speichels, S. 137

› Siehe hierzu Lernfeld 11, Prädilektionsstellen für Plaque und Karies, S. 424

Verstärkung durch individuelle Veranlagungen

Unter dem Einfluss von Hormonen kann schnell eine Gingivitis entstehen, z. B. in der Pubertät, im Zusammenhang mit dem Menstruationszyklus, während der Schwangerschaft, in den Wechseljahren.

Bei Erstellung der ›Eigenanamnese ist abzuklären, ob der Patient an Allgemeinerkrankungen wie Diabetes mellitus, Leukämie oder HIV leidet. Patienten mit genetischen Veränderungen wie Down-Syndrom (Trisomie 21) und anderen seltenen genetischen Erkrankungen weisen häufiger Parodontopathien auf.

Eigenanamnese, S. 62

Der Krankheitsverlauf ist stark abhängig von der genetischen Veranlagung (Disposition). Eine angeborene unterschiedliche Immunreaktion auf den Biofilm in der Mundhöhle führt bei manchen Menschen zur Erkrankung, bei anderen nicht, obwohl bei ihnen die gleichen Keime nachgewiesen werden können. Daher wird zu Beginn einer Parodontalbehandlung auch eine allgemeine ›Familienanamnese erhoben. Statistisch gesehen sind Schwarzafrikaner und Asiaten häufiger von einer Parodontitis betroffen als Europäer.

Familienanamnese, S. 64

MERKE

Entstehung einer chronischen Parodontitis

Gute Immunabwehr und wenige Bakterien	→	**gesund**
Gute Immunabwehr und viele Bakterien aufgrund von Belägen	→	**Erkrankung**
Schlechte Immunabwehr und wenige Bakterien	→	**Erkrankung**

Medikamentöse Verstärkung

Bei der Einnahme von bestimmten Medikamenten kann eine ›Gingivawucherung auftreten. Dies allein ruft noch keine entzündlichen Parodontopathien hervor, aber sie erschwert die Mundhygiene und führt sekundär zur Parodontitis.

Gingivahyperplasie, S. 335

Folgende Medikamente kommen in Betracht:
- Medikamente gegen Epilepsie
- Medikamente, die Reaktionen des Immunsystems unterdrücken, z. B. bei Organtransplantationen
- Medikamente, die bei bestimmten Herzerkrankungen eingesetzt werden
- Medikamente gegen Bluthochdruck
- Kontrazeptiva (Antibabypille)

Verstärkung durch Mangel- oder Fehlernährung

Chronischer Vitamin-C-Mangel, Mangelernährung bei Magersucht oder Alkoholmissbrauch können zu entzündlichen Parodontopathien führen.

EXKURS

Der regelmäßige Verzehr Vitamin-C-haltiger Nahrungsmittel wie Grapefruit, Johannisbeeren, Orangen, Brokkoli, Rosenkohl oder Paprika kann parodontalen Erkrankungen vorbeugen und deren Heilung beschleunigen.

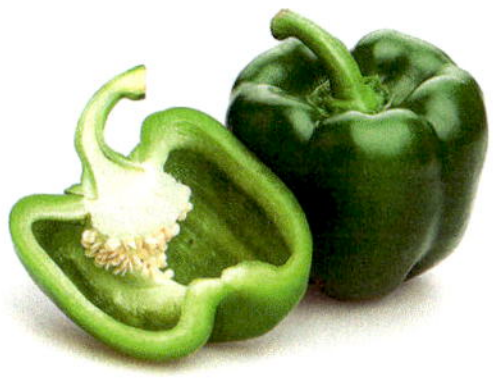

Verhaltensbedingte Ursachen

Rauchen beschleunigt die Entstehung und Schwere von Parodontalerkrankungen erheblich. Bei Rauchern ist eine vermehrte Plaquebildung zu beobachten. Aus dem Tabak kommen Ablagerungen und Giftstoffe. Die Abwehrlage bei Rauchern ist herabgesetzt, die Gingiva wird schlecht durchblutet. Eine Entzündung der Gingiva ist bei Rauchern **nicht** an den klassischen Symptomen zu erkennen: Aufgrund der gefäßverengenden Wirkung des Nikotins ist die Gingiva nicht gerötet und blutet auch nicht. Sie verledert und der Patient spürt keine Schmerzen. Dadurch kann die Erkrankung unbemerkt fortschreiten.

Die Erfolgsaussichten einer Parodontalbehandlung sind bei Rauchern deutlich schlechter als bei Nichtrauchern.

2.2 Nichtentzündliche Parodontalerkrankungen

Bei den nichtentzündlichen Parodontalerkrankungen beobachtet man Erkrankungen, die mit **Hyperplasie** (vermehrte Gewebebildung) einhergehen, und Erkrankungen, die mit **Atrophie** (Gewebeschwund) einhergehen.

2.2.1 Hyperplasien

Bei einer **Gingivahyperplasie** (Gingivawucherung) kommt es zu einer Wucherung des gingivalen Gewebes (s. Abb. 1). Diese kann sich auf einzelne Zähne beziehen oder generalisiert, also an vielen Zähnen, auftreten. Die Gingiva ist derb sowie zunächst blutungs- und entzündungsfrei.

Da das Gewebe in Richtung Zahnkrone wächst, entstehen sogenannte **Pseudotaschen**. Sie stellen eine Verdickung und Vergrößerung des Zahnfleisches dar, welches der Zahnkrone lose anliegt. Es tritt kein Attachmentverlust ein, dennoch ist eine größere Sondierungstiefe messbar.

Als Folge der erschwerten Mundhygiene kann es sekundär zu einer Entzündung der Gingiva kommen.

Meist sind es **Medikamente**, z. B. gegen Epilepsie, die eine Gingivahyperplasie auslösen.

Eine Wucherung des parodontalen Gewebes kann zur Bildung einer **Epulis** führen, einer knotenförmigen gutartigen Wucherung im Bereich eines Zahnes (s. Abb. 2). Eine Epulis muss möglichst früh entfernt werden, da sonst die Gefahr besteht, dass der Zahn keinen Halt mehr im Zahnhalteapparat hat und extrahiert werden muss.

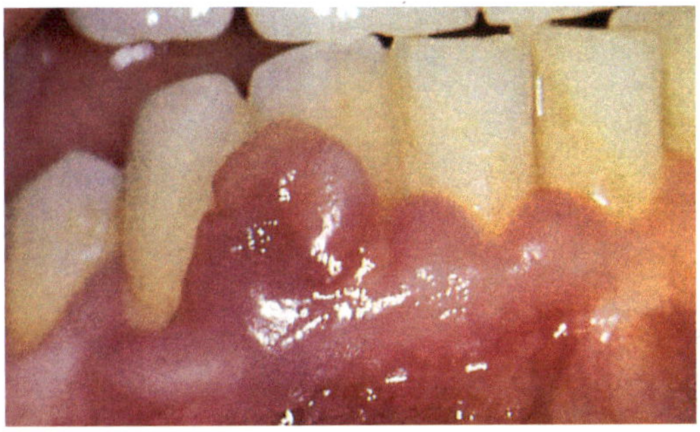

Abb. 1 Gingivahyperplasie mit ausgeprägten Pseudotaschen

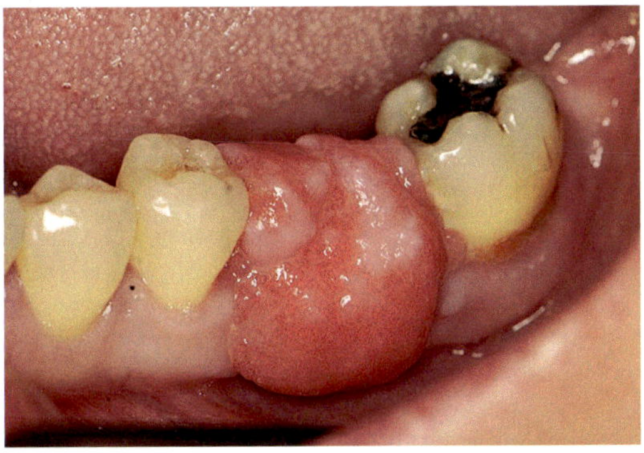

Abb. 2 Epulis

2.2.2 Parodontale Atrophien

Eine parodontale Atrophie ist eine Rückbildung des Zahnhalteapparates ohne eine Entzündung.

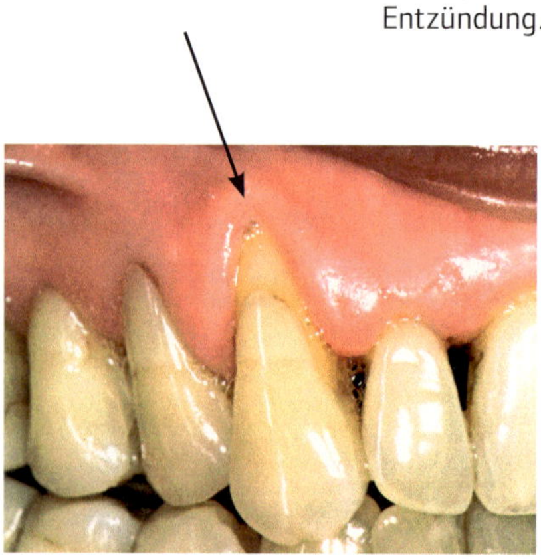

Abb. 1 McCall-Girlande

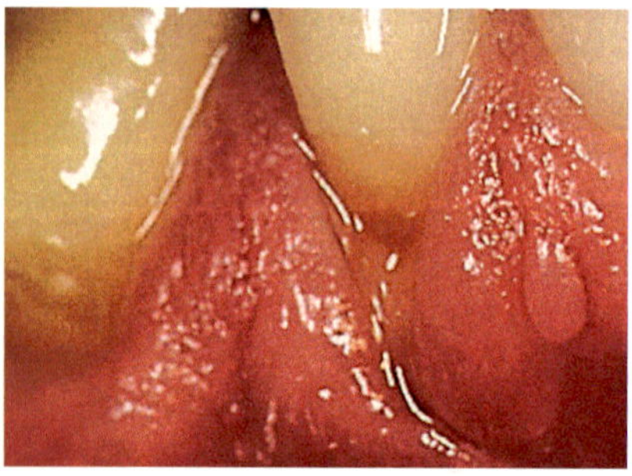

Abb. 2 Stillman-Spalte

Rezession

Man spricht von einer parodontalen **Rezession**, wenn der **Gingivarand** direkt auf der Schmelz-Wurzelzement-Grenze oder sogar darunter liegt. Bei einem gesunden Parodontium liegt der Gingivarand ca. 2 mm oberhalb der Schmelz-Wurzelzement-Grenze.

Bei einer Rezession liegt aufgrund des Rückgangs der Gingiva die Wurzeloberfläche meist vestibulär frei. Es sind keine Entzündungszeichen und auch keine erhöhten Sondierungstiefen zu beobachten. Manchmal ist eine wulstartige Verdickung zu sehen, dann spricht man von **McCall-Girlanden** (s. Abb. 1). Wenn eher ein Spalt in der Gingiva zu erkennen ist, spricht man von einer **Stillman-Spalte** (s. Abb. 2).

Die Ursache einer Rezession ist meist eine falsche Putztechnik oder ein zu starker Zug der Wangen- und Lippenbändchen. Im Rahmen einer kieferorthopädischen Behandlung, bei der Klammern oder Bänder zu nahe am Zahnfleischrand sitzen, kann es zu Rezessionen an diesen Zähnen kommen.

Alveolaratrophie

Wenn der Alveolarknochen, auch bei vorhandenen Zähnen, schwindet, dann spricht man von einer **Alveolaratrophie** (s. Abb. 3). Der gesunde Alveolarknochen beginnt ca. 2 mm unterhalb der Schmelz-Zement-Grenze. Bei einer Atrophie baut er sich, auch interdental, entzündungsfrei und ohne Taschenbildung ab. Die Wurzeloberflächen liegen frei, später ist eine erhöhte Zahnbeweglichkeit festzustellen. Diese Erkrankung tritt v. a. bei älteren Patienten auf und wird volkstümlich mit dem veralteten Begriff Parodontose bezeichnet.

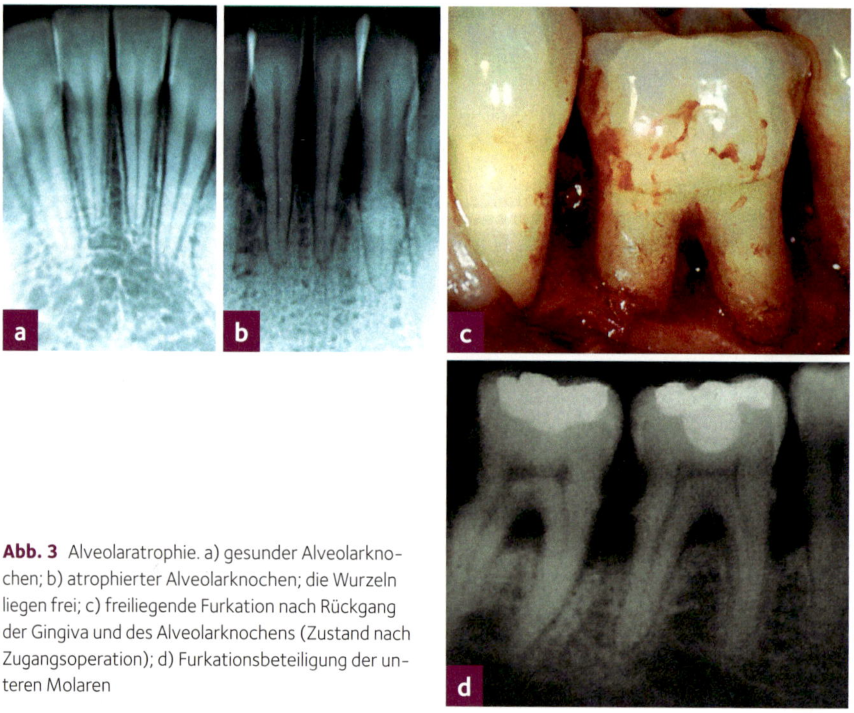

Abb. 3 Alveolaratrophie. a) gesunder Alveolarknochen; b) atrophierter Alveolarknochen; die Wurzeln liegen frei; c) freiliegende Furkation nach Rückgang der Gingiva und des Alveolarknochens (Zustand nach Zugangsoperation); d) Furkationsbeteiligung der unteren Molaren

2.3 Zusammenfassung der Parodontalerkrankungen

Die Deutsche Gesellschaft für Parodontologie teilt die parodontalen Erkrankungen in acht Hauptgruppen ein (s. Tab. 1). Seit 2004 gelten diese neuen Diagnosebezeichnungen auch für gesetzlich Versicherte.

Weitere Hinweise finden Sie unter:

www.dgparo.de

I. Gingivale Erkrankungen (G)

A Durch Plaque hervorgerufene gingivale Erkrankungen

1. Nur durch Plaque hervorgerufene Gingivitis
2. Durch systemische Faktoren verstärkte gingivale Erkrankungen
3. Medikamentös verstärkte gingivale Erkrankungen
4. Durch Mangel- oder Fehlernährung beeinflusste gingivale Erkrankungen

B Nicht durch Plaque hervorgerufene gingivale Erkrankungen

1. Durch Bakterien, Viren, Pilze hervorgerufene gingivale Erkrankungen
2. Genetisch bedingte gingivale Erkrankungen
3. Systemisch bedingte gingivale Erkrankungen
4. Allergisch oder durch Fremdkörper bedingte gingivale Erkrankungen
5. Durch Trauma bedingte gingivale Erkrankungen (chemisch, mechanisch, thermisch)

II. Chronische Parodontitis (CP): langsam verlaufend, mit einzelnen akuten Schüben, horizontaler Knochenabbau; meist bei Erwachsenen; am häufigsten vorkommende Parodontitis

A Lokalisiert – nur an 4–5 Zähnen
B Generalisiert – an vielen Zähnen

III. Aggressive Parodontitis (AP): trotz guter Mundhygiene ist eine manchmal aggressive Entzündung und schnelle Zerstörung des Parodontiums zu beobachten, viele pathogene Bakterienstämme und eine verringerte Abwehrfunktion sind festzustellen; häufig bei jungen Patienten, Familienmitglieder können ebenfalls betroffen sein; frühzeitiger Zahnverlust; oft in Zusammenhang mit Diabetes mellitus, Rauchen

A Lokalisiert – nur an 4–5 Zähnen
B Generalisiert – an vielen Zähnen

IV. Parodontitis durch systemische Erkrankungen (PS)

A Bluterkrankungen wie Leukämie
B Genetische Erkrankungen wie das Down-Syndrom

V. Nekrotisierende (gewebeabsterbende) parodontale Erkrankungen (NP): häufig bei HIV-infizierten Patienten

A Nekrotisierende ulzerierende (geschwürige) Gingivitis (NUG): schnelle, geschwürige Zerstörung der Papille, bleibender Gewebeverlust, starker Mundgeruch, Fieber, geschwollene Lymphknoten, starke Schmerzen
B Nekrotisierende ulzerierende (geschwürige) Parodontitis (NUP): entwickelt sich aus einer NUG, akut verlaufende, schmerzhafte, nekrotisierende Entzündung der Papillen, mit Knochenabbau

VI. Parodontalabszess: bei einer bestehenden Parodontitis abgekapselte Ansammlung von Eiter im parodontalen Gewebe, der Abfluss des Eiters ist behindert; Fistelbildung möglich
VII. Parodontitis im Zusammenhang mit endodontischen Erkrankungen: von einer entzündeten Pulpa können Bakterien in den Parodontalspalt gelangen und dort eine Entzündung hervorrufen; ebenso können Bakterien aus dem entzündeten Parodontium über das Foramen apicale in den Pulpenraum gelangen

VIII. Entwicklungsbedingte oder erworbene Erkrankungen
A Lokale Faktoren, die eine Plaqueanlagerung und somit eine parodontale Erkrankung begünstigen
1. Besondere Zahnanatomie und Zahnstellung 2. Schlecht gestaltete Füllungen, Kronen, Prothesenklammern 3. Wurzelfrakturen, Karies
B Mukogingivale Veränderungen um den Zahn herum
4. Gingivale Rezessionen, entzündungsfreie Rückbildung der Gingiva, freiliegende Zahnhälse 5. Zu hoch ansetzende Muskel- und Schleimhautbänder 6. Gingivale Wucherungen = Gingivahyperplasie, Bildung von Pseudotaschen, die eine Plaqueanlagerung und erschwerte Mundhygiene zur Folge haben; dadurch entsteht sekundär eine Entzündung
C Mukogingivale Veränderungen am zahnlosen Alveolarkamm
7. Abbau des Alveolarknochens 8. Gingiva- oder Weichgewebewucherungen 9. Verminderte Tiefe des Vestibulums, flacher Mundvorhof 10. Falsch ansetzende Muskel- und Schleimhautbänder
D Okklusales Trauma: die okklusale Überbelastung einzelner Zähne führt nicht zu entzündlichen Parodontalerkrankungen, aber sie bewirkt das Fortschreiten einer bestehenden Parodontitis; Schlifffassetten auf den Kauflächen sind zu erkennen

Tab. 1 Einteilung der parodontalen Erkrankungen. Quelle: Deutsche Gesellschaft für Parodontologie

TERMINOLOGIE: PARODONTALERKRANKUNGEN	
aerob	mit Sauerstoff lebend
Alveolaratrophie	Schwund des Alveolarknochens
anaerob	ohne Sauerstoff lebend
Atrophie	Schwund, Rückbildung
Disposition	Bereitschaft, Veranlagung
Epulis	gutartige Geschwulst aus parodontalem Gewebe
Gingivitis	Zahnfleischentzündung
Hyperplasie	Wucherung des Gewebes, hier der Gingiva
irreversibel	nicht umkehrbar
Konkremente	fest haftende Ablagerung von Mineralsalzen, Blutbestandteilen, Bakterien auf der Wurzeloberfläche; auch als subgingivaler Zahnstein bezeichnet
marginal (lat. margo = Rand)	den Rand betreffend
Parodontitis	Entzündung des Zahnhalteapparates
Parodontopathien	Gesamtbezeichnung für alle Parodontalerkrankungen
Parodontose	entzündungsfreier Rückgang des Alveolarknochens
pathogen	krank machend

Plaque	weicher, weißlich-gelber, fest haftender Belag aus Speichelbestandteilen, Nahrungsresten, Bakterien und deren Stoffwechselprodukten; nur durch gründliches Zähneputzen zu entfernen
Retentionsstelle	natürliche oder durch Restauration entstandene Stelle, die eine Plaqueansammlung fördert; sog. Schmutznische, die schlecht gereinigt werden kann; z. B. überstehende Kronen und Füllungsränder
reversibel	umkehrbar
Rezession	Rückgang, Schwund des Zahnfleisches
subgingival	unter dem Zahnfleisch, unterhalb des Zahnfleischrandes
supragingival	über dem Zahnfleisch, oberhalb des Zahnfleischrandes
Toxine	Gifte
Zahnstein	Plaque, die durch Mineralien aus dem Speichel verkalkt, oft im Frontzahnbereich im UK und distal hinter den 6ern im OK (Bereich der Ausführgänge der Speicheldrüsen)

AUFGABEN

1 Nennen Sie eine der Hauptursachen aller entzündlichen Parodontalerkrankungen.

2 Wie sieht eine gesunde Gingiva aus, wie eine kranke?

3 Wie heißen die Beläge oberhalb des Zahnfleischrandes? Wie heißen sie unterhalb des Zahnfleischrandes?

4 Definieren Sie die Begriffe Gingivitis und Parodontitis.

5 Zählen Sie fünf mögliche Ursachen für eine Parodontalerkrankung auf.

6 Erklären Sie, weshalb Raucher häufiger an einer Parodontalerkrankung erkranken.

7 Was ist eine Gingivahyperplasie?

8 Warum führt eine Gingivahyperplasie letztendlich zu einer Entzündung?

9 Nennen Sie zwei Arten von parodontalen Atrophien.

10 Erläutern Sie die Krankheit „Parodontose".

3 Behandlung von Parodontalerkrankungen

Bei der Behandlung entzündlicher Parodontopathien werden ein gesundes Parodontium und der Erhalt der Zähne angestrebt. Eine vollständige Herstellung der Form und Funktion des Zahnhalteapparates wie vor der Erkrankung ist aber selten möglich, da zu viel Gewebe zerstört wurde. Ein langfristiges Ziel ist eine gute Mundhygiene und somit den erreichten gesunden Zustand dauerhaft zu erhalten.

Behandlungsziele sind:
- keine Blutung beim Sondieren, Entzündungsfreiheit
- Rückgang der Zahnfleisch- und Knochentaschen, geringe Sondierungstiefe
- Verhinderung eines weiteren Attachmentverlusts
- Gewinnung von neuem Attachment (Regeneration)
- Rückgang der Zahnbeweglichkeit

Mundhygiene, S. 423

Entscheidend für den Behandlungserfolg ist die kontinuierliche **Mitarbeit** des Patienten. Er muss die Ursachen seiner Erkrankung verstehen und es als dringlich erachten, sich sein weiteres Leben lang um eine gute ›Mundhygiene zu bemühen.

3.1 Behandlungsablauf der systematischen Parodontalbehandlung

3.1.1 Anamnese, Befunderhebung, vorläufige Diagnose

Anamnese, S. 61
Parodontalstatus, S. 345

Bei der Parodontalbehandlung (PA-Behandlung) wird systematisch vorgegangen.
Bevor eine systematische Parodontalbehandlung begonnen wird, sind eine Anamnese und Befunderhebung notwendig. Die ›**Anamnese** wird in Familienanamnese und Eigenanamnese unterteilt. Die Anamnese und die Befunde der Untersuchung werden in ein Formblatt, den ›Parodontalstatus, eingetragen. Er besteht aus zwei Seiten und muss bei einem gesetzlich Versicherten von der Krankenkasse genehmigt werden.

Folgende Aspekte sind in der Anamnese von Bedeutung:
- Einnahme bestimmter Medikamente
- Allgemeinerkrankungen, z. B. Diabetes mellitus
- Schwangerschaft
- Rauchverhalten
- extremer Stress
- subjektive Beschwerden wie Blutung, Eiterung, Mundgeruch, lockere Zähne
- Vorhandensein von künstlichen Herzklappen, Herzschrittmachern
- gab es schon frühere Parodontalerkrankungen
- sind bereits Familienmitglieder an einer Parodontitis erkrankt

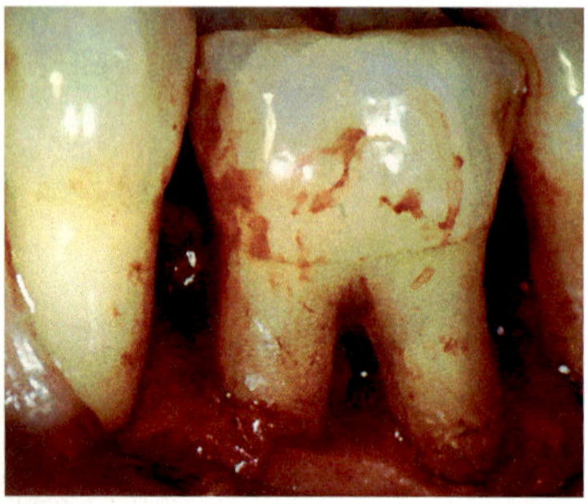

Abb. 1 Durchgängige Furkation (Zustand nach Zugangsoperation)

Die Befunderhebung umfasst folgende Punkte:
- Inspektion der Gingiva, Untersuchung auf Blutung und Schwellung
- Sondierungstiefen
- Rezessionen
- bei mehrwurzeligen Zähnen: Furkationsbefall von Grad 0 bis Grad 3
  - Grad 0: kein Eindringen der Sonde
  - Grad 1: bis zu 3 mm Eindringtiefe der Sonde
  - Grad 2: mehr als 3 mm Eindringtiefe
  - Grad 3: durchgängige Furkation (s. Abb. 1)
- Zahnbeweglichkeit von Grad 0 bis Grad III
  - Grad 0: keine Zahnbeweglichkeit
  - Grad I: Krone bis ca. 1 mm horizontal beweglich
  - Grad II: Krone mehr als 1 mm horizontal beweglich
  - Grad III: auf Lippen- und Zungendruck beweglich
- evtl. ein Röntgenbefund, um die Knochentaschen beurteilen zu können

Erhebung des Parodontalen Screening-Index (PSI)

Um eine parodontale Behandlungsbedürftigkeit feststellen zu können, wird bei der Befunderhebung ein Parodontaler Screenig-Index (PSI) erhoben.
Er kann auch alle zwei Jahre zur Früherkennung eingesetzt werden.

Bei der Erhebung wird das Gebiss in Sextanten (OK und UK jeweils drei) eingeteilt. Mit einer WHO-Sonde wird jeder Zahn innerhalb eines Sextanten an sechs Stellen sondiert (s. Abb. 1).

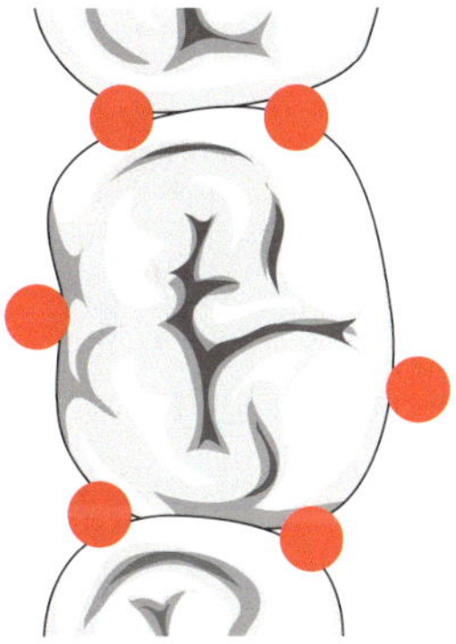

Abb. 1 Vorgeschriebene Sondierungsstellen bei einem Erwachsenen

Bei einer WHO-Sonde bildet eine kleine Kugel (Durchmesser 0,5 mm) die Spitze; im Bereich von 3,5–5,5 mm Sondierungstiefe ist die ›Sonde schwarz markiert; bei 8,5 und 11,5 mm ist ebenso eine Skalierung angebracht (s. Abb. 2).

Sonden, S. 352

Die Befunde werden in Code 0 bis Code 4 eingeteilt (s. Tab. 1, S. 342, Abb. 1, S. 342).

Nur der höchste Wert (Code) eines Sextanten wird in ein PSI-Befundschema eingetragen bzw. direkt über die Praxissoftware notiert (s. Abb. 3, 4).

Wird an einer Stelle der Codewert 4 erreicht, geht man direkt zum nächsten Sextanten über, da dies der höchste Wert ist.

Bei Kindern und Jugendlichen untersucht man nur die Zähne 11, 31, 16, 26, 36, 46.

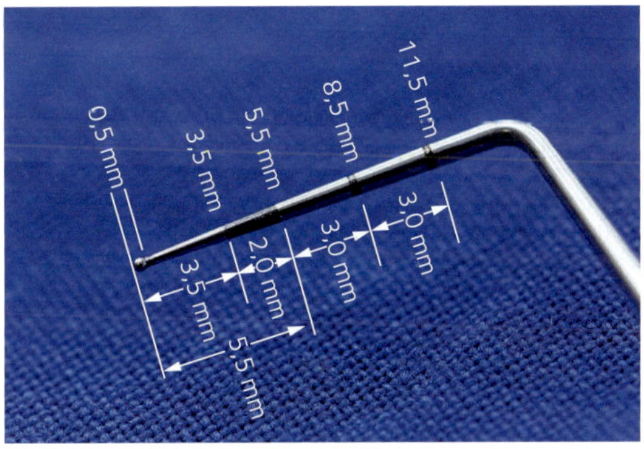

Abb. 2 WHO-Sonde. Eine kleine Kugel mit einem Durchmesser von 0,5 mm bildet die Spitze; im Bereich von 3,5 bis 5,5 mm Sondierungstiefe ist die Sonde schwarz markiert; bei 8,5 und 11,5 mm sind weitere Skalierungen angebracht.

Wenn weitere Auffälligkeiten wie Furkationsbefall, Rezessionen von mindestens 3 mm oder Zahnbeweglichkeit vorliegen, so erhält der Sextant zusätzlich ein Sternchen. Beurteilt werden Beläge, Blutung auf Sondieren (engl. **b**leeding **o**n **p**robing = BOP), Sondierungstiefen und überstehende Restaurationsränder.

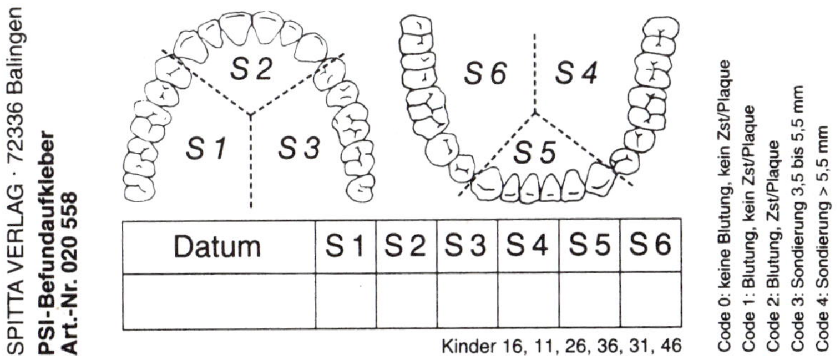

Abb. 3 PSI-Befundschema

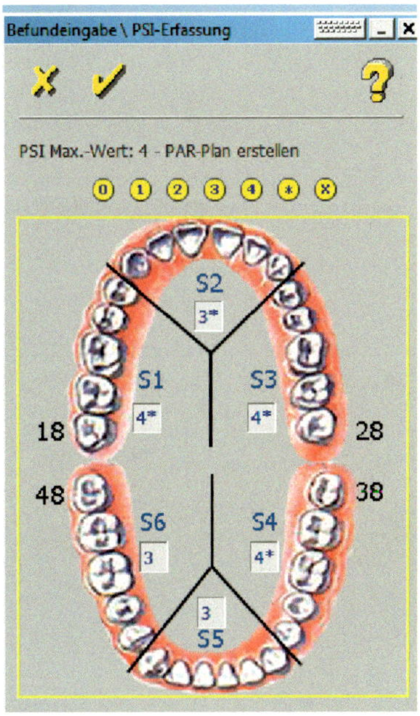

Abb. 4 ▸ Erfassung der PSI-Werte in der Praxissoftware

Dem jeweiligen Codewert (s. Abb. 1) sind Befund und Therapieempfehlungen zugeordnet (s. Tab. 1).

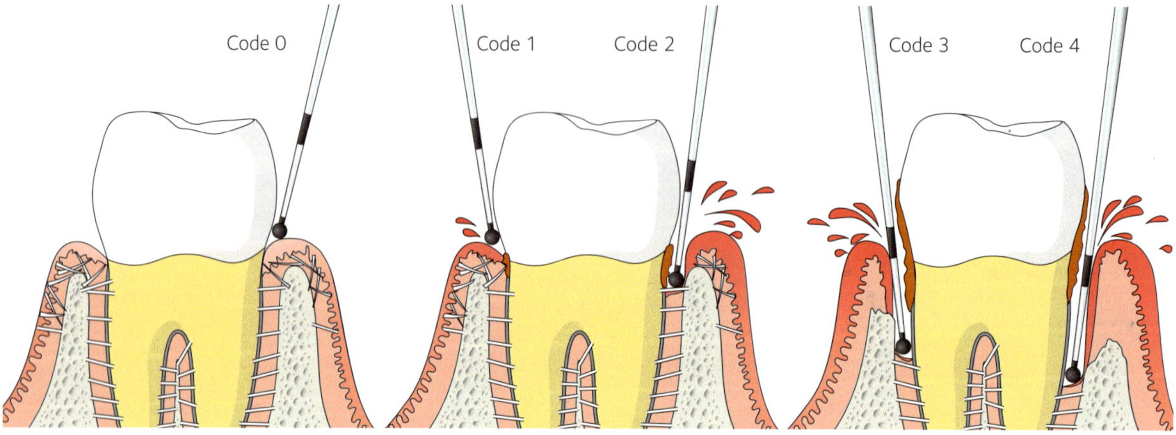

Abb. 1 Die fünf Bewertungsgrade (Code 0 bis 4) des PSI

Bewertungsgrad	Befund	Einschätzung	Therapieempfehlung
Code 0	– das schwarze Band der Sonde bleibt vollständig sichtbar – keine defekten Restaurationsränder – keine Blutung	gesundes Parodontium	keine Therapie notwendig, erneute Motivation zu einer guten Mundhygiene (Remotivation)
Code 1	– das schwarze Band der Sonde bleibt vollständig sichtbar – keine defekten Restaurationsränder – Blutung auf Sondieren	Gingivitis	Plaqueentfernung, Anleitung zur besseren Mundhygiene, PZR
Code 2	– das schwarze Band der Sonde bleibt vollständig sichtbar – defekte Restaurationsränder – Blutung auf Sondieren	Gingivitis	Anleitung zur besseren Mundhygiene, Entfernung aller Beläge, Beseitigung plaqueretentiver Restaurationsränder
Code 3	– das schwarze Band bleibt teilweise sichtbar (Sondierungstiefe > 3,5 mm) – defekte Restaurationsränder – Blutung auf Sondieren	mittelschwere Parodontitis	systematische Parodontalbehandlung
Code 4	– das schwarze Band verschwindet vollständig in der Tasche (Sondierungstiefe > 5,5 mm) – defekte Restaurationsränder – Blutung auf Sondieren	schwere Parodontitis	systematische Parodontalbehandlung

Tab. 1 Parodontaler Screening-Index. Mit einem * werden Furkationsbeteiligung, Rezessionen, Zahnbeweglichkeit gekennzeichnet.

Weitere Befunde

Zusätzlich können noch folgende Befunde erhoben werden:

- Vorhandensein von Belägen; ggf. Erstellen eines ❯API, ❯PBI
- Prüfung, ob eine Eiterbildung vorliegt
- Mukogingivalbefund wie z. B. Breite der attached Gingiva, Ansatz der Lippen- und Wangenbändchen, Tiefe des Mundvorhofs

Der Attachmentverlust (Verlust an parodontalem Stützgewebe) wird durch Addieren der Sondierungstiefe und der Rezession ermittelt (s. Abb. 1).

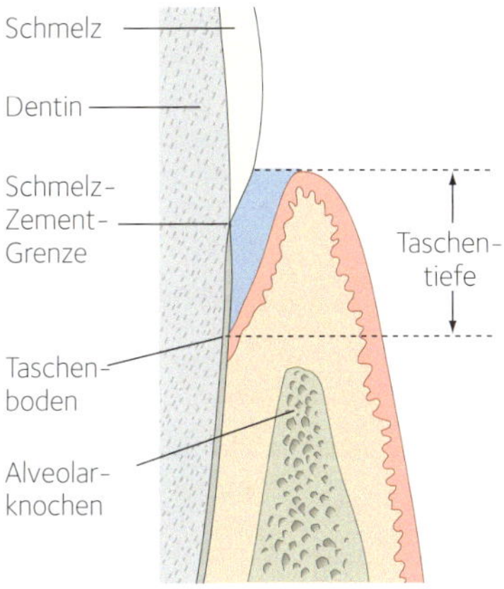

Abb. 1 Messung der Taschentiefe

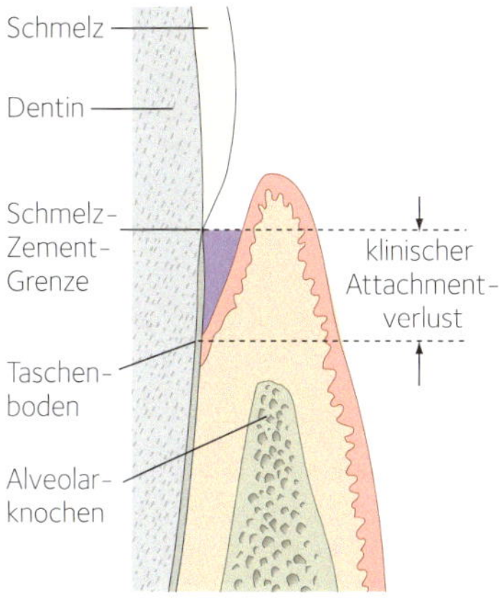

Abb. 2 Klinischer Attachmentverlust

Wenn z. B. das Zahnfleisch 3 mm **unterhalb** der Schmelz-Zement-Grenze beginnt und die Zahnärztin mit der Sonde noch 5 mm tief sondieren kann, so beträgt der Attachmentverlust insgesamt 8 mm. Umgekehrt beträgt der Attachmentverlust tatsächlich nur 5 mm, wenn das Zahnfleisch 3 mm **oberhalb** der Schmelz-Zement-Grenze beginnt und 8 mm insgesamt sondiert werden (s. Abb. 2).

API, S. 446
PBI, S. 447

Mikrobiologische Untersuchungen

Mikrobiologische Untersuchungen, also die Bestimmung der Bakterienstämme, sind bei schweren Formen einer Parodontitis angezeigt (s. Abb. 3).

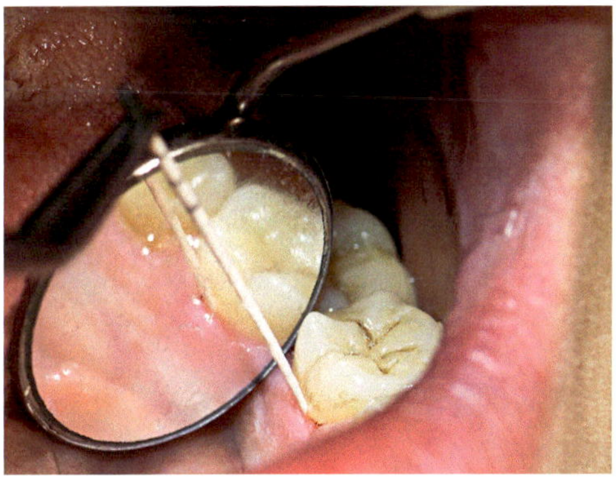
Abb. 3 Entnahme von Sekret mit einer sterilen Papierspitze für eine mikrobiologische Untersuchung

Vorläufige Diagnose

Jetzt wird eine **vorläufige Diagnose** gestellt und eine **Prognose** (Vorhersage) geäußert.

Der Patient wird über seine Erkrankung und die möglichen Behandlungen informiert. Er entscheidet sich für eine Behandlungsvariante. Ihm muss bewusst sein, dass eine aufwendige und langwierige Behandlung von mindestens drei Monaten ansteht. Eventuell ist die Ästhetik nachteilig verändert, da die Zahnhälse länger erscheinen und die Wurzeloberflächen freiliegen können.

Später, nach dem ersten Behandlungsabschnitt, wird die endgültige ❯Diagnose gestellt.

Einteilung der Parodontalerkrankungen, S. 337

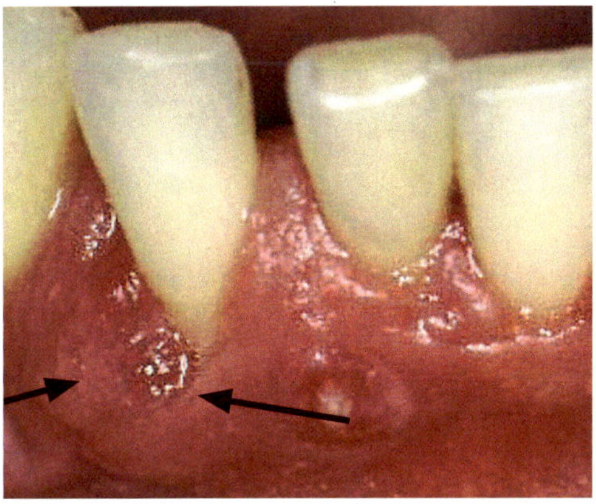
Abb. 4 Parodontalabszess im UK-Frontzahnbereich (Pfeile)

Wenn eine der folgenden parodontalen Erkrankungen vorliegt, so muss sofort eine Behandlung erfolgen:

- **n**ekrotisierende **u**lzerierende **G**ingivitis (NUG)
- **N**ekrotisierende **u**lzerierende **P**arodontitis (NUP)
- Parodontalabszess (s. Abb. 4)
- stark gelockerter, nicht erhaltungswürdiger Zahn

Nach Abschluss von Anamnese und Befunderhebung sowie nach dem Stellen einer vorläufigen Diagnose folgen die weiteren Behandlungsschritte einer systematischen Parodontaltherapie:

Behandlungsschema einer systematischen Parodontaltherapie, PSI-Code 3 oder 4

↓

Initialtherapie (Vorbehandlung, PZR) Dauer: 2–4 Wochen

Kontrolle, PA-Status erstellen und zur Genehmigung an KK schicken

Geschlossene Kürettage, evtl. lokales Antibiotikum

↓

nach ca. 4–12 Wochen: Reevaluation (Wiederbewertung)

↓

bei Resttaschen parodontalchirurgische Therapie

↓

unterstützende Parodontitistherapie Recall

Die parodontale Gesundheit und Mitarbeit des Patienten werden ständig kontrolliert und gegebenenfalls erfolgt die Zuweisung des Patienten in eine andere Therapiephase.

3.1.2 Initialtherapie

Am Anfang einer parodontalen Behandlung steht die Initialtherapie, die in zwei Phasen unterteilt ist.

Hygienephase

Siehe hierzu Lernfeld 11, professionelle Zahnreinigung, S. 448

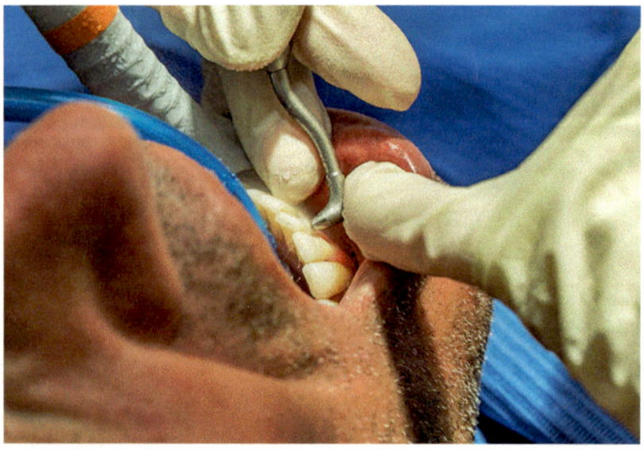

Abb. 1 Entfernen von Belägen bei einer PZR, hier mit Pulverstrahl

In dieser Phase wird der Patient aufgeklärt und zu einer guten Mundhygiene motiviert. Ziel ist es, alle supra- und subgingival erreichbaren Beläge zu entfernen (s. Abb. 1).
Daher erfolgt eine professionelle Zahnreinigung (PZR) mit Ultraschall bzw. Pulverstrahl und Handinstrumenten wie Scaler und Küretten.

Weiterhin sind alle **Plaqueretentionsstellen** zu beseitigen, sodass eine bessere Mundhygiene möglich ist. Gut wäre es, Rauchern die Folgen des Rauchens für das Parodontium zu schildern und sie dadurch zu motivieren, das Rauchen aufzugeben.
Durch die Entfernung der Beläge ist ein Rückgang der entzündlichen Prozesse zu beobachten. Im Idealfall und je nach Schwere der Erkrankung kommt es bereits nach der Initialtherapie zu einer Gesundung des Parodontiums (Sondierungstiefe bis zu 2 mm). Dann ist nur noch eine unterstützende Nachsorgetherapie (Recall) zum dauerhaften Erhalt des gesunden Zustandes notwendig.

unterstützende Nachsorgetherapie, S. 351

Nach dem ersten Schritt der Initialtherapie, die mehrere Sitzungen umfassen und von einer Prophylaxefachkraft erbracht werden kann, findet eine **Kontrollsitzung** statt. Nach ca. zwei bis vier Wochen wird der Mundhygienezustand kontrolliert, es muss eine Besserung des Ausgangszustandes zu erkennen sein. Es wird entschieden, ob der Patient zur langfristigen Mitarbeit bereit ist. Wenn dies der Fall ist, wird mit dem Patienten besprochen, welche weitergehende Therapie notwendig ist und welche Risiken und Aussichten es dabei gibt.

Danach wird bei einem gesetzlich Versicherten ein **Parodontalstatus** (**PA-Plan**) erstellt, der zur Genehmigung an die Krankenkasse geschickt wird. Röntgenaufnahmen werden nur auf Verlangen des Gutachters zugeschickt.

Der **PA-Plan** besteht aus zwei Antragsblättern:
- **Blatt 1** wird mit den Angaben der Gesundheitskarte bedruckt. Dann werden die Anamnesen, der Befund und die Diagnose eingetragen.
- **Blatt 2** enthält ein Zahnschema, in das folgende Befunde einzutragen sind:
  - die Sondierungstiefen der Taschen
  - der Grad der Zahnlockerung
  - der Grad des Furkationsbefalls
  - fehlende Zähne sind durchzukreuzen
  - Rezessionen sind in mm anzugeben

Rechts oben sind die Hinweise zum Ausfüllen des Status angegeben.

Geschlossene Kürettage

Nachdem der PA-Plan genehmigt vorliegt, folgt die zweite Phase der Initialtherapie. Bei Taschen von 3 mm und mehr werden die subgingivalen Beläge durch eine **geschlossene Kürettage** entfernt. Die geschlossene Kürettage wird auch als subgingivales Scaling bezeichnet. Das Zahnfleisch wird nicht aufgeschnitten, sondern Küretten werden vorsichtig in die Zahnfleischtasche eingeführt. Unter Lokalanästhesie wird ohne Sicht auf den Arbeitsbereich kürettiert. Dies erfordert Erfahrung.

Eine glatte Wurzeloberfläche erschwert die Anheftung von Belägen und Bakterien. Daher werden die Zahn- und Wurzeloberflächen vollständig von weichen Belägen, Zahnstein und Konkrementen gereinigt (**Scaling**) und anschließend geglättet (**Root Planing**; s. Abb. 1a). Eventuell ist eine **Weichgewebskürettage** des entzündeten Taschengewebes notwendig, da dieses Gewebe nicht mehr gesund anwächst (s. Abb. 1b).

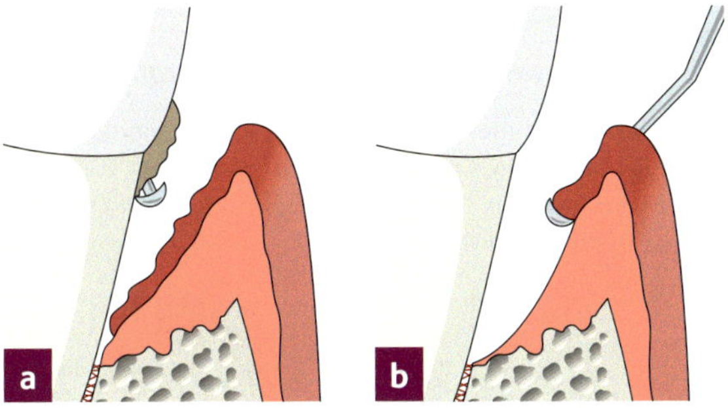

Abb. 1 Geschlossene Kürettage. a) Scaling und Root Planing; b) Entfernung von entzündetem Taschengewebe (Weichgewebskürettage)

Eine erfolgreiche Kürettage zeigt sich daran, dass die Entzündungssymptome und die Sondierungstiefen zurückgehen. Bei besonders aggressiven Bakterienstämmen ist eine Antibiotikatherapie angezeigt.

Da bei der Kürettage Gewebe verloren geht, kann es zu freiliegenden Wurzeloberflächen kommen, die empfindlich sind.

MERKE

Geschlossene Kürettage
- Scaling = Entfernung aller Beläge
- Root Planing = Entfernen von infiziertem Wurzelzement, Glätten der Wurzeloberflächen
- Weichgewebskürettage = Entfernung von entzündetem Taschengewebe

Mithilfe der ZFA bei der Initialtherapie

Siehe hierzu Lernfeld 11, professionelle Zahnreinigung, S. 448

Delegationsrahmen, S. 26

Bei der Initialtherapie beschränkt sich die Mithilfe der ZFA nicht nur auf das Ausfüllen des PA-Plans und die Assistenz bei der geschlossenen Kürettage. Sie umfasst je nach Weiterbildungsstand auch das

- Informieren, Aufklären des Patienten über seine Erkrankung und die möglichen Folgen sowie das Motivieren des Patienten, seine Mundhygiene zu verbessern,
- Entfernen von supragingivalen harten und weichen Belägen (mit Weiterbildungskurs in Prophylaxe),
- Entfernen auch von klinisch sichtbaren subgingivalen Belägen (Zahnmedizinische Prophylaxeassistentin, ZMP, oder eine Zahnmedizinische Fachassistentin, ZMF).

3.1.3 Reevaluation

Nach einem Abstand von mindestens vier Wochen erfolgt eine Wiederbewertung, die Reevaluation:

- Die Sondierungstiefen, Entzündungszeichen und die Zahnlockerung werden überprüft und mit dem Ausgangsbefund verglichen.
- Dann wird beurteilt, ob die bisherige Behandlung ausgereicht hat oder ob noch chirurgische Maßnahmen vorzunehmen sind, um die Resttaschen zu beseitigen.
- Liegen keine entzündlichen Taschen mehr vor, wird der Patient direkt in die unterstützende Nachsorgetherapie aufgenommen.

unterstützende Nachsorgetherapie, S. 351

3.1.4 Parodontalchirurgische Therapie

Wenn die Behandlungsziele Entzündungsfreiheit und Taschenrückgang noch nicht erreicht sind, der Patient aber weiterhin zur Mitarbeit motiviert ist und seine Mundhygiene sich verbessert hat, so finden **parodontalchirurgische** Maßnahmen statt.

Schienung, S. 352

Stark gelockerte Zähne können nach einer parodontalchirurgischen Behandlung vorübergehend durch eine **Schiene** ruhiggestellt werden. Durch die Schienung werden die Kaukräfte auf alle Zähne verteilt.

Lappenoperation (offene Kürettage)

Mukoperiostlappen, S. 288

Zahnfleischverband, S. 351

Bei Taschen von mehr als 5 mm oder bei befallenen Furkationen kann es notwendig sein, die noch verbliebenen Konkremente und Bakterien in Lokalanästhesie **unter Sicht** zu reinigen. Dazu wird mit dem Skalpell und dem Raspatorium ein **Mukoperiostlappen** gebildet, um unter direkter Sicht die entzündeten Stellen reinigen und glätten zu können (s. Abb. 1).

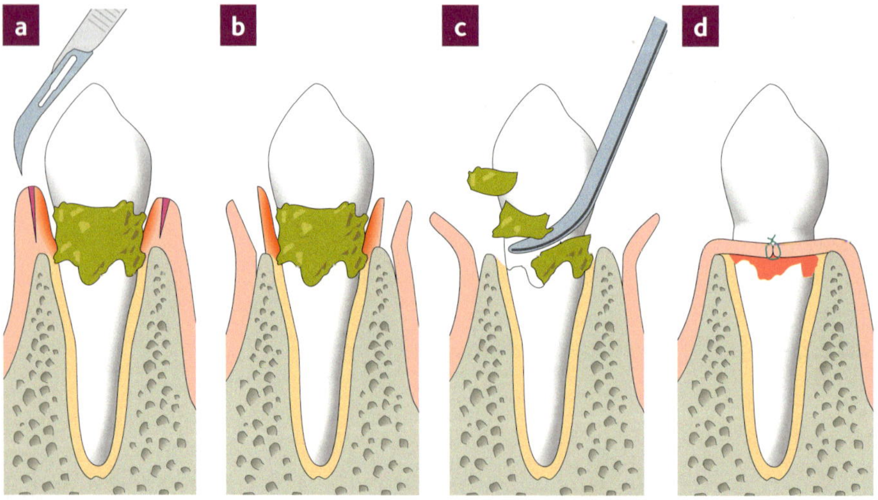

Abb. 1 Offene Kürettage. Nach einem Schnitt wird ein Mukoperiostlappen abgeklappt. Dann erfolgt die Kürettage unter Sicht und schließlich der Verschluss durch eine Naht.

Wenn unregelmäßig konturierte (geformte) Knochentaschen bestehen, so kann auch mit einer Knochenfräse eine **Begradigung am Alveolarknochen** vorgenommen werden. Es gibt verschiedene Methoden der offenen Kürettage. Man ist bemüht, den Rückgang der Gingiva aus ästhetischen und aus sensorischen Gründen so gering wie möglich zu halten. Zum Abschluss der Behandlung wird der Mukoperiostlappen wieder angenäht, eventuell wird ein Zahnfleischverband angelegt.

MERKE

Offene Kürettage
- Bildung eines Mukoperiostlappens
- Deep Scaling: Entfernung aller Beläge auf der Wurzeloberfläche
- Root Planing: Entfernen von infiziertem Wurzelzement, Glätten der Wurzeloberfläche
- Weichgewebskürettage: Entfernung von entzündetem Taschengewebe
- ggf. Begradigung des Alveolarknochens
- Naht, evtl. Zahnfleischverband

Regenerative Parodontitistherapie

Bei tiefen, vertikalen Knochentaschen sollte ein **Knochenaufbau** erfolgen. Dazu wird künstliches Knochenersatzmaterial oder eigener Knochen aus unbezahnten Kieferabschnitten oder Knochen von Rindern eingebracht. Dieser Knochenbrei kann mit dem Blut des Patienten vermischt werden, was eine bessere Knochenregeneration und Bildung von neuem parodontalem Gewebe zur Folge hat. Das Ganze wird mit einer resorbierbaren Membran fixiert (s. Abb. 1).

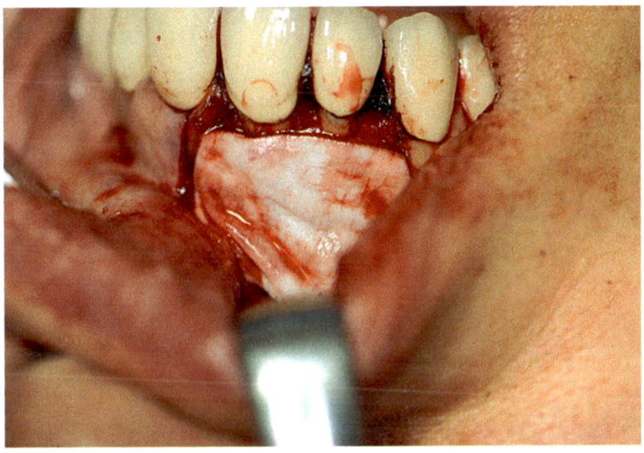

Abb. 1 Resorbierbare Membran

Bei einer herkömmlichen Parodontitistherapie kommt es meist nicht zu einer **Regeneration** des zerstorten Zahnhalteapparates (s. Abb. 2). Denn die Zellen des Zahnfleischgewebes wachsen schneller als die Zellen des Desmodonts und des Knochens. Dadurch entsteht keine neue Anheftung am Wurzelzement, die Sharpey-Fasern werden vom nach unten wachsenden Zahnfleischgewebe verdrängt. Daher ist die Heilung nur bedingt möglich, d. h., der ursprüngliche Zustand eines gesunden Attachments wird nicht mehr erreicht.

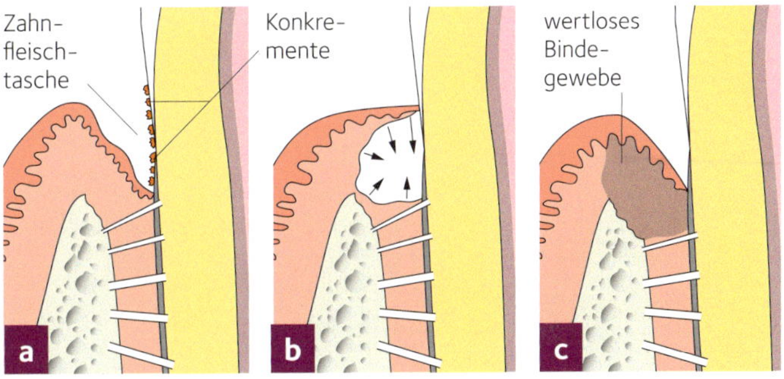

Abb. 2 Heilungsverlauf bei herkömmlicher Parodontitistherapie: a) vor Therapie; b) Sharpey-Fasern und Alveolarknochen wachsen langsamer als das Zahnfleischgewebe; c) die ehemalige Tasche ist mit Zahnfleischgewebe ausgefüllt.

Aus diesem Grund wurde ein Verfahren der **gesteuerten Geweberegeneration** (Guided Tissue Regeneration, GTR) entwickelt. Hierbei wird bei einer Lappenoperation Knochenersatzmaterial in die Knochentasche eingebracht, eine Membran manschettenartig darübergelegt und mit dem Mukoperiostlappen verschlossen. Die Membran bewirkt, dass die Zellen des Zahnfleischgewebes zurückgehalten werden (s. Abb. 3a). So werden sie an einem „Tiefenwachstum" gehindert, denn sie können vom Zahnhals her nur bis zur Membran vordringen. Auf diese Weise haben die desmodontalen Zellen Zeit, die Wurzeloberfläche neu zu besiedeln. Die Knochentasche füllt sich mit neuem Knochen auf, die Sharpey-Fasern bilden sich neu (s. Abb. 3b).

Auch hier können die Membranen aus resorbierbarem Material bestehen. Der Patient darf in den nächsten vier bis sechs Wochen im Wundgebiet nur sehr vorsichtig mit einer weichen Zahnbürste putzen.
Eine weitere Möglichkeit der regenerativen Parodontitistherapie ist die Anwendung von **Schmelz-Matrix-Proteinen** (Emdogain®), die aus den Zahnanlagen von Schweinen gewonnen werden. Diese werden nach der Reinigung auf die Wurzeloberfläche aufgetragen. Untersuchungen haben gezeigt, dass als Folge davon neues Wurzelzement, neue Fasern und neuer Alveolarknochen gebildet werden. Somit ist die Bildung von neuem Attachment möglich.

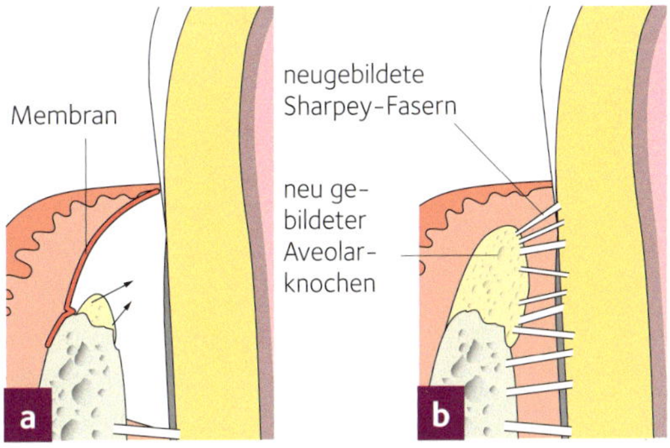

Abb. 3 Gesteuerte Geweberegeneration: a) die Membran hält das Zahnfleischgewebe zurück; b) Knochen und Sharpey-Fasern bilden sich neu.

Furkationsbehandlung

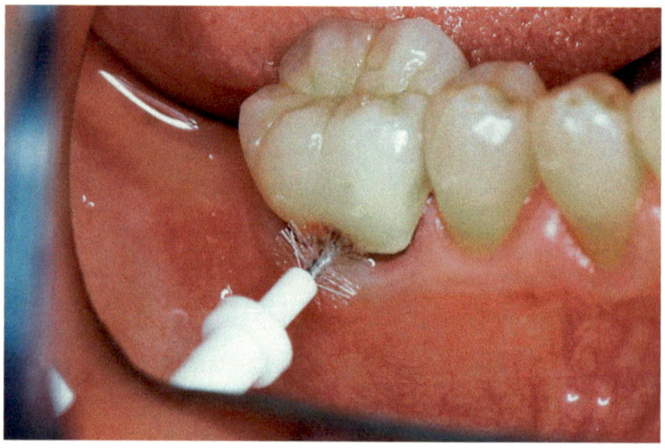

Abb. 1 Reinigung nach Tunnelierung

Ist bei einem Zahn die Furkation befallen, so entsteht in diesem Bereich eine Nische, die für den Patienten sehr schwierig oder gar nicht zu reinigen ist. Je nach Grad des Furkationsbefalls gibt es verschiedene Behandlungsmöglichkeiten.

Eine Methode, die bei den unteren Molaren angewendet wird, ist die **Tunnelierung**. Die Furkation wird mit einem Diamantschleifer vorsichtig erweitert. Es liegt dann ein erweiterter durchgängiger Tunnel in bukkal-lingualer Richtung vor. Der Patient kann nun die Furkation mit feinen Interdentalbürstchen reinigen (s. Abb. 1).

Prämolarisierung, S. 297
Hemisektion, S. 296

Eine andere Maßnahme ist die ›**Prämolarisierung** bzw. die ›**Hemisektion** der Molaren.

Gingivektomie

Gingivahyperplasie, S. 335

Durch eine Gingivektomie wird Zahnfleisch **abgetragen** (s. Abb. 2). Dies kann bei einer ›Gingivahyperplasie, die zur Entstehung von Pseudotaschen führt, erforderlich sein. Unter dem Einfluss von bestimmten Medikamenten wuchert das Zahnfleisch Richtung Zahnkrone. Es wird mit Skalpell, Gingivektomiemesser, einem Elektrotom oder auch einem Laser entfernt. So kann der Patient seine Zähne wieder besser reinigen, die Schmutznischen sind beseitigt.
Eine Gingivektomie kann auch im Rahmen einer Lappenoperation notwendig werden, wenn Taschen entstanden sind, die über der knöchernen Alveole liegen.

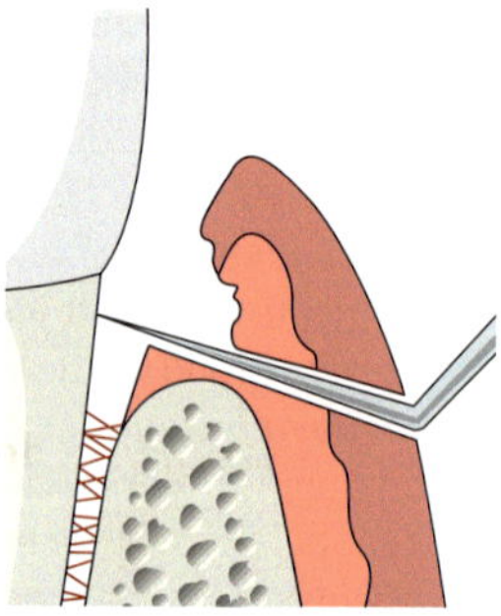

Abb. 2 Abtragen von Zahnfleisch bei der Gingivektomie

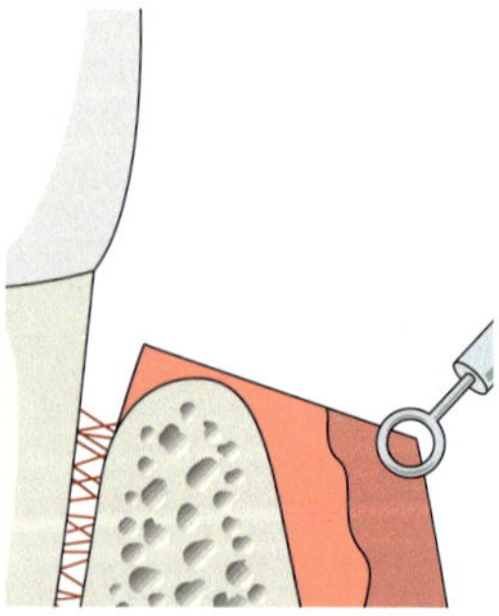

Abb. 3 Gingivoplastik

Gingivoplastik

Diese chirurgische Maßnahme wird durchgeführt, um die **natürliche Form** der Gingiva wiederherzustellen. Dies kann aus ästhetischen, aber auch aus Mundhygienegründen erfolgen. Bei der Gingivoplastik wie auch bei der Gingivektomie wird Zahnfleisch abgetragen. Allerdings ist die Gingivoplastik eine chirurgische Formung des Zahnfleisches, um wieder einen schönen girlandenförmigen Verlauf zu erhalten (s. Abb. 3).

Mukogingivalchirurgie

Mukogingivalchirurgische Maßnahmen sind Korrekturen an der Gingiva und den umgebenden Weichgeweben. Dazu zählen:
- Deckung von Rezessionen
- Verbreiterung der attached Gingiva
- Lösen von zu straffen Lippen-, Wangen- und Zungenbändchen oder Muskelfasern

Den Patienten stören Rezessionen, da er einen frühzeitigen Zahnverlust befürchtet und ästhetische Nachteile hat. Aber aufgrund von Rezessionen geht kein Zahn verloren. Allerdings führen Rezessionen zu einer Überempfindlichkeit freiliegender Zahnhälse und Wurzeloberflächen.

Eine Ursache von Rezessionen ist eine falsche Putztechnik, wie etwa die „Schrubb-Technik“. Als Erstes sollte bei einem Patienten mit gingivalen Rezessionen eine Umstellung der Zahnputztechnik auf eine zahnfleischschonende Technik wie die Bass-Technik erfolgen. Auch Fehlkontakte bei Artikulation und ❯Okklusion der betroffenen Zähne sollten behoben werden, da diese ebenfalls Ursache für Rezessionen sein können.

Okklusion, S. 77

Wird dennoch eine Zunahme der Rezessionen beobachtet, so ist ein chirurgischer Eingriff angezeigt. Es gibt verschiedene Verfahren zur Rezessionsdeckung oder zur Verbreiterung der attached Gingiva.

Eine Möglichkeit ist die Transplantation eines freien Schleimhautstückes, z. B. aus dem Gaumen (s. Abb. 1).

Eine andere Methode ist die Verschiebung von benachbartem Zahnfleisch an die Stelle der Rezession (Verschiebeplastik).

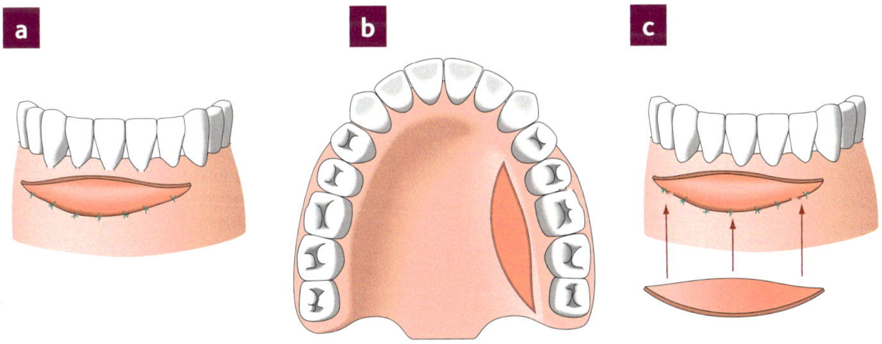

Abb. 1 Transplantation. a) nach Schnitt an der Mukogigivalgrenze: apikale Befestigung des Schleimhautlappens; b) Entnahme eines Transplantats vom Gaumen; c) Anpassen des Transplantats und anschließend Vernähen

Medikamente in der Parodontitisbehandlung

Bei den meisten Patienten reicht die Keimreduzierung durch Spülen mit Chlorhexidin (CHX) aus. Nur bei Vorhandensein von besonders aggressiven Bakterienstämmen wie *Aggregatibacter actinomycetemcomitans, Porphyromonas gingivalis* oder *Tannerella forsythia* (früher: *Bacteroides forsythus*) empfiehlt sich der Einsatz von Antibiotika. Diese können lokal oder systemisch angewendet werden. Es ist ratsam, vor Einsatz eines Antibiotikums einen ❯Keimtest zu machen.

mikrobiologischer Test, S. 456

In die Zahnfleischtasche lokal eingebrachte Medikamente sind:
- medikamentengetränkte Fäden
- Gelatinechips
- Gele, Salben, Pasten

Bei Anwendung von **CHX-Präparaten** muss darauf geachtet werden, dass der Patient nicht länger als notwendig damit spült.
Nebenwirkungen:
- braune Verfärbungen der Zähne und der Schleimhäute
- Geschmacksstörungen
- Wundheilungsstörungen

Aufgaben der ZFA bei chirurgischen Eingriffen in der PA-Behandlung am Beispiel der offenen Kürettage

Exemplarisch für die Assistenz bei allen parodontalchirurgischen Eingriffen wird hier die Mithilfe der ZFA bei einer offenen Kürettage aufgezeigt.

Behandlungsschritt	Instrumente/Materialien	Aufgabe ZFA
allgemeine Vorbereitung aseptische Maßnahmen	– Karteikarte, PA-Status, Röntgenbilder – Becher mit chlorhexidinhaltiger Mundspüllösung	– Bereitlegen der Materialien – Patienten spülen lassen
steriles Abdecken Anästhesie	– sterile Tücher und Handschuhe – Spiegel, Anästhetikum, Kanüle, Spritze – Trays mit den Instrumenten für die nachfolgende Behandlung	– Abdecken mit sterilen Tüchern – Anreichen der Spritze – Aufdecken der benötigten Instrumente
Beginn der OP mit Bildung des Mukoperiostlappens	– Sauger, Spiegel, Sonden, Pinzetten, Wangenhalter, Skalpellhalter, Skalpellklinge, Raspatorium	– Anreichen der Instrumente – Abhalten, Absaugen
Kürettage	– Scaler, Küretten, Ultraschallgerät, Pulverstrahlgerät, Kochsalzlösung, Spritzen mit Kanüle	– Anreichen, Abhalten, Arbeitsgebiet spülen, Absaugen – Sauger zwischendurch durchspülen, damit er nicht verstopft
evtl. Knochenbearbeitung	– Knochenfräse, chirurgisches Winkelstück, Kochsalzlösung, Spritze mit stumpfer Kanüle – evtl. Knochenfeile oder -meißel	– Anreichen, Abhalten – Spülen, Absaugen
Wundversorgung	– Nadelhalter, Nahtmaterial, Schere	– Abhalten
Rezept und Verhaltenshinweise	– vorbereitetes Rezept – Merkblatt mit Verhaltenshinweisen für den Patienten	– evtl. Hinweise zum Verhalten nach der OP erläutern – evtl. Hinweise zu Nahrungsaufnahme und zu Mundhygienemaßnahmen geben

Tab. 1 Übersicht über die Assistenz bei offenen Kürettagen

3.1.5 Unterstützende Nachsorge

Alle Patienten werden in die unterstützende Nachsorge übernommen, je nach Schweregrad müssen sie mehrmals pro Jahr kommen.

Die unterstützende Nachsorgetherapie wird auch als **unterstützende Parodontitistherapie** (**UPT**) bezeichnet. Die Zahnärztin beurteilt das Risiko des Patienten und entscheidet über die Häufigkeit der Sitzungen.

Der Patient wird regelmäßig einbestellt, das nennt man **Recall**. Der Gesundheitszustand der Parodontien wird ständig überprüft. Der Patient wird erneut motiviert (Remotivation) und es wird eine professionelle Zahnreinigung durchgeführt. Wenn erneute Entzündungen vorliegen, wird der Patient wieder der Initialtherapie zugewiesen.

Wenn das Recall nicht durchgeführt wird, kommt es oft nach kurzer Zeit wieder zu einer bakteriellen Besiedelung des Parodontiums. Die unterstützende Nachsorge ermöglicht den dauerhaften Erfolg einer PA-Behandlung. Eventuell ist an einzelnen Parodontien eine **Rezidivbehandlung** notwendig.

Am besten wird der jeweils nachfolgende Termin für die unterstützende Nachsorge sofort vereinbart. Damit der Patient seinen Recall-Termin nicht vergisst, wird er telefonisch, per E-Mail, per SMS oder postalisch daran erinnert.

3.1.6 Heilungsphase

Nach einem chirurgischen Eingriff kann es notwendig sein, das Wundgebiet durch einen Zahnfleischverband (z. B. Coe-Pak™, Peripac®) zu schonen (s. Abb. 1). Das klebrige, noch nicht ausgehärtete Verbandmaterial wird an die Zahnoberfläche und in die Approximalräume gedrückt, ohne unter den Mukoperiostlappen zu geraten. Das Material härtet aus und hält durch die ›unter sich gehenden Zahnbereiche.

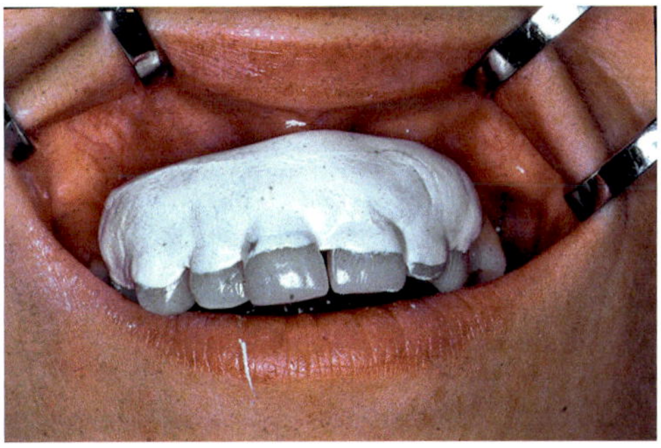

Abb. 1 Zahnfleischverband

unter sich gehende Bereiche eines Zahnes, S. 491

Der Verband verbleibt sieben bis zehn Tage am Wundgebiet. Meist fällt er von selber ab. Wegen der erschwerten Mundhygiene und der Bildung von bakteriellen Nischen werden Zahnfleischverbände meist nur bei freien Wundoberflächen angewendet.

Da der Patient postoperativ in den operierten Bereichen seine Zähne nicht putzen kann, sollte er zweimal täglich mit einer **chlorhexidinhaltigen** Mundspülung spülen. Nach einer parodontalen Behandlung kann es notwendig sein, dass gelockerte Zähne ruhiggestellt werden müssen. Meist möchte man erreichen, dass der Patient besser kauen kann. Dies geschieht durch eine **Schienung** der Zähne:

- **Temporäre** Schienen haben eine Tragedauer von einigen Tagen bis zu mehreren Wochen (abnehmbare Kunststoffschienen).
- **Semipermanente** Schienen verbleiben einige Wochen bis zu einigen Monaten an den Zähnen (Verblockung mit Kompositen, Miniplastschienen).
- **Permanente** Schienen werden viele Jahre lang getragen, oft bis zum Zahnverlust (Verblockung durch Brücken, Stege, Elbrecht-Schienen, Miniplastschienen).

3.2 Instrumente bei der Parodontalbehandlung

Außer dem Grundinstrumentarium gibt es in der Parodontologie spezielle Instrumente.

3.2.1 Instrumente zur Befunderhebung und Diagnostik

Für die Kontrolle und Untersuchung von Taschen haben sich **Sonden** bewährt, die folgende Merkmale aufweisen:

- gut ablesbare, farbig gekennzeichnete Skala
- angerundetes Sondenende
- runder, schlanker Schaft mit mindestens 10–12 mm Messstrecke (s. Abb. 1).

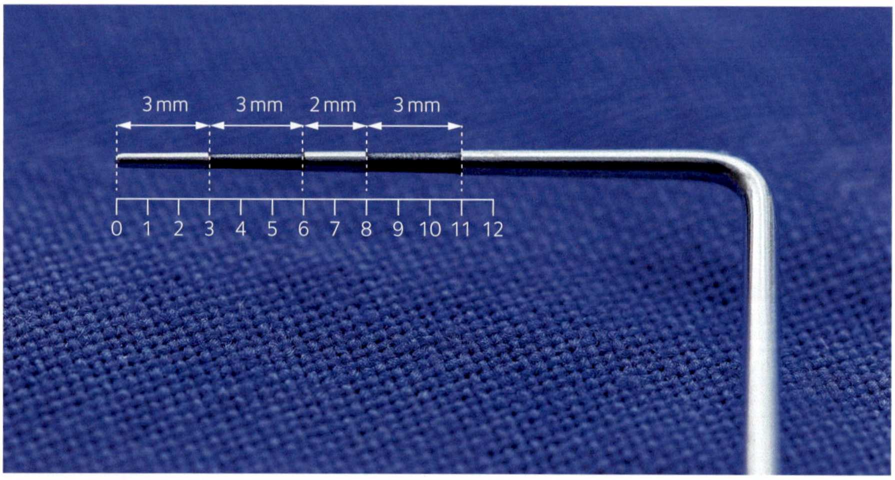

Abb. 1 PA-Sonde (Parodontometer) zum Erstellen des PA-Status, Markierungen in 3-3-2-3-mm-Schritten

Neben den Handsonden gibt es auch **computerunterstützte Messsysteme** (z.B. FloridaProbe®).

Eine elektronische Messsonde misst mit einem gleichbleibenden Druck von 20 g die Taschentiefe. So erreicht man ein sehr genaues Messergebnis, das unabhängig vom Druck ist, den der Behandler ausübt.

Die erfassten Daten werden im Computer gespeichert, ausgewertet und in einem Befund zusammengetragen. Auch kann man die neuen Messergebnisse mit den älteren vergleichen. Kleinste Veränderungen werden angezeigt. So kann die Zahnärztin genau erkennen, ob eine begonnene Therapie den gewünschten Erfolg bringt.

Die Sondierung von Furkationen (Wurzelteilungsstellen) erfolgt mit einer **gebogenen Parodontalsonde** (s. Abb. 2).

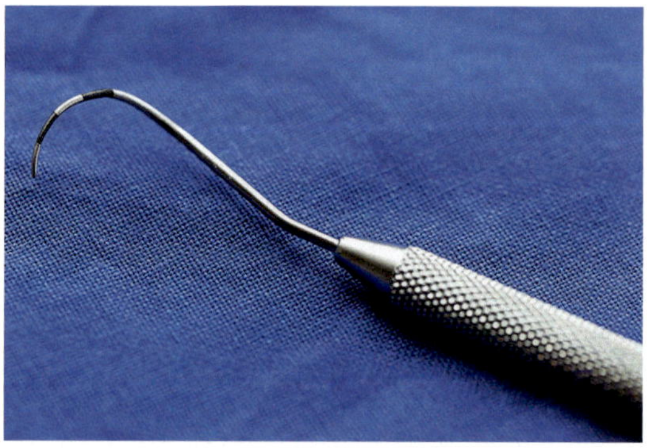

Abb. 2 Gebogene Parodontalsonde (Furkationssonde)

3.2.2 Instrumente zur Belagsentfernung

Für das Säubern der supra- und subgingivalen Beläge werden Handinstrumente und maschinell betriebene Instrumente verwendet. Zur Politur dienen Reinigungs- und Polierpasten, die mit rotierenden Bürsten und Gummikelchen aufgetragen werden.

Siehe hierzu Lernfeld 11, professionelle Zahnreinigung, S. 448

Handinstrumente

Bei einem geringen Auftreten von Belag ist die Benutzung von Handinstrumenten vorzuziehen, da sie schonender eingesetzt werden können. Es gibt eine große Anzahl an verschieden geformten Handinstrumenten, man sollte sich aber der Einfachheit halber auf wenige Formen beschränken, die dennoch den unterschiedlichen anatomischen Gegebenheiten der Zähne gerecht werden.

Scaler

Zur supragingivalen Zahnreinigung werden Scaler eingesetzt (s. Abb. 1). Das Arbeitsende läuft spitz zu, ist sichelförmig und beidseitig geschliffen. Der Querschnitt ist dreieckig. Aufgrund seiner Spitze würde der Scaler beim subgingivalen Arbeiten die Gingiva verletzen. Es gibt auch Scaler, die haken-, meißel- oder hauenförmig gestaltet sind.

Die Schmelzoberfläche wird durch die Bearbeitung mit dem Scaler aufgeraut. Deshalb muss zum Abschluss immer eine Politur stattfinden.

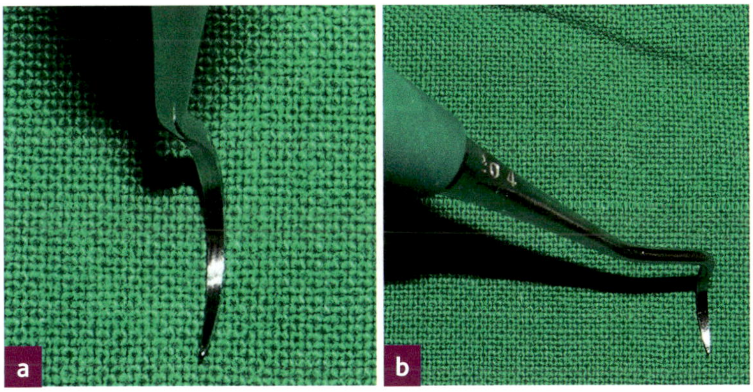

Abb. 1 Scaler. a) Frontzahnscaler; b) Seitenzahnscaler

Küretten

Zur subgingivalen Entfernung von Konkrementen, infiziertem Wurzelzement und entzündetem Taschenepithel werden Küretten verwendet. Sie haben eine zierliche Form mit einem abgerundeten Ende, im Querschnitt sind sie halbrund (s. Abb. 2). Küretten werden im Vergleich zu Scalern in noch mehr Ausführungen angeboten.

Man unterscheidet zwischen Universalküretten und Spezialküretten.

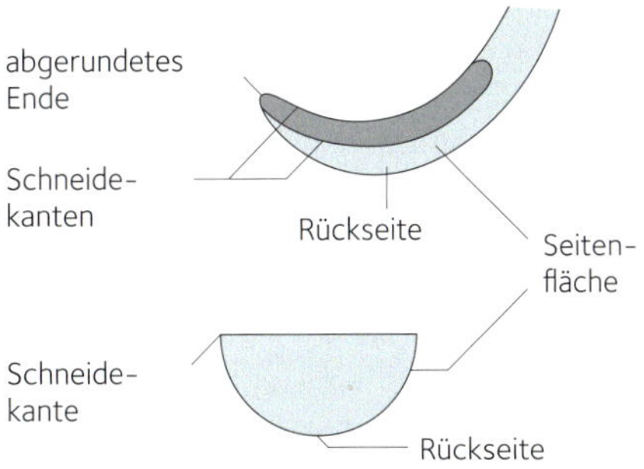

Abb. 2 Merkmale von Küretten

Universalküretten

Universalküretten können aufgrund ihrer Form an verschiedenen Zahnflächen eingesetzt werden.

Die **Columbia-Kürette** ist ein Beispiel für eine Universalkürette (s. Abb. 3). Das Arbeitsende steht in einem 90°-Winkel zum Schaft. Sie ist wie der Scaler beidseitig scharf, hat also zwei Arbeitsseiten. Dies ermöglicht, dass mit der einen Seite die Wurzeloberfläche, mit der anderen Seite gleichzeitig das entzündete Taschenepithel kürettiert werden kann.
Da die Kürettenspitze abgerundet ist, kann sie den Taschenboden nicht verletzen.

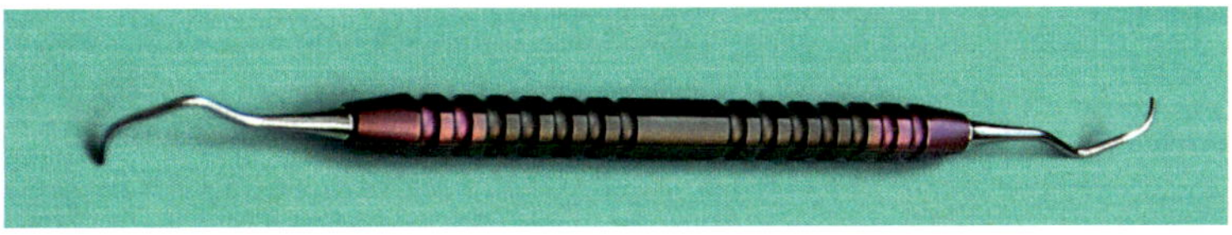

Abb. 3 Columbia-Kürette

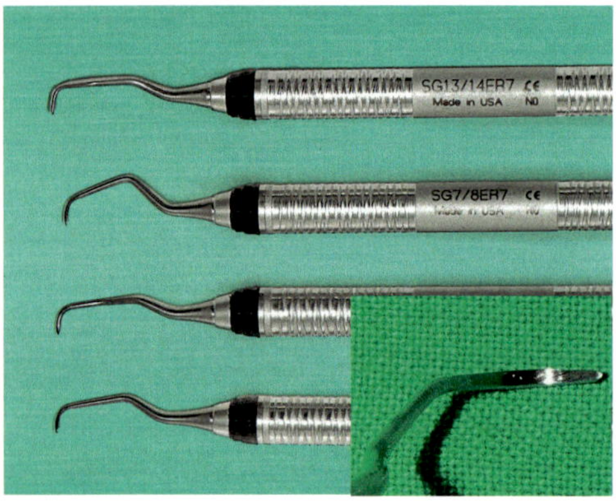

Abb. 1 Gracey-Küretten

Spezialküretten

Zu den Spezialküretten gehört die **Gracey-Kürette** (s. Abb. 1). Sie ist nur einseitig scharf geschliffen, sodass sie mit der stumpfen Kante die Tascheninnenseite nicht verletzen kann. Außerdem ist sie zahnflächenspezifisch gestaltet und daher effektiver beim Reinigen.

Zum Arbeiten mit Gracey-Küretten können vier bis sieben verschieden geformte Instrumente bereitgelegt werden.

Die Fläche des Arbeitsendes ist schräg gestellt, es entsteht ein Neigungswinkel von 60–70°. Wenn man von vorn auf die Spitze des Instrumentes schaut, so ist die nach unten abfallende Seite die Arbeitskante.

Scaler und Küretten müssen regelmäßig geschliffen werden. Dazu gibt es motorgetriebene Schleifgeräte (z. B. PerioStar®). Zum Schutz des Personals werden die Instrumente nach der Behandlung desinfiziert und sterilisiert. Danach werden sie geschliffen und zum Schutz der Patienten erneut sterilisiert.

Maschinell betriebene Instrumente

Neben den Handinstrumenten kommen **Ultraschallgeräte** (z. B. Cavitron®) und **Schallgeräte** (Airscaler, z. B. Soniflex®) zur Entfernung von supra- und subgingivalen harten Belägen zum Einsatz. Bei beiden Gerätetypen wird die Arbeitsspitze des Instruments entweder durch Ultraschall oder durch Luft in sehr schnelle Schwingungen versetzt. Es gibt verschiedene Ansätze, die ähnlich geformt sind wie ein Scaler, die aber nicht geschärft sind. Durch die hochfrequenten Schwingungen pro Sekunde bilden sich Bläschen. Durch deren plötzliches Aufplatzen entsteht ein mechanischer Reinigungseffekt (Kavitation). So zerplatzen die Ablagerungen und lösen sich vom Untergrund.

Um eine Schädigung der Zahnsubstanz und der Gingiva oder andere Nachteile zu vermeiden, müssen folgende Punkte beachtet werden:

- Das Gerät darf nur mit **ausreichender Wasserkühlung** benutzt werden, da sonst durch zu große Hitze die Zahnhartsubstanz und das Weichgewebe geschädigt werden.
- Herkömmliche Geräte dürfen **nicht in tiefen Taschen** verwendet werden, da hier die notwendige Kühlung nicht möglich ist.
- Für tiefe Taschen sind sogenannte Slimline®-Arbeitsansätze erforderlich.
- Beim Arbeiten muss die Instrumentenspitze **ständig in Bewegung** gehalten werden, da sonst eine Schädigung der Zahnhartsubstanz möglich ist. Die Spitze ist nicht direkt auf den Zahn zu richten, sondern das Arbeitsende sollte **flächig** an die Zahnoberfläche gelegt werden (s. Abb. 2).
- Vorsichtig ist bei **verblendetem Zahnersatz** zu verfahren, da er abgesprengt werden könnte.
- Bei Patienten mit älteren **Herzschrittmachern oder mit Cochleaimplantaten („implantierten Hörgeräten")** sollte auf den Einsatz von Ultraschall- und Schallgeräten verzichtet werden, da diese Geräte durch Ultraschall- und Schallgeräte gestört werden können.
- Wegen des entstehenden keimhaltigen **Aerosols** bei Schall- und Ultraschallanwendung sollte der Patient vor der Behandlung mit einer chlorhexidinhaltigen Mundspüllösung spülen.

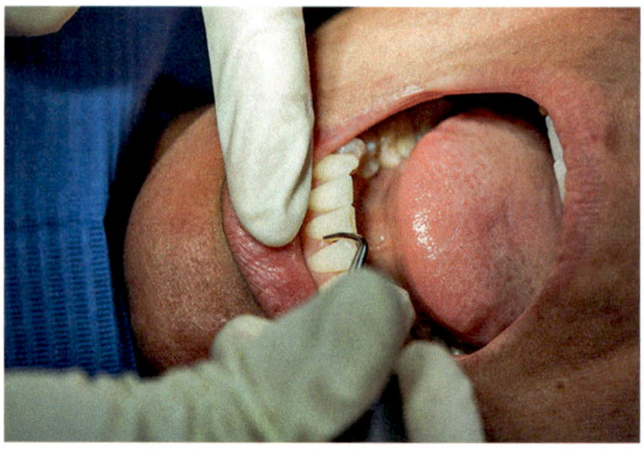

Abb. 2 Verwendung eines Ultraschallgerätes in der UK-Front

Die Reinigung mithilfe maschinell betriebener Instrumente erfolgt schneller als die Reinigung mit Handinstrumenten. Allerdings entsteht beim Reinigen mit Handinstrumenten eine glattere Oberfläche als beim Reinigen mit Ultraschall.
Die meisten Patienten empfinden die Reinigung mit Handgeräten als angenehmer, sie haben nach der PZR weniger Probleme mit überempfindlichen Zähnen.

Bei maschinell betriebenen Instrumenten kann statt Wasser als Kühlmittel eine CHX-Lösung verwendet werden. Dadurch werden nicht nur mechanisch Konkremente entfernt, sondern auch Bakterien abgetötet und deren Toxine aus den Taschen hinausgeschwemmt. Auch wird durch Ultraschallwellen der bakterielle Biofilm zerrissen (❯Kavitation).

Kavitation, S. 354

Pulverstrahlgeräte

Zur Entfernung von Verfärbungen und zur Reinigung von Fissuren können Luft-Pulver-Abrasionssysteme verwendet werden (z. B. Air-Flow®, Prophy-Jet®).

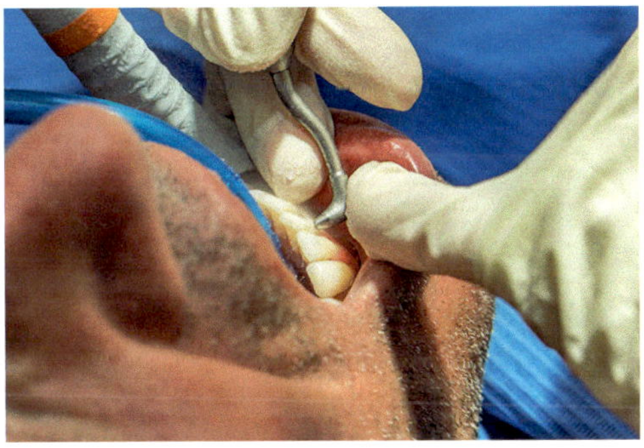

Abb. 1 Korrektes Ansetzen eines Pulverstrahlgerätes an den UK-Frontzähnen

Diese Geräte arbeiten mit einem druckluftbetriebenen Gemisch aus Wasser und Natriumbikarbonatpulver. Sie werden nur supragingival angewendet. Der abrasive Strahl sollte nicht auf Weichgewebe, freiliegende Wurzeloberflächen, den Sulkus oder Verblendungen gerichtet werden (s. Abb. 1).
Der Patient muss gegen ein Einstauben abgedeckt werden. Er und der Behandler sollten eine Schutzbrille tragen. Der Patient sollte anschließend keine färbenden Getränke und Speisen wie z. B. Kaffee oder Rotwein zu sich nehmen, da die schützende Oberfläche der Zähne mithilfe des Speichels erst wieder hergestellt werden muss.

Mittlerweile gibt es Pulverstrahlgeräte (Air-Polishing-Geräte), die mit glycinbasiertem oder erythritolbasiertem Pulver und CHX arbeiten. Dadurch erfolgt eine mechanische und chemische Biofilmentfernung. Dieses Gemisch ist sehr fein und nur gering abrasiv. Kombiniert mit einer Subgingivaldüse (Perio-Flow®-Handstück) ist eine subgingivale Anwendung möglich. Die Säuberung von Taschen ist effizienter und schonender als mit Handinstrumenten möglich, die Behandlungsdauer wird verkürzt.

Polierinstrumente

Den Abschluss der Belagsentfernung bildet die Politur der aufgerauten Zahnoberflächen. Diese werden geglättet, damit sich neuer Belag nicht so schnell wieder festsetzen kann. Durch die Politur werden auch restliche Verfärbungen entfernt.

Die Politur erfolgt mit maschinell getriebenen rotierenden **weichen Bürstchen** und **Gummikelchen** sowie fluoridhaltiger **Polierpaste** verschiedener Abrasivität (s. Abb. 2, 3).
Polierstreifen können zur Politur der Interdentalräume eingesetzt werden.

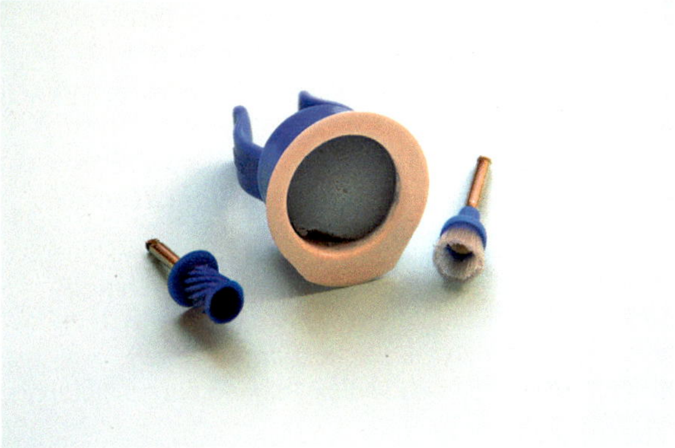

Abb. 2 Gummikelch, Polierpaste, Bürstchen

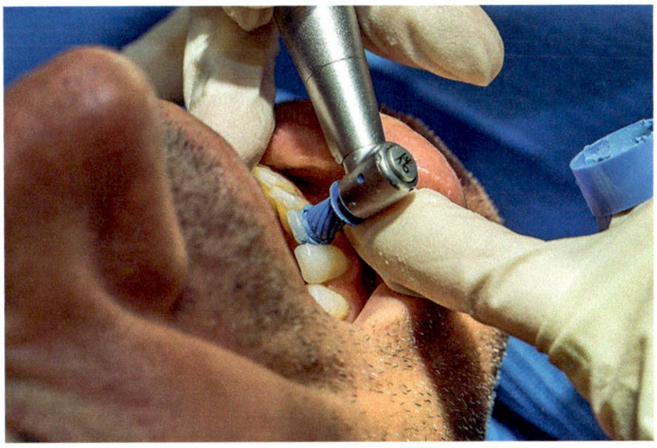

Abb. 3 Politur mit Gummikelch und Polierpaste

3.2.3 Spezielle Instrumente für die Parodontalchirurgie

Neben den genannten Instrumenten können weitere benötigt werden:

- **Taschenmarkierungspinzetten** dienen der Markierung des Taschenbodens vor einer Gingivektomie. Mit dem geraden Ende wird die Tiefe der Tasche getastet und mit dem Häkchen wird von außen an der Gingiva ein Blutungspunkt zur Orientierung bei der Schnittführung gesetzt.
- **Gingivabeil** und **Papillenmesser** können bei der Gingivektomie und Gingivoplastik eingesetzt werden (s. Abb. 1).

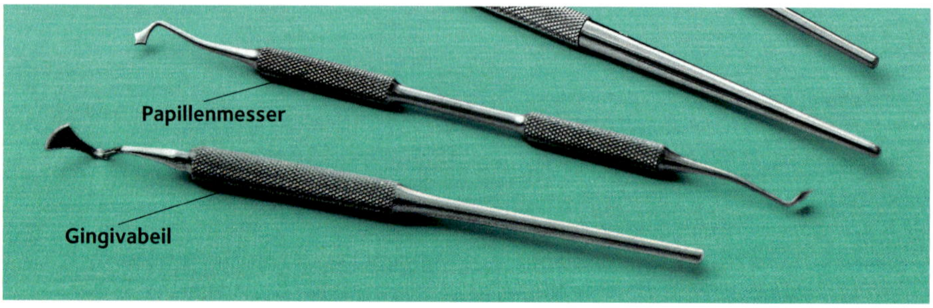

Abb. 1 Gingivabeil und Papillenmesser

- **Universal-Skalpellhalter** mit sichelförmigen und geraden Skalpellen werden bei der Gingivektomie eingesetzt.
- **Elektrochirurgiegeräte** arbeiten mit hochfrequentem Strom. Elektrochirurgiegeräte (Elektrotome) können schneiden, Gewebe abtragen (z. B. bei einer Gingivahyperplasie) und Blutungen stillen (s. Abb. 2). Der Vorteil dieser ›Geräte ist, dass nur eine geringe Blutung auftritt, die Nachteile sind der unangenehme Geruch und die Gefahr von zu großer Hitzeeinwirkung. Bei Patienten mit älteren Herzschrittmachern oder mit Cochleaimplantaten („implantierte Hörgeräte") sollte dieses Gerät nicht eingesetzt werden.

Elektrochirurgiegerät, S. 277

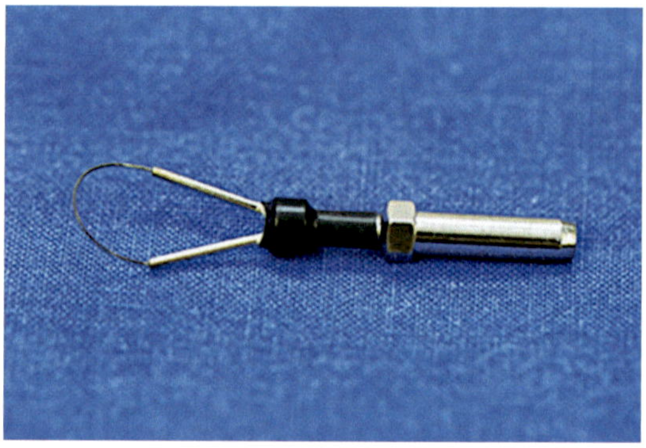

Abb. 2 Elektroschlinge für ein Elektrochirurgiegerät

- **Laser** werden in der Parodontalbehandlung unterstützend zur Keimreduktion und Blutstillung eingesetzt. Auch können sie zur blutungsarmen Gingivektomie eingesetzt werden.

3.2.4 Hygienemaßnahmen in der Parodontologie

› Siehe hierzu Lernfeld 3, Aufbereitung von Medizinprodukten, S. 114

Instrumentenaufbereitung

Da die Instrumente in der Parodontologie die Schleimhaut durchdringen und mit Blut und Gewebeflüssigkeiten in Berührung kommen, werden sie den RKI-Richtlinien entsprechend in die Gruppe der kritischen Medizinprodukte eingeordnet.

› Siehe hierzu Lernfeld 8, Vorbereitung von chirurgischen Eingriffen, S. 273

Allgemeine Hygienemaßnahmen bei parodontologischen Eingriffen

Bis auf die PZR zählen alle parodontologischen Eingriffe zu den chirurgischen Behandlungen. Daher müssen hier die gleichen Hygienemaßnahmen ergriffen werden wie in der Chirurgie:

- Das Operationsgebiet wird steril abgedeckt.
- Es wird eine chirurgische Händedesinfektion vor der OP durchgeführt.
- Schutz des Patienten und des Behandlers durch sterile Kleidung, Mundschutz, Schutzbrille, sterile Handschuhe.

TERMINOLOGIE: BEHANDLUNG VON PARODONTALERKRANKUNGEN	
Artikulation	1. Bewegung des Unterkiefers unter Kontakt zum Oberkiefer 2. Sprechlautbildung; durch Veränderung des Mund-Nasen-Rachen-Raums werden Töne in Sprechlaute umgeformt
Kürettage (franz. curettage = Auskratzung)	Ausschabung, Auskratzung
Recall, Recallsystem	Wiederbestell- und Erinnerungssystem für Patienten
Reevaluation	kritische Überprüfung des bisher erreichten Therapieergebnisses
Regeneration	Heilung, Wiederherstellung
Rezidivbehandlung	Behandlung einer wieder auftretenden Krankheit, die bereits geheilt war; Behandlung eines Rückfalls (Rezidiv)

AUFGABEN

1 Was möchte man mit einer systematischen PA-Behandlung erreichen?

2 Wie wird der PSI erhoben?

3 Ist eine Parodontalerkrankung vererbt?

4 Was muss in einen PA-Plan eingetragen werden?

5 Was ist eine offene, was ist eine geschlossene Kürettage?

6 Was ist das Ziel einer gesteuerten Geweberegeneration (GTR)?

7 Wann ist eine Gingivektomie angezeigt? Welche Instrumente kommen zum Einsatz?

8 Wie werden Rezessionen behandelt?

9 Was ist eine UPT?

10 Nennen Sie die sechs Schritte einer systematischen PA-Behandlung.

11 Nennen Sie die Merkmale einer WHO-Sonde.

12 Wann setzt man einen Scaler und wann eine Kürette ein?

13 Was ist der Unterschied zwischen einer Universalkürette und einer Spezialkürette?

14 Warum ist die Politur am Ende einer PZR wichtig?

4 Erkrankungen der Mundhöhle

❯ Siehe hierzu Lernfeld 2, Aufbau der Mundhöhle, S. 68

Aufbau der Mundschleimhaut, S. 68

Unsere Haut und Schleimhaut bilden eine **Schutzschicht** für unseren Körper. Die Haut umgibt den Körper von außen, die Schleimhaut (Mukosa) bildet die Innenauskleidung. An den Lippen geht die Haut in die ❯Mundschleimhaut über, die die gesamte Mundhöhle auskleidet.

Es gibt Bereiche, an denen die Mukosa verschieblich ist, und andere Bereiche, wo sie fest mit der knöchernen Unterlage (Kieferkamm, harter Gaumen) verbunden und somit unverschieblich (attached) ist.

Anamnese, S. 61

Zahnfleischerkrankungen werden nicht zu den Erkrankungen der Mundschleimhaut gezählt. **Allgemeinerkrankungen** zeigen sich häufig durch Veränderungen an der Zunge oder der Mundhöhle. Daher wird der Patient bei einem unklaren Krankheitsbild gebeten, die Zunge herauszustrecken. Die Ärztin inspiziert bei der ❯Anamnese Zunge und Mundhöhle.

4.1 Infektionen der Mundhöhle

❯ Siehe hierzu Lernfeld 5, Allgemeine Entzündungsreaktionen, S. 207

Die Mundhöhle ist der Eingang zum Verdauungs- und Atemtrakt. Krankheitserreger, mechanische, thermische und chemische Reize müssen hier abgefangen werden. Dies geht so lange gut, wie unser Immunsystem in Ordnung ist. Wenn dies nicht der Fall ist, kann es zu Infektionen verschiedener Art kommen.

Aber auch eine schlechte Mundhygiene kann zu Infektionen in der Mundhöhle führen. Eine Entzündung der Mundschleimhaut nennt man **Stomatitis**.

4.1.1 Bakterielle Infektionen

Die einfache bakterielle Stomatitis, **Stomatitis simplex**, tritt bei schlechter Mundhygiene oder bei fieberhaften Erkrankungen auf.

Sie kann in eine geschwürige, eitrige Stomatitis, **Stomatitis ulcerosa**, übergehen, bei der das Gewebe faulig zerfällt und einen üblen Geruch (**Foetor ex ore**) verbreitet. Es herrscht Infektionsgefahr! Das Gewebe wird unwiederbringlich zerstört.

Wenn Prothesenträger ihre Prothese nicht täglich reinigen, kann es zu einer bakteriellen Besiedelung der abgedeckten Schleimhautbereiche kommen, zu einer **Stomatitis prothetica** (Prothesenstomatitis; s. Abb. 1).

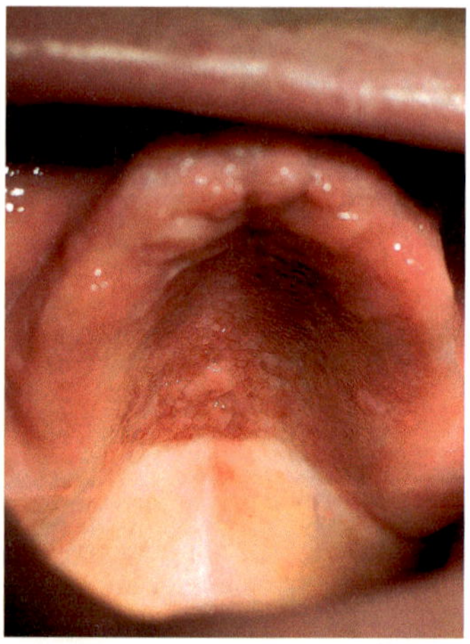

Abb. 1 Stomatitis prothetica (Prothesenstomatitis). Die Mundschleimhaut ist flammend rot.

4.1.2 Infektionen durch Viren

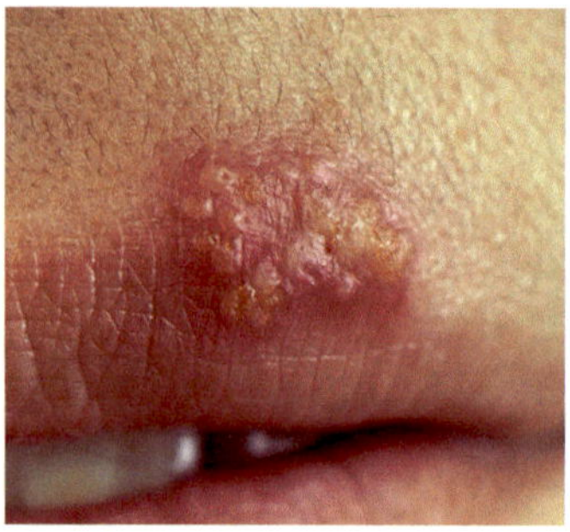

Abb. 2 Herpes simplex labialis

Die häufigste Virusinfektion im Mund und an den Lippen ist die Infektion mit Herpes-simplex-Viren. Meist sind die Lippen betroffen (sog. Lippenherpes, **Herpes simplex** labialis; auch: Herpes labialis; s. Abb. 2). Herpes simplex beginnt mit einem Juckreiz und einem Spannungsgefühl, dann treten gruppenweise angeordnete Bläschen auf, die später eitrig eintrüben. Wenn das Virus einmal in den menschlichen Organismus eingedrungen ist, so verbleibt es dort lebenslang. Begünstigt wird der Wiederausbruch durch zu viel Sonnenbestrahlung, Stress und fieberhafte Erkrankungen. Herpes simplex ist ansteckend.

Eine weitere Virusinfektion ist die Stomatitis aphthosa. Sie äußert sich mit kleinen grauweißlichen, von einem hochroten Hof umgegebenen Flecken. Überwiegend tritt diese Erkrankung bei Kindern während des Durchbruchs der Milchzähne auf, aber auch zeitlebens bei Erwachsenen bei Allgemeinerkrankungen und Magen-Darm-Störungen. Die Stomatitis aphthosa wird auch als Mundfäule bezeichnet.

4.1.3 Infektionen durch Pilze

Krankheiten, die durch Pilze hervorgerufen werden, werden als **Mykosen** bezeichnet. Bei einer Abwehrschwäche des Immunsystems kann es zu einer Besiedelung der Mundhöhle mit Pilzen, vor allem mit Hefepilzen der Art *Candida albicans*, kommen. Diese Erkrankung wird auch üblicherweise **Soor** genannt und äußert sich durch abwischbare weiße Beläge auf geröteter Schleimhaut, diese sieht wie „gezuckert" aus (s. Abb. 1).

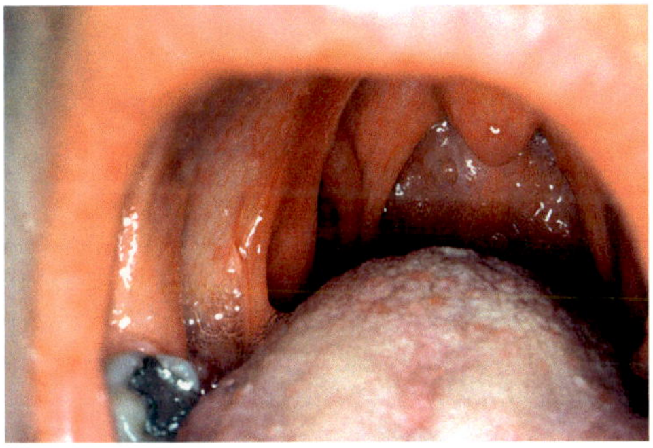

Abb. 1 Mundsoor

4.2 Nichtinfektiöse Erkrankungen der Mundhöhle

4.2.1 Aphthen

Bei Aphthen weist die Schleimhaut eine linsengroße, hellgrau bis gelbliche Veränderung auf, die von einem geröteten Hof umgeben ist (s. Abb. 2). Das Bläschen platzt auf und es entsteht eine sehr schmerzhafte offene Stelle, die nur langsam, aber narbenfrei abheilt. Begleitend können die Lymphknoten unterhalb des Unterkiefers und in der Halsgegend geschwollen sein.

Die Ursache von Aphthen ist unklar.

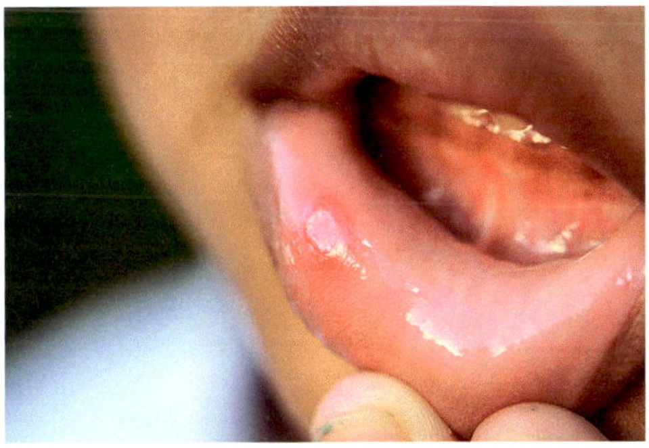

Abb. 2 Aphthe

4.2.2 Druckstelle (Dekubitus)

Meist entsteht eine Druckstelle (Dekubitus) durch Zahnersatz, der neu eingegliedert wurde, oder durch Prothesen, die nicht gut sitzen. Die Schleimhaut ist an dieser Stelle gerötet und schmerzt. Bei Nichtbeseitigung der Ursache kann ein **Ulkus** (Geschwür) entstehen, bei dem die Schleimhaut und evtl. tiefere Gewebeschichten verletzt und eitrig offen sind.

4.2.3 Rhagaden

Die Rhagaden werden auch Schrunden oder Faulecken genannt. Es sind Einrisse in den Mundwinkeln, die schmerzhaft sind und schlecht heilen (s. Abb. 3).
Der Grund kann ein schlecht sitzender Zahnersatz mit abgesunkenem Biss sein. Die Mundwinkel bleiben dadurch ständig feucht.

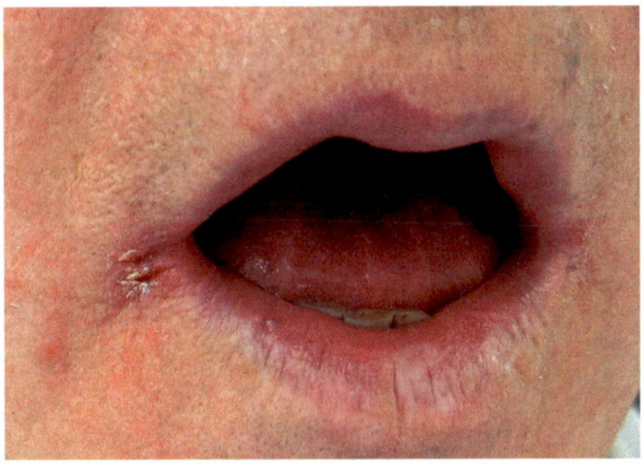

Abb. 3 Rhagade

4.2.4 Reaktionen der Mundschleimhaut auf Arzneimittel oder zahnärztliche Materialien

Lokale **Verätzungen** der Mundschleimhaut durch Medikamente, z. B. Schmerztabletten, treten auf, wenn der Patient die Tablette nicht sofort schluckt, sondern sie im Mund belässt.
Allergien auf Medikamente oder zahnärztliche Materialien rufen Rötungen, Schwellungen und Bläschenbildung hervor. Nach Vermeidung der allergenen Stoffe verschwinden die Symptome.

Übersicht über die wichtigsten Mundschleimhauterkrankungen

Wie bei allen Erkrankungen wird auch bei Erkrankungen der Mundschleimhaut versucht, die primäre Ursache zu beseitigen (s. Tab. 1). Wenn diese nicht bekannt ist oder sie nicht beseitigt werden kann und/oder wenn die Beschwerden nur gelindert werden sollen, spricht man von einer symptomatischen Therapie.

Erkrankung	Symptome und mögliche Ursachen	Therapie
Stomatitis	Entzündung der Mundschleimhaut durch Bakterien; fauliger Mundgeruch	Verbesserung der Mundhygiene, Stärkung der Immunabwehr Behandeln mit Mundspüllösungen
Stomatitis prothetica	bei mangelhafter Reinigung der Prothese entsteht eine bakterielle Infektion mit Rötung unter der Prothese	tägliche gründliche Reinigung der Prothese
Herpes	Bläschenbildung im Mund oder an den Lippen; tritt nach Erstinfektion mit dem Virus Herpes simplex immer wieder auf, vor allem bei UV-Einstrahlung, bei einer Erkältung, bei Schlafmangel	virushemmende Salbe frühzeitig bei den ersten Anzeichen anwenden (z. B. Zovirax®)
Soor	abwischbare weiße Beläge aus Hefepilzen auf geröteter Schleimhaut; diese sieht wie „gezuckert" aus; bei geschwächtem Immunsystem	Mundspüllösungen, Antimykotika (Mittel gegen Pilzinfektionen)
Aphthen	linsengroßes, hellgrau bis gelbliches Bläschen, das von einem geröteten Hof umgeben ist; nach Aufplatzen entsteht eine sehr schmerzhafte offene Stelle, die nur langsam, aber narbenfrei abheilt; nicht infektiös; unklare Ursache, evtl. Abwehrschwäche	keine ursächliche Therapie bekannt nur eine abdeckende, schmerzlindernde (evtl. kortisonhaltige) Salbe auftragen oder mit Chlorhexidin spülen
Dekubitus	Druckstelle; meist durch schlecht sitzende Prothese oder einen anderen mechanischen Reiz bedingt; zunächst Rötung, Schwellung, Schmerzen; kann sich zum Ulkus entwickeln	Entlasten durch Beschleifen oder Unterfüttern der Prothese
Rhagaden	Einrisse in den Mundwinkeln, die schmerzhaft sind und schlecht heilen	Bisshöhe des Zahnersatzes korrigieren
›Leukoplakie	verhornte weißliche Flecken an der Schleimhaut, nicht abwischbar, i. d. R. schmerzfrei, mögliche Ursache: dauerhafte mechnische Reizung, Alkohol- und Nikotinmissbrauch	Ursache, z. B. störende Prothese, korrigieren, evtl. operative Entfernung, Gewebeuntersuchung, um bösartigen Tumor auszuschließen

Leukoplakie, S. 362

Tab. 1 Die wichtigsten Erkrankungen der Mundschleimhaut und die Grundzüge ihrer Behandlung

4.3 Tumoren in der Mundhöhle

Wird eine Stelle am Körper immer wieder stark belastet, dann reagiert das Gewebe mit einer Schutzreaktion. Zum Beispiel kann es sein, dass der Patient immer wieder auf die Wangeninnenseite beißt.

Zum Schutz bildet der Körper an dieser Stelle mehr Zellen, sodass eine Schwellung, eine Geschwulst, entsteht. Der Fachausdruck für eine Schwellung ist **Tumor**.

Einen abgekapselten Zellhaufen aus normal aufgebauten Bindegewebszellen der Mundhöhle nennt man **Fibrom** (s. Abb. 1). Es ist ein gutartiger Tumor.

Heilt ein Ulkus bei einem Prothesenpatienten selbst nach Ausschalten der möglichen Ursachen nicht ab und wird sogar größer, so besteht der Verdacht auf einen bösartigen Tumor.

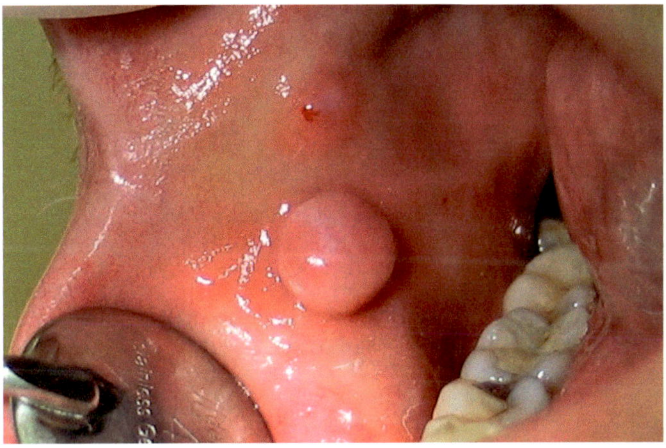

Abb. 1 Fibrom an der Wange

Hier wachsen, genetisch gesehen, fehlerhafte Zellen heran, eine Mutation hat stattgefunden.

Normalerweise erkennt und beseitigt das umgebende Gewebe Zellen, die bei der Zellteilung entarten. Geschieht dies nicht, entsteht ein unkontrolliert (autonom) wachsender Tumor.

Benigne (gutartige) Tumoren und **maligne** (bösartige) Tumoren wachsen verdrängend, also auf Kosten von anderem Gewebe.
Allerdings sind die benignen Tumoren abgekapselt, die malignen dagegen dringen in das Nachbargewebe, in Blut- und Lymphgefäße ein.

Maligne Tumoren infiltrieren das angrenzende Gewebe. Lösen sich maligne Krebszellen ab, so werden sie mit dem Blutstrom fortgeschwemmt und bilden in neuen Körpergeweben **Metastasen** (Tochtergeschwülste). Dort wächst dann ein neuer Tumor heran.

› Siehe hierzu Lernfeld 8, Eigenschaften von Tumoren, S. 293

In der Umgangssprache wird ein bösartiger Tumor auch als „Krebs" bezeichnet.

4.3.1 Mögliche Ursachen von bösartigem Tumorwachstum

Es gibt Faktoren, die das Entstehen eines bösartigen Tumors wahrscheinlicher machen. Man bezeichnet diese Faktoren als karzinogen (krebsverursachend):

- chronische Entzündungsherde in der Mundhöhle, schlechte Mundhygiene
- Alkohol- und Nikotinmissbrauch
- Belastung durch chemische Stoffe wie Formaldehyd
- Umwelteinflüsse wie Abgase von Autos und Heizungsanlagen
- zu viel Aufnahme von energiereicher Strahlung wie Röntgenstrahlen, UV-Strahlen
- spontane Veränderung des Erbguts ohne erkennbare äußere Ursache; je älter der Patient ist, desto unzuverlässiger arbeitet das Reparatursystem der Gene, dadurch haben die Zellen eine größere Chance zu entarten; daher spricht man auch von Krebs als einer Krankheit des Alters

4.3.2 Mundhöhlenkarzinome

Von allen Krebserkrankungen entfallen ungefähr 5 % auf die Mundhöhle.

Hier wiederum ist das am häufigsten vorkommende Karzinom das Plattenepithelkarzinom (s. Abb. 1).

Mundhöhlenkarzinome haben eine hohe Sterblichkeit zur Folge. Die Karzinome wachsen unauffällig und die Diagnose wird oft zu spät gestellt. Die Mundhöhle ist sehr gut durchblutet, daher tritt sehr früh eine Metastasenbildung auf.

Vor allem ältere männliche Patienten, die rauchen, gern Alkohol trinken und eine schlechte Mundhygiene haben, sind, statistisch gesehen, gefährdet.

Daher sollte bei allen nicht erklärbaren Schleimhautveränderungen, die länger als zwei Wochen bestehen, eine **Probeexzision** durchgeführt werden und das gewonnene Material zur histologischen Untersuchung an ein auf diese Untersuchungen spezialisiertes Labor geschickt werden.

Manchmal reicht auch ein Abstrich aus der betroffenen Region, um zu klären, ob Tumorzellen vorhanden sind.

Die Heilungschancen sind abhängig von der frühzeitigen Entdeckung des Tumors. Besondere Bedeutung hat hierbei die **Leukoplakie**, ein weißer, nicht abwischbarer Fleck auf der Schleimhaut (s. Abb. 2).

Die Leukoplakie kann eine Krebsvorstufe (Präkanzerose) sein.

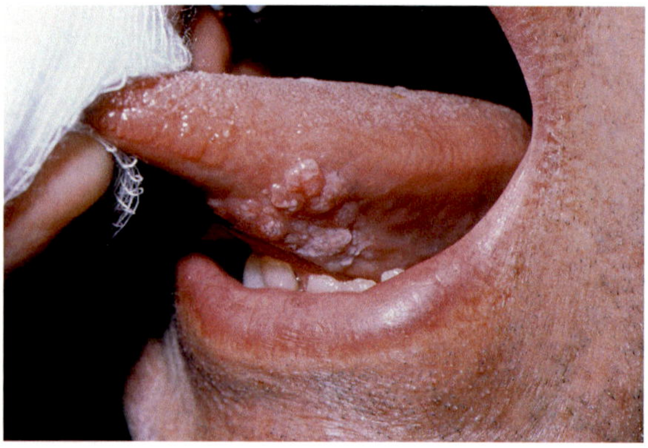

Abb. 1 Ausgedehntes Plattenepithelkarzinom am Zungenrand und Zungengrund. Der Patient hat über Jahre geraucht.

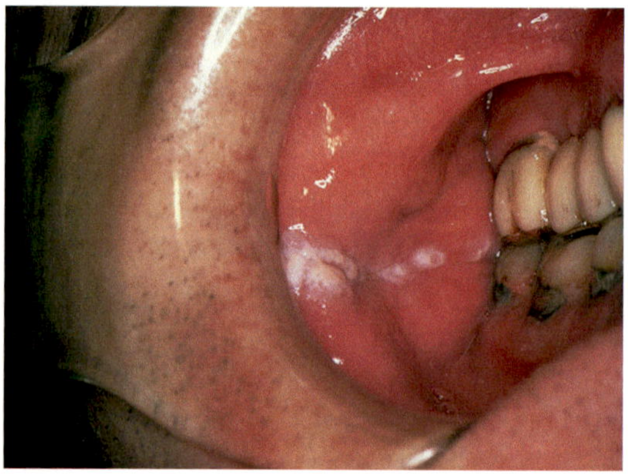

Abb. 2 Leukoplakie

4.3.3 Behandlung von Tumoren

Exzision, S. 296

Gutartige Tumoren werden durch eine ›Exzision operativ entfernt.

Bösartige Tumoren werden zunächst operativ entfernt, man schneidet sie aus dem gesunden Gewebe heraus. Danach erfolgt eventuell eine Röntgenbestrahlung der betroffenen Region, um noch vorhandene Tumorzellen auszuschalten.

Manchmal ist es aber auch erforderlich, zuerst eine Bestrahlung und eine Chemotherapie mit Zytostatika (für Körperzellen giftige Arzneimittel) vorzunehmen, bevor die operative Entfernung des Tumors erfolgt. Der Tumor wird dadurch kleiner, was zur Folge hat, dass weniger gesundes Gewebe operativ entfernt werden muss.

TERMINOLOGIE: ERKRANKUNGEN DER MUNDHÖHLE	
benigne (lat. benignus = gütig, von guter Art)	gutartig
Dekubitus **Dekubiti** (Mehrzahl)	Druckstelle mit schmerzhaften Schleimhautveränderungen
Fibrom	gutartiger Bindegewebstumor
Foetor ex ore (lat.)	Mundgeruch
histologisch	feingeweblich
infiltrieren	ins Gewebe eindringen
karzinogen (kanzerogen)	bösartige Tumoren („Krebs") verursachend
Leukoplakie	weißer, nicht abwischbarer Fleck auf der Schleimhaut; evtl. Präkanzerose
maligne (lat. malignus = bösartig, missgünstig)	bösartig
Metastasen	Tochtergeschwülste
Mutation	spontane Veränderungen des Erbguts
Mykosen	Pilzerkrankungen
Präkanzerose	Krebsvorstufe
Probeexzision	Entnahme einer Gewebeprobe zur histologischen Untersuchung
Soor	Infektion der Mundhöhle mit Hefepilzen
Stomatitis	Mundschleimhautentzündung
Tumor	Schwellung, Geschwulst, Gewebswucherung
Ulkus	Geschwür, eitriger Gewebedefekt der tieferen Gewebeschichten

AUFGABEN

1 Beschreiben Sie eine Art von Stomatitis. Was ist die Ursache dieser Erkrankung?

2 Welche häufig vorkommende Virusinfektion der Lippen kennen Sie? Welche Therapiemöglichkeiten gibt es?

3 Wie äußert sich Soor? Welche Krankheitserreger sind die Verursacher?

4 Nennen Sie die Unterschiede zwischen einem Geschwür und einer Geschwulst.

5 Nennen Sie die drei häufigsten Ursachen für ein Mundhöhlenkarzinom.

6 Welche Behandlungsmöglichkeiten gibt es bei einem malignen Tumor?

5 Zahn- und Kieferanomalien

HINWEIS

Folgen einer Nichtbehandlung von Zahn- und Kieferanomalien:
- Überbelastung einzelner Zähne bis hin zum Zahnverlust
- Kiefergelenkserkrankungen
- Sprachfehler
- Zahnverlust
- schlechtes Kauvermögen, was zu Verdauungsbeschwerden führen kann
- erschwerte Mundhygiene und als Folge davon Karies

Anomalien sind Abweichungen von der Norm. Bei Zahn- und Kieferanomalien weisen Kiefer und Zähne aus unterschiedlichen Gründen eine Fehlentwicklung auf. Sie bezieht sich auf die Zahnanatomie, die Zahnstellung, die Okklusion („Zusammenbiss"), die Kieferform und die Lage des Kiefers zum Schädel. Solch eine Fehlentwicklung nennt man **Dysgnathie**, im Gegensatz zu einer **Eugnathie**, bei der das Kauorgan eine regelrechte Verzahnung aufweist und die deshalb auch als Regelgebiss bezeichnet wird. Zwischen einem eugnathen und einem dysgnathen Gebiss bestehen fließende Übergänge.

MERKE

Von **Eugnathie** spricht man, wenn ein Gebiss nach den anatomischen Regeln ausgebildet und funktionell einwandfrei ist. Es besteht eine regelgerechte Okklusion mit Neutralbiss ohne Anomalien.

Von einer **Dysgnathie** spricht man, wenn eine Gebissfehlstellung vorliegt. Die Gebisszustände weichen von der Norm ab.

Fehlstellungen der Zähne und Kiefer sind nicht nur ästhetisch ein Problem. Sie beeinträchtigen das Beißen und das gründliche Kauen, da der Kontakt der Zähne zum Gegenkiefer ungenügend vorhanden ist. Überbelastungen einzelner Zähne, Kiefergelenkserkrankungen oder Zahnverlust sind mögliche Folgen. Auch das Sprechen und die Mundhygiene sind durch die Fehlstellungen behindert. In der ganzheitlichen Medizin spricht man davon, dass sogar Störungen der Körperhaltung mitverursacht werden.

Kieferorthopädie, S. 371

Daher müssen diese Fehlentwicklungen behandelt werden. Dies ist eine der Aufgaben der ›Kieferorthopädie.

5.1 Ursachen für Zahn- und Kieferanomalien

Die Ursachen für Anomalien sind vielfältig (s. Tab. 1). Etwa 50 % der Anomalien sind **vererbt**. In 10 % der Fälle ist die Ursache nicht eindeutig feststellbar. 40 % der Anomalien sind erworben, d. h., sie sind durch ein Fehlverhalten, eine schlechte Angewohnheit (**Habit**) entstanden.

Habits sind unbewusst ablaufende Tätigkeiten, die die Zähne und den Kiefer besonders belasten und zu Schäden führen können. Hauptsächlich Kinder, aber auch Erwachsene haben sich Habits zugelegt. Ob Schäden auftreten, hängt von der Intensität und der Veranlagung ab.

Habits	Weitere Ursachen
lang anhaltendes Daumen- und Fingerlutschen	vorzeitiger Milchzahnverlust (Verlust der Platzhalterfunktion der Milchzähne)
ständiges Nuckeln an Trinkflaschen, Saugern oder anderen Gegenständen	Mundatmung
Einsaugen der Lippen oder der Wangenschleimhaut	Traumata (Verletzungen)
falsche Schlucktechnik, Fehlhaltung der Zunge, Zungenpressen	Störungen während der Schwangerschaft (z. B. Alkohol, Nikotin, Medikamente)
Beißen auf Nadeln, Nägeln, Büroklammern und Fingernägeln	Rachitis aufgrund von Vitamin-D-Mangel

Tab. 1 Wichtige Ursachen für Zahn- und Kieferanomalien

5.2 Eugnathe Verzahnung (regelgerechte Okklusion)

Ein Regelgebiss hat eine ideale Okklusion, bei der die Zähne des OK perfekt zu den Zähnen des UK passen.

Jeder Zahn steht in einem ganz bestimmten Kontakt zu seinem Antagonisten (Gegenspieler; s. Abb. 1). So wird die Kaukraft gleichmäßig auf den Kiefer verteilt. Der normale Biss entspricht der Klasse I der ❯Angle-Klassifikation.

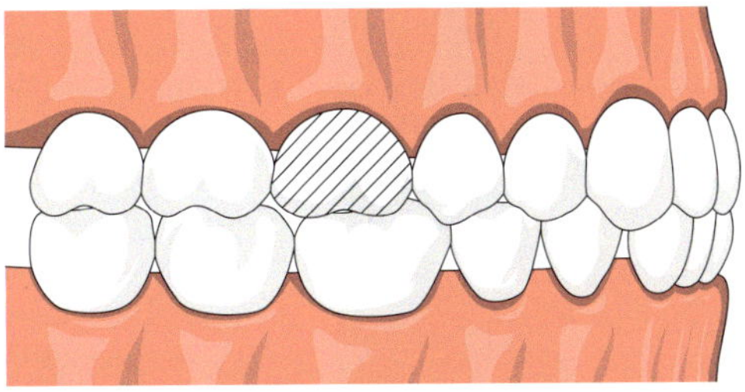

Abb. 1 Antagonistenkontakt

Angle-Klassen, S. 368

Es gibt fünf Kennzeichen, an denen eine regelgerechte Okklusion erkennbar ist:
- Die Mittellinie zwischen den ersten Frontzähnen stimmt im OK und im UK überein.
- Die Spitze des oberen Eckzahns ragt zwischen den unteren Eckzahn und den ersten Prämolaren (s. Abb. 2a).
- Der mesio-bukkale Höcker des ersten Molaren im OK greift in die Querfissur des ersten unteren Molaren (s. Abb. 2a).
- Der Zahnbogen des OK greift über den Zahnbogen der UK-Zähne nach vestibulär (s. Abb. 2b).
- Die Schneidekanten der oberen Frontzähne überragen die Schneidekanten der unteren Frontzähne um ca. 1–2 mm (s. Abb. 2c).

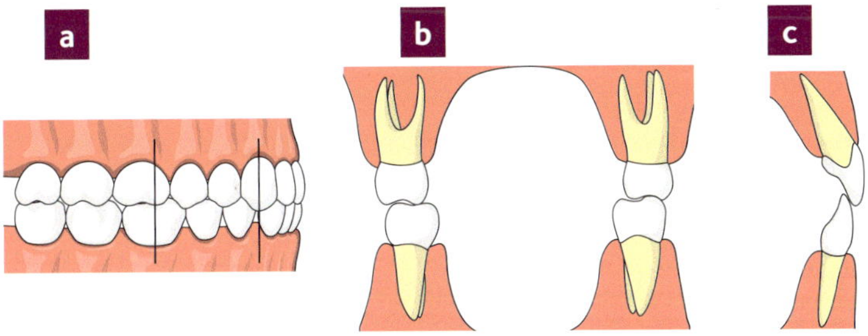

Abb. 2 Merkmale regelgerechter Okklusion

5.3 Dysgnathe Verzahnung

Es gibt verschiedene Arten von Fehlstellungen. Grundsätzlich kann man sie einteilen in:
- Zahnfehlstellungen
- Fehlstellung der Zahnreihen zueinander
- Kieferfehlstellungen

5.3.1 Zahnfehlstellungen

Zahnengstand

Wenn die Zähne zu wenig Platz haben, dann stehen sie schief oder gedreht. Dies ist nicht nur ein ästhetisches Problem, auch ist die Reinigung erschwert und somit ist die Gefahr von Karies größer. Der Grund für den Engstand kann ein Missverhältnis zwischen Kiefergröße und Zahnbreite sein. Der Engstand führt zu Zahnstellungsabweichungen.

Bei einem zu starken Engstand können die Zähne gar nicht oder nur teilweise ❯durchbrechen. Ein Engstand kann im Jugend- oder Erwachsenenalter auftreten, wenn die Weisheitszähne keinen Platz haben und von hinten auf die vorderen Zähne drücken.

Störungen beim Zahndurchbruch, S. 367

Die Milchzähne haben eine **Platzhalterfunktion** für die bleibenden Zähne. Daher kann auch ein frühzeitiger Verlust der Milchzähne zu einem Engstand führen, da die Nachbarzähne in die Lücke gekippt oder gerutscht sind, sodass der später nachkommende bleibende Zahn nicht genügend Platz hat. Zur Behandlung werden ❯Lückenhalter eingesetzt.

Lückenhalter, S. 374

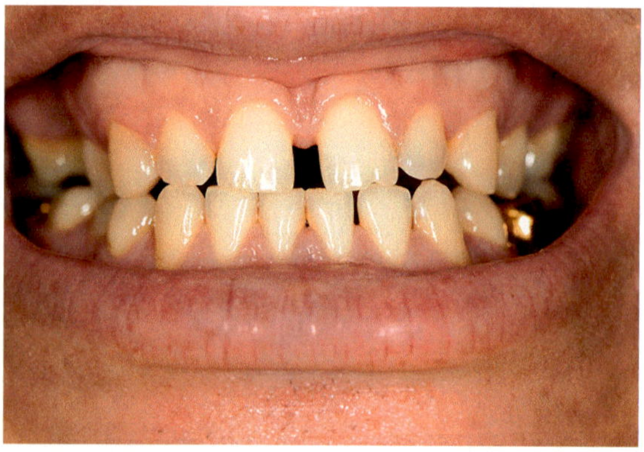

Abb. 1 Diastema mediale

Zahnstellungsabweichungen

Diese Fehlstände beziehen sich nur auf **einzelne Zähne**, nicht auf den ganzen Kiefer:

- Hat sich zwischen den Frontzähnen eine Lücke gebildet, spricht man von einem **Diastema mediale** (s. Abb. 1). Meist ist die Ursache ein zu tief ansetzendes und stark ziehendes Lippenbändchen, in seltenen Fällen auch ein überzähliger Zahn. Vererbung spielt eine große Rolle. Das Diastema mediale wird ›operativ und ›kieferorthopädisch behandelt.
- Der Zahn steht mesial von seinem richtigen Platz. Dann spricht man von einem **Mesialstand**.
- Der Zahn steht distal von seinem richtigen Platz. Dann spricht man von einem **Distalstand**.
- Der Zahn steht Richtung bukkal, von seinem richtigen Platz aus gesehen. Dann spricht man von einem **Bukkalstand**.
- Der Zahn steht Richtung lingual, von seinem richtigen Platz aus gesehen. Dann spricht man von einem **Lingualstand**.
- Stehen die Frontzähne insgesamt weiter vorne als normal, spricht man von einer **Protrusion**.
- Stehen die Frontzähne insgesamt zurück, spricht man von einer **Retrusion**.

Operation eines Diastemas, S. 313
Kieferorthopädie, S. 371

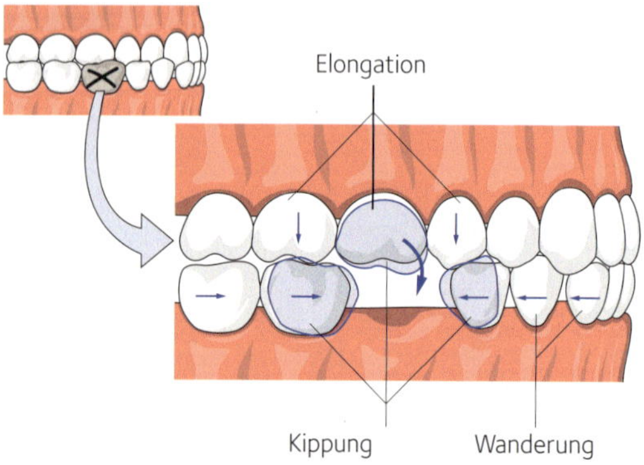

Abb. 2 Veränderungen der Zahnstellung durch Zahnverlust

Außerdem können Zähne gedreht, „verlängert“, gewandert oder gekippt sein:

- Wenn ein Zahn gedreht ist, spricht man von einer **Rotation**. Ursache kann ein Zahnengstand sein.
- Wenn ein Zahn aus seiner Alveole „herauswächst“, spricht man von einer **Elongation** (scheinbare Verlängerung). Ursachen hierfür können Erkrankungen des Parodontiums sein. Häufig ist der Verlust des Antagonistenkontaktes die Ursache (s. Abb. 2).
- Auch die **Wanderung** eines Zahnes resultiert aus einem Zahnverlust.
- Bei der **Kippung** eines Zahnes kippt dieser in die entstandene Lücke.

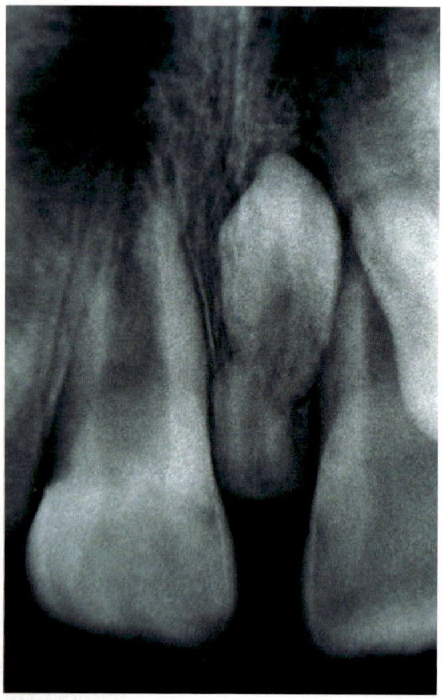

Zahnzahlabweichungen

Es werden drei Zahnzahlabweichungen unterschieden:

- Bei einer **Hypodontie** (Zahnunterzahl) wird das Kind mit weniger Zahnanlagen geboren. Um eine Nichtanlage (Aplasie) zweifelsfrei feststellen zu können, ist ein Röntgenbild erforderlich. Am häufigsten fehlen die Weisheitszähne, dann der zweite Prämolar und der zweite Frontzahn. Wenn die Weisheitszähne nicht angelegt sind, so ist das kein Nachteil. Denn entwicklungsbedingt werden die Kiefer der Menschen über Generationen hinweg immer kleiner, dagegen verändert sich die Anzahl und die Größe der Zähne nicht so schnell.
- Die **Anodontie** ist das angeborene Fehlen aller Zähne. Diese Anomalie ist sehr selten und meist kombiniert mit anderen Behinderungen.
- Bei einer **Hyperdontie** (Zahnüberzahl) wird das Kind mit einer zusätzlichen Zahnanlage geboren, z. B. mit einem zusätzlichen Zahn zwischen den ersten Frontzähnen (Mesiodens) (s. Abb. 3). Auch die Doppelanlage von Zähnen ist möglich.

Abb. 3 Hyperdontie, hier ein zusätzlicher Zahn zwischen den ersten Frontzähnen (Mesiodens)

Zahnmissbildungen

Es gibt verschiedene Abweichungen von der normalen Form. Die Zähne können in einer verkümmerten Form durchbrechen oder sie können miteinander verwachsen sein.

Eine unvollkommene Schmelzbildung nennt man **Schmelzhypoplasie** (s. Abb. 1). Eine unvollkommene Dentinbildung nennt man **Dentinhypoplasie**.

Der Grund für Zahnmissbildungen können Arzneimittel oder Ernährungsfehler in der Schwangerschaft sein. Auch Traumata während der Zeit, wenn der Zahn noch im Kiefer liegt, können zu Missbildungen führen. Aber auch Vererbung spielt eine Rolle.

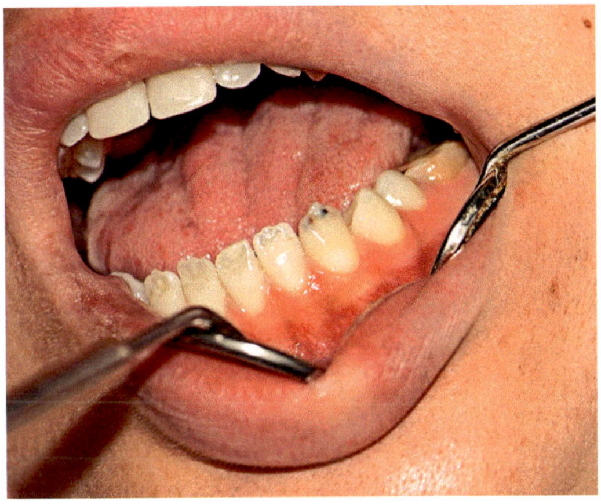

Abb. 1 Schmelzhypoplasie

Störungen beim Zahndurchbruch

Wenn ein Zahn nicht durchbricht, sondern im Kiefer zurückgehalten wird, dann spricht man von einer **Retention** bzw. von einem retinierten Zahn. Wenn ein Zahn nur teilweise durchbricht, spricht man von einem teilretinierten Zahn. Der Grund ist häufig ein Platzmangel. Ein erschwerter Zahndurchbruch, oft bei den unteren Weisheitszähnen zu beobachten, kann mit einer Infektion einhergehen. Der teilweise durchgebrochene Zahn ist noch mit Schleimhaut bedeckt. Unter diese „Kapuze" dringen Nahrungsreste und Bakterien ein, was zu einer Entzündung führt. Der Patient hat starke Schmerzen. Der Fachausdruck für einen erschwerten Zahndurchbruch lautet **Dentitio difficilis**.

Es kann nötig werden, retinierte bzw. teilretinierte Zähne ›operativ zu entfernen oder ›freizulegen.

operative Zahnentfernung, S. 287

Freilegung von retinierten Zähnen, S. 313

5.3.2 Fehlstellung der Zahnreihen zueinander (keine regelgerechte Okklusion)

Der amerikanische Kieferorthopäde **Edward H. Angle** hat zu Beginn des 19. Jahrhunderts eine noch heute gültige Klassifizierung der Okklusionsanomalien erarbeitet. Er untersuchte die Lagebeziehung der Kiefer zueinander und teilte die Anomalien in drei Hauptklassen ein. Er ging vom 6er im Unterkiefer und seiner relativen Lage zum Oberkiefer aus. Die **Klasse I** definierte er als gesunden **Neutralbiss** (s. Abb. 2).

Folgende **Fehlstellungen** können auftreten, wenn die Okklusion der Zähne nicht den fünf ›Kennzeichen einer regelgerechten Okklusion entspricht:

Kennzeichen einer regelgerechten Okklusion, S. 365

- **Tiefer Biss:** Die oberen Schneidezähne überragen die unteren im geschlossenen Zustand um mehr als 2 mm (s. Abb. 3).
- **Deckbiss:** Der tiefe Biss ist oft kombiniert mit einer Steilstellung der Frontzähne, erkennbar an einer ausgeprägten Lippen-Kinn-Falte. Die oberen Schneidezähne überdecken die unteren fast vollständig.
- **Kopfbiss:** Die Schneidekanten der Frontzähne bzw. Höcker der Seitenzähne beißen aufeinander (s. Abb. 4).

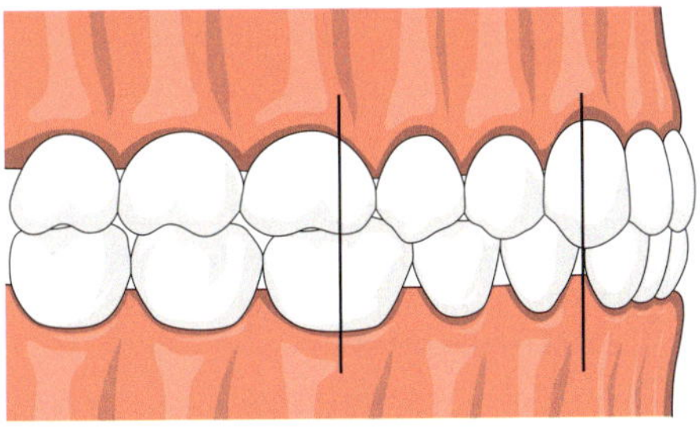

Abb. 2 Neutralbiss (Angle-Klasse I). Regelgerechte Okklusion, aber Zahnfehlstellungen sind möglich.

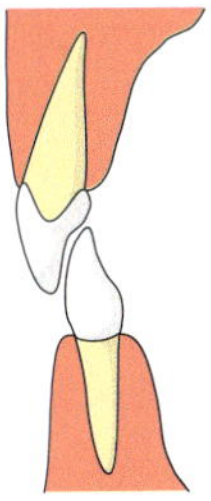

Abb. 3 Tiefer Biss

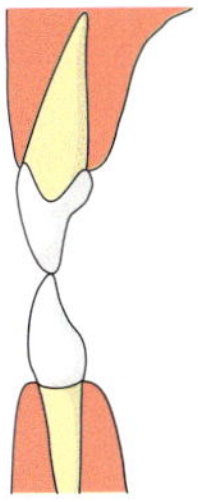

Abb. 4 Kopfbiss

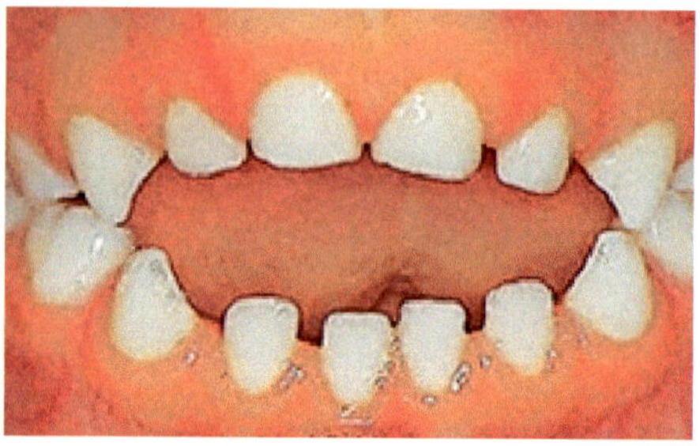

Abb. 1 Frontal offener Biss

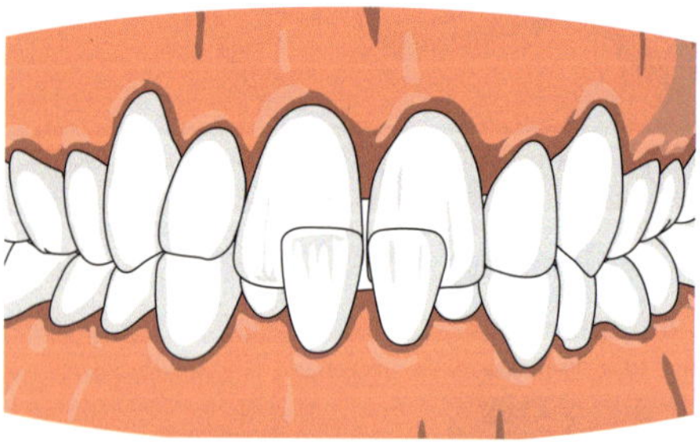

Abb. 2 Frontaler Kreuzbiss

- **Offener Biss:** Beim offenen Biss klafft in Schlussbissstellung ein Spalt zwischen der oberen und unteren Zahnreihe. Die Zähne bekommen beim Zusammenbeißen keinen Kontakt.
  Man unterscheidet zwischen dem **frontal offenen Biss** im Bereich der Frontzähne (s. Abb. 1) und dem **seitlich offenen Biss** im Seitenzahnbereich. Bei einem frontal offenen Biss sind das Sprechen und Abbeißen behindert. Bei einem seitlich offenen Biss ist das Kauen eingeschränkt.
  Oft ist ein Lippenschluss nicht möglich, was zu Mundatmung und falschem Schluckverhalten führt. Ursache dieser Anomalie ist meist das Daumenlutschen.
- **Kreuzbiss:** Die oberen und unteren Zahnreihen kreuzen sich. Dies kann frontal, aber auch seitlich auftreten (s. Abb. 2).
- **Distalbiss (Angle-Klasse II):** Beim Distalbiss haben die UK-Zähne weiter distal Kontakt mit den OK-Zähnen als beim Neutralbiss (s. Tab. 1). Entweder steht der UK zu weit hinten oder der OK steht zu weit vor. Je nach Achsrichtung der Frontzähne wird diese Angle-Klasse noch einmal unterschieden:
  - Angle-Klasse II/1: Die Frontzähne stehen zur Lippe hin, nach vorne ausgerichtet.
  - Angle-Klasse II/2: Die Frontzähne sind steil gestellt.
  - Angle-Klasse II/3: Die Frontzähne stehen nach innen.
- **Mesialbiss (Angle-Klasse III):** Hier haben die UK-Zähne mit den OK-Zähnen weiter mesial Kontakt als beim Neutralbiss. Der UK liegt gegenüber dem OK weiter vorne als normal oder der OK steht zu weit zurück.

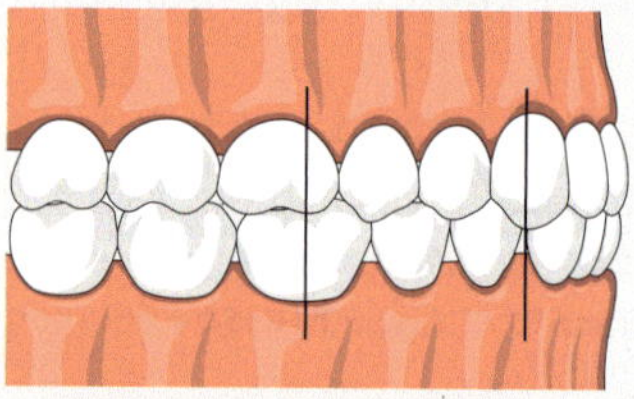	**Angle-Klasse I: Neutralbiss** Regelrechte Okklusion, der mesio-bukkale Höcker des 6ers im OK greift in die Querfissur des unteren 6ers. Zahnfehlstellungen wie Protrusion oder Retrusion sind aber möglich.
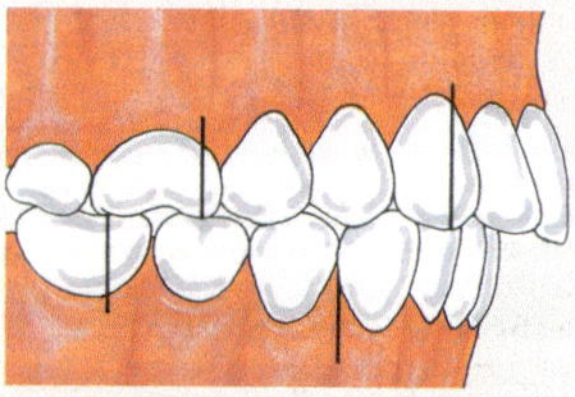	**Angle-Klasse II/1: Distalbiss** Die UK-Zähne stehen gegenüber den OK-Zähnen weiter distal, hier mit Protrusion der Frontzähne.
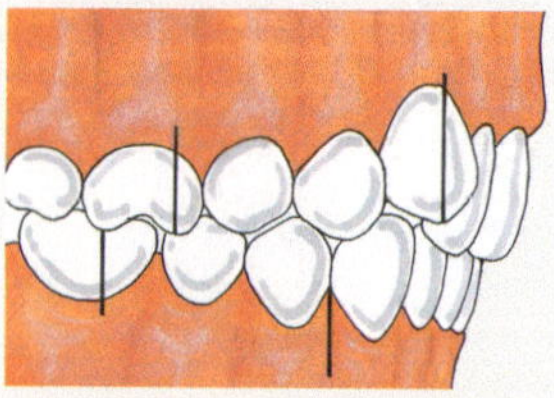	**Angle-Klasse II/2: Distalbiss** Die UK-Zähne stehen gegenüber den OK-Zähnen weiter distal, hier mit Retrusion der Frontzähne.
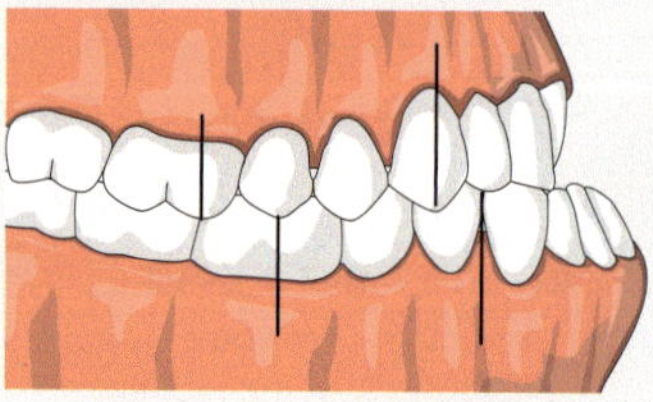	**Angle-Klasse III: Mesialbiss** Die UK-Zähne stehen gegenüber den OK-Zähnen weiter mesial.

Tab. 1 Übersicht über die Angle-Klassen

5.3.3 Kieferanomalien

Kieferanomalien können durch eine **frühzeitige** kieferorthopädische Behandlung behoben werden. Nur selten ist ein kieferchirurgischer Eingriff, eine Operation, notwendig.

Unterschieden werden Kieferverschiebungen nach vorn (**Prognathie**) oder nach hinten (**Retrognathie**).

Wenn der Unterkiefer vorsteht, wird auch von einem **Unterbiss** gesprochen. Das Vorstehen des Oberkiefers wird auch als **Überbiss** bezeichnet. Im Profil sind beide gut zu erkennen (s. Abb. 1).

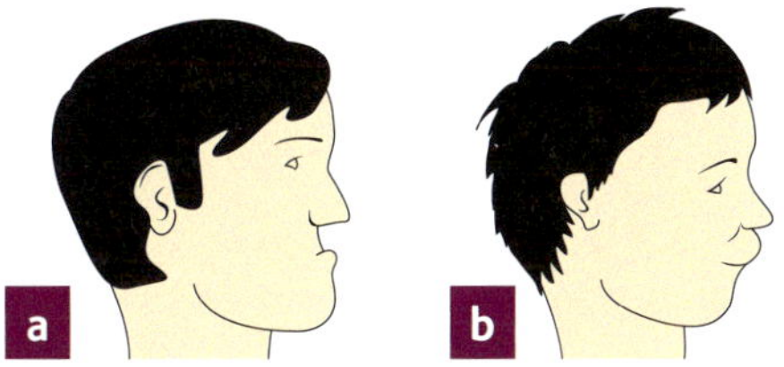

Abb. 1 Typisches Gesichtsprofil bei Unterbiss (a) und Überbiss (b)

Je nachdem, welcher Kiefer betroffen ist, spricht man von mandibulärer und maxillärer Prognathie bzw. Retrognathie:

- Bei einer maxillären Rethrognathie (s. Abb. 2) kann der OK normal entwickelt oder aber auch unterentwickelt sein; liegt ein unterentwickelter OK vor, spricht man von einer **Mikrognathie**. Die Frontzähne des OK stehen zu weit hinten, die Oberlippe erscheint zu kurz, das Gesicht wirkt eingefallen.
- Bei einer mandibulären Prognathie (s. Abb. 3) kann der UK normal entwickelt sein. Wenn er überentwickelt ist, spricht man auch von einer **Progenie**. Der UK ist verlängert, das Kinn und die Unterlippe stehen vor. Die Frontzähne des UK beißen vor die des OK (frontaler Kreuzbiss).
- Bei einer maxillären Prognathie überragt der OK den UK (s. Abb. 4). Die Frontzähne des OK stehen zu weit vor, die Oberlippe ist vorgewölbt, ein normaler Lippenschluss ist nicht möglich.
- Bei einer mandibulären Retrognathie (s. Abb. 5) kann der UK auch unterentwickelt sein. Dann spricht man von einer mandibulären **Mikrogenie** (sog. „Vogelgesicht"). Der UK ist verkürzt, das Kinn ist fliehend.

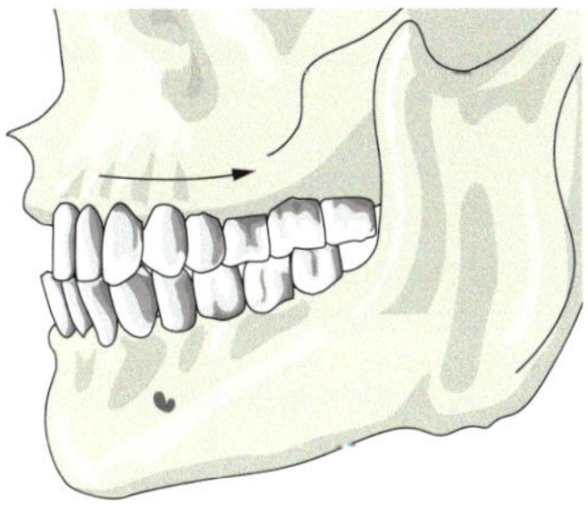

Abb. 2 Maxilläre Retrognathie oder Mikrognathie

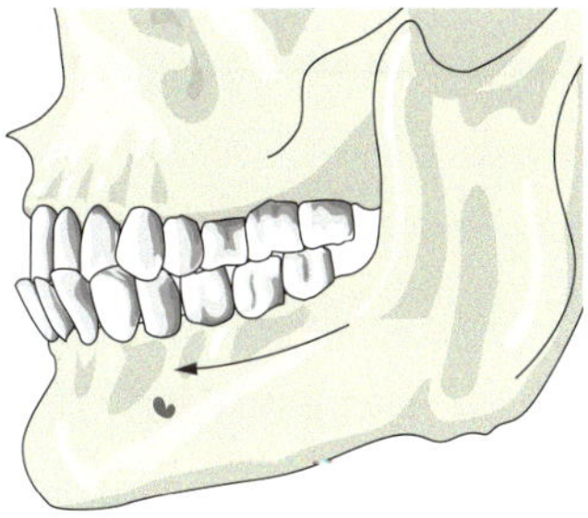

Abb. 3 Mandibuläre Prognathie oder Progenie

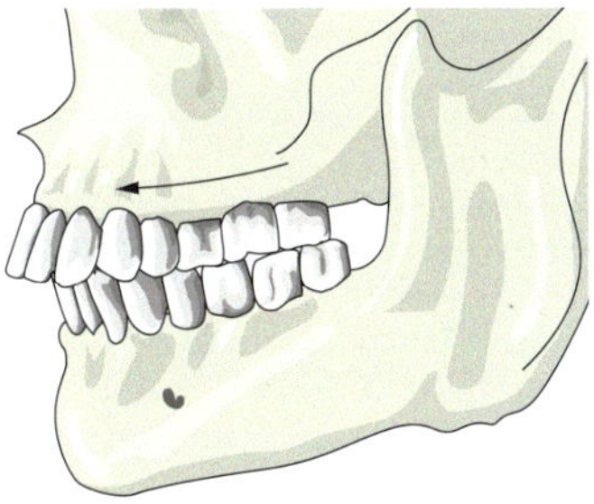

Abb. 4 Maxilläre Prognathie

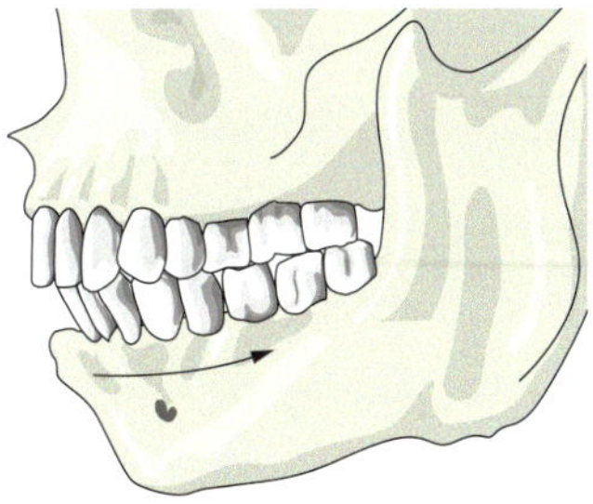

Abb. 5 Mandibuläre Retrognathie oder Mikrogenie

Eine weitere Kieferanomalie ist die **Kieferkompression**. Der OK ist wie seitlich gedrückt, man spricht von einem Schmalkiefer (s. Abb. 6a). Dadurch stehen die Frontzähne zu eng. Meist besteht eine Protrusion. Das Gaumendach weicht nach oben aus, es ist hoch gewölbt.

Der Grund für diese Anomalie ist die Mundatmung (s. Abb. 6b). Die Wangenmuskulatur drückt auf die OK-Zähne, die keinen Gegendruck von der Zunge erhalten, weil diese bei der Mundatmung nach unten gerutscht ist.

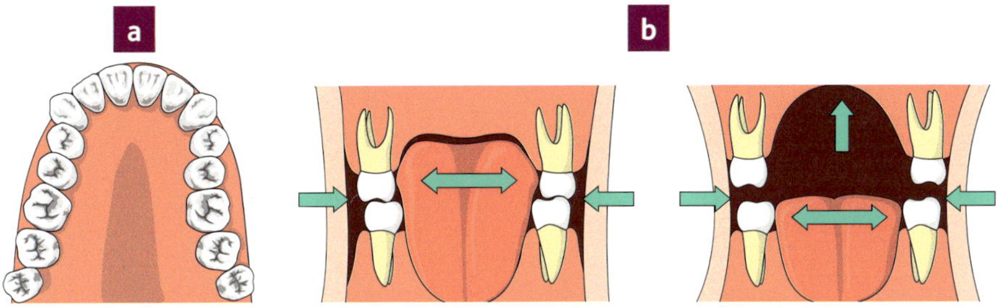

Abb. 6 Schmalkiefer bei Kieferkompression (a); die Hauptursache ist Mundatmung (b).

TERMINOLOGIE: ZAHN- UND KIEFERANOMALIEN	
Anomalie	Abweichung von der Norm
Antagonisten	Gegenspieler
Dentinhypoplasie	Unterentwicklung des Dentins
Dentitio difficilis	erschwerter Zahndurchbruch
Dysgnathie (griech. dys = falsch, schlecht; gnathos = Kiefer)	Gebissfehlentwicklung; Fehlentwicklung der Zähne, der Kiefer und/oder des Kausystems, die zu einer abnormen Form und Funktion des Kiefers führt
Eugnathie (griech. eu = gut, richtig)	regelgerechtes Gebiss
Habit	Angewohnheit
Kieferkompression	Schmalkiefer
Mikrogenie (griech. mikros = klein; geneion = Kinn)	unterentwickelter UK, sog. „Vogelgesicht"
Mikrognathie (griech. mikros = klein)	unterentwickelter OK
Okklusion	Schlussbiss, Berührung der Kauflächen von Ober- und Unterkiefer bei zwanglosem Kieferschluss in Ruhe
Progenie (lat. pro = vor)	überentwickelter UK mit vorstehendem Kinn
Prognathie (lat. pro = vor)	überentwickelter, vorstehender Kiefer
retiniert	im Knochen zurückgehalten
Retrognathie (lat. retro = rückwärts, zurück)	zurückstehender Kiefer
Schmelzhypoplasie	Unterentwicklung des Zahnschmelzes

AUFGABEN

1. Nennen Sie die fünf Kennzeichen einer regelgerechten Okklusion.
2. Nennen Sie zwei Gründe, die zu einem Zahnengstand führen.
3. Nennen Sie fünf anormale Zahnstellungen.
4. Beschreiben Sie den offenen Biss. Wie kommt es dazu?
5. Beschreiben Sie die drei Angle-Klassen.
6. Beschreiben Sie die Kieferkompression. Wodurch kommt sie zustande?
7. Zählen Sie fünf Habits auf, die zu Bissfehlentwicklungen führen.
8. Welche Folgen hat es, wenn ein Kind mit einem dysgnathen Gebiss nicht kieferorthopädisch behandelt wird?

recht winklig

6 Kieferorthopädie

- NSAR
- Kortison

Frenulum = Frenum
Ankyloglosson

Sollen nicht während der orthobehandlung einnehmen

- klasse III
- primär Engstand } vererbt

LKG → cleft lip / palate
lippen Kiefer Gaumen

Schöne gerade Zähne, wer möchte kein attraktives Lächeln? Die K
gebiet, das sich mit Zahnfehlstellungen und Kieferanomalien besc
gibt es sogenannte **kieferorthopädische Indikationsgruppen**.
Schweregrade möchte die gesetzliche Krankenversicherung be
pädische Behandlung nur bei erheblichen Beeinträchtigungen de
chens zulasten der Kassen gehen darf. Die Behandlung von Zahn-
3., 4. und 5. Grades übernimmt die gesetzliche Krankenkasse. D
von Anomalien mit einer Befundgruppe der Schweregrade 1 und 2
werden.

Behandlungsablauf

Befunderhebung, Diagnostik
↓
Behandlungsplan
↓
aktive Behandlung: Dauer ca. 2–3 Jahre
↓
Retentionsphase: Dauer mind. doppelt so lange wie die aktive Behandlungsdauer

6.1 Intra- und extraorale kieferorthopädische Befunderhebung

Eine genaue Befunderhebung geht jeder Behandlung voraus.

Die wichtigsten diagnostischen Maßnahmen in der Kieferorthopädie sind:
- Anamnese und klinische Untersuchung, Funktionsanalyse
- Röntgenaufnahmen
- Abformung von OK und UK und Vermessung der daraus gewonnenen Gipsmodelle (s. Abb. 1)
- Erstellen eines extraoralen Fotostatus

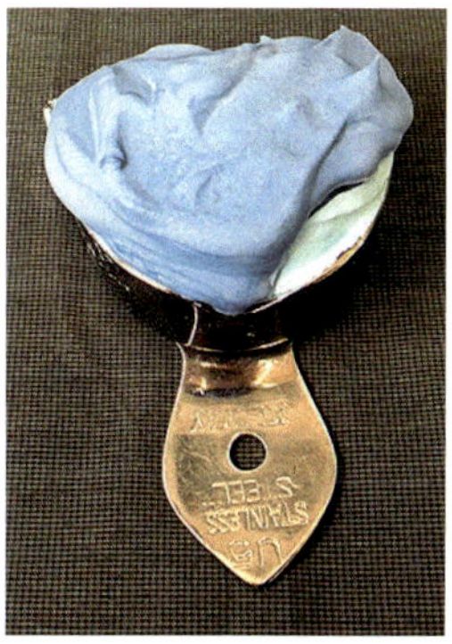

Abb. 1 Erstellen eines Gipsmodells

Anamnese und Untersuchung

Zur **allgemeinen Anamnese** kommt in der Kieferorthopädie noch die **Familienanamnese** hinzu. Der Patient und die Eltern werden befragt, ob es in der Familie bereits Zahn- und Kieferfehlstellungen gibt, da eine Gebissfehlentwicklung oft vererbt wird. Es wird nach den Durchbruchszeiten der Zähne gefragt, nach Verletzungen im Kopf-, Gesichtsbereich, nach Erkrankungen, v. a. im HNO-Bereich, nach Mundatmung, Sprachentwicklung und nach ❯Habits.

Habit, S. 364

Die kieferorthopädische **Untersuchung** erfolgt intra- und extraoral:
- Symmetrie des Gesichts
- Gaumenform
- Zungenlage
- Funktion der Kiefergelenke
- Mundhygiene

Röntgenaufnahmen

Für die kieferorthopädische Befunderhebung werden folgende Röntgenaufnahmen angefertigt:

- Erstellen eines **Orthopantomogramms** (OPG):
  Das OPG dient der Übersicht, es zeigt die Lage und Anzahl aller Zähne und Zahnkeime und der Kieferhöhle. Karies oder parodontale Erkrankungen können erkannt werden (Abb. 1).
- Erstellen einer **Fernröntgenseitenaufnahme** (FRS):
  Eine FRS dient der Beurteilung des Gesichtsschädels, der Verhältnisse zum Kiefer und der Wachstumstendenzen; außerdem wird die Bisslage wiedergegeben. Die FRS wird mittels Winkel und Geraden vermessen. Dies erledigt beim digitalen Röntgen ein spezielles Programm, sodass die Zahnärztin innerhalb kurzer Zeit weiß, welche Fehlentwicklungen vorliegen. Die messtechnische Auswertung einer FRS nennt man Kephalometrie (s. Abb. 2).
- Eine **Handröntgenaufnahme** kann zur Bestimmung des zu erwartenden Knochenwachstums herangezogen werden. Sind die Wachstumsfugen an den Gelenken noch offen, so hat man gute Behandlungsaussichten, da die Bewegung der Zähne und der Umbau des Knochens während des Wachstums effektiver sind.

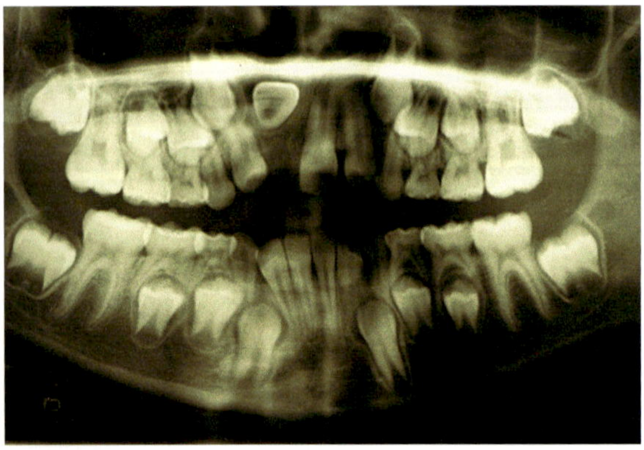

Abb. 1 Orthopantomogramm eines Wechselgebisses. Zahnkeime sind gut zu erkennen. Zahn 11 ist retiniert.

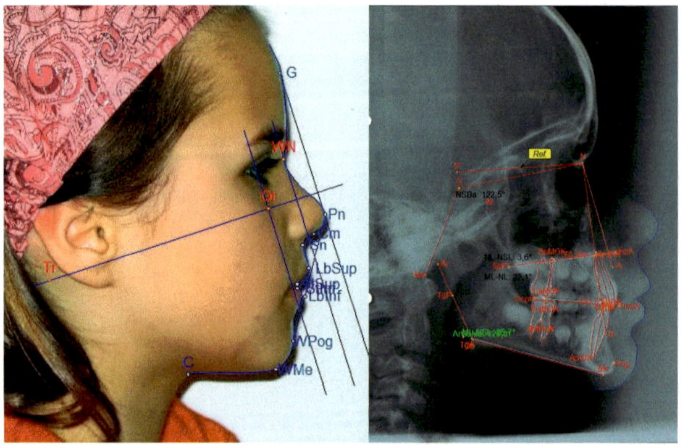

Abb. 2 Messtechnische Auswertung der FRS

Analyse am Gipsmodell

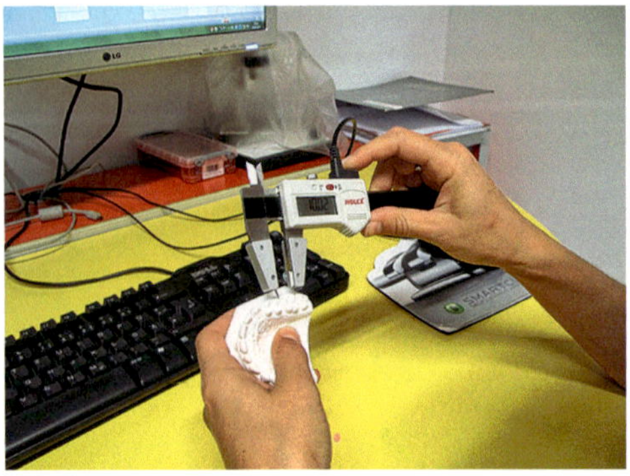

Abb. 3 Vermessung des Gipsmodells mit einem digitalen Messschieber

Mit einem digitalen **Messschieber** werden die Gipsmodelle von OK und UK vermessen (s. Abb. 3). Das digitale Programm erfasst die Werte und gibt Auskunft über nicht normgerechte Werte. Die Kieferorthopädin erhält hierdurch eine wichtige Erkenntnis über das vorhandene Platzangebot im Kiefer. Durch eine **Bissnahme** mit einer warmen Wachsplatte werden das OK- und UK-Modell einander zugeordnet. So erhält man die zu diesem Zeitpunkt bestehende Okklusion (Schlussbissstellung), die bezüglich Anomalien ausgewertet werden kann.

Auswertung der Fotos

Fotos von verschiedenen Seiten geben Auskunft über Harmonie oder Disharmonie der Gesichtszüge. Verschiedene Messlinien werden eingezeichnet. Eine dieser Linien ist z. B. die ›Frankfurter Horizontale, die wichtig für die **Profilanalyse** ist. Durch eine kieferorthopädische Behandlung wird auch eine bessere Ästhetik erreicht.

Frankfurter Horizontalebene, S. 402

Nach Auswertung aller Befundunterlagen stellt man die Behandlungsnotwendigkeit fest und es erfolgt eine **individuelle Therapieplanung**. Ein Gespräch informiert den Patienten und seine Eltern über die Behandlungsform und mögliche Alternativen sowie über die anfallenden Kosten.

Der **Behandlungsplan** muss anschließend durch die gesetzliche Krankenkasse genehmigt werden.

6.2 Phasen und Prinzip der kieferorthopädischen Therapie

Die kieferorthopädische Therapie wird in folgende Phasen eingeteilt:
- kieferorthopädische Prophylaxe
- Frühbehandlung
- frühe Behandlung
- reguläre Behandlung
- Erwachsenenbehandlung

6.2.1 Kieferorthopädische Prophylaxe

Die kieferorthopädische Prophylaxe im Kleinkindalter kann Zahn und Kieferfehlstellungen verhindern oder zumindest abschwächen.

Von großer Bedeutung ist die Aufklärung der Eltern über
- die Bedeutung des **Stillens**,
- die richtige Wahl eines **Saugers und Schnullers**,
- das **Putzen** der Zähne vom ersten Zähnchen an,
- das Abgewöhnen von **Habits**.

Die Bedeutung des Stillens

Die erste kieferorthopädische Behandlung ist das Stillen. Beim Saugen an der Brust muss der Säugling schwer arbeiten. Das trainiert seine Kaumuskulatur und regt das Kieferwachstum an. Dies führt zu einer harmonischen Entwicklung von OK und UK (s. Abb. 1).

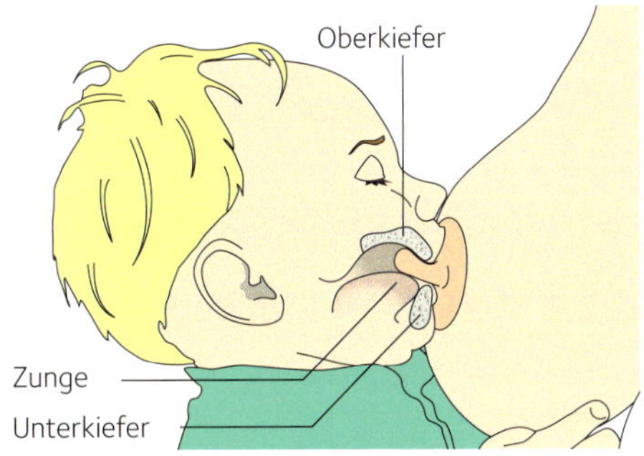

Abb. 1 Stillen trainiert Mund- und Kiefermuskulatur des Säuglings.

Sauger und Schnuller

Wenn der Säugling nicht gestillt werden kann, so sollte man auf einen kiefergerechten Sauger mit einem kleinen Loch achten.

Auch sollte das Kind möglichst früh an feste Nahrung gewöhnt werden. Dies trainiert die Kaumuskulatur und ermöglicht eine bessere Gebissentwicklung.

Das Lutschen am Daumen führt zu einem offenen Biss (s. Abb. 2). Ein kiefergerechter Schnuller in der passenden Größe ist eine Alternative. Er sollte allerdings bis zum dritten Lebensjahr abgewöhnt werden.

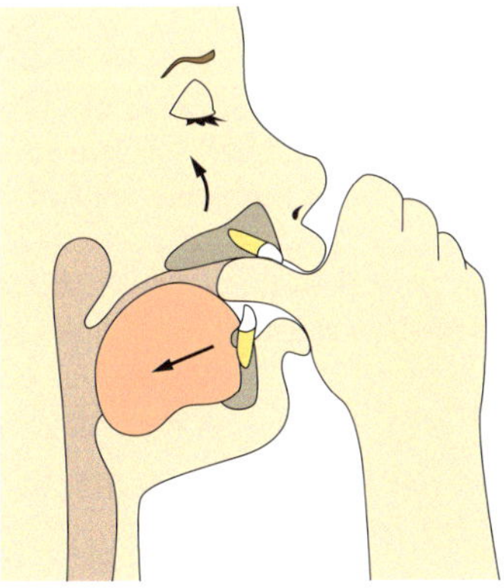
Abb. 2 Daumenlutschen: Die Zunge wird nach hinten geschoben, die OK-Zähne nach vorn und oben.

Putzen von Anfang an

Sobald das erste Milchzähnchen zu sehen ist, muss es geputzt werden. Dazu kann ein Wattestäbchen verwendet werden oder entsprechende „Zahnbürsten" aus der Drogerie. Somit wird Karies vorgebeugt sowie vorzeitigem Milchzahnverlust.

Frühes Abgewöhnen von Habits

Das Abstellen von ›Habits hat eine große Bedeutung für die normale Gebissentwicklung. Auch eine gewohnheitsmäßige Mundatmung kann zu einem ›Schmalkiefer führen.

Habit, S. 364
Schmalkiefer, S. 369

6.2.2 Frühbehandlung und frühe Behandlung

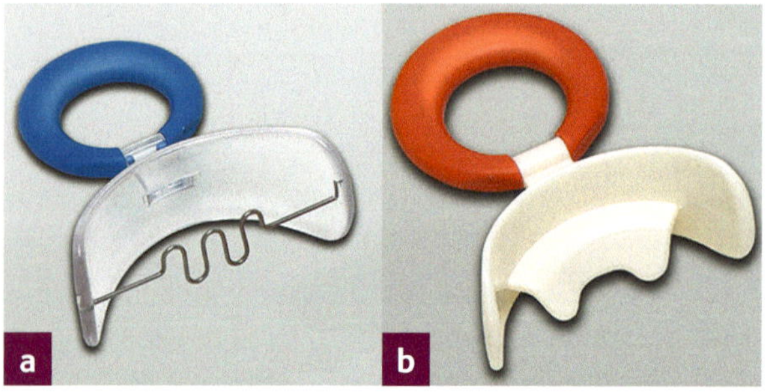

Abb. 1 Mundvorhofplatten. a) mit Zungengitter; b) mit Käppchen (Dr. Hinz Dental Vertriebsgesellschaft)

Die Maßnahmen der **Frühbehandlung** erfolgen ab dem vierten Lebensjahr, also im Milchgebiss, und beschränken sich in der Regel auf eine Dauer von eineinhalb Jahren. Vor allem der offene Biss, der Kreuzbiss und eine progene Verzahnung müssen früh behandelt werden. Dabei werden herausnehmbare Apparaturen eingesetzt, z. B. die Mundvorhofplatte (MVP).

Mundvorhofplatten (s. Abb. 1) haben folgende Eigenschaften und Funktionen:

- dienen dem Abgewöhnen des Lutschens am Daumen, Schnuller und an Gegenständen
- sind mit Zungengitter versehen, das dem Schließen eines offenen Bisses mittels Lippentraining dient und die Zunge hinten hält
- tragen ein Einbisskäppchen, wenn der UK zu weit hinten steht

Bei vorzeitigem **Milchzahnverlust** muss die entstandene Lücke durch einen festsitzenden Lückenhalter offen gehalten werden, bis der bleibende Zahn nachwächst (s. Abb. 2).

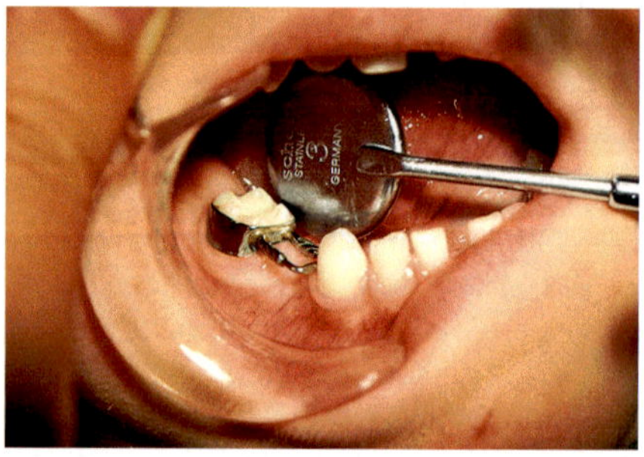

Abb. 2 Festsitzender Lückenhalter (Kinderzahnfee, Zahnarztpraxis für Kinder, Dres. von Gymnich/Herbrig)

Die **frühe Behandlung** entspricht der Frühbehandlung, allerdings wird sie bei extremeren Fehlentwicklungen angewandt. Hierbei werden sowohl herausnehmbare als auch festsitzende Geräte eingesetzt, z. B. ein ›Headgear oder eine ›Gesichtsmaske (Delaire-Maske).

Headgear, S. 380
Gesichtsmaske, S. 381

6.2.3 Reguläre Behandlung

Diese Behandlungsphase erfolgt in der Regel zwischen dem **zwölften und 18. Lebensjahr**. Sie sollte nicht vor der zweiten Wechselgebissphase, also vor dem neunten Lebensjahr begonnen werden. Hierbei werden herausnehmbare, festsitzende und kombinierte Apparaturen eingesetzt.

6.2.4 Erwachsenenbehandlung

Eine kieferorthopädische Behandlung ist an keine Altersgrenze gebunden. Bestimmte Fehlstellungen, wie z. B. die Progenie, bilden da die Ausnahme. Diese ist kieferorthopädisch nur behandelbar, wenn das Körperwachstum noch nicht abgeschlossen ist. Aber das Aufrichten von gekippten Zähnen oder das Beseitigen eines Engstandes sind auch im Erwachsenenalter gut durchführbar.
Bei der Erwachsenenbehandlung werden **festsitzende** Apparaturen verwendet, da die Umbaubereitschaft des Knochens und des Gewebes geringer ist.

6.2.5 Behandlungsprinzip kieferorthopädischer Behandlungen

Zeitpunkt der kieferorthopädischen Behandlung

Der Beginn einer kieferorthopädischen Behandlung wird individuell festgelegt. Eine gute Aussicht auf Erfolg hat man in der größten Wachstumsphase der Patienten. Diese ist bei Mädchen zwischen dem elften und dem 13. Lebensjahr, bei Jungen zwischen dem 13. und dem 15. Lebensjahr. Hier ist die Umformungsbereitschaft des Knochens am größten.

HINWEIS

Größte Wachstumsphase bei Jugendlichen

Mädchen	11.–13. Lebensjahr
Jungen	13.–15. Lebensjahr

Behandlungsprinzip

Wirken Kräfte durch eine kieferorthopädische Apparatur auf den Zahn ein, so lösen sie **Umbauvorgänge** im Parodontalspalt aus. Danach erfolgt der Knochenumbau (Abb. 1).

Das Prinzip beim **Knochenumbau** ist ein Wechselspiel zwischen Zug und Druck.

MERKE

Druck → Knochenabbau   Zug → Knochenanbau

Dabei sollte eine Überbelastung auf das Parodontium vermieden werden. Der Zahn sollte stets noch gut durchblutet werden. Man beginnt mit geringeren Kräften und steigert langsam.

Der Zahn kann gekippt oder seine Position kann vollständig verändert werden. Dies nennt man dann **„körperliche Zahnbewegung"**.

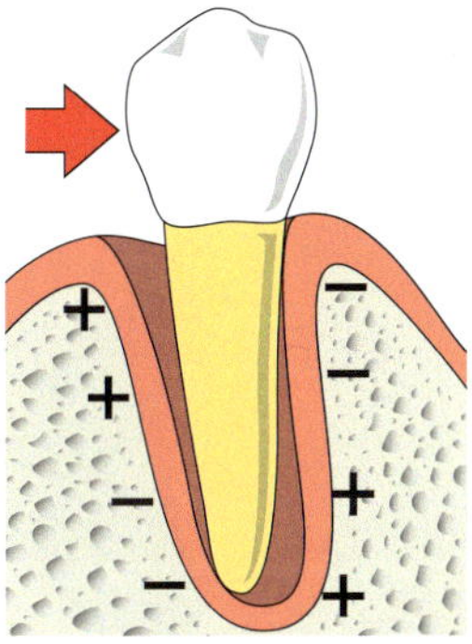

Abb. 1 Prinzip der Positionsänderung. An Druckzonen (–) wird Knochen abgebaut, an Zugzonen (+) wird Knochen angebaut.

6.3 Kieferorthopädische Behandlungsgeräte

Die kieferorthopädischen Behandlungsgeräte lassen sich folgendermaßen einteilen:

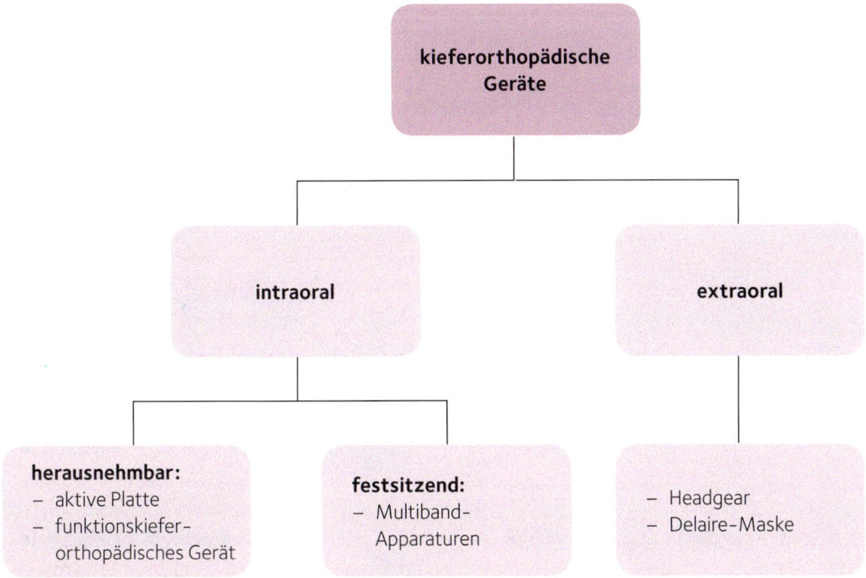

6.3.1 Aktive Platte

Eine **aktive Platte** besteht aus verschiedenen Elementen (s. Abb. 1, S. 376):

- einer **Plattenbasis** aus Kunststoff, die nach einer Abformung individuell im Labor hergestellt wird; sie überträgt die Kraft der Schraube auf die Zähne und den Zahnbogen
- **Halteelementen:** Klammern aus Stahl (daher spricht man umgangssprachlich auch von Zahnklammer), die eine Haltefunktion haben, aber auch die Zähne bewegen
- **aktiven Elementen:**
  - Labialbogen: begrenzt die Schneidezähne zur Lippe hin, hält den Lippendruck ab; er dient aber auch dem Plattenhalt; sind Schlaufen eingearbeitet, so dienen diese der Einzelzahnbewegung.
  - Federn aus Stahldraht zur Einzelzahnbewegun g (s. Abb. 2, S. 376)
  - Dehn- und Druckschrauben: wichtigste Elemente zur Bewegung der Zähne und des Kiefers, meist mittig, manchmal auch seitlich oder frontal in der Plattenbasis angebracht; sie werden ein- bis zweimal pro Woche vom Patienten oder den Eltern nachgedreht (aktiviert); beim Wiedereinsetzen überträgt die Plattenbasis die Kraft auf die zu korrigierenden Bereiche

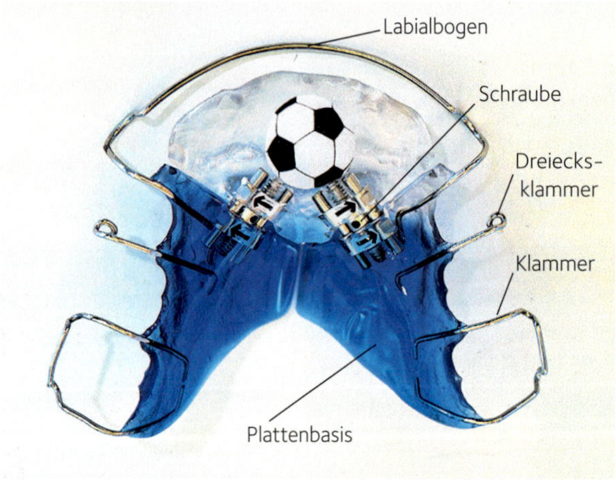

Abb. 1 Bestandteile einer aktiven Platte

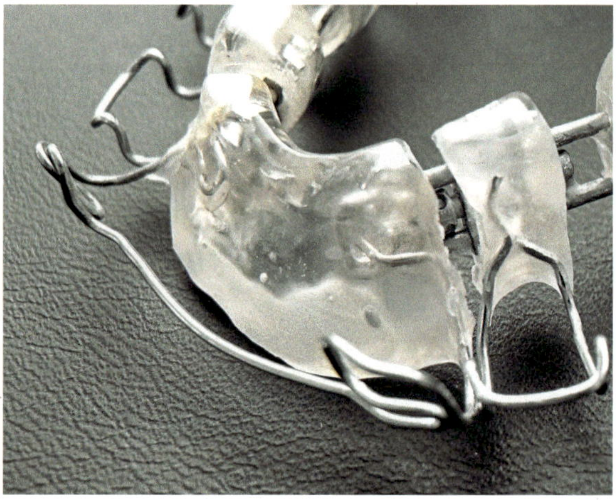

Abb. 2 Labialbogen mit Schlaufen zur Einzelzahnbewegung

Die aktiven Platten werden zur Behandlung von einem Kiefer eingesetzt. Sie müssen die ganze Nacht und ein paar Stunden am Tag getragen werden.

Indikationen für aktive Platten:
- zur transversalen Erweiterung des Zahnbogens
- bei Kreuzbiss
- bei Protrusion oder Retrusion der Frontzähne
- für Einzelzahnbewegungen

Vor- und Nachteile der aktiven Platte

Vorteile	Nachteile
Es wird dosierte Kraft ausgeübt, dadurch besteht keine Überbelastung des Parodontiums.	Es sind keine körperlichen Zahnbewegungen möglich, nur Zahnkippung.
Das Kariesrisiko ist gering, zur Reinigung der Zähne wird die Apparatur herausgenommen.	Der Erfolg ist abhängig von der Mitarbeit des Patienten.
Die Korrektur erfolgt relativ schmerzfrei, da die aktiven Elemente und Schrauben nur so aktiviert werden, wie es für den Patienten angenehm ist.	Beim Essen und beim Sport wird die Platte herausgenommen.
Die Geräte sind stabil und kostengünstig.	Die Geräte führen zu undeutlicher Aussprache.

Tab. 1 Vor- und Nachteile der aktiven Platte

6.3.2 Funktionskieferorthopädische Geräte

Es gibt unterschiedliche funktionskieferorthopädische (FKO-) Apparaturen. Ihnen gemeinsam ist, dass sie aus einem Kunststoffblock bestehen, in den die Zähne des Oberkiefers und des Unterkiefers hineinbeißen. Dies wird als **bimaxillär** bezeichnet. Dadurch kann eine neue Unterkieferlage erzielt werden.

Die FKO-Geräte nutzen die **körpereigenen** Kräfte, daher nennt man sie auch Trainingsgeräte. Sie haben keine aktiven Federn und Schrauben. Sie beeinflussen die Mund-Gesichts-Muskulatur und erreichen Umbauvorgänge des gesamten Gesichtsschädels. Funktionelle Fehlhaltungen der Lippen oder der Zunge werden korrigiert. Die Geräte verändern die Funktion des Kausystems und als Folge davon passen sich Zähne, Knochen und das Kiefergelenk an. Daher müssen sie vor allem **während des Sprechens** getragen werden.

Indikationen für FKO-Geräte:
- Förderung des UK-Wachstums, Hemmung des OK-Wachstums
- Förderung des OK-Wachstums, Hemmung des UK-Wachstums
- Veränderung der Bisslage
- gezielte Steuerung des Wachstums von Einzelzähnen durch Wegschleifen des Kunststoffblocks an dieser Stelle oder durch Hinzufügen

Beispiele für FKO-Geräte sind der Aktivator sowie der Funktionsregler nach Fränkel (s. Abb. 1, 2).

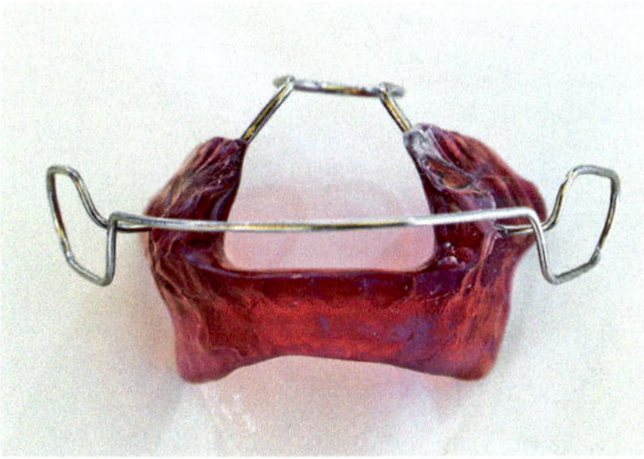
Abb. 1 Aktivator

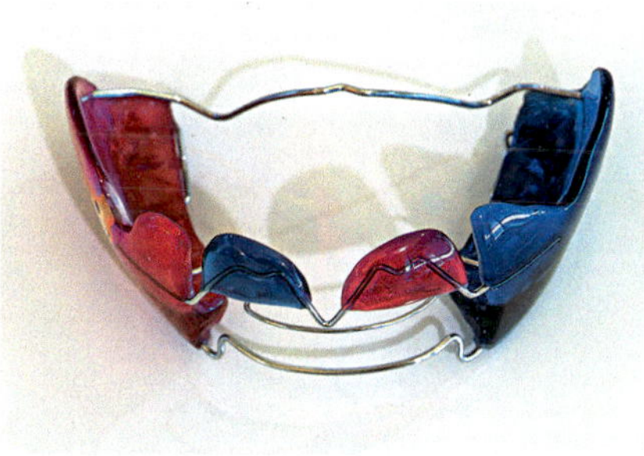
Abb. 2 Funktionsregler nach Fränkel

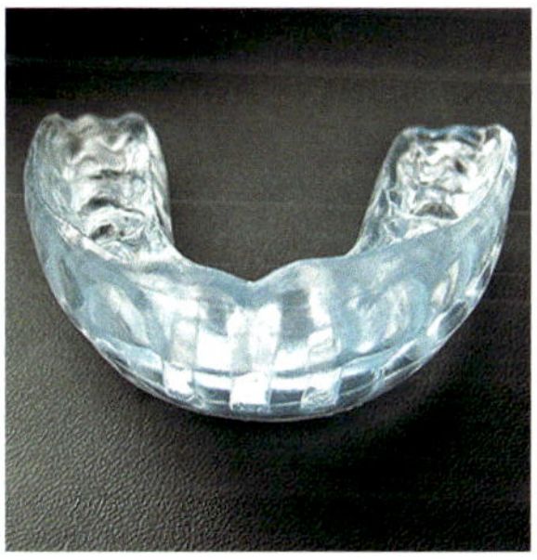
Abb. 3 Positioner

Eine Besonderheit stellt der **Positioner** dar (s. Abb. 3). Diese elastische Kunststoffschiene eignet sich für eine Feineinstellung der Zähne in der Schlussphase der Behandlung. Der Positioner umfasst die Zähne des Oberkiefers und des Unterkiefers. Er wird individuell im Labor hergestellt. Konfektionierte Positioner werden von Sportlern als Zahnschutz benutzt.

6.3.3 Multiband-Bracketsystem

Das **Bracketsystem** ist weltweit die am häufigsten eingesetzte festsitzende Technik. Die Grundbestanteile sind:
- **Brackets** (Schlösser oder Attachments) als Halteelemente (s. Abb. 4)
- **Bogen** (Draht) aus Nickel-Titanium, der die Kraft für die Zahnbewegung ausübt
- **Drahtligaturen** (Verbindungen) oder Gummiringe (Alastics) zur Befestigung des Bogens an den Brackets
- alternativ: selbstligierende Brackets mit einem Verschlussmechanismus für den Bogen
- evtl. **Bänder** für die Molaren

Die Brackets werden mittels **Säure-Ätz-Technik** auf die Zahnoberfläche geklebt (s. Abb. 5). Dies erfolgt entweder einzeln oder mittels einer Übertragungsschiene, was sehr zeitsparend und für den Patienten angenehmer ist. Die Brackets werden hierfür zuvor im Labor auf einem Gipsmodell einzeln auf jeden Zahn und in der richtigen Position aufgeklebt und dann auf eine Kunststoffschiene übertragen.

HINWEIS

Es empfiehlt sich, vor dem Aufkleben der Brackets an den angrenzenden Zahnflächen eine Glattflächenversiegelung mit flüssigem Composite vorzunehmen. Dies schützt das Bracketumfeld, wo Plaque besonders gut haftet.

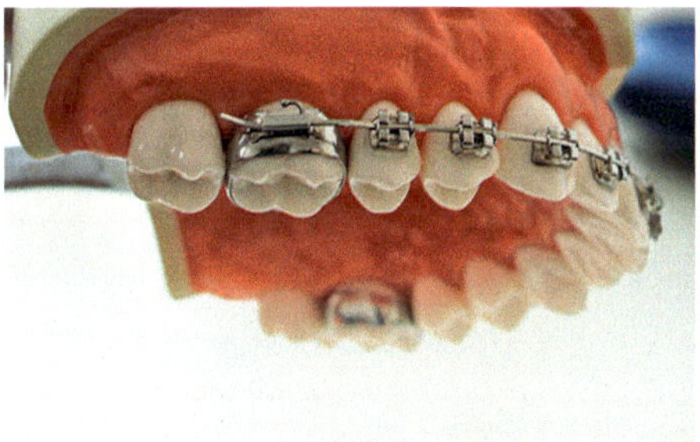
Abb. 4 Herkömmliche Brackets mit Drahtligaturen, Bogen und Molarenband

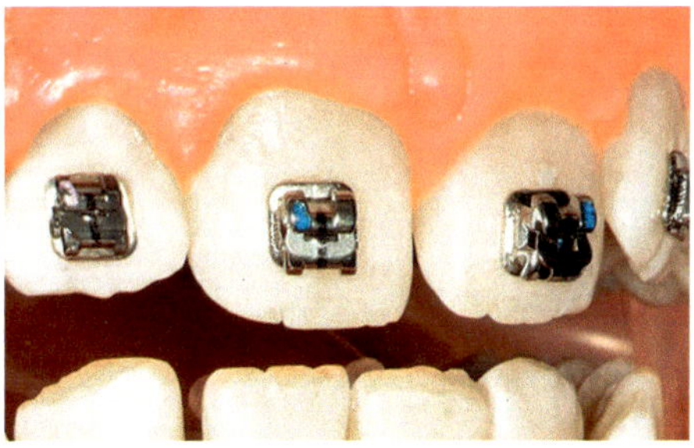
Abb. 5 Brackets aufgeklebt auf Zahnoberfläche, noch ohne Bogen

Brackets sind aus Metall oder Keramik gefertigt (s. Abb. 1). Sie haben eine **Basis**, die auf dem Zahn klebt, einen **Slot** (Schlitz), durch den der Bogen verläuft und der auch als Schloss bezeichnet wird, sowie **Flügel** für die Ligaturen (s. Abb. 2). Der **Bogen** wird mit Ligaturen aus feinem Draht oder aus Gummiringen, sogenannten Alastics, am Bracket befestigt.

MERKE

Bau eines Brackets:
- Basis
- Slot (Schloss)
- Flügel

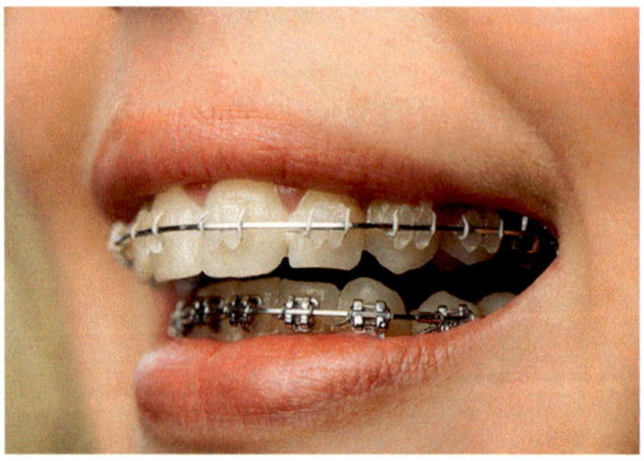

Abb. 1 Brackets aus Metall und Keramik

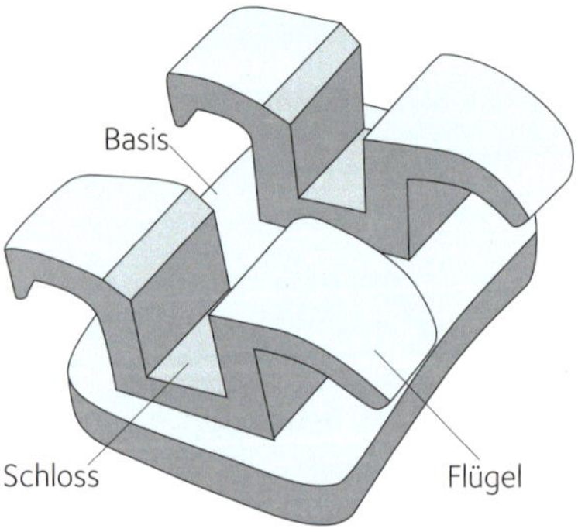

Abb. 2 Modell eines Brackets

Alternativ gibt es eine neue Generation von Brackets, sogenannte **selbstligierende** Brackets (SLB). Sie haben einen Verschlussmechanismus zum „Einklicken" des Bogens und kommen durch diesen ohne Ligaturen und Gummis aus (s. Abb. 3). Das hat den Vorteil, dass der Bogen leichter ein- und ausligiert werden kann. Die Reinigung der Zähne ist etwas einfacher, denn eine zusätzliche Retentionsnische für Plaque durch die Ligaturen entfällt. Auch muss bei den selbstligirenden Brackets weniger Druck aufgewendet werden, um die Zähne zu bewegen, was schonender für den Zahnhalteapparat ist. Bei den selbstligierenden Brackets enthalten die Brackets und nicht die Bögen die Information, in welche Richtung sich die Zähne bewegen sollen, sie sind „programmiert". Die Position auf dem Zahn, wo sie aufgeklebt werden sollen, ist vorausberechnet.

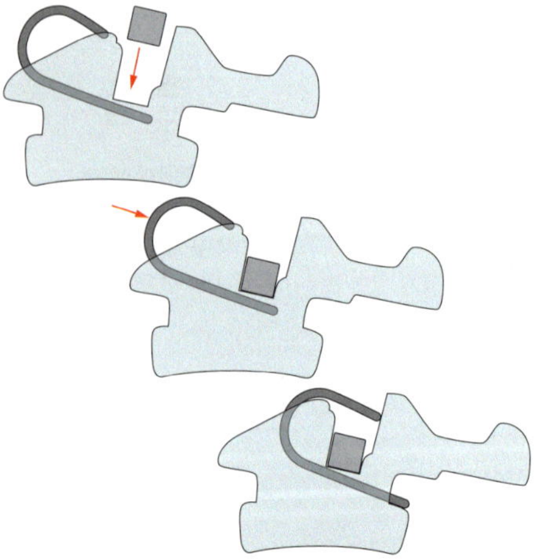

Abb. 3 Verschlussmechanismus eines selbstligierenden Brackets

Bei herkömmlichen Brackets ist der **Bogen** das Element, welches auf die Zahnstellung **aktiv** einwirkt. Die Bögen gibt es in verschiedenen Stärken, Formen, Elastizitätsgraden, Materialien und Farben. Sie sind hochelastisch und dennoch formbeständig. Die Bögen wirken mit einer konstanten Kraft auf die Zähne, bis sich diese in einen Idealbogen einordnen.

Nickel-Titan-(NiTi-)Bögen sind **thermoaktiv**. Sie haben bei verschiedenen Temperaturen unterschiedliche Eigenschaften. Bei ca. 30 °C geben sie keine Kraft ab, erst im Mund werden sie aktiv. Dadurch hat der Patient die Möglichkeit, durch kühle Getränke und Speisen den Bogen abkühlen zu lassen und so das Spannungsgefühl zu reduzieren. Gerade zu Beginn kann das von großem Vorteil sein.

In Kombination mit den Bögen können zusätzlich noch Hilfsmittel wie Gummizüge, sogenannte **Elastics** und **Federn** angewendet werden. Die Elastics werden ergänzend zu den Alastics eingespannt. Sie sollten nur für die Mahlzeiten und zur Zahnpflege ausgehakt werden. Entweder verlaufen sie zwischen Zähnen eines Kiefers (intramaxillär) oder zwischen dem Ober- und Unterkiefer (intermaxillär) (s. Abb. 4). Dadurch nehmen sie Einfluss auf die **Lagebeziehung von OK zu UK** und sind z. B. bei einem Kreuzbiss einsetzbar.

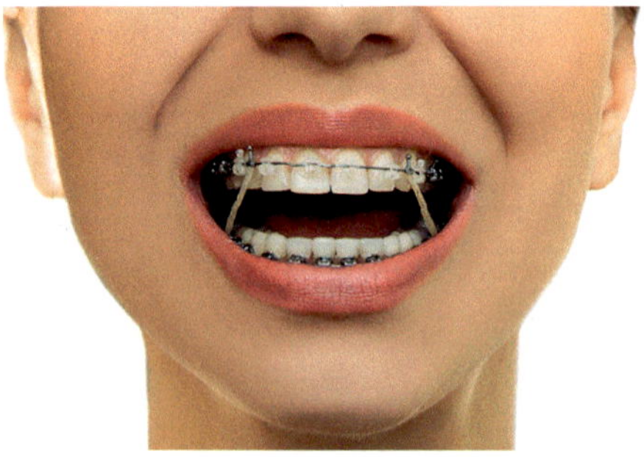

Abb. 4 Elastics, intermaxillär

MERKE

Alastics: zum Halt des Bogens
Elastics: Gummizüge zum Regulieren

Federn können beispielsweise zum Öffnen von Lücken eingesetzt werden.

Gelegentlich werden die Molaren mit einem Molarenband bebändert, um eine Befestigungsmöglichkeit für die Bögen zu schaffen. Es wird ein Metallring mit einem angeschweißten Schloss um den Zahn gelegt und festzementiert (s. Abb. 1). Das Ende des Bogens rastet in das Schloss ein. Früher wurden alle Zähne bebändert, daher kommt der Name für diese Technik (Multiband). Es besteht die Gefahr, dass sich unter den Bändern Karies bildet, wenn der Zement nicht mehr vollständig dicht ist.

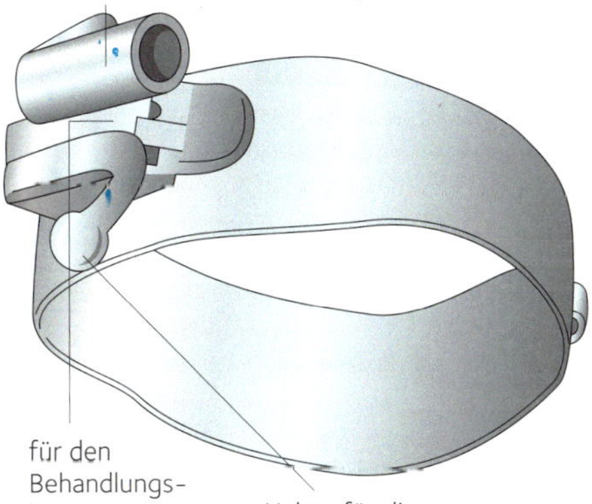

Abb. 1 Oberkiefermolarenband mit Röhrchen

Zahnfarbene Brackets aus Keramik sind nahezu unsichtbar und vor allem bei Erwachsenen sehr beliebt. Eine andere Möglichkeit bei hohen ästhetischen Ansprüchen sind Brackets, die auf die **lingualen** Zahnflächen geklebt werden (Lingualtechnik, s. Abb. 2). Diese Behandlung ist allerdings deutlich aufwendiger und teurer. In der Eingewöhnungsphase gibt es Probleme beim Essen und Sprechen, da die Zunge an die innen liegenden Brackets stößt.

Indikationen für das Bracketsystem:
Das **Bracketsystem** ist für fast alle kieferorthopädischen Behandlungen einsetzbar.

- körperliche und dreidimensionale Zahnbewegung
- Extrusion (aus dem Kiefer heraus) und Intrusion (in den Kiefer hinein) der Zähne
- gezielte Wurzelbewegung
- Rotation der Zähne
- Aufrichtung gekippter Zähne
- Behandlung von Erwachsenen

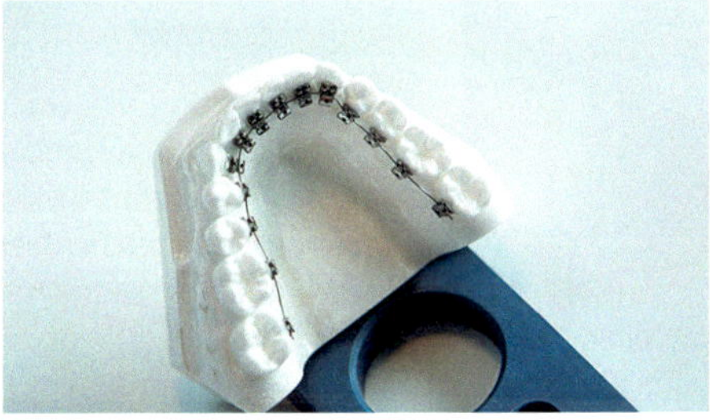

Abb. 2 Lingualbrackets

Vor- und Nachteile des Bracketsystems

Vorteile	Nachteile
Es bestehen breite Einsatzmöglichkeiten, auch für komplexe Fehlstellungen.	Bei schlechter Mundhygiene des Patienten besteht ein hohes Kariesrisiko.
Kontinuierliche Kräfte wirken auf die Zähne, unabhängig von der Mitarbeit des Patienten.	Der Patient muss ca. 15 Minuten täglich für die Zahnpflege aufbringen.
Die Kieferorthopädin kann das Ergebnis sehr genau voraussehen.	Bei nicht korrekter Anwendung besteht die Gefahr der Schädigung des Parodontiums.
Der Patientin kann die Apparatur nicht verlieren oder vergessen.	Häufige Kontrolltermine bei der Kieferorthopädin sind notwendig.
Die Behandlungsdauer ist in der Regel kürzer als bei Plattenapparaturen.	Harte und klebrige Speisen können die Apparatur beschädigen.

Tab. 1 Vor- und Nachteile des Bracketsystems

Mundhygiene bei Multiband-Apparaturen

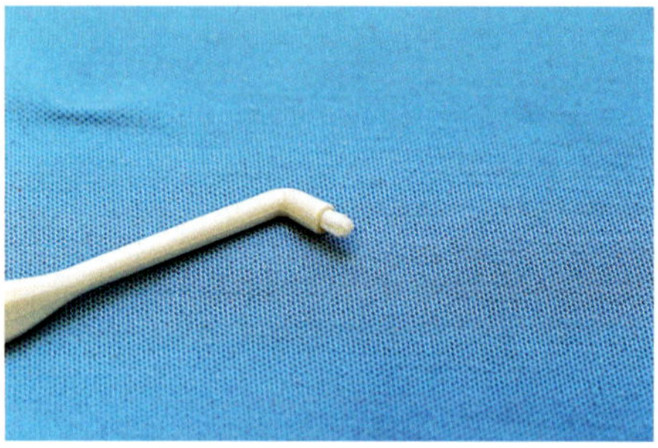
Abb. 1 Einbüschelbürste

Brackets, Bögen, Ligaturen und Bänder bewirken, dass Plaque sich leichter festsetzt. Bei schlechter Mundhygiene ist die Gefahr für **Karies und Parodontalerkrankungen** sehr hoch. Neben einer Ernährungsberatung ist eine intensive Anleitung und Kontrolle der Mundhygiene notwendig. Der Patient sollte jeden Abend ca. 15 Minuten für das Säubern aller Zahnflächen und Schmutznischen einplanen.

Folgende **Hilfsmittel** sollten eingesetzt werden:
- eine mittelharte Kurzkopfzahnbürste, manuell oder elektrisch
- Interdentalbürsten
- Superfloss
- Einbüschelbürsten (s. Abb. 1)
- fluoridhaltige Mundspüllösung

HINWEIS

Täglich sollte eine Kontrolle mit dem Fingernagel erfolgen, ob noch alle Brackets und Bänder fest sitzen.

6.3.4 Aligner-Therapie

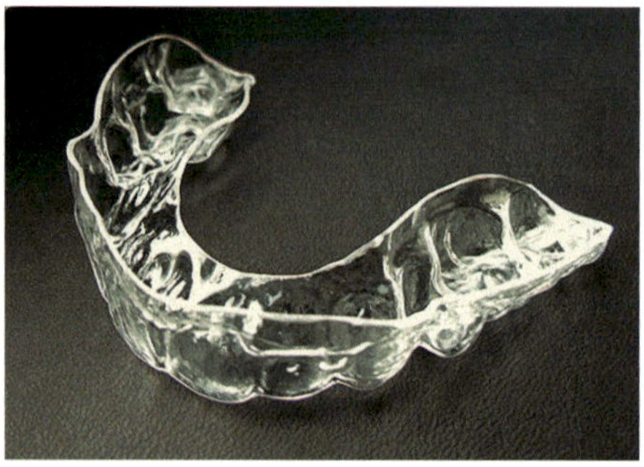
Abb. 2 Kunststoffschiene zur Aligner-Therapie

Hierbei handelt es sich um eine Behandlungsart mit einer Serie von herausnehmbaren **transparenten Kunststoffschienen**, den sogenannten Alignern (s. Abb. 2). Englisch to align bedeutet ausrichten. Speziell in der Erwachsenenbehandlung ist diese Therapieform beliebt, da die Schienen weitgehend unsichtbar sind, hohen Tragekomfort haben und das Sprechen nicht behindern. Zum Essen und Reinigen der Zähne werden sie herausgenommen.

Nach Abformung des Ober- und Unterkiefers und Bissnahme werden die Schienen passgenau und individuell im Labor hergestellt. Mithilfe einer computergestützten 3D-Simulation der geplanten Korrekturen wird eine **Serie** von Schienen hergestellt. Ein Aligner hat eine Tragezeit von ca. 14 Tagen. Mit jeder neuen Schiene ändert sich die Stärke und Richtung der auf die Zähne wirkenden Kräfte minimal. Die Behandlung erfolgt in vielen kleinen Einzelschritten, zehn bis 50 Schienen können notwendig sein. Die Behandlungsdauer liegt je nach Schweregrad der Fehlstellung zwischen sechs und 18 Monaten.

6.3.5 Extraorale Behandlungsgeräte

Extraorale Geräte wirken von außen auf Zähne und Kiefer. Der Erfolg dieser Behandlungsart ist stark von der Mitarbeit des Patienten abhängig.

Headgear (Gesichtsbogen)

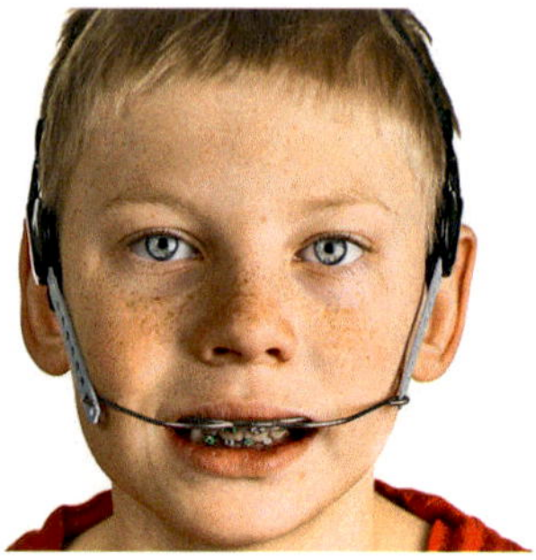
Abb. 3 Headgear

Der Headgear besteht aus einem miteinander verlöteten metallischen Innen- und Außenbogen. In die Enden des Außenbogens wird ein Zugband eingehängt, das um Kopf/Nacken geht (s. Abb. 3). Um die Molaren, meist die 6er, werden Bänder mit einem Röhrchen (s. Abb. 1, S. 379) gelegt. Die Enden des Innenbogens werden in das Röhrchen gesteckt. Der Headgear sollte täglich 14 Stunden getragen werden, vor allem während des Schlafens.

Indikationen für einen Headgear:
- Distalisierung der Molaren, um einen Engstand in der Front aufzulösen
- Verlängerung, Verkürzung oder Rotation von Molaren
- Hemmung des Oberkieferwachstums

Gesichtmaske (Delaire-Maske)

Eine Delaire-Maske wird über Pelotten an Stirn und Kinn abgestützt (s. Abb. 1). Sie besteht aus dünnen Metallstäben, Schraubensystemen und elastischen Zügen, die eine Verbindung zu einem bebänderten Molaren im OK darstellen.

Die Behandlung mit einer Gesichtsmaske ist eine begleitende Therapie neben herausnehmbaren oder festsitzenden Apparaturen. Sie nimmt Einfluss auf die Lage und das Wachstum eines zu kleinen, zu schmalen oder zu weit nach hinten gelagerten Oberkiefers. Er wird vorverlagert und in seiner Neigung beeinflusst. Durch die Abstützung in der Kinnregion wirkt die Maske wachstumshemmend auf den Unterkiefer.

In der Regel handelt es sich um eine kieferorthopädische Frühbehandlung. Die Delaire-Maske sollte täglich 14 Stunden getragen werden, vor allem nachts.

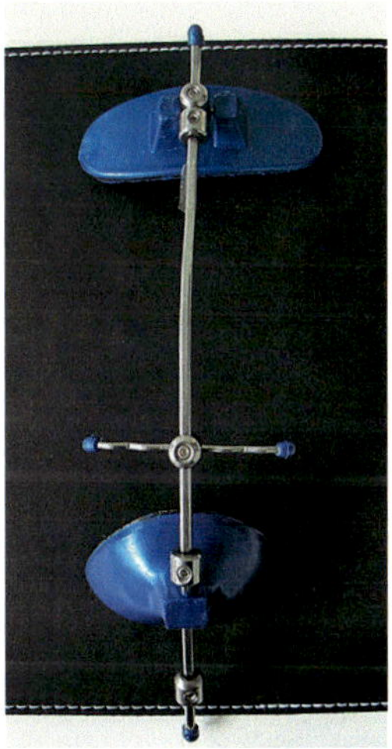

Abb. 1 Delaire-Maske

6.4 Stabilisierungsphase (Retentionsphase)

Werden die kieferorthopädischen Apparaturen, Brackets und Bänder entfernt, so ist die Gefahr eines **Rezidivs**, also einer Rückbewegung der Zähne in ihre alte Position, sehr groß. Die knochenabbauenden Zellen (Osteoklasten) arbeiten viel schneller als die knochenaufbauenden Zellen (Osteoblasten). Daher müssen die Zähne auch nach Abschluss der Behandlung in ihrer neuen Position mittels speziellen Hilfsmitteln, den **Retainern**, gehalten werden. Diese können herausnehmbar oder festsitzend sein. Die Retentionsphase muss mindestens so lange wie die aktive Behandlungsdauer andauern, in bestimmten Fällen sogar lebenslang.

Am Ende der Retentionsphase schleicht man sich aus der Behandlung aus. Die Tragezeit der Geräte wird nach und nach verkürzt. Wenn die Geräte über eine längere Zeit spannungsfrei sitzen, dann hat sich die neue Stellung der Zähne und des Kiefers stabilisiert und der Patient benötigt keine Retainer mehr.

Als **herausnehmbare Geräte** werden verwendet:
- Tiefziehschienen (s. Abb. 2) oder Miniplastschienen
- ❯Positioner
- passive Plattenapparaturen (s. Abb. 3)

Positioner, S. 377

Passive Plattenapparaturen sehen ähnlich aus wie die aktiven Platten, jedoch liegen sie nur passiv, d. h. ohne Krafteinwirkung, spannungsfrei den Zähnen an.

HINWEIS

Bei den herausnehmbaren Geräten besteht die Gefahr, dass sie zu wenig getragen werden.

Als **festsitzende Apparatur** wird Edelstahldraht verwendet, der adhäsiv auf der palatinalen Seite im OK oder auf der Lingualseite im UK von Eckzahn zu Eckzahn befestigt wird.

HINWEIS

Die festsitzenden Apparaturen erfordern eine Pflege mit Interdentalbürstchen oder Superfloss.

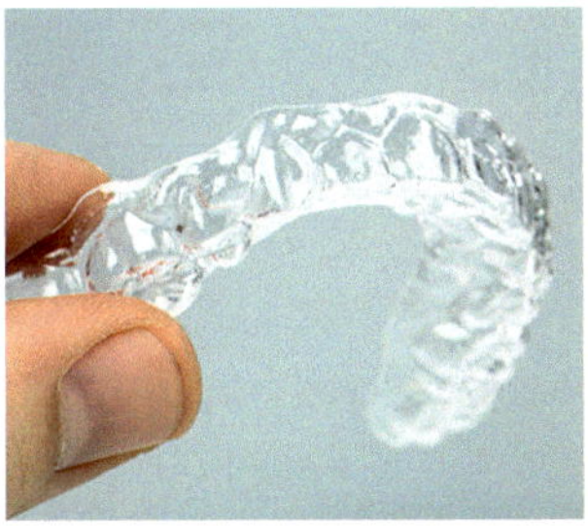

Abb. 2 Tiefziehschiene (Dr. Hinz Dental Vertriebsgesellschaft)

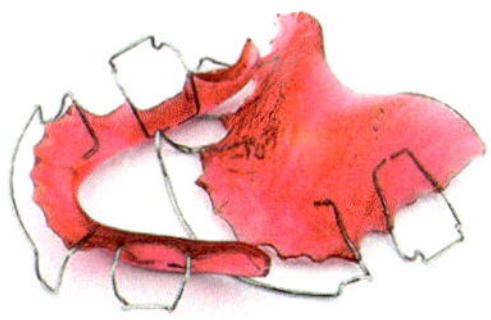

Abb. 3 Passive Plattenapparatur

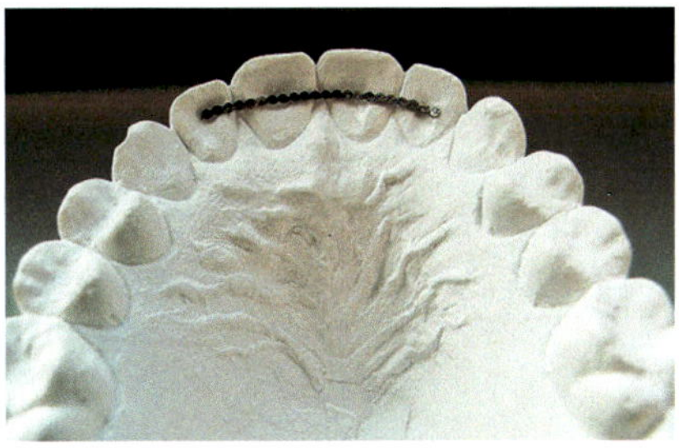

Abb. 4 Festsitzender Retainer im OK

6.5 Extraktionstherapie

Zahnengstand, S. 365

Bei einem starken ❯**Engstand** der Zähne aufgrund von Platzmangel ist es manchmal erforderlich, Zähne zu extrahieren. Die Entscheidung, gesunde Zähne zu opfern, wird erst gefällt, wenn andere Therapiemittel ausgeschöpft oder nicht möglich sind. Die Anzahl der aufgrund von Engstand durchgeführten Extraktionen ist aufgrund der modernen Therapiemöglichkeiten stark zurückgegangen.

HINWEIS

Die Extraktion sollte symmetrisch erfolgen, da sich sonst die Mittellinie verschieben könnte. Häufig werden die ersten Prämolaren extrahiert, da im Eckzahngebiet der Platzmangel am stärksten ausgeprägt ist.

6.6 Risiken einer kieferorthopädischen Behandlung

Der Patient trägt bei der kieferorthopädischen Behandlung eine große **Eigenverantwortung**. Mangelhafte Mitarbeit beim Tragen der Apparaturen und bei der Mundhygiene führen zu einem Behandlungsmisserfolg oder -abbruch. Allerdings ist auch die Mitarbeit der **Eltern** wichtig, da die Patienten meistens minderjährig sind.

Folgende **Risiken** bestehen:

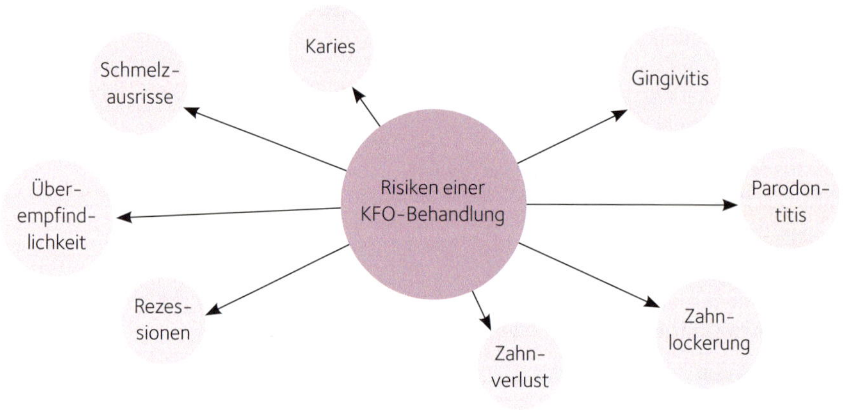

6.7 Aufgaben einer ZFA in der Kieferorthopädie

Eine ZFA in der Kieferorthopädie darf viele Tätigkeiten selbstständig durchführen:
- Anfertigen von Röntgenaufnahmen und Fotos
- Anfertigen von Abformungen der Kiefer und Erstellen von Gipsmodellen
- Anprobe von Bändern
- Reinigung der Zähne und Oberflächenversiegelung
- Assistieren beim Anbringen der Brackets
- Befestigen von Bögen
- Entfernen von Kleberesten nach dem Anbringen der Brackets
- Aufklärung des Patienten über Verhaltensregeln, Handhabung, evtl. Schrauben betätigen
- Kontrolle der Apparaturen und der Mundhygiene
- Austausch der Bögen, Gummis usw.
- Ausligieren von Bögen
- Entfernen von Klebe- und Zementresten nach der Abnahme der festsitzenden Apparatur, anschließende Politur und Fluoridierung
- Durchführen von speziellen kieferorthopädischen Prophylaxemaßnahmen
- Aufklärung des Patienten über Mundhygiene und Schulung mit speziellen Hilfsmitteln
- Vor- und Nachbereiten des Arbeitsplatzes, abgestimmt auf die jeweilige Behandlung

TERMINOLOGIE: KIEFERORTHOPÄDIE	
aktive Platte	herausnehmbare Plattenapparatur, mit der aktiv Zähne bewegt werden können
Alastic	Gummiring, der den Bogen im Bracket hält
Aligner (engl. to align = ausrichten)	Serie von transparenten Kunststoffschienen zur KFO-Behandlung von Erwachsenen
bimaxillär	beide Kiefer betreffend
Bracket (= Attachment)	Befestigungselement für festsitzende KFO-Apparaturen, am Zahn adhäsiv angebracht
Delaire-Maske	extraorales KFO-Gerät zur Behandlung eines zu kleinen Oberkiefers; wirkt wachstumshemmend auf den Unterkiefer
Distalisierung	Bewegung von Zähnen nach distal
Elastics	Gummizüge, die bei der Behandlung mit Bracketsystemen eingesetzt werden, um die Lagebeziehung von OK und UK zu verändern
Extrusion	Bewegung des Zahnes aus dem Kiefer heraus
FKO-Apparatur	funktionskieferorthopädische Geräte, die passiv die Funktionen des Kausystems beeinflussen
Headgear	extraoraler Gesichtsbogen mit Innen- und Außenbogen
intermaxillär	zwischen OK und UK verlaufend
intramaxillär	zwischen Zähnen eines Kiefers verlaufend
Intrusion	Bewegung eines Zahnes in den Kiefer hinein
Kephalometrie	Schädelvermessung, z. B. mithilfe eines Röntgenbildes
Kieferorthopädie (KFO) (griech. orthos = gerade; paideia = Erziehung)	Fachgebiet der Zahnmedizin, das sich mit der Verhütung, Erkennung und Behandlung von Zahn- und Kieferfehlstellungen befasst
Labialbogen	Außenbogen entlang der Frontzähne an KFO-Geräten
Ligatur	Draht oder Gummischlinge zum Befestigen eines Drahtbogens im Bracket
Lingualtechnik	hierbei werden die Brackets lingual befestigt
NiTi	Nickel-Titan-Legierung
Pelotte	Verdickung aus Kunststoff
Positioner	elastische Kunststoffschiene in der Schlussphase der KFO-Behandlung zur Feineinstellung oder Zahnschutz bei Sportlern
progene Verzahnung	Unterbiss; Unterkiefer steht zu weit vorne
Retainer	KFO-Gerät zur Erhaltung der erreichten Zahn- und Kieferstellung nach der aktiven Behandlungsphase
Rezidiv	Zähne verschieben sich wieder in die alte Fehlstellung
Rotation	Drehung von Zähnen

selbstligierend	Brackets mit einem Verschlussmechanismus für den Bogen, ohne Ligaturen
Slot (Schlitz)	Schloss; Bauteil eines Brackets, hier verläuft der Bogen
thermoaktiv	unterschiedliche Eigenschaften bei verschiedenen Temperaturen
transversal	quer verlaufend

Zusammenfassung dysgnathe Verzahnung

Zahnfehlstellungen	Fehlstellung der Zahnreihen zueinander = Okklusionsanomalien	Kieferfehlstellungen = Kieferanomalien
– Zahnengstand – Zahnstellungsabweichungen – Zahnzahlabweichungen – Zahnmissbildungen – Störungen beim Zahndurchbruch	– Angle-Klassen I: regelrechte Okklusion II: Distalbiss III: Mesialbiss – tiefer Biss – Deckbiss – Kopfbiss – offener Biss – Kreuzbiss	– maxilläre Retrognathie – Mikrognathie, bei unterentwickeltem OK – maxilläre Prognathie – mandibuläre Retrognathie oder Mikrogenie (Vogelgesicht) – mandibuläre Prognathie (Progenie bei überentwickeltem UK) – Kieferkompression

Tab. 1 Übersicht über Zahn- und Kieferanomalien

AUFGABEN

1 Nennen Sie die wichtigsten diagnostischen Maßnahmen in der Kieferorthopädie.

2 Nehmen Sie Stellung zu der Benutzung eines Schnullers ab dem dritten Lebensjahr.

3 Mit welcher Apparatur kann man einen offenen Biss im Milchgebiss behandeln?

4 In welchem Alter erfolgt die reguläre KFO-Behandlung?

5 Erläutern Sie das Prinzip des Knochenumbaus.

6 Aus welchen Bauteilen besteht eine aktive Platte?

7 Nennen Sie drei Vorteile der aktiven Platte.

8 FKO-Geräte werden auch Trainingsgeräte genannt. Erklären Sie diese Bezeichnung.

9 Zählen Sie die Grundbestandteile einer Multibandapparatur auf.

10 Aus welchen Materialien bestehen die Brackets und Bögen?

11 Nennen Sie drei Vorteile des Bracketsystems.

12 Erläutern Sie die Aligner-Therapie.

13 Warum schließt sich an eine KFO-Behandlung immer eine Retentionsphase an?

14 Welche Geräte werden in der Retentionsphase verwendet?

15 Nennen Sie vier Risiken einer KFO-Behandlung.

16 Erläutern Sie die Tätigkeiten einer ZFA in einer kieferorthopädischen Praxis.

Röntgen- und Strahlenschutzmaßnahmen vorbereiten

LF 10b

1 Röntgenstrahlen
2 Digitale und analoge Röntgentechnik
3 Aufnahmetechniken
4 Bestimmungen der Röntgenverordnung

1 Röntgenstrahlen

Heutzutage kann man sich das Diagnostizieren von Erkrankungen am Skelett und an den Zähnen ohne Röntgenaufnahmen kaum noch vorstellen. Die Ärztin oder Zahnärztin möchte in den menschlichen Körper „hineinblicken“, ohne dass sie ihn operativ öffnen muss. Das gelingt ihr ein Stück weit mithilfe der Röntgenstrahlen.

Die unsichtbare Röntgenstrahlung ist eine ähnliche Strahlung wie Licht. Sie ist jedoch viel energiereicher als Licht und kann Materie durchdringen. Dabei wird die Strahlung von verschiedenen Stoffen unterschiedlich stark absorbiert (aufgenommen).
Knochen und Kalkablagerungen im menschlichen Körper absorbieren die Röntgenstrahlung etwa 40-mal so stark wie Muskeln und andere Gewebe. Diese Eigenschaft der Röntgenstrahlen machen sich Medizin und Zahnmedizin zunutze.

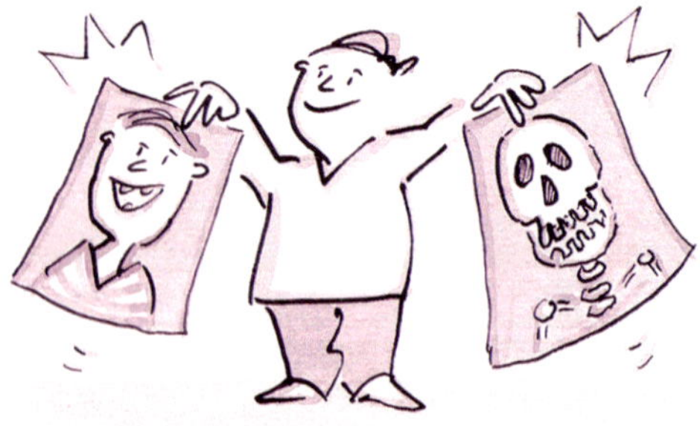

Wenn eine Röntgenaufnahme angefertigt werden soll, bringt man das zu untersuchende Gebiet (z. B. Hand, Kiefer) auf bzw. vor einen lichtundurchlässigen Bildträger. Das kann ein herkömmlicher Film, aber auch eine Speicherfolie oder Sensor sein. Anschließend wird der Bereich mit Röntgenstrahlen „durchleuchtet“.

Ein belichteter Bildträger ist ein Negativ. Das bedeutet, dass strahlendurchlässige Bereiche des Körpers wie Weichgewebe auf dem Röntgenbild **dunkel** abgebildet werden. Strahlenundurchlässige Bereiche wie Metallkronen, Füllungen und die Zahnhartsubstanz erscheinen dagegen **hell**, da der dahinterliegende Bildträger nicht belichtet, d. h. nicht geschwärzt wird.

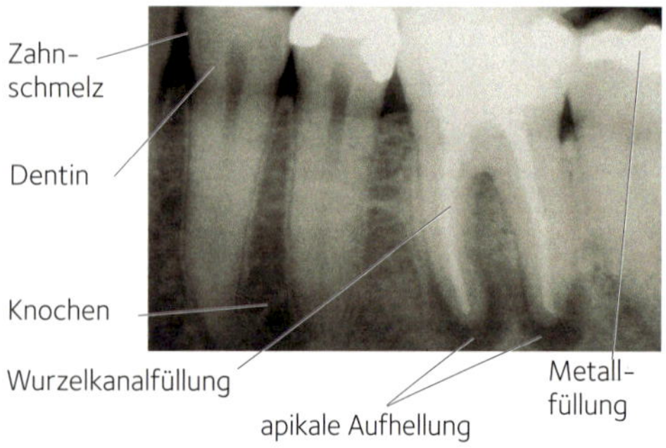

Abb. 1 Kontrollröntgenaufnahme nach Wurzelkanalbehandlung an Zahn 36. Apikale Aufhellung an Zahn 36; die apikale Parodontitis kann nach der Wurzelkanalbehandlung abheilen, da der Entzündungsreiz beseitigt wurde.

HINWEIS

Wenn man von einer Aufhellung spricht, sind dunkel erscheinende Veränderungen im Röntgennegativ gemeint. So deutet z. B. eine apikale Aufhellung auf eine Entzündung und Knochenauflösung im Bereich der Wurzelspitze hin (s. Abb. 1). Eine Verschattung ist dagegen eine hell erscheinende Veränderung im Röntgennegativ (z. B. eine Metallfüllung). Die Kieferhöhle erscheint im gesunden Zustand schwarz, weil sie nur mit Luft gefüllt ist. Ist sie mit Eiter gefüllt, wird sie verschattet abgebildet, d. h. sie erscheint hell.

MERKE

Aufhellung	strahlendurchlässiger, auf dem Bildträger dunkler Bereich
Verschattung	weniger strahlendurchlässiger, auf dem Bildträger heller Bereich

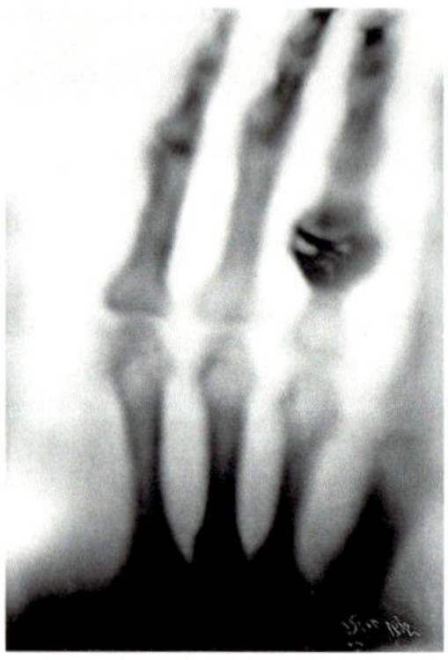

Die Hand von Röntgens Ehefrau Bertha Röntgen

EXKURS

Die Röntgenstrahlen wurden 1895 vom deutschen Physiker Wilhelm Conrad Röntgen (1845–1923) entdeckt, die er „X-Strahlen“ nannte. Später bekam er für diese Entdeckung den Nobelpreis und die Strahlen wurden nach ihm benannt. Im englischsprachigen Raum werden sie auch heute noch als „X-rays“ bezeichnet. Um die Handknochen seiner Frau sichtbar zu machen, benötigte Herr Röntgen eine Bestrahlungszeit von 25 Minuten, heute dauert der gleiche Vorgang den Bruchteil einer Sekunde. Die schädigende Wirkung der Röntgenstrahlen war zu der Zeit noch nicht bekannt. Anna-Bertha Röntgen starb später an Krebs.

1.1 Eigenschaften der Röntgenstrahlen

Die Röntgenstrahlen gehören zu den **elektromagnetischen Wellen**. Daher haben sie teilweise die gleichen Eigenschaften wie Lichtstrahlen. Elektromagnetische Wellen unterscheiden sich in der Frequenz, gemessen in Hertz (Hz), und der Wellenlänge. Wellen mit niedriger Frequenz haben eine große Wellenlänge, bei hoher Frequenz ist die **Wellenlänge** gering (s. Abb. 1).

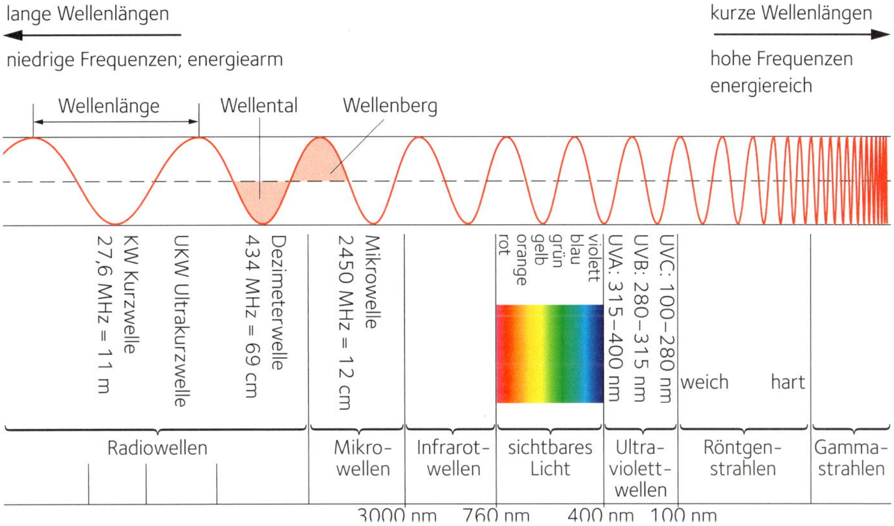

Abb. 1 Spektrum der elektromagnetischen Wellen (1 nm = ein millionstel Millimeter)

Wichtige **Eigenschaften** der Röntgenstrahlen:

- Sie breiten sich mit **Lichtgeschwindigkeit** aus.
- Sie sind **unsichtbar**, der Mensch kann sie nicht wahrnehmen.
- Sie können **feste** Körper durchdringen, die für Lichtstrahlen undurchlässig sind. Die Durchdringungsfähigkeit hängt von der Dichte und Dicke des Stoffes ab.
- Sie **belichten** fotografische Filme.
- Sie bringen **fluoreszierende Stoffe** zum Leuchten. Diese nehmen die Energie der Röntgenstrahlen auf und geben sie als sichtbares Licht wieder ab.
- Sie haben eine **ionisierende Wirkung**, d. h., durch ihre hohe Energie können sie Elektronen aus neutralen Teilchen herausschleudern und diese dadurch zu Ionen, also positiv und negativ geladenen Teilchen, machen.
- Wenn sie auf Materie (z. B. auf ein Körperteil) treffen, dann werden sie geschwächt und abgelenkt. Es entsteht **Streustrahlung**. Durch geeignete Schutzschichten wie Blei können sie **abgeschirmt** werden. Die Dicke der Bleischicht wird mit einem Bleigleichwert angegeben. Dieser muss bei einer Schutzschürze und einem Schutzschild mindestens 0,4 mm betragen.
- Sie werden durch mehr Abstand **geschwächt**. Von der Strahlenquelle (›Fokus) ausgehend, breitet sich die Streustrahlung, die beim Auftreffen auf Materie entsteht, fächerförmig aus. Die bestrahlte Fläche, auf der sich die Strahlenmenge verteilt, wird, je weiter die Strahlenquelle entfernt ist, immer größer. Dadurch nimmt die Strahlungsintensität ab. Es gilt das **Abstandsquadratgesetz** (s. Abb. 2):

HINWEIS

Je höher die Frequenz einer Welle ist, also je kürzer eine Welle ist, desto energiereicher und damit wirksamer bzw. schädlicher im Gewebe ist sie.

Fokus, S. 388

MERKE

Die Intensität der Röntgenstrahlung nimmt mit dem Quadrat der Entfernung von der Strahlenquelle ab. Dagegen wird die bestrahlte Fläche mit dem Abstand im Quadrat von der Strahlenquelle größer.

- Sie haben eine ›**schädigende** Wirkung auf das menschliche Gewebe und Erbgut. Die erhaltene Röntgenstrahlung addiert sich im Laufe des Lebens eines Menschen zu immer höheren Dosen. Erst viel später können Folgeschäden auftreten. Auch kleine Mengen können bereits eine Krebserkrankung auslösen, aber die Wahrscheinlichkeit ist sehr gering. Sie nimmt mit steigender Dosis zu.

schädigende Wirkung von Röntgenstrahlung, S. 408

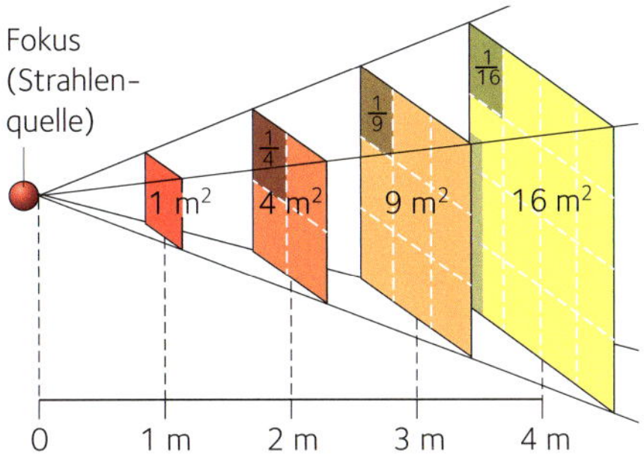

Abb. 2 Abstandsquadratgesetz. Die bestrahlte Fläche nimmt im Quadrat zu; die Strahlenintensität nimmt im Quadrat ab.

1.2 Die Erzeugung von Röntgenstrahlen in einer Röntgenröhre

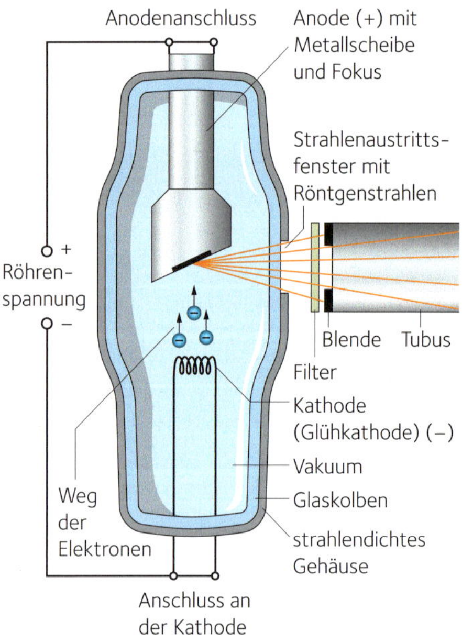

Abb. 1 Röntgenröhre (Prinzip)

Um eine Röntgenaufnahme zu erstellen, müssen Röntgenstrahlen erzeugt werden.

Röntgenstrahlung entsteht, wenn **Elektronen** mit hoher Geschwindigkeit auf eine Metallplatte prallen. Dazu werden spezielle Röntgenröhren gebaut, die wie eine „Lampe" die unsichtbare energiereiche Strahlung erzeugen (s. Abb. 1).

Röntgenröhren bestehen aus einer **Kathode**, dem negativen Pol, und einer **Anode**, dem positiven Pol. Die Kathode wird auch als Glühkathode bezeichnet. Sie besteht aus dem hitzebeständigen Material Wolfram. Die Kathode wird aufgeheizt, es treten Elektronen aus. Mithilfe einer angelegten **Hochspannung** zwischen Kathode und Anode werden die Elektronen zur Anode hin beschleunigt.

Dort prallen sie auf eine **Metallscheibe**. Durch das plötzliche **Abbremsen** wird die Bewegungsenergie der Elektronen umgewandelt in Wärme (99 %) und in Röntgenstrahlen (1 %). Damit die Röntgenstrahlen nicht unkontrolliert austreten, ist die Röntgenröhre mit einem Schutzmantel aus **Blei** versehen, der die Röntgenstrahlen nicht hindurchdringen lässt.

Nur durch ein kleines **Strahlenaustrittsfenster** und den daran anschließenden Tubus werden die Röntgenstrahlen auf das zu untersuchende Gebiet (z. B. Kiefer) gerichtet.

Damit die Elektronen noch schneller zur Anode gelangen können, wird in der Röntgenröhre ein **Vakuum** hergestellt. Dieser Raum wird durch einen Glaskolben von dem übrigen Röhrenraum abgetrennt.

Die Stelle der Anode, an der die Elektronen aufkommen und die Röntgenstrahlen erzeugen, d. h. die Strahlenquelle, wird als **Brennfleck** oder **Fokus** bezeichnet.

Der **Tubus** ist ein röhrenförmiger Vorsatz am Strahlenaustrittsfenster. Bei den heute üblichen Röntgengeräten wird ein sogenannter Langtubus verwendet. Seine **Funktionen**:

- Der Langtubus ist eine Hilfe beim **Einstellen** des Strahlengangs (s. Abb. 2, 3).
- Der **Abstand** zwischen der Strahlenquelle, dem Fokus, und der Haut des Patienten muss mindestens 20 cm betragen, da sonst Hautschädigungen auftreten können. Dies garantiert ein Langtubus.
- Die Röntgenstrahlen, die sich wie das Licht einer Taschenlampe fächerartig ausbreiten würden, werden mithilfe der Bleiummantelung des Tubus und der Blende gebündelt. Diesen Fächer an Strahlen nennt man das **Nutzstrahlenbündel**, die Fläche, die sie letztlich „beleuchten", das **Nutzstrahlenfeld** (s. Abb. 4). Im Zentrum des Nutzstrahlenbündels denkt man sich den **Zentralstrahl**, der für die richtige Einstellung des Tubus wichtig ist.

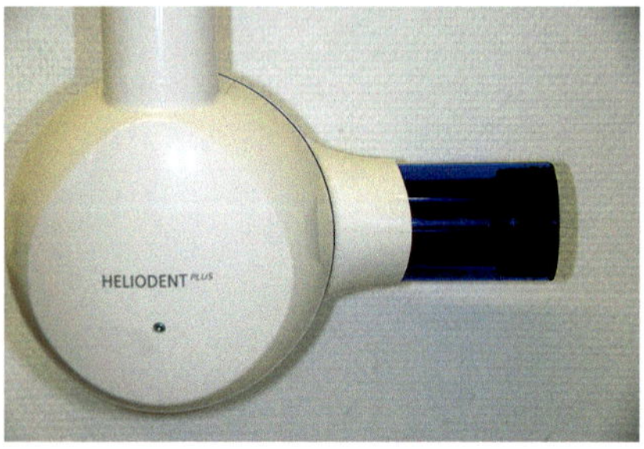

Abb. 2 Tubus

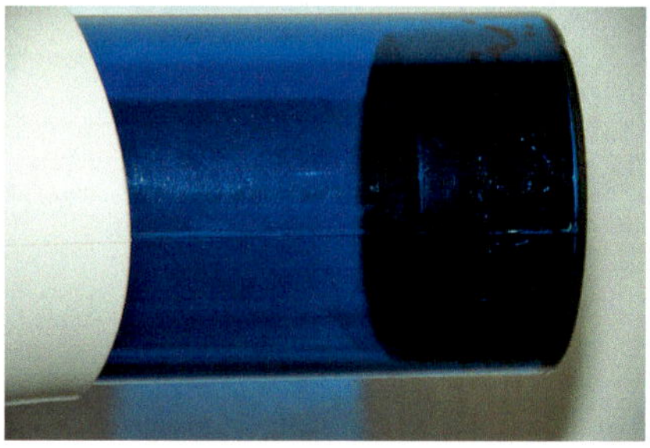

Abb.3 Einstellstrich am Tubus

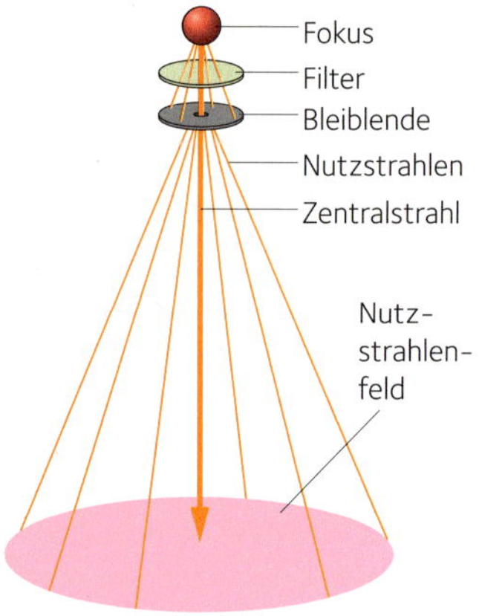

Abb. 4 Nutzstrahlenbündel, Nutzstrahlenfeld und Zentralstrahl

Im Tubus befindet sich nah am Strahlenaustrittsfenster ein **Filter** aus Aluminiumblech. Dieser filtert die weichen Röntgenstrahlen, die nicht zur Bildentstehung beitragen, heraus und lässt die harten hindurch. So wird der Patient weniger belastet.

Nach dem Filter ist im Inneren des Tubus eine Blende angebracht (s. Abb. 1, 2). Diese kann kreisförmig oder, wie bei den heutigen Röntgengeräten üblich, rechteckig sein.

Sie grenzt das Bündel der Röntgenstrahlen noch mehr ein. Dadurch wird die Strahlenbelastung weiter reduziert, die bestrahlte Hautfläche ist nicht größer als 6 cm im Durchmesser.

Außerdem wird die Bildqualität verbessert.

Allerdings kann der Blendenrand bei einer falschen Einstellung einen Teil des Films überlagern und dadurch das Bild „beschneiden".

Eine Reduktion der Strahlenbelastung erfolgt auch, wenn man einen möglichst kleinen Bildträger wählt und dadurch die bestrahlte Fläche reduzieren kann.

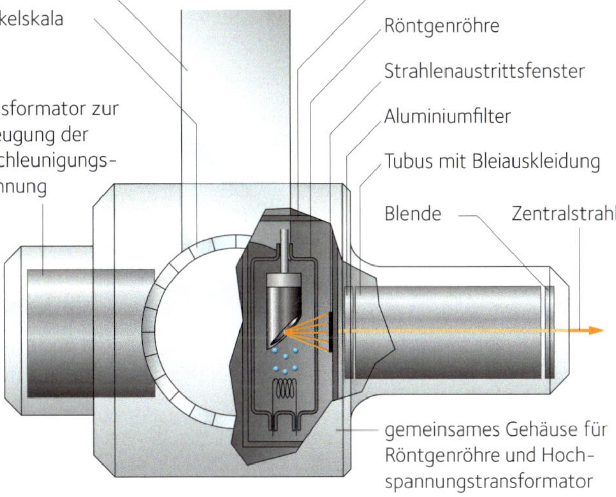

Abb. 1 Aufbau einer Röntgenröhre

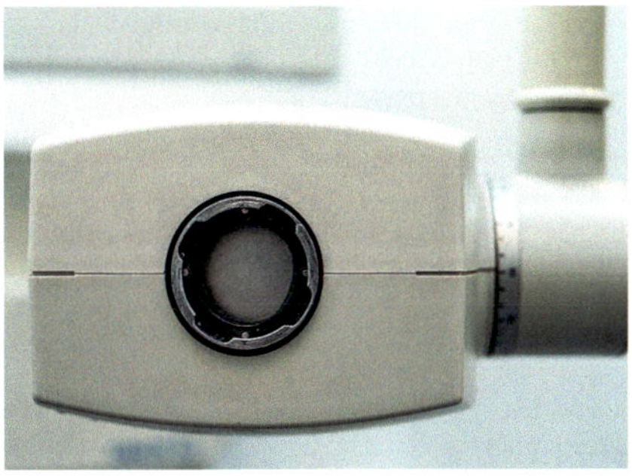

Abb. 2 Blende im Tubus

1.3 Beeinflussung der Röntgenstrahlen

Das Durchdringungsvermögen der Röntgenstrahlen und die Bildentstehung werden durch folgende **drei Parameter** (Größen) beeinflusst:

- Röhrenspannung
- Stromstärke
- Belichtungszeit

Röhrenspannung in Kilovolt (kV)	Wenn eine höhere Spannung angelegt wird, so ist die Aufprallgeschwindigkeit der Elektronen an der Anode höher. Dadurch entstehen härtere Röntgenstrahlen, die ein besseres Durchdringungsvermögen durch den Körper haben. Für einen Erwachsenen wird eine höhere kV-Zahl benötigt als für ein Kind. Bei Dentalgeräten liegt die Spannung meist fest auf 70 kV eingestellt, bei ›OPG-Geräten ist sie zwischen 60 und 80 kV.
Stromstärke in Milliampere (mA)	Wird die Stromstärke erhöht, so treten an der Kathode mehr Elektronen aus. Dies hat zur Folge, dass mehr Röntgenstrahlen entstehen. Bei Dentalgeräten ist die Stromstärke meist fest eingestellt (7 mA), bei OPG-Geräten variiert sie je nach Programm.
Belichtungszeit in Sekunden (s)	Je länger die Belichtungszeit ist, desto schwärzer wird die Aufnahme. Die Belichtungszeit ist bei Dentalgeräten abhängig davon, welche Zahngruppe geröntgt wird und wie die Empfindlichkeit des Films ist. Bei OPG-Geräten beträgt die Belichtungszeit ca. 15 s. Sie ist durch die Dauer der Rotation um den Kopf des Patienten vorgegeben.

Orthopantomogramm, S. 402

HINWEIS

Einstellungen bei Dentalröntgengeräten (s. Abb. 1)
Spannung und Stromstärke sind fest eingestellt: 70 kV und 7mA.
Die Einschaltdauer ist variabel, abhängig von der Zahnregion, die geröntgt wird.

Einstellungen bei OPG-Geräten (s. Abb. 2)
Stromstärke und Einschaltdauer sind fest vorgegeben: Zeit ca. 15 s, bis die Röhre um den Kopf des Patienten rotiert ist.
Die Röhrenspannung ist variabel, abhängig von der Größe des Patienten (Kind, Frau oder Mann), einstellbar auf ca. 60–80 kV.

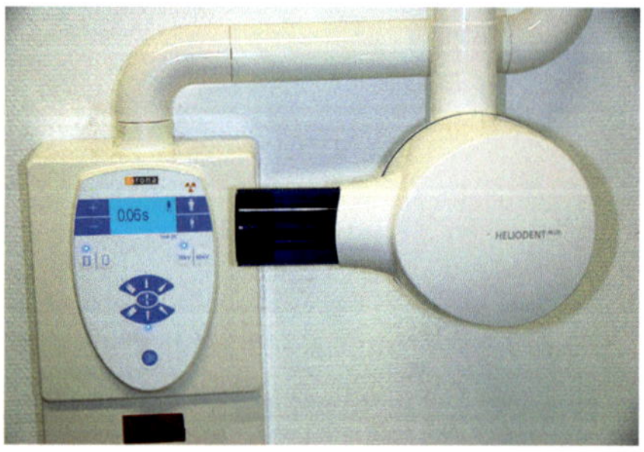

Abb. 1 Röntgenanlage für intraorale Aufnahmen

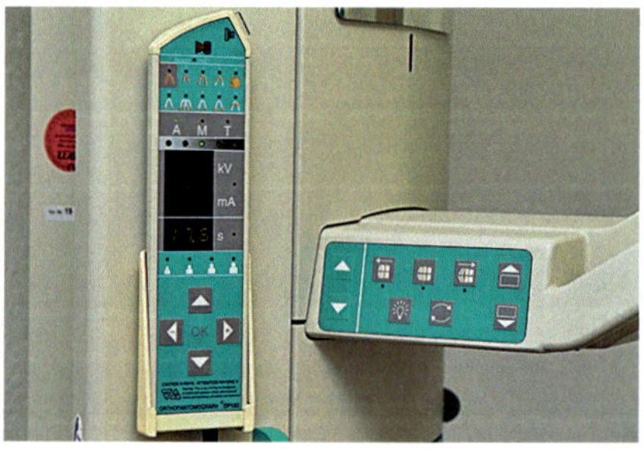

Abb. 2 Bildauslöser eines ❯OPG-Geräts

Orthopantomogramm, S. 402

TERMINOLOGIE: RÖNTGENSTRAHLEN	
Elektronen	negativ geladene Teilchen
fluoreszierende Stoffe	Stoffe, die bei der Bestrahlung Energie aufnehmen und als sichtbares Licht wieder abgeben
Fokus (= Brennfleck, Strahlenquelle)	Fleck, an dem die Röntgenstrahlen entstehen, wenn die Elektronen auf die Anode aufprallen
Frequenz	Schwingungshäufigkeit; Einheit: Hertz (Hz); 1 Hz = 1 Welle pro Sekunde
Ionen	durch Abgabe oder Aufnahme von Elektronen positiv oder negativ geladenes Teilchen
Vakuum	luftleerer Raum

AUFGABEN

1 Erläutern Sie die beiden Begriffe Aufhellung und Verschattung.

2 Zählen Sie fünf Eigenschaften der Röntgenstrahlen auf.

3 Zeichnen Sie den Aufbau einer Röntgenröhre.

4 Nennen Sie die drei Funktionen eines Langtubus.

5 Welchen Zweck erfüllt der Filter im Tubus?

6 Welchen Zweck erfüllt die Blende im Tubus?

7 Nennen Sie die drei Parameter, die die Bildentstehung durch Röntgenstrahlen beeinflussen.

2 Digitale und analoge Röntgentechnik

Zur Anfertigung einer Röntgenaufnahme wird der Bildträger hinter das zu untersuchende Gebiet (z. B. mehrere Zähne) eingelegt (s. Abb. 1). Der Bildträgerrand liegt parallel zur Okklusionsfläche der Zähne und überragt diese um ca. 3 mm. Diese Art von Aufnahmen werden auch Zahnfilmaufnahmen genannt. Sie geben das Gebiet von zwei bis drei Zähnen wieder.

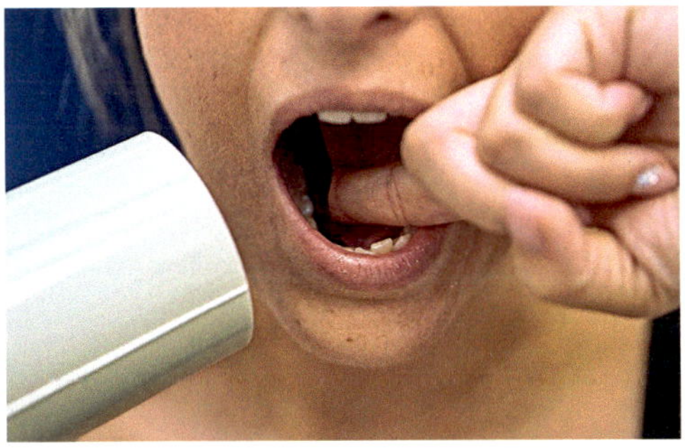

Abb. 1 Die Patientin hält den Bildträger.

2.1 Bildträger beim digitalen Röntgen

Beim digitalen Röntgen werden zwei verschiedene Bildträger genutzt. Das direkte System verwendet Sensoren, das indirekte System Speicherfolien. Das Bild erscheint dann auf einem Computer-Bildschirm.

2.1.1 Sensoren

Die Röntgenstrahlen treffen auf den Sensor und werden in elektrische Signale umgewandelt. Der Sensor ist mit dem PC über ein Kabel direkt verbunden. (s. Abb. 2). Dieses Kabel verläuft vom Mund des Patienten zum Computer, wo die Signale digitalisiert werden. Das Bild erscheint sofort auf dem Monitor und kann gespeichert werden (s. Abb. 3).

Es gibt verschiedene Arten von Sensoren. Sie sind dicker als konventionelle Zahnfilme und schwieriger im Mund des Patienten zu positionieren. Das Kabel darf nicht geknickt werden und die Hygieneschutzhülle darf nicht verrutschen.

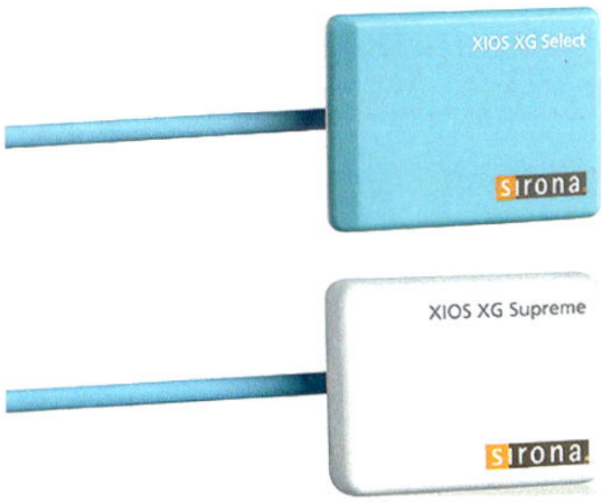

Abb. 2 Sensoren für digitales Röntgen

Ein Sensor ist wesentlich teurer als eine Speicherfolie, hat aber eine längere Lebensdauer.

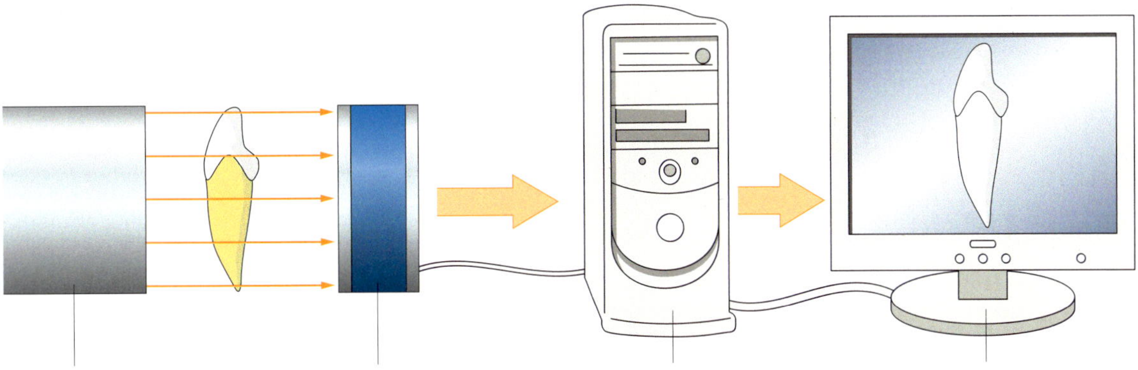

Abb. 3 Digitales Röntgen mit einem Sensor (Prinzip)

2.1.2 Speicherfolien

Die Speicherfolien haben eine große Ähnlichkeit mit den Zahnfilmen, da sie die gleichen Formate haben (s. Abb. 1, 2). Sie sind kabellos, benötigen aber ebenfalls eine Hygieneschutzhülle. Es gibt sie für intraorale Aufnahmen, aber auch für Aufnahmen mit einem OPG-Gerät. Allerdings wird bei den Speicherfolien das Bild nicht sofort sichtbar, sondern erst einmal zwischengespeichert. Es ist ein zusätzlicher Arbeitsschritt notwendig, nämlich das Auslesen in einem Laser-Scanner (s. Abb. 3). Hierbei werden die elektrischen Signale an den PC weitergegeben und digitalisiert. Kurze Zeit später erscheint das Bild auf dem Monitor (s. Abb. 4). Die Speicherfolie kann nun gelöscht werden. Etwa 1000 Aufnahmen lassen sich mit einer Speicherfolie angefertigen. Ihre Oberfläche ist jedoch relativ empfindlich, sie darf nicht zerkratzt werden.

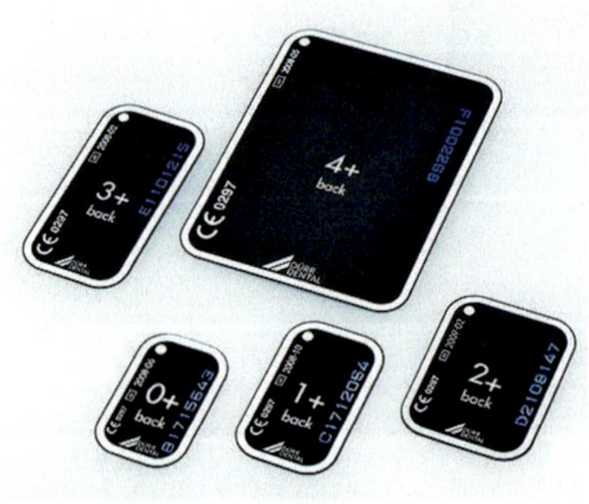

Abb. 1 Speicherfolien in den Formaten der Zahnfilme

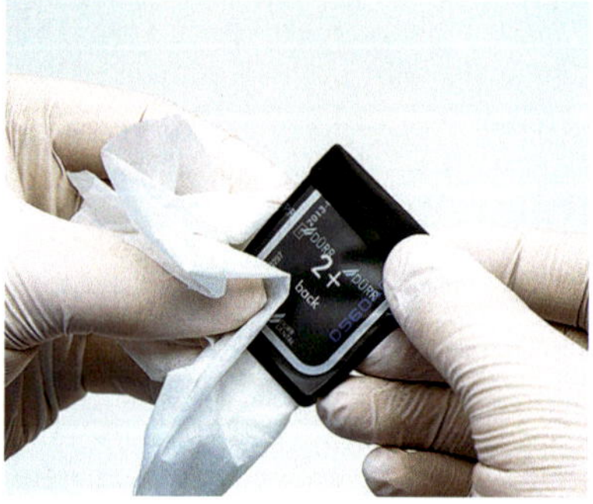

Abb. 2 Die Schutzhülle einer Speicherfolie wird desinfiziert.

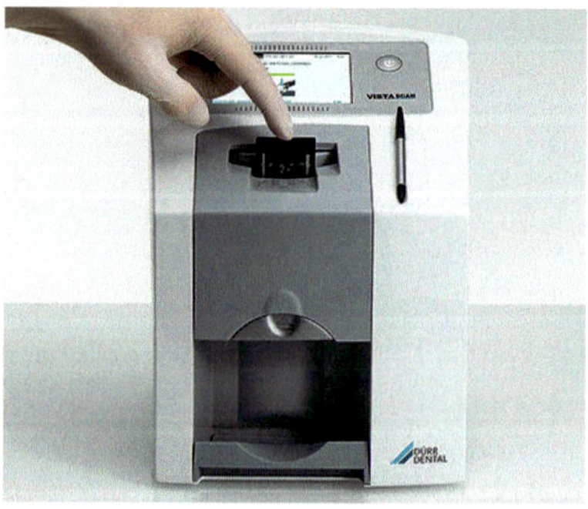

Abb. 3 Laser-Scanner

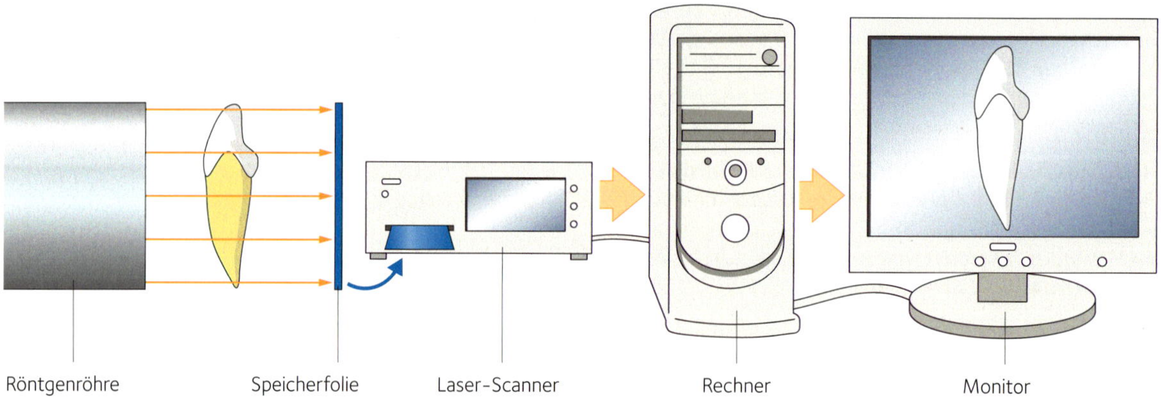

Abb. 4 Röntgen mit Speicherfolien (Prinzip)

2.2 Bildträger beim analogen Röntgen

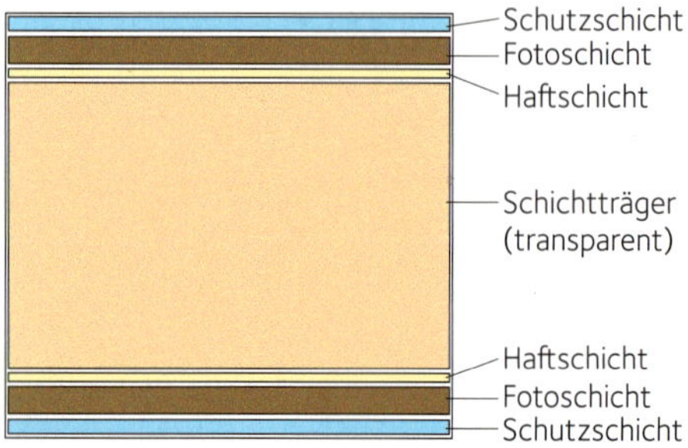

Abb. 5 Aufbau eines Röntgenfilms (Querschnitt)

In der Zahnmedizin verwendete Röntgenfilme sind **doppelseitig beschichtet**, wodurch sie strahlenempfindlicher sind. In der Mitte befindet sich der Schichtträger (s. Abb. 5).

Dieser ist von beiden Seiten in eine Haftschicht eingebettet, eine Art Klebeschicht, die die nachfolgende Schicht mit dem Schichtträger verbindet. Auf die Haftschicht folgt eine Fotoschicht. Dabei handelt es sich um eine Emulsion, die lichtempfindliche Silberbromidteilchen (AgBr) enthält. Den Abschluss bildet eine Schutzschicht, die vor mechanischer Beschädigung schützt.

2.2.1 Größe und Verpackung eines Zahnfilms für intraorale Aufnahmen

Zahnfilmformate

Es gibt unterschiedliche Zahnfilmformate, abhängig davon, für welchen Zweck sie eingesetzt werden (s. Tab. 1). Auch gibt es sie in unterschiedlichen Empfindlichkeitsklassen. Je höher die Filmempfindlichkeit ist, desto weniger Röntgenstrahlung wird benötigt, um ein hochwertiges Bild zu erhalten. Die Einteilung erfolgt nach sogenannten „Speed-Klassen", z. B. D-, E- und F-Klasse. Je höher der Buchstabe ist, desto empfindlicher ist der Röntgenfilm.

	Standard-Zahnfilm	Kleiner Zahnfilm	Bissflügel-Zahnfilm	Großer Zahnfilm
Größe	3 × 4 cm	2 × 3 cm	2,5 × 5,5 cm	5,5 × 7,5 cm
Verwendung	Aufnahme von bis zu drei Zähnen	bei Kindern oder beengten Platzverhältnissen	zur Diagnostik von Approximalkaries; die Wurzeln werden nicht abgebildet	Aufbissfilm für Aufbissaufnahmen des Mundbodens oder des Gaumendaches

Tab. 1 Zahnfilmformate

Verpackung eines Zahnfilms

Der Zahnfilm ist eingebettet in **schwarzes** Papier, sodass er vor Lichteinfall geschützt ist (s. Abb. 1). Auf der Rückseite befindet sich eine Metallfolie aus **Blei**.

Sie hat zwei Aufgaben:
- Sie schützt das Gewebe hinter dem Film vor Strahlung.
- Sie schützt den Film vor Streustrahlung (Rückstrahlung) von hinten, wodurch die Bildqualität schlechter werden würde.

Das Ganze ist umhüllt von einer licht- und speicheldichten **Kunststoffhülle**.

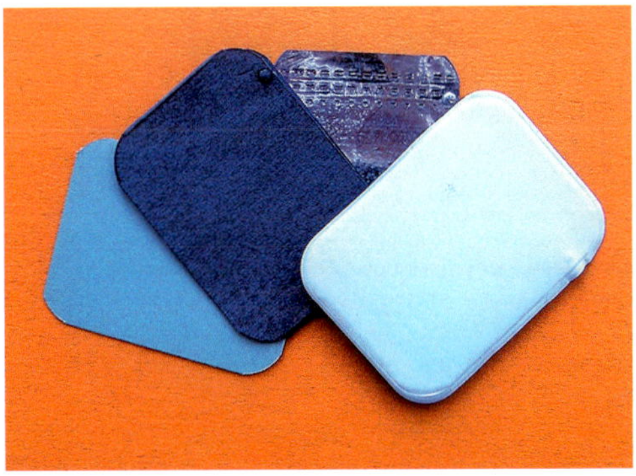

Abb. 1 Verpackung eines Zahnfilms

HINWEIS

Die Bleifolie muss gesondert gesammelt und als Sondermüll entsorgt werden.

Filme haben ein Verfallsdatum. Sie sind in der Regel sechs Monate lang haltbar.

HINWEIS

Um am ausgepackten Film Vorder- und Rückseite unterscheiden zu können, ist auf der Vorderseite eine Erhebung angebracht, die man ertasten kann. Die Vorderseite des Films zeigt zum Tubus, die Erhebung liegt okklusal.

2.2.2 Entwicklung und Fixierung von konventionellen Röntgenfilmen

Wenn ein Film belichtet wird, entsteht ein latentes Bild: Die Silberbromidteilchen (AgBr-Teilchen) werden durch die Belichtung verändert, aber das Bild ist **noch nicht sichtbar**. Erst durch die chemische Entwicklung werden die belichteten AgBr-Teilchen in schwarzes metallisches Silber umgewandelt – das Bild wird **sichtbar** gemacht. In diesem Zustand ist der Film noch lichtempfindlich. Solange der Film lichtempfindlich ist, muss in der **Dunkelkammer** gearbeitet werden.

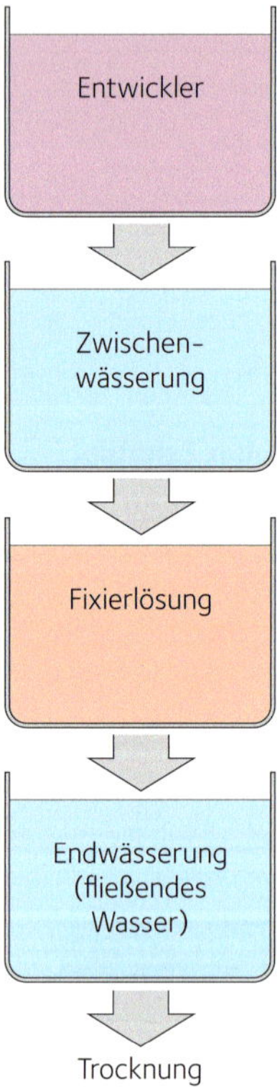

Abb. 1 Röntgenfilmentwicklung von Hand

Die Röntgenfilmentwicklung von Hand erfolgt in fünf Schritten (s. Abb. 1):

- In der **Entwicklerlösung** werden die belichteten Silberbromidteilchen in schwarzes Silber umgewandelt. Das Bild wird sichtbar gemacht, ist jedoch noch lichtempfindlich.
- Der Entwickler wird in einer **Zwischenwässerung** abgespült, damit das anschließende Fixierbad nicht verunreinigt wird (sonst besteht die Gefahr der Bildung von Farbschleiern). Dieser Schritt entfällt bei Entwicklungsautomaten, da der Film zwischen zwei Rollen trockengepresst wird. Auch jetzt ist der Film noch lichtempfindlich.
- In der **Fixierlösung** werden die unbelichteten Silberbromidteilchen herausgelöst. Fein verteilte Silberkörnchen bleiben erhalten; sie erzeugen das sichtbare Bild. Das Bild wird in der Fixierlösung haltbar (lichtunempfindlich) gemacht; es kann nun nicht mehr nachbelichtet werden.
- Alle Chemikalien werden mit Wasser abgespült (**Endwässerung**).
- Anschließend wird der Film **getrocknet**, meist mittels Warmluft oder Infrarotlicht. Dadurch wird die Oberfläche hart und unempfindlich.

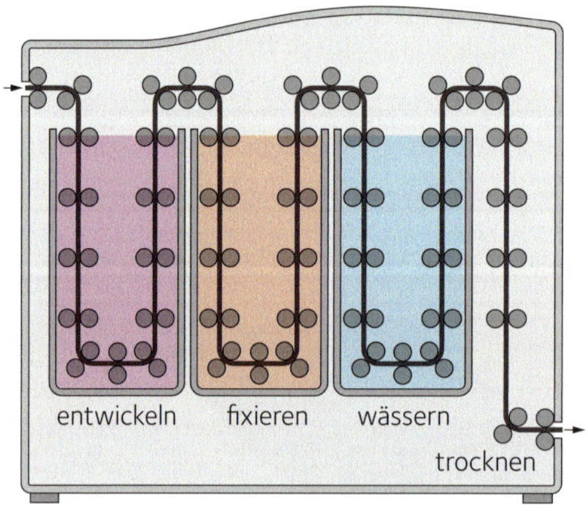

Abb. 2 Filmentwicklung im Entwicklungsvollautomaten (schematische Darstellung)

In den meisten Zahnarztpraxen wird die Röntgenfilmentwicklung mithilfe von **Entwicklungsautomaten** erledigt. Der Film wird nur noch eingeschoben und hinten wieder „ausgespuckt" (s. Abb. 2). Er wird von Transportrollen durch die Bäder geführt. Die Zwischenwässerung entfällt, da Quetschrollen die Entwicklerflüssigkeit auspressen. Entwickler und Fixierer werden mit Thermostaten auf einer geräteabhängigen, konstanten Temperatur gehalten, sodass der gesamte Ablauf nur noch ein paar Minuten dauert statt wie bei der Handentwicklung ca. 20 Minuten.

Nachdem Entwickler und Fixierer verbraucht sind, müssen sie in getrennten Behältern als Sondermüll entsorgt werden.

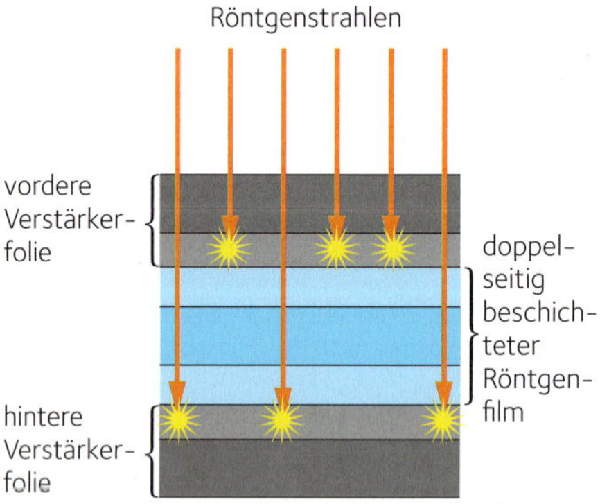

Abb. 3 Aufbau einer Filmkassette mit Verstärkerfolien

2.3 Extraorale Filmkassetten

Orthopantomogramm, S. 402

Um die Strahlenbelastung des Patienten möglichst gering zu halten, werden alle extraoralen Aufnahmen in der Zahnarztpraxis, wie z. B. das ❯Orthopantomogramm, mithilfe von Verstärkerfolien angefertigt. Dazu wird der Bildträger vor der Röntgenaufnahme in eine Metallkassette gelegt, die auf beiden Innenseiten jeweils eine Verstärkerfolie enthält (s. Abb. 3).

Beide Folien müssen fest an den Bildträger gepresst und dürfen nicht verkratzt werden. Die Verstärkerfolien sind mit einem fluoreszierenden Stoff belegt. Bei der Röntgenaufnahme wird die Eigenschaft der Röntgenstrahlen ausgenutzt, dass sie fluoreszierende Stoffe zum Leuchten bringen. Die Energie der Röntgenstrahlung wird in Licht umgewandelt, das dann den Film zusätzlich belichtet. Nur 5 % der Filmschwärzung kommen von der Röntgenstrahlung, 95 % kommen vom Fluoreszenzlicht.

HINWEIS

Die Filmkassette und die Verstärkerfolien müssen in Abständen von ca. drei Monaten vorsichtig gereinigt werden.

Die Strahlenbelastung bei einem Orthopantomogramm entspricht nur der von ca. vier Aufnahmen mit kleinen Bildträgern, obwohl der gesamte Ober- und Unterkiefer abgebildet wird. Die übliche Größe eines OPG-Bildträgers beträgt ca. 12 × 30 cm.

2.4 Vorteile und Nachteile digitaler Röntgentechnik

Seit 1989 gibt es die Möglichkeit des digitalen Röntgens. Mittlerweile wird überwiegend digital geröntgt, sodass das digitale Röntgen die konventionelle Technik ersetzt. Auf **Ausdrucke** sollte man allerdings verzichten, da dabei die Qualität der Bilder erheblich schlechter wird. Die digitale Röntgentechnik hat folgende Vor- und Nachteile:

Vorteile der digitalen Röntgentechnik	Nachteile der digitalen Röntgentechnik
reduzierte Strahlendosis für den Patienten	gegenüber Zahnfilmen schwierigere Handhabung der Sensoren im Mund
schnelle Bilderzeugung	höhere Anschaffungskosten
keine Filmentwicklung mit umweltbelastenden Chemikalien notwendig Dunkelkammer, Entwicklungsautomat, Chemikalienentsorgung entfallen	PC-Ausstattung aller Behandlungsplätze notwendig das Anfertigen, aber auch Betrachten der Röntgenfilme ist nur in Abhängigkeit von Computern und Speichermedien möglich
einfache, platzsparende Archivierung der Röntgenbilder sie sind schnell verfügbar	die Sensoren sind kleiner als die normalen Zahnfilme, eine genauere Tubuseinstellung ist erforderlich
Möglichkeiten der Bildbearbeitung wie Detailvergrößerung, Längenmessung der Kanäle Belichtungsfehler können ausgeglichen werden	Probleme des Datenschutzes; beim Versand per E-Mail ist eine Verschlüsselung notwendig sehr gute Drucker sind notwendig, wenn Ausdrucke erforderlich sind
digitale Weitergabe der Bilder an andere Ärzte per CD oder E-Mail oder in einen anderen Behandlungsraum mit vernetztem Computer ist möglich	

TERMINOLOGIE: RÖNTGENTECHNIK	
Emulsion	Gemisch aus fein verteilten, nicht ineinander löslichen Flüssigkeiten; z. B. die Öl-in-Wasser-Emulsion Milch
latent	versteckt, nicht sichtbar

AUFGABEN

1 Erklären Sie den Weg vom Auslösen bis zur Bildentstehung beim digitalen Röntgen.

2 Zählen Sie drei Vorteile und drei Nachteile des digitalen Röntgens auf.

3 Zeichnen Sie den Aufbau eines konventionellen Zahnfilms.

4 Nennen Sie drei übliche Zahnfilmformate und deren Verwendung.

5 Welche Funktion hat die Bleifolie auf der Rückseite des Zahnfilms?

6 Was sind Verstärkerfolien?

7 Was passiert in der Entwicklerlösung mit dem Röntgenbild?

8 Was passiert in der Fixierlösung mit dem Röntgenbild?

3 Aufnahmetechniken

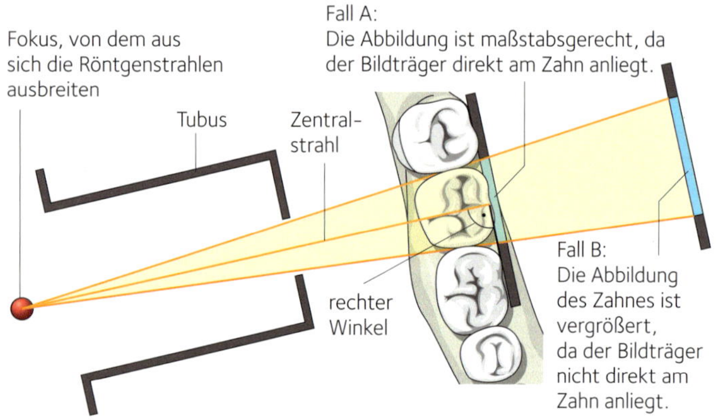

Abb. 1 Korrekte Abbildung der Zähne durch Anlegen des Bildträgers direkt an den Zahn (Prinzip; Darstellung nicht maßstabsgerecht)

Die Aufnahmetechniken sind beim digitalen Röntgen die gleichen wie beim konventionellen Röntgen.

Die Röntgenstrahlen kommen in einem Bündel aus dem Tubus heraus. Den mittleren Strahl dieses Nutzstrahlenbündels bezeichnet man als **Zentralstrahl**.

In der Zahnmedizin sind originalgetreue, nicht verzerrte Abbildungen anzustreben. Folgende Bedingungen sollten eingehalten werden:

- Je **geringer** der Abstand zwischen dem zu röntgenden Zahn und dem Bildträger ist, desto geringer ist die Vergrößerung des Zahns (s. Abb. 1). Daher bringt man den Bildträger direkt an den Zahn.
- Der Zentralstrahl trifft im **rechten Winkel** auf die Zahnebene und den Bildträger. Diese stehen parallel zueinander.

Aufgrund anatomischer Gegebenheiten ist dies bei Zahnaufnahmen nicht immer möglich. Daher gibt es verschiedene Aufnahmetechniken, die möglichst verzerrungsfreie Abbildungen ergeben sollen.

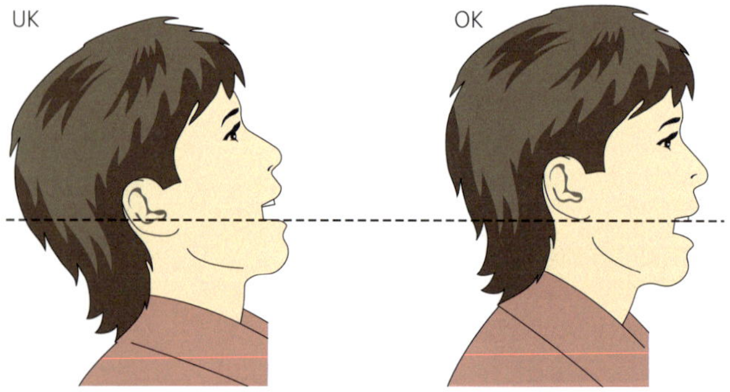

Abb. 2 Kopfhaltung des Patienten zur horizontalen Ausrichtung der Kauebene

3.1 Intraorale Aufnahmetechniken

Bei intraoralen Röntgenaufnahmen sitzt der Patient aufrecht, die Kauebene von OK bzw. UK wird jeweils horizontal ausgerichtet, parallel zum Fußboden (s. Abb. 2).

Der Tubus wird senkrecht auf die Zahnbogentangente der darzustellenden Zähne eingestellt (**orthoradiale Einstellung**; s. Abb. 3, 4). Der gedachte Zentralstrahl geht durch den Bereich der Wurzeln.

Damit wird eine korrekte Abbildung der Zähne erreicht, bei der diese nicht verzerrt wiedergegeben werden und die Zahnzwischenräume gut zu erkennen sind (s. Abb. 5).

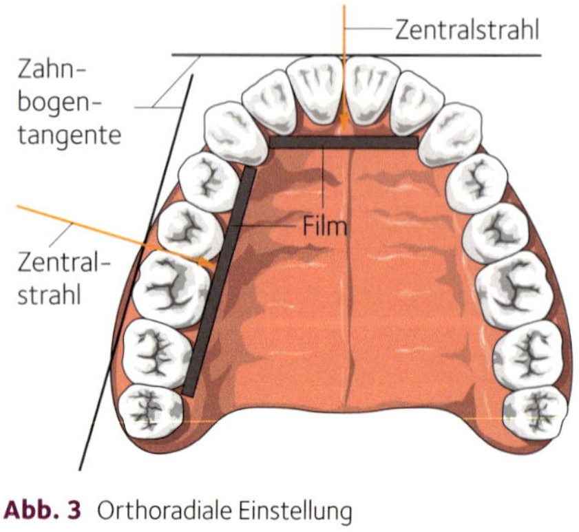

Abb. 3 Orthoradiale Einstellung

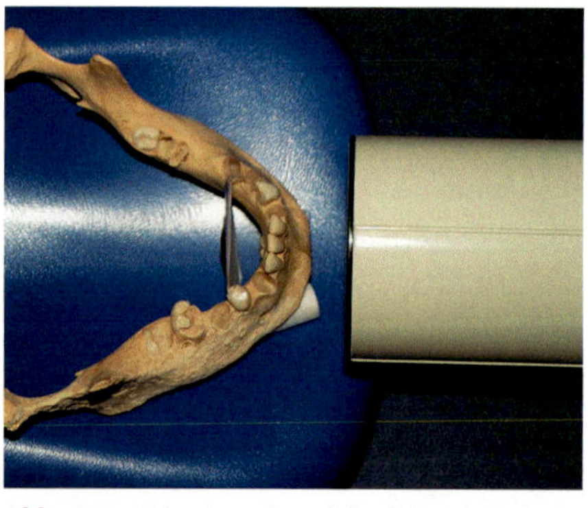

Abb. 4 Der Tubus ist orthoradial auf die Zahnbogentangente eingestellt.

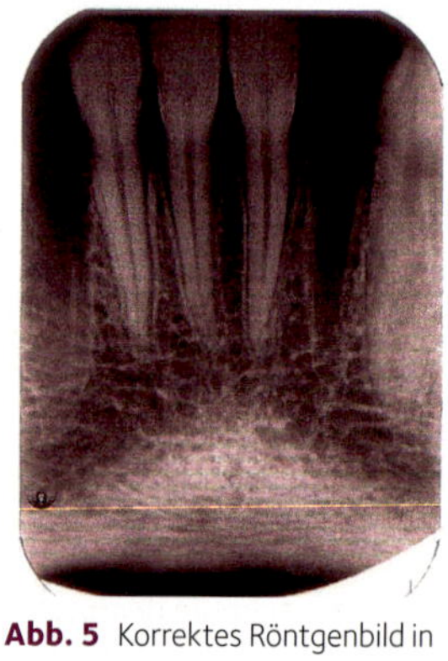

Abb. 5 Korrektes Röntgenbild in orthoradialer Einstellung. Zähne und Zahnzwischenräume sind wirklichkeitsgetreu abgebildet.

3.1.1 Paralleltechnik und Rechtwinkeltechnik

Paralleltechnik

Bei der Paralleltechnik verwendet man einen freien Filmhalter mit einem Visierring, um den Bildträger **parallel zur Zahnachse** auszurichten (s. Abb. 1). Der Patient beißt auf den Aufbissblock und hält dadurch den Filmhalter fest.

Anschließend wird der gedachte **Zentralstrahl**, der aus dem Tubus austritt, mithilfe des Visierrings **senkrecht auf die Zahnachse und die Bildträgerebene** im Bereich der Wurzel eingestellt (s. Abb. 2). Die Zähne und Parodontien werden bei dieser Technik sehr genau abgebildet.

Im Seitenzahnbereich des UK kann die Paralleltechnik auch ohne einen Bildträgerhalter durchgeführt werden, wenn der Mundboden des Patienten tief genug ist. Der Patient hält den Bildträger.

Diese Technik ist die Standardtechnik und zu bevorzugen, da sie das Strahlenfeld besser eingrenzt und verzerrungsfreie Aufnahmen ermöglicht.

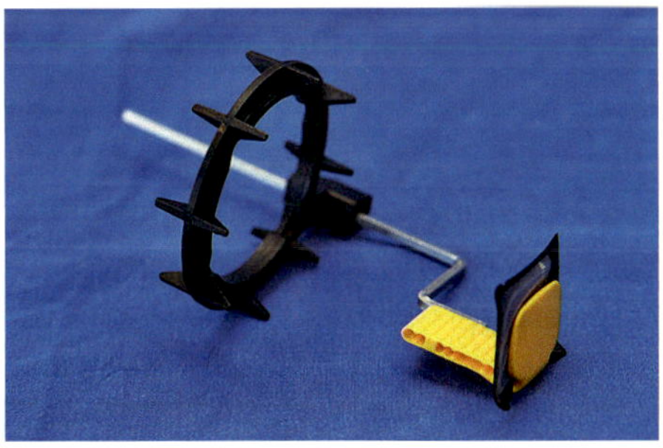

Abb. 1 Filmhalter für den Frontzahnbereich

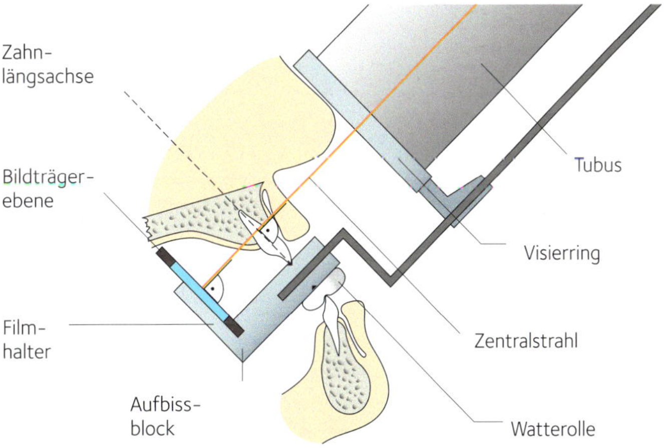

Abb. 2 Paralleltechnik mit Halterung

MERKE

Paralleltechnik
- Zahnachse und Bildträgerebene stehen parallel zueinander.
- Der Zentralstrahl trifft senkrecht darauf.

Rechtwinkeltechnik

Wie bei der Paralleltechnik wird bei der Rechtwinkeltechnik ein Halter verwendet, sodass der Zentralstrahl senkrecht auf den Bildträger fällt. Allerdings fehlt hier der Aufbissblock. Der Halter wird am Tubus befestigt (s. Abb. 3). Aus anatomischen Gründen, z. B. einem flachen Gaumen, ist es manchmal nicht möglich, dass Zahnebene und Bildträgerebene parallel zueinander stehen. Um die Wurzelspitzen nicht abzuschneiden, verzichtet man auf diese Parallelität. Dennoch fällt der Zentralstrahl senkrecht auf die Bildträgerebene, bedingt durch den Halter. Die Folge ist eine verkürzte Abbildung der Zähne.

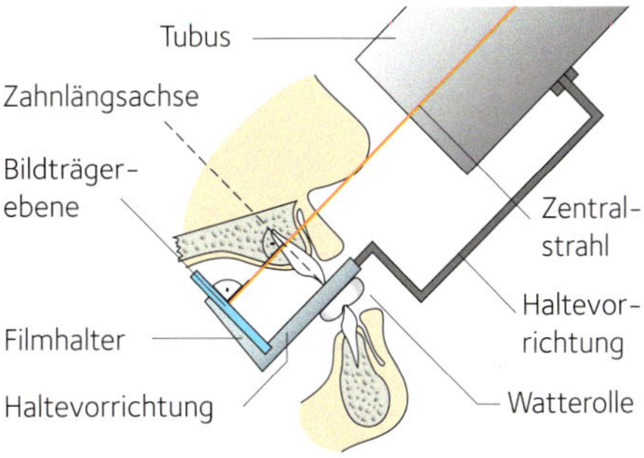

Abb. 3 Rechtwinkeltechnik. Der Zentralstrahl trifft im rechten Winkel auf Zahnachse und Zahnfilm.

Weitere Nachteile der Rechtwinkeltechnik sind:
- Die Einstellung des Tubus ist schwierig, da der Halter fest mit dem Tubus verbunden ist.
- Ohne Aufbissblock ist die Lage des Bildträgers im Mund nicht immer gleich, sie ist willkürlich und kann schräg ausfallen.

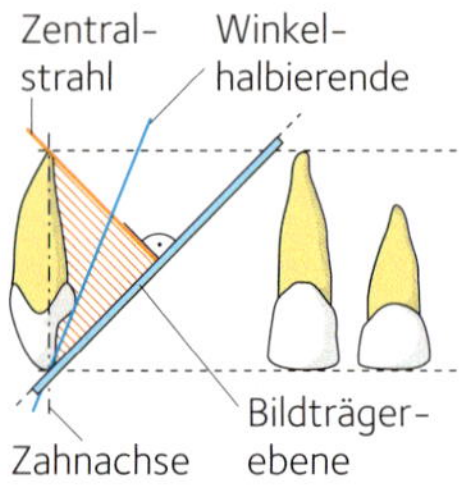

Abb. 1 Tubus zu steil, Zahn verkürzt abgebildet

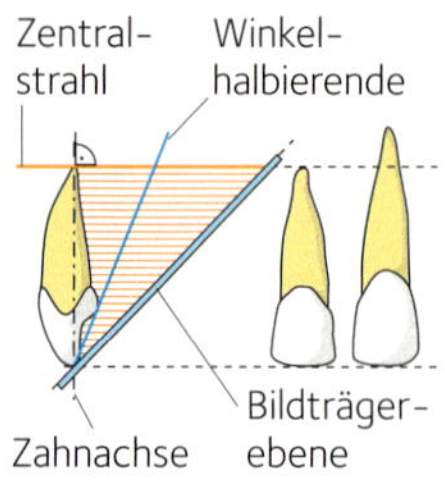

Abb. 2 Tubus zu flach, Zahn verlängert abgebildet

3.1.2 Halbwinkeltechnik

Bei manchen Aufnahmen **können** Zahnachse und Bildträgerebene nicht immer parallel zueinander liegen.
Hierbei sind zwei Punkte zu beachten:

- Stellt man den Zentralstrahl senkrecht auf die Bildträgerebene, jedoch nicht senkrecht zur Zahnachse ein, so wird der Zahn **verkürzt** abgebildet (s. Abb. 1).
- Stellt man den Zentralstrahl senkrecht auf die Zahnachse, jedoch nicht senkrecht zur Bildträgerebene, dann wird der Zahn **verlängert** abgebildet (s. Abb. 2).

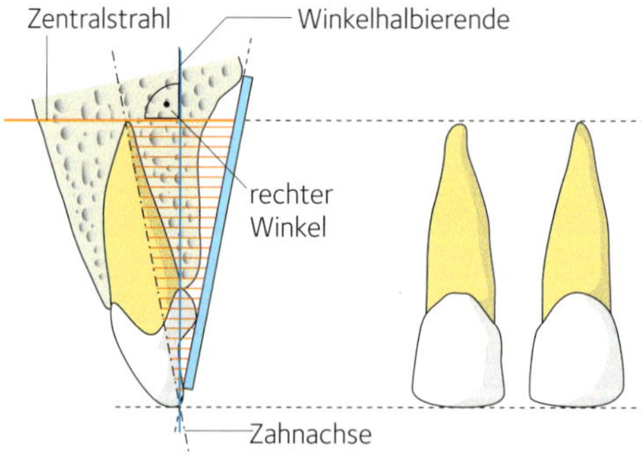

Abb. 3 Zahn korrekt abgebildet

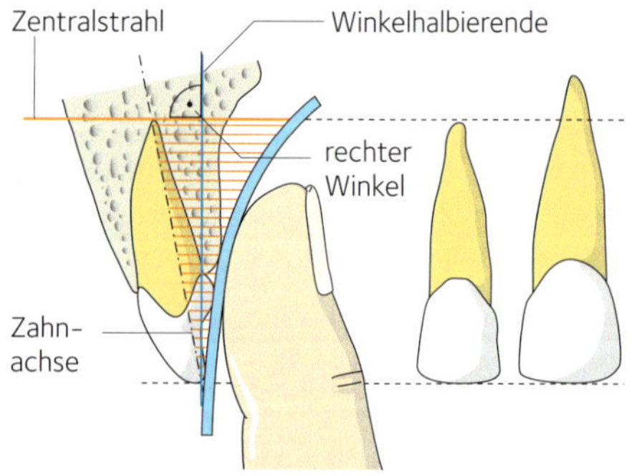

Abb. 4 Zahn verlängert abgebildet, da der Bildträger durchgedrückt wurde

Bringt man den Zentralstrahl jedoch **senkrecht auf die Winkelhalbierende zwischen Zahnachse und Bildträgerebene**, dann wird der Zahn in der richtigen Länge wiedergegeben (s. Abb. 3). Diese Aufnahmetechnik wird **Halbwinkeltechnik** genannt. Oft wird sie in der Endodontie eingesetzt. Je nach Zahnregion muss der Tubus in unterschiedlichen Winkeln zur Horizontale eingestellt werden. Die folgende Tabelle erleichtert die Einstellung.

Oberkiefer	Frontzähne	+ 55°
	Prämolaren	+ 45°
	Molaren	+ 35°
Unterkiefer	Molaren	– 5°
	Prämolaren	– 10°
	Frontzähne	– 20°

Tab. 1 Winkeleinstellung des Tubus bei Halbwinkeltechnik

Bei der Halbwinkeltechnik wird der Zentralstrahl auf den **apikalen** Bereich des Zahnes eingestellt.

Der Patient hält den Bildträger mit seinem Zeigefinger, ohne ihn durchzudrücken, da es sonst zu einer verlängerten Darstellung des Zahnes käme (s. Abb. 4).

Da es schwierig ist, den Tubus im richtigen Winkel einzustellen, und es dadurch zu Ungenauigkeiten kommt, wird diese Technik immer weniger angewendet und der Paralleltechnik der Vorzug gegeben.

MERKE

Halbwinkeltechnik

- Zahnachse und Bildträgerebene bilden einen Winkel.
- Eine Winkelhalbierende wird dazu gedacht.
- Der Zentralstrahl trifft senkrecht auf diese Winkelhalbierende.

Im Bereich der OK-Molaren kann es bei der Halbwinkeltechnik zu einer **Überlagerung** der Wurzelspitzenregion durch das Jochbein kommen (s. Abb. 1). Eine diagnostische Auswertung ist dann nicht mehr möglich.

Dieses Problem löst man, indem man zwischen der Zahnkrone und dem Film eine **Watterolle** als Abstandhalter einlegt, sodass die Bildträgerebene fast parallel zur Zahnachse liegt (s. Abb. 2).

Nun kann der Zentralstrahl **flacher** eingestellt werden und eine Überlagerung durch das Jochbein findet nicht mehr statt.

Diese Einstellung wird nach dem Amerikaner Le Master als **Le-Master-Einstellung** oder auch kurz „Le Master" bezeichnet.

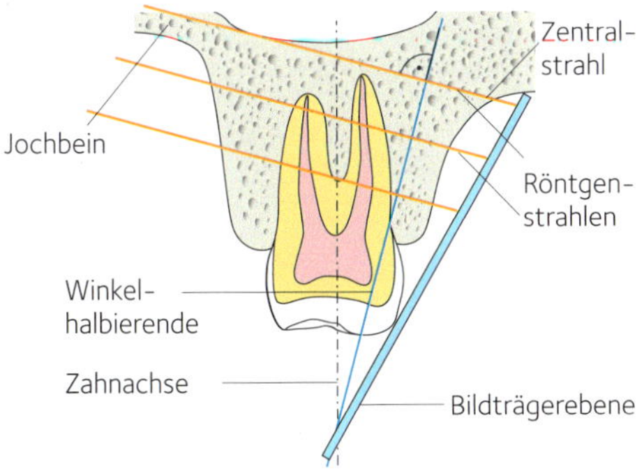

Abb. 1 Überlagerung der OK-Molarenwurzeln durch das Jochbein

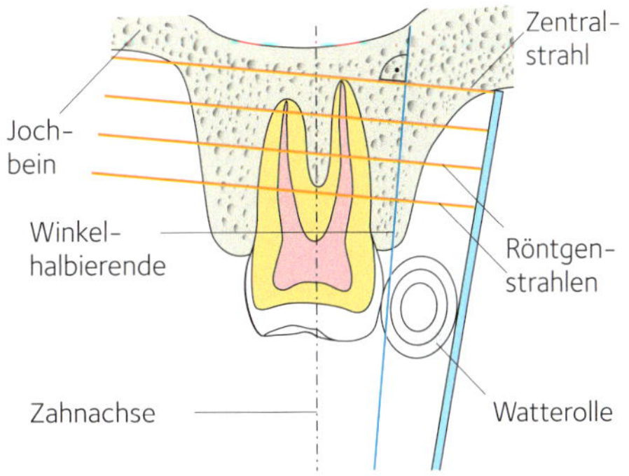

Abb. 2 Le-Master-Einstellung

3.2 Verschiedene Aufnahmearten

3.2.1 Bissflügelaufnahme

Bei einer Bissflügelaufnahme wird die Paralleltechnik angewendet. Man benötigt einen Bildträger mit einer Lasche, auf die der Patient beißt. So liegt der Bildträger parallel auf der Innenseite der Zähne, der Zentralstrahl wird senkrecht auf die Bildträgermitte eingestellt. Statt eines Bissflügels am etwas längeren Bildträger kann auch ein spezieller Halter für den normalen Bildträger verwendet werden (s. Abb. 3).

HINWEIS

Auf einer Bissflügelaufnahme sind die **Kronen** der Seitenzähne im OK und UK zu sehen. Die Wurzelspitzen werden nicht dargestellt (s. Abb. 4). Diese Art der Aufnahme dient der **Kariesdiagnostik** im Approximalraum, zur Kontrolle von Füllungen und Kronen oder zur Beurteilung von ❯Knochentaschen.

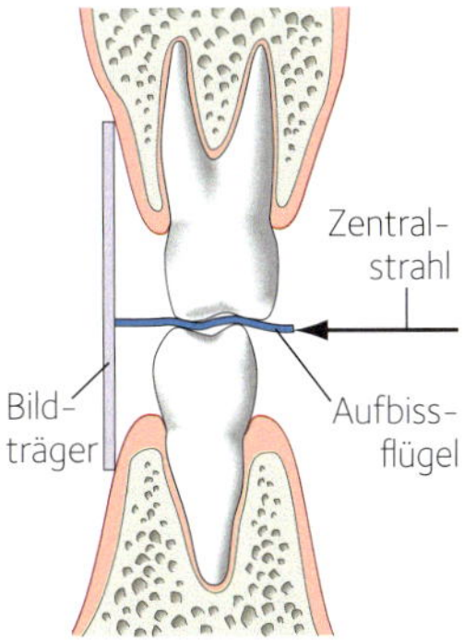

Abb. 3 Einlegen des Bildträgers für eine Bissflügelaufnahme (mit Halter)

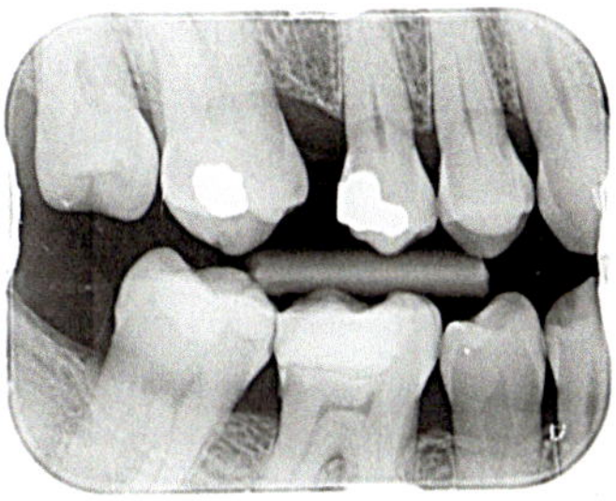

Abb. 4 Bissflügelaufnahme

Knochentaschen, S. 331

3.2.2 Aufbissaufnahme

Diese Art der Röntgenaufnahme dient der Übersicht über den Gaumen oder den Mundboden. Eine Aufbissaufnahme eignet sich zum Auffinden von

- verlagerten Zähnen (s. Abb. 2),
- Kieferzysten,
- Speichelsteinen,
- Frakturen und
- Tumoren.

Meist sind es ergänzende Bilder zu bereits vorhandenen Röntgenbildern. Ein großer Bildträger wird auf die Okklusalflächen der Molaren gelegt, der Patient beißt vorsichtig zu. Der Zentralstrahl sollte die Schilddrüse nicht treffen.

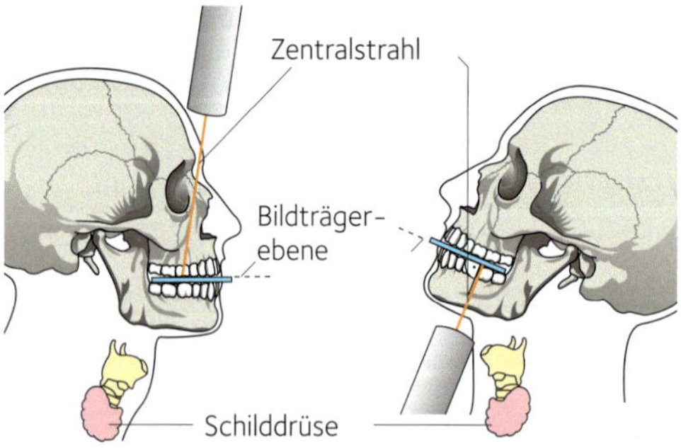

Abb. 1 Aufbissaufnahme im OK (links); Aufbissaufnahme im UK (Mundbodenaufnahme, rechts)

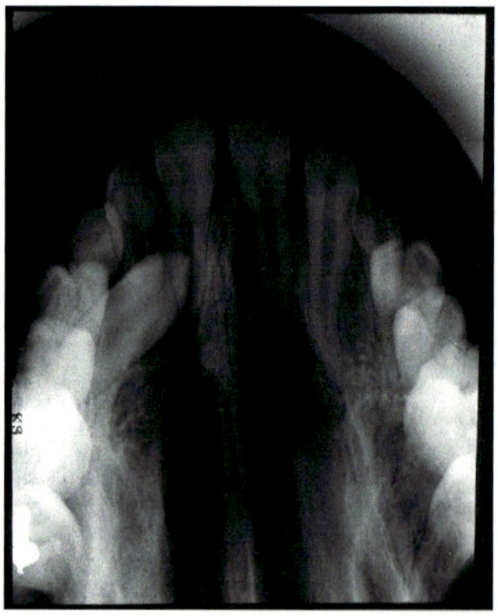

Abb. 2 Retinierter und verlagerter Zahn 23 mit Follikularzyste

Bei der Aufnahme des OKs wird der Tubus von oben leicht schräg auf die Nasenwurzel gerichtet (s. Abb. 1). Der Zentralstrahl trifft möglichst senkrecht auf die Mitte der Bildträgerebene.

Für eine Aufnahme im UK legt der Patient den Kopf zurück, der Tubus wird auf das Kinn gerichtet (s. Abb. 1). Der Zentralstrahl wird senkrecht auf die Bildträgermitte von unten eingestellt.

3.2.3 Exzentrische Aufnahmen

orthoradiale Einstellung, S. 396

Wurzeln, die vestibulär und palatinal bzw. lingual liegen, werden bei einer ›orthoradialen Einstellung des Zentralstrahls hintereinanderliegend, also überlagert dargestellt. Um dies zu verhindern und z. B. die beiden Wurzeln des Zahnes 14 oder 24 beurteilen zu können, wird eine **exzentrische Einstellung** vorgenommen, bei der der Tubus entweder nach **mesial** oder **distal** in der Horizontalen verschoben wird (s. Abb. 3).

Eine exzentrische Aufnahme kann auch notwendig sein, um die genaue Lage eines verlagerten Zahnes festzustellen.

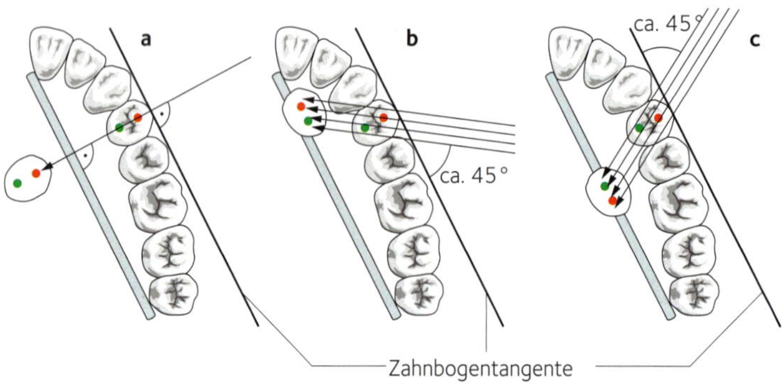

Abb. 3 Exzentrische Aufnahmen. a) Bei orthoradialer Einstellung werden die Wurzeln überlagert dargestellt. b) Mit der distal-exzentrischen Einstellung werden die Wurzeln überlagerungsfrei abgebildet, ebenso mit der mesial-exzentrischen Einstellung (c).

HINWEIS

Zusammenfassung intraorale Röntgenaufnahmen
- Der Bildträger befindet sich im Mund des Patienten. Er ist lingual oder palatinal hinter den zu untersuchenden Zähnen eingelegt. Der Rand liegt parallel zur Okklusionsfläche und überragt diese um ca. 3 mm.
- Der Kopf des Patienten wird so positioniert, dass der OK oder UK, je nachdem, wo geröntgt wird, in der Horizontalen liegt.
- Der Zentralstrahl wird entweder senkrecht auf die Bildträgerebene/Zahnachse gerichtet (= Paralleltechnik) oder senkrecht auf die Winkelhalbierende zwischen Bildträgerebene und Zahnachse (Halbwinkeltechnik).
- Der Zentralstrahl wird orthoradial zum Zahnbogen eingestellt. Nur in besonderen Fällen ist eine exzentrische Einstellung notwendig.
- Der Tubus wird so eingestellt, dass die Röntgenstrahlen den Bildträger in seiner ganzen Breite treffen. Der Zentralstrahl geht durch den Wurzelbereich des Zahnes, außer bei Bissflügelaufnahmen.

Beim zahnärztlichen Röntgen kann es zu einer Übertragung von Krankheitserregern von einem vorangegangenen zum nachfolgenden Patienten kommen. Daher sollten folgende **Hygienemaßnahmen** bei intraoralen Aufnahmen ergriffen werden:
- Für jeden Patienten wird die Speicherfolie bzw. der Sensor in eine speicheldichte Hygieneschutzhülle gegeben, die nach dem Röntgen vernichtet wird.
- Das Röntgengerät ist zunächst grob einzustellen, dann erst sollte die ZFA den Bildträger im Mund des Patienten platzieren, da sie dabei Speichelkontakt mit den Fingern hat. Dann erfolgt die Feineinstellung an nur wenigen und leicht zu desinfizierenden Flächen.
- Bei digitalen Aufnahmen sollten die Einstellungen am Computer vor dem Kontakt mit dem Patienten eingegeben werden.
- Vor dem Kontakt mit dem Patienten sind Handschuhe anzuziehen.
- Zum Auslösen der Strahlung und zum Aufzeichnen der für die Dokumentation notwendigen Daten sollten die Handschuhe ausgezogen werden.
- Nach Möglichkeit sollten nur autoklavierbare Halter verwendet werden.
- Nach der Entnahme des Halters aus dem Mund des Patienten ist der Bildträger mit einem Tuch zu entnehmen und zu desinfizieren (s. Abb. 1). Sie sollten für eine umfassende Reinigung in Einzelteile zerlegt werden.
- Die berührten Geräteflächen sind nach jeder Anwendung einer Sprüh- bzw. Wischdesinfektion zu unterziehen (s. Abb. 2, 3).

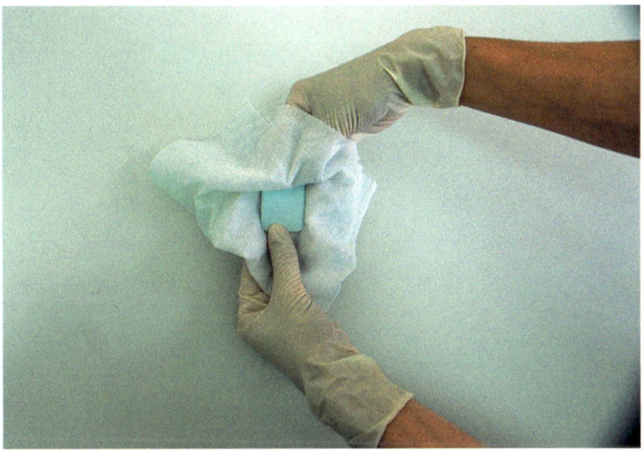

Abb. 1 Wischdesinfektion des Films

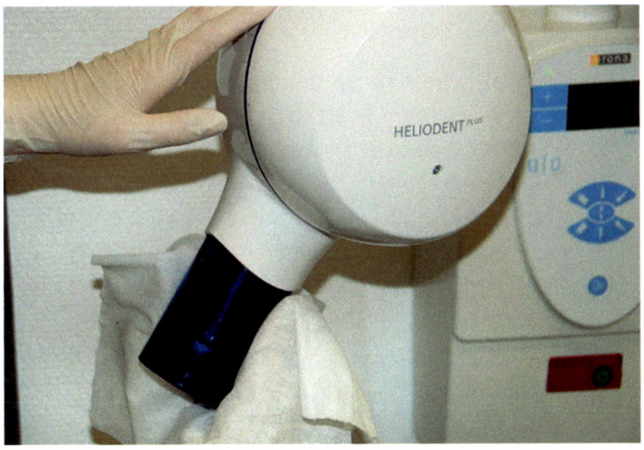

Abb. 2 Wischdesinfektion des Tubus

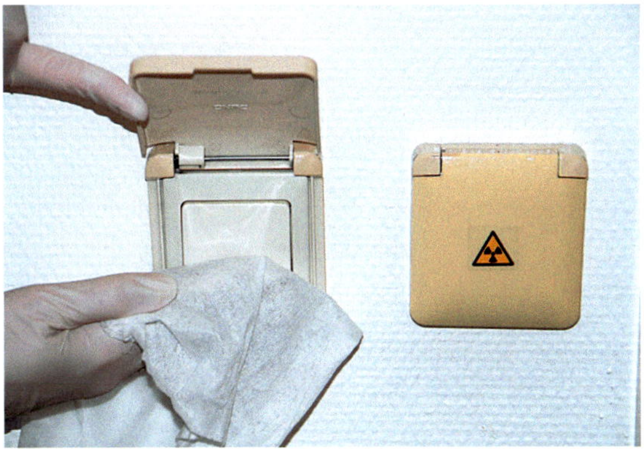

Abb. 3 Wischdesinfektion des Auslösers

3.3 Extraorale Röntgenaufnahmen

3.3.1 Orthopantomogramm

Die wichtigste extraorale Aufnahme in der Zahnmedizin ist das **Orthopantomogramm (OPG)**. Mitunter wird das OPG auch als **Panoramaschichtaufnahme (PSA)** bezeichnet. Sie ist eine Übersichtsaufnahme aller Zähne und großer Teile der Kiefer.

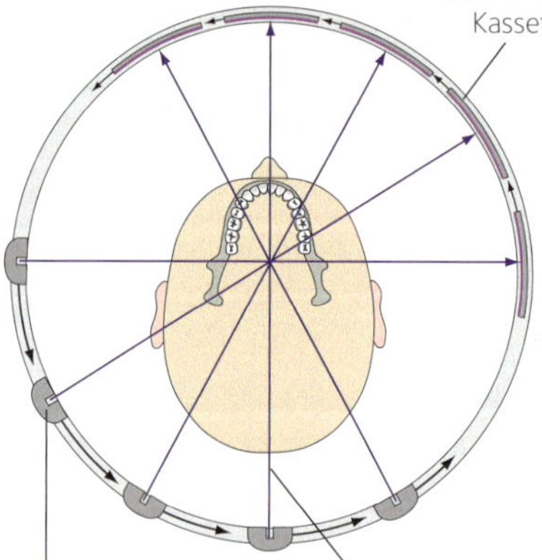

Abb. 1 Bildentstehung bei einer Panoramaschichtaufnahme

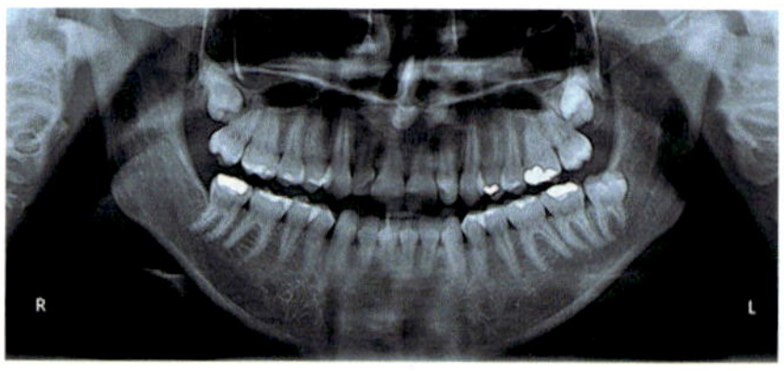

Abb. 2 Orthopantomogramm

Speicherfolie, S. 392

Beim OPG drehen sich die Röntgenröhre und gegenüberliegend die Kassette mit der ❯Speicherfolie synchron um den Kopf des Patienten (s. Abb. 1). Mithilfe einer senkrechten Schlitzblende am Tubus tritt ein schmales Strahlenbündel Richtung Patient aus. Bei der Drehbewegung um den Kopf des Patienten werden nacheinander liegende Bereiche geröntgt und die Speicherfolie wird abschnittweise belichtet. Man erhält unterschiedliche Filmstreifen, die aneinandergereiht ein Gesamtbild ergeben (s. Abb. 2).

Der Patient wird beim OPG weniger strahlenbelastet als bei mehreren intraoralen Kleinbildaufnahmen. Es entspricht der Strahlenbelastung von vier Zahnfilmaufnahmen.

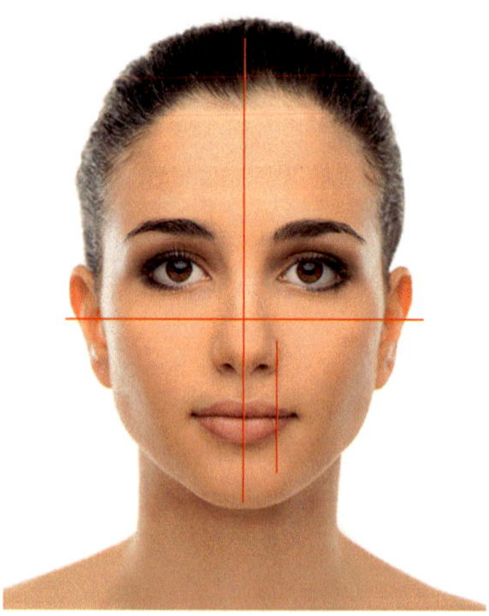

Abb. 3 Frankfurter Horizontalebene, Eckzahnlinie und Medianlinie

Um ein gutes OPG zu erhalten, muss der Kopf des Patienten richtig positioniert sein. Dazu gibt es Einstellhilfen am Gerät:

- Stirnhalterung
- Bissblock zwischen den Schneidezähnen
- Kinnstütze, bei der die Zähne in Okklusion sind

Da diese Einstellhilfen bei den verschiedenen Fabrikaten unterschiedlich sind, muss die ZFA die Anleitung des Gerätes lesen.

Bei gestreckter Halswirbelsäule wird der Kopf waagerecht in der **Frankfurter Horizontalebene** (Linie zwischen dem oberen Rand des äußeren Gehörgangs und dem unteren, knöchernen Augenhöhlenrand; s. Abb. 3) positioniert. Der Patient drückt seine Zunge an den Gaumen und muss bewegungslos stehen bleiben. Haltegriffe erleichtern ihm diese Position.

MERKE

Frankfurter Horizontale
Linie zwischen dem oberen Rand des äußeren Gehörgangs und dem unteren, knöchernen Augenhöhlenrand

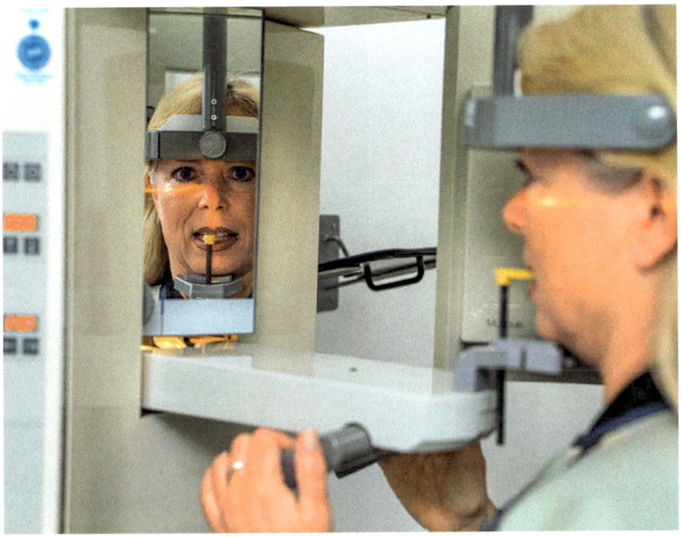

Abb. 1 Optimale Positionierung des Kopfes im OPG durch Kinnstütze, seitliche Stützen und Haltegriffe für eine ruhigere Lagerung sowie Lichtvisiere zur Darstellung von Hilfslinien

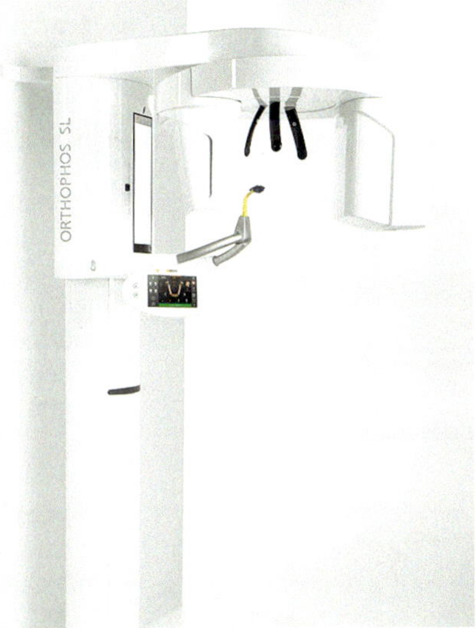

Abb. 2 Orthopantomograf

Zur leichteren Einstellung stellt ein Lichtstrahl (Lichtvisier) diese Linie dar. Wenn kein Bissblock am Gerät ist, dann wird die Eckzahnlinie – mithilfe eines Lichtvisiers dargestellt – zur richtigen Positionierung herangezogen. Eine Kinnstütze, eine Stirnhalterung und seitliche Stützen fixieren den Kopf des Patienten. Eventuell ist auch ein Lichtvisier vorhanden, das die Medianlinie darstellt (s. Abb. 1, 2).

3.3.2 Weitere extraorale Aufnahmen

Weitere extraorale Aufnahmen sind:

- **Fernröntgenseitenaufnahmen (FRS):** Seitliche Aufnahme des Schädels (s. Abb. 4). Der Patient sitzt in einer Entfernung von mindestens 1,5 m zur Röntgenröhre, aber mit kleinem Abstand zum Film (s. Abb. 3). Diese Technik wird hauptsächlich in der **Kieferorthopädie** angewendet, sie ermöglicht Bilder ohne Vergrößerungen und Verzerrungen, sodass Messungen vorgenommen werden können. Die Fernröntgenanlage ist meist mit dem OPG-Gerät kombiniert (s. Abb. 5).
- **Nasennebenhöhlenaufnahme (NNH-Aufnahme):** Diese Art der Aufnahme wird bei geöffnetem Mund und überstrecktem Kopf angefertigt. Die Indikationen sind meist Kieferhöhlenentzündungen, Zysten in der Kieferhöhle oder Frakturen im OK-Bereich.

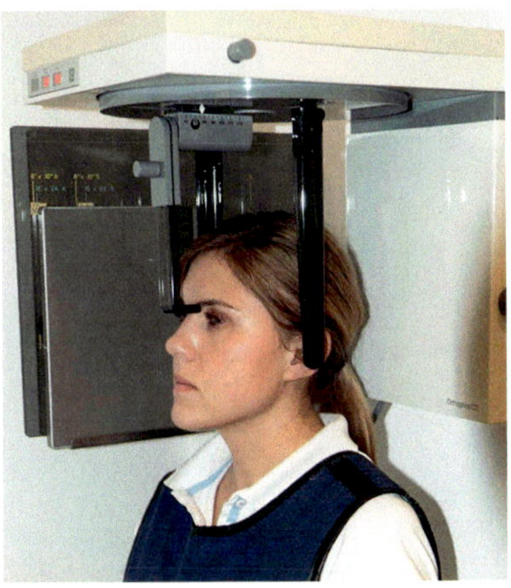

Abb. 3 Fernröntgenseitenaufnahme. Positionierung des Patienten

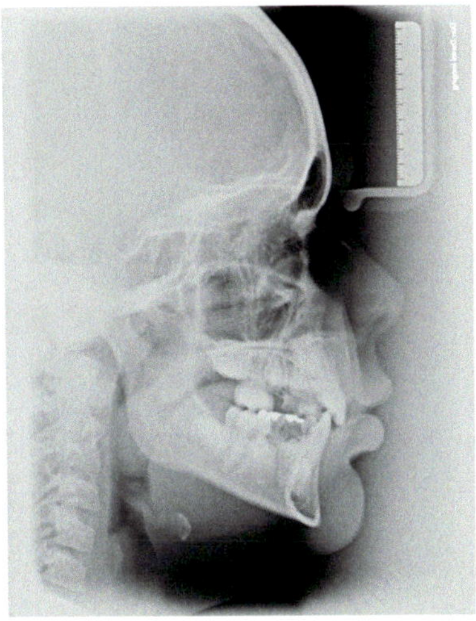

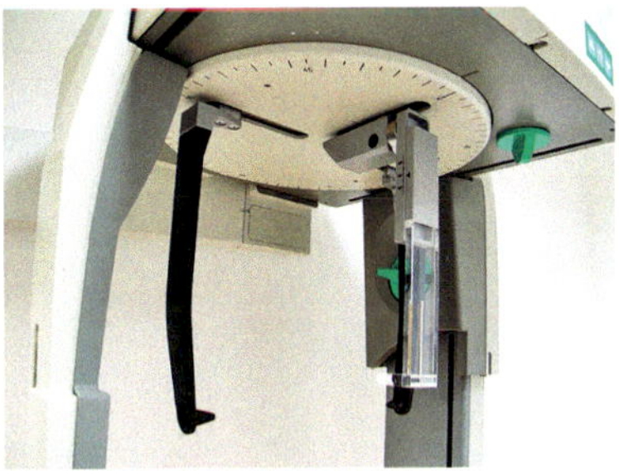

Abb. 5 Kombinationsgerät für OPG und FRS

◂ **Abb. 4** Fernröntgenseitenaufnahme

- **Handaufnahme:** Auch die Handskelettaufnahme (s. Abb. 1) wird für die Kieferorthopädie benötigt. Sie dient der Einschätzung des Wachstumsstandes anhand der Wachstumsfugen der Finger- und Handgelenke.
- **Kiefergelenkaufnahmen:** Die Darstellung der Kiefergelenke kann mit einem Zusatzprogramm eines OPG-Geräts erfolgen. Es werden zwei Aufnahmen gemacht, eine in Okklusion und eine bei geöffnetem Mund. So ist die Bewegung des ›Kondylus nachvollziehbar.

Kondylus, S. 180

- **Digitale Volumentomografie (DVT):** Die DVT hat sich aus der Computertomografie entwickelt. Sie stellt die Kiefer- und Schädelknochen **dreidimensional** dar. Beim Rotieren des Röntgengerätes um den Kopf des Patienten werden viele Aufnahmen aus verschiedenen Winkeln gemacht (s. Abb. 2, 3).
  Sie wird eingesetzt bei:
  - der Planung von Implantaten
  - der Lokalisation von Tumoren und Zysten
  - Frakturen

  Die Strahlenbelastung ist bei der DVT geringer als bei einer herkömmlichen Computertomografie.

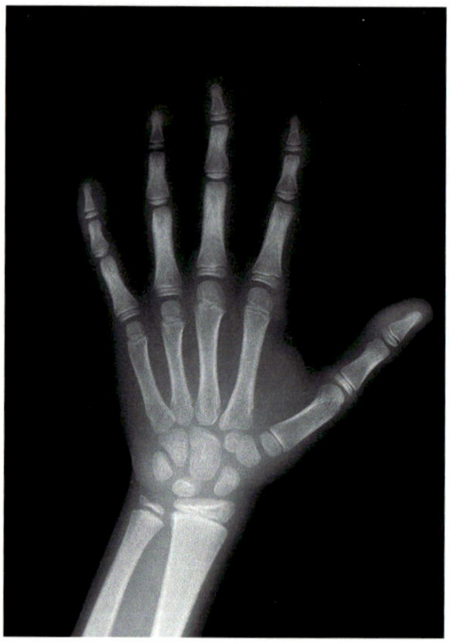

Abb. 1 Aufnahme des Handskeletts eines zwölf Jahre alten Mädchens

HINWEIS

Zusammenfassung extraorale Röntgenaufnahmen

- Die Speicherfolie befindet sich in einer Filmkassette außerhalb des Mundes.
- Zur Verminderung der Strahlenbelastung werden Filmkassetten mit Verstärkerfolie verwendet. Die Speicherfolie liegt der Verstärkerfolie fest an.
- Eine Stirnhalterung, Kinnstütze oder ein Bissblock erleichtern die korrekte Ausrichtung des Kopfes.
- Hygienemaßnahmen:
  - Die berührten Geräteflächen sind nach jeder Anwendung einer Sprüh- bzw. Wischdesinfektion zu unterziehen.
  - Für jeden Patienten sollte eine neue Hygieneschutzhülle für den Bisshalter verwendet werden.

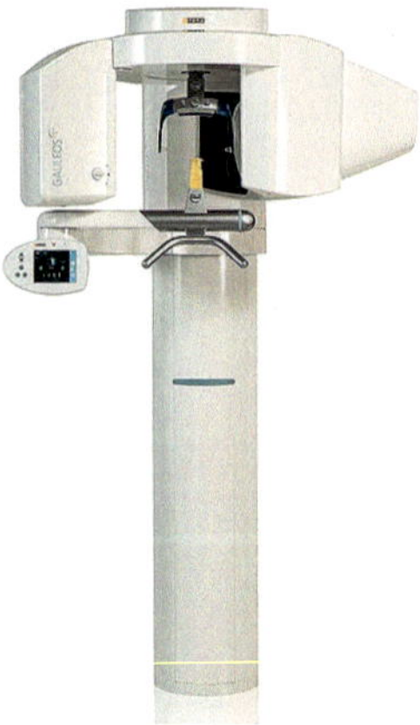

Abb. 2 DVT-Gerät

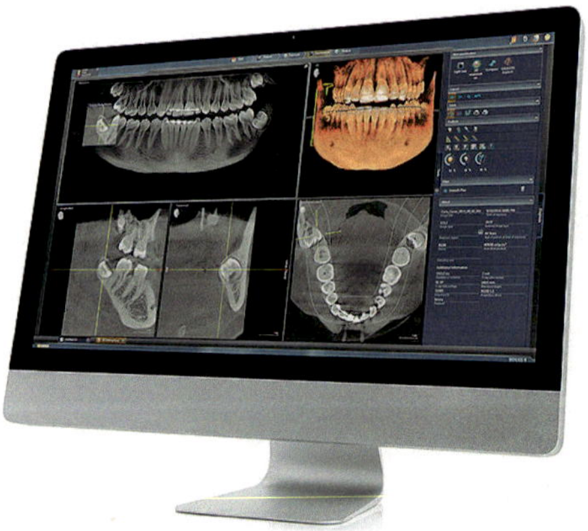

Abb. 3 DVT: Aus einer Vielzahl von Daten erstellt der PC dreidimensionale Bilder

3.4 Fehlerquellen bei der Erstellung von Röntgenbildern

Bei der Erstellung von Röntgenbildern gibt es verschiedene Fehlerquellen. Hier sollen die wichtigsten genannt werden.

Grundsätzlich können Fehler entstehen bei der Einstellung von:
- Belichtungszeit
- Röhrenspannung
- Stromstärke

Bei intraoralen Kleinbildaufnahmen können weitere Fehler auftreten:
- bei der **Einstellung des Tubus** (s. Abb. 1, 2)
  - zu steil: Zähne verkürzt abgebildet
  - zu flach: Zähne verlängert abgebildet
- bei der **Positionierung des** Bildträgers (s. Abb. 3): zu hoch, zu tief, schräg
- Patient hat den Bildträger beim Halten durchgebogen

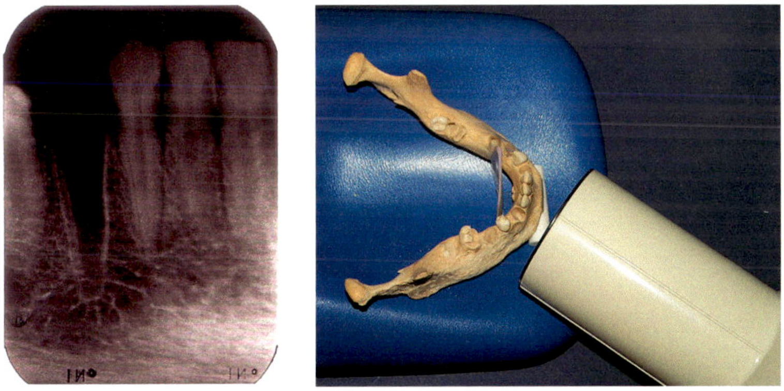

Abb. 1 Zahnzwischenräume sind nicht zu erkennen. Ursache: Der Tubus wurde nicht richtig eingestellt, der Zentralstrahl traf schräg auf den Bildträger.

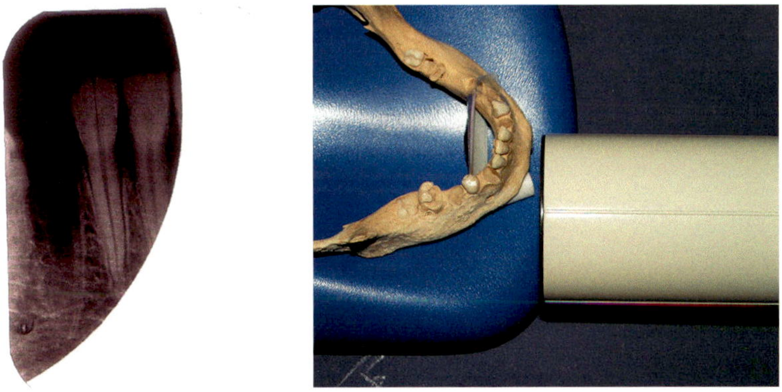

Abb. 2 Nur die Hälfte des Bildes wurde belichtet, die Zähne sind nicht vollständig abgebildet. Ursache: Der Tubus wurde nicht richtig eingestellt, die Röntgenstrahlen trafen nur die Hälfte des Bildträgers.

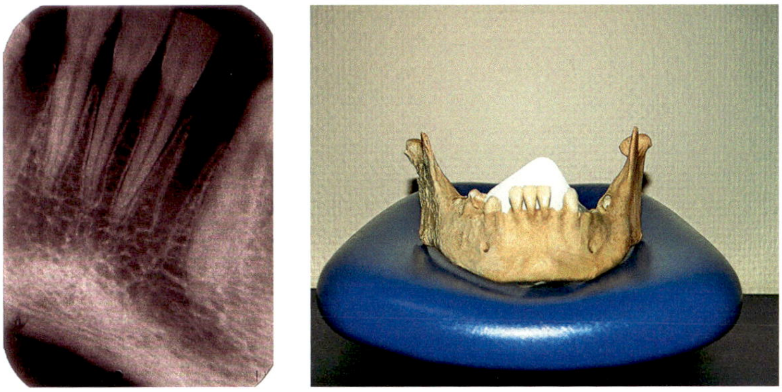

Abb. 3 Die Zahnkronen sind abgeschnitten, die Aufnahme ist schräg. Ursache: Der Bildträger wurde schräg eingelegt.

Beim OPG können folgende Fehler auftreten:

- falsche Positionierung des Patienten
  - der Patient hat den Kopf nach vorne gebeugt – das OPG ergibt das Bild eines „lächelnden Patienten" (s. Abb. 1, S. 407)
  - der Patient hat den Kopf nach hinten überstreckt – das OPG ergibt das Bild eines „traurigen Patienten" (s. Abb. 2, S. 407)
- Bewegung des Patienten beim Auslösen
- Schlucken
- der Patient hatte seine Zunge nicht am Gaumen
- das falsche Anlegen der Bleischürze: „Haifischflosse"
- eine verschmutzte Verstärkerfolie
- das Nichtentfernen von Prothesen, Brillen, Ohrschmuck, Piercing, Hörgeräten, Haarklammern; hier kann es zur Entstehung von Artefakten (Scheinbildern) kommen

Häufig kann man aus den Qualitätsmängeln eines Röntgenbildes auf die Ursache für diese Qualitätsminderung schließen, z. B. auf Fehler bei der Einstellung von Belichtungszeit und Röhrenspannung sowie bei der Entwicklung und Fixierung eines konventionellen Röntgenbildes (s. Tab. 1).

Fehlerhaftes Röntgenbild	Ursache
Fingerabdrücke oder Kratzer auf dem Film	Film wurde nicht mit trockenen, sauberen Fingern an der Kante angefasst (vor allem als er noch feucht war)
schwarze oder helle Flecken auf dem Film	schwarz: Tropfen von Entwicklerflüssigkeit hell: Tropfen von Fixierlösung; Luftbläschen auf der Filmoberfläche
helle Streifen auf dem Bild	mechanisch beschädigte Speicherfolie
schillernde Farbschleier	Verunreinigung der Fixierlösung mit Entwicklerlösung oder schon häufig benutzte Fixierlösung
Röntgenaufnahme zu dunkel	**Entwickler:** – zu konzentriert – zu warm – Film zu lange im Entwicklerbad **Film:** – zu lichtempfindlich – vorbelichtet – zu lange oder falsch gelagert **Belichtungszeit:** – zu lang **Röhrenspannung oder Stromstärke:** – zu hoch eingestellt
Röntgenaufnahme zu hell	**Entwickler:** – zu schwach oder verbraucht – zu kalt – Film zu kurz im Entwicklerbad **Film:** – zu niedrige Lichtempfindlichkeit – von falscher Seite belichtet **Belichtungszeit:** – zu kurz **Röhrenspannung oder Stromstärke:** – zu niedrig eingestellt

Tab. 1 Qualitätsmängel eines Bildträgers und mögliche Ursachen für diese Qualitätsminderung

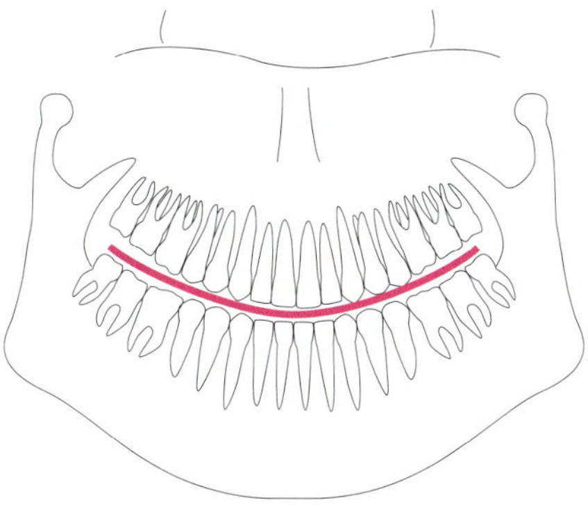

Abb. 1 Fehlpositionierung. Patient hatte den Kopf nach vorne gebeugt

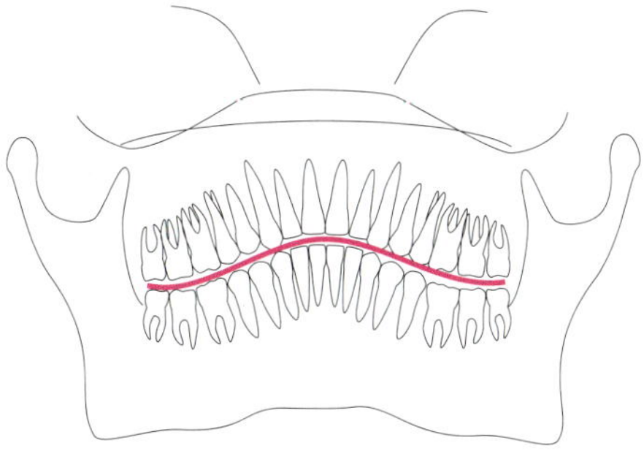

Abb. 2 Fehlpositionierung. Patient hatte den Kopf nach hinten gebeugt

TERMINOLOGIE: AUFNAHMETECHNIKEN	
Approximalraum (= Interdentalraum)	Zahnzwischenraum
Artefakt	Trugbild, Kunstprodukt
Computertomografie (CT)	computergesteuerte Röntgenschichttechnik zur Darstellung von Knochen und Weichgewebe
exzentrische Einstellung	verschoben; nicht senkrecht auf die Zahnbogentangente auftreffender Zentralstrahl
Frankfurter Horizontalebene	Linie zwischen dem oberem Rand des äußeren Gehörgangs und dem unteren, knöchernen Augenhöhlenrand; Hilfslinie beim Orthopantomogramm
Indikation (lat. indicatio = Anzeige)	Heilanzeige; Anzeige für eine bestimmte diagnostische Maßnahme, wie z. B. Röntgen, oder für eine bestimmte Heilmethode oder ein bestimmtes Heilmittel
orthoradiale Einstellung	senkrecht auf die Zahnbogentangente auftreffender Zentralstrahl

AUFGABEN

1 Beschreiben Sie die Kopfhaltung bei einer Zahnfilmaufnahme im OK und im UK.

2 Erklären Sie die Paralleltechnik.

3 Welche Erkrankung kann man mit einer Bissflügelaufnahme diagnostizieren?

4 Erklären Sie die Halbwinkeltechnik.

5 Nennen Sie drei Indikationen für eine Aufbissaufnahme.

6 Wie steht der Tubus bei einer distal-exzentrischen Aufnahme?

7 Nennen Sie drei extraorale Röntgenaufnahmen. Zu welchem Zweck werden sie gemacht?

8 Nennen Sie jeweils fünf Ursachen, warum ein Röntgenbild zu hell bzw. zu dunkel geworden ist.

4 Bestimmungen der Röntgenverordnung

Röntgenstrahlen sind für den Menschen schädlich, aber in der Medizin unerlässlich. Daher hat die Bundesregierung 1987 eine **Röntgenverordnung** (RöV) für den medizinischen Bereich eingeführt, die dann in den Jahren 2002, 2011 und zuletzt 2015 verändert wurde. Sie dient dem Schutz des Patienten und des Personals.

Die Strahlenbelastung des Patienten sollte bei medizinischen Untersuchungen so niedrig wie möglich gehalten werden.

Dieses Ziel kann man nur erreichen, wenn die **Qualität** der Röntgeneinrichtung immer gleich hoch bleibt. Dies drückt sich in den Bestimmungen zur **Qualitätssicherung** aus.

Die Röntgenverordnung finden Sie unter: www.bundesrecht.juris.de → Gesetze/Verordnungen → R → RöV

4.1 Die schädigende Wirkung der Röntgenstrahlen

Die **schädigende** Wirkung der Röntgenstrahlen hängt von zwei Faktoren ab:
- von der **Strahlenmenge** (Dosis), die ein Mensch erhält
- vom **Gewebe**, auf das die Röntgenstrahlen treffen

Um die Strahlenmenge beurteilen zu können, müssen folgende **Dosisbegriffe** bekannt sein:
- Energiedosis
- Ionendosis
- Äquivalentdosis
- effektive Dosis

Äquivalentdosis in Sv	Strahlenschäden
0,2–0,5	Veränderungen im Blutbild, Schäden an Embryos
1,0	akute Gesundheitsgefahr, beginnende Strahlenkrankheit (Übelkeit, Erbrechen, Haarausfall)
2,0	Strahlenkrankheit, Hautschäden, 10 % Todesfälle
3,0	Blutungen, schwere Veränderungen im Blutbild, 20 % Todesfälle
4,0	schwere Entzündungen, 50 % Todesfälle innerhalb von 5 Wochen
ab 6,0	mehr als 90 % Todesfälle, selbst bei Transplantation von Knochenmark stirbt die Mehrzahl der Verletzten

Tab. 1 Die Äquivalentdosis ist ein Maß für die biologische Wirkung der Strahlung.

Energiedosis

Das ist die Strahlungsenergie, die von einem kg Körpergewebe aufgenommen wird. Die Maßeinheit ist Gray (Gy).

Ionendosis

Wie schon bekannt, gehört Röntgenstrahlung zu den ionisierenden Strahlen. Welche ionisierende Wirkung eine Strahlenart hat, wird durch die Ionendosis ausgedrückt. Sie wird in Coulomb/kg gemessen.

Äquivalentdosis

Verschiedene Strahlenarten wie Gammastrahlung und Röntgenstrahlung haben eine unterschiedliche Wirkung auf den lebenden Organismus. Der Wirkungsgrad wird mithilfe eines Bewertungsfaktors dargestellt.

Die Äquivalentdosis errechnet man durch Multiplikation der Energiedosis mit dem Bewertungsfaktor. Für Röntgenstrahlen wurde der Bewertungsfaktor gleich 1 gesetzt. Somit ist für Röntgenstrahlen die Äquivalentdosis gleich der Energiedosis (s. Tab. 1). Die Maßeinheit ist Sievert (Sv). Sie wird meist in Millisievert (mSv) oder Mikrosievert (μSv) angegeben: 1 mSv = 0,001 Sv; 1 μSv = 0,000001 Sv.

Effektive Dosis

Wenn in der Zahnmedizin von der **effektiven Dosis** gesprochen wird, die ein Patient erhält, so wird zusätzlich zu der Äquivalentdosis ein Gewebe-Wichtungsfaktor berücksichtigt. Der Gewebe-Wichtungsfaktor drückt die Strahlenempfindlichkeit des Gewebes aus. So sind Zellen, die sich schnell teilen oder viel Wasser enthalten, besonders strahlenempfindlich:

- rotes Knochenmark
- Dickdarm, Lunge, Magen, Brust
- Keimdrüsen, Leber, Speiseröhre, Schilddrüse
- Haut, Speicheldrüsen

Mögliche Strahlenschäden lassen sich entsprechend dieser unterschiedlichen Empfindlichkeit einteilen in somatische, genetische und teratogene Strahlenschäden (s. Abb. 1).

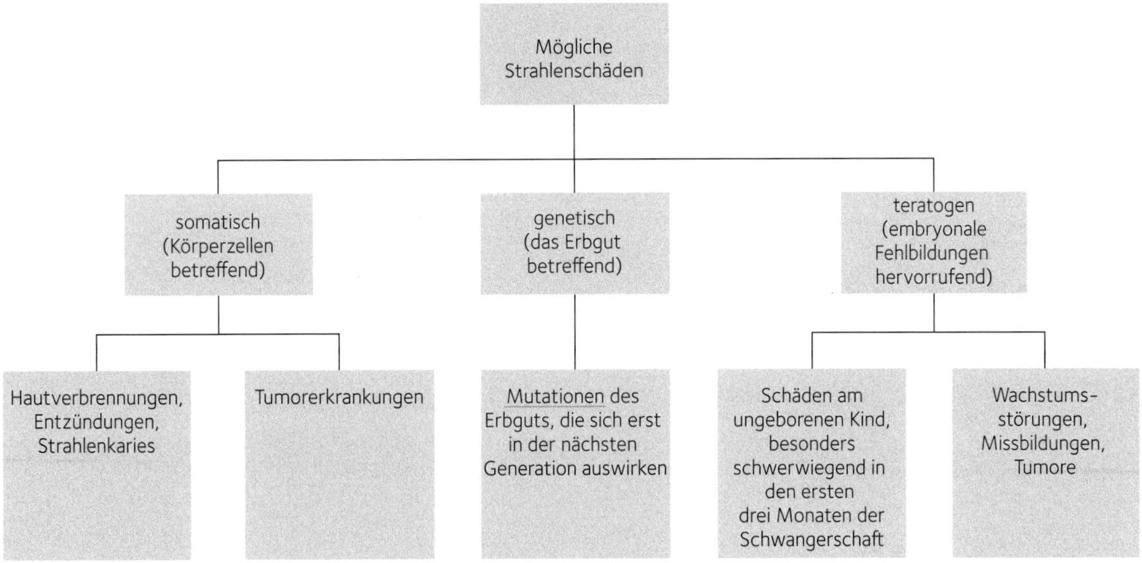

Abb. 1 Einteilung von Strahlenschäden

4.2 Strahlenexposition

Jeder Mensch ist Röntgenstrahlung ausgesetzt, entweder einer natürlichen Strahlung aus der Umgebung oder einer zivilisatorischen, künstlich erzeugten aus der Medizin sowie Kernkraftwerken. Man spricht von einer Strahlenexposition.

Die **natürliche** Strahlenbelastung beträgt ca. 2,4 mSv pro Jahr. Sie umfasst:

- kosmische Strahlung aus dem Weltall, z. B. beim Fliegen, Wandern in den Alpen
- terrestrische Strahlung aus dem Boden
- Belastung über die Nahrung und das Trinkwasser, z. B. bestimmte Mineralwasser, Fisch, Muscheln
- Belastung durch Radon, ein Edelgas aus dem Erdboden, das sich in den Häusern anreichert (s. Abb. 1, S. 410)

1 µSv = 1/1000 mSv

Auch das Rauchen trägt zur Strahlenbelastung der Menschen bei. Denn im Tabak reichern sich radioaktive Stoffe an, die beim Inhalieren in die Lunge gelangen. Für eine Person, die durchschnittlich 20 Zigaretten am Tag raucht, ergibt sich eine jährliche Strahlenbelastung von 8,8 mSv.

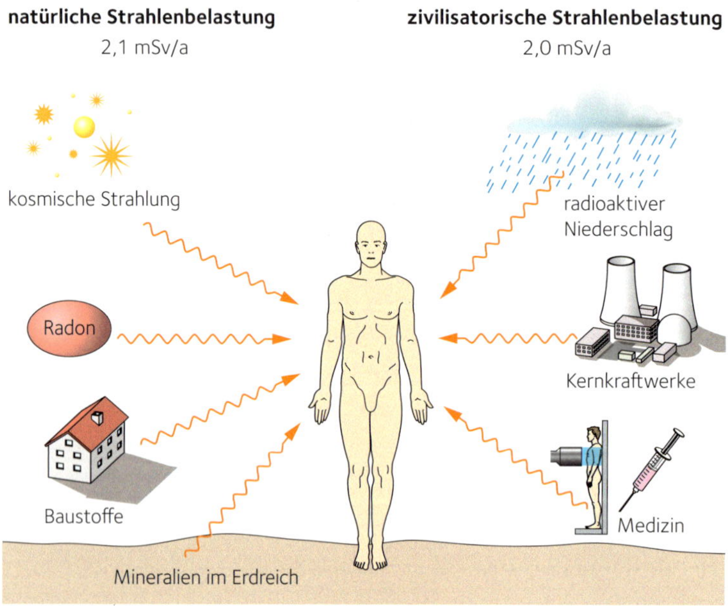

Abb. 1 Natürliche und zivilisatorische Strahlenbelastung

Die **zivilisatorische**, also künstlich erzeugte Strahlenbelastung, beträgt < 2,0 mSv pro Jahr. Sie umfasst:

- Belastung aus Röntgendiagnostik und Anwendungen in der Medizin von ca. 1,9 mSv. Obwohl in der Zahnmedizin häufig Röntgenaufnahmen gemacht werden, stammt die hauptsächliche Strahlenbelastung aus anderen Bereichen der Medizin, z. B. aus den dosisintensiven Techniken wie Computertomografie des ganzen Körpers.
- Röntgenstrahlung in unserer häuslichen Umgebung, z. B. Uhren, Kompass und Rauchmelder, sowie Kernkraftwerke und Atomunfälle. Dies führt zu einer weiteren Strahlenbelastung von durchschnittlich 0,1 mSv.

Die effektive Dosis bei zahnärztlichen Untersuchungen ist sehr gering. Sie beträgt nur 0,3 % der Gesamtbelastung in der Medizin. Als vereinfachte Regel zur Abschätzung der Strahlenbelastung gilt:

- 4 kleine Zahnfilme = 1 OPG
- 4 OPG = 1 DVT
- 4 DVT = 1 CT

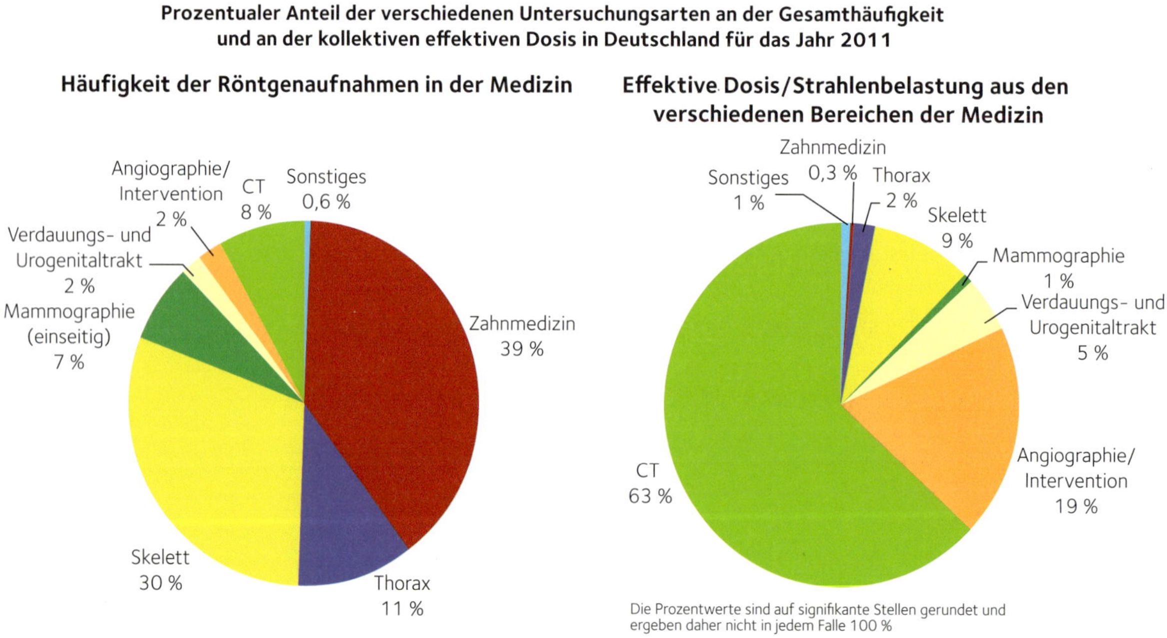

Abb. 2 Effektive Dosis von Strahlenbelastung durch Röntgen. Quelle: Bundesamt für Strahlenschutz (BfS), Bundesministerium für Umwelt, Naturschutz und Reaktorsicherheit (BMU) (Hrsg.): Umweltradioaktivität und Strahlenbelastung im Jahr 2012: Unterrichtung durch die Bundesregierung. Parlamentsbericht 2012. http://nbn-resolving.de/urn:nbn:de:0221-2014040311384

HINWEIS

Besorgten Patienten können Sie in einem Gespräch mitteilen, dass die effektive Dosis bei einer OPG-Aufnahme ca. 10 µSv beträgt. Dies entspricht der natürlichen Strahlenbelastung von zwei Tagen. Dagegen beträgt die effektive Dosis bei einem Hin- und Rückflug nach New York ca. 100 µSv.

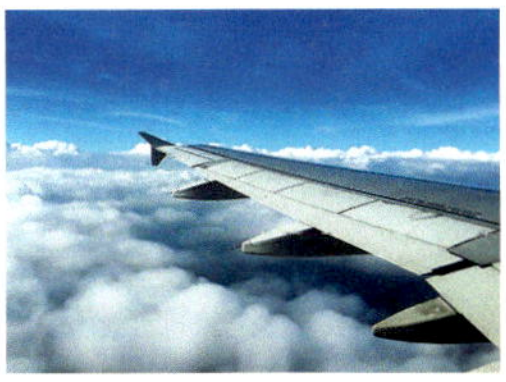

4.3 Strahlenschutzmaßnahmen

Das Risiko einer Schädigung durch Röntgenstrahlen in der Zahnmedizin ist sehr gering. Dennoch müssen Maßnahmen getroffen werden, um die Strahlenexposition von Patient und Mitarbeiterinnen so gering wie möglich zu halten.

Der Betreiber einer Röntgenanlage hat jede unnötige Strahlenbelastung zu vermeiden und vor einer Röntgenaufnahme Nutzen und Schaden gegeneinander abzuwägen.

Die **Strahlenschutzverantwortliche** zeigt die Inbetriebnahme des Geräts bei der für Arbeitsschutz zuständigen Landesbehörde an. Zusätzlich ist der Betrieb einer Röntgenanlage den zahnärztlichen Stellen bei den Zahnärztekammern der jeweiligen Bundesländer zu melden. Die Strahlenschutzverantwortliche hat für die Einhaltung der in der Röntgenverordnung festgehaltenen Vorschriften zum Schutze der Patienten und der in der Praxis tätigen Personen zu sorgen. Normalerweise ist das die Inhaberin der Praxis, die Zahnärztin mit Fachkunde im Strahlenschutz.

Die Strahlenschutzverantwortliche kann eine **Strahlenschutzbeauftragte** mit Fachkunde schriftlich benennen. Diese übernimmt bei Abwesenheit der Strahlenschutzverantwortlichen die Verantwortung für den korrekten Röntgenbetrieb. Dies kann eine Assistenzärztin oder eine weitere Zahnärztin sein.

4.3.1 Auszüge aus der Röntgenverordnung, die ZFA betreffend

Eine ZFA ist zur Durchführung von Röntgenaufnahmen berechtigt, wenn

- sie die erforderlichen Kenntnisse im Strahlenschutz besitzt, sie also den **Röntgenschein** von der Zahnärztekammer erhalten hat;
- sie von einer qualifizierten Person anhand einer deutschsprachigen Gebrauchsanweisung in die richtige Handhabung des Geräts **eingewiesen** wurde; über diese Einweisung sind **Aufzeichnungen** anzufertigen und aufzubewahren;
- sie jährlich über Strahlenschutzmaßnahmen, mögliche Gefahren und Aufnahmetechniken **belehrt** wird; über den Zeitpunkt und Inhalt der Belehrung sind **Aufzeichnungen** zu führen, die von der unterwiesenen ZFA unterschrieben und fünf Jahre aufbewahrt werden;
- sie diese Kenntnisse mindestens alle **fünf Jahre** durch eine erfolgreiche Teilnahme an einem Kurs auffrischt;
- eine Zahnärztin, die die erforderliche Fachkunde besitzt, die **Aufsicht** und **Verantwortung** übernimmt;
- eine **schriftliche Arbeitsanweisung** für das Röntgengerät bereitliegt; diese enthält eine Anleitung für die Patientenvorbereitung, für den Patientenschutz und die Einstelltechniken und -parameter;
- der Text der **Röntgenverordnung** ständig zur Einsicht bereitliegt; es reicht die digitale Form.

4.3.2 Auszüge aus der Röntgenverordnung, den Patienten betreffend

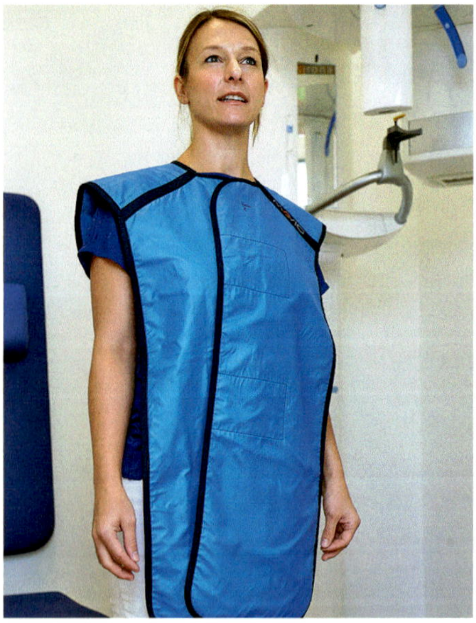
Abb. 1 Die Patientin ist durch eine Bleischürze geschützt.

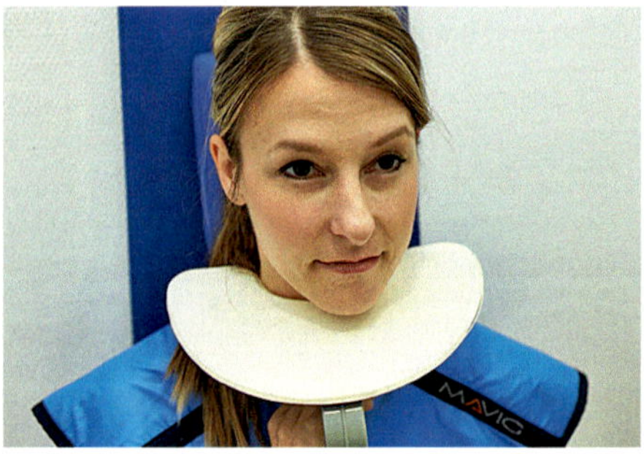
Abb. 2 Schilddrüsenschutz

Bevor ein Patient geröntgt werden darf, müssen folgende Grundsätze berücksichtigt werden:
- Die Zahnärztin hat eine rechtfertigende Indikation gestellt. Diese wurde aufgezeichnet. Der gesundheitliche Nutzen muss gegenüber dem Strahlenrisiko überwiegen.
- Der Patient wird über frühere Röntgenuntersuchungen, die von Bedeutung sein könnten, befragt. Unnötige Aufnahmen sind zu vermeiden.
- Der Patient ist zu fragen, ob er einen Röntgenpass hat (vgl. auch unten).
- Die Körperbereiche, die nicht von Röntgenstrahlen getroffen werden müssen, sind vor einer Strahlenbelastung zu schützen. Dazu dient eine Bleischürze (s. Abb. 1) oder ein Strahlenschutzschild mit einem Bleigleichwert von mind. 0,4 mm. Der enge Sitz am Hals ist wichtig für den Schutz der Schilddrüse und des übrigen Körpers vor Streustrahlung (s. Abb. 2).
- Eine Patientin im gebärfähigen Alter (ca. 12- bis 50-Jährige) wird nach der Möglichkeit einer Schwangerschaft befragt. Besonders gefährdet ist der Embryo in den ersten drei Monaten, wenn die Schwangerschaft vielleicht noch nicht bekannt ist. Daher sollte bei einer nicht auszuschließenden Schwangerschaft die Dringlichkeit der Röntgenuntersuchung besonders geprüft werden. Ist die Röntgenuntersuchung dennoch notwendig, so müssen alle zur Verfügung stehenden Strahlenschutzmaßnahmen angewendet werden, z. B. das Anlegen von zwei Bleischürzen.
- Um eine Überlagerung auf dem Röntgenbild zu vermeiden, müssen alle metallischen Gegenstände wie herausnehmbarer Zahnersatz, Brille, Schmuck, Piercing im Kopfbereich entfernt werden. Sonst besteht die Gefahr, dass wichtige Bereiche der Zähne nicht erkennbar sind.

4.3.3 Aufzeichnungen/Dokumentation

Über jede Röntgenuntersuchung sind Aufzeichnungen zu machen und mitsamt den Röntgenbildern aufzubewahren. Sie müssen folgende Angaben enthalten:
- Name und Geburtsdatum des Patienten
- die rechtfertigende Indikation
- frühere Röntgenaufnahmen
- bei Frauen: eventuell bestehende Schwangerschaft
- das Datum und die Art der Röntgenaufnahme
- die geröntgte Körperregion
- erhobener Röntgenbefund
- die Einstellungen der Röhrenspannung, der Einschaltdauer und der Stromstärke, falls sie von den Standardwerten abweichen; beim OPG i. d. R. die kV-Zahl, beim Kleinbildfilm die Einschaltdauer

Die Röntgenaufnahmen werden im **Röntgenpass** dokumentiert. Es sind das Datum, die Art der Röntgenaufnahme, die betroffene Körperregion und der Name der Praxis bzw. des Krankenhauses einzutragen.
Röntgenpässe sind in der Praxis vorrätig zu halten, falls ein Patient noch keinen besitzt und einen wünscht.
Falls ein Röntgenkontrollbuch geführt wird, werden die oben stehenden Angaben darin festgehalten.

4.3.4 Aufbewahrung

Die Röntgenbilder und die Aufzeichnungen sind für einen Zeitraum von **zehn Jahren** nach der letzten Untersuchung aufzubewahren. Hat der Patient das 18. Lebensjahr noch nicht vollendet, so sind diese bis zur **Vollendung des 28. Lebensjahres** aufzubewahren.

Röntgenbilder und Aufzeichnungen können auch auf **digitalen Speichermedien** aufbewahrt werden, die Befundungsqualität muss dabei erhalten bleiben.

Analoge Röntgenbilder und Aufzeichnungen sind einem **weiterbehandelnden Zahnarzt** vorübergehend zu überlassen. Allerdings müssen sie wieder zurückgegeben werden, da sie dort archiviert werden müssen, wo sie angefertigt wurden.

Eine Aushändigung der Röntgenbilder an den Patienten zur dauerhaften Aufbewahrung ist nicht erlaubt. Er hat aber ein Recht auf **Kopien** der Aufzeichnungen. Der Einfachheit halber kann man ihm die Röntgenbilder zum weiterbehandelnden Arzt mitgeben.

4.3.5 Strahlenschutzbereiche

An Röntgengeräten sind während der Einschaltdauer des Röntgenstrahlers zwei Strahlenschutzbereiche zu beachten: der **Kontrollbereich** und der **Überwachungsbereich**.

Im **Kontrollbereich** kann eine Person eine effektive Dosis von **mehr als 6 mSv/Jahr** erhalten. Er umfasst den Radius von 1,5 Metern um die Röntgenröhre herum. Er ist abzugrenzen und zu kennzeichnen mit den Worten **„Kein Zutritt – Röntgen“**. Befindet sich das Röntgengerät am Behandlungsplatz, ist diese Kennzeichnung nicht notwendig, da ausgeschlossen werden kann, dass unbeteiligte Personen den Kontrollbereich betreten (s. Abb. 1). Das zahnärztliche Personal befindet sich beim Auslösen außerhalb des Kontrollbereichs. Nur der Patient und eventuell eine helfende Person dürfen sich dort aufhalten.

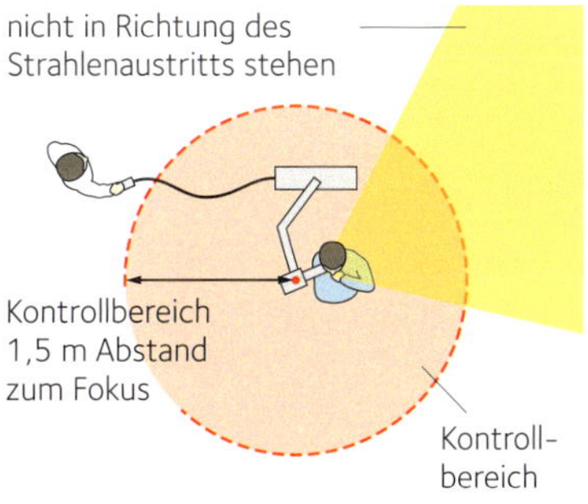

Abb. 1 Kontrollbereich

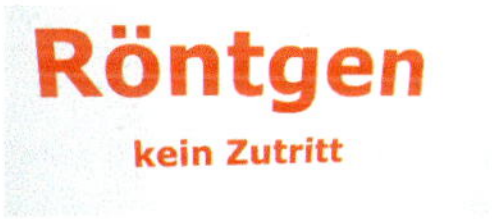

Der **Überwachungsbereich** grenzt an den Kontrollbereich an und ist definiert als der Bereich, in dem Personen eine effektive Dosis von **mehr als 1 mSv** erhalten können. In der Zahnarztpraxis wird außerhalb des Kontrollbereichs die Jahresdosis von 1 mSv nicht erreicht, daher gibt es in der Zahnarztpraxis **keinen** Überwachungsbereich. Die ZFA löst die Röntgenaufnahme außerhalb des Kontrollbereichs aus (s. Abb. 2). Sie gehört, im Gegensatz zum Flugpersonal, **nicht** zu den beruflich strahlenexponierten Personen, da sie den Grenzwert von 1 mSv/Jahr nicht erreicht. Sie muss kein **Personendosimeter** zur Messung der Strahlendosis tragen. Dafür haben die Zahnarztpraxen eine Sondergenehmigung.

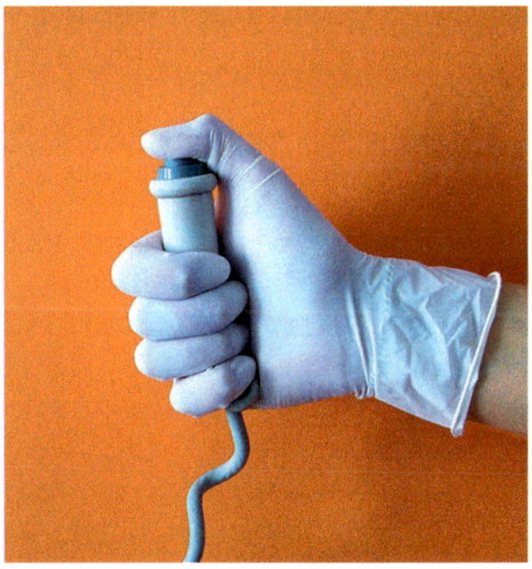

Abb. 2 Handschalter zur Auslösung der Röntgenaufnahme. Der Handschalter hat eine Sicherheitsfunktion: Das Loslassen des Knopfes beendet jederzeit die Strahlung.

Wenn eine **helfende** Person benötigt wird, z. B. bei Röntgenaufnahmen mit kleinen Kindern und behinderten Personen, so sollte das ein Angehöriger sein und nicht das Personal. Diese helfende Person darf nicht schwanger und muss älter als 18 Jahre sein und eine Bleischürze anlegen.

4.4 Qualitätssicherung

Um die Strahlendosis so gering wie möglich zu halten und dennoch gleichbleibend gute Röntgenbilder zu bekommen, müssen das Röntgengerät und ggf. das Entwicklungsgerät ständig auf gleichbleibende Qualität überprüft werden.

4.4.1 Qualitätssicherung vor Inbetriebnahme einer Röntgeneinrichtung

Vor Inbetriebnahme sind folgenden Prüfungen nötig:
- **Abnahmeprüfung** durch den Hersteller oder Lieferanten zur Überprüfung, ob das Gerät einwandfrei arbeitet
- **Teilabnahmeprüfung** nach jeder wesentlichen Änderung am Gerät oder an der Entwicklungseinrichtung

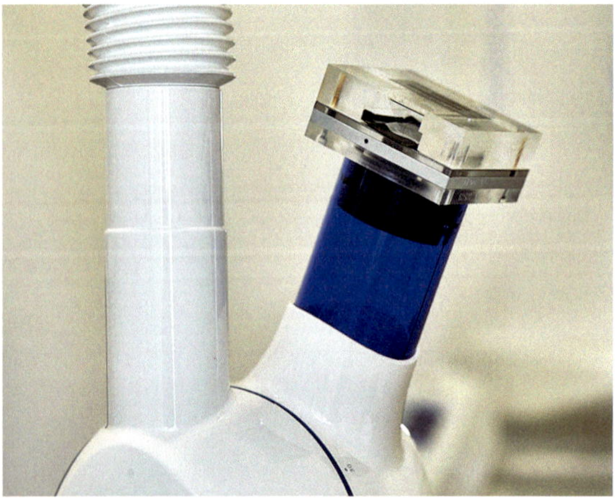

Abb. 1 Röntgenaufnahme mit einem Prüfkörper am Dentalröntgengerät. Der Bildträger befindet sich im Schacht des Prüfkörpers.

Bei der Abnahmeprüfung werden sogenannte **Uraufnahmen** (Referenzaufnahmen = Bezugsaufnahmen) mit einem **Prüfkörper** gemacht (s. Abb. 1). Die Bedingungen wie Bildträger und Einstellparameter werden aufgezeichnet. Unter genau den gleichen Bedingungen werden die späteren Konstanzprüfungen gemacht. Diese Aufzeichnungen und die Uraufnahmen sind für die gesamte Dauer des Röntgenbetriebs aufzubewahren, mindestens aber **zwei Jahre** lang nach Anfertigung einer weiteren Abnahmeprüfung.

- **Sachverständigenprüfung:** technische Überprüfung des Gerätes auf Funktion, Sicherheit und Strahlenschutz; vergleichbar ist dies mit dem „TÜV" für das Auto.
  Vor dem Röntgenbetrieb erfolgt die **Erstprüfung**, danach ist die Überprüfung mindestens alle **fünf** Jahre durchzuführen. Bei einer Änderung am Gerät, die die Strahlenbelastung des Patienten beeinflussen könnte, ist eine erneute Sachverständigenprüfung notwendig.

4.4.2 Qualitätssicherung während des laufenden Betriebs

Konstanzprüfungen

Diese Prüfungen werden unter den gleichen Bedingungen wie bei der Abnahmeprüfung mit einem Prüfkörper gemacht.

Bei einer **analogen** Röntgeneinrichtung:
- **wöchentlich:**
  Die Filmverarbeitung im Entwicklergerät wird anhand der optischen Dichte (Grauwerte) überprüft (s. Abb. 1, S. 415). Weicht die Dichte mehr als eine Graustufe von der Uraufnahme ab, so ist die Ursache sofort zu ermitteln.
- **monatlich:**
  Das Röntgengerät wird anhand der optischen Dichte und der Lage und Ausdehnung des Nutzstrahlenfeldes überprüft (s. Abb. 2 und 3, S. 415). Beim Nutzstrahlenfeld dürfen Abweichungen von bis zu 2 mm auftreten.
- **jährlich:**
  Bei der Dunkelkammerleuchte wird überprüft, ob sie das Röntgenbild zusätzlich beleuchtet (s. Abb. 4, S. 415). Dazu wird ein belichteter Film zur Hälfte mit einem lichtundurchlässigen Material abgedeckt und dann eine Minute dem Dunkelkammerlicht ausgesetzt. Nach der Entwicklung darf die nicht abgedeckte Hälfte nicht dunkler sein als die abgedeckte Hälfte. Denn das bedeutet, dass die Dunkelkammerbeleuchtung nicht in Ordnung ist, da sie den Film (nicht abgedeckte Hälfte) nachbelichtet hat.

Konstanzaufnahmen

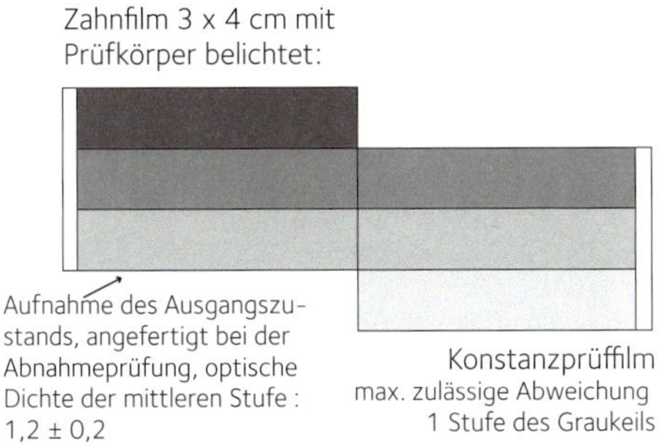

Abb. 1 Überprüfung der optischen Dichte

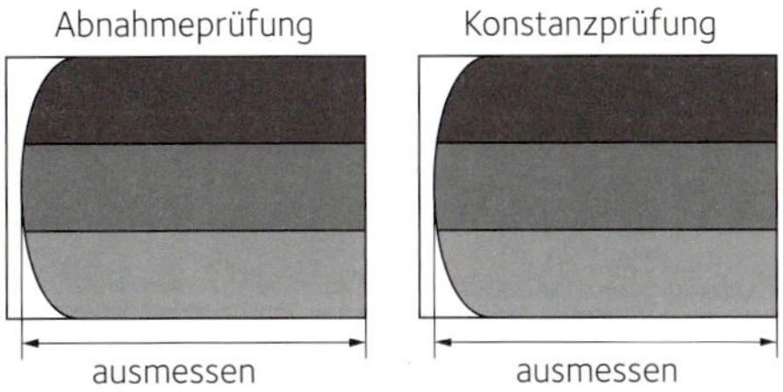

Abb. 2 Überprüfung des Nutzstrahlenfelds beim intraoralen Film

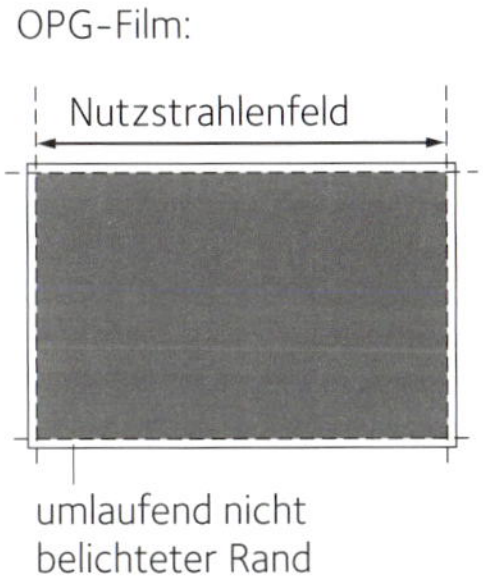

Abb. 3 Überprüfung des Nutzstrahlenfelds beim OPG

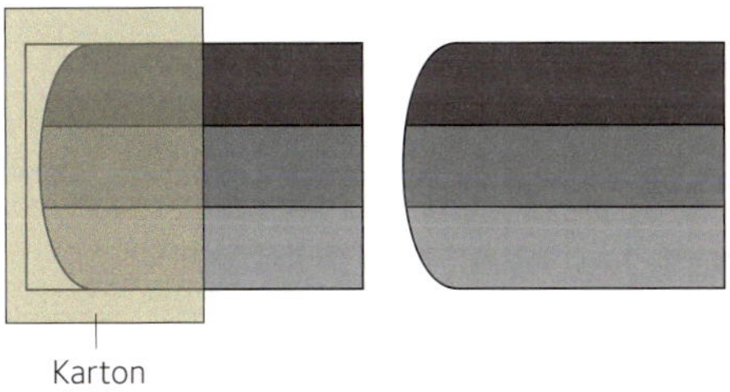

Abb. 4 Überprüfung der Dunkelkammerleuchte. Hier ist die Dunkelkammerbeleuchtung in Ordnung, der Film (nicht abgedeckte Hälfte) wurde nicht nachbelichtet.

Bei einer **digitalen** Röntgeneinrichtung:

- **täglich:**
  Überprüfung des Befundmonitors mit einem genormten Testbild anhand der optischen Dichte (Grauwertwiedergabe)
- **monatlich:**
  Das Röntgengerät wird anhand von mehreren Kriterien überprüft wie optische Dichte, Auflösung, Kontrast, Verzerrungen, Lage und Ausdehnung des Nutzstrahlenfeldes. Außerdem wird die Strahlendosis im Nutzstrahlenfeld gemessen; sie darf nicht mehr als 20 % vom Wert der Abnahmeprüfung abweichen.
  Der Befundmonitor wird zusätzlich zur täglichen Überprüfung auch monatlich bezüglich anderer Kriterien geprüft, wie Kontrastauflösung, Bildgeometrie und Farbartefakte. Dies nennt man die **erweiterte monatliche Konstanzprüfung**.

HINWEIS

Analog und digital

Optische Dichte: Eine Abweichung von max. einer Graustufe ist zulässig (s. Abb. 1).
Nutzstrahlenfeld: Eine Abweichung von max. 0,2 mm des umlaufenden, hellen Randes wird akzeptiert (s. Abb. 2).

Digital

- Überprüfung der Auflösung anhand von Linienpaaren
- Überprüfung des Kontrasts anhand der Bohrungen
- Überprüfung der Grauwerte anhand der Balken
- Überprüfung der Verzerrungen anhand der horizontalen Streifen

Die Aufzeichnungen und die Bilder der Konstanzprüfungen sind zwei Jahre lang aufzubewahren und auf Verlangen der zuständigen Stelle bei der Zahnärztekammer vorzulegen. Eventuell erhält die Zahnärztin Vorschläge zur Qualitätsverbesserung, die umgesetzt werden müssen.

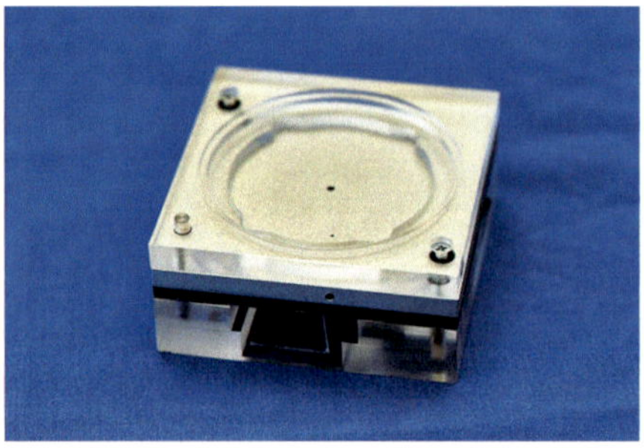

Abb. 1 Prüfkörper für Sensoren

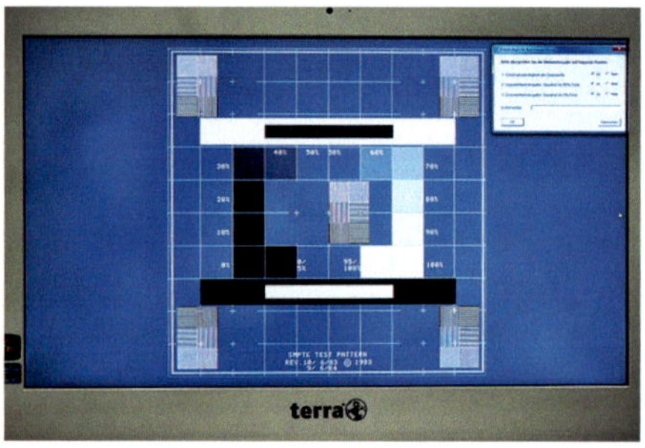

Abb. 2 Testbild für die tägliche bzw. monatliche Konstanzprüfung des Befundmonitors

Weitere Prüfungen

Neben der Konstanzprüfung sind folgende weitere Prüfungen notwendig:
- Sachverständigenprüfung, „TÜV", alle fünf Jahre
- Überprüfung durch die unabhängige zahnärztliche Stelle in der Zahnärztekammer, stichprobenartig werden die Konstanz- und Patientenbilder kontrolliert

4.4.3 Zusammenfassung von wichtigen Aufbewahrungsfristen

Die Kenntnis der wichtigsten Aufbewahrungsfristen (s. Tab. 1) und Prüftermine ist für eine sichere Umsetzung der Bestimmungen der Röntgenverordnung hilfreich.

Aufzubewahrende Unterlagen	Aufbewahrungsdauer
Unterlagen über die Abnahmeprüfung durch den Hersteller oder Lieferanten bei der Installation oder baulichen Veränderungen; Uraufnahmen	für die Dauer des Röntgenbetriebs und 2 Jahre darüber hinaus; bei einer weiteren Abnahmeprüfung ebenso 2 Jahre nach dieser
Unterlagen über die Sachverständigenprüfung zu Beginn und alle 5 Jahre	für die Dauer des Röntgenbetriebs
Unterlagen über die Konstanzprüfungen	2 Jahre lang
Unterlagen über die Einweisung der ZFA in die richtige Handhabung des Röntgengeräts in dieser Praxis	solange die ZFA in dieser Praxis arbeitet
Unterlagen über die jährlichen Belehrungen	5 Jahre lang
Röntgenaufnahmen und die dazugehörigen Aufzeichnungen	10 Jahre lang oder bis der Patient 28 Jahre alt ist
Unterlagen über die Behandlung mit Röntgenstrahlen	30 Jahre lang

Tab. 1 Aufbewahrungsfristen

4.4.4 Überblick: Praktische Durchführung von Röntgenaufnahmen

Die folgende Tabelle gibt einen Überblick über das Vorgehen beim Erstellen von Röntgenaufnahmen:

Aufgabe	Tätigkeiten
allgemeine Vorbereitung im Dienste der ›Strahlenschutzmaßnahmen	– Stellen einer rechtfertigenden Indikation (Zahnärztin) – erfragen, wann die letzte Röntgenaufnahme war; erfragen, ob der Patient einen Röntgenpass hat – Patientinnen im gebärfähigen Alter nach der Möglichkeit einer Schwangerschaft fragen
Vorbereitung des Patienten	– herausnehmbaren Zahnersatz entfernen – Brille, Ohrschmuck, Halsketten, Haarnadeln, intraoraler Schmuck sind abzulegen – Röntgenschürze anlegen oder Röntgenschild zureichen – Patienten auf dem Röntgenstuhl Platz nehmen lassen, Kopf an Kopfstütze anlehnen
Vorbereitung des Röntgenhalters und des Röntgengeräts	– Auswahl des entsprechenden Bildträgerhalters – den Bildträger richtig herum in den Halter einlegen – die Belichtungszeit (Zahngruppensymbol) am Schaltkasten wählen
Einstellungen vornehmen und Aufnahme auslösen	– Kopf des Patienten in die richtige Haltung bringen – Bildträgerhalter im Mund positionieren; Bildträger parallel zur Zahnachse (evtl. Position des Halters durch Watterollen unterstützen) – Visierring so nah wie möglich an die Haut des Patienten heranschieben – Einstellen des Tubus: parallel zur Führungsstange des Halters und dicht an den Visierring – den Patienten anweisen, sich nicht zu bewegen – Verlassen des Raumes, Tür schließen, Auslöser betätigen
nach der Röntgenaufnahme	– Bildträgerhalter mit Bildträger entfernen, in ein Papiertuch legen – Röntgenschürze oder -schild abnehmen – Bildträger desinfizieren und beim analogen Röntgen zum Entwickeln bereitlegen – Röntgenbild entwickeln und fixieren – entwickeltes Röntgenbild mit den Daten des Patienten kennzeichnen – Aufzeichnungen in Karteikarte eintragen, evtl. ins Röntgenkontrollbuch – Sprüh- bzw. Wischdesinfektion kontaminierter Geräteflächen
Eintrag in den Röntgenpass	– Zahn, Art der Aufnahme, Datum, Stempel der Praxis, Unterschrift

Tab. 1 Arbeitsanweisung für das Erstellen einer intraoralen Röntgenaufnahme in Paralleltechnik

Strahlenschutzmaßnahmen, S. 411

TERMINOLOGIE: BESTIMMUNGEN DER RÖNTGENVERORDNUNG	
Dosis (griech. dosis = Gabe) **Dosen** (Mehrzahl)	zu messende/gemessene Menge einer Strahlung oder eines Medikaments
Gammastrahlung	sehr energiereiche, radioaktive Strahlung; gehört zu den elektromagnetischen Wellen und ist noch härter als die in der Medizin verwendeten Röntgenstrahlen
Mutation	spontane Veränderung der Erbinformation
Personendosimeter	Gerät zur Messung einer Strahlendosis am Menschen
Strahlenexposition (lat. expositio = Aussetzung)	das Einwirken von Röntgenstrahlen auf den Menschen; meist Bezeichnung für die Tatsache, dass der Mensch Röntgenstrahlen übermäßig ausgesetzt ist

AUFGABEN

1 Wie ist die Äquivalentdosis definiert? In welcher Maßeinheit wird sie angegeben?

2 Welche Gewebe sind besonders strahlenempfindlich? Nennen Sie vier Beispiele.

3 Nennen Sie drei Beispiele für Strahlenschäden.

4 Kann eine ZFA die Strahlenschutzbeauftragte sein? Begründen Sie Ihre Antwort.

5 Geben Sie die Voraussetzungen an, die eine ZFA erfüllen muss, um röntgen zu dürfen.

6 Bevor ein Patient geröntgt werden darf, müssen die Zahnärztin und die ZFA bestimmte Vorgaben aus der Röntgenverordnung erfüllen. Nennen Sie diese.

7 Listen Sie die Aufzeichnungen auf, die bei jedem Röntgenbild gemacht werden müssen.

8 Welche Aufbewahrungsfristen gelten für Röntgenbilder und die dazugehörigen Aufzeichnungen?

9 Wie ist der Kontrollbereich in einer zahnärztlichen Praxis definiert? Erläutern Sie Ihre Antwort.

10 Ist die ZFA eine strahlenexponierte Person? Begründen Sie Ihre Antwort.

11 Erläutern Sie die drei Arten von Konstanzprüfungen beim analogen Röntgen. In welchem zeitlichen Abstand finden sie statt?

Prophylaxe-maßnahmen planen und durchführen

LF 11

1 Prophylaxe außerhalb und innerhalb der Zahnarztpraxis
2 Vier Bausteine gegen Karies- und Parodontalerkrankungen
3 Bestimmung des individuellen Kariesrisikos
4 Patientengespräche in der Prophylaxe

1 Prophylaxe außerhalb und innerhalb der Zahnarztpraxis

Das Wort Prophylaxe begegnet uns ständig. Es ist ein Sammelbegriff für all die Maßnahmen, die ein Mensch ergreifen kann, um Krankheiten zu vermeiden. Eine gesundheitsbewusste Lebensführung beugt Krankheiten aller Art vor.
Für das Wort Prophylaxe wird auch der Begriff **Prävention** verwendet.

1.1 Teilbereiche der Prophylaxe

› Siehe hierzu Lernfeld 10a, Parodontalerkrankungen, S. 329

› Siehe hierzu Lernfeld 10a, kieferorthopädische Prophylaxe, S. 373

In der zahnmedizinischen Prophylaxe werden drei Teilbereiche unterschieden:
- **Kariesprophylaxe**, Vorbeugung von Karies
- **Parodontalprophylaxe**, Vorbeugung von Parodontalerkrankungen
- **kieferorthopädische Prophylaxe**, Vorbeugung von Gebissfehlentwicklungen

Da Karies- und Parodontalerkrankungen sehr häufig vorkommen, bilden sie den Schwerpunkt der zahnmedizinischen Prophylaxe.

Karies ist die am häufigsten auftretende Krankheit in Deutschland. Es gibt kaum Menschen, die ein kariesfreies Gebiss haben.
In den letzten Jahren ist Karies vor allem bei Kindern und Jugendlichen durch Prophylaxemaßnahmen und Aufklärungsarbeit zurückgegangen. Die Deutsche Arbeitsgemeinschaft für Jugendzahnpflege engagiert sich in Kindergärten und Schulen, um die Zahngesundheit bei Kindern und Jugendlichen noch weiter zu verbessern.

› Siehe hierzu Lernfeld 4, Einschätzung des Kariesrisikos mithilfe des dmf-t-Index, S. 145

Im Jahr 1994 hatten Sechsjährige durchschnittlich 2,89 kariöse oder gefüllte Zähne (dmf-t-Index: 2,89). Dagegen hatten im Jahr 2009 Sechsjährige durchschnittlich nur noch einen dmf-t-Index von 1,87 (s. Abb. 1).

Das Auftreten von Karies ist nicht gleichmäßig verteilt. Es gibt eine kleine Gruppe von Kindern und Jugendlichen, die viele kariöse Zähne haben. Die Kariesaktivität konzentriert sich also auf Wenige, die besonders intensiv prophylaktisch betreut werden müssen.

Statistiken zeigen, dass die Karieshäufigkeit bei Kleinkindern unter drei Jahren in den letzten Jahren wieder zugenommen hat. Besonders gefährdet sind die Kinder, die häufig an einer Flasche nuckeln. Eine frühe Aufklärung der Eltern ist notwendig. Daher fordern Zahnärzte, die Vorsorgeuntersuchungen beim Zahnarzt bereits ab dem sechsten Lebensmonat einzuführen, wenn die ersten Milchzähne durchgebrochen sind. Dies wäre im zeitlichen Zusammenhang mit den Vorsorgeuntersuchungen U5 im Alter von ca. sechs Monaten und U6 im Alter von zehn bis zwölf Monaten, die beim Kinderarzt erfolgen. Bisher sind die **zahnärztlichen** Früherkennungsuntersuchungen erst ab einem Alter von zweieinhalb Jahren vorgesehen.

Anzahl betroffener Zähne

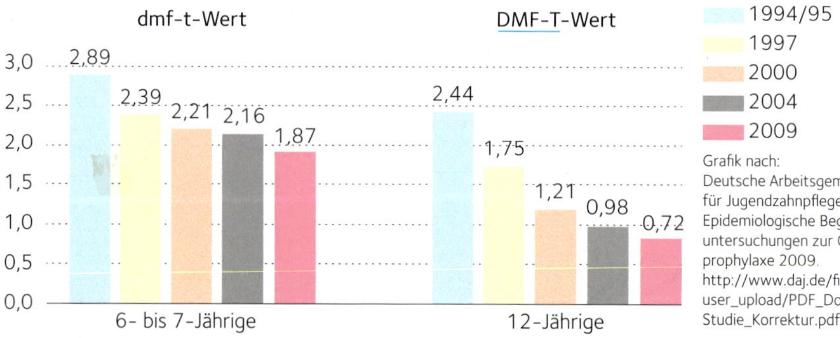

Grafik nach: Deutsche Arbeitsgemeinschaft für Jugendzahnpflege (Hrsg.): Epidemiologische Begleituntersuchungen zur Gruppenprophylaxe 2009. http://www.daj.de/fileadmin/user_upload/PDF_Downloads/Studie_Korrektur.pdf, S. 134.

Abb. 1 Mittlere dmf-t- bzw. DMF-T-Werte in verschiedenen Altersstufen. Der DMF-T-Index gibt die Zahl der von Karies betroffenen (erkrankten, fehlenden, gefüllten) bleibenden Zähne an. Der dmf-t-Wert (kleingeschrieben) bezieht sich auf das Milchgebiss.

Die Mitwirkung bei der Kariesprophylaxe sowie die Behandlung von Karies und ihren Auswirkungen gehören zu den Hauptarbeiten der Zahnärztin und der ZFA.

Als Weiteres sind Erkrankungen der **Gingiva** und des **Parodontiums** häufig anzutreffen. Vor allem Erwachsene und ältere Patienten leiden darunter.
Auch bei diesen Erkrankungen bewirkt eine regelmäßige Prophylaxe einen starken Rückgang der Symptome.

Siehe hierzu Lernfeld 10, Erkrankungen des Zahnhalteapparates, S. 329

1.2 Ebenen und Stufen der Prophylaxe

Je nachdem, **wer** durch die Prophylaxemaßnahmen angesprochen wird, unterscheidet man verschiedene Ebenen der Prophylaxe (s. Tab. 1).

Kollektivprophylaxe	**Gruppenprophylaxe**	**Individualprophylaxe**
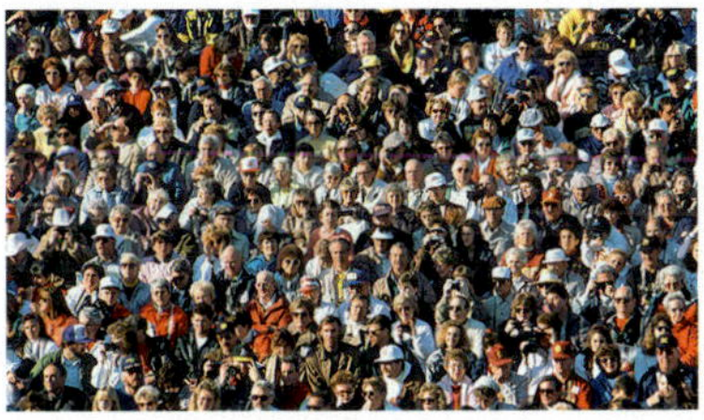	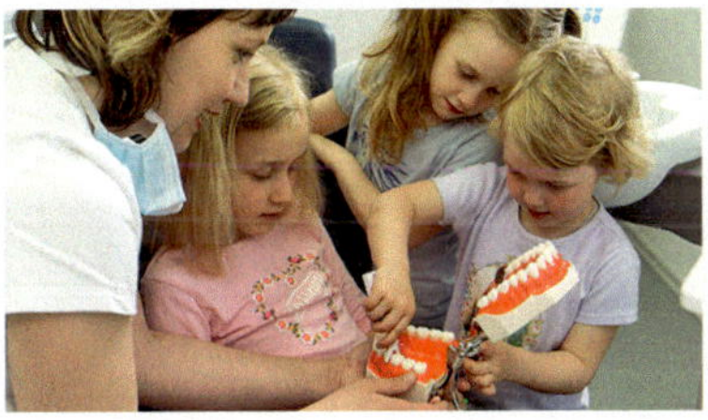	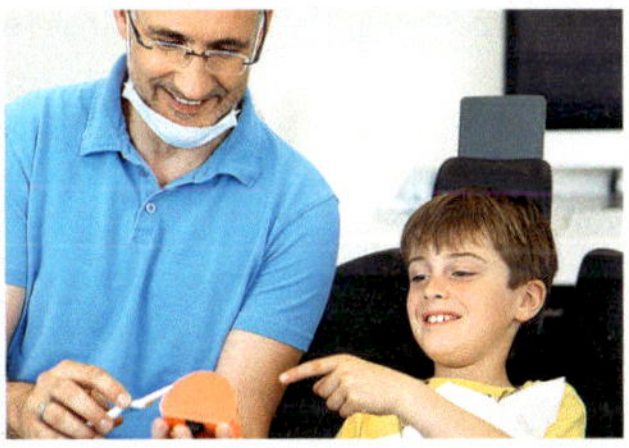
Bei der Kollektivprophylaxe werden für große Bevölkerungsteile (karies-)vorbeugende Maßnahmen ergriffen, z. B. Fluoridierung des Trinkwassers.	Bei der Gruppenprophylaxe wird eine bestimmte Gruppe von Menschen zahnprophylaktisch betreut, z. B. im Kindergarten, in Schulen, in Behinderteneinrichtungen.	Bei der Individualprophylaxe handelt es sich um auf den einzelnen Patienten abgestimmte (karies-)vorbeugende Maßnahmen in der Zahnarztpraxis.

Tab. 1 Ebenen der Prophylaxe

Je nachdem, **wann** die Prophylaxe stattfindet, unterscheidet man primäre, sekundäre und tertiäre Prävention (Prophylaxe) (s. Abb. 1).

Stufen der Prävention = Stufen der Prophylaxe		
primäre Prävention	**sekundäre Prävention**	**tertiäre Prävention**
vor einer Erkrankung	im Anfangsstadium einer Erkrankung	bei bestehender Erkrankung
Maßnahmen zur Festigung und Erhaltung der Gesundheit	Maßnahmen zur Früherkennung und zur frühzeitigen Behandlung von Krankheiten und zur Verhütung von Neuerkrankungen nach erfolgter Therapie	Maßnahmen zur Behandlung von Krankheiten, zur Abwehr einer Verschlimmerung einer Krankheit und zum Ausgleich von Folgen der Erkrankung (Rehabilitation)
Beispiele: Vorbeugung von Karies und Parodontalerkrankungen durch zahngesunde Ernährung, sorgfältige Mundhygiene, regelmäßige Fluoridierung	Beispiele: frühzeitige Kariesdiagnostik, frühzeitige Diagnostik von Parodontalerkrankungen, Remineralisation von Schmelzveränderungen	Beispiele: Füllungen, Kronen, Implantate

Abb. 1 Übersicht über die drei Stufen der Prophylaxe

TERMINOLOGIE: PROPHYLAXE AUSSERHALB UND INNERHALB DER ZAHNARZTPRAXIS	
DMF-T	decayed-missing-filled-tooth Kariesindex zur Beurteilung des Kariesrisikos
Gingiva	Zahnfleisch
Gruppenprophylaxe	kariesvorbeugende Maßnahmen für eine Gruppe von Menschen
Individualprophylaxe	kariesvorbeugende Maßnahmen, die den einzelnen Menschen betreffen
Kollektivprophylaxe	kariesvorbeugende Maßnahmen für große Bevölkerungsteile
Parodontium	Zahnhalteapparat, Zahnbett
Prävention (= Prophylaxe)	vorbeugende Maßnahmen zur Verhütung von Krankheiten
primäre Prävention	Maßnahmen zur Festigung und Erhaltung der Gesundheit
Prophylaxe (= Prävention)	vorbeugende Maßnahmen zur Verhütung von Krankheiten
Rehabilitation	Maßnahmen zur Wiederherstellung von Form und Funktion eines kranken Organs; Teil der tertiären Prävention
sekundäre Prävention	Maßnahmen zur Früherkennung, zur frühzeitigen Behandlung von Krankheiten sowie zur Verhütung von Neuerkrankungen nach erfolgter Therapie
tertiäre Prävention	Maßnahmen zur Behandlung von Krankheiten, zur Abwehr einer Verschlimmerung einer Krankheit und zur Rehabilitation (Wiederherstellung)

AUFGABEN

1 Definieren Sie den Begriff Prophylaxe.

2 Nennen Sie die drei Hauptbereiche der zahnmedizinischen Prophylaxe.

3 Was ist eine Gruppenprophylaxe und wo findet sie statt?

4 Erläutern Sie den Begriff Individualprophylaxe.

5 Nennen Sie ein Beispiel für die tertiäre Prävention.

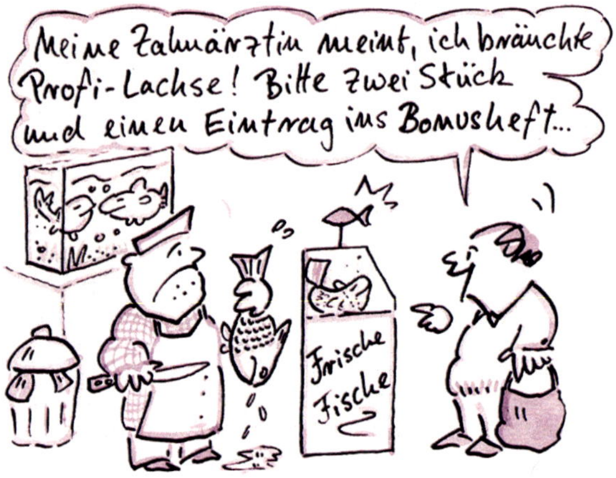

2 Vier Bausteine gegen Karies- und Parodontalerkrankungen

Um gesunde Zähne und ein gesundes Parodontium zu erlangen und auf Dauer zu behalten, gibt es vier Bausteine, die der Patient beachten sollte.

Bausteine der Zahngesundheit

eine **gute Mundhygiene** betreiben

die Zähne regelmäßig **fluoridieren**

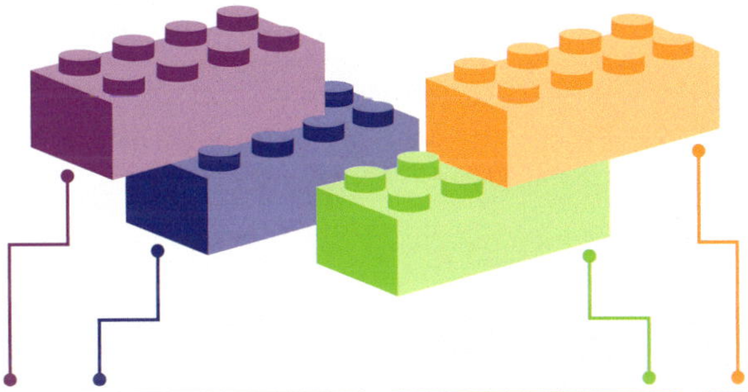

regelmäßig zum Zahnarzt gehen (Untersuchungen, Individualprophylaxe, Fissurenversiegelung)

sich **zahngesund ernähren**

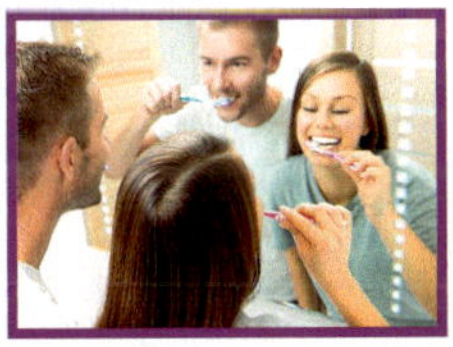

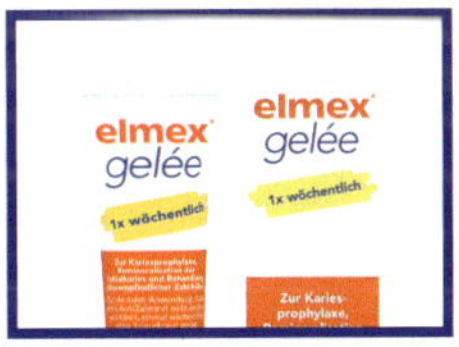

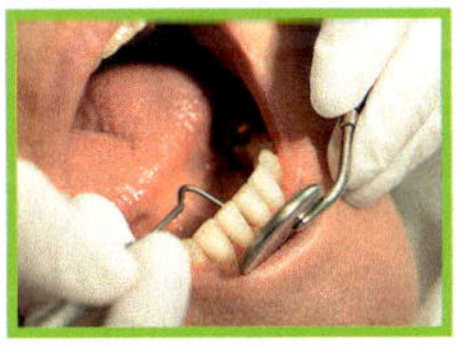

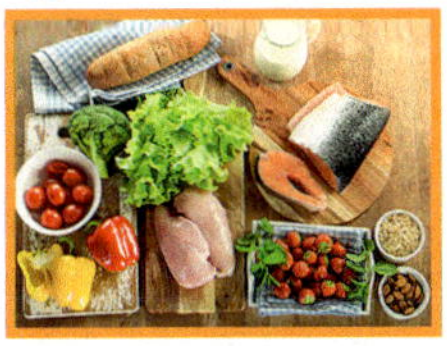

EXKURS

Karies – alles vererbt!?

„Meine Eltern hatten schon schlechte Zähne, deswegen habe auch ich so viel Karies. Das ist vererbt!" Mit dieser Aussage werden Mitarbeiterinnen in der Zahnarztpraxis häufig konfrontiert. Aber es gibt kein „Kariesgen". Daher wird Karies nicht vererbt. Jedoch bestehen genetisch bedingte Unterschiede, die die Anfälligkeit für Karies beeinflussen. Zum Beispiel sind Zusammensetzung und Menge des Speichels von den Genen abhängig. Auch unterscheiden sich die Menschen in ihrer Zahnform und -stellung. Daher sind sie unterschiedlich anfällig für Karies. Dennoch ist klar: Jeder Mensch kann Karies bekommen oder auch nicht und sollte deshalb vorbeugen, indem er die oben genannten Maßnahmen befolgt.

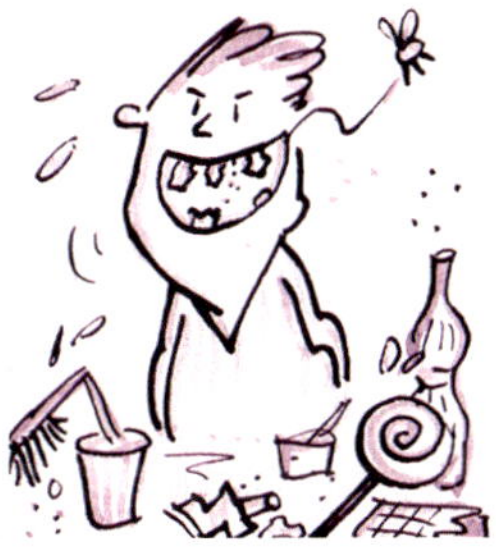

2.1 Mundhygiene

Die Hauptursache der Karies- und Parodontalerkrankungen sind Zahnbeläge und hier vor allem **Plaque**.

Verbleiben Essensreste (**food debris**) am Zahn, bildet sich nach ein paar Stunden eine weißliche Masse (**Materia alba**). Die Materia alba besteht aus einem Bakterienfilm aus pathogenen Keimen und abgestorbenen Zellen und kann mit einem kräftigen Wasserstrahl entfernt werden. Putzt der Patient nicht, so entsteht nach ein bis zwei Tagen Plaque.

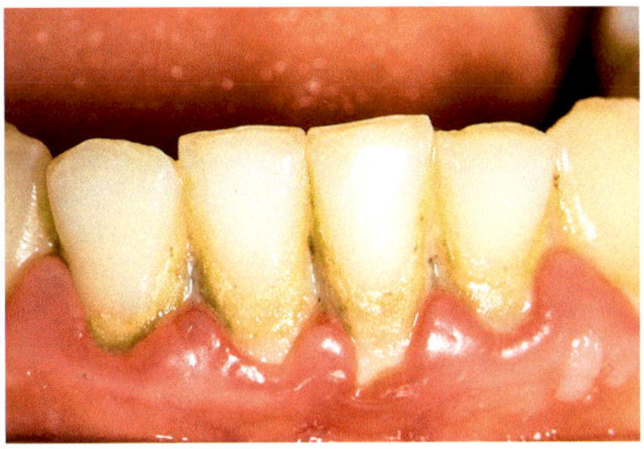

Abb. 1 Zahnbelag Plaque

Plaque ist ein oraler Biofilm, weich, aber fest anhaftend und daher nicht mehr abspülbar (s. Abb. 1). Er ist vergleichbar mit einem gut organisierten Ameisenbau: In ihm leben viele verschiedene pathogene Bakterienarten. Sie sind geschützt gegen Angriffe von außen, haben einen Nahrungsvorrat, kommunizieren miteinander und stabilisieren sich gegenseitig. Eine klebrige Grundsubstanz bildet die Matrix, in der die Bakterien in Mikrokolonien leben. Sie sind auch geschützt gegen Antibiotika und nur durch **gründliches Zähneputzen** zu entfernen.

MERKE

Plaque = oraler Biofilm
- Weicher, aber fest anhaftender Belag.
- In einer klebrigen Grundsubstanz leben die Bakterien gut geschützt, der Belag ist nur mechanisch entfernbar.
- Die Bakterien haben darin einen Nahrungsvorrat.

Siehe hierzu Lernfeld 4, Einschätzung des Kariesrisikos mithilfe des dmf-t-Index, S. 145

Plaque findet man bevorzugt an Stellen, sogenannten Prädilektionsstellen, an denen sie festsitzt. Dort sollte eine besonders sorgfältige Mundhygiene erfolgen.
Prädilektionsstellen für Plaque sind Fissuren und Grübchen der Front- und Seitenzähne, Approximalflächen, Zahnhälse, freiliegende Wurzeln, nicht korrekt gestaltete Füllungs- und Kronenränder sowie „Schmutznischen" (s. Abb. 1).
Anders als die genannten weichen Beläge spielen harte Beläge (Zahnstein, Konkremente) bei der Kariesentstehung keine Rolle.

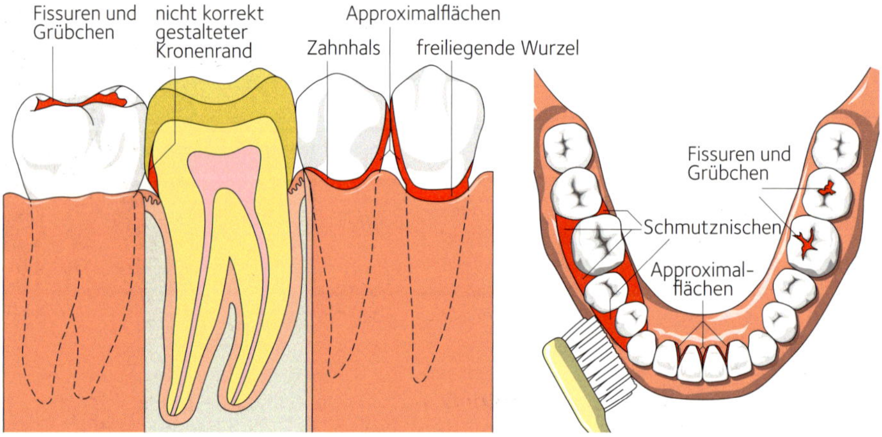

Abb. 1 Prädilektionsstellen für Plaque und Karies

Eine gute Mundhygiene setzt sich zusammen aus
- der Reinigung der Zahnflächen bei gleichzeitiger Massage der Gingiva,
- der Reinigung der Interdentalräume,
- ggf. der Verwendung von fluoridhaltigen Mundspüllösungen.

2.1.1 Reinigung der Zähne und der Gingiva

Die Reinigung der Zähne und der Gingiva erfolgt in der Regel mit Zahnbürste und Zahnpasta.

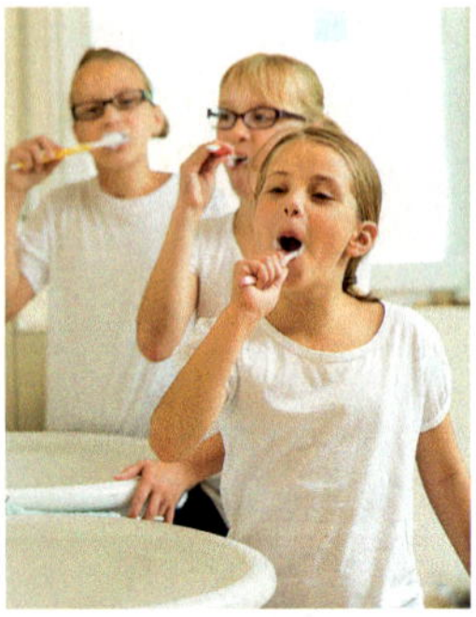

HINWEIS

Ein sauberer Zahn bekommt keine Karies.
Ein sauberer Zahnfleischrand bekommt keine Entzündung.
Daher gilt:
- Vom ersten Milchzahn bis ins hohe Alter sollte eine **regelmäßige** Reinigung der Zähne und der Gingiva erfolgen.
- **Morgens** nach dem Frühstück Zähne putzen.
- **Zwischendurch** putzen oder wenigstens ausspülen, v. a. nach dem Genuss von süßen Speisen.
- **Abends** vor dem Schlafengehen besonders gründlich putzen. Danach nichts mehr essen.

Die Auswahl der benötigten Hilfsmittel kann individuell sehr verschieden sein, doch generell gilt: Für eine gute Reinigung von Zähnen und Gingiva braucht man eine geeignete Zahnbürste, Zahnpasta und Zahnseide sowie die richtige Zahnputzsystematik und Zahnputztechnik.

Zahnbürste

Die Merkmale einer guten **Handzahnbürste** (s. Abb. 1) sind:
- **Kurzer Bürstenkopf**, zwei bis drei Zähne breit, damit man auch an schwierige Stellen gelangt. Kinderzahnbürsten sind entsprechend kleiner.
- Viele kleine Borsten pro Büschel (**multitufted**) reinigen besser als wenige große Borsten.
- **Mittelharte Kunststoffborsten** mit abgerundeten Enden in einem **ebenen Borstenfeld** reinigen am besten und verletzen das Zahnfleisch nicht (Abb. 2).
- Ein **Bürstengriff**, der gut in der Hand liegt, sorgt für eine sichere Führung der Zahnbürste.

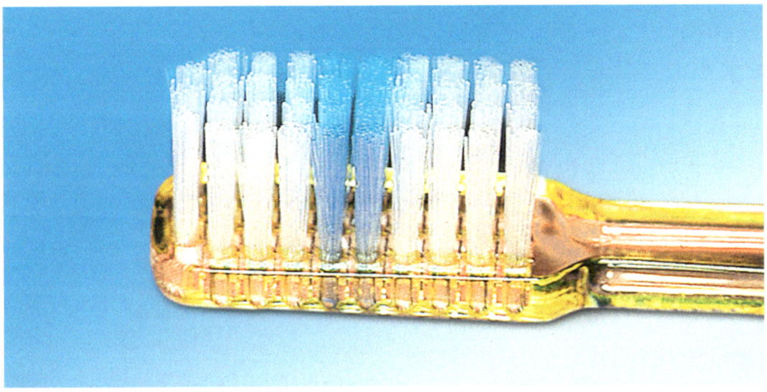

Abb. 1 Kopf einer Handzahnbürste: kurzer Bürstenkopf, Kunststoffborsten, multitufted, mittlere Härte, ebenes Borstenfeld.

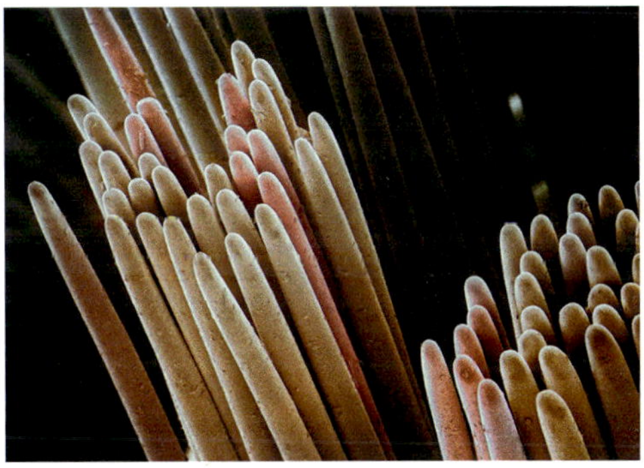

Abb. 2 Abgerundete Borstenenden einer Zahnbürste

Nach dem Putzen wird die Zahnbürste **gründlich gereinigt** und zum **Trocknen** mit dem Kopf nach oben aufbewahrt. Dadurch wird Bakterien der Lebensraum entzogen.

Sobald sich die Borsten der Zahnbürste verbiegen, sollte sie **ausgetauscht** werden. Spätestens aber nach zwei Monaten muss sie gewechselt werden, da mittlerweile zu viele Bakterien die Bürste besiedelt haben.

Elektrische Zahnbürsten sind in ihrer Reinigungswirkung sehr gut (s. Abb. 3). Speziell für Kinder, alte Menschen und Menschen mit körperlichen Einschränkungen sind sie empfehlenswert. Allerdings verführt die elektrische Zahnbürste dazu, die notwendigen Putzbewegungen nicht mehr richtig auszuführen. Auch mit einer elektrischen Zahnbürste muss man die richtige Putztechnik erlernen.

Der Bürstenkopf einer elektrischen Zahnbürste sollte rund sein und kreisförmige Hin-und-her-Bewegungen ausführen (**oszillieren**).

Sie sollte eine Andruckkontrolle haben, um einen eventuell zu hohen Druck auf das Zahnfleisch anzuzeigen (rotes Signallicht). Dadurch wird eine Beschädigung der Gingiva vermieden.

Eine weitere Entwicklung sind die **„schallaktiven" Zahnbürsten**. Sie sind zehnmal schneller als die normalen elektrischen Zahnbürsten. Ihre Borsten werden durch starke Schwingungen zum Vibrieren gebracht. Dadurch erzeugen sie Strömungen an den Borstenenden, die die Plaque sehr wirksam lösen, selbst in einem Abstand von einigen Millimetern.

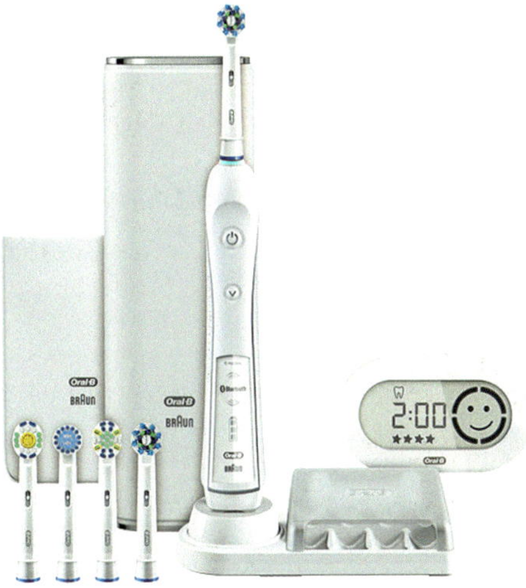

Abb. 3 Elektrische Zahnbürste mit Zubehör

Allerdings sind die „schallaktiven" Zahnbürsten gewöhnungsbedürftig. Bei Berührung des Zahnes mit dem Bürstenkopf kitzelt und summt es im Kopf, ähnlich wie beim Bohren durch die Zahnärztin.

Zahnpasta

Zahnpasta gehört selbstverständlich zum Zähneputzen dazu. Sie unterstützt die mechanische Reinigung, sorgt aber auch für einen angenehmen Geschmack im Mund.
Die wichtigsten **Bestandteile** einer handelsüblichen Zahnpasta sind (s. Abb. 1):

- **Putzkörper**, dienen der mechanischen Belagsentfernung.
- **Feuchthaltemittel** wie Sorbitol und Wasser, verhindern die Austrocknung der Zahnpasta
- **Tenside**, bewirken eine Schaumbildung (wie bei Waschmitteln)
- **Bindemittel**, verhindern eine Trennung der einzelnen Bestandteile
- **Farbstoffe**, verleihen der Zahnpasta ein angenehmes Aussehen
- **Geschmacksstoffe**, geben einen guten Geschmack
- **Konservierungsstoffe**, verlängern die Haltbarkeit
- **Süßstoffe**, sorgen für einen angenehmen Geschmack; der Zuckerersatzstoff Xylit hat außerdem eine plaquehemmende Wirkung
- **medikamentöse Zusätze**, z. B. Fluoride, pflanzliche Wirkstoffe, Chlorhexidin, Triclosan wirken karieshemmend und antibakteriell

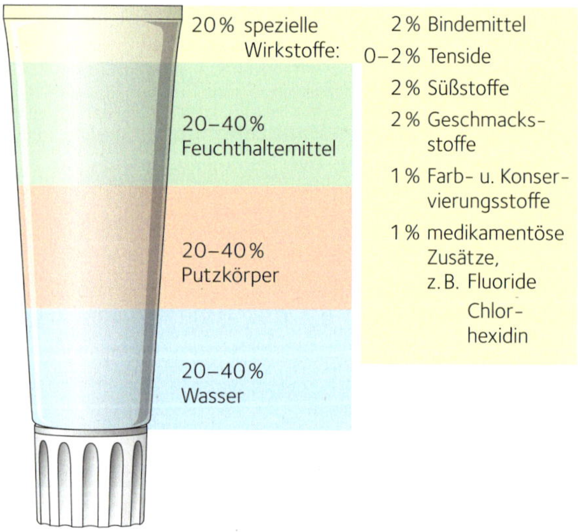

Abb. 1 Bestandteile der Zahnpasta

Die **Auswahl der richtigen Zahnpasta** richtet sich auch nach dem Anteil der enthaltenen Putzkörper. Diese sogenannten Schleifkörper helfen bei der Reinigung, können jedoch auch der Zahnsubstanz schaden. Zahnschmelz, aber vor allem das weichere Dentin und der Wurzelzement, werden abgetragen (**Abrasion**). Es entstehen keilförmige Defekte (s. Abb. 4, S. 429). Daher wird die **Abrasivität** einer Zahnpasta über einen Wert angegeben, den **RDA-Wert**. Der RDA-Wert (**R**elative **D**entin **A**brasion) ist das Maß für die abtragende Wirkung der Putzkörper auf das Dentin. Je höher der Wert ist, desto mehr Dentin wurde mit dieser Zahnpasta im Laborversuch abgerieben (s. Tab. 1). Während der Begriff Abrasion den Abrieb von Zahnsubstanz durch körperfremde Substanzen bezeichnet, wird der Abrieb, der durch direkten Zahnkontakt entsteht, als **Attrition** bezeichnet (z. B. der Antagonistenkontakt).

RDA-Wert	Wirkung	Empfehlung
bis zu 30	geringe Abrasivität, aber geringere Reinigungswirkung	bei bereits bestehenden Abrasionen, Überempfindlichkeit, parodontalen Schäden
35–60	guter Mittelweg zwischen geringer Abrasivität und Reinigung	für gesunde Patienten, die ihre Zahnhartsubstanz schonen wollen
60–90	mittlere Abrasivität	für parodontal gesunde Patienten, die eine stärkere Reinigungswirkung möchten, evtl. im Wechsel mit einer Zahnpasta mit einem niedrigeren RDA-Wert
100 und mehr	sehr hohe Abrasivität	nicht zu empfehlen; Weißmacherzahnpasta hat einen RDA-Wert von bis zu 150

Tab. 1 Abrasivität einer Zahnpasta, angegeben über den RDA-Wert

MERKE

Abrasion: mechanische Abnutzung der Zahnhartsubstanz durch Fremdstoffe, z. B. Putzkörper in der Zahnpasta

Attrition: mechanische Abnutzung der Zahnhartsubstanz durch direkten Zahnkontakt, z. B. Knirschen

EXKURS

Salz oder Backpulver zum Putzen der Zähne – ein Geheimtipp?
Immer wieder hört man von Jugendlichen, dass sie sich z. B. vor Partys die Zähne mit Salz oder Backpulver putzen, damit sie weißer wirken. Das Salz oder das Backpulver hat die gleiche Funktion wie die Putzkörper in der Zahnpasta. Die Salz- oder Natronkörner helfen bei der mechanischen Entfernung des Belags, aber sie sind viel zu abrasiv, mit der Folge, dass der Zahnschmelz abgetragen wird.
Seit einigen Jahren gibt es eine sogenannte **Repair-Zahnpasta** auf dem Markt. Sie enthält den Wirkstoff Zink-Carbonat-Hydroxylapatit in 20 %iger Konzentration. Dieser Stoff repariert Risse und entkalkte Stellen, indem er eine Schutzschicht auf dem Zahn bildet. Außerdem bewirkt er eine Aufhellung der Zähne.

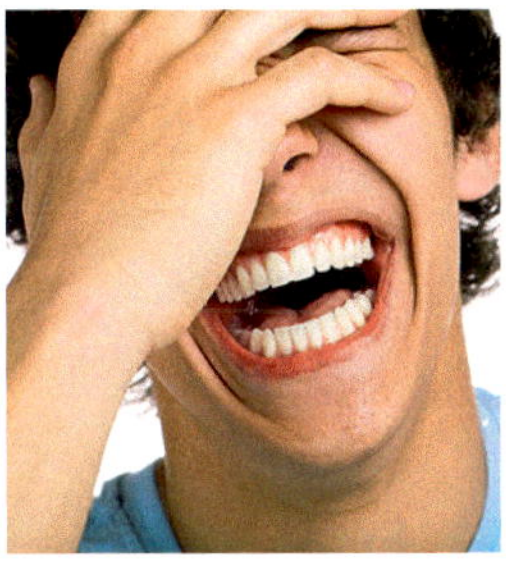

Zahnputzsystematik

Unabhängig von der Zahnputztechnik sollte der Patient eine **Systematik** beim Putzen einhalten (s. Abb. 1). Sonst ist die Gefahr groß, dass unbeliebte Stellen vergessen werden.

Da die Konzentration während des Putzens nachlässt, beginnt man mit den schwierigen Stellen, also mit den Innenflächen des Oberkiefers. Die Zahnbürste wird am letzten Zahn des Oberkiefers angesetzt und man arbeitet sich bis zu den Frontzähnen vor. Hier muss die Zahnbürste hochgestellt werden, da zu wenig Platz für den ganzen Bürstenkopf vorhanden ist. Dann reinigt man die Außenflächen dieses Quadranten. Den Abschluss bilden die Kauflächen, die mit kleinen kreisenden oder schrubbenden Bewegungen bearbeitet werden.
Dann ist der zweite Quadrant im Oberkiefer an der Reihe. Wenn dieser gereinigt ist, so geht man zum Unterkiefer über und geht dort in der gleichen Weise vor, bis alle vier Quadranten sauber sind. (Auch die verbreitete „KAI"-Systematik – Kauflächen, Außenflächen, Innenflächen – ist möglich.)

Reihenfolge:
Oberkiefer: Innenflächen, Außenflächen, Kauflächen,
Unterkiefer: Innenflächen, Außenflächen, Kauflächen

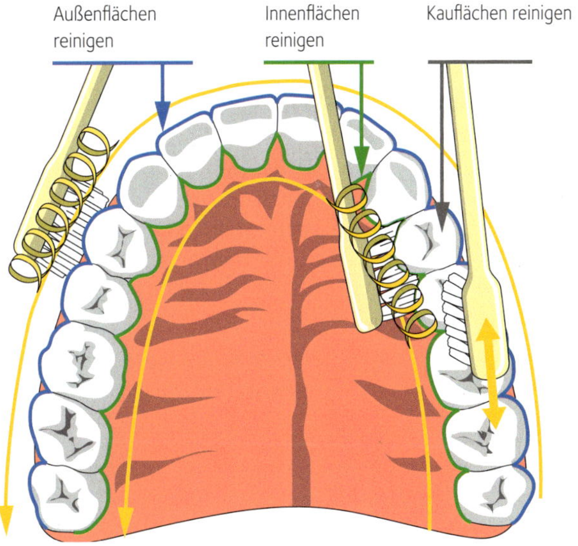

Abb. 1 Zahnputzsystematik

Zahnputztechniken

In der Praxis haben sich drei Putztechniken bewährt. Sie unterscheiden sich im Anspruch an die Geschicklichkeit.

Es handelt sich um
- die Rotationsmethode nach Fones,
- die Methode „Von Rot nach Weiß" und
- die Bass-Technik.

Bei allen drei Techniken sollte man den **Druck** der Zahnbürste kontrollieren, da ein zu hoher Druck („je mehr ich drücke, desto mehr Dreck geht weg") die Zahnsubstanz und das Zahnfleisch schädigt. Eine weitere Technik, auf die im Folgenden nicht eingegangen wird, ist die Stillman-Technik. Sie wird bei Rezessionen und keilförmigen Defekten empfohlen.

Rotationsmethode nach Fones

Diese Technik (s. Abb. 1, 2, 3) ist leicht zu erlernen und stellt keine hohen Anforderungen an die Feinmotorik. Daher wird sie bei Kindern bis zum ca. **siebten Lebensjahr** angewandt.

Ober- und Unterkiefer werden geschlossen, die Frontzähne stehen aufeinander (**Kopfbissstellung**). Die Zahnbürste wird in großen kreisenden Bewegungen über die Außenflächen der Zähne geführt. Die Kinder stellen sich vor, dass sie große **Kreise** auf die Zähne malen.

Für das Putzen der Innenflächen müssen Ober- und Unterkiefer geöffnet werden. Es wird ebenfalls mit kreisenden Bewegungen geputzt. Um die Innenflächen der Frontzähne zu putzen, wird die Zahnbürste hochgestellt, da der Bürstenkopf mit seiner gesamten Länge keinen Platz hat. Die Kauflächen dürfen geschrubbt werden.

Bei etwas älteren Kindern kann man die gleiche Vorgehensweise bei geöffnetem Kiefer demonstrieren, somit werden Ober- und Unterkiefer getrennt voneinander geputzt.

Nachteil: Der **Sulkusrand**, also der Übergang vom Zahnfleisch zum Zahnschmelz, und die **Innenflächen** der Zähne werden nicht optimal gereinigt. Da aber ein Nachputzen durch die Eltern in diesem Alter unbedingt notwendig ist, kann dieser Mangel durch den Erwachsenen ausgeglichen werden.

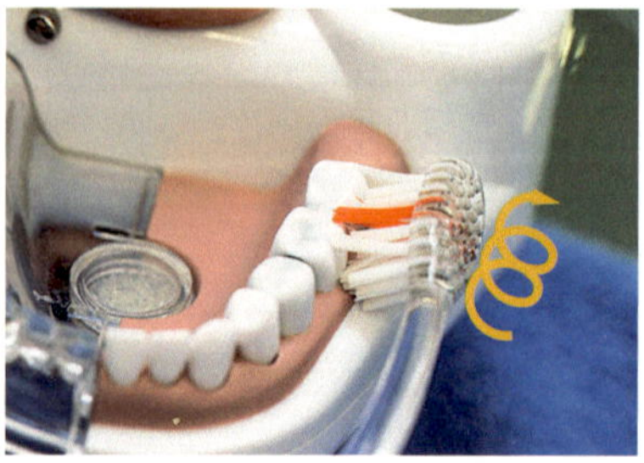

Abb. 1 Putztechnik nach Fones. Außenflächen

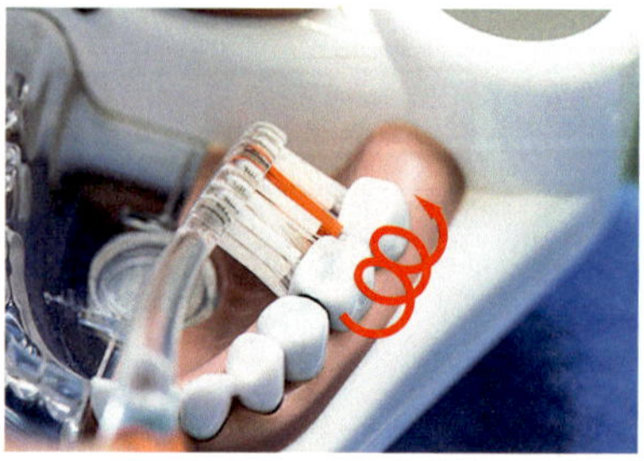

Abb. 2 Putztechnik nach Fones. Innenflächen

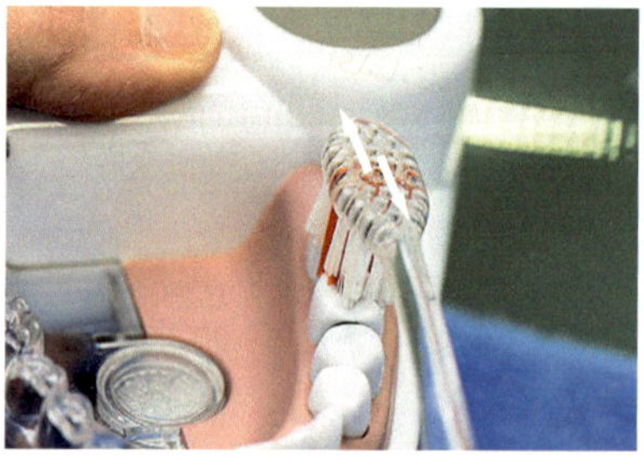

Abb. 3 Putztechnik nach Fones. Kauflächen

Methode „Von Rot nach Weiß"

Ungefähr ab dem siebten Lebensjahr kann das Kind zu der Putztechnik „Von Rot nach Weiß" übergehen, bei der auch die Gingiva gereinigt wird (s. Abb. 4). Dazu wird die Zahnbürste am **Sulkusrand** angesetzt und zur Zahnkrone hin geführt. So reinigt man die Außen- und Innenflächen der Zähne mitsamt dem Sulkusrand. Die Kauflächen werden in schrubbenden Bewegungen geputzt.

Nachteil: Auch bei dieser Methode wird der Sulkusrand, an dem Plaque besonders gut haftet, nicht ausreichend geputzt.

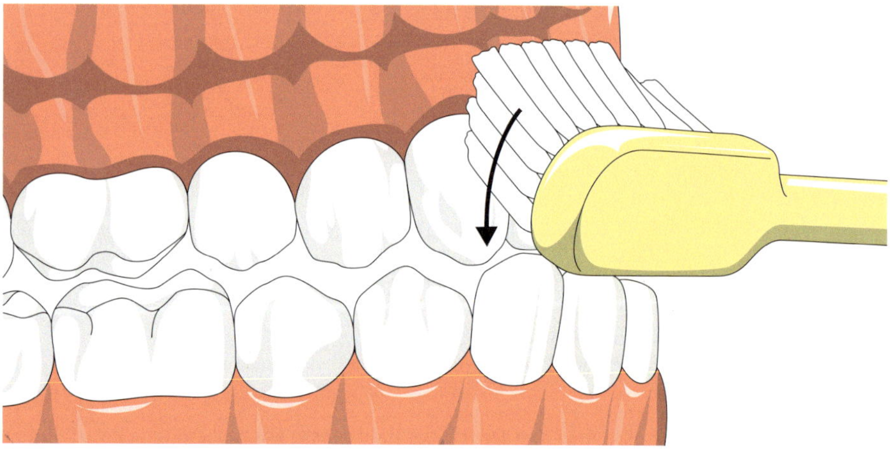

Abb. 4 Putztechnik „Von Rot nach Weiß"

Modifizierte Bass-Technik

Die Bass-Technik (s. Abb. 1, 2) können **Jugendliche** und **Erwachsene** erlernen. Sie dient der Zahnreinigung und gleichzeitig der Gingivapflege und ist die beste Technik, um am Zahnfleischrand Plaque zu entfernen. Auch wird hierbei die Gingiva stimuliert und dadurch besser durchblutet.

Die Zahnbürste wird in einem 45°-Winkel an die Zahnflächen im Sulkusbereich gelegt. Zunächst werden kleine rüttelnde Bewegungen ausgeführt. Dabei dringen die einzelnen Borsten in die **Approximalräume** und den **Sulkus** ein. Der Druck darf nicht zu hoch sein. Hierbei wird Plaque gelöst und kann anschließend mit einer Auswischbewegung zur Zahnkrone hin entfernt werden.

Nachteil: Bei zu starkem Druck auf das Zahnfleisch kann es zu Verletzungen kommen.

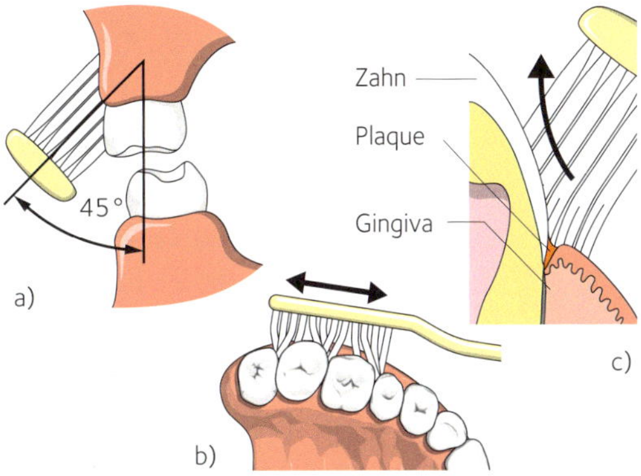

Abb. 1 Die Bass-Technik. Schematische Darstellung: a) Grundhaltung; b) rüttelnde Bewegungen; c) Entfernung der gelösten Plaque aus dem Zahnfleischrand

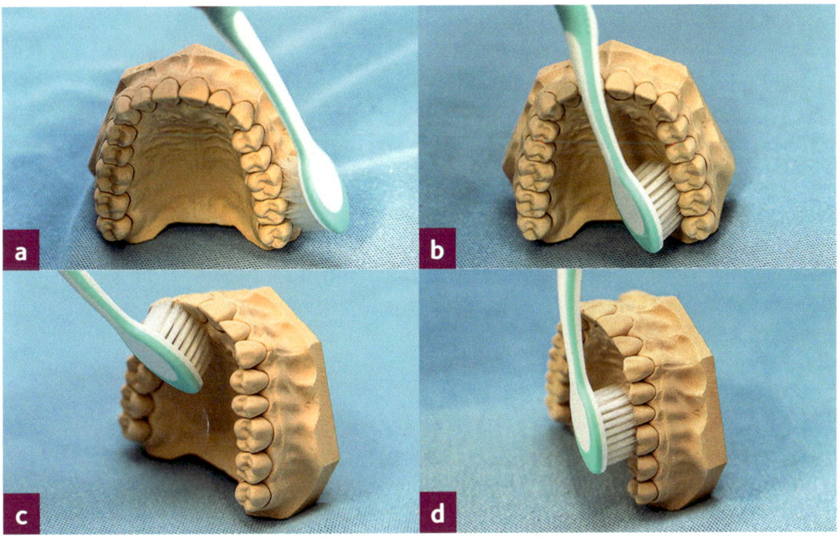

Abb. 2 Die Bass-Technik. a) Putzen der Außenflächen: Im 45°-Winkel ansetzen und rüttelnde Bewegungen; b) Putzen der Innenflächen: Im 45°-Winkel ansetzen und rüttelnde Bewegungen; c) Zahnbürste hochstellen, um in der Front zu putzen; d) Schrubben der Kauflächen.

HINWEIS

Die Schrubb-Putztechnik

Ich bin es aber gewohnt, ordentlich meine Zähne zu schrubben. Warum soll ich mich jetzt auf eine andere Putzmethode umstellen?

Das Schrubben, außer auf den Kauflächen, ist schädlich für das Zahnfleisch und den Zahnhals. Denn es entstehen keilförmige Defekte und Rezessionen (s. Abb. 3, 4). Auch werden so die Beläge nicht entfernt, sondern nur hin und her geschoben.

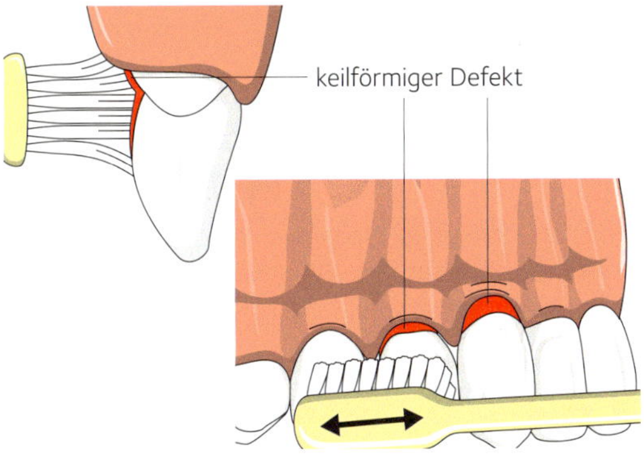

Abb. 3 Entstehung von keilförmigen Defekten, schematische Darstellung

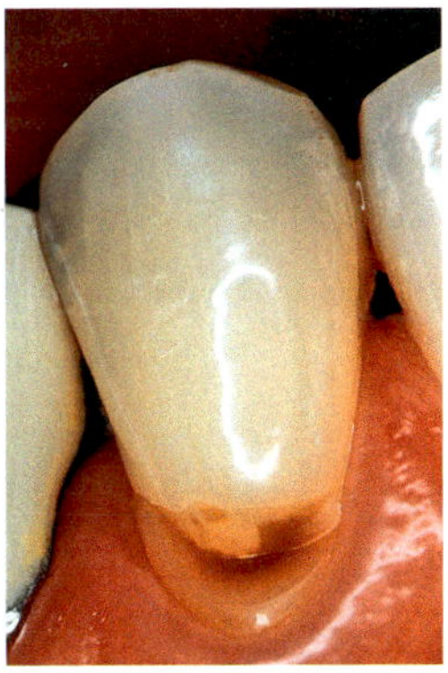

Abb. 4 Keilförmige Abrasion, vermutlich entstanden durch die „Schrubberputztechnik" mit einer Zahnpasta mit hohem RDA-Wert

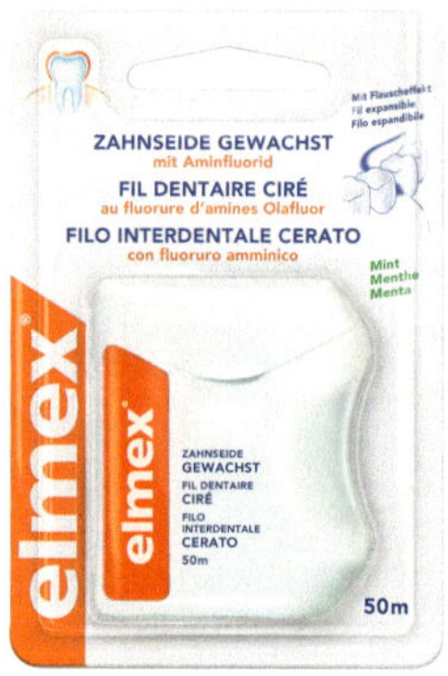

Abb. 1 Gewachste Zahnseide

2.1.2 Reinigung der Interdentalräume

Durch ausschließliche Anwendung der Zahnbürste können nicht alle Zahnflächen gesäubert werden. Daher sollten weitere Hilfsmittel zur Reinigung der Interdentalräume eingesetzt werden.
Dazu zählen:

- Zahnseide
- Superfloss
- Interdentalbürstchen
- medizinische Zahnhölzer

Zahnseide und Superfloss

Zahnseide dient der Reinigung der Interdentalräume, d. h. der Approximalräume, der Unterseite von Brückengliedern und zur Implantatpflege. Gerade **Approximalkaries** ist eine weitverbreitete Art von Karies. Allerdings ist die Handhabung der Zahnseide (s. Abb. 1) nicht ganz einfach, sie muss eingeübt werden. Die Zahnseide ist ein Nylonfaden, der aus mehreren **Fasern** besteht. Es gibt sie in **gewachster** und **ungewachster** Ausführung.
Gewachste Zahnseide hat zwar den Vorteil, dass sie besser über den **Approximalkontakt** der Zähne hinweggleitet, ihre Reinigungswirkung ist jedoch geringer.
Die ungewachste Zahnseide spaltet sich in einzelne Fasern auf, wodurch eine bessere Reinigungswirkung erreicht wird. Sie gleitet nicht über den Belag hinweg, aber bei engstehenden Zähnen hat der Patient mehr Mühe, sie über den Approximalkontakt der Zähne zu bringen.

Die Reinigung mit der Zahnseide kann alle zwei Tage vor dem Zähneputzen erfolgen, damit die mit der Zahnseide gelöste Plaque weggeputzt werden kann.
Ein ca. 40 cm langes Stück Zahnseide wird um beide **Mittelfinger** gewickelt, die **Zeigefinger** und **Daumen** führen den Faden unter Spannung in den Interdentalraum hinein (s. Abb. 2). Das Prinzip des „Fädelns" besteht darin, den Faden **sägend** durch den Kontaktpunkt einzuführen, dann die Zahnseide eng an beiden Zahnflächen bis in den Sulkus hinein mehrmals **auf und ab** zu führen, ohne die **Papille** zu verletzen. Nach zwei bis drei Zähnen wird ein Stück Faden vom Mittelfinger abgewickelt und vom anderen Mittelfinger aufgewickelt, sodass immer wieder ein neues Stückchen zur Reinigung benutzt wird.

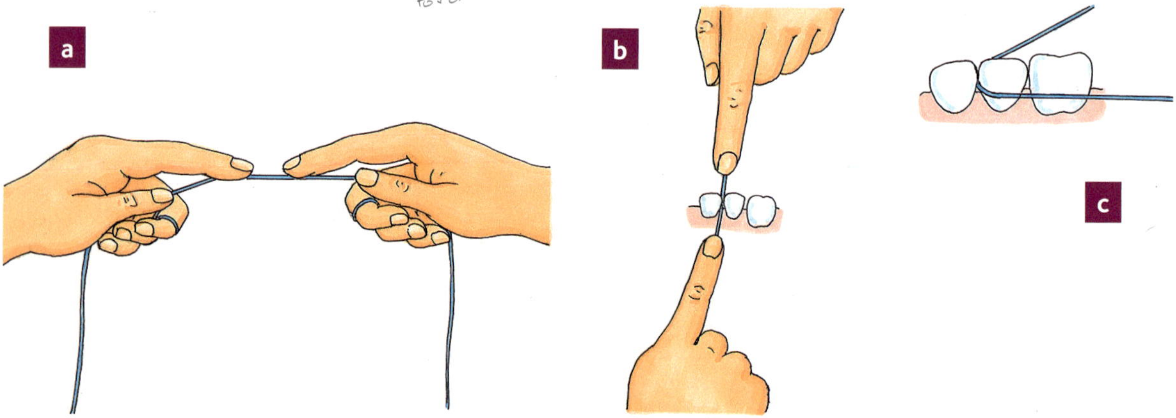

Abb. 2 Reinigung mit Zahnseide. a) straffes Spannen der Zahnseide über die Fingerkuppen; b) Einführen der Zahnseide mit sägenden Bewegungen in den Zahnzwischenraum; c) Entfernen der Zahnbeläge durch schabende Auf- und Abbewegungen

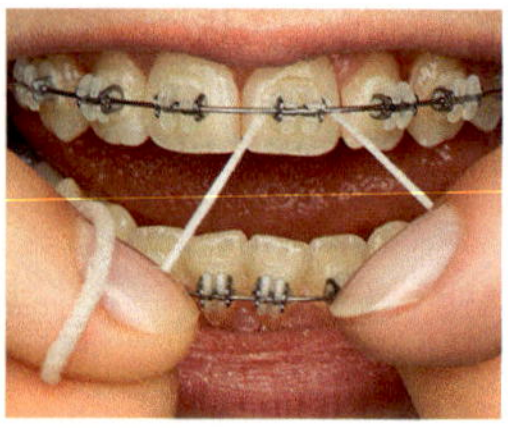

Abb. 3 Reinigung von Brackets mit Superfloss

Wer Probleme mit dem Halten der Zahnseide hat, kann einen **Halter** verwenden, der dem Patienten aber auch eine gewisse Fingerfertigkeit abverlangt. Sogenannte **Einfädler** ermöglichen auch das Durchführen von Zahnseide unter Brückenglieder.

Superfloss ist eine Weiterentwicklung der Zahnseide. Sie ist zur Reinigung von **größeren Approximalflächen** geeignet, da sie einen flauschigen, dickeren Anteil hat. Durch ein versteiftes Ende eignet sie sich auch gut zur Reinigung von prothetischen Versorgungen (z. B. Brücken, verblockten Zähnen) und Brackets (s. Abb. 3).

Interdentalbürstchen

Dabei handelt es sich um zylindrisch oder konisch (kegelförmig) geformte Bürstchen aus Kunststoff, die verschiedene Durchmesser haben können (s. Abb. 1). Es gibt sie mit langen und kurzen Griffen. Die Interdentalbürstchen benötigt man bei **großen Zahnzwischenräumen**, unter Brücken, Teilprothesen, bei durchgängigen Furkationen und bei festsitzenden kieferorthopädischen Apparaturen. Die Zahnärztin oder die Prophylaxefachkraft wählt die Größe des Bürstchens entsprechend dem Interdentalraum. Die Handhabung muss genau kontrolliert werden, damit der Patient sein Parodontium nicht schädigt.

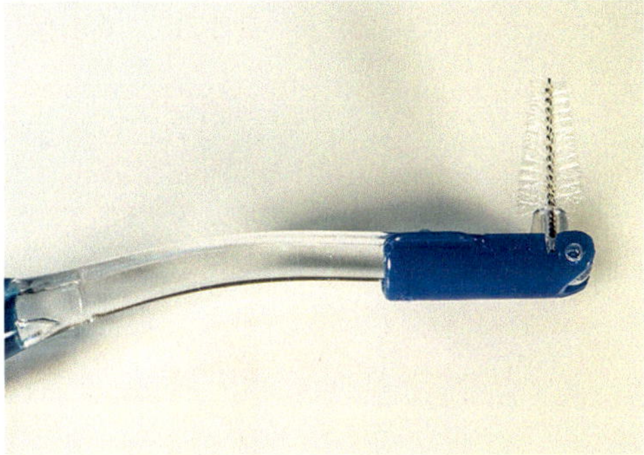

Abb. 1 Interdentalbürstchen

Medizinische Zahnhölzer

Zahnhölzer werden für die normale Mundhygiene nicht benötigt. Im Gegenteil, bei einem gesunden Parodontium kann es zu Verletzungen und zu einem Rückgang der Papillen kommen. Die medizinischen Zahnhölzer (s. Abb. 2) sind nur ein Ersatz für die immer noch verwendeten Zahnstocher. Sie haben einen dreieckigen Querschnitt und sind aus weichem, splitterfreiem Holz. Vor dem Gebrauch müssen sie mit Speichel angefeuchtet werden.

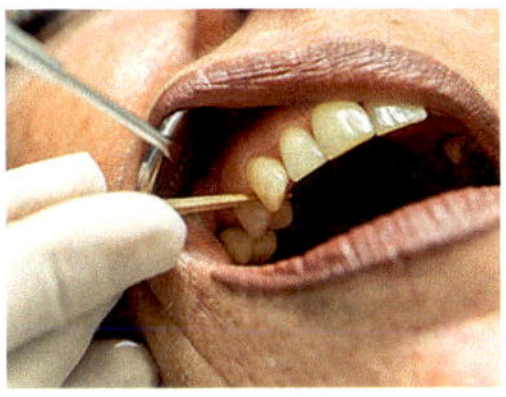

Abb. 2 Verwendung eines medizinischen Zahnholzes

Hilfsmittel	Anwendung	Anwendungsgebiete
Zahnseide	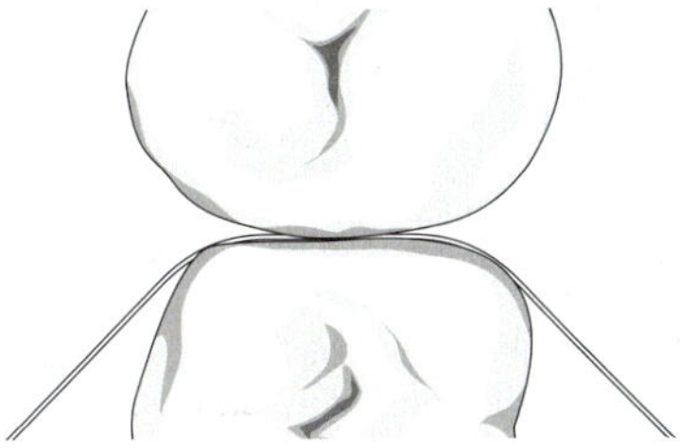	bei engen Interdentalräumen
Superfloss	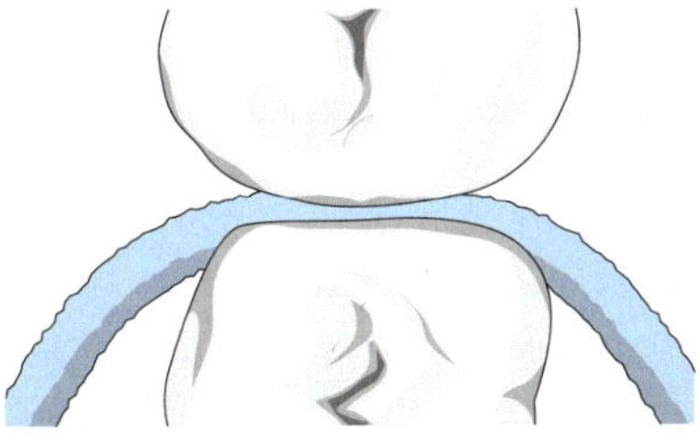	bei breiteren Interdentalräumen, bei Brücken, verblockten Zähnen, Brackets
Interdentalbürstchen	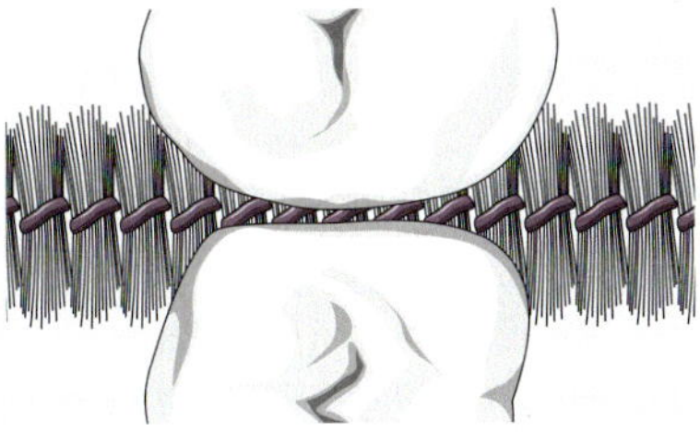	bei großen Zahnzwischenräumen, Brücken, Brackets, Implantaten
Zahnholz	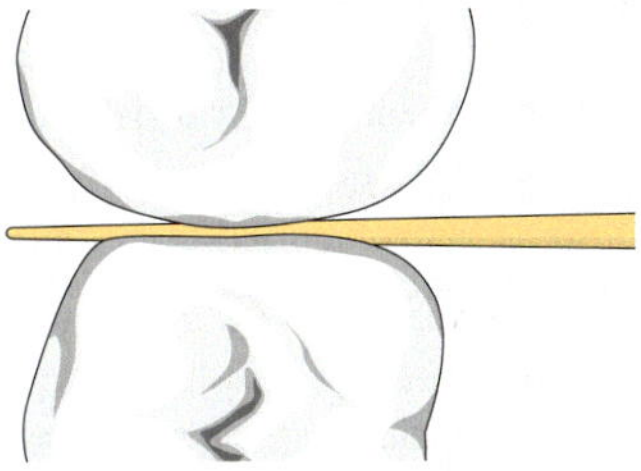	Ersatz für herkömmliche Zahnstocher, wenn Patient mit anderen Hilfsmitteln nicht zurechtkommt

Tab. 1 Reinigung der Interdentalräume

2.1.3 Mundspülung

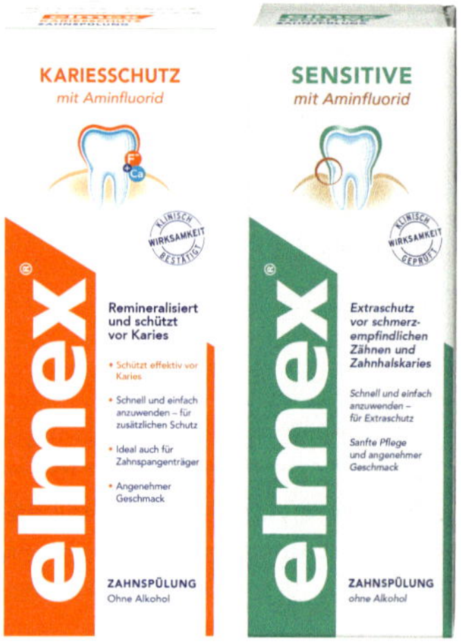

Abb. 1 Die Elmex®-Zahnspüllösungen rot und grün enthalten Aminfluoride.

Das sorgfältige Spülen des Mundes mit Mundspüllösungen oder die Verwendung einer Munddusche **ergänzt** die mechanische Plaqueentfernung. Sie kann das Zähneputzen jedoch **nicht ersetzen**.

Mundspüllösungen

Es gibt Mundspüllösungen, die zur **Fluoridierung** der Zähne oder zu einem **Frischegefühl** im Mund eingesetzt werden. Dazu zählen Zahnspüllösungen, die **Aminfluoride** und Xylit enthalten und zur täglichen Kariesprophylaxe eingesetzt werden können (s. Abb. 1).

Mundspüllösungen, die eine Kombination von **Amin- und Zinnfluoriden** enthalten – z. B. Meridol® (s. Abb. 2), aber auch andere Produkte –, haben eine stärkere Wirkung hinsichtlich einer Plaqueverringerung und einer Gingivitis-Prophylaxe. Diese Mundspüllösungen eignen sich vor allem für Patienten mit hohem Kariesrisiko, Patienten mit festsitzenden kieferorthopädischen Apparaturen und Patienten, die zu einer Gingivitis neigen.

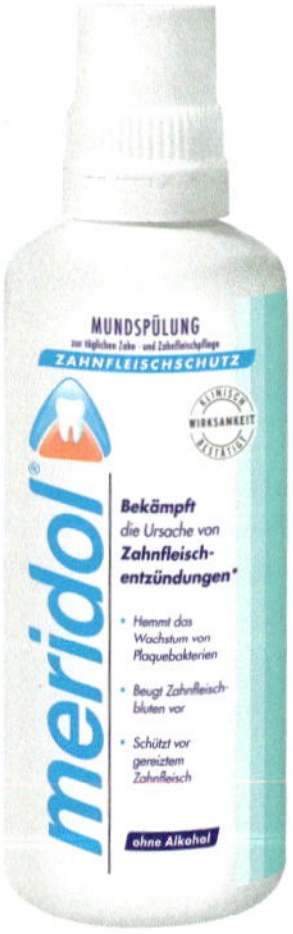

Abb. 2 meridol®-Mundspüllösung

HINWEIS

Fluoridhaltige Mundspüllösungen, die für eine Daueranwendung eingesetzt werden, sollten **keinen Alkohol** enthalten.

Chlorhexidinlösungen

Eine andere Wirkungsweise haben Chlorhexidinlösungen, die in der Karies-, Gingivitis- und Parodontitisprophylaxe sowie vor chirurgischen Eingriffen eingesetzt werden (s. Abb. 3). Sie gehören zu den Antiseptika und sind wirksam gegen Bakterien.

HINWEIS

Chlorhexidinlösungen (CHX-Lösungen) dürfen aufgrund ihrer **Nebenwirkungen** nur eine begrenzte Zeit lang eingesetzt werden, z. B. vor und nach chirurgischen Eingriffen oder bei schweren Entzündungen des Parodontiums. Die wichtigsten Nebenwirkungen der CHX-Lösungen sind Geschmacksstörungen, Verfärbungen der Zunge und der Zähne sowie Schleimhautveränderungen.

2.1.4 Mundduschen/Wasserstrahlgeräte

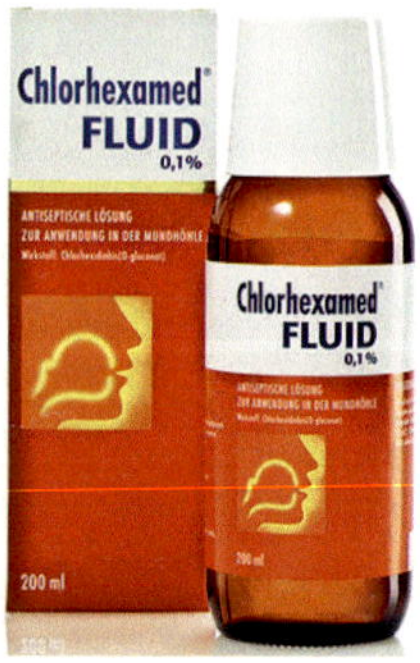

Abb. 3 Chlorhexidinlösung

Mit einer Munddusche können festsitzende Beläge auf den Zähnen nicht entfernt werden. Lediglich lockere Speisereste nach Mahlzeiten lassen sich mit diesen Geräten abspülen. Daher müssen die Patienten darauf hingewiesen werden, dass die Munddusche das „mühsame" Zähneputzen nicht ersetzt.

Mit einer Munddusche kann die Gingiva massiert werden. Die Durchblutung wird angeregt, und entzündliche Veränderungen an der Gingiva werden abgeschwächt.
Allerdings kann der Patient Schaden am Sulkus anrichten, wenn er den Wasserstrahl in die Zahnfleischfurche hinein richtet und nicht zum Zahn hin. Dadurch werden Speisereste in den Sulkus hineingetrieben, das zarte Gewebe kann verletzt werden und es können Entzündungen entstehen.

Im Rahmen einer Parodontalbehandlung oder einer kieferorthopädischen Behandlung kann es sein, dass die Zahnärztin dem Patienten eine Munddusche empfiehlt, deren Handhabung dann aber genau erklärt wird.

2.1.5 Reinigung der Zunge

Immer wieder stellen Patienten die Frage, was sie gegen **Mundgeruch** tun können.
Es gibt verschiedene Gründe für Mundgeruch:
- mangelnde Mundhygiene
- Belag auf der Zungenoberfläche
- Gingivitis, Parodontitis oder andere Entzündungen in der Mundhöhle
- Allgemeinerkrankungen
- Mandelentzündungen, tiefe Mandelfurchen, Mandelsteinchen
- Mundtrockenheit
- bestimmte Speisen wie Zwiebel, Knoblauch
- Rauchen, Alkoholgenuss

Häufig ist die Ursache für Mundgeruch ein Belag auf der Zungenoberfläche. In den Furchen der Zunge leben Bakterien, die faulig riechende Stoffwechselprodukte ausscheiden. Eine mechanische Reinigung des Zungenrückens mit einem Zungenreiniger oder auch der normalen Zahnbürste bringt oft schon frischen Atem (s. Abb. 1).
Den Zungengrund mit seinen tiefen Furchen erreicht man aber leider nicht.

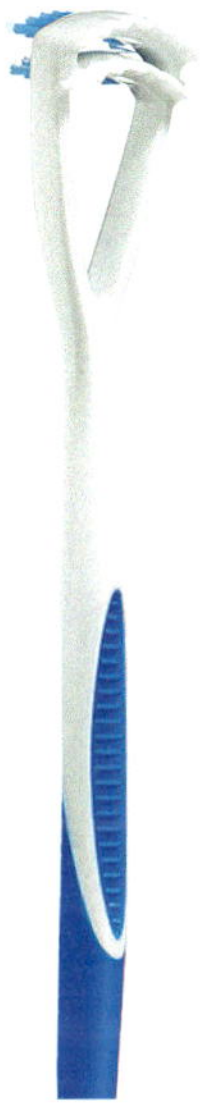

Abb. 1 Zungenreiniger

2.2 Zahngesunde Ernährung

Unser Organismus braucht ständig Nährstoffe: Kohlenhydrate, Fette, Eiweiße, aber auch Vitamine, Mineralstoffe und Spurenelemente. Eine ausgewogene Ernährung ist wichtig für die allgemeine Gesundheit und für die Zahngesundheit.

2.2.1 Verdauung

Damit die Nährstoffe aus den Nahrungsmitteln aufgenommen werden können, müssen sie in unserem Verdauungstrakt durch **Enzyme** aufgespalten werden.

Unser Verdauungstrakt besteht aus mehreren Organen (s. Abb. 2):
- Mundhöhle
- Speiseröhre
- Magen
- Leber
- Bauchspeicheldrüse
- Dünndarm
- Dickdarm
- Mastdarm

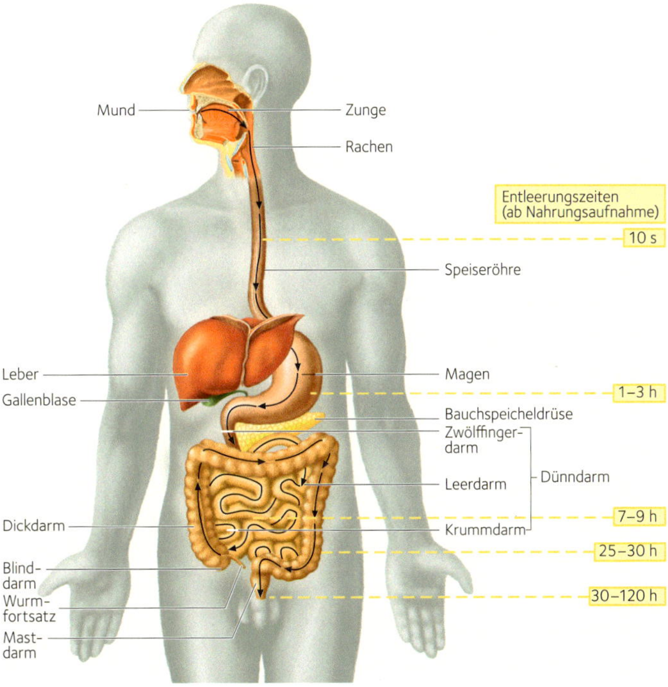

Abb. 2 Der Verdauungstrakt

Mundhöhle

Die Verdauung beginnt in der Mundhöhle. Hier wird die aufgenommene Nahrung zerkleinert, mit Speichel vermischt und gleitfähig gemacht. Die Kohlenhydrataufspaltung wird durch Enzyme (Amylase) aus dem ›Speichel eingeleitet. Beim Schluckvorgang passiert der Nahrungsbrei den Rachen und gelangt in die Speiseröhre.

Speichel, S. 137

Speiseröhre

Die Speiseröhre (Ösophagus) ist ein ca. 25 cm langer Muskelschlauch, der durch wellenförmige Muskelbewegungen den Speisebrei vom Rachen zum Mageneingang transportiert. Die wellenförmigen Muskelbewegungen von z. B. Speiseröhre und Darm entstehen, indem sich die einzelnen Organabschnitte nacheinander zusammenziehen und so den Inhalt transportieren. Man spricht hier auch von **Peristaltik**.

Magen

Im Magen (Venter, Gaster) wird die Nahrung gesammelt und durch die Kontraktionen der muskulösen Magenwand durchgeknetet. Zellen in der Magenschleimhaut, welche die Innenwand des Magens auskleidet, produzieren Schleim und Magensaft, der Salzsäure enthält. Diese tötet Krankheitserreger ab. Enzyme beginnen, das Eiweiß aufzuspalten. Der zähe Schleim schützt die Magenwand vor der scharfen Salzsäure. Der pH-Wert beträgt ca. 1. Täglich werden hier 2–3 l Magensaft produziert.

Je nach Beschaffenheit der zugeführten Nahrung kann diese unterschiedlich lange im Magen verweilen. Fettreiche Speisen bleiben länger im Magen liegen, bevor sie in den Dünndarm abgegeben werden.

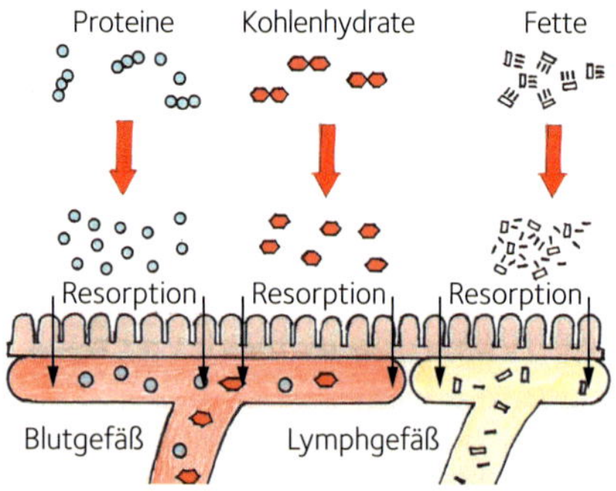

Abb. 1 Aufspaltung der Nahrungsbestandteile und Resorption (Aufnahme)

Dünndarm

Der Dünndarm ist ein Muskelschlauch, der in drei Abschnitte unterteilt wird: Zwölffingerdarm, Leerdarm und Krummdarm. Er ist insgesamt ca. 3,5–4 m lang.

In den Zwölffingerdarm leiten die Bauchspeicheldrüse und die Gallenblase ihre Verdauungssäfte ein, wo sie sich mit dem Darmsaft vermischen.

Hier werden Eiweiße, Kohlenhydrate und Fette vollständig **aufgespalten** (s. Abb. 1). Der Gallensaft wird für die Verdauung von Fetten benötigt. Der Leerdarm und der anschließende Krummdarm liegen in vielen Schlingen in der Bauchhöhle. Im Inneren wird ihre Oberfläche durch Schleimhautfalten und Zotten stark vergrößert, es sind nahezu 200 m^2. Dies ist der ideale Ort, um die in Einzelbestandteile zerlegten Nährstoffe in unsere Blut- und Lymphgefäße **aufzunehmen** (Resorption; s. Abb. 1).

Energie und neue Substanzen zum Wachstum oder zum Erhalt unseres Körpers werden zur Verfügung gestellt. Durch die Peristaltik der Darmmuskulatur wird der Darminhalt in den Dickdarm transportiert.

Dickdarm

Der Dickdarm (Colon) beginnt mit einem blind endenden Darmbereich, dem Blinddarm mit dem Wurmfortsatz (Appendix). Der Wurmfortsatz kann sich leicht entzünden. Dies wird in der Umgangssprache fälschlicherweise Blinddarmentzündung genannt. Die korrekte Bezeichnung lautet Wurmfortsatzentzündung (Appendizitis).

Im Dickdarm werden die Verdauungssäfte und das noch im Speisebrei vorhandene Wasser **rückresorbiert**, wodurch die unverdaulichen Nahrungsreste eindicken. Die Dickdarmperistaltik transportiert die unverwertbaren Nahrungsbestandteile zum Mastdarm, wo sie über den Schließmuskel, den After, ausgeschieden werden.

Der gesamte Verdauungsvorgang dauert unterschiedlich lange. Man geht aber von ca. 24 Stunden aus. Der Kot allerdings kann bis zu fünf Tage im Mastdarm verweilen.

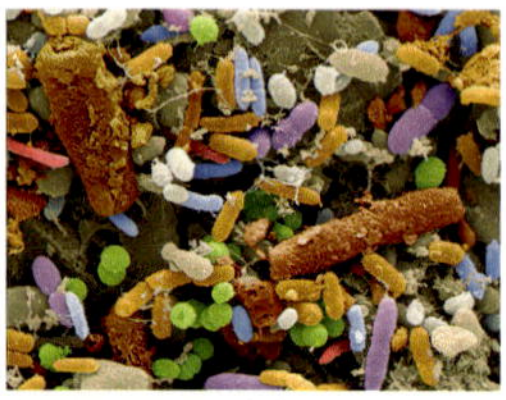

Abb. 2 Mikroskopische Aufnahme der Darmflora (eingefärbt)

EXKURS

Darmflora

Im Dickdarm befinden sich etwa 100 Billionen Bakterien, die die sogenannte Darmflora bilden. Durch die Bakterien laufen Gärprozesse ab. Die Darmflora ist wichtig für die Verdauung, aber auch für unser Immunsystem. Ist sie, z. B. durch Antibiotikaeinnahme, gestört, so kann es zu Folgeerkrankungen und Pilzbefall kommen.
Auch wird vermutet, dass die Darmbakterien unseren Stoffwechsel beeinflussen und somit unser Körpergewicht.

Leber

Die Leber ist das wichtigste Stoffwechselorgan unseres Körpers. Sie erhält Blut mit den resorbierten Nahrungsbestandteilen aus dem Magen-Darm-Trakt, bevor diese über den großen Blutkreislauf im ganzen Körper verteilt werden. Sie verstoffwechselt die resorbierten Nahrungsbestandteile und übernimmt eine Entgiftungsfunktion, z. B. von Arzneimitteln und Alkohol.

Gleichzeitig ist die Leber die größte Drüse in unserem Körper. Sie bildet die Gallenflüssigkeit für die Fettverdauung, die in der Gallenblase gesammelt und bei Bedarf an den Zwölffingerdarm abgegeben wird.

2.2.2 Ausgewogene Ernährung

Die tägliche Nahrung sollte aus sieben Lebensmittelgruppen bestehen. Der von der Deutschen Gesellschaft für Ernährung e. V. (DGE) entworfene Ernährungskreis (s. Abb. 1) verdeutlicht, wie eine gesunde Ernährung aussehen kann.

Wichtig ist eine ausreichende Flüssigkeitszufuhr. Generell sollten Getreideprodukte, vorzugsweise Vollkornprodukte, sowie Gemüse mehr als die Hälfte der täglich aufgenommenen Nahrung bilden. Rund ein Drittel der Nahrung sollte aus Obst (17 %) und fettarmen Milchprodukten (18 %) bestehen. In Maßen ist der Verzehr von Fleisch und Wurst sinnvoll. Fette und Öle sollten wir nur in geringen Mengen zu uns nehmen.

Weißer Haushaltszucker (Saccharose) stellt ein Problem dar. Viele Getränke und Lebensmittel enthalten zu viel ›Zucker. Aus physiologischer Sicht brauchen wir den Haushaltszucker nicht. Er liefert dem Körper zwar viel Energie, doch fehlen ihm alle anderen Bestandteile einer ausgewogenen Ernährung. Vor allem führt übermäßiger Zuckergenuss zu Erkrankungen wie Diabetes, Übergewicht, Darmerkrankungen und **Karies**.

Zucker, S. 437

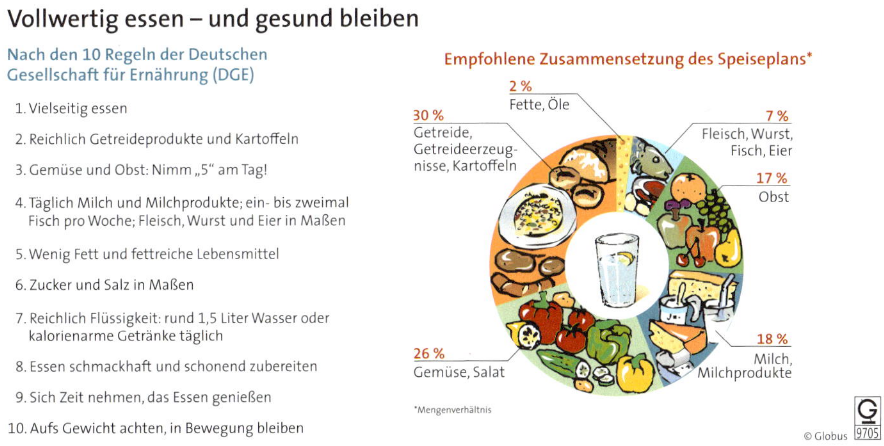

Abb. 1 Gesunde Ernährung

EXKURS

Zucker nur für Reiche?

Im Spätmittelalter war der Genuss von Zucker den Reichen und Adeligen vorbehalten. Ein Kilogramm Zucker hatte den Wert von 100 kg Weizen, er war also sehr teuer. Karies war damals eine typische Erkrankung der Oberschicht. Die englische Königin Elizabeth I. (1533–1603) wurde aufgrund ihrer verfaulten Zähne nur mit zusammengekniffenem Mund dargestellt. Seit den 1970er Jahren gibt es die Bezeichnung „zuckerfrei“, die den Imageverlust des Zuckers wiedergibt. Heute ist es eher die einkommensstarke Bevölkerung, die sich ausgewogen und kalorienarm ernährt. War früher Übergewicht ein Zeichen des Wohlstands, so ist heute das Schlanksein ein Statussymbol.

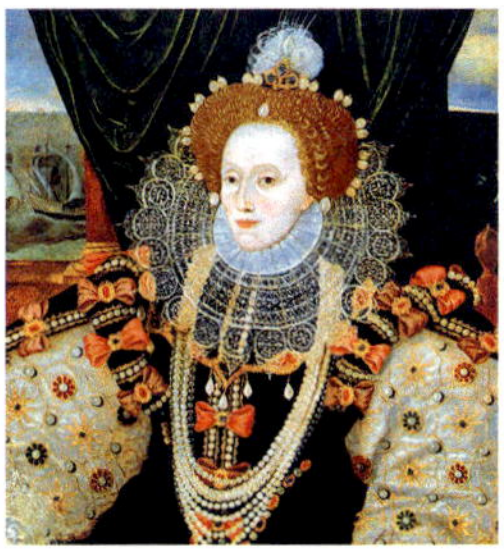

Abb. 2 Porträt von Königin Elisabeth I

2.2.3 Einfluss der Nahrung auf die Zahngesundheit

Notwendige Stoffe in der Nahrung

Über die Versorgung mit Nährstoffen (Eiweiß, Fett und Kohlenhydrate) hinaus benötigt der menschliche Organismus auch Mineralstoffe und Vitamine. Bei den Mineralstoffen unterscheidet man Mengenelemente (z. B. Natrium, Kalium, Kalzium, Phosphat) und Spurenelemente (z. B. Eisen, Fluoride). Spurenelemente werden nur in sehr geringen Mengen („in Spuren“) benötigt. Einige der Stoffe sind für die Zahngesundheit besonders wichtig.

Mineralstoffe		
Name	**Aufgabe**	**Vorkommen**
Kalzium	– wichtiger Baustoff der Zähne und Knochen – erforderlich für die Blutgerinnung, Muskel- und Nerventätigkeit	Milchprodukte, Brokkoli, Grünkohl, Mineralwasser 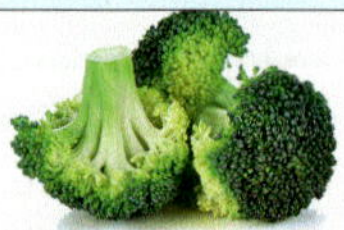
Phosphat	– wichtiger Baustoff der Zähne und Knochen – bedeutend für den Energiestoffwechsel	Milch, Haferflocken 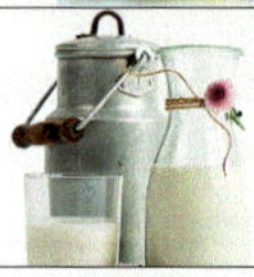
Natrium (Na), Kalium (K), Chlorid (Cl)	– wichtigste Elektrolyte der Körperflüssigkeiten – große Bedeutung für den Wasserhaushalt im Körper – Regulierung des Blutdrucks – Bildung der Magensäure	– Na, Cl: Kochsalz, Wurst, Käse, Brot, geräucherte Lebensmittel – K: Obst, Gemüse, Kartoffeln, Hülsenfrüchte, Milch, Fleisch, Fisch 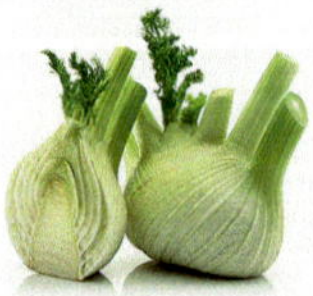
Magnesium	– wichtig für den Energiestoffwechsel – für Nerven- und Muskelfunktion – Knochenaufbau	Nüsse, Getreideprodukte, Milch, Fleisch, Hülsenfrüchte, Mineralwasser 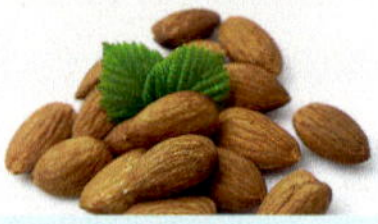
Spurenelemente		
Fluoride	– Bestandteil der Zähne und Knochen – erhöhen die Widerstandsfähigkeit des Zahnschmelzes gegenüber Säuren – bei Mangel: Karies – bei Überschuss: weiße Flecken auf dem Zahnschmelz (Schmelzfluorose)	Seefisch, Meersalz, Sojaprodukte, Trinkwasser, Schwarztee 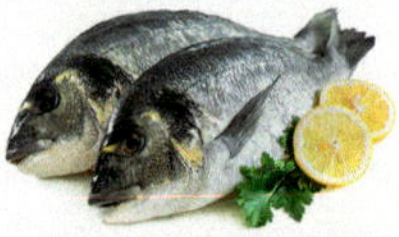
Vitamine		
Vitamin A	– wichtig für Augen, Haut, Schleimhaut – Mangelerkrankung: Nachtblindheit, Haut- und Schleimhautveränderungen	Karotten, Spinat, Leber, Butter, Milch, Eier 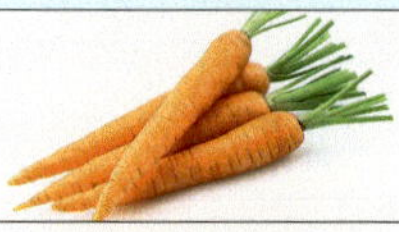
Vitamin D	– ermöglicht die Aufnahme von Kalzium und Phosphat im Darm – Mangelerkrankung: Rachitis	Leber, Fisch, Eigelb, Käse, Milch; entsteht unter Einwirkung von UV-Licht auch in der Haut 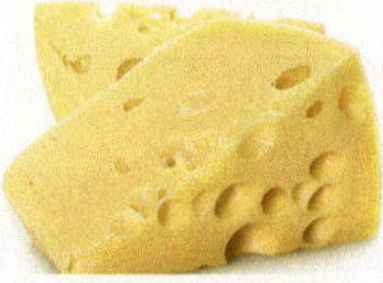
Vitamin C	– gegen Zahnfleischentzündung, Wundheilungsstörungen – wirkt als Gefäßschutz, Antioxidationsmittel, Entgiftung – Mangelerkrankung: Skorbut, früher bekannt bei Seefahrern	frische Früchte, Gemüse, Kartoffeln, Sauerkraut 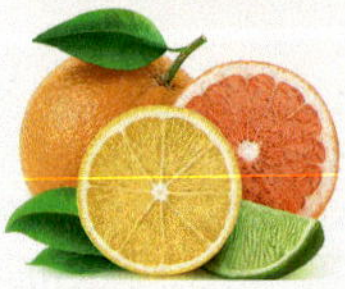

Tab. 1 Auswahl wichtiger Mineralstoffe, Spurenelemente und Vitamine

Fluoride werden **systemisch** aufgenommen, d. h., sie werden über die Blutbahn zu den Zähnen oder Zahnkeimen transportiert. Daher wirken sie vor allem in der Zeit, in der Schmelz und Dentin gebildet werden, also während der Schwangerschaft und bis zum zwölften Lebensjahr. Aber auch **lokal**, direkt am Zahn, ist eine Wirkung nachweisbar (❯Fluoridierung).

Fluoridierung, S. 441

Für die Zähne schädliche Nährstoffe

Von den Nährstoffen sind lediglich die Kohlenhydrate (Saccharide, Zucker) kariogen. Die Kohlenhydrate unterteilt man in Monosaccharide (Einfachzucker), Disaccharide (Doppelzucker) und Polysaccharide (Vielfachzucker) (s. Tab. 1, Abb. 1).

Molekülart	Kohlenhydrat (Saccharid)	Eigenschaften
Monosaccharid aus einem Molekül bestehend	**Glukose** = Traubenzucker **Fruktose** = Fruchtzucker; in Früchten enthalten	wird sehr schnell in den Blutkreislauf aufgenommen
Disaccharid aus zwei Molekülen bestehend	**Saccharose** = Kristallzucker; Zusammensetzung aus Glukose und Fruktose; als weißer Haushaltszucker, aus Zuckerrüben oder Zuckerrohr hergestellt	am stärksten kariogen, da es von den Bakterien im Mund in Milchsäure umgewandelt wird
Polysaccharid aus vielen Glukosemolekülen bestehende Kohlenhydratkette	(pflanzliche) **Stärke**; z. B. in Brot, Reis, Kartoffeln enthalten **Glykogen** = sogenannte tierische Stärke; Speicherform der Glukose bei Mensch und Tier; in Leber und Muskeln gespeichert	wird sehr langsam abgebaut, ist daher am wenigsten kariogen

Tab. 1 Kohlenhydrate und ihre Eigenschaften

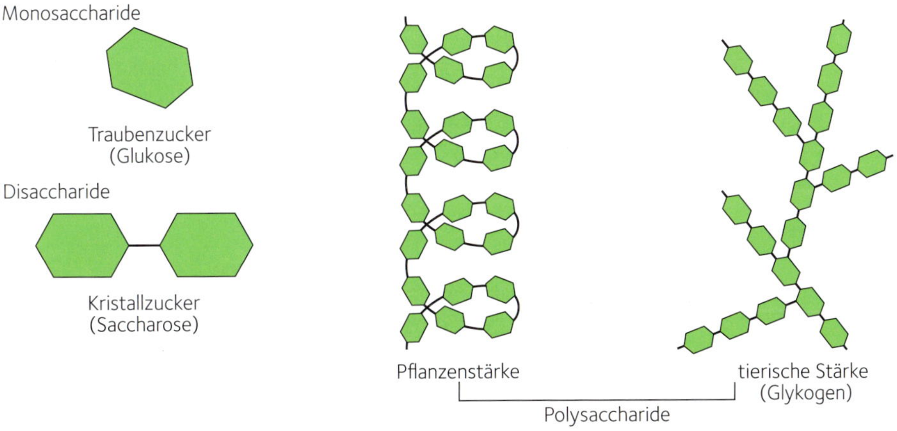

Abb. 1 Aufbau der Monosaccharide, Disaccharide, Polysaccharide

Lebensmittel, die Disaccharide enthalten, verursachen leicht Karies. Denn Disaccharide werden von den Bakterien in unserem Mund schnell zu Säure abgebaut und fördern die Bildung von Plaque.

Manche Lebensmittel schmecken aufgrund von Fruchtzucker süß, obwohl ihnen kein Zucker zugesetzt wurde und sie den Vermerk „ohne Zuckerzusatz" tragen (z. B. Fruchtsäfte). Dennoch wirken sie kariogen. Neben den offensichtlichen Süßigkeiten gibt es Lebensmittel, z. B. Ketchup (30 % Zuckergehalt) oder Kartoffelchips, die süß schmecken, weil sie sogenannte „versteckte Zucker" enthalten. Auch diese wirken kariogen.

Aus zahnmedizinischer Sicht ist es sinnvoll, auf Produkte auszuweichen, die **Zuckerersatzstoffe** enthalten, da diese keine Karies verursachen. Man unterscheidet Süßstoffe und Zuckeraustauschstoffe (s. Abb. 1).

Zuckerersatzstoffe	
Süßstoffe: z. B. Saccharin, Cyclamat, Aspartam, Stevia	**Zuckeraustauschstoffe:** z. B. Xylit, Sorbit, Isomalt

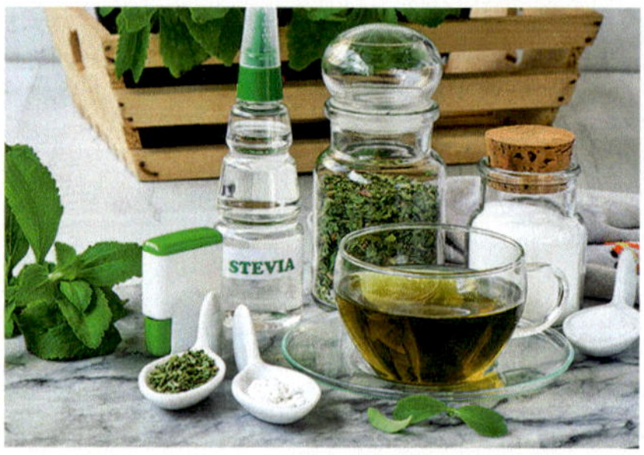

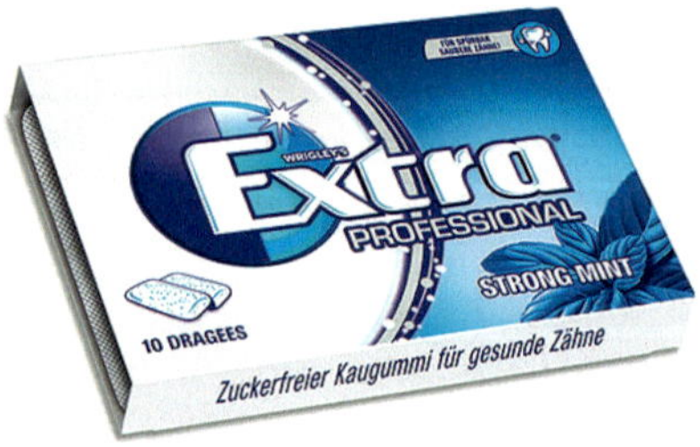

Abb. 1 Süßstoffe und Zuckeraustauschstoffe werden als Zuckerersatzstoffe auf vielfältige Weise eingesetzt.

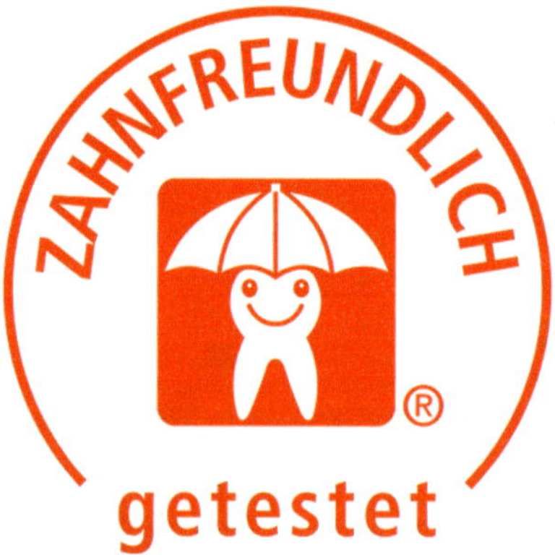

Abb. 2 Das Zahnmännchen mit Schirm. Mit dem „Zahnmännchen" werden zahnfreundliche Produkte – v. a. Lebensmittel wie Süßigkeiten sowie Kaugummi und Getränke – ausgezeichnet, die garantiert wissenschaftlich getestet sind und nachweislich weder Karies noch sonstige Säureschäden an der Zahnoberfläche (Erosionen) verursachen.

Süß schmeckende Lebensmittel, die nicht kariogen wirken, weil sie mit Zuckerersatzstoffen gesüßt wurden, werden besonders gekennzeichnet. Nur geprüfte Waren dürfen dieses Zeichen, ein Zahnmännchen mit Schirm, tragen (s. Abb. 2). Das Zahnmännchen mit Schirm wird von der gemeinnützigen „Aktion Zahnfreundlich e. V." vergeben.

Der Zuckeraustauschstoff Xylit hat eine besondere Wirkung: Er reduziert den Biofilm auf den Zähnen. Somit wirkt er aktiv gegen Karies. Kaugummi wird oft mit Xylit gesüßt.

HINWEIS

Stevia ist ein seit 2011 bei uns zugelassener Süßstoff, der aus der südamerikanischen Pflanze Stevia rebaudiana („Honigkraut") gewonnen wird. Das Konzentrat aus dieser Pflanze heißt Steviosid und ist 300-mal süßer als unser Haushaltszucker, der aus Zuckerrüben gewonnen wird. Stevia enthält weder Kalorien noch Zucker, ist daher nicht kariogen und für Diabetiker geeignet.

Weitere Hinweise finden Sie unter:

www.zahnmaennchen.de

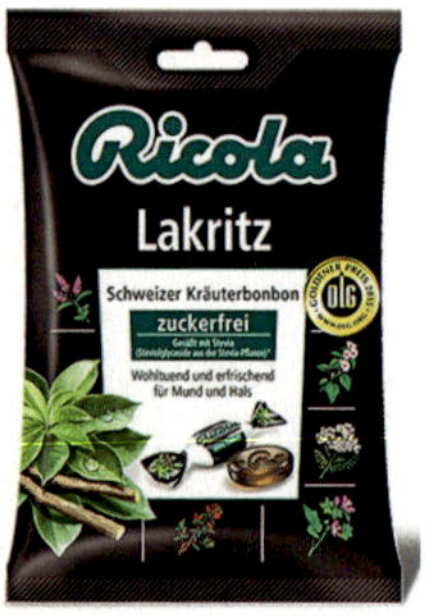

EXKURS

Wenn ich nur noch Süßigkeiten mit Zuckeraustauschstoffen esse, nehme ich dann ab?
Nein, denn Xylit und Sorbit haben dennoch Kalorien, wenn auch weniger als Zucker. Sie haben bei einem übermäßigen Verzehr eine abführende Wirkung. Nur Süßstoffe enthalten keine Kalorien und werden hauptsächlich von Diabetikern verwendet. Sie haben eine vielfach höhere Süßkraft als Zucker.

2.2.4 Einfluss von Essgewohnheiten auf die Zahngesundheit

Die Zahngesundheit hängt nicht nur von der Art der zugeführten Nährstoffe, sondern auch von den Essgewohnheiten ab.

So beeinflusst die **Häufigkeit** der Aufnahme von zuckerhaltigen Nahrungsmitteln die Zahngesundheit.
Wenn der Patient häufig Zwischenmahlzeiten zu sich nimmt, werden immer wieder neue Säuren gebildet. Es kann zwischen den Mahlzeiten keine Neutralisation im Mund stattfinden und die Zähne können nicht ›remineralisiert werden (s. Abb. 1).

Remineralisation, S. 137

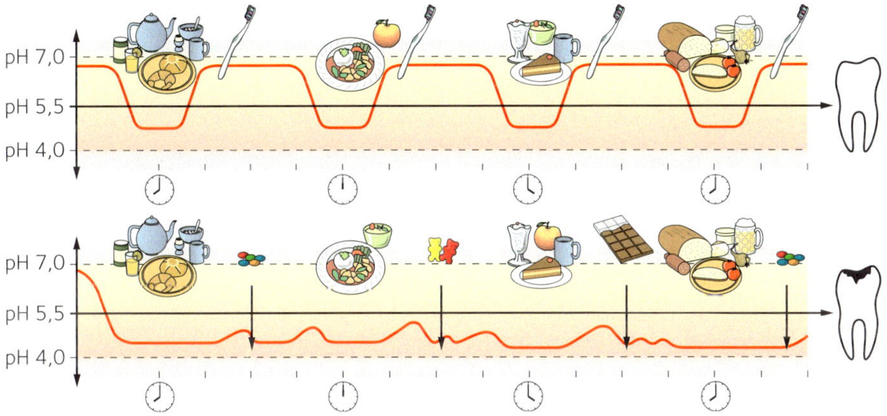

Abb. 1 Verlauf der Säurekurve im Mund des Patienten. Durch das Essen sinkt das Milieu in den leicht sauren Bereich. Werden nach dem Essen die Zähne geputzt, wird das Milieu im Normbereich (pH-Wert 5,5–6,9) gehalten. Das Milieu ist leicht sauer, doch für den Zahn nicht schädlich (oben). Wird nach dem Essen nicht geputzt und werden zusätzlich Zwischenmahlzeiten eingenommen, so wird durch die Einwirkung von Bakteriensäuren der kritische pH-Wert von 5,5 dauerhaft unterschritten: Der pH-Wert liegt längere Zeit in der sogenannten „Demineralisationszone". Dadurch wird die Entstehung von Karies gefördert (unten).

Bei manchen Kindern kann man eine besondere Form der Karies sehen, die sogenannte Flaschenkaries. Diese tritt auf, wenn die Kinder ständig an einer Flasche mit gesüßtem Tee oder Fruchtsaft nuckeln dürfen. Dadurch wird die Plaque auf den Milchzähnen andauernd mit Zucker versorgt, der Speichel kann kein neutrales Milieu im Mund schaffen. Die Folge ist eine totale Zerstörung der Zähne, genannt **Nursing-Bottle-Syndrom** (Saugerflaschensyndrom bzw. Nuckelflaschensyndrom; Abk: NBS; s. Abb. 2).

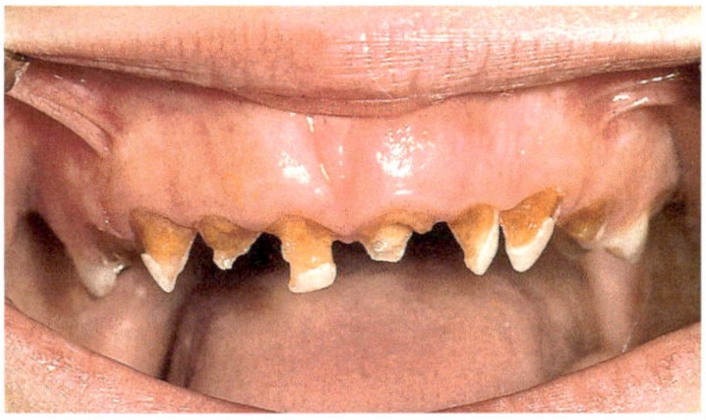

Abb. 2 Nursing-Bottle-Syndrom

Auch die **Konsistenz** (Beschaffenheit) der Nahrung beeinflusst die Zahngesundheit.

Dünnflüssige Süßigkeiten sind besser als klebrige, da sie kürzer am Zahn haften bleiben. Limonade ist also weniger kariogen als Bonbons, Bananen oder Honig.

Kauzwingende Kost, vor allem Vollkornprodukte, führt durch das verstärkte Kauen zu einer besseren Reinigungswirkung und zu Speichelbildung. Es entstehen weniger Zahnbeläge und die Säuren können durch den stärkeren Speichelfluss neutralisiert werden.

Auch der Verzehr von **säurehaltigen** Speisen und Getränken beeinflusst die Zahngesundheit stark.

Die Säuren aus Obstsäften, Cola, Wein, Sportdrinks, Essig, Joghurt oder Früchten demineralisieren den Zahnschmelz. Die Zähne fühlen sich durch den Verlust der Mineralien rau an. Wenn kurz nach dem Essen dieser säurehaltigen Produkte die Zähne geputzt werden, bürstet sich der Patient den angelösten Zahnschmelz regelrecht ab. Es kommt zu Defekten, sogenannten Erosionen (s. Abb. 3). An diesem Verlust der Zahnhartsubstanz sind keine Bakterien beteiligt. Man sollte nach dem Essen säurereicher Nahrungsmittel somit eine halbe bis eine Stunde

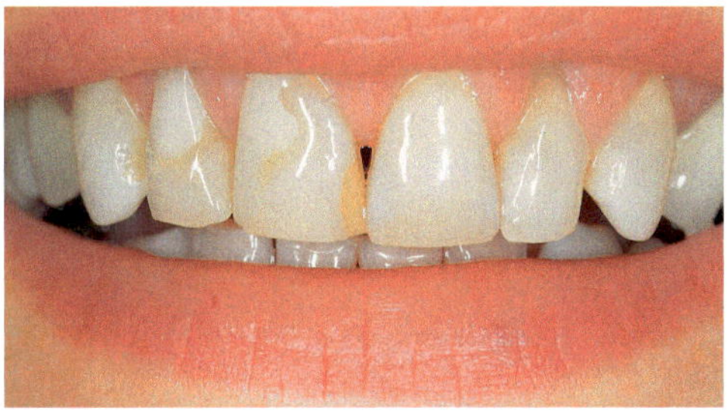

Abb. 3 Erosionen an den Oberkieferfrontzähnen

warten, bis man Zähne putzt. Außerdem sollte darauf geachtet werden, dass ausreichend Kalzium, Phosphat und Fluoride zugeführt werden, damit diese für die Remineralisation zur Verfügung stehen (s. Abb. 1).

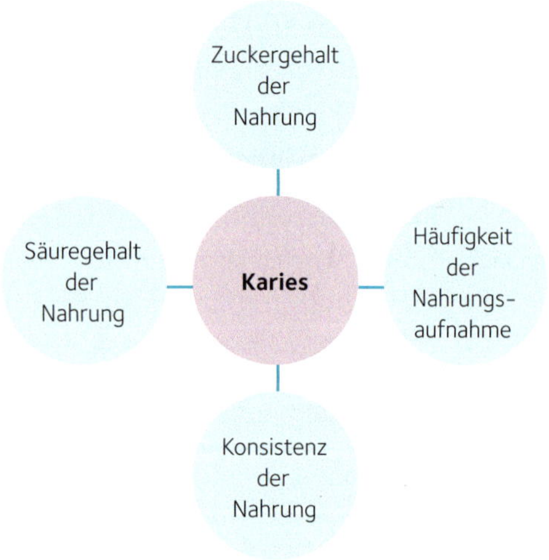

Abb. 1 Ernährungsbedingte Faktoren zur Kariesentstehung

2.2.5 Bedeutung von zuckerfreiem Kaugummi für die Zahngesundheit

› Siehe hierzu Lernfeld 4, Einfluss von Speichel auf die Kariesentstehung, S. 137

Das Kauen von zuckerfreiem Kaugummi ist die sogenannte „Zahnprophylaxe für zwischendurch". Die **Speichelbildung** wird angeregt, sodass ein neutrales Milieu im Mund nach der Nahrungsaufnahme viel schneller erreicht wird (s. Abb. 3). Auch enthält Speichel Mineralien, die eine Remineralisation des Zahnschmelzes ermöglichen (s. Abb. 2).

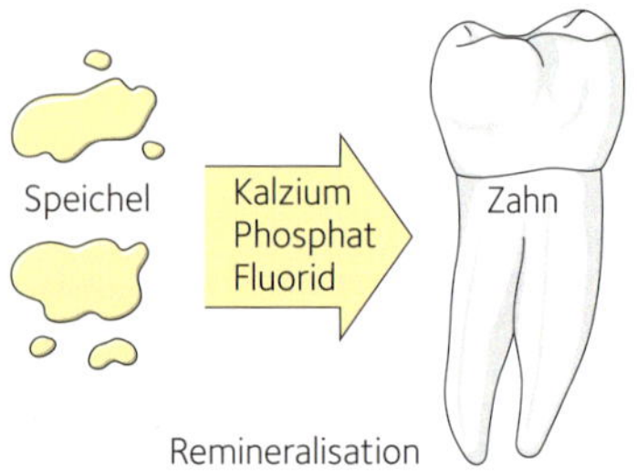

Abb. 2 Remineralisation

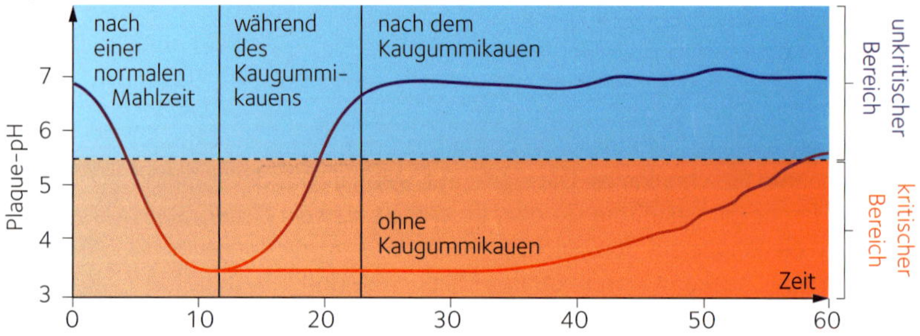

Abb. 3 pH-Wert mit und ohne Kaugummikauen nach dem Essen

Zudem wird durch die Kaubewegung die mechanische **Selbstreinigung** der Zähne verbessert. Ein Teil der Nahrungsreste wird entfernt. Allerdings ersetzt es nicht das Zähneputzen!

Zuckerfreie Kaugummis enthalten meist den Zuckeraustauschstoff Xylit. Dieser ersetzt nicht nur den kariogenen Haushaltszucker und entzieht somit den Bakterien die Nahrungsgrundlage, sondern er hat ebenso eine hemmende Wirkung auf den **Bakterienstoffwechsel**. Auch erschwert Xylit die **Anhaftung** der Bakterien an den Zahnflächen und reduziert damit die Plaquebildung. Aus diesem Grund kann man sagen, dass Xylit sogar eine karieshemmende Wirkung hat.

HINWEIS

Faustregeln für eine zahnfreundliche Ernährung

- Den Konsum von zuckerhaltigen Nahrungsmitteln reduzieren.
- Wenn süße Produkte gegessen werden, dann zu den Hauptmahlzeiten und nicht über den ganzen Tag verteilt. Ansonsten auf zuckerfreie Produkte ausweichen.
- Nach dem Verzehr von zuckerhaltigen Speisen Zähne putzen oder zumindest den Mund mit Wasser ausspülen oder zuckerfreie Kaugummis kauen.
- Viel trinken, um den Spüleffekt zu verstärken.
- Zähne brauchen Hartes zum Kauen, zur Selbstreinigung und als „Trainingseffekt".

2.3 Fluoridierung

Als lebensnotwendiges Spurenelement in unserer Nahrung spielt Fluorid eine entscheidende Rolle. Für eine wirksame Kariesprophylaxe kommen die Fluoride jedoch nicht in ausreichender Menge in der Nahrung vor. Daher müssen sie auf anderen Wegen zugeführt werden. Dies bezeichnet man als Fluoridierung.

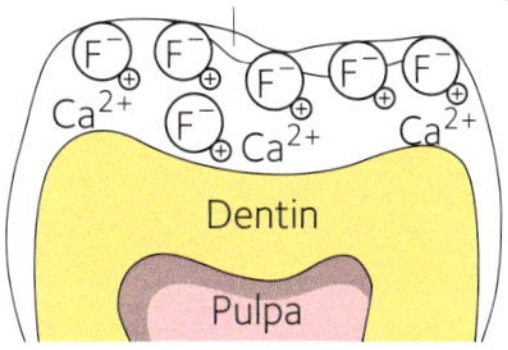

Abb. 1 Fluorapatit entsteht beim Fluoridieren.

Fluoride wirken **karieshemmend**, denn:
- Sie **erhöhen die Widerstandsfähigkeit** des Zahnschmelzes gegenüber Säuren, indem sie im Zahnschmelz das Teilchen Hydroxylapatit durch Fluorapatit ersetzen. Dieses wird durch Säuren weniger stark herausgelöst als das ursprüngliche Hydroxylapatit.
- Sie **beschleunigen die Remineralisation** von entkalkten Stellen, indem sie Kalzium und Phosphat aus dem Speichel binden und im Zahnschmelz das Teilchen Fluorapatit bilden (s. Abb. 1).
- Sie **hemmen den Bakterienstoffwechsel**, also die Vermehrung der Bakterien, und verringern damit die Plaquebildung.

Es gibt die Möglichkeit, Fluoride mit der Nahrung und dem Trinkwasser, also systemisch, zuzuführen. Die andere Möglichkeit ist, die Fluoride direkt auf den Zahn, also lokal, aufzutragen. Heute ist bekannt, dass die systemische Wirkung der Fluoride nicht so gut ist wie die Wirkung von direkt auf den Zahn aufgetragenem Fluorid. Daher ist die lokale Fluoridierung zu bevorzugen.

› Siehe hierzu Lernfeld 8, Verabreichung von Arzneimitteln, S. 319

2.3.1 Systemische Fluoridierung

In Deutschland wird das Trinkwasser nicht fluoridiert. Somit besteht mit Fluoridtabletten, fluoridhaltigem Mineralwasser und fluoridiertem Salz die Möglichkeiten einer systemischen Fluoridierung (s. Abb. 2).

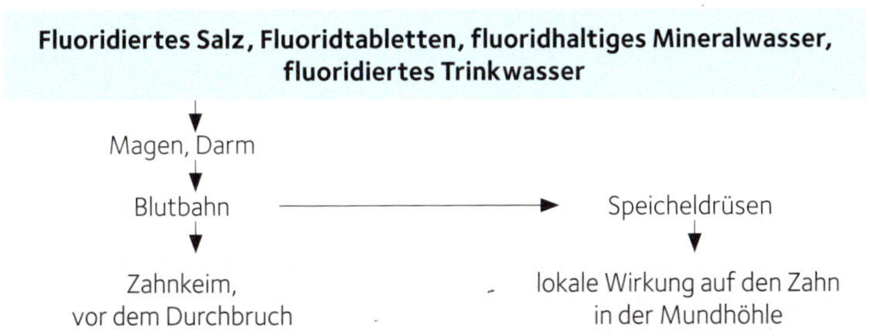

Abb. 2 Prinzip der systemischen Fluoridierung

Fluoridierung mit Speisesalz

Wenn Speisesalz Fluoride zugesetzt werden, spricht man vom fluoridierten Speisesalz (s. Abb. 3). Dieses erhält man in Deutschland nur in Verbindung mit dem Spurenelement Jod, das für die Bildung von Schilddrüsenhormonen benötigt wird.

Jodiertes und fluoridiertes Speisesalz wirkt in doppelter Hinsicht:
- lokal, direkt beim Essen durch Kontakt mit den Zähnen
- systemisch, durch die Verdauung und Aufnahme in die Blutbahn

Fluoridiertes Speisesalz ist einfach zu handhaben und kostengünstig. Da über fluoridiertes Speisesalz große Teile der Bevölkerung erreicht werden, kann man von einer Kollektivprophylaxe sprechen. Da Jod wie auch Fluorid nicht in ausreichender Menge in der Nahrung vorkommen, ist jodiertes und fluoridiertes Speisesalz eine doppelte Vorsorgemaßnahme: Es beugt einem Jodmangel vor und dient der Kariesprophylaxe. Eine Fluorid-Überdosierung ist nicht zu befürchten, da kleine Kinder auch entsprechend geringere Nahrungsmengen zu sich nehmen.

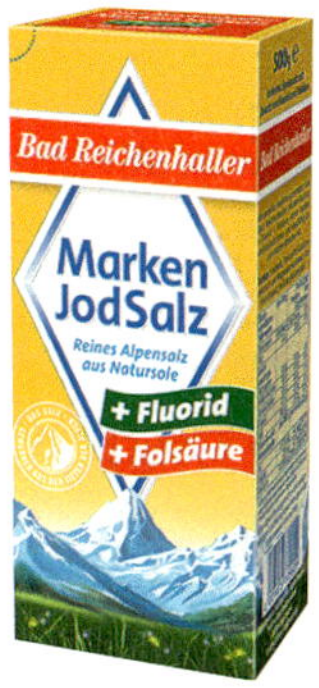

Abb. 3 Fluoridiertes Speisesalz

2.3.2 Lokale Fluoridierung

Bei der lokalen Fluoridierung wirkt das Fluorid direkt auf den durchgebrochenen Zahn. Außerdem wird ein Teil des lokal aufgetragenen Fluorids im Speichel gelöst. Wird der Speichel geschluckt, entfaltet das lokal aufgetragene Fluorid zusätzlich eine systemische Wirkung (s. Abb. 1).

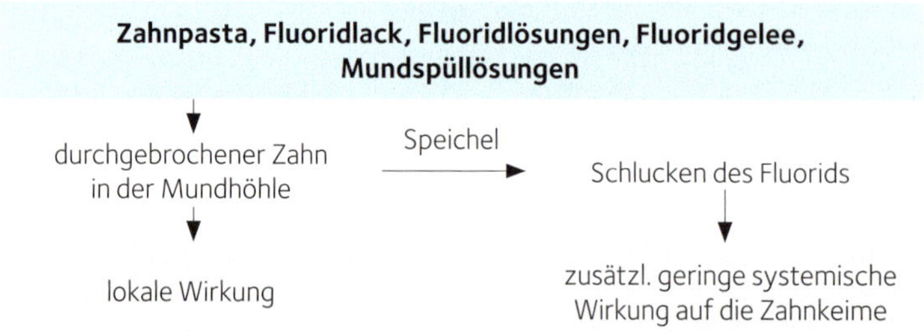

Abb. 1 Prinzip der lokalen Fluoridierung

Es gibt verschiedene Möglichkeiten der lokalen Fluoridierung:
- über die Zahnpasta
- mittels fluoridhaltiger Mundspüllösungen
- mittels Fluorid-Fluids
- über Fluoridgelees
- über Fluoridlacke

Zahnpasta

Generell sollte nur eine Zahnpasta verwendet werden, die Fluoride enthält. Der **Fluoridgehalt** in Zahnpasta wird in ppm = parts per million (Teile pro Million) angegeben. 1 ppm ist ein Teil Fluorid auf 1 Million Teile der Trägersubstanz. In Prozent ausgedrückt:
500 ppm = 0,05 %
1000 ppm = 0,1 %
1500 ppm = 0,15 %

- **Kinderzahnpasta** darf höchstens 500 ppm = 0,05 % Fluoride enthalten. Sie ist bis zu einem Alter von sechs Jahren empfohlen.
- **Juniorzahnpasta** enthält etwas mehr Fluoride als eine Kinderzahnpasta, aber weniger als eine Erwachsenenzahnpasta.
- **Erwachsenenzahnpasta** enthält 1000–1500 ppm = 0,1–0,15 % Fluoride.

Mundspüllösungen, S. 432

Fluoridhaltige Mundspüllösungen

Als Ergänzung zum täglichen Zähneputzen können fluoridhaltige ❯Mundspüllösungen verwendet werden. Sie zählen nicht zu den Arzneimitteln, sondern gelten als Kosmetika und dürfen einen Fluoridgehalt von höchstens 0,15 % enthalten.

Fluoridlösungen („Fluids")

Fluoridlösungen enthalten etwa 1 % Fluoride. Sie werden auf die Zahnoberflächen gepinselt und gelangen in die engen Zahnzwischenräume, weil sie sehr dünnflüssig sind. Sie werden auch nach der professionellen Zahnreinigung verwendet (z. B. Elmex® fluid; s. Abb. 2).

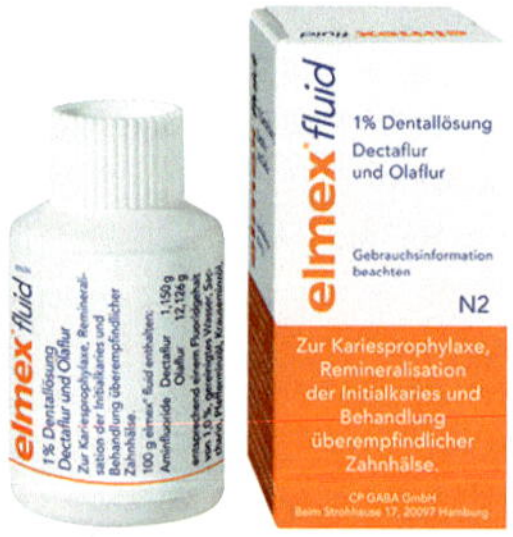

Abb. 2 Fluoridlösung (Fluid)

Fluoridgelees

Fluoridgelees (s. Abb. 3) enthalten eine höhere Konzentration an Fluoriden, nämlich ca. 1,25 %. Deshalb dürfen sie nur einmal wöchentlich angewendet werden. Die Anwendung darf erst **ab dem sechsten Lebensjahr** erfolgen. Bei Kindern mit einem erhöhten Kariesrisiko und bei Kindern mit festsitzenden kieferorthopädischen Apparaturen empfiehlt sich einmal in der Woche die Anwendung von Elmex®-Gelee. Nach der Zahnreinigung wird es zwei Minuten lang eingebürstet. Danach darf nur ausgespuckt und nicht mehr nachgespült werden.

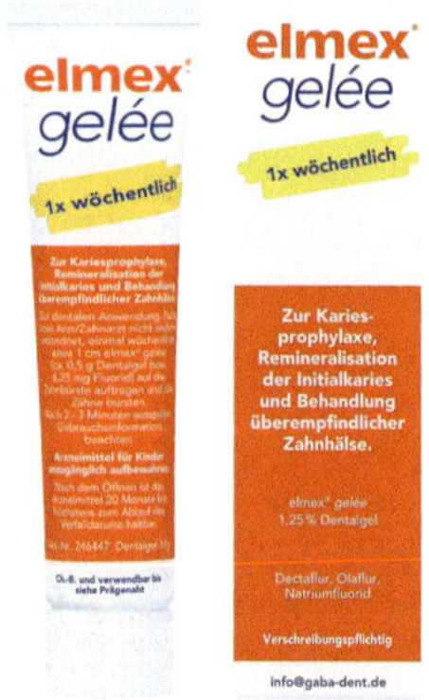

Abb. 3 Fluoridgelee

Fluoridlacke

Fluoridlacke wie z. B. das Duraphat® zählen zu den Arzneimitteln, da sie eine hohe Konzentration an Fluoriden enthalten, nämlich zwischen 2,5 und 5,0 %. Sie dürfen von der Zahnärztin oder einer Prophylaxeassistentin **zweimal im Jahr** unter relativer ›Trockenlegung aufgetragen werden (s. Abb. 1).

In Kindergärten und Schulen kann das Auftragen von Fluoridlack zweimal im Jahr angeboten werden. Es handelt sich hier um eine Form der Gruppenprophylaxe.

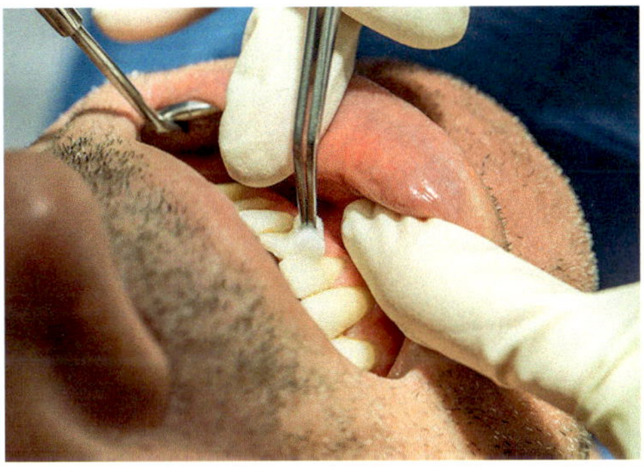

Abb. 1 Auftragen von Fluoridlack im Rahmen einer Professionellen Zahnreinigung

Trockenlegung, S. 160

2.3.3 Prinzipien der richtigen Fluoridierung

Für die Fluoridierung gibt es eine Empfehlung der Deutschen Gesellschaft für Zahn-, Mund- und Kieferheilkunde (DGZMK, Leitfaden 2013). Diese hat auch den Zweck, eine Fluoridüberdosierung zu vermeiden:

- Babys, die jünger als sechs Monate sind, erhalten keine Fluoride.
- Wenn der erste Milchzahn durchgebrochen ist, sollten die Eltern einmal am Tag mit einem dünnen Film Kinderzahnpasta (500 ppm) putzen, zunächst einmal mit einem Wattestäbchen, später mit einer weichen Zahnbürste.
- Ab dem zweiten Lebensjahr sollten die Zähne zweimal am Tag mit einer erbsengroßen Menge an Kinderzahnpasta geputzt werden. Zusätzlich wird die Verwendung von fluoridiertem Speisesalz empfohlen.
- Ab dem Durchbruch der ersten bleibenden Zähne kann eine Erwachsenenzahnpasta mit einem höheren Fluoridgehalt (1000 ppm) verwendet werden.
- Fluoridhaltige Mundspüllösungen sollten von Kindern erst ab einem Alter von sechs Jahren verwendet werden.
- Die zusätzliche Anwendung von Fluoridgelees und -lösungen sollte nur nach zahnärztlicher Anweisung erfolgen.
- Die Gabe von Fluoridtabletten darf nur nach einer kinder- oder zahnärztlichen Verordnung erfolgen.

Weitere Hinweise finden Sie unter:

www.dgzmk.de

Fluoridüberdosierung

Werden in den ersten zwölf Lebensjahren, wenn die Zahnentwicklung noch nicht abgeschlossen ist, ständig zu viele Fluoride zugeführt, so entsteht die Schmelzfluorose (s. Abb. 2). Symmetrische Bänder oder Flecken durchziehen den Zahnschmelz. Sie sind nur ästhetisch von Nachteil und man darf sie nicht mit entkalkten Stellen verwechseln. Dennoch sind sie unerwünscht.

› Siehe hierzu Lernfeld 8, Arzneimittellehre, S. 317

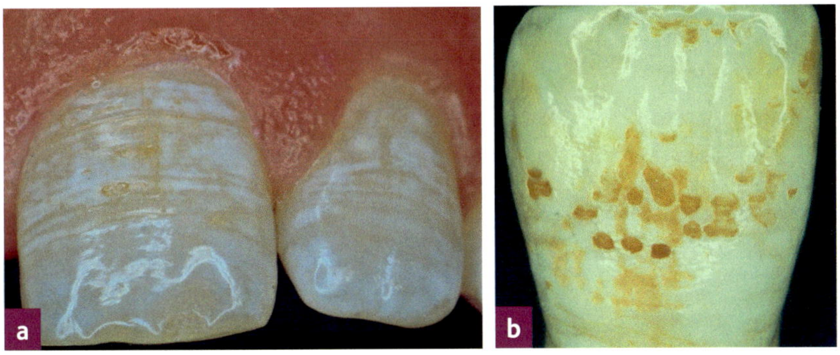

Abb. 2 Schmelzfluorose. a) Mittelstarke Schmelzfluorose. b) Starke Fluorose

2.4 Prophylaxemaßnahmen in der Zahnarztpraxis

Der vierte Baustein der Vorbeugung von Karies- und Parodontalerkrankungen umfasst die Maßnahmen, die die Zahnärztin und das Fachpersonal durchführen, wenn der Patient regelmäßig in die Praxis kommt. Es handelt sich um
- Untersuchungen,
- Individualprophylaxe und
- Fissurenversiegelung.

2.4.1 Untersuchungen

Nursing-Bottle-Syndrom, S. 439
Mineralstoffe, S. 436

Für Babys und Kleinkinder gibt es im Rahmen der normalen Vorsorge beim Kinderarzt **zahnärztliche Vorsorgeuntersuchungen**. Nach dem Durchbruch des ersten Milchzahns, also zwischen dem sechsten und achten Lebensmonat, wird die Mundhöhle untersucht. Die Eltern werden hinsichtlich Mundhygiene und Ernährung beraten, z. B. wie sie ein ›Nursing-Bottle-Syndrom bei ihrem Kind vermeiden können. Eventuell wird in Absprache mit der Kinderärztin eine Fluorid-Rachitis-Prophylaxe mit Tabletten, die Fluorid und Vitamin D enthalten, empfohlen. Denn so ist sichergestellt, dass die Kinder die notwendigen ›Mineralstoffe und Vitamine erhalten.

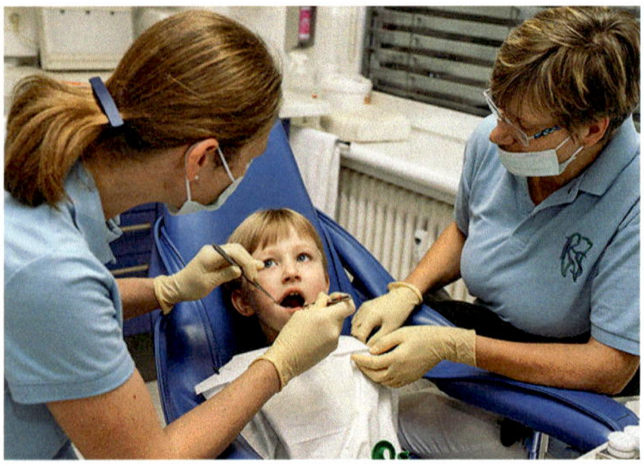

Abb. 1 Zahnärztliche Früherkennungsuntersuchung

Für Kinder zwischen zweieinhalb und sechs Jahren gibt es drei spezielle **zahnärztliche Früherkennungsuntersuchungen**. Dabei werden die Mundhöhle untersucht und das Kariesrisiko des Kindes eingeschätzt (s. Abb. 1).

Die Eltern erhalten für ihr Kind eine Ernährungs- und Mundhygieneberatung. Wird bei dem Kind ein erhöhtes Kariesrisiko festgestellt, so werden Fluoridierungsmaßnahmen empfohlen, z. B. die Einnahme von Fluoridtabletten und das Auftragen eines Fluoridlacks zweimal jährlich durch die Zahnärztin oder Prophylaxeassistentin. Für Kinder ab sechs Jahren, Jugendliche und Erwachsene gibt es die **Kontrolluntersuchung** durch die Zahnärztin. Sie wird von den Krankenkassen übernommen und der Patient kann sie zweimal im Jahr in Anspruch nehmen.

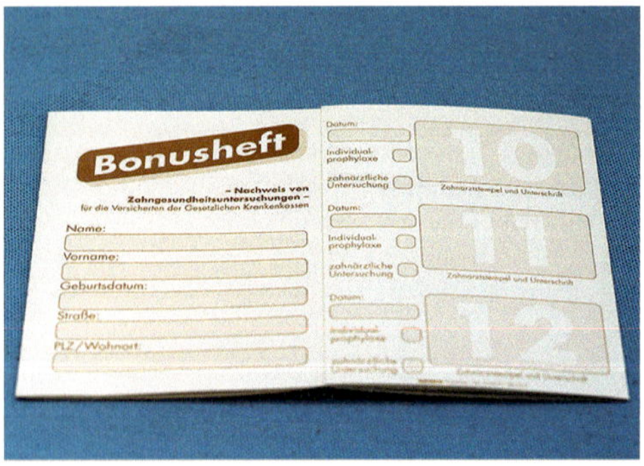

Abb. 2 Bonusheft (Auszug)

Wer mithilfe eines **Bonusheftes** (s. Abb. 2) nachweisen kann, dass er in den letzten **fünf** Jahren **mindestens einmal in jedem Kalenderjahr** zahnärztlich untersucht worden ist, wird belohnt: Er erhält von der Krankenkasse einen Bonus (Zuschuss) für notwendige prothetische Leistungen von 20 %.

Wenn er in den vergangenen **zehn** Kalenderjahren **wenigstens einmal jährlich** zahnärztlich untersucht worden ist, erhält er einen Bonus von 30 %.

2.4.2 Individualprophylaxe

Eine andere Prophylaxemaßnahme, die in der Zahnarztpraxis dem Patienten angeboten wird, ist die **Individualprophylaxe**.

HINWEIS

Die Individualprophylaxe im engeren, zahnmedizinischen Sinne ist die Gesamtheit aller vorbeugenden Maßnahmen zum Erhalt der Zahngesundheit beim einzelnen Patienten durch die Zahnärztin und ihre Mitarbeiterinnen.

Für Kinder zwischen dem sechsten und 18. Lebensjahr werden individualprophylaktische Maßnahmen über die Krankenkasse abgerechnet, sogenannte IP-Leistungen.

In der Regel finden die Prophylaxesitzungen bei einer speziell ausgebildeten Prophylaxefachkraft statt. Der gesetzlich versicherte Patient über 18 Jahren muss diese Sitzungen selber bezahlen. Zu Beginn finden die Besuche in kürzeren Abständen statt. Bei guter Mitarbeit des Patienten reicht es, wenn er im halbjährlichen Abstand kommt.

Die Motivation durch eine Prophylaxesitzung ist erfahrungsgemäß nur eine begrenzte Zeit wirksam. Daher hat es sich bewährt, ein sogenanntes **Recallsystem** einzuführen. Der Patient muss der Teilnahme am Recallverfahren zustimmen (s. Abb. 1). Die Patienten werden persönlich wieder einbestellt oder mithilfe einer Postkarte bzw. eines Telefonanrufs an ihren Termin erinnert.

Die Individualprophylaxe umfasst vier Schritte:

MERKE

Schritte der Individualprophylaxe
- Aufklärung des Patienten und Erstellung von Indizes
- Motivation des Patienten zu einer guten Mundhygiene
- Anleitung des Patienten
- Durchführung einer professionellen Zahnreinigung

RECALL A | B | C | D | E | F | G | H | I | J | K | L | M | N | O | P | Q | R | S | T | U | V | W | XY | Z

Name ____ Vorname ____
Straße ____ Telefon ____
PLZ/Ort ____ ____
Krankenkasse ____ Arbeitgeber ____

Terminwünsche
☐ Mo ☐ Di ☐ Mi ☐ Do ☐ Fr ☐ vormittags ☐ nachmittags

Die Benachrichtigung soll ☐ mit Postkarte ☐ telefonisch ☐ per E-Mail ☐ per SMS erfolgen.

Ich möchte für die Kontrolluntersuchung bestellt werden. Der Erinnerungsdienst ist freiwillig. Ich kann ihn jederzeit widerrufen.

____
Datum/Unterschrift

A | B | C | D | E | F | G | H | I | J | K | L | M | N | O | P | Q | R | S | Sch | St | T | U | V | W | X | Y | Z

Name
geb. am
Anschrift

Intervall

☐ Ich bitte, mich regelmäßig an den Termin zur Kontrolluntersuchung zu erinnern. Mir ist bekannt, dass dieser Service für mich unverbindlich ist und ich jederzeit davon zurücktreten kann.

☐ Nennen Sie mir bitte gleich bei der Benachrichtigung einen Termin. Eine Benachrichtigung erfolgt nicht mehr, wenn ich zweimal hintereinander nicht zur Vorsorgeuntersuchung gekommen bin.

____ ____
Datum Unterschrift

Abb. 1 Muster einer Recallvereinbarung

Erster Schritt der Individualprophylaxe

Die Prophylaxefachkraft geht individuell auf den Patienten und seine Probleme ein. Zunächst **klärt** sie ihn über Karies- und Parodontalerkrankungen **auf**. Er erfährt, dass Zahnerkrankungen abhängig sind von der Mundhygiene, der Ernährung und dem Zuführen von Fluoriden. Die Fachkraft beurteilt seinen Mundhygienezustand und zeigt ihm Problemstellen auf.

An diesem Punkt ist es ratsam, einen sogenannten Index zu erstellen. Dieser dient der Bewertung des Mundhygienezustandes und der späteren Kontrolle darüber, ob sich die Mundhygiene verbessert oder verschlechtert hat.

Der Index wird zu Beginn jeder Prophylaxesitzung erhoben und mit den Werten der vorherigen Sitzungen verglichen. Dabei erhebt die Prophylaxefachkraft immer den gleichen Index, um Vergleichswerte zu haben. Der Patient kann dadurch die Wirksamkeit seines Putzverhaltens und den Gesundheitszustand seines Gebisses besser einschätzen. Mithilfe eines Handspiegels kann er die Arbeit der Prophylaxefachkraft verfolgen.

Grundsätzlich gibt es für die Beurteilung der Mundhygiene zwei Arten von Indizes:
- Ein **Plaqueindex** gibt Auskunft über den **momentanen** Zustand der Mundhygiene, er gibt die Anzahl der Stellen mit Plaquebefall wieder. Wenn der Patient vor der Behandlung gut geputzt hat, so gibt der Index ein im Vergleich zum Alltag beschönigtes Bild wieder.
- Ein **Entzündungsindex** sagt etwas über den Entzündungsgrad der Gingiva aus. Je stärker die Gingiva entzündet ist, desto stärker ist die Blutungsneigung. Dies kann ein Hinweis darauf sein, ob der Patient auf **Dauer** gut putzt und nicht nur, bevor er zum Zahnarzt geht.

Im Folgenden werden drei Indizes stellvertretend für die vielen anderen genauer erläutert.

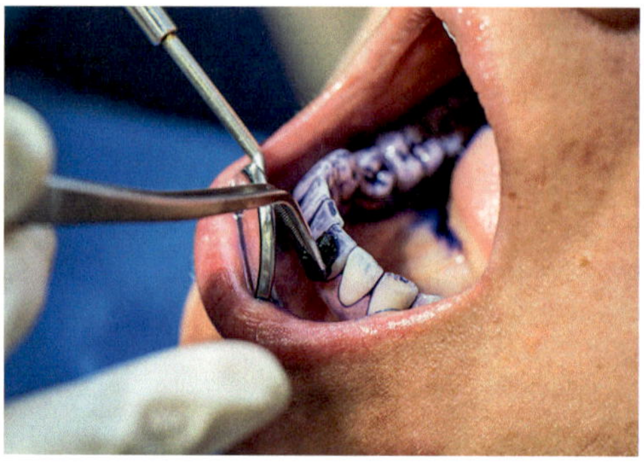

Abb. 1 Anfärben der Zähne für den API

Approximalraum-Plaque-Index (API nach Lange)

Der API gehört zu den Plaqueindizes. Die Zähne des Patienten werden mithilfe von sogenannten Plaquerevelatoren eingefärbt (s. Abb. 1). Dies sind Lebensmittelfarben, die bevorzugt an der Plaque haften bleiben. So erkennt man, ob Beläge im Approximalraum vorhanden sind oder nicht.

Vorhandene Beläge werden in einem Formular mit einem Pluszeichen eingetragen (Ja/Nein-Entscheidung). Anschließend werden alle positiven Messpunkte zusammengezählt und als Summe eingetragen. Um Zeit zu sparen, bietet es sich an, nur die Approximalräume im 1. und 3. Quadranten von oral, im 2. und 4. Quadranten von vestibulär zu beurteilen. In der folgenden Sitzung können die Messstellen oral gegen vestibulär getauscht werden.

Der prozentuale Plaquebefall wird berechnet (s. Abb. 2). Abschließend wird die Mundhygiene bewertet (s. Tab. 1).

$$\textbf{API in Prozent} = \frac{\text{Summe aller Plaquestellen x 100}}{\text{Gesamtzahl der gemessenen Approximalräume}}$$

Abb. 2 Formel zur Berechnung des API

API in Prozent	Bewertung
unter 25 %	optimale Mundhygiene
zwischen 25 und 39 %	gute Mundhygiene
zwischen 40 und 69 %	verbesserungsbedürftige Mundhygiene
zwischen 70 und 100 %	unzureichende Mundhygiene

Tab. 1 Bewertung der Mundhygiene beim API: Von den ermittelten Prozentzahlen kann man auf die Mundhygiene des Patienten schließen

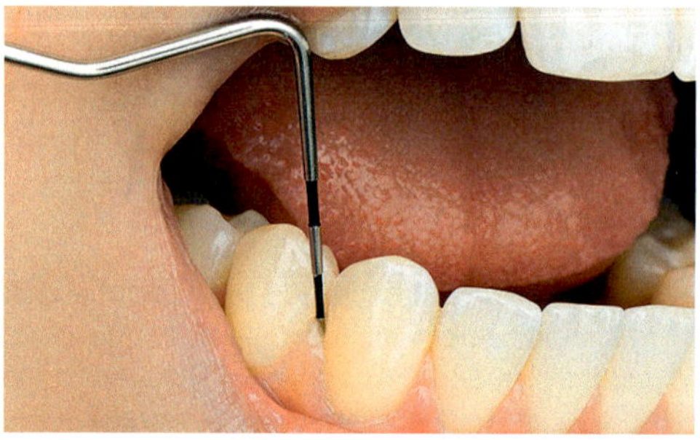

Abb. 3 Sondieren beim SBI

Sulkus-Blutungsindex (SBI)

Der SBI ist ein Entzündungsindex. Nach relativer Trockenlegung wird eine stumpfe Parodontalsonde vorsichtig durch den Zahnfleischsulkus geführt (sondiert) (s. Abb. 3).

Beim vereinfachten, modifizierten SBI werden die Blutungsstellen (Ja/Nein-Entscheidung) addiert, mit 100 multipliziert und durch die Anzahl der Messpunkte dividiert (s. Abb. 4)

$$\textbf{SBI in Prozent} = \frac{\text{Summe aller Blutungsstellen x 100}}{\text{Anzahl der Messpunkte}}$$

Abb. 4 Formel zur Berechnung des SBI

Hat der Patient einen SBI-Wert von weniger als 10 %, so hat er eine sehr gute Mundhygiene. Die Werte können in das gleiche Schema wie der API eingetragen werden (s. Abb. 1). Wurde der API in einem Quadranten vestibulär erhoben, so wird der SBI oral erhoben. Wurde der API in einem Quadranten oral erhoben, so wird der SBI vestibulär erhoben.

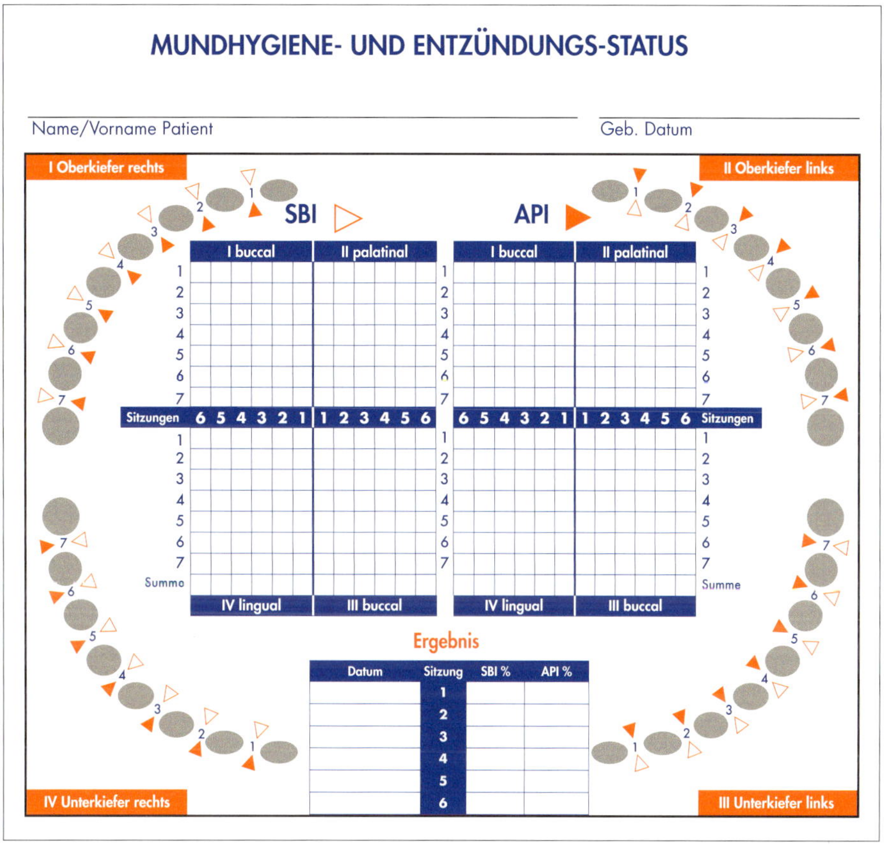

Abb. 1 Formblatt zum Eintragen von API und SBI über mehrere Sitzungen hinweg

Papillen-Blutungsindex (PBI)

Der PBI gehört zu den Entzündungsindizes.

Bei der Erstellung eines PBI wird der Sulkus nur im **Papillenbereich** sondiert. Die Blutung je Papille wird in fünf Grade eingeteilt (s. Abb. 2). So kann zwischen einer leichten und einer schweren Entzündung der Gingiva unterschieden werden.

- Grad 0 = keine Blutung nach 30 Sekunden
- Grad 1 = ein einzelner Blutungspunkt
- Grad 2 = mehrere Blutungspunkte oder ein schmales Blutband
- Grad 3 = das ganze interdentale Dreieck füllt sich mit Blut
- Grad 4 = starke Blutung, das Blut fließt in den Sulkus hinein, über das benachbarte Zahnfleisch hinweg

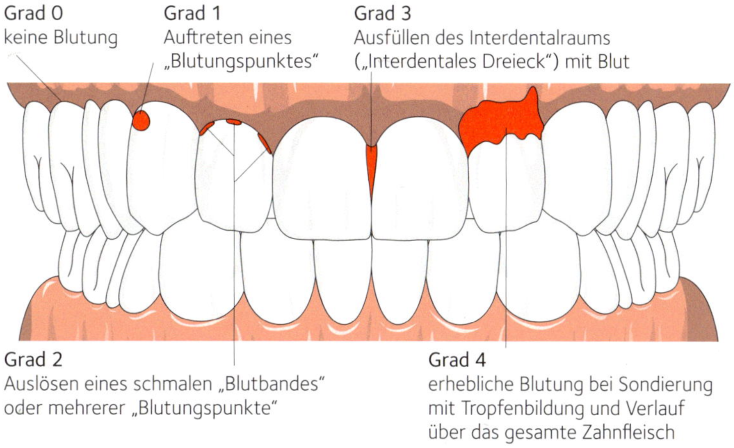

Abb. 2 Blutungsgrade beim PBI

Der Index wird berechnet, indem die Summe der Grade durch die Zahl der untersuchten Papillen geteilt wird (s. Abb. 1). Beim vereinfachten PBI werden wie beim SBI nur die Blutungsstellen addiert und durch die Anzahl der Messpunkte geteilt.

$$\textbf{PBI in Prozent} = \frac{\text{Summe aller Blutungsstellen x 100}}{\text{Anzahl der Messpunkte}}$$

Abb. 1 Formel zur Berechnung des vereinfachten PBI

Zweiter Schritt der Individualprophylaxe

› Siehe hierzu Lernfeld 2, Kommunikation, S. 48

Im zweiten Schritt der Individualprophylaxe motiviert (bewegt) die Prophylaxefachkraft den Patienten zu einer guten Mundhygiene. Dies kann sie auf mehreren Wegen erreichen, z. B. indem sie darauf hinweist, dass ein gesundes Gebiss schön aussieht, Schmerzen erspart und teuren Zahnersatz überflüssig macht. Ein weiteres Argument ist, dass gesunde Zähne mittlerweile als Statussymbol gelten, so wie früher goldene Zähne, die im sichtbaren Bereich getragen wurden. Im optimalen Fall erkennt der Patient, dass er für seine Zähne verantwortlich ist und es selbst in der Hand hat, ob seine Zähne gesund bleiben.

Dritter Schritt der Individualprophylaxe

Zähne putzen, S. 424

Hier gibt die Prophylaxefachkraft dem Patienten praktisches Wissen an die Hand. Sie zeigt dem Patienten, wie er seine ›Zähne am besten putzen kann. Dabei geht sie auf die individuelle Situation des Patienten ein, z. B. indem sie ihm Tipps für die Reinigung schwieriger Stellen gibt.

Auch die geeignete Zahnputztechnik und die Reinigung der Zahnzwischenräume werden demonstriert und eingeübt.

Ferner **leitet** sie den Patienten **an**, sich zahngesund zu ernähren, und bespricht mit ihm die lokale und systemische Anwendung von Fluoridpräparaten.

Vierter Schritt der Individualprophylaxe

Anschließend wird eine **professionelle Zahnreinigung (PZR)** durchgeführt, bei der alle weichen und harten Beläge sowie alle Verfärbungen oberhalb des Zahnfleischrandes und im Sulkusbereich entfernt werden. Eine Politur der angerauten Zahnoberflächen ist zum Schluss genauso erforderlich wie eine gründliche Interdentalreinigung.

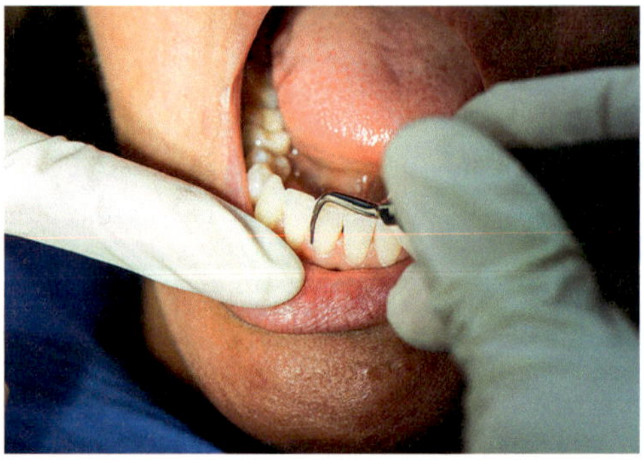

Abb. 2 Professionelle Zahnreinigung, hier mit Ultraschall

Die PZR kann folgende Teilschritte umfassen:

- **Grobreinigung:** Entfernung von Zahnstein und weichen Belägen mit Scaler, Küretten und Ultraschallgerät (s. Abb. 2).
- **Pulverstrahlreinigung:** Entfernung von hartnäckigen Zahnverfärbungen, Reinigung der Fissuren (s. Abb. 1, S. 449). Dieser Schritt ist nicht bei allen Patienten erforderlich.
- **Feinreinigung:** Feine Zahnsteinreste und leichte Verfärbungen werden entfernt.
- **Politur:** Alle Zahnoberflächen werden zunächst mit einer groben, dann mit einer feinen Polierpaste mittels Bürstchen, Gummikelch und Polierpaste bearbeitet (s. Abb. 2, S. 449).
- **Interdentalreinigung:** Alle Approximalräume werden mit Zahnseide oder Interdentalbürstchen gereinigt.

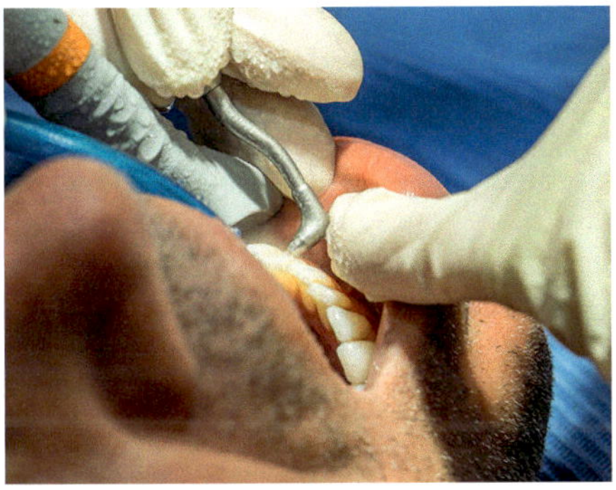

Abb. 1 Pulverstrahlreinigung

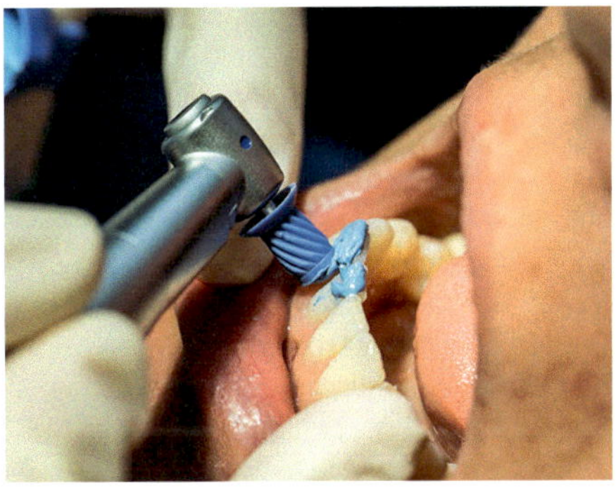

Abb. 2 Politur mit Gummikelch und Polierpaste

Ablauf einer Prophylaxesitzung

↓

Erhebung eines Plaque- und Entzündungsindex, eventuell Einfärben der Beläge
Aufklärung
Material: Grundbesteck, PA-Sonde, Färbelösung

↓

Motivation zur sorgfältigen Mundhygiene, Eigenverantwortung wecken

↓

Demonstrieren der individuellen Mundhygiene, Ernährungs- und Fluoridberatung
Material: Zahnbürste, Interdentalpflegeartikel, Handspiegel, Bilder

↓

PZR
Entfernung aller **supragingival** und **gingival** (im Sulkus) liegenden harten und weichen Beläge
Politur aller Zähne
Material: Bürstchen, Gummikelch, Polierpaste in verschiedenen Abstufungen
Interdentale Reinigung, eventuell **Fluoridierung**
Material: Grundbesteck, Scaler, Küretten, Ultraschallgerät, Pulverstrahlgerät für Verfärbungen
Zahnseide, Schleifpapierstreifen, eventuell Interdentalbürstchen für die Interdentalräume
Elmex®-Gelee und Schiene oder Duraphatlack® in Karpulenspritze zur Fluoridierung

Abb. 3 Übersicht über den Ablauf einer Prophylaxesitzung

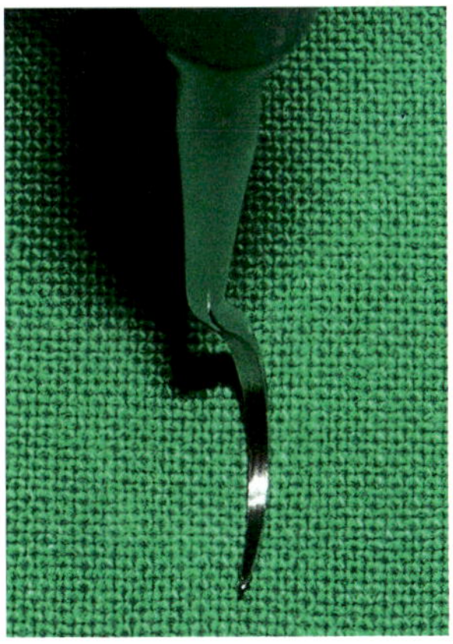

Abb. 4 Frontzahnscaler

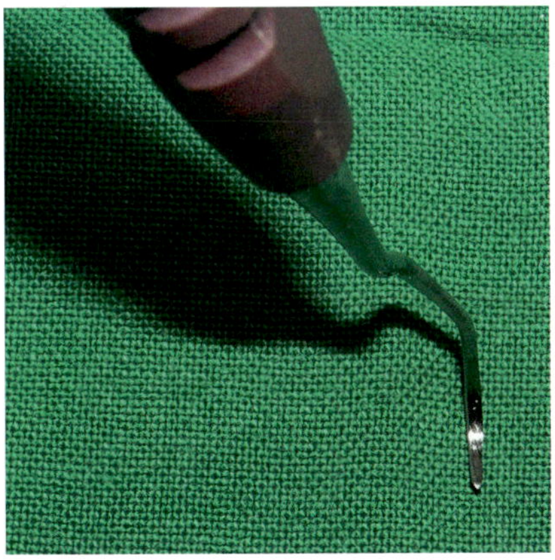

Abb. 5 Kürette

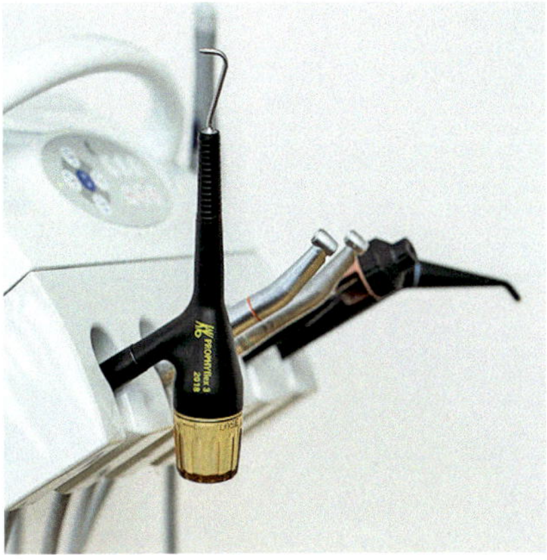

Abb. 6 Pulverstrahlgerät

Bleaching

Das Bleaching (Bleichen, Bleachen) der Zähne ist in den letzten Jahren sehr beliebt geworden. Aber es **gehört nicht zu den Prophylaxemaßnahmen**, da die dunkle Farbe der Zähne kein Zeichen von Krankheit ist. Die Farbe der Zähne ist **erblich** festgelegt. Im Laufe der Jahre sammeln sich Farbstoffe aus Nahrungsmitteln wie Kaffee, Tee, Cola, Rotwein im Zahnschmelz an und färben diesen dunkler. Auch wird der Zahnschmelz mit der Zeit dünner, sodass das dunklere Dentin durchschimmert. Durch reines Zähneputzen ist dies nicht vermeidbar. Nur Bleaching verhilft uns wieder zu einem „strahlend weißen Lächeln". Allerdings werden Füllungen, Kronen, Brücken nicht mit aufgehellt. Bleaching wird nicht von den Krankenkassen bezahlt, da es medizinisch nicht notwendig ist.

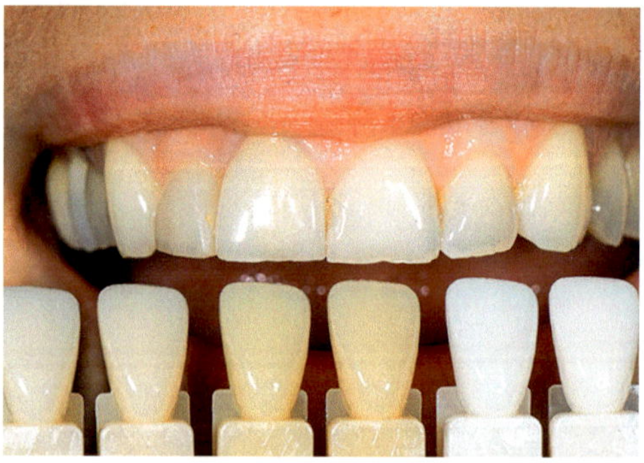

Abb. 1 Ermittlung der Aufhellung nach dem Bleichen

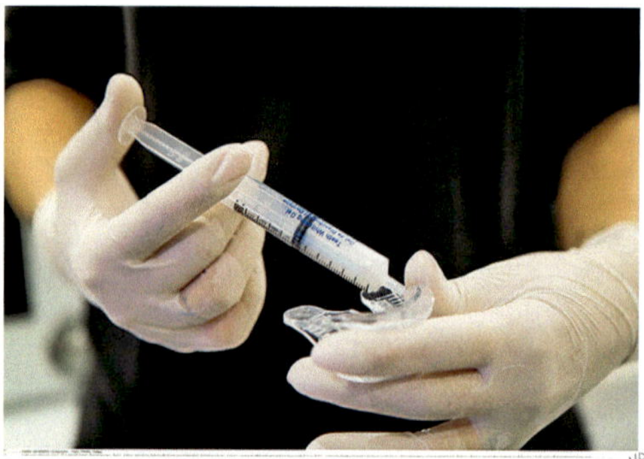

Abb. 2 Applikation von Bleichgel in die Tiefziehschiene

Es gibt zwei Anwendungsmöglichkeiten:

- Das **Homebleaching** erfolgt zu Hause und ist die preisgünstigere Möglichkeit.
- Das **In-Office-Bleaching** wird in der Zahnarztpraxis durchgeführt. Eine Aufhellung der Zähne von zwei bis drei Stufen ist möglich (s. Abb. 1).

Homebleaching

Das Bleichmittel Wasserstoffperoxid (max. 0,1 %ige Konzentration) ist frei verkäuflich und wird entweder mit dem Pinsel auf die Zähne aufgetragen oder als beschichteter Plastikstreifen aufgeklebt. Dieser Vorgang muss ein paar Mal wiederholt werden. Die aufhellende Wirkung hält ca. ein halbes Jahr an.

Risiken: Das Bleaching-Gel greift das Zahnfleisch und den Zahnschmelz an und macht die Zähne überempfindlich. Bei einer bestehenden Karies darf man die Zähne nicht bleichen, da sonst die Pulpa geschädigt wird. Auch könnte eine geringe Menge des Wasserstoffperoxids geschluckt werden. Die etwas teurere, aber effektvollere Variante besteht darin, vom Labor eine Tiefziehschiene herstellen zu lassen. Der Patient füllt zu Hause das Gel hinein und trägt die Schiene ein paar Wochen lang täglich für ein paar Stunden (s. Abb. 2).

In-Office-Bleaching in der Zahnarztpraxis

Polymerisationslampe, S. 148

Zunächst wird das Zahnfleisch abgedeckt. Evtl. wird ein Kofferdam angelegt. Wasserstoffperoxid wird in einer Konzentration von 0,1–6 % auf die Zähne aufgebracht und mit einer ❯Polymerisationslampe belichtet. Eine andere Möglichkeit ist, das Gel in eine Kunststoffschiene einzufüllen und eine bestimmte Zeit einwirken zu lassen. Danach wird das Gel sorgfältig von den Zähnen entfernt. Die aufhellende Wirkung hält mehrere Jahre an. Die Zahnärztin kann diese Tätigkeit an eine qualifizierte ZFA delegieren.

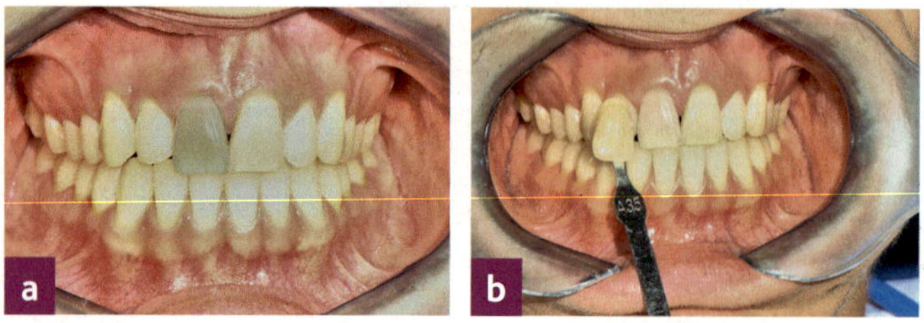

Abb. 3 Bleichen des nichtvitalen Zahns 11. a) Ausgangssituation b) Ermittlung der Aufhellung

Auch hier können Nebenwirkungen auftreten und die Zähne für ein paar Tage überempfindlich sein.

Auch das Bleaching von nichtvitalen Zähnen ist möglich (s. Abb. 3). Nichtvitale Zähne dunkeln schneller nach als vitale. Um sie zu bleichen, wird das Wasserstoffperoxid direkt in den Wurzelkanal eingebracht und kann von innen her auf die Verfärbungen einwirken. Dieser Vorgang wird internes Bleaching genannt.

2.4.3 Fissurenversiegelung

Bei Kindern und Jugendlichen tritt Karies häufig zuerst an den Fissuren der Molaren auf. Fissuren sind Prädilektionsstellen für Karies. Fissurenversiegelung ist daher eine wichtige präventive Maßnahme.

Siehe hierzu Lernfeld 4, Kariesentstehung, S. 134

Fissuren können flach, aber auch zerfurcht, sehr tief und ampullenförmig (flaschenförmig) ausgeformt sein (s. Abb. 1). Dann bieten sie Bakterien einen geschützten Lebensraum, in den die Borsten der Zahnbürste nicht hineinkommen. Bei der Fissurenversiegelung füllt man diese Tiefen mit dünnfließendem Komposit in ›Adhäsivtechnik auf und verhindert so einen kariösen Defekt.

Adhäsivtechnik, S. 149

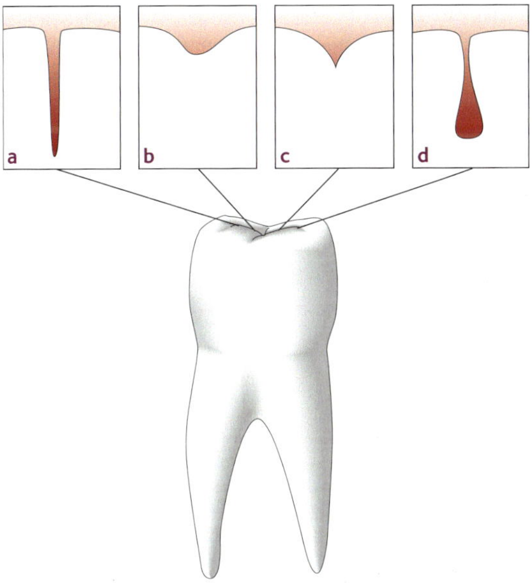

Abb. 1 Fissurenformen. a) spaltförmig; b) grübchenförmig; c) trichterförmig; d) ampullenförmig

Wann ist eine Fissurenversiegelung sinnvoll?
- bei stark zerklüfteten Fissuren und palatinal gelegenen Grübchen an bleibenden Molaren, seltener auch an Prämolaren
- bei kariesanfälligen Kindern, vor allem in den ersten zwei Jahren nach Durchbruch der bleibenden Molaren
- wenn die Fissuren noch kariesfrei sind

Wann ist eine Fissurenversiegelung nicht sinnvoll?
- bei bereits vorhandener Karies
- bei flachen, leicht einsehbaren Fissuren
- bei Kindern, die kein hohes Kariesrisiko haben
- bei Kindern, die nicht zuverlässig zur Kontrolle der Versiegelung kommen, da dann der kariesprophylaktische Effekt nicht erreicht wird
- bei Allergien

Erweiterte Fissurenversiegelung
Wenn eine kleine Fissurenkaries vorliegt, kann eine erweiterte Fissurenversiegelung durchgeführt werden. Hierzu wird die Fissurenkaries entfernt und diese Stelle einflächig gefüllt. Die übrigen Fissurenanteile werden versiegelt (s. Abb. 2, 3).

Siehe hierzu Lernfeld 4, Kariestherapie, S. 143

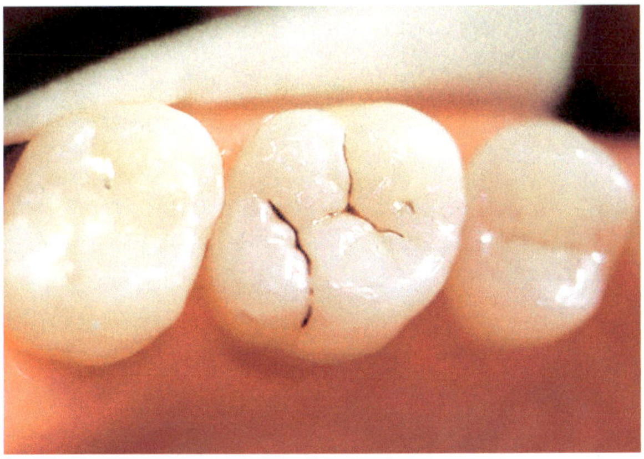

Abb. 2 Molar mit Fissurenkaries

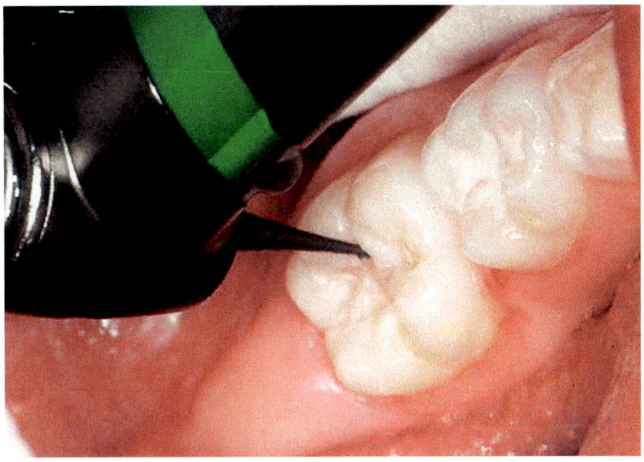

Abb. 3 Entfernung der Fissurenkaries. Am vorderen Zahn ist bereits eine Fissurenversiegelung erfolgt.

Wann ist der beste Zeitpunkt für eine Fissurenversiegelung?
Nach dem Zahndurchbruch ist der Zahnschmelz noch nicht vollständig mineralisiert und daher sehr kariesanfällig. Die Versiegelung sollte am besten **im ersten halben Jahr** nach Durchbruch der bleibenden Zähne stattfinden, sobald die Zähne vollständig herausgewachsen sind und das Anlegen eines ›**Kofferdams** möglich ist.

Kofferdam, S. 160

Bei älteren Jugendlichen und Erwachsenen ist eine Fissurenversiegelung **nicht** angebracht, da die Fissuren in der Regel entweder schon kariös oder bereits gefüllt sind. Wenn sie zu diesem späten Zeitpunkt noch kariesfrei sind, dann kann davon ausgegangen werden, dass das Kariesrisiko gering und daher eine Fissurenversiegelung nicht notwendig ist.

Arbeitsablauf bei einer Fissurenversiegelung

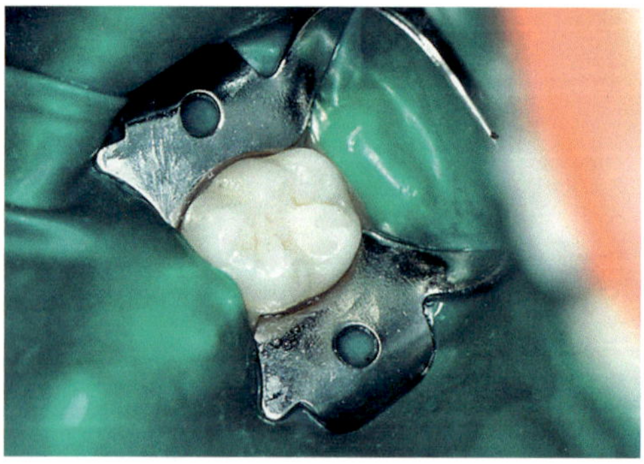

Abb. 1 Molar mit tiefen Fissuren, die noch nicht kariös sind. Trockenlegung mittels Kofferdam

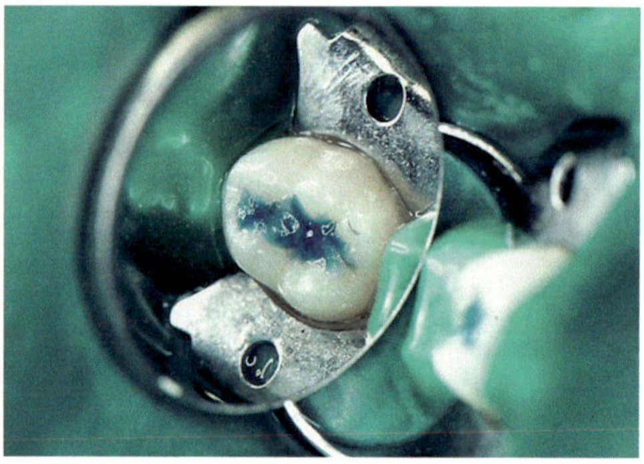

Abb. 2 Angeätzte Zahnoberfläche

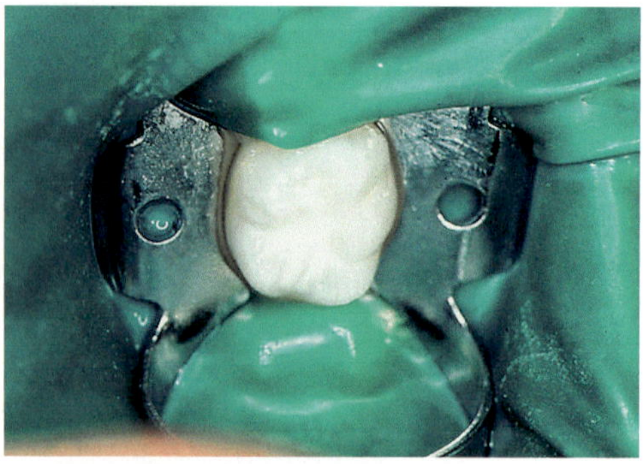

Abb. 3 Fertige Fissurenversiegelung

- Das Fissurenrelief wird gründlich mit einer Polierpaste gereinigt, eventuell wird ein Pulverstrahlgerät zur Reinigung eingesetzt. → benutzt
- Danach erfolgt eine sorgfältige Spülung und absolute Trockenlegung des Zahnes (s. Abb. 1).
- Die Ätzlösung, ein Phosphorsäuregel, wird aufgetragen, man lässt sie einwirken und spült sie anschließend mit Wasserspray gründlich ab. Dadurch ist im Zahnschmelz ein Retentionsmuster entstanden, sodass das Komposit besser haftet (s. Abb. 2).
- Nach Trocknung des Fissurenreliefs mit dem Luftbläser wird das dünnfließende Komposit eingebracht. Es dürfen keine Luftblasen entstehen. Mit einer Polymerisationslampe wird das Komposit ausgehärtet.
- Zum Schluss erfolgen eine Politur und eine Überprüfung der ›Okklusion. Es darf kein Materialüberschuss da sein. Das Auftragen einer Fluoridlösung zur Remineralisierung der angeätzten Oberfläche beendet den Behandlungsablauf.

Okklusion, S. 77

HINWEIS

Die Fissurenversiegelung ist alle drei bis sechs Monate zu kontrollieren. Werden Defekte in der Versiegelung nicht bemerkt, kann der Schaden größer sein als bei einem nicht versiegelten Zahn. Bakterien und Speisereste (Substrat) gelangen unter die Versiegelung und Karies entsteht unbemerkt.

TERMINOLOGIE: VIER BAUSTEINE GEGEN KARIES UND PARODONTALERKRANKUNGEN	
Abrasion	Abrieb oder Verschleiß der Zahnsubstanz durch mechanische Einwirkung; z. B. beim Kauvorgang oder durch grobe Zahnpasta
abrasiv	scheuernd, abnutzend
Abrasivität	abtragende Wirkung, z. B. von Putzkörpern in Zahnpasta
Antiseptika **Antiseptikum** (Einzahl)	Medikamente, die Krankheitserreger abtöten
Approximalfläche	Seitenfläche eines Zahnes zum Nachbarzahn hin; mit dem Approximalkontakt als Berührungsstelle
Approximalkaries	Karies an den Approximalflächen
Approximalkontakt	Berührungspunkt benachbarter Zähne
Approximalraum	Zahnzwischenraum, Interdentalraum
Attrition	Abrieb der Zahnsubstanz durch direkten Kontakt der Zähne, z. B. der Antagonisten (Knirschen)
Bleaching	Aufhellen, Bleichen der Zähne
demineralisieren **Demineralisation**	entkalken; Mineralien werden dem Zahn entzogen: Entkalkung der Zahnhartsubstanz
Dentin	Zahnbein; bildet den größten Teil der Zahnhartsubstanzen
Disaccharid	Doppelzucker; aus zwei Molekülen bestehendes Kohlenhydrat
Erosion	Verlust von Zahnhartsubstanz durch häufige direkte Einwirkung von Säuren, z. B. aus Obstsäften, Cola, Wein
Fissuren	Furchen, Einschnitte, Spalten im Schmelz der Kaufläche von Molaren und Prämolaren
Fluorapatit	Bestandteil des Zahnschmelzes; eine Kalzium-Fluorid-Verbindung
food debris	frische Essensreste
Furkation	Teilungsstelle der Zahnwurzeln bei mehrwurzeligen Zähnen
Gingivitis	Entzündung des Zahnfleisches
Indizes **Index** (Einzahl)	Anzeiger, Maßzahl
interdental	zwischen den Zähnen
Interdentalraum	Zahnzwischenraum, Approximalraum
kariogen	Karies hervorrufend
Kohlenhydrate	Verbindungen aus Kohlenstoff, Wasserstoff, Sauerstoff; liefern dem Körper Energie
Kopfbissstellung	die Frontzähne stehen mit den Schneidekanten aufeinander

Küretten	scharfrandige Handinstrumente in verschiedenen Ausführungen zur Reinigung der Wurzeloberfläche und zur Ausschabung von Weichgewebe aus parodontalen Taschen
lokal	örtlich, direkt am Ort
Materia alba (lat. materia = Masse; alba = weiß)	weißlicher Zahnbelag, ein paar Stunden alt
Mineralstoffe	lebenswichtige Stoffe, die keine Energie liefern und die der Körper nicht selbst herstellen kann; z. B. Kalzium, Chlorid
Monosaccharid	Einfachzucker; aus nur einem Molekül bestehendes Kohlenhydrat
multitufted	vielbüschelig
Nursing-Bottle-Syndrom (= Saugerflaschensyndrom; Nuckelflaschensyndrom; NBS)	Nuckelflaschenkaries; meist nur die OK-Frontzähne betreffend; bei 6 % der 1- bis 3-Jährigen; Ursache: ständige Zufuhr von Säften oder gesüßtem Tee aus dem Trinkfläschchen
oral	den Mund betreffend; als Richtungsangabe: zur Mundhöhle
oszillieren	schwingen, zittern
Papille	in den Raum zwischen zwei Zähnen ragendes Zahnfleischgewebe; auch als Zahnfleischpapille bezeichnet
Plaque	weicher, festhaftender Zahnbelag aus Speichelbestandteilen, Nahrungsresten, verschiedenen Bakterienarten und deren Stoffwechselprodukten
Plaquerevelatoren	Färbemittel zum Sichtbarmachen von Plaque
Prädilektionsstelle	Stelle am Zahn, an der aus anatomischen Gründen bevorzugt Plaque haftet und sich Karies bildet
Polysaccharid	Vielfachzucker; aus vielen Zuckermolekülen bestehend
Rachitis	Vitamin-D-Mangelerkrankung bei Kindern; mit Störungen des Knochen- und Skelettaufbaus; daher erhalten Säuglinge Vitamin-D-Tabletten als Prophylaxe
Recallsystem	Wiederbestell- und Erinnerungssystem für Patienten
Remineralisation **remineralisieren** (Verb)	erneute Verkalkung der Zahnhartsubstanz; Einbau von Kalzium, Phosphat, Fluorid in den Schmelz; auch als Zahnschmelzhärtung bezeichnet
Retentionsmuster	Verankerungsmuster; entsteht durch Demineralisation; raut die Schmelzoberfläche auf, sodass das Komposit am Zahn haften kann
Rotation	Drehung
Scaler	Handinstrument zur Zahnreinigung; dreieckiger Querschnitt; läuft spitz zu
Schmelzfluorose	gefleckter oder gebänderter Schmelz; hervorgerufen durch zu hohe Fluoridkonzentration während der Schmelzbildung
Skorbut	Vitamin-C-Mangelerkrankung bei Menschen, die monatelang keine Frischkost wie Obst und Gemüse zu sich nehmen; Symptome: Zahnfleischbluten, Zahnausfall

Spurenelemente	Mineralstoffe, die der Körper in sehr kleinen Mengen benötigt; z. B. Fluoride, Jodid
Substrat	Nährstoff, Nährboden
Sulkus (lat. sulcus = Furche)	Zahnfleischfurche; in Höhe des Zahnhalses rund um den Zahn verlaufend; 1–2 mm tief
Sulkusrand	Rand der Zahnfleischfurche; Übergang vom Zahnfleisch zum Zahnschmelz
supragingival	oberhalb des Zahnfleischsaums
systemisch	ein Stoff wird über die Blutbahn im ganzen Körper verteilt, wirkt somit auf den ganzen Körper ein, nicht nur örtlich begrenzt
vestibulär	zum Mundvorhof
Vitamine	lebenswichtige Stoffe, die vom Körper nicht selbst aufgebaut werden können und daher mit der Nahrung zugeführt werden müssen

AUFGABEN

1 Nennen Sie die vier Bausteine der Zahngesundheit.

2 Wie ist eine gute Zahnbürste beschaffen?

3 Beschreiben Sie das systematische Vorgehen beim Zähneputzen.

4 Nennen Sie die drei wichtigsten Zahnputztechniken.

5 Welche in der Nahrung enthaltenen Stoffe sind für die Zähne von Bedeutung?

6 Nennen Sie drei Faktoren bei der Nahrungsaufnahme, die für die Kariesentstehung von Bedeutung sind.

7 Welche vier Vorteile bietet das Kauen von Kaugummi mit Xylit?

8 Warum wirken Fluoride karieshemmend?

9 Beschreiben Sie den Unterschied zwischen lokaler und systemischer Fluoridierung.

10 Wie viele Fluoride in ppm enthält eine fluoridhaltige Kinderzahnpasta?

11 Wie viele Fluoride in ppm enthält eine fluoridhaltige Erwachsenenzahnpasta?

12 Nennen Sie drei Möglichkeiten der lokalen Fluoridierung.

13 In welchem Alter kann eine Schmelzfluorose entstehen?

14 Nennen und erklären Sie zwei Indizes. Welcher davon gibt das langfristige Putzverhalten des Patienten zu Hause wieder?

15 Was ist eine professionelle Zahnreinigung (PZR)? Welche Arbeitsschritte umfasst sie?

16 Zu welchem Zeitpunkt ist die Fissurenversiegelung am sinnvollsten?

17 Nennen Sie drei Gründe, wann eine Fissurenversiegelung nicht sinnvoll ist.

3 Bestimmung des individuellen Kariesrisikos

Den aktuellen Gesundheitszustand des Gebisses kann man mithilfe einer zahnärztlichen Untersuchung, mit dem Erstellen von Indizes und einer Ernährungsbefragung einschätzen. Manche Patienten möchten zusätzlich eine Einschätzung ihres Kariesrisikos für die Zukunft. Dazu eignen sich mikrobiologische Tests und Speicheluntersuchungen. Generell kann man sagen, dass diese Tests mehr zur Motivation und Verlaufskontrolle des Patienten dienen als zur tatsächlichen Risikoeinschätzung. Denn die Ergebnisse wiederholter Tests am gleichen Patienten können sehr unterschiedlich ausfallen.

Bei Kindern erfolgt eine Kariesrisikobestimmung mithilfe des dmf-t-Index.

› Siehe hierzu Lernfeld 4, DMF-T-Index, S. 145

Beide Arten von Tests beginnen damit, dass Speichel gewonnen wird: Durch Kauen eines Paraffinstückchens wird vermehrt Speichel produziert, der in einem Becher aufgefangen wird (s. Abb. 1, 2).

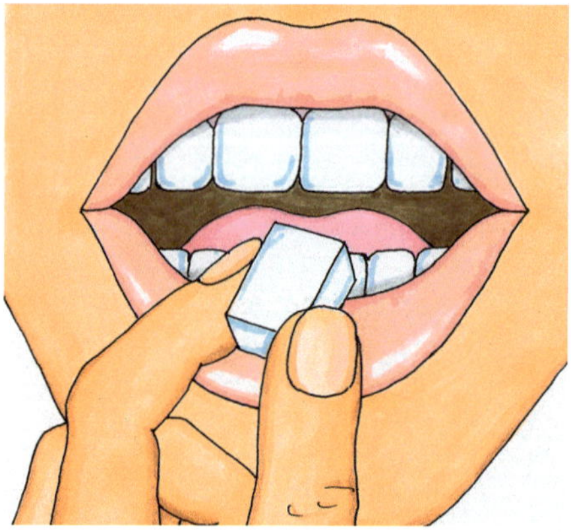

Abb. 1 Das Kauen von Paraffin regt die Speichelbildung an.

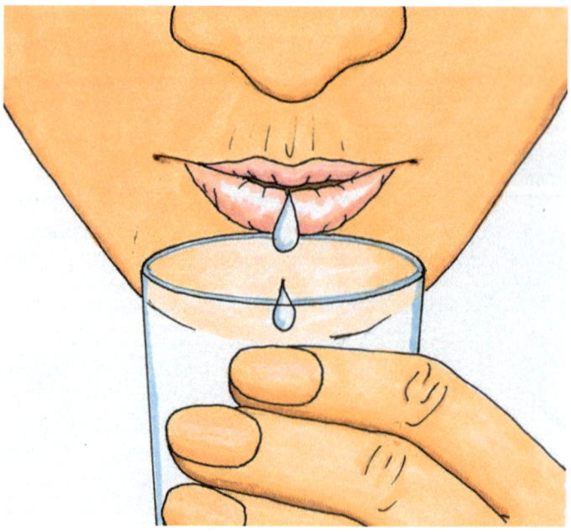

Abb. 2 Der Speichel wird in einem Messbecher gesammelt.

Mikrobiologische Tests

Diese Tests sind nur sinnvoll, wenn ein kariesfreies oder saniertes Gebiss vorliegt, da sonst zu viele Bakterien im Mund des Patienten vorhanden sind. Bestimmte Bakterienarten in der Plaque, nämlich **Streptococcus mutans** und **Laktobazillen**, sind nachgewiesenermaßen vorrangig verantwortlich für die Entstehung von Karies.

Das Bakterium der Art **Streptococcus mutans** haftet gut am Zahnschmelz und wandelt Zucker in Milchsäure um. Es ist der Hauptverursacher der Karies und wird durch Ansteckung von den Eltern an die Kinder weitergegeben. Jedoch bedeutet eine hohe Anzahl von Streptokokken nicht zwangsläufig ein erhöhtes Kariesrisiko! Da das Immunsystem des Einzelnen sehr spezifisch ist, kann eine hohe Streptokokkenanzahl sehr unterschiedliche Auswirkungen haben.

Demgegenüber weist eine große Anzahl an **Laktobazillen** auf ein erhöhtes Kariesrisiko hin. Je mehr Zucker der Patient zu sich nimmt und je schlechter seine Mundhygiene ist, desto mehr Laktobazillen sind nachweisbar.

HINWEIS

Es ist wichtig, Eltern von Neugeborenen zu erklären, dass ihr Baby noch keine Kariesbakterien im Mund hat. Erst durch den Kontakt mit dem Speichel der Erwachsenen infiziert sich das Kind. Eine Verzögerung oder Vermeidung dieser Infektion ist für das Kind von Vorteil. Daher sollten die Eltern den Löffel oder den Schnuller des Kindes nicht ablecken!

Alle Maßnahmen, die dazu dienen, die Übertragung von kariogenen Keimen zu verhindern oder zu minimieren, werden auch als Primär-Primär-Prophylaxe bezeichnet.

Durchführung eines mikrobiologischen Tests

Nachdem der Patient ein Paraffinstückchen gekaut hat und der produzierte Speichel in einem Becher aufgefangen wurde, wird mit einer Pipette etwas Speichel über einen Nährboden geträufelt, auf dem nur Streptokokken und Laktobazillen wachsen. Nach dem Bebrüten bei 37 °C sind Bakterienkolonien gewachsen. Diese werden mit Mustern verglichen und so wird die Anzahl der Keime ermittelt (s. Abb. 1–4).

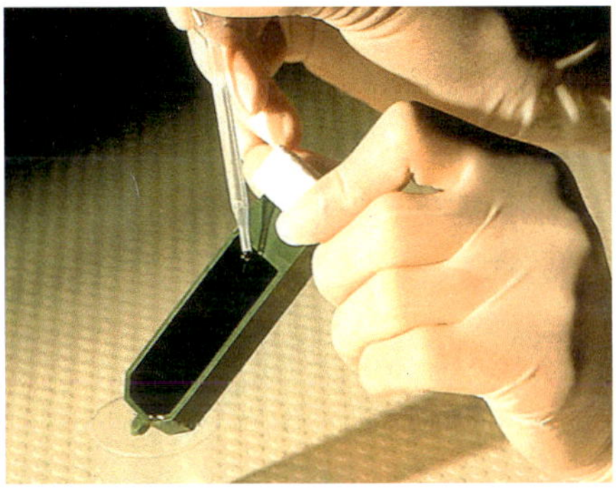

Abb. 1 Mit einer Pipette wird Speichel auf beide Seiten des Nährbodens aufgebracht.

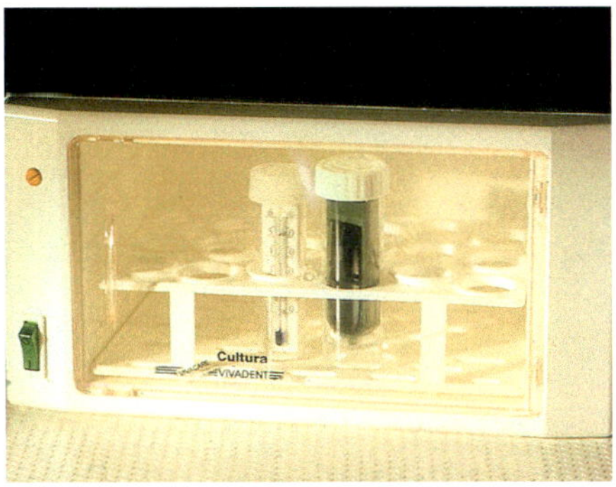

Abb. 2 Bebrüten des Röhrchens im Brutschrank

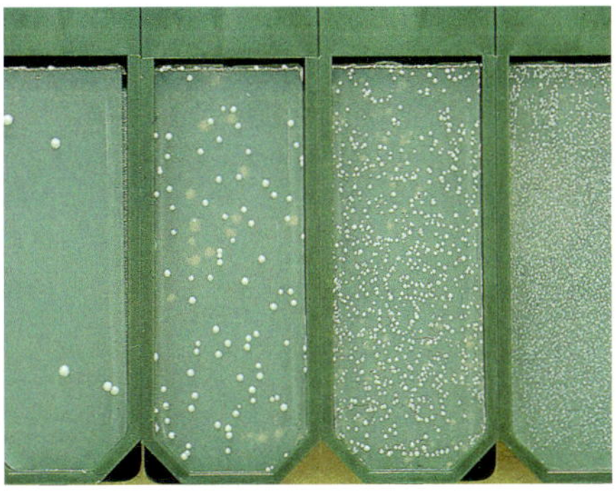

Abb. 3 Laktobazillenkolonien

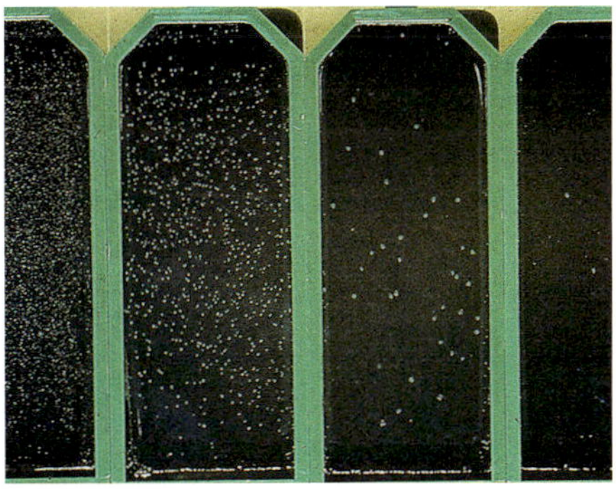

Abb. 4 Kolonien von Bakterien der Art Streptococcus mutans

Speicheltests

Der Speichel spielt bei der Kariesentstehung eine große Rolle. Mit einer höheren Kariesaktivität rechnet man, wenn
- wenig Speichel vorhanden ist (geringe **Fließrate**),
- die **Pufferkapazität**, also die Fähigkeit, Säuren zu neutralisieren, schlecht ist.

Die Speichelmenge und die Speichelzusammensetzung hängen von verschiedenen Faktoren ab, wie z. B. Erkrankungen oder Medikamenteneinnahme.

Siehe hierzu Lernfeld 4, Bedeutung des Speichels, S. 137

Im Schlaf verringert sich die Sekretionsmenge auf weniger als ein Zehntel des Tages. Daher ist es wichtig, am Abend besonders gründlich Zähne zu putzen und nach dem Zähneputzen nichts mehr zu essen, also ohne „Betthupferl" schlafen zu gehen.

Um die **Fließrate** des Speichels zu überprüfen, muss der Patient wieder auf einem Paraffinstückchen kauen, diesmal genau eine Minute lang. Der produzierte Speichel wird in einem Messbecher gesammelt. Es wird gemessen, wie viel Speichel gewonnen wurde.
- Normalwert: 1 ml und mehr pro Minute
- kritischer Wert: unter 1 ml pro Minute

Siehe hierzu Lernfeld 2, Speicheldrüsen, S. 72

Um die **Pufferkapazität** des Speichels zu messen, tropft man Speichel auf einen Teststreifen, ein sogenanntes pH-Indikatorpapier. Auf dem Teststreifen erfolgt eine Farbreaktion, die einen bestimmten pH-Wert anzeigt (s. Abb. 1, 2). Je mehr Säure das Indikatorpapier anzeigt, also ein pH-Wert von 5,5 und niedriger, desto schlechter ist die Pufferkapazität des Speichels. Bei einem pH-Wert von 6 und mehr liegt eine hohe Pufferkapazität des Speichels vor, das Milieu im Mund ist neutral oder sogar basisch.

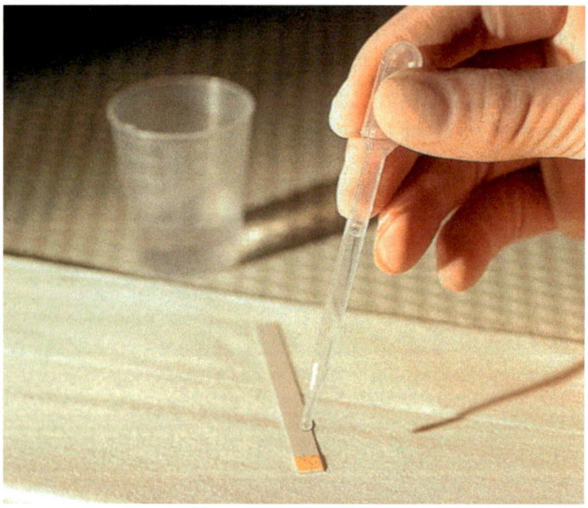

Abb. 1 Speichel wird mit einer Pipette auf ein pH-Indikatorpapier aufgebracht.

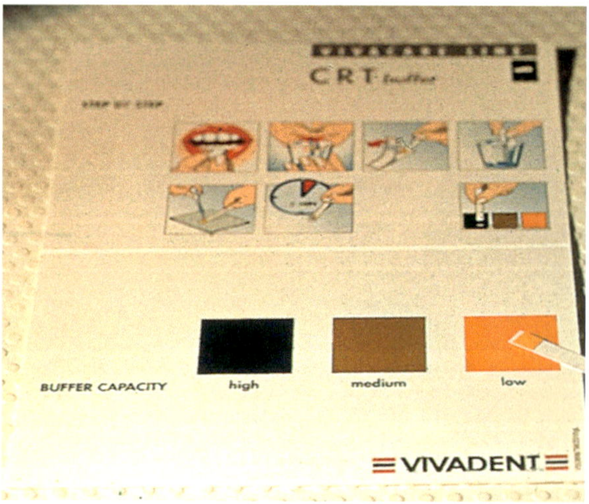

Abb. 2 Ablesen der Farbreaktion und Ermittlung der Pufferkapazität des Speichels

HINWEIS

Speicheltests und mikrobiologische Tests können auch mithilfe einer speziellen Software ausgewertet werden (s. Abb. 3).

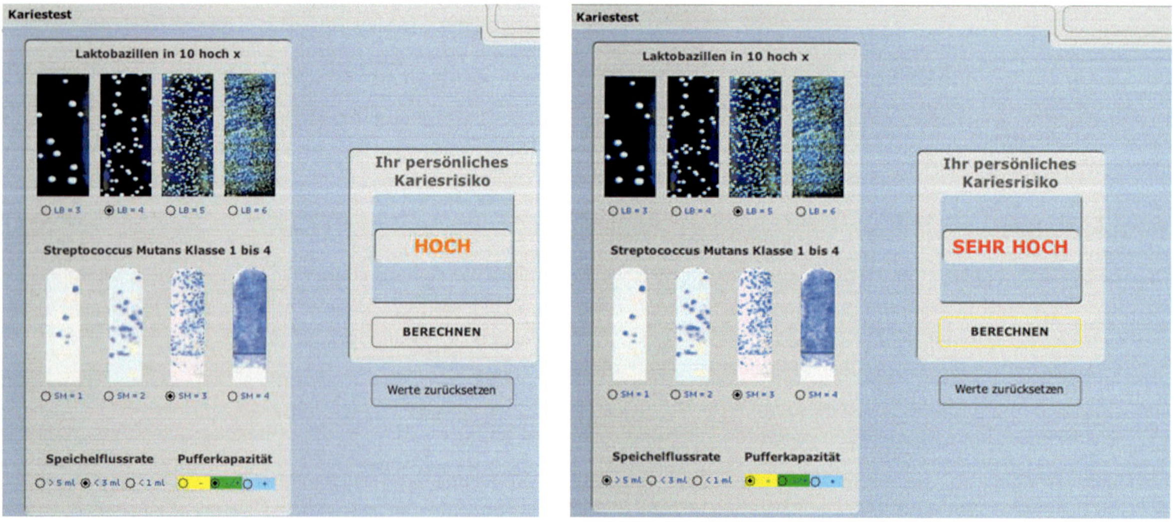

Abb. 3 Berechnung des individuellen Kariesrisikos (zwei Beispiele)

EXKURS

Gibt es eine Impfung gegen Karies?

Nein, bis heute gibt es keine Impfung gegen Karies. In unserem Mund leben viele unterschiedliche Bakterien. Auch Karies wird durch Bakterien hervorgerufen. Man bräuchte zum Erlangen einer Immunität viele verschiedene Antikörper. Wenn man gegen den Haupterreger der Karies, Streptococcus mutans, aktiv impft, dann verbleiben die gebildeten Antikörper im Blut und gelangen nicht zu den Zähnen. Somit hat diese Impfung keinen Vorteil. Wenn man eine passive Impfung mittels Aufsprühen der Antikörper auf die Zähne durchführt, so werden diese Antikörper durch den Speichel schnell weggespült und ergeben auch nicht den gewünschten Effekt.

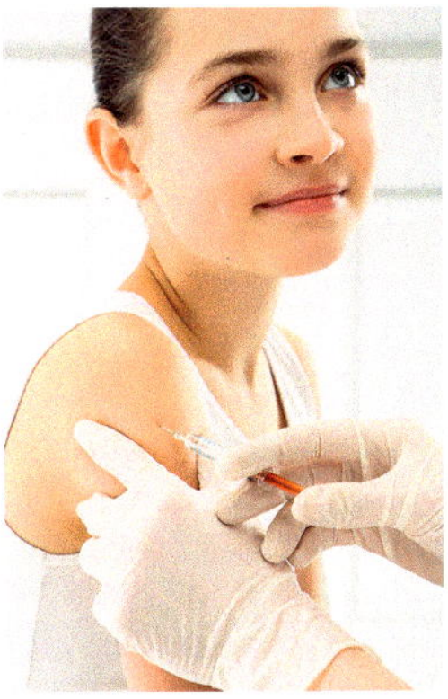

TERMINOLOGIE: BESTIMMUNG DES INDIVIDUELLEN KARIESRISIKOS	
Base **basisch** (Adjektiv)	Lauge; chemische Lösung, die einen pH-Wert zwischen >7 und 14 hat
Fließrate	Bildung von Speichel in einer bestimmten Zeit
Laktobazillen	stäbchenförmige Milchsäurebakterien; bei Karies stark vermehrt
mikrobiologisch	die Mikroorganismen (Kleinstlebewesen) betreffend
pH-Indikatorpapier	chemisch beschichtete Papierstreifen, die eine Farbveränderung anzeigen, wenn eine Lösung sauer, neutral oder basisch ist
pH-Wert	Säuregrad einer Lösung; angegeben auf einer Skala von 1 bis 14; ein pH-Wert von 1 bedeutet „stark sauer"; eine Lösung mit dem pH-Wert 7 ist neutral; ein pH-Wert von 14 bedeutet „stark basisch"
Pufferkapazität	Fähigkeit, den pH-Wert neutral zu halten, auch wenn Säuren oder Basen dazukommen
Säure	chemische Lösung, die einen pH-Wert zwischen 1 und <7 hat
Streptococcus mutans	kariesverursachende Bakterienart; kugelförmig; in Ketten aneinandergereiht

AUFGABEN

1 Welche zwei Bakterienarten sind hauptsächlich an der Kariesentstehung beteiligt?

2 Was ist die Fließrate, was ist die Pufferkapazität des Speichels?

3 Ist ein saures Milieu im Mund schädlich? Bitte begründen Sie.

4 Ein „Betthupferl" nach dem Zähneputzen ist doch nicht so schlimm! Widerlegen Sie diese Behauptung.

5 Eine Mutter leckt den Schnuller ab, bevor sie ihn ihrem Kind in Mund steckt. Nehmen Sie zu diesem Verhalten Stellung.

4 Patientengespräche in der Prophylaxe

› Siehe hierzu Lernfeld 2, Kommunikation, S. 48

Zur zahnärztlichen Betreuung von Kindern und Jugendlichen vom sechsten Geburtstag bis zum 18. Lebensjahr steht ein Individualprophylaxeprogramm zur Verfügung. Wenn bereits Kinder an einen verantwortungsbewussten Umgang mit ihren Zähnen herangeführt werden, so ist die Wahrscheinlichkeit sehr groß, dass sie ihre Gewohnheiten auch im Erwachsenenalter beibehalten.

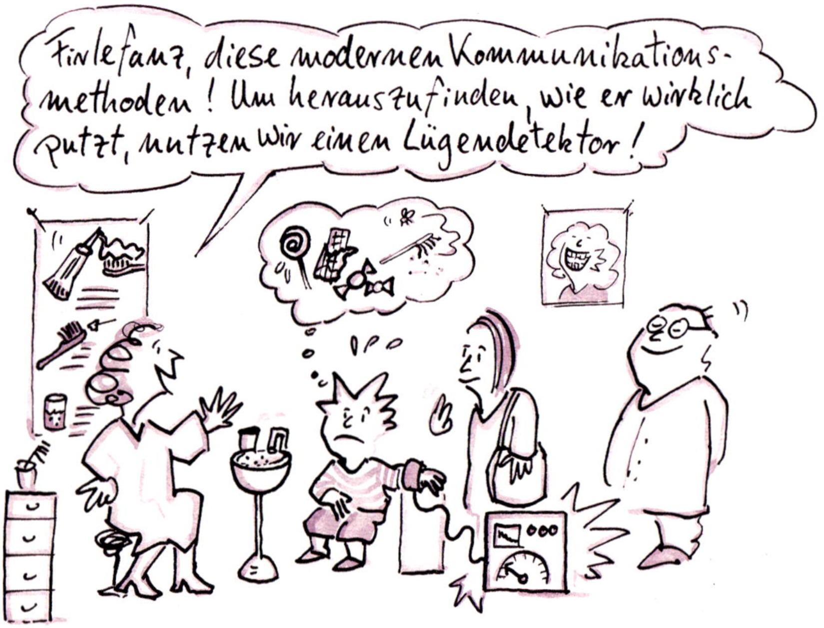

Bei **Prophylaxegesprächen mit Kindern und Jugendlichen** sollten folgende Aspekte beachtet werden:

- altersentsprechende Sprache; keine Fachwörter, aber auch keine „Babysprache"
- eine Atmosphäre schaffen, in der der Patient Fragen stellen darf, ohne Angst vor einer „Blamage" zu haben
- Augenkontakt auf gleicher Höhe ermöglichen, das Gespräch im Sitzen führen
- Rückfragen stellen, um zu überprüfen, ob der Patient alles verstanden hat
- „offene" Fragen stellen: „Wie und wann putzt du dir die Zähne?"
- an Bedürfnisse des Patienten anknüpfen, wie z. B. schöne Zähne beim Lachen zeigen, keinen Mundgeruch haben

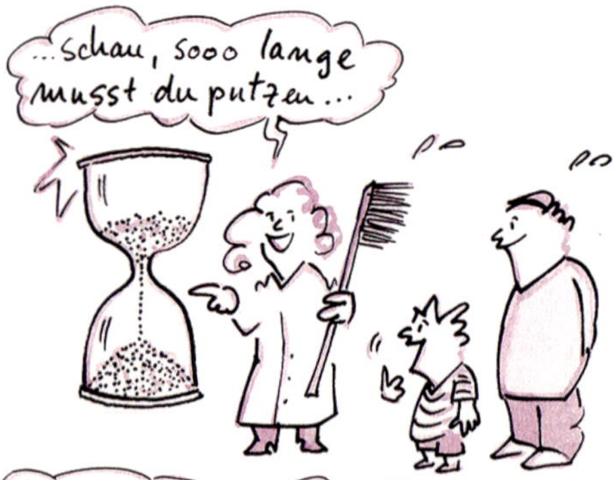

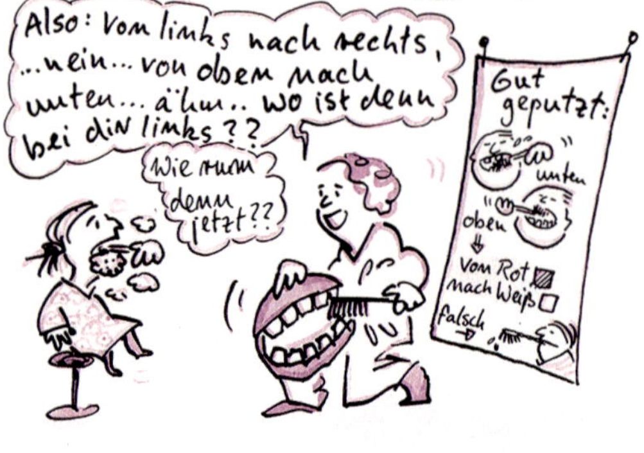

4.1 Prophylaxegespräche mit Kindern

Da Kinder und Jugendliche die Hauptgruppe in der Individualprophylaxe darstellen, sollen hier **Tipps für die Durchführung bei Kindern zwischen ca. sechs und zwölf Jahren** gegeben werden:

- Sprechen Sie das Kind bei seinem **Vornamen** an. Wenn es in Begleitung eines Erwachsenen kommt, so begrüßen Sie zuerst das Kind und dann den Erwachsenen. Denn das Kind ist ja die **Hauptperson**, an die Sie sich wenden.
- Nehmen Sie Kontakt auf, stellen Sie sich vor und zeigen Sie Verständnis, wenn das Kind Angst hat. Hören Sie dem Kind beim Sprechen zu, sodass Sie sich auf seine **Sprachebene** einlassen können.
- Beschreiben Sie dem Kind, was bei diesem Termin **gemacht** wird.
- Lassen Sie sich von dem Kind zeigen, wie es **putzt**. Loben Sie es, damit es nicht gleich entmutigt wird, und zeigen Sie ihm dann, was es verbessern kann. Dazu nehmen Sie ein großes Zahnmodell mit einer entsprechenden Zahnbürste, halten dieses so, wie auch der Kiefer des Kindes steht, also nicht spiegelverkehrt. Jetzt zeigen und erklären Sie dem Kind eine geeignete Putztechnik und Systematik.

- Zuerst kann es am Modell **üben**, dann im eigenen Mund mit Kontrolle über einen Spiegel. Wiederholen Sie wichtige Dinge und prüfen Sie, ob das Kind alles verstanden hat.
- Entscheiden Sie, ob das Kind ein **Bild** mit der Putzsystematik malen sollte. Dieses kann im Badezimmer zu Hause als Gedächtnisstütze aufgehängt werden.
- Erklären Sie dem Kind mithilfe einer **Sanduhr** die Dauer des Putzens und dass es besonders am **Abend** wichtig ist, gründlich zu putzen.
- Bei der nächsten Sitzung wäre es von Vorteil, die Zähne gleich zu Beginn **einzufärben**, damit man dem Kind im Spiegel zeigen kann, wo es noch nicht gut geputzt hat.
- Wenn noch Zeit vorhanden ist, so sprechen Sie mit dem Kind über **Süßigkeiten** und deren Auswirkung auf seine Zähne.
- Der Abschluss jeder Prophylaxesitzung sollte positiv gestimmt sein. Lob und eine Belohnung, z. B. in Form einer Zahnbürste, Zahnpasta, eines bunten Faltblattes oder kleiner Spielzeuge, sind sinnvoll, damit das Kind gerne wiederkommt.

4.2 Prophylaxegespräche mit Jugendlichen

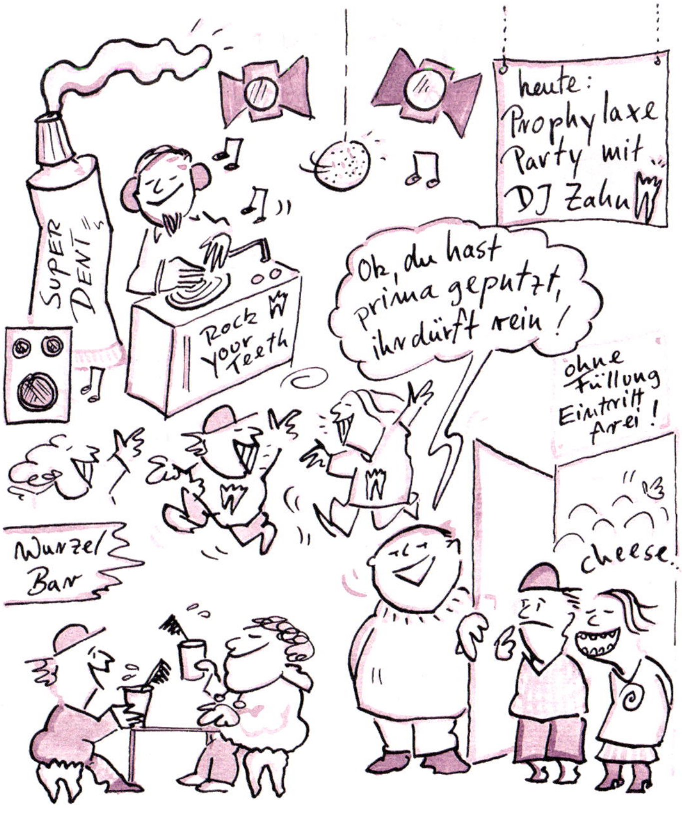

Für die Durchführung bei Jugendlichen lassen sich folgende Tipps anwenden:

- Fragen Sie den Jugendlichen, ob Sie ihn noch duzen dürfen. Sprechen Sie ihn mit dem Vornamen an. Stellen Sie sich vor.
- Vermeiden Sie eine „coole" Sprache, bleiben Sie authentisch.
- Fassen Sie kurz zusammen, was den Jugendlichen heute erwartet.
- Sprechen Sie über Kariesentstehung und zahngesunde Ernährung. Stellen Sie „offene Fragen", sodass Sie erkennen können, ob der Jugendliche alles versteht.
- Bei Jugendlichen ist es nicht immer sinnvoll, sich die bisherige Putztechnik zeigen zu lassen. Sie sind gehemmt und haben Angst, sich zu blamieren. Kontrollieren Sie das Gebiss auf Beläge. Danach zeigen Sie am Modell die geeignete Putztechnik und weisen Sie auf die ungeputzten Stellen hin. Lassen Sie den Patienten vor dem Spiegel im eigenen Mund üben und korrigieren Sie ihn sachlich. Zeigen Sie ihm den Umgang mit Zahnseide, zuerst am Modell, dann „live" im Mund.
- Wenn der Jugendliche mit dem Einfärben der Zähne einverstanden ist, so ist dies ein geeignetes Mittel, um ihn zu einem besseren Putzen zu motivieren. Wenn Sie einen API erstellt haben, so nennen Sie ihm den Wert, der in der nächsten Sitzung mit dem neu erstellten verglichen wird.
- Auch das Erheben eines Blutungsindex ist sinnvoll. Der Patient sieht im Spiegel die blutenden Stellen. Für die meisten Menschen ist Blut ein Alarmsignal für Krankheit. Das Problembewusstsein wird größer, der Patient gibt sich mehr Mühe.
- Schlagen Sie dem jugendlichen Patienten vor, während des Zähneputzens zu Hause ein aktuelles Musikstück laufen zu lassen. Wenn er während der gesamten Abspieldauer des Liedes putzt, so ist die richtige Putzdauer von drei bis vier Minuten garantiert.
- Erteilen Sie dem Patienten keine Ratschläge, bevormunden Sie ihn nicht und verbieten Sie ihm nichts.

- Sinnvoll ist auch, eine detaillierte, konkrete Anleitung zur Zahnpflege im Tagesverlauf zu erstellen, z. B.: „Immer morgens nach dem Frühstück Zähne putzen, abends Zahnseide benutzen."
- Auch bei Jugendlichen sollte jede Prophylaxesitzung positiv gestimmt enden. Vielleicht bewirkt eine gute Zahnbürste als Belohnung oder ein geeignetes Faltblatt, dass der Patient gerne wiederkommt.

Überblick über die verschiedenen Möglichkeiten in der zahnmedizinischen Prophylaxe

Rundum zahngesund durch Prophylaxe

Ebene der Prophylaxe	Kennzeichen	Beispiele
Kollektivprophylaxe	– kariesvorbeugende Maßnahmen für große Bevölkerungsteile – erfordern nicht zwingend die Mitarbeit des Einzelnen – unpersönlich	– Trinkwasserfluoridierung (in Deutschland nicht durchgeführt) – Speisesalzfluoridierung
Gruppenprophylaxe	– zahnprophylaktische Betreuung bestimmter Gruppen von Menschen – Hauptzielgruppe: Kinder und Jugendliche (erreicht einen Großteil der Drei- bis Zwölfjährigen)	– Reihenuntersuchungen – Aufklärung über Zahngesundheit in Kindergärten, Schulen und Behinderteneinrichtungen – Elternabende zum Thema Zahngesundheit
Individualprophylaxe	– außerhalb der Zahnarztpraxis: im Grunde jede kariesvorbeugende Maßnahme, die der Einzelne durchführt – innerhalb der Zahnarztpraxis: von Zahnärzten und zahnmedizinischem Fachpersonal durchgeführt	– persönliche Mundhygiene – Fluoridierung mit fluoridhaltiger Zahnpasta, Fluoridgelee, fluoridhaltiger Mundspüllösung, „Fluids", Fluoridtabletten, Fluoridsalz – Untersuchungen: zahnärztliche Vorsorgeuntersuchung, Früherkennungsuntersuchung, Kontrolluntersuchung – Fissurenversiegelung – Fluoridierung mit Fluoridlack – Individualprophylaxe, u. a. mit Motivation und Beratung des Patienten, praktischer Anleitung des Patienten (z. B. Zahnputztechnik), Erstellung von Indizes, professioneller Zahnreinigung

Tab. 1 Übersicht über die Kennzeichen der unterschiedlichen Ebenen der Prophylaxe

AUFGABEN

1 Nennen Sie fünf Punkte, die Sie bei einem Prophylaxegespräch mit Kindern und Jugendlichen beachten sollten.

2 Nehmen Sie die Sprache des Kindes oder des Jugendlichen an? Begründen Sie.

3 Welche Hilfsmittel setzen Sie für das Erklären und Demonstrieren ein?

4 Wie sollte eine Prophylaxesitzung enden?

Prothetische Behandlungen begleiten

LF 12

1 Festsitzender Zahnersatz
2 Abformung
3 Herausnehmbarer Zahnersatz

Einführung in die Prothetik

Eine Prothese ist ein künstlicher Ersatz aus körperfremdem Material für ein fehlendes Körperteil (s. Abb. 1). Bezieht man dies auf die Zahnheilkunde, so kann man erst von Zahnersatzkunde (**Prothetik**) sprechen, wenn ein fehlender Zahn ersetzt wird.

Zur Prothetik gehören:
- **Zahnersatzkunde:** Ersatz fehlender Zähne
- **Gnathologie:** Lehre von der Funktion des Kauorgans
- **Defektprothese (Epithese):** Ersatz von Teilen des Gesichts nach Unfall oder größeren Operationen (s. Abb. 2)

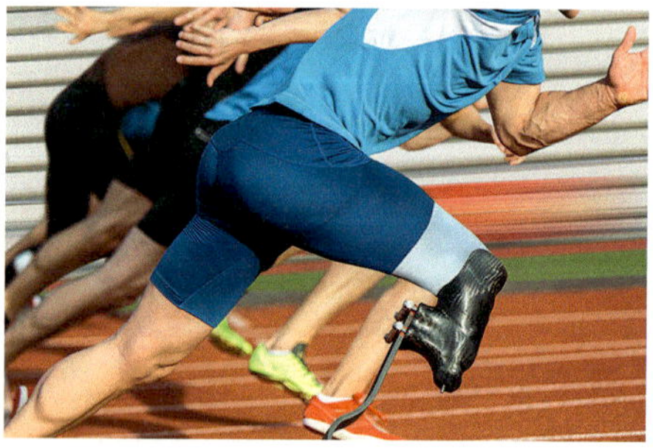

Abb. 1 Prothese

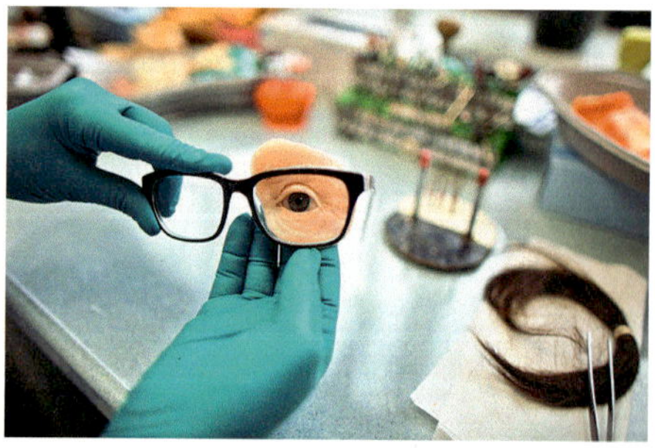

Abb. 2 Anfertigung einer an einer Brille befestigten Augen-Epithese

Im Rahmen dieses Lehrbuches beschränken wir uns auf die Besprechung der Zahnersatzkunde. **Brücken**, **Teilprothesen** und **Vollprothesen** gehören zur **Prothetik**. **Einzelkronen**, **Teilkronen**, **Inlays**, **Onlays**, **Veneers** gehören streng genommen zu der **Konservierenden Zahnheilkunde**.

Da sich der Kronen- und Brückenersatz bei der Herstellung in den Arbeitsabläufen sehr ähnlich sind, sollen Einzelkronen und Teilkronen auch in diesem Lernfeld besprochen werden.

Inlays, S. 157
Onlays, S. 157
Veneers, S. 158

›Inlays, ›Onlays und ›Veneers werden im Lernfeld 4 (Kariestherapie begleiten) behandelt.

Zahnlücken oder zerstörte Zähne beeinträchtigen die Kaufunktion.
Zahnlücken im Frontzahngebiet werden als unästhetisch empfunden und beeinflussen das Sprechen. Die Ziele einer prothetischen Behandlung bestehen deshalb in der Wiederherstellung der normalen
- Kaufunktion,
- Ästhetik und
- Sprechlautbildung (Artikulation).

MERKE

Einteilung des Zahnersatzes
- festsitzender Zahnersatz
- herausnehmbarer Zahnersatz
- Kombination aus festsitzendem und herausnehmbarem Zahnersatz (Kombinationszahnersatz; kurz: Kombi-Ersatz)

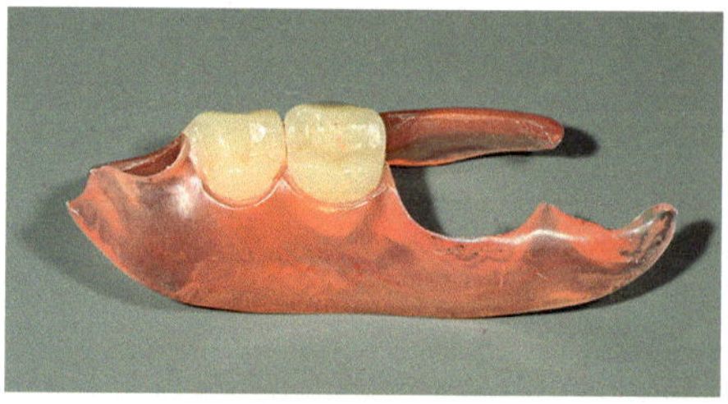

Abb. 3 Herausnehmbare Teilprothese

1 Festsitzender Zahnersatz

Zum festsitzenden Zahnersatz gehören Kronen und Brücken. Sie werden mit Zement oder durch ❯Adhäsivtechnik fest mit den Zähnen verbunden. Bei der Adhäsivtechnik werden der Zahnersatz und der Zahn mit Ätzgel aufgeraut. Als „Zement" dienen hier Kunststoffverbindungen.

Adhäsivtechnik, S. 149

1.1 Kronenersatz

Ist die natürliche Zahnkrone so zerstört, dass der Zahn mit einer Füllung nicht mehr längerfristig zu erhalten ist, so sollte er überkront werden. Die Ursachen für die Zerstörung der Zahnkrone können vielfältig sein (s. Abb. 1).

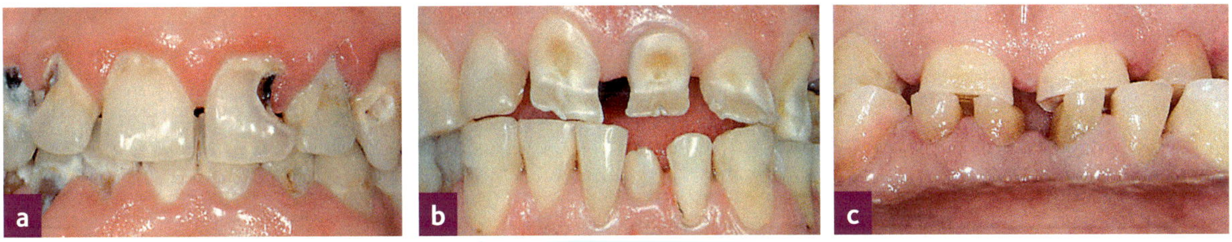

Abb. 1 Indikationen für eine Überkronung (Beispiele). a) starke kariöse Zerstörung der Frontzähne im Oberkiefer; b) ❯Erosionen an den Frontzähnen, hervorgerufen durch säurehaltige Nahrungsmittel; c) starker Zahnhartsubstanzschaden mit Verlust der korrekten Bisshöhe durch ❯Abrasion

1.1.1 Kronenarten

Erosion, S. 139
Abrasion, S. 130

Der Fortschritt in der Zahnmedizin und Werkstoffkunde macht es heute möglich, dass es nahezu für jeden ästhetischen Anspruch eine Lösung gibt. Es stehen viele Kronenarten zur Verfügung, die sich im Material, der Ästhetik, der Haltbarkeit und der Kosten unterscheiden.

HINWEIS

Häufig ist der Patient mit der Fülle der Möglichkeiten überfordert. Eine Zahnmedizinische Fachangestellte sollte sich daher mit den Vor-und Nachteilen verschiedener Kronenarten gut auskennen, um die Zahnärztin in der prothetischen Beratung des Patienten unterstützen zu können.

Vollgusskrone

Vollgusskronen bestehen nur aus Metall. Da sie nicht zahnfarben sind, werden sie im Seitenzahngebiet eingesetzt (s. Abb. 2).

Als Metalle werden in der Zahnmedizin Metall-Legierungen eingesetzt. Eine **Legierung** besteht aus unterschiedlichen Metallen, die zusammengeschmolzen wurden. Da z. B. reines Gold zu weich wäre, werden andere Metalle zugesetzt, um die nötige Stabilität zu erlangen.

Preisgünstig sind **Nicht-Edelmetall-Legierungen (NEM-Legierungen)**. Sie bestehen hauptsächlich aus den Metallen Chrom, Kobalt und Molybdän. Hochwertiger sind **Edelmetall-Legierungen**. Edelmetall-Legierungen bestehen hauptsächlich aus den Edelmetallen Gold, Platin und Palladium.

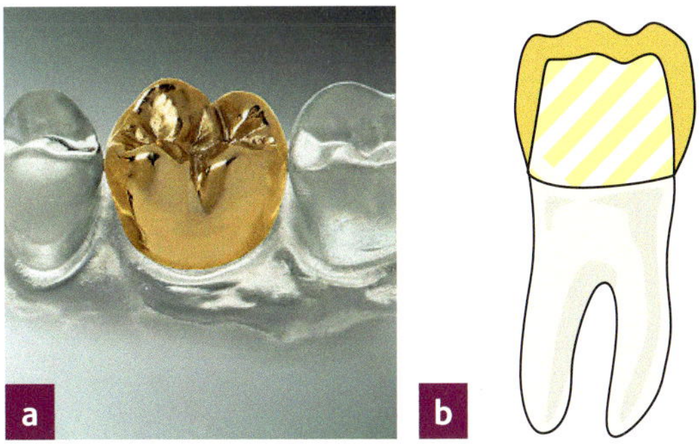

Abb. 2 Vollgusskrone: a) an einem Modell; b) im Schnitt (Schemazeichnung). Die Krone umschließt den beschliffenen Zahn vollständig und ist dem unbeschliffenen, natürlichen Zahn nachgeformt.

HINWEIS

Obwohl die zahnmedizinischen Metall-Legierungen sehr mundbeständig sind, können manche Menschen allergisch auf einzelne Legierungsbestandteile reagieren. Dies ist bei Nicht-Edelmetallen wahrscheinlicher als bei Edelmetallen. Die Biokompatibilität ist ein Maß, wie gut unser Körper mit einem körperfremden Material zurechtkommt. Keramik ist das biokompatibelste Material, das in der Zahnmedizin eingesetzt wird.

Hat ein Edelmetall im Mund Kontakt zu einem Nicht-Edelmetall, so kann sich ein Lokalelement bilden. Dabei fließen kleine elektrische Ströme und das unedle Metall korrodiert (rostet). Dies kann der Fall sein, wenn eine Vollgusskrone mit einer Amalgamfüllung in Kontakt kommt. Deshalb sollten Amalgamfüllungen neben Vollgusskronen durch Kompositfüllungen ersetzt werden.

Verblendkrone

Eine Verblendkrone besteht aus einem dünnen „Metallkäppchen" (**Metallgerüst**), welches den präparierten Zahnstumpf vollständig umfasst. Dieses Metallgerüst wird mit **Kunststoff** oder **Keramik** verblendet. Das Metallgerüst gibt der Verblendung die nötige Stabilität (s. Abb. 1).

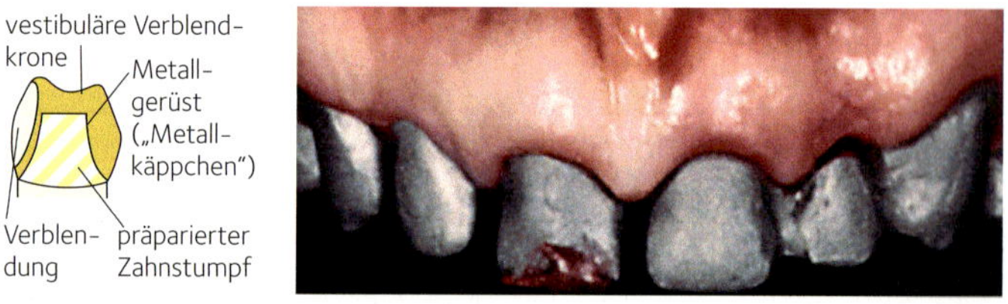

Abb. 1 Verblendkrone. a) schematische Darstellung; b) Einprobe der noch unverblendeten Metallgerüste für metallkeramische Kronen und eine Brücke

Für das Metallgerüst können Edelmetall-Legierungen oder NEM-Legierungen verwendet werden. Da bei der Verblendkrone Metall-Legierungen verwendet werden, sind allergische Reaktionen möglich. Kunststoffverblendungen werden nur noch bei provisorischen Kronen oder bei herausnehmbarem Zahnersatz eingesetzt.

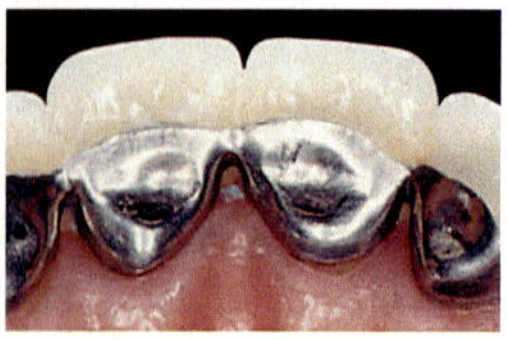

Abb. 2 Teilverblendete Keramikverblendkronen von palatinal

Eine Krone kann **teilverblendet** oder **vollverblendet** werden:

- Bei der teilverblendeten Verblendkrone wird der vestibuläre Bereich verblendet, während der nicht sichtbare orale Bereich aus Metall besteht (s. Abb. 2).
- Wird die Zahnkrone komplett verblendet, so spricht man von einer vollverblendeten Krone.

Da die Verblendkrone zahnfarben ist, wirkt sie ästhetischer als die Vollgusskrone. Der technische Aufwand und der Preis sind höher als bei der Vollgusskrone. Heutzutage ist der Verbund zwischen Metallgerüst und Verblendung sehr gut. Dennoch kann es dazu kommen, dass die Verblendung abplatzt.

Bei Zahnfleischrückgang werden unter Umständen störende Metallränder sichtbar (s. Abb. 3). Das Metallgerüst kann auch gekürzt werden, sodass der Kronenrand nur aus Keramik besteht (Keramikschulter). Hier ist auch bei Zahnfleischrückgang kein Metallrand sichtbar (s. Abb. 4).

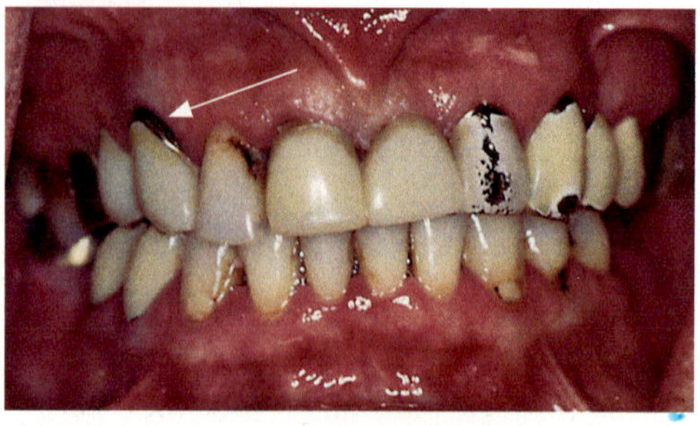

Abb. 3 Freiliegender Metallrand an Zahn 13 nach Zahnfleischrückgang (Pfeil). Abgeplatzte Kunststoffverblendung an Zahn 22 und 23

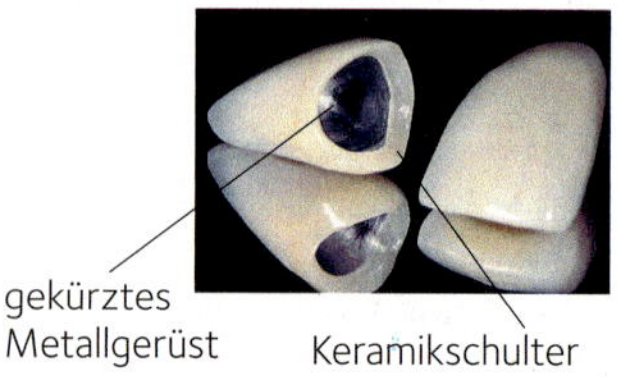

Abb. 4 Vollverblendete Keramikverblendkronen mit Keramikschulter

Eine Sonderform der Verblendkrone ist die **Galvanokrone** (s. Abb. 1). Hier wird das Metallgerüst galvanisch gefertigt. Dazu wird im Labor ein elektrisch leitfähiges Duplikat des präparierten Zahnstumpfes hergestellt. Dieses wird mithilfe von elektrischem Strom mit einer Art Überzug aus Reingold versehen, das dann als Metallgerüst dient. Durch dieses Verfahren hat die Krone eine sehr gute Passgenauigkeit. Da hier reines Gold und keine Legierung verwendet wird, ist die Allergiegefahr sehr gering. Außerdem entstehen durch den warmen Farbton des Galvanogerüstes sehr ästhetische Keramikvollverblendungen.

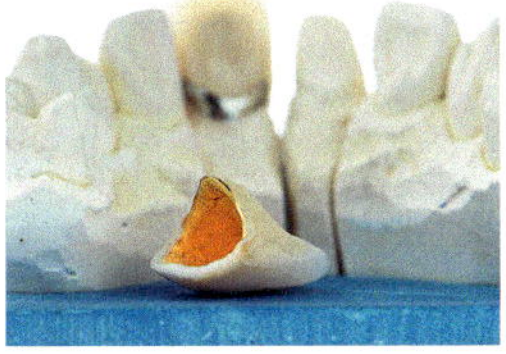

Abb. 1 Vollverblendete Galvanokrone

Mantelkrone

Diese Krone besteht vollständig aus **Keramik** oder **Kunststoff**, die den Zahnstumpf wie einen Mantel umgibt. Vollkunststoffkronen kommen nur als Provisorien zum Einsatz. Vollkeramikkronen werden als endgültige Kronen verwendet (s. Abb. 2). Die Bezeichnung **Jacketkrone** (engl. Jacket = Jacke) kann auch verwendet werden. Sie wird im engeren Sinne nur für Vollkeramikkronen verwendet.

Die zahnärztlichen Keramiken lassen sich in Silikatkeramiken und **Oxidkeramiken** unterteilen. Neu auf dem Markt sind **Hybridkeramiken**, welche ein Verbund aus Keramik und Komposit sind.

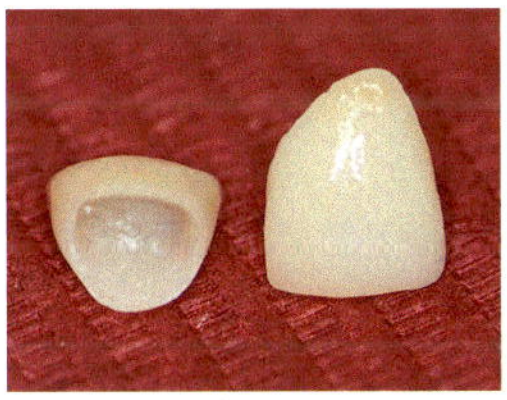

Abb. 2 Vollkeramikkronen

Zu den Silikatkeramiken gehören die **Glaskeramiken**. Sie haben kein stabiles Gerüst, welches verblendet wird, wie es bei Verblendkronen der Fall ist, sondern bestehen vollständig aus Glaskeramik (s. Abb. 3). Sie sind besonders lichtdurchlässig und daher ausgezeichnet für die ästhetische Zone geeignet. Während früher Glaskeramiken nur als Veneers, Inlays oder Frontzahnkronen verwendet werden konnten, können heutzutage Glaskeramiken auch als Kronen im Seitenzahngebiet und sogar als kleinere vollkeramische Brücken eingesetzt werden. Diese Verbesserung der Stabilität der Glaskeramiken (Lithiumdisilikat-Glaskeramik, z. B. IPS e.max®) ist ein entscheidender Vorschritt. Nun können höchst ästhetische Kronen und kleine Brücken auch im Seitenzahngebiet eingesetzt werden.

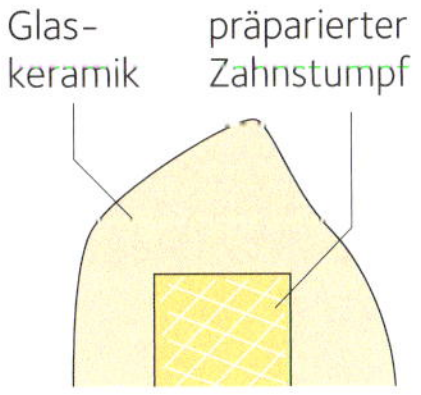

Abb. 3 Glaskeramikkrone

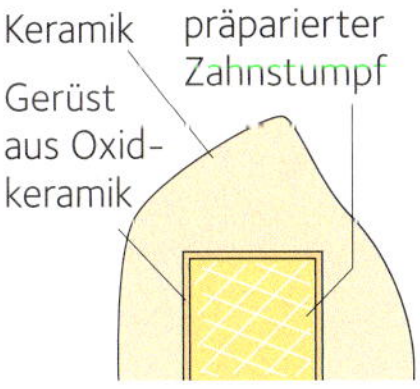

Abb. 4 Oxidkeramikkrone

Bei den **Oxidkeramiken** (z. B. Zirkonoxid) ist der Glasanteil sehr gering. Diese Keramiken sind sehr stabil, aber auch weniger lichtdurchlässig und damit nicht so ästhetisch wie die Glaskeramiken. Um die ästhetischen Eigenschaften von Oxidkeramiken zu verbessern, wird die Oxidkeramik (vergleichbar dem Metallgerüst bei einer Verblendkrone) nur als keramisches Gerüst verwendet. Dieses Keramikgerüst wird dann mit einer anderen Keramik verblendet (s. Abb. 4, 5, 6). Durch dieses stabile Oxidkeramikgerüst sind auch mehrgliedrige, vollkeramische Brücken im Seitenzahngebiet herstellbar.

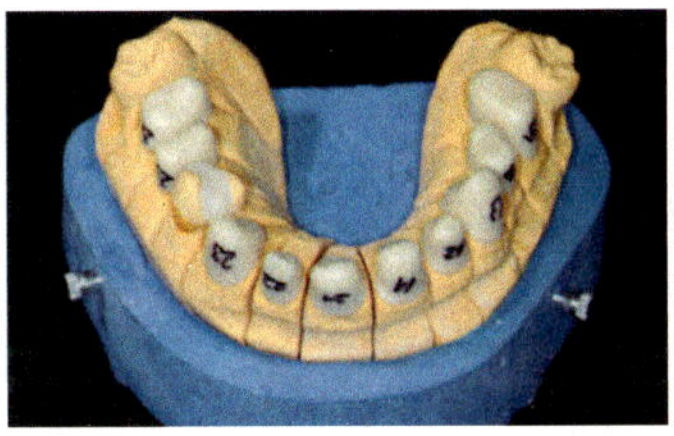

Abb. 5 Kronengerüste aus hochfester Zirkonoxidkeramik auf einem Gipsmodell

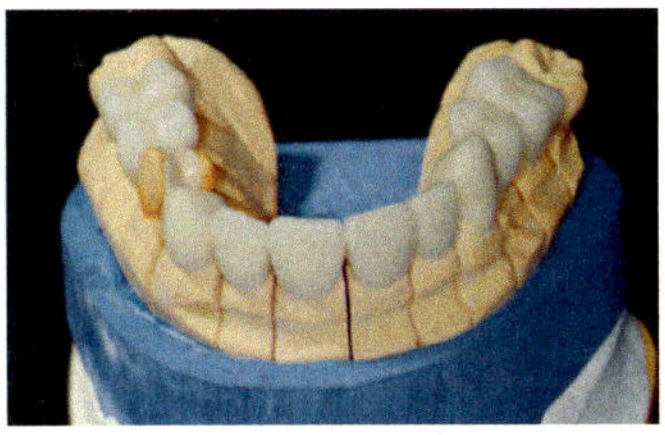

Abb. 6 Mit Keramik verblendete Gerüste auf einem Gipsmodell

Kronen können auch komplett aus Zirkonoxid hergestellt werden, anstatt das Material nur als Gerüst zu verwenden. Es gibt Methoden, Zirkonoxid einzufärben und dadurch die ästhetischen Nachteile auszugleichen.

Kronen und Brücken aus Oxidkeramik werden durch Frästechnik hergestellt. Dazu wird von dem Modell des präparierten Zahnstumpfs ein digitales Bild angefertigt. Dieses wird auf eine CAD-Maschine (CAD = engl. **C**omputer **A**ided **D**esign) übertragen, die das Keramikgerüst aus einem ›Keramikblock fräst.

Keramikrestauration, S. 158

Vollkeramikkronen bieten gegenüber den anderen Kronenarten die beste Ästhetik. Auch sind gerade Zirkonoxidkronen sehr stabil. Sie sind so haltbar wie Vollgusskronen. Da hier keine Metall-Legierungen verwendet werden, ist weder bei Zahnfleischrückgang ein Metallrand sichtbar noch ist eine Allergiegefahr bekannt. Der technische Aufwand ist jedoch sehr hoch.

EXKURS

Zahnfarbe – Ästhetik beim Kronenersatz

Für viele Patienten bedeutet Zahnästhetik der Wunsch, dass die Zähne weiß sind. Jedoch kann ein Zahn nicht mit einer „weißen Wand" verglichen werden. Jede Zahnhartsubstanz hat ihre eigene Zahnfarbe. So hat Dentin meist einen warmen, gelblichen Farbton. Schmelz hingegen ist eher weißlich. In der Schneidekante befinden sich transparente Bereiche. Bei manchen Patienten haben die Zähne sogar bläuliche Farbeinschlüsse. Generell entsteht eine Zahnfarbe dadurch, dass Licht in den Zahn eindringt und unterschiedlich reflektiert und gebrochen wird. Will man mit einer Zahnkrone einen Zahn kopieren, so muss beim Anspruch auf beste Ästhetik diesem Aspekt Rechnung getragen werden. Vereinfacht lässt sich sagen: **Je mehr Licht in die Zahnkrone eindringen kann, desto besser ist die Ästhetik.** Das meiste Licht kann in eine Vollkeramikkrone eindringen. Durch Vollkeramikkronen ist daher die beste Ästhetik zu erzielen. Bei einer Verblendkrone wird der Lichteinfall durch das Metallgerüst begrenzt. Am wenigsten Licht kann daher bei einer teilverblendeten Verblendkrone eindringen, da hier das Metallgerüst am größten ist (s. Abb. 1, 2, 3).

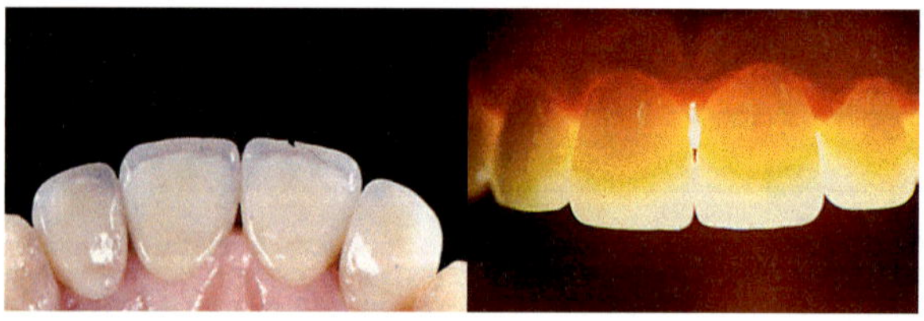

Abb. 1 Vollkeramikkronen aus Glaskeramik in der Durchlichtaufnahme

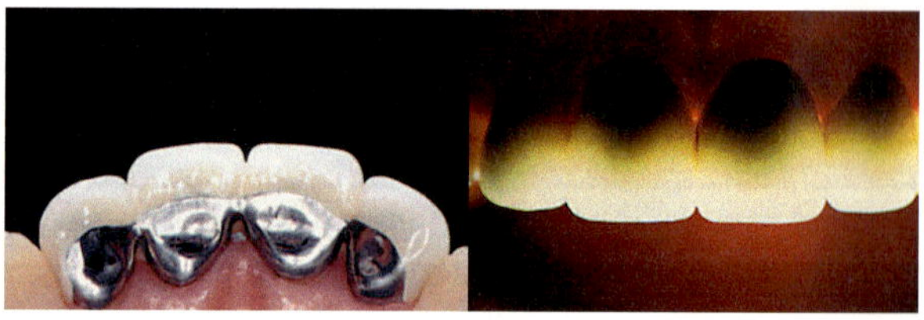

Abb. 2 Teilverblendete Verblendkronen in der Durchlichtaufnahme

Teilkrone

schliffen = der Zahn herum abtragen

Ist der Zahn nur teilweise zerstört, so sollte eine Teilkrone angefertigt werden (s. Abb. 4). Teilkronen können aus Metall-Legierungen oder aus Vollkeramik hergestellt werden.

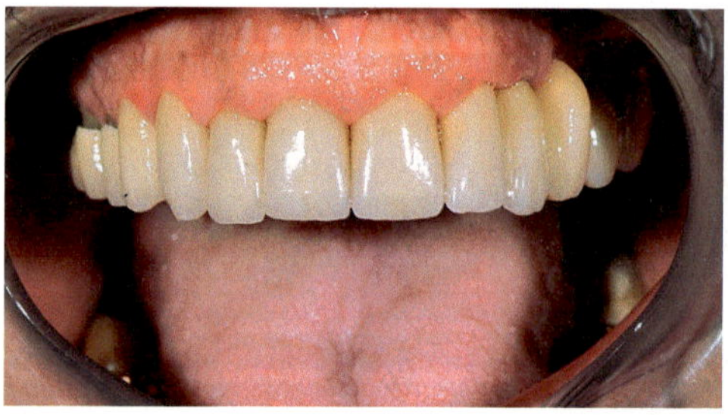

Abb. 3 Vollkeramikkronen aus Zirkonoxid von 14 bis 23. Als Vergleich dazu ältere Verblendkronen auf 15 bis 17

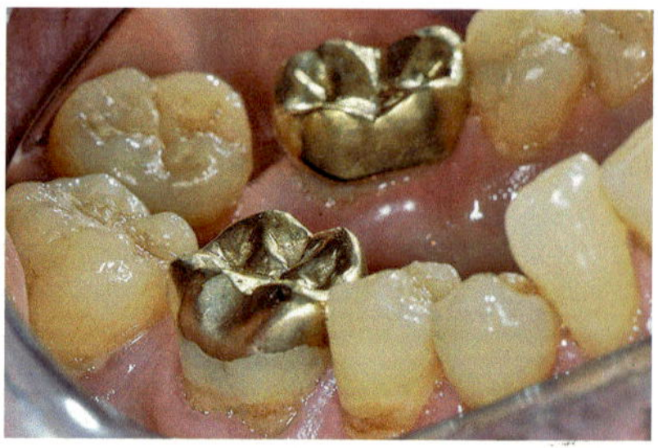

Abb. 4 Teilkrone aus Gold

Vor- und Nachteile unterschiedlicher Kronenarten

Die unterschiedlichen Kronenarten haben jeweils Vor- und Nachteile, die im Einzelfall gegeneinander abgewogen werden (s. Abb. 5).

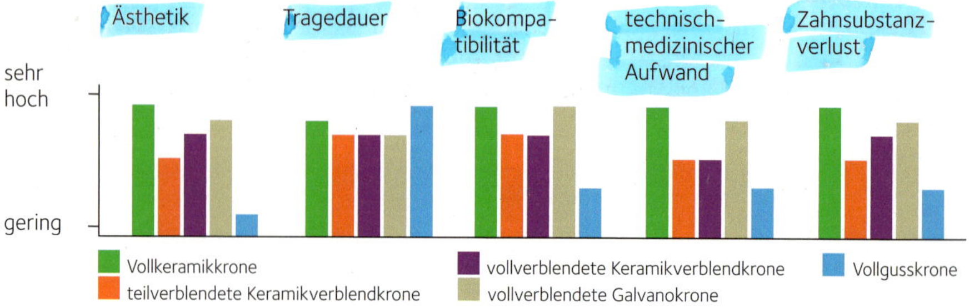

Abb. 5 Vergleich der unterschiedlichen Kronenarten

1.1.2 Die Kronenpräparation

Die Kronenpräparation orientiert sich in der Formgebung am ursprünglichen Zahn. Außer bei der Teilkrone wird der Zahn dabei zirkulär („rundherum") präpariert. Der Übergang vom präparierten Anteil zum nicht präparierten Anteil des Zahnes wird als **Präparationsgrenze** (kurz: **Präpgrenze**) bezeichnet.

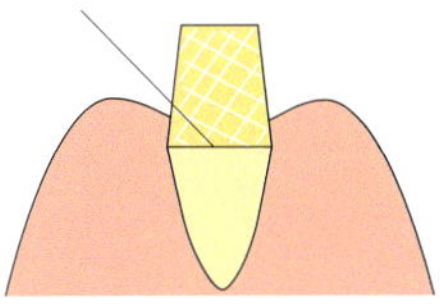

Abb. 1 Die Präparationsgrenze liegt subgingival.

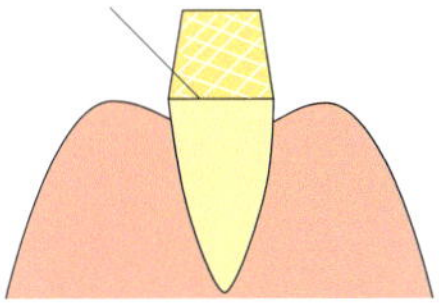

Abb. 2 Die Präparationsgrenze liegt supragingival.

Häufig wird der Zahn so beschliffen, dass die Präparationsgrenze unterhalb des Zahnfleischsaums (**subgingival**) zu liegen kommt (s. Abb. 1). Dies ist aber nur bei Restaurationen möglich, die herkömmlich (konventionell) zementiert werden können. Die adhäsive Befestigung würde eine Trockenlegung mit Kofferdam erfordern, dies ist bei einer ❯subgingivalen Präparation nicht möglich.

Lage-, Flächen-, Richtungsbezeichnungen, S. 79

Bei Teilkronen oder Inlays liegt ein großer Anteil der Präparationsgrenze über dem Zahnfleischsaum (**supragingival**; s. Abb. 2). Daher kann hier eine absolute Trockenlegung und damit eine adhäsive Befestigung durchgeführt werden.

Es gibt drei unterschiedliche Präparationsarten: **Tangential-**, **Hohlkehl-** und **Stufenpräparation** (s. Abb. 3). Sie unterscheiden sich darin, wie viel Zahnhartsubstanz an der Präparationsgrenze des Zahnstumpfes entfernt wird.

Dabei kann der Zahnstumpf an der Präparationsgrenze

- fast nahtlos in die Präparationsgrenze übergehen (Tangentialpräparation),
- die Form einer Hohlkehle erhalten (Hohlkehlpräparation) oder
- in Form einer kleinen Stufe präpariert werden (Stufenpräparation).

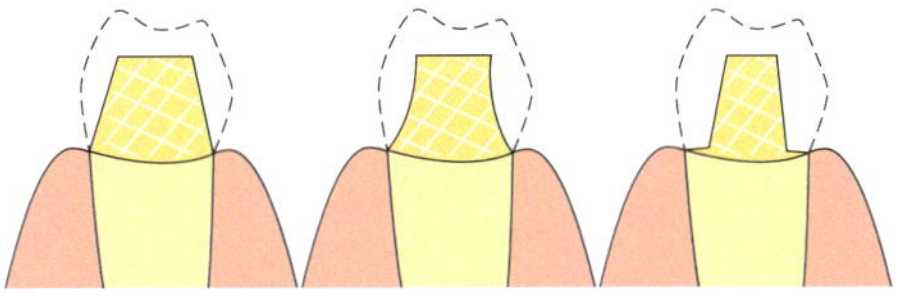

Abb. 3 Unterschiedliche Präparationsarten

An der Präparationsgrenze muss der Kronenersatz dicht abschließen und nahtlos von dem nicht präparierten Anteil in die Krone übergehen. Nur so ist gewährleistet, dass sich keine ❯Plaque festsetzen kann.

Prädilektionsstellen für Plaque, S. 424

Deshalb muss an dieser Stelle mindestens so viel vom Zahn wegpräpariert werden, wie es die materialbedingte Mindestschichtstärke des gewählten Kronenersatzes erfordert. Das Ausmaß des Zahnhartsubstanzabtrages hängt daher von der ausgewählten Kronenart ab.

Bei einer Vollgusskrone muss am wenigsten vom Zahn abgetragen werden, da Metalle sehr dünn auslaufen können (ca. 0,2 mm) und trotzdem noch stabil sind. Eine Krone aus Vollkeramik hingegen benötigt den größten Substanzabtrag, da nur so die Stabilität der Krone gewährleistet ist (s. Abb. 4). Sehr dünne Zähne (z. B. UK-Frontzähne) können daher manchmal nicht mit einer Vollkeramikkrone versorgt werden, ohne die Pulpa zu eröffnen oder die Stabilität zu beeinträchtigen.

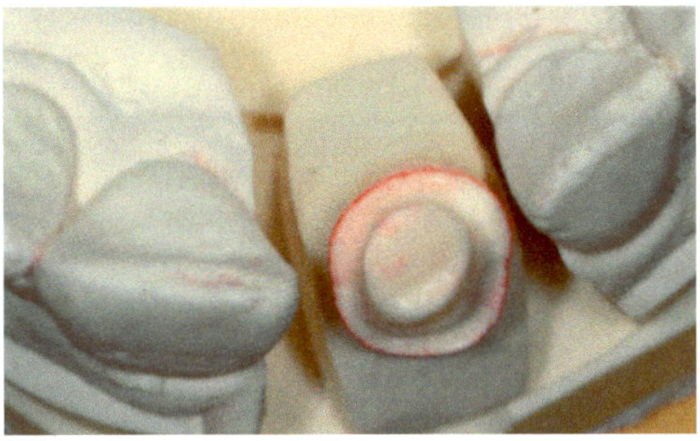

Abb. 4 Darstellung der breiten Stufenpräparation (1 mm) für eine Glaskeramikkrone auf dem Gipsmodell

1.2 Brückenersatz

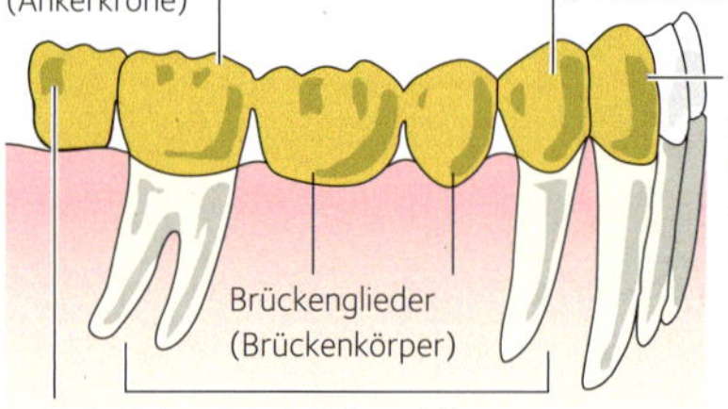

Abb. 1 Aufbau einer Brücke

Brücken dienen dem Ersatz fehlender Zähne. Brücken bestehen aus zwei **Brückenankern** (Ankerkronen) und einem **Brückenkörper**, welcher mindestens aus einem Brückenglied besteht (s. Abb. 1). Die Brückenanker passen auf die präparierten Zähne (Brückenpfeiler, Pfeilerzähne).

Die Brückenpfeiler tragen die gesamte Kaulast. Sie müssen daher sehr stabil sein und dürfen nicht zu weit auseinanderstehen. Auch müssen die Brückenpfeiler möglichst parallel zueinander präpariert werden, sonst kann die Brücke nicht an einem Stück auf die Brückenpfeiler aufgesetzt werden. Man sagt dazu auch, dass die Brückenpfeiler dieselbe **Einschubrichtung** haben müssen.

Ist die Achsenstellung der Pfeilerzähne, z. B. durch Kippung eines Zahnes, unterschiedlich (**Pfeilerdivergenz**; s. Abb. 2), so kann nur durch extremes Beschleifen dieselbe Einschubrichtung der Pfeilerzähne erreicht werden. Eine solch extreme Präparation ist aber oft nicht möglich, da sie z. B. zur Pulpaeröffnung oder zum Stabilitätsverlust des Zahnes führen würde (s. Abb. 3). In diesen Fällen muss eine **geteilte Brücke** angefertigt werden. Beide Teile sind durch ein ›Geschiebe miteinander verbunden (s. Abb. 4).

Geschiebe, S. 496

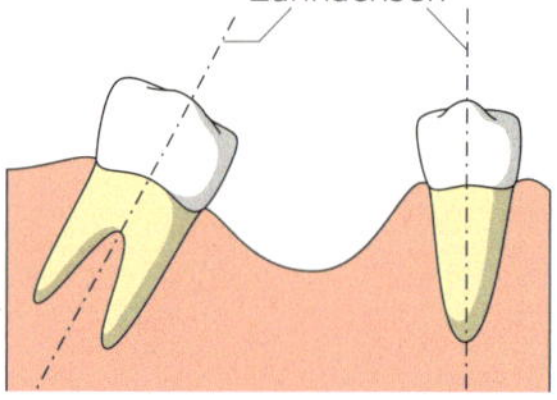

Abb. 2 Pfeilerdivergenz. Hier ist der Molar in die Lücke gekippt.

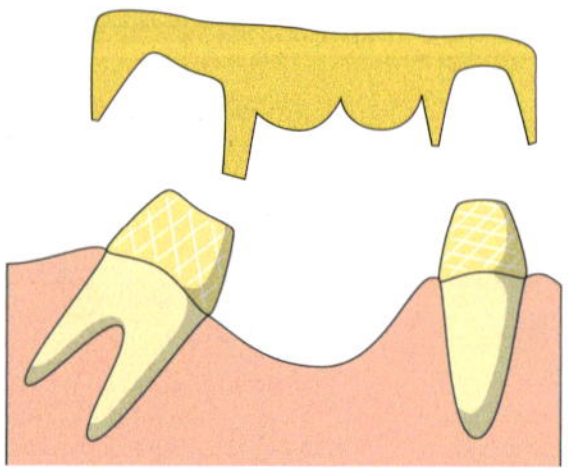

Abb. 3 Die Brückenpfeiler haben nicht dieselbe Einschubrichtung. Ein extremes Beschleifen wäre notwendig.

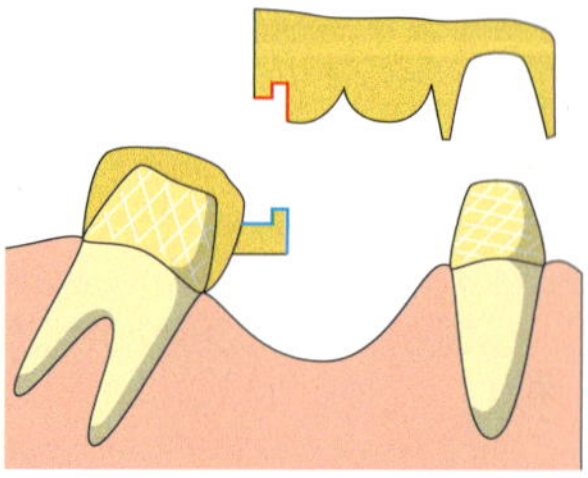

Abb. 4 Geteilte Brücke bei starker Pfeilerdivergenz. Am Molar ist ein Geschiebe angebracht.

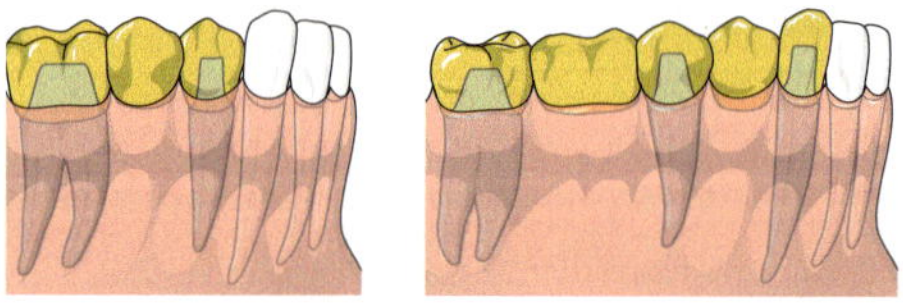

Abb. 5 Einspannige und mehrspannige Brücke

Schließt eine Brücke eine Lücke, so spricht man von einer **einspannigen Brücke**. Schließt sie mehrere Lücken, so spricht man von einer **mehrspannigen Brücke** (s. Abb. 5).

Freiendbrücken oder Extensionsbrücken haben ein Brückenglied, das nur **einseitig** an einem Brückenanker befestigt ist (s. Abb. 6). Die Lücke wird hier also nicht beidseitig durch einen Brückenpfeiler begrenzt, sondern nur von einer Seite. Im Frontzahngebiet werden sie hauptsächlich zur Vervollständigung einer geschlossenen Zahnreihe eingesetzt, z. B. wenn ein lückenbegrenzender Zahn geschont werden soll, weil er kariesfrei ist. Im Regelfall werden bei Freiendbrücken wegen auftretender Kaubelastungen (außerhalb der Zahnachse der Pfeilerzähne) die beiden Brückenanker miteinander verbunden (verblockt).

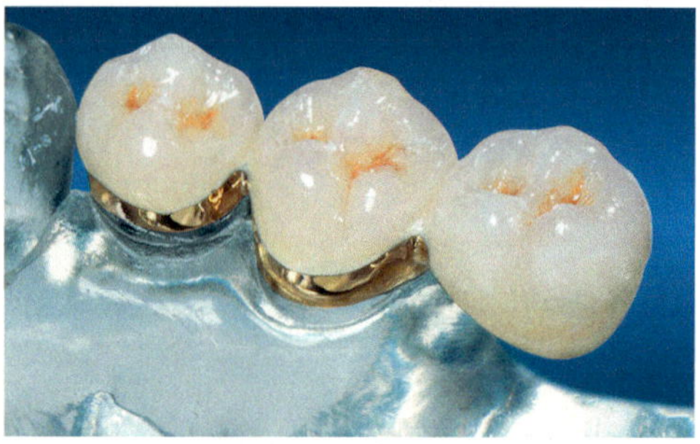

Abb. 6 Freiendbrücke. Verblockte Brückenanker 44, 45; Anhänger 46

Brückenarten

Man kann Brücken entsprechend ihren unterschiedlichen Werkstoffen, Verankerungselementen an den Pfeilerzähnen und der Gestaltung der Zwischenglieder einteilen. Auch gibt es noch spezielle Brückenarten (s. Tab. 1, Abb. 1–7). Die Vor- und Nachteile der unterschiedlichen Brückenwerkstoffe werden hier nicht erneut aufgeführt, da sie denen der verschiedenen ❯Kronenarten entsprechen.

Werkstoffe unterschiedlicher Kronenarten, S. 465

Unterschiedliche Werkstoffe	– Vollgussbrücke – Verblendbrücke – teilverblendet (s. Abb. 1) – vollverblendet (s. Abb. 2) – Vollkeramik- oder Vollkunststoffbrücken	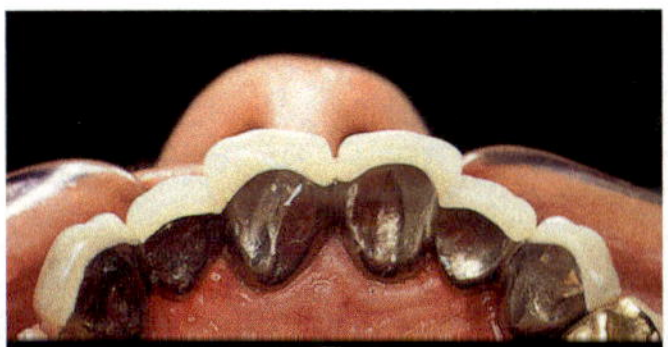 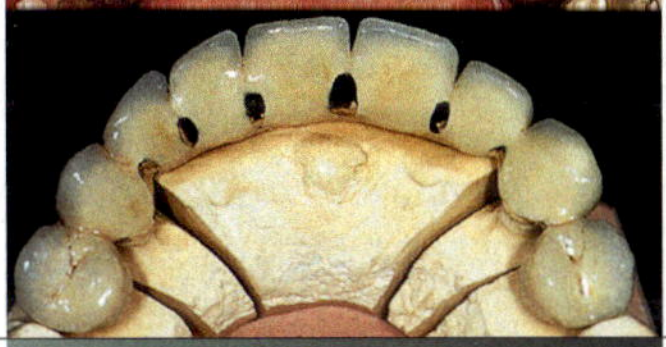	**Abb. 1** Vestibulär verblendete Verblendbrücke **Abb. 2** Vollverblendete Verblendbrücke
Verankerungselemente an den Pfeilerzähnen	– Vollkronen als Brückenanker (s. Abb. 3); häufigste Art der Versorgung – Inlays als Brückenanker (**Inlaybrücke**) – Teilkronen als Brückenanker (**Teilkronenbrücke**)	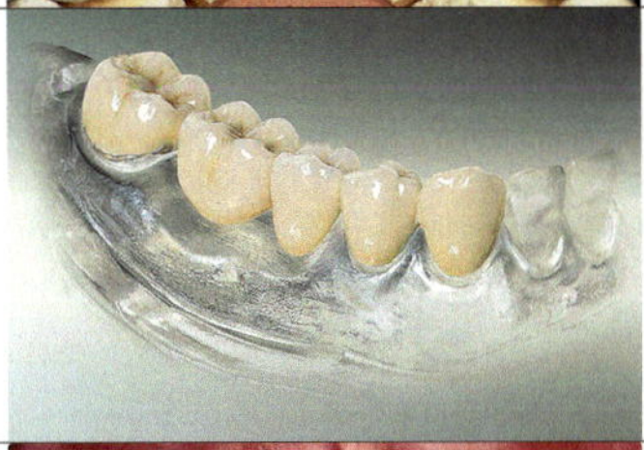	**Abb. 3** Vollkronen als Brückenanker
Gestaltung der Zwischenglieder	– Zwischenglieder liegen auf der Schleimhaut auf (s. Abb. 4); häufigste Art der Versorgung, da sie ästhetisch ist und eine gute Lautbildung ermöglicht – Zwischenglieder liegen **nicht** auf der Schleimhaut auf (**Schwebebrücke**; s. Abb. 5); sie sind daher besser zu reinigen als Zwischenglieder, die auf der Schleimhaut aufliegen, jedoch sind sie von der Lautbildung und der Ästhetik her schlechter	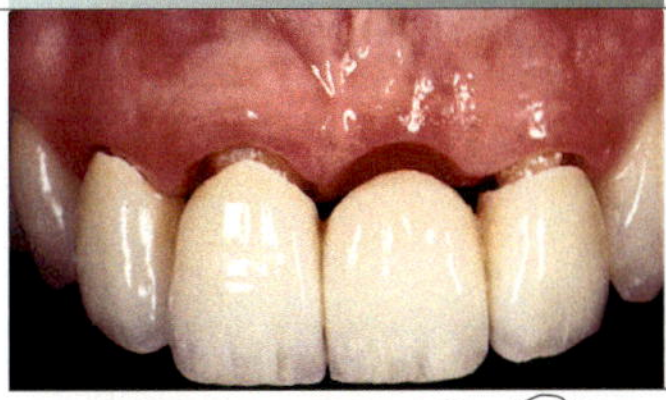 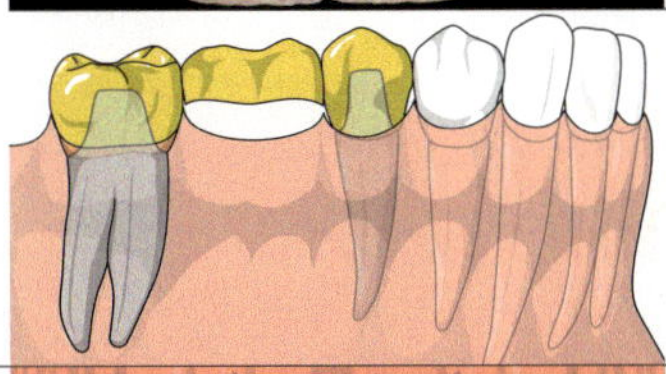	**Abb. 4** Das Zwischenglied Zahn 21 liegt auf der Schleimhaut auf. Zur besseren Übersicht wurde hier die Brücke leicht angehoben. **Abb. 5** Schwebebrücke
Spezielle Brückenarten	– abnehmbare Brücke (s. Abb. 6); ist, da sie abgenommen werden kann, sehr gut zu reinigen und zu reparieren; der Halt erfolgt über Teleskope – Adhäsivbrücke (Klebe- oder Marylandbrücke; s. Abb. 7); bei Adhäsivbrücken werden die Nachbarzähne nicht präpariert; über flügel- oder rillenähnliche Befestigungselemente wird die Brücke an die Pfeilerzähne geklebt; der Vorteil liegt in der Schonung der Zahnsubstanz der Pfeilerzähne; wegen der geringen Stabilität werden sie jedoch meist nur im Frontzahngebiet eingesetzt	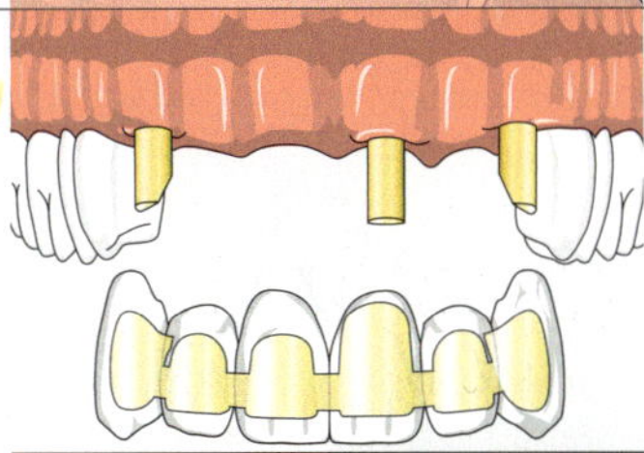 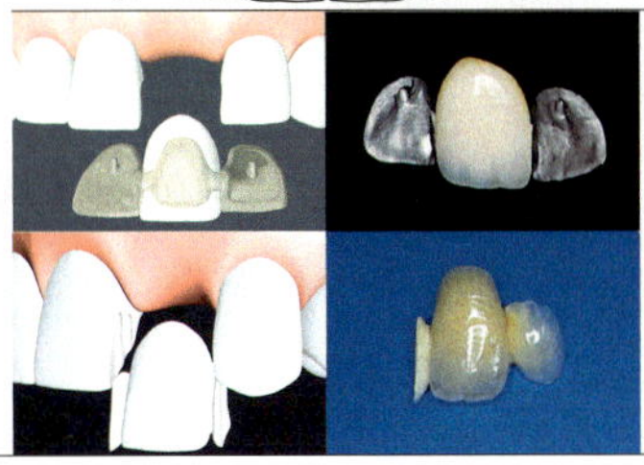	**Abb. 6** Grafische Illustration einer über Teleskope verankerten abnehmbaren Brücke **Abb. 7** Adhäsivbrücke mit Metallgerüst (oben) und als Vollkeramik (unten)

Tab. 1 Brückenarten

1.3 Befestigung von festsitzendem Zahnersatz

Festsitzender Zahnersatz muss mit dem präparierten Zahn dauerhaft verbunden werden. Dies kann konventionell mit Zement erfolgen oder der Zahnersatz kann adhäsiv mit dem präparierten Zahn verklebt werden. Eine Befestigung mit provisorischem Zement sollte nach Möglichkeit nur vorübergehend erfolgen.

Vollgusskronen bzw. -brücken oder Verblendkronen bzw. -brücken können sowohl konventionell als auch adhäsiv befestigt werden. Bei den Mantelkronen bzw. Vollkeramikbrücken hängt es von der Keramik ab, welche Methode verwendet wird. So kann z. B. Zirkonoxid und IPS e.max® auch durch beide Methoden befestigt werden. Andere Keramiken dürfen evtl. nur adhäsiv befestigt werden. Generell sind die Herstellerangaben zu beachten.

Inlays, Teilkronen und Veneers aus Keramik können i. d. R. nur adhäsiv befestigt werden.

1.3.1 Konventionelle Befestigung durch Zement

Für die konventionelle Befestigung von festsitzendem Zahnersatz stehen unterschiedliche Befestigungszemente zur Verfügung.

Behandlungsablauf

Die im Folgenden dargestellten Arbeitsabläufe für die konventionelle Befestigung von festsitzendem Zahnersatz geben die Tätigkeiten der Zahnärztin und *kursiv* die Aufgaben der Zahnmedizinischen Fachangestellten wieder.

- Anprobe des Zahnersatzes (Okklusion, Artikulation, Kontaktpunkt, Randschluss, Farbe, Ästhetik usw.)
- *Säuberung der Öffnung des Zahnersatzes mit Alkohol und/oder Sandstrahlgerät* (s. Abb. 1)
- Desinfektion und Säuberung des Zahnstumpfs, z. B. mit Alkohol
- *Anmischen des Zementes* (s. Abb. 2)

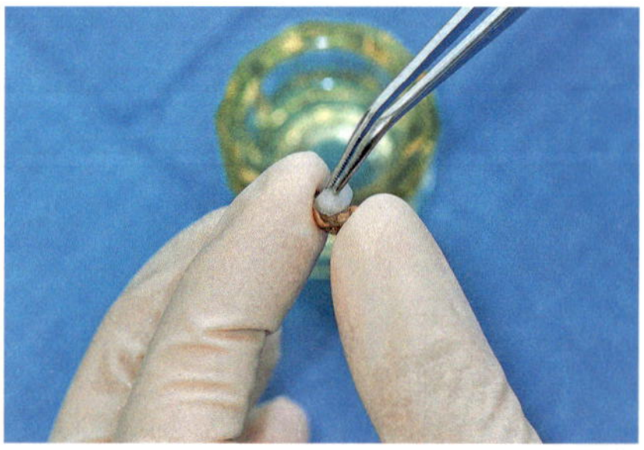

Abb. 1 Säuberung der Öffnung des Zahnersatzes mit Alkohol

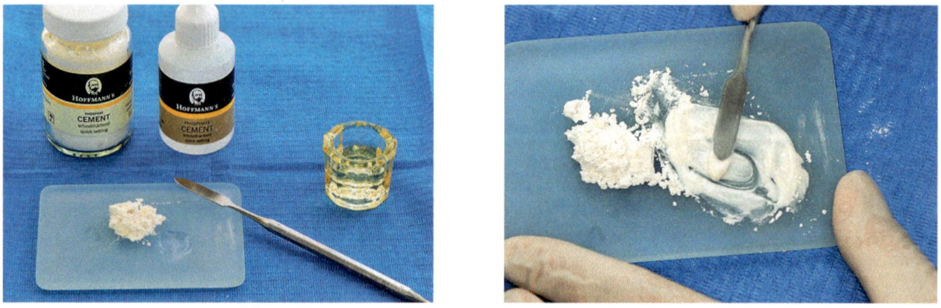

Abb. 2 Materialien zum Anmischen des Zements (links), Anmischen des Zements (rechts)

- *Zement in die Öffnung des Zahnersatzes blasenfrei füllen* (s. Abb. 3)
- Zahnersatz auf Zahnstumpf pressen
- Überprüfung der Okklusion
- Zahnersatz durch Aufbiss auf Watterolle fixieren
- *Aushärtezeit des Zementes abwarten (Richtwert ca. 5 Minuten)*
- *Zementüberschüsse entfernen*
- erneute Überprüfung der Okklusion und Artikulation
- *mit Patient Prophylaxe-Tipps für seinen Zahnersatz besprechen*

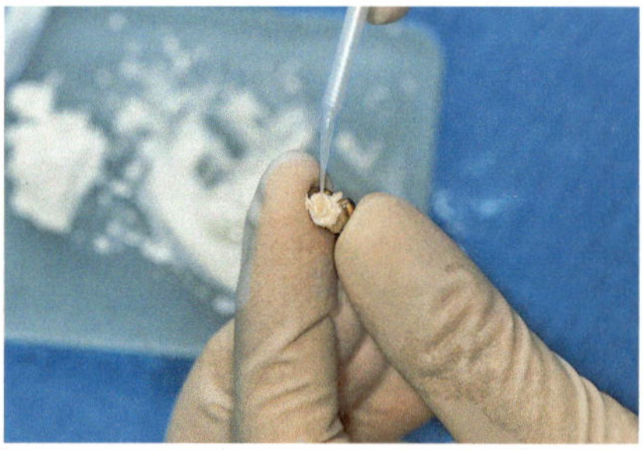

Abb. 3 Blasenfreies Füllen des Zements in die Öffnung des Zahnersatzes

1.3.2 Adhäsive Befestigung von festsitzendem Zahnersatz

Für die adhäsive Befestigung stehen unterschiedliche **Befestigungskomposite** zur Verfügung. Der Vorteil dieser Befestigungskomposite ist, dass ein tatsächlicher Verbund zum präparierten Zahnstumpf und auch zum Zahnersatz geschaffen wird. Die adhäsive Befestigung sollte unter absoluter Trockenlegung erfolgen.

Wie bei einer Kompositfüllung muss der präparierte Zahn hier in ›Adhäsivtechnik vorbereitet werden. Dazu wird der präparierte Zahn angeätzt, geprimt und gebondet.

Adhäsvitechnik, S. 149

Auch der Zahnersatz muss hierfür vorbereitet werden. Dazu wird auf dem zu verklebenden Anteil des Zahnersatzes Flusssäuregel aufgetragen (s. Abb. 1). Das Flusssäuregel lässt man nach Herstellerangaben einwirken. Dann wird dieses gründlich mit Wasser abgespült, getrocknet, der angeätzte Anteil des Zahnersatzes mit Silan (z. B. Monobond® Plus) bestrichen und dieses nach der Einwirkzeit dünn verblasen.

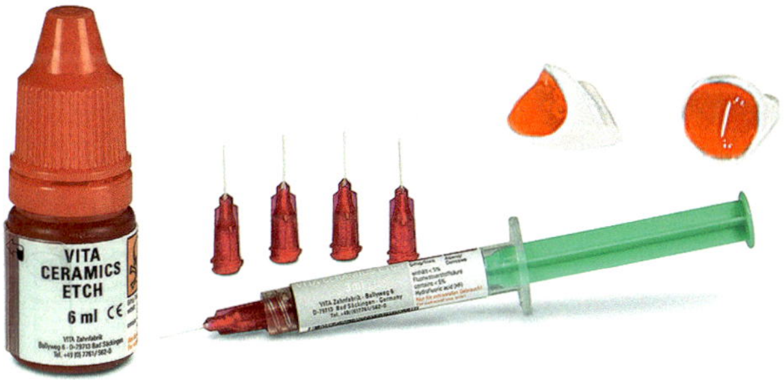

Abb. 1 Auftragen von Flusssäuregel auf die Restauration (Produkte: © VITA Zahnfabrik H. Rauter GmbH & Co. KG)

HINWEIS

Umgang mit Flusssäuregel

Flusssäure zählt zu den stark ätzenden Säuren. Deshalb ist beim Umgang mit Flusssäuregel unbedingt eine vollständige persönliche Schutzausrüstung zu tragen (Handschuhe, Mundschutz, Schutzbrille). Gerade beim Absprühen des Flusssäuregels muss unbedingt darauf geachtet werden, dass es nicht in die Augen oder auf die ungeschützte Haut gelangt. Ist dies doch der Fall, so muss das Gel unverzüglich mit Wasser abgespült und ggf. ein Arzt kontaktiert werden.

Flusssäuregel ätzt Glas bzw. Keramik. Daher sollte das Gel besser in einer Plastikschale als im Keramikwaschbecken abgespült werden.

Generell gibt es auf dem Dentalmarkt sehr viele unterschiedliche Produkte zur adhäsiven Befestigung von Zahnersatz. So gibt es z. B. zur Vorbereitung des Zahnersatzes Silane, welche den Zahnersatz selber anätzen und dadurch das Bestreichen mit Flusssäuregel erübrigen (z. B. Monobond® Etch & Prime). **Selbstadhäsive Befestigungskomposite** ätzen, primen und bonden den Zahnstumpf und fassen somit die einzelnen Schritte der Adhäsivtechnik zur Vorbereitung des präparierten Zahnes (z. B. RelyX™ Unicem).

Unterschiedlich ist auch, wie die Befestigungskomposite aushärten. **Rein lichthärtende** Befestigungskomposite härten nur durch die Aktivierung mit einer Polymerisationslampe aus, **rein chemisch härtende** Befestigungskomposite härten nach dem Anmischen selbstständig aus und **dualhärtende** Befestigungskomposite härten sowohl mit Licht als auch selbstständig nach dem Anmischen aus.

HINWEIS

Aufgrund der großen Vielfalt der unterschiedlichen Befestigungskomposite sind bei jedem Material die Herstellerangaben genau durchzulesen, da sich die verschiedenen Materialien in der Anwendung stark unterscheiden.

Arbeitsabläufe für die adhäsive Befestigung

Die im Folgenden dargestellten Arbeitsabläufe für die adhäsive Befestigung von festsitzendem Zahnersatz mit einem nicht selbstadhäsiven dualhärtenden Befestigungskomposit (am Beispiel Monobond® Etch & Prime, Adhese® Universal und Variolink® Esthetic DC) geben die Tätigkeiten der Zahnärztin und *kursiv* die Aufgaben der zahnmedizinischen Fachangestellten wieder.

- Anprobe des Zahnersatzes (Okklusion, Artikulation, Kontaktpunkt, Randschluss, Farbe, Ästhetik usw.)
- *Auftragen von Monobond® Etch & Prime in das Lumen der Keramikrestauration und für 20 Sekunden einpinseln und dann weitere 40 Sekunden einwirken lassen; dann gründlich mit Wasserstrahl absprühen, bis die grüne Farbe entfernt ist; schließlich 10 Sekunden mit Luft trocknen* (s. Abb. 1 und 2). Monobond® Etch & Prime ätzt und silanisiert die Keramikrestauration in einem Schritt. (Andere Vorgehensweise: s. Abb. 1., S. 473)
- absolute Trockenlegung
- Anätzen des Zahnstumpfes mit Phosphorsäuregel 30 Sekunden
- Phosphorsäuregel gründlich absprühen und trocknen
- Adhese® Universal auf den präparierten Zahn auftragen und 20 Sekunden einreiben, dann verblasen und 10 Sekunden lichthärten (s. Abb. 3)
- *Anmischen Variolink® Esthetic DC* (s. Abb. 4)
- *Befestigungskomposit in die Öffnung des Zahnersatzes blasenfrei füllen*
- Zahnersatz auf Zahnstumpf pressen
- Überprüfung der Okklusion
- Zahnersatz durch Aufbiss auf Watterolle fixieren
- mit Polymerisationslampe Befestigungskomposit kurz anhärten und Überschüsse entfernen
- mit Polymerisationslampe Befestigungskomposit vollständig aushärten
- erneute Überprüfung der Okklusion, Artikulation und Politur
- *mit Patient Prophylaxe-Tipps für seinen Zahnersatz besprechen*

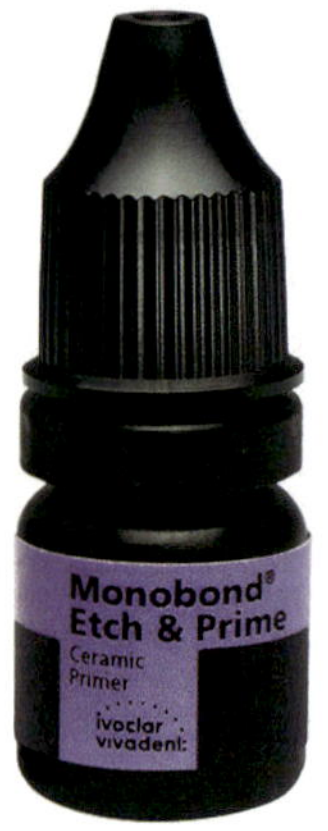

Abb. 1 Monobond® Etch & Prime (Bildquelle: Ivoclar Vivadent AG)

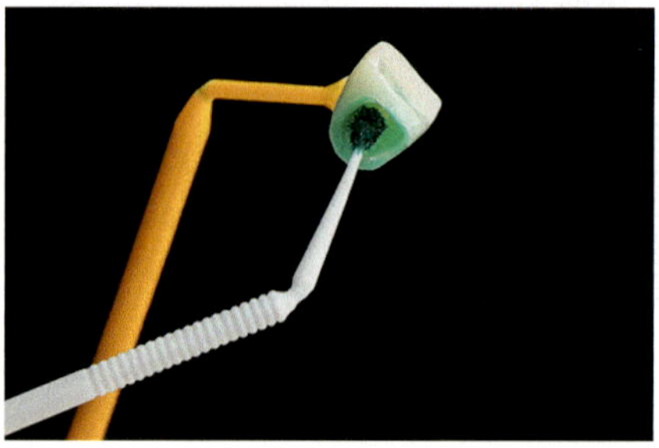

Abb. 2 Monobond® Etch & Prime ätzt und silanisiert die Keramik in einem Schritt. (Bildquelle: Ivoclar Vivadent AG)

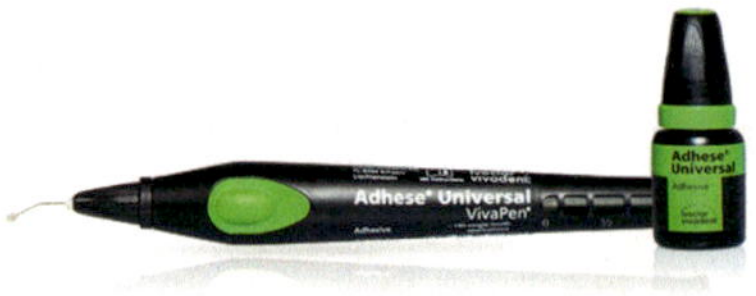

Abb. 3 Adhese® Universal (Bildquelle: Ivoclar Vivadent AG)

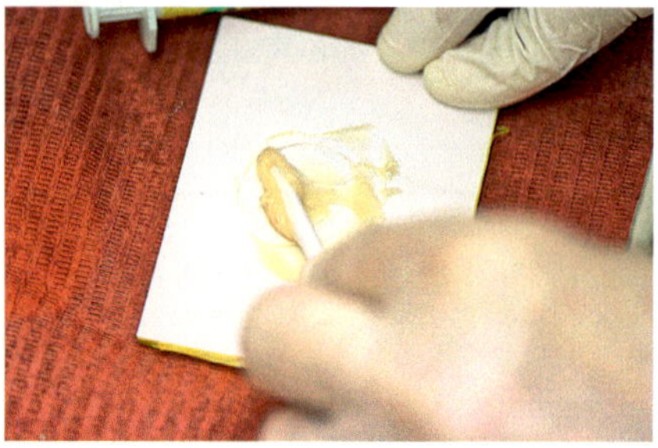

Abb. 4 Anmischen von Variolink® Esthetic DC

1.4 Pulpärer Stiftaufbau

Pulpäre Stifte sind Stifte, die in eine Wurzelkanalfüllung eines endodontisch behandelten Zahnes eingebracht werden. Eine Krone oder Brücke kann nur auf einem Zahn halten, wenn genügend Zahnhartsubstanz vorhanden ist. Ist die Zahnkrone zu stark zerstört, so kann sie durch einen pulpären Stiftaufbau wieder aufgebaut werden, damit der Zahn stabil mit einem festsitzenden Zahnersatz versorgt werden kann. Außerdem kann ein Stiftaufbau wurzelkanalbehandelte Zähne stabilisieren, da diese mit der Zeit spröde und damit brüchig werden.
Dies kann durch einen **konfektionierten** oder einen **gegossenen Stiftaufbau** erfolgen. Ein konfektionierter Stiftaufbau kann in einer Sitzung in der Praxis erfolgen, ohne dass ein Zwischenschritt im Labor nötig wäre. Dazu können metallische Stifte oder nicht-metallische Stifte, z. B. aus Glasfaser oder Keramik, verwendet werden. Arbeitsschritte:

- Zuerst wird dazu mit einem genormten Bohrer ein Teil der Wurzelkanalfüllung entfernt und der Stiftkanal gebohrt (s. Abb. 1a).
- Anschließend wird, nach Positionskontrolle, ein Stift im Wurzelkanal befestigt. Dies erfolgt bei metallischen Stiften gemeinhin konventionell mit ›Zement, nicht-metallische Stifte sollten i. d. R. ›adhäsiv befestigt werden (s. Abb. 1b).
- Ein Aufbau des Zahnes kann mit Komposit oder Zement erfolgen.
- Nach einer Röntgenkontrollaufnahme kann der Zahn für eine Krone präpariert werden.

Zement, S. 153
Adhäsivtechnik, S. 149

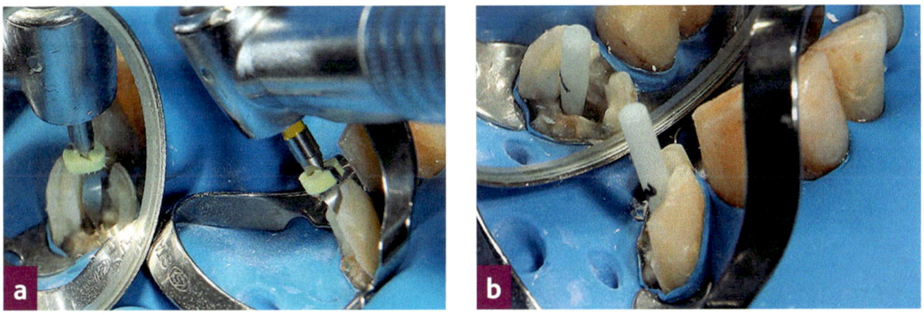

Abb. 1 Arbeitsschritte zur Herstellung eines konfektionierten Stiftaufbaus mit einem Glasfaserstift

Ein **gegossener Stiftaufbau** muss in zwei Sitzungen erfolgen, da der Stiftaufbau im Labor aus einer Metall-Legierung gegossen wird (s. Abb. 2). Zwischen den beiden Sitzungen wird der Zahn mit einer provisorischen Stiftkrone versorgt.

Die gegossenen Stiftaufbauten werden entweder **direkt** oder **indirekt** hergestellt. Bei der **direkten Methode** wird ein Stift in den vorbereiteten Wurzelkanal gesteckt und der Zahn mit einem Kunststoff in der gewünschten Form aufgebaut. Nun wird der Wurzelstift mit dem Aufbau vorsichtig entnommen und ins Labor zum Gießen gegeben. Die Zahnärztin zementiert dann den gegossenen Stiftaufbau, der anschließend zur Herstellung der Krone abgeformt wird.

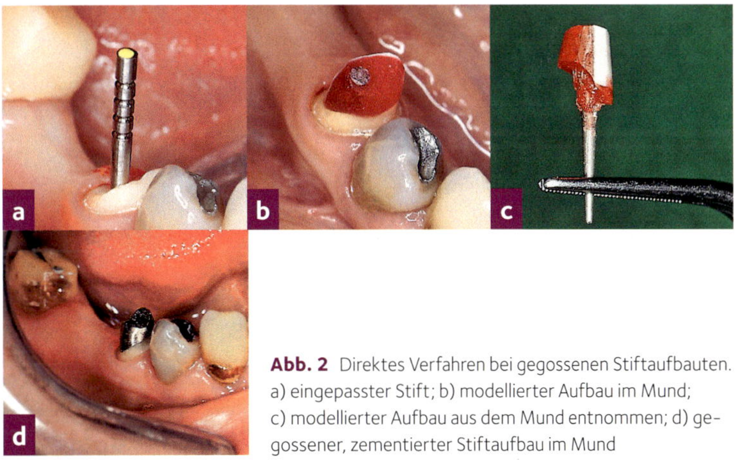

Abb. 2 Direktes Verfahren bei gegossenen Stiftaufbauten. a) eingepasster Stift; b) modellierter Aufbau im Mund; c) modellierter Aufbau aus dem Mund entnommen; d) gegossener, zementierter Stiftaufbau im Mund

Auch bei der **indirekten Methode** wird ein Wurzelstift in den vorbereiteten Wurzelkanal gesteckt. Über diesem wird nun eine Abformung gemacht, in der der Stift stecken bleibt (s. Abb. 3). Der Aufbau des Stiftes wird nun aber nicht wie bei der direkten Methode im Mund des Patienten mit Kunststoff aufgebaut, sondern im Labor individuell hergestellt. In einer zweiten Sitzung wird der gegossene Stiftaufbau in den Wurzelkanal einzementiert. Der Zahn kann dann für eine Krone ggf. präpariert und abgeformt werden.

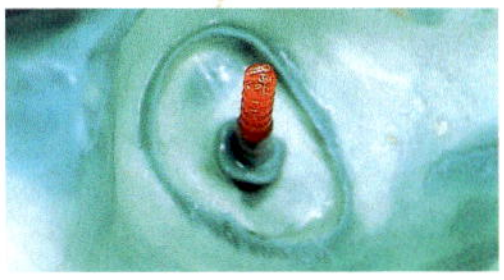

Abb. 3 Indirektes Verfahren bei gegossenen Stiftaufbauten

1.5 Provisorische Versorgung eines präparierten Zahnes

Um die Zeit von der Präparation des Zahns bis zur Fertigstellung des Zahnersatzes überbrücken zu können, muss der präparierte Zahn provisorisch versorgt werden. Provisorische Kronen bzw. Brücken werden im direkten Verfahren in der Zahnarztpraxis aus Kunststoff hergestellt. Die Herstellung und das Eingliedern des provisorischen festsitzenden Zahnersatzes können durch eine weitergebildete Zahnmedizinische Fachangestellte erfolgen.

Muss die provisorische Versorgung über einen längeren Zeitraum getragen werden, so kann im zahntechnischen Labor ein **Langzeitprovisorium** hergestellt werden. Die Arbeitsabläufe entsprechen denen der Herstellung von definitivem Kronen- bzw. Brückenersatz. Es werden im zahntechnischen Labor lediglich keine so hochwertigen Materialien verwendet wie zur Herstellung des definitiven Zahnersatzes, z. B. ein Metallgerüst aus NEM, eine Legierung und Kunststoffverblendung.

MERKE

Die provisorische Versorgung übernimmt folgende Aufgaben:
- Schutz des präparierten Zahnes vor thermischen, mechanischen und chemischen Reizen
- Stabilisierung der präparierten Zähne; eine Bewegung der Zähne hätte Passungenauigkeit des Zahnersatzes zur Folge
- Wiederherstellung der Ästhetik, Kaufunktion und Lautbildung
- Offenhalten des Zahnfleischsaums bei subgingivaler Präparation

Arbeitsabläufe zur Herstellung einer provisorischen Krone bzw. Brücke im direkten Verfahren	Bild
1. Vor der Präparation wird eine Abformung von den zu präparierenden Zähnen aus Alginat bzw. Silikon vorgenommen.	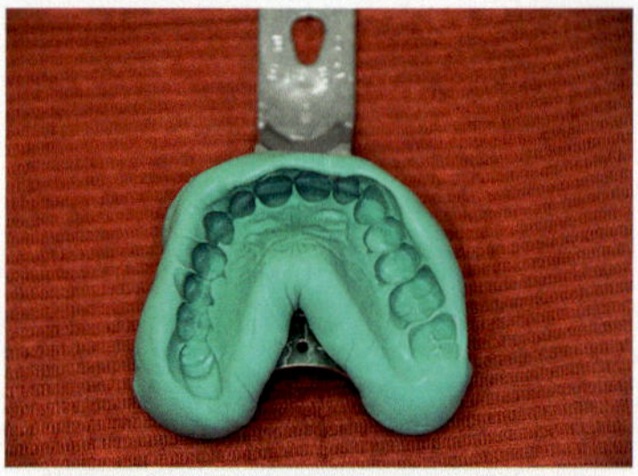
2. Alle unter sich gehenden Bereiche und Zwischenraumsepten der Abformung werden zurückgeschnitten, damit das Provisorium später nicht zu hoch ist.	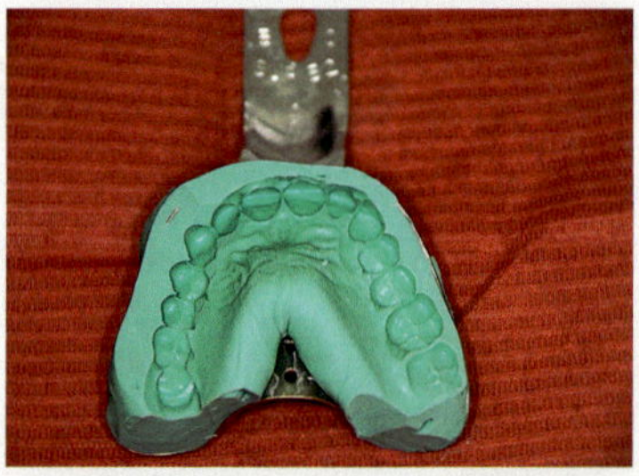
3. Die Abformung dient als „Hohlform" zur Aufnahme des Kunststoffs für die Provisorien. An den Stellen, an denen ein Provisorium hergestellt werden soll, wird Provisorienkunststoff möglichst blasenfrei eingefüllt.	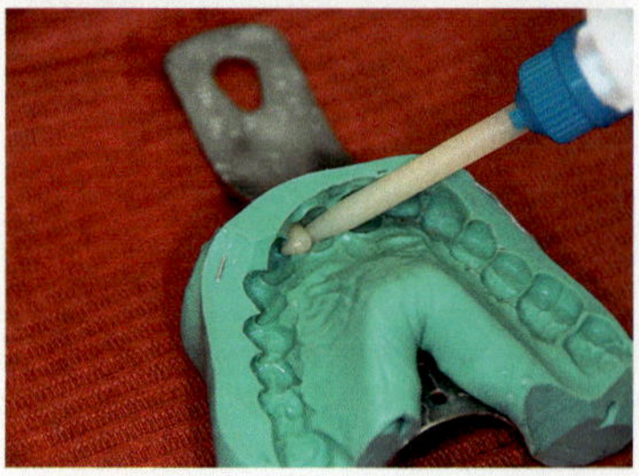

4. Nach ca. einer Minute wird die Abformung wieder aus dem Mund entnommen, die Kunststoffprovisorien können nach vollständiger Aushärtung aus der Abformung entnommen werden.	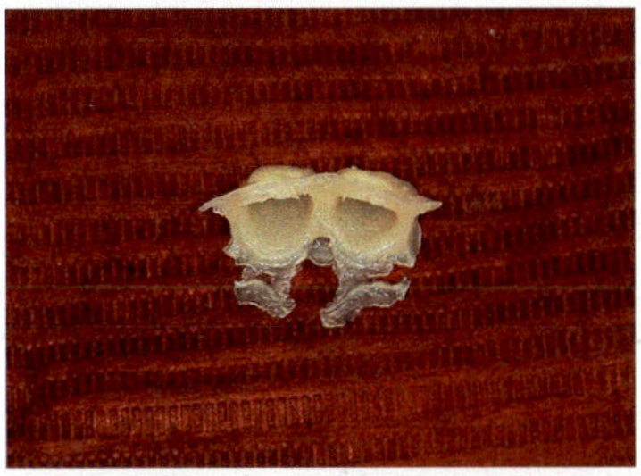
5. Nun werden die Kunststoffprovisorien ausgearbeitet und anschließend einprobiert, um die Okklusion und Artikulation im Mund zu überprüfen. Dann werden die Provisorien poliert.	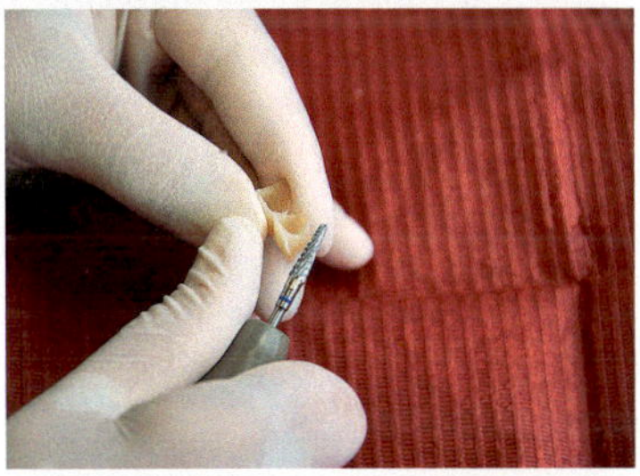
6. Die Provisorien werden mit provisorischem Zement (z. B. TempBond®) im Mund befestigt.	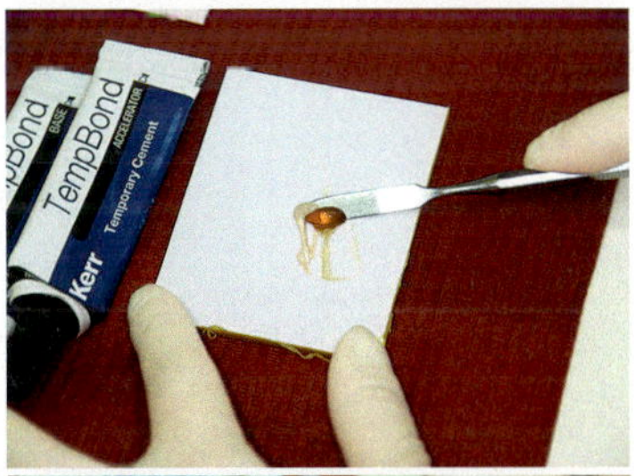 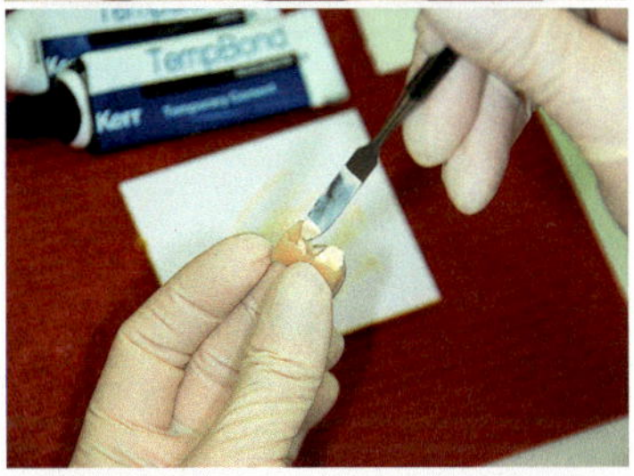
7. Nach Aushärtung des Zementes werden die Zementreste entfernt.	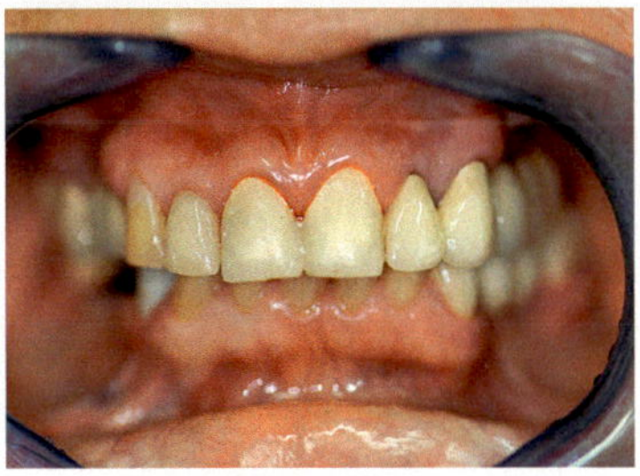

Tab. 1 Arbeitsabläufe zur Herstellung einer provisorischen Krone bzw. Brücke im direkten Verfahren mithilfe einer Abformung

1.6 Behandlungsabläufe bei Kronen- und Brückenersatz

1.6.1 Überblick über die Arbeitsschritte beim Kronen- und Brückenersatz

Am Anfang einer prothetischen Behandlung steht die **Planungsphase**. Nach eingehender Untersuchung des Patienten entscheidet die Zahnärztin, welcher Zahnersatz bei dem Patienten durchführbar ist (s. Tab. 1). Außerdem muss abgeklärt werden, ob z. B. chirurgische, konservierende oder parodontologische Vorbehandlungen nötig sind. Auch der Zahnmedizinischen Fachangestellten kommen hier vielfältige Aufgaben zu:

Gesichtsbogen, S. 380

- Unterstützung der Zahnärztin in der prothetischen Beratung des Patienten
- Anleitung des Patienten zur Verbesserung der Mundhygiene
- Erstellen von Kostenvoranschlägen oder von Heil- und Kostenplänen bei Kassenpatienten
- Terminabsprachen mit dem Patienten und dem zahntechnischen Labor

Behandlungsablauf (am Beispiel Verblendkronen 13, 12, 11 und vollverblendete Verblendbrücke 21–23)	**Bild**	**Zeit**
1. Sitzung – Planungsphase: – eingehende Untersuchung – Röntgenbilder – evtl. chirurgische, konservierende oder parodontologische Vorbehandlung – evtl. funktionstherapeutische Maßnahmen – prothetische Beratung – Therapieplan, evtl. HKP – evtl. Abformungen für Planungsmodelle und Bissnahme	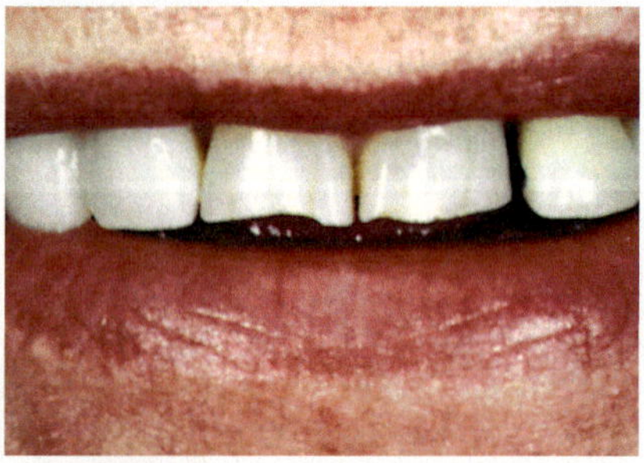 Ausgangssituation: starke Abrasion der zentralen Schneidezähne; aufgrund parodontaler Probleme gewanderter Zahn 22	Je nach Situation kann sich diese Sitzung auch über mehrere Sitzungen erstrecken.
Labor: – evtl. Planungsmodelle einartikulieren – evtl. individueller Löffel – evtl. Formteil (Kunststoffschablone) für die Herstellung von Provisorien		2 Tage
2. Sitzung – Anästhesie – Gegenkieferabformung – Abformung für Provisorien – Kariesentfernung und Aufbaufüllungen – Präparation der betroffenen Zähne – Vorbereitung der Abformung (Trockenlegung, Retraktionsfäden usw.) – Präparationsabformung (Doppelmisch- oder Korrekturabformung) – Bissregistrierung; dazu wird ein plastisches Material zwischen die Zähne gegeben; man lässt den Patienten zubeißen und das Material aushärten, dadurch wird die Okklusion von Oberkiefer und Unterkiefer registriert – evtl. ›Gesichtsbogen – Farbauswahl – Provisorienherstellung und Eingliederung	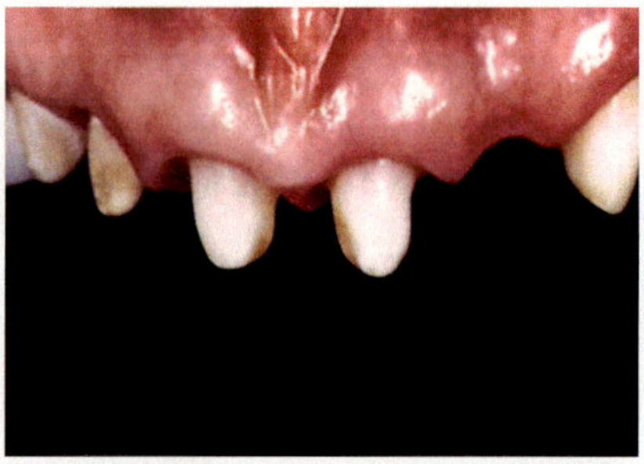 Zustand nach Präparation für metallkeramische Kronen und eine Brücke. Zahn 22 wurde extrahiert.	2 Stunden

Glanzbrand

Labor: – Gegenkiefermodellherstellung – Sägemodellherstellung – Einartikulation – Anfertigung des Metallgerüstes für die Brücke und Einzelkronen		1 Woche
3. Sitzung – Planungsphase: – Abnahme der Provisorien – Gerüsteinprobe (Passung, hygienefähige Gestaltung, Bisskontrolle) – Wiederbefestigen der Provisorien	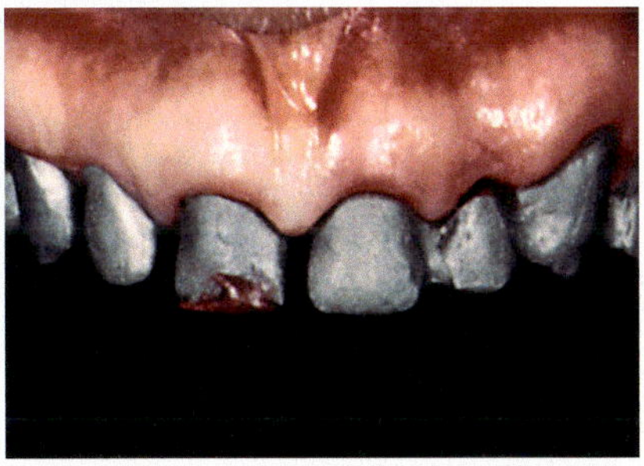 Die Einprobe des Metallgerüstes. Roter Kunststoff an Zahn 11 dient zur Bisskontrolle.	20 Min.
Labor: – Verblendung der Gerüste bis zum Rohbrandstatus		1 Woche
4. Sitzung – Planungsphase: – Abnahme der Provisorien – Rohbrandeinprobe (Okklusion und Artikulation, Ästhetik, Lautbildung) – Wiederbefestigen der Provisorien	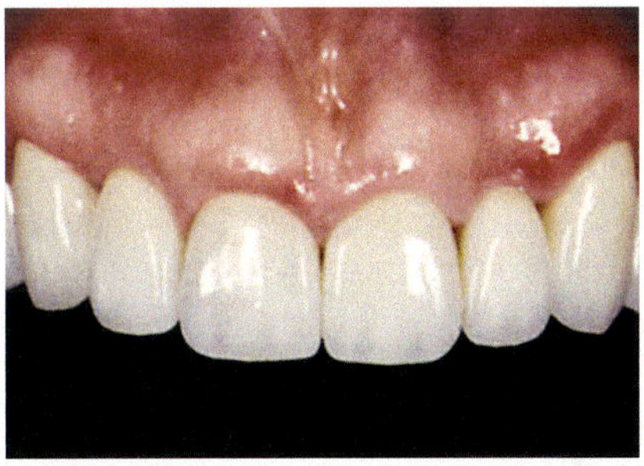 Kronen und Brücke noch im Rohbrandzustand; die letzte Glanzschicht fehlt noch.	20 Min.
Labor: – Glanzbrand – Fertigstellung		2 Tage
5. Sitzung – Planungsphase: – Endkontrolle – Eingliederung (Zement oder adhäsive Befestigung) – Entfernung der Zementüberschüsse	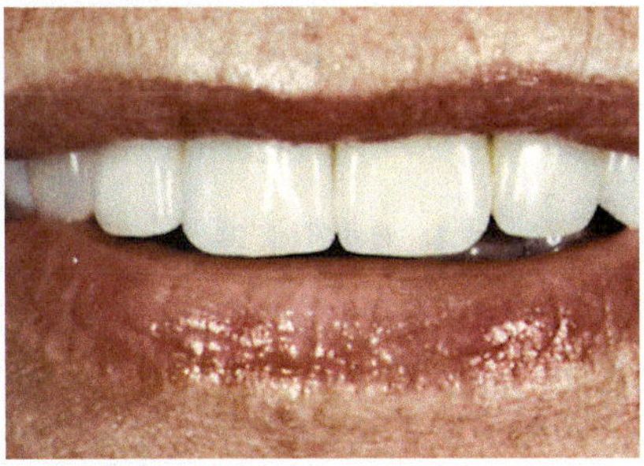 Endzustand	30 Min.
erneute Kontrolle ca. 2 Wochen später		

Tab. 1 Behandlungsablauf bei Kronen- und Brückenersatz am Beispiel Verblendkronen 3, 12, 11 und vollverblendete Verblendbrücke 21–23. Die Zeitangaben dienen als Orientierung und können in unterschiedlichen Praxen bzw. zahntechnischen Laboratorien variieren.

Die folgende Tabelle gibt einen Überblick über Fachausdrücke aus dem zahntechnischen Labor bei Kronen- und Brückenersatz:

Fachausdruck	Erklärung	Beispiel
Sägemodell	Die Präparationsabformung wird mit Superhartgips ausgegossen. Es wird ein Modell hergestellt, das gesägt werden kann. Dadurch lässt sich jeder Zahnstumpf einzeln entnehmen und kann von allen Seiten bearbeitet werden.	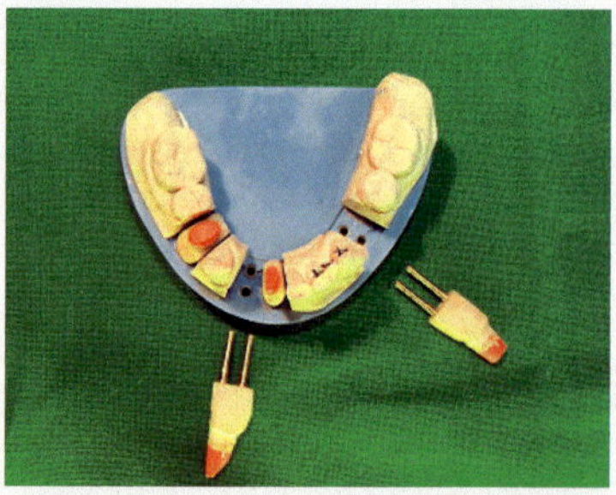
Einartikulation	Mit einem Artikulator kann der Zahntechniker die Kaubewegungen des Patienten nachahmen und so einen individuellen Zahnersatz herstellen. Dazu werden Ober- und Unterkiefermodell passend zugeordnet und in einem Artikulator mit Gips befestigt. Dies wird als Einartikulation bezeichnet.	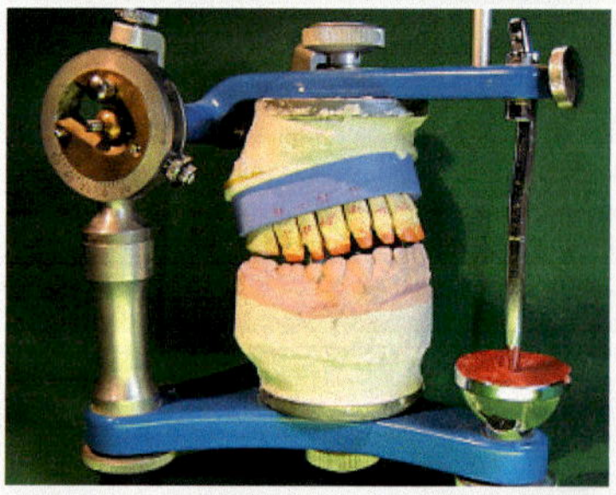
Gerüst	Jede Verblendkrone hat einen stabilen Unterbau. Dies wird als Gerüst bezeichnet. Das Gerüst kann aus einer Metall-Legierung oder aus Keramik sein.	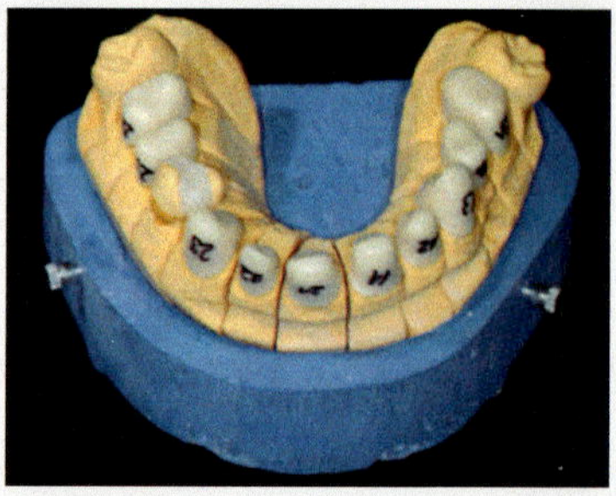
Verblendung	Auf dem Gerüst wird die Zahnform mit zahnfarbenen Materialien aufgebaut. Dies kann mit Keramik oder Kunststoff erfolgen. Keramik wird hauptsächlich verwendet. Die keramische Masse muss dazu in einem Ofen aufgebrannt werden. Zum Schluss wird eine Glanzschicht aufgebrannt.	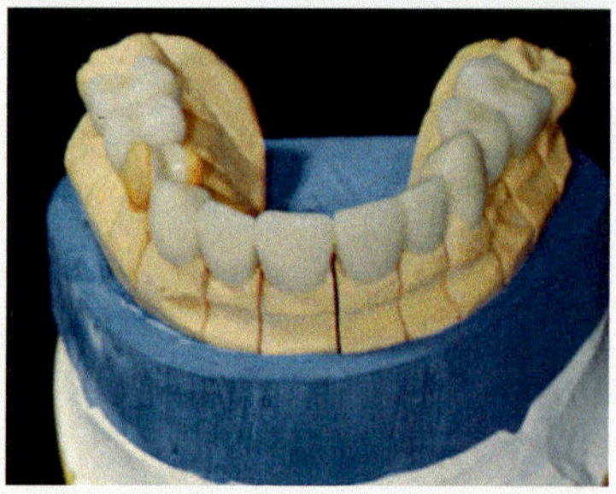
Rohbrand	Keramische Verblendung, bei der noch keine Glanzschicht aufgebrannt wurde.	
Glanzbrand	Letzter Brand bei der Herstellung einer keramischen Verblendung. Hier wird die Glanzschicht aufgebrannt.	

Tab. 1 Übersicht über Fachausdrücke aus dem zahntechnischen Labor (Kronen- und Brückenersatz)

1.6.2 Behandlungsabläufe zur Herstellung einer Krone nach der Cerec-Methode

Festsitzender Zahnersatz kann auch nach der **CAD-CAM-Methode** (CAD = engl. **C**omputer **A**ided **D**esign, CAM = engl. **C**omputer **A**ided **M**anufactoring) hergestellt werden. Der Zahnersatz wird dabei am Computer konstruiert: Die Daten werden an eine Schleifeinheit übertragen, die den Zahnersatz dann z. B. aus einem Keramikblock herausschleift.

Eine Möglichkeit ist, in der Zahnarztpraxis die Präparations- und Gegenkieferabformung im herkömmlichen Sinne anzufertigen. Im zahntechnischen Labor können dann die Gipsmodelle über einen Scanner in den Computer übertragen werden. Dann wird der Zahnersatz konstruiert und anschließend entweder direkt im Labor oder in einem Fräszentrum anhand der Computerdaten gefräst.

Schleifen = geschliffen

Es ist aber auch möglich, ohne Abformung und Modell zu arbeiten. Dabei werden anstelle einer Abformung im Mund die präparierten Zähne in der Zahnarztpraxis mit einer speziellen Kamera aufgenommen. Aus diesen Daten erstellt das Computerprogramm das Modell. Unterschiedliche Firmen bieten diese Technik an. Anhand der Cerec-Methode wird nun dieser Ablauf genauer erläutert.

Arbeitsschritt	Bild
1. Mithilfe einer speziellen Kamera nimmt die Zahnärztin die präparierten Zähne (hier Zahn 46) intraoral auf. Auch der Gegenkiefer und der Zusammenbiss (Okklusion) werden mit dieser Kamera aufgenommen.	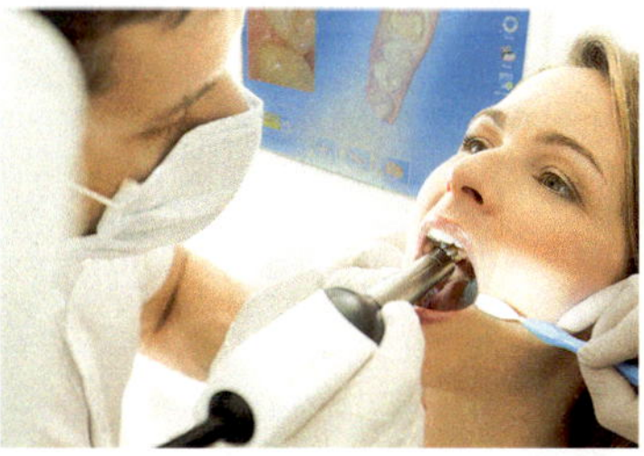
2. Die Daten der Kamera werden an einen Computer übertragen, welcher ein dreidimensionales digitales Modell der Präparation und des Gegenkiefers erzeugt. Über die Okklusionsaufnahme können diese Modelle räumlich zugeordnet und somit der Zusammenbiss des Patienten dargestellt werden.	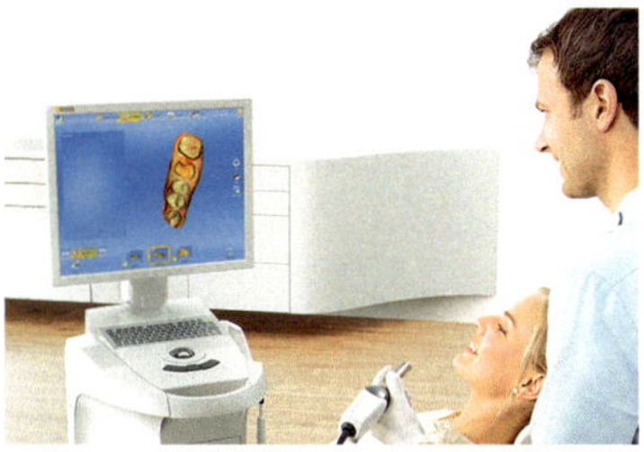
3. Das Computerprogramm konstruiert den Zahnersatz (hier Krone 46).	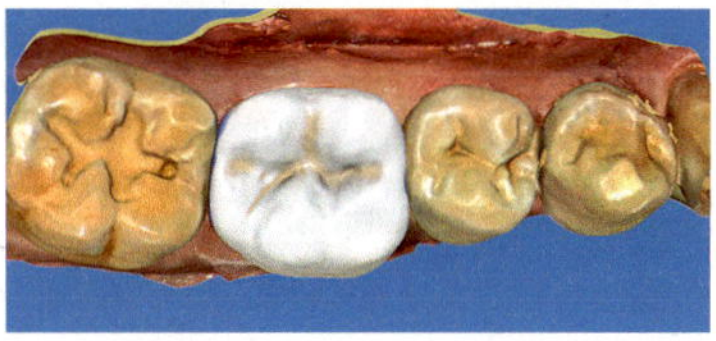
4. Die Konstruktionsdaten des Zahnersatzes werden an eine Schleifeinheit übertragen.	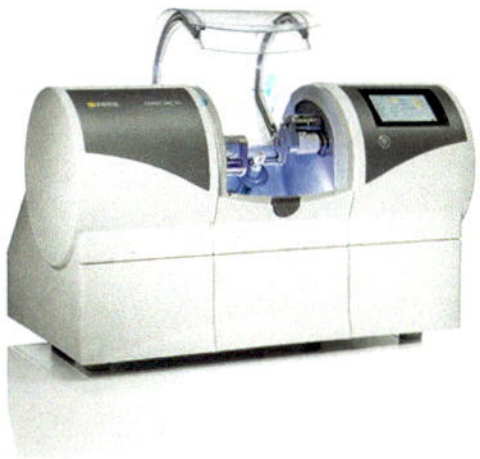

5. Das passende Material wird in die Schleifeinheit eingebracht. Es können die verschiedenen Keramiken, aber auch Metalle beschliffen werden. Keramikblöcke gibt es in verschiedenen Farben. Somit kann die Krone in der passenden Zahnfarbe des Patienten hergestellt werden.	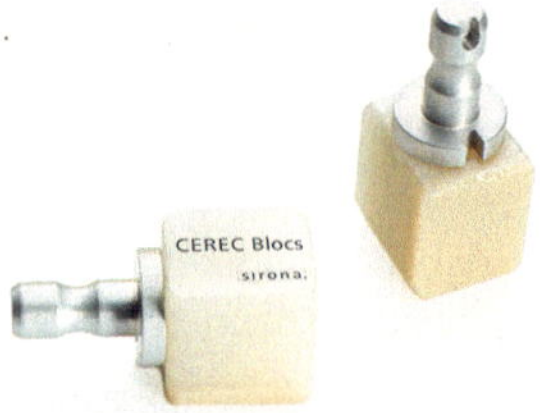
6. Nun wird der Zahnersatz in der Schleifeinheit aus dem eingesetzten Block herausgeschliffen.	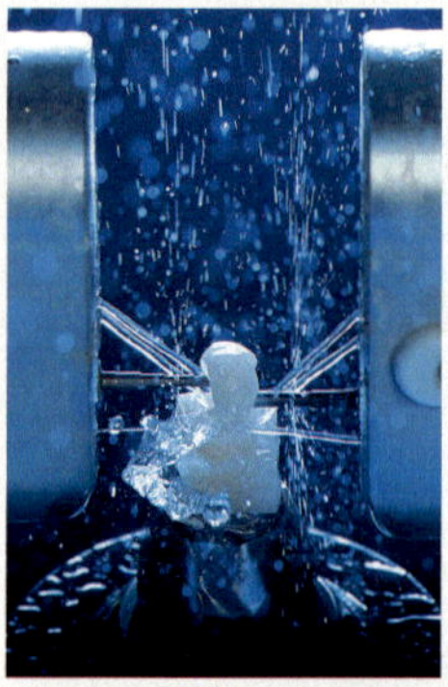
7. Der Rohling wird aus der Schleifeinheit entnommen, poliert und mit keramischen Malfarben individualisiert. Danach kann der Zahnersatz im Mund eingesetzt werden.	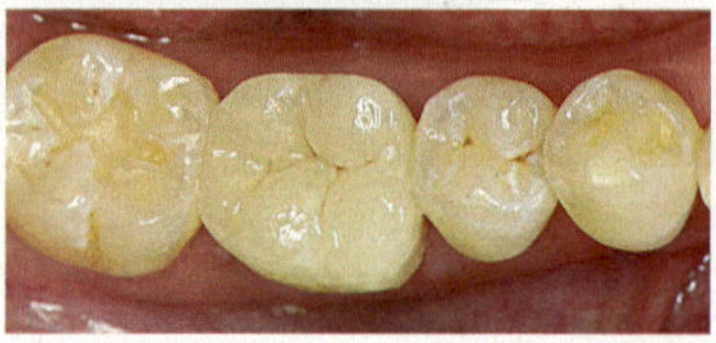

Tab. 1 Behandlungsabläufe zur Kronenerstellung nach Cerec-Methode

1.7 Der Gesichtsbogen

Bei jedem Menschen hat der Oberkiefer eine unterschiedliche Neigung im Schädel. Um die Okklusion und Artikulation des Zahnersatzes möglichst individuell herstellen zu können, kann die Neigung des Oberkiefers im Schädel auf einen Artikulator übertragen werden. Dazu benötigt man einen Gesichtsbogen (s. Abb. 1).

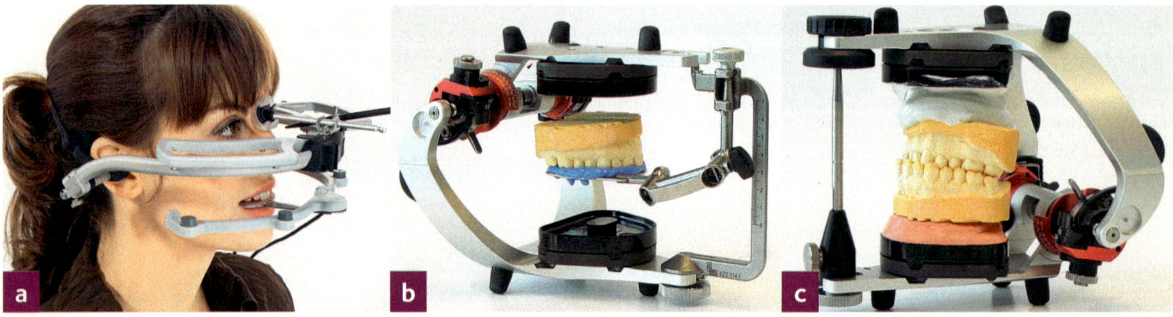

Abb. 1 Arbeitsabläufe bei der Übertragung mit einem Gesichtsbogen. a) Angelegter Gesichtsbogen: die Bissgabel ist mit Wachs belegt, sodass die Position des OK in Bezug zum Schädel registriert werden kann (hier digitaler Gesichtsbogen, welcher mit einem Computer verbunden ist). b) Einartikulieren des OK-Modelles mithilfe eines Artikulators. c) Lagerichtiges Einartikulieren des UK-Modelles mittels Gips (bei diesem Modell wird dazu der Artikulator auf den Kopf gestellt – OK hier unten).

TERMINOLOGIE: FESTSITZENDER ZAHNERSATZ	
Artikulation	1. Bewegung des Unterkiefers unter Kontakt 2. Sprechlautbildung; Veränderungen des Mund-Nasen-Rachen-Raums formen Töne in Sprechlaute um
Biokompatibilität	Maß dafür, wie gut unser Körper mit einem körperfremden Material zurechtkommt; Keramik: biokompatibelstes Material in der Zahnmedizin
einspannige Brücke	Brücke, die eine Lücke schließt
Epithese	Defektprothese; Teile des Gesichts werden nach einem Unfall oder größeren Operationen ersetzt
Gnathologie	Lehre von der Funktion des Kauorgans
Kombinationszahnersatz (kurz: Kombi-Ersatz)	Verbindung eines festsitzenden Zahnersatzes mit einem herausnehmbaren Zahnersatz
Legierung	aus unterschiedlichen Metallen zusammengeschmolzene „Mischung"; Zahnmedizin: Verwendung von Edelmetall-Legierungen und **N**icht-**E**delmetall-**L**egierungen (**NEM**-Legierungen)
mehrspannige Brücke	Brücke, die mehrere Lücken schließt
Okklusion	Zusammenschluss; Berührung der Kauflächen von Ober- und Unterkiefer bei zwanglosem Kieferschluss
Pfeilerdivergenz (lat. dis- = auseinander; vergere = sich erstrecken)	Pfeilerzähne, die eine unterschiedliche Achsenrichtung haben
Präparationsgrenze (kurz: Präpgrenze)	Übergang vom beschliffenen Anteil des Zahnes zum nicht beschliffenen Anteil des Zahnes
Prothetik	Zahnersatzkunde; in weiterem Sinne die Lehre vom Kunstgliederbau
subgingival	unter dem Zahnfleisch, unterhalb des Zahnfleischsaums; z. B. liegt bei der subgingivalen Präparation die Präparationsgrenze unterhalb des Zahnfleischsaums
supragingival	über dem Zahnfleisch, oberhalb des Zahnfleischsaums; z. B. liegt bei der supragingivalen Präparation die Präparationsgrenze oberhalb des Zahnfleischsaums

AUFGABEN

1 Welche Kronenarten werden unterschieden?

2 Welche Vorteile bietet eine Vollkeramikkrone gegenüber einer Vollgusskrone?

3 Welche Präparationsarten werden unterschieden?

4 Beschreiben Sie das Vorgehen für die beiden unterschiedlichen Möglichkeiten bei einem pulpären Stiftaufbau.

Planungs Dokumentations

2 Abformung

Cerec-Methode, S. 481

Die Abformung stellt speziell im Bereich der Prothetik einen zentralen Behandlungsschritt dar. Sie ist das Bindeglied zwischen Zahnarztpraxis und zahntechnischem Labor. Aus der Abformung werden Modelle aus Gips gefertigt, auf denen der Zahnersatz hergestellt wird. Fehler in der Abformung führen zu schlecht sitzendem Zahnersatz. Selbstverständlich sind die Grundsätze der Hygiene zu beachten. Man kann auch eine ›digitale Abformung mit einer speziellen Kamera durchführen. Das digitale Modell wird dann in einem Computer abgebildet.

› Siehe hierzu Lernfeld 3, Abformungen und zahnärztliche Werkstücke, S. 121

2.1 Abformlöffel

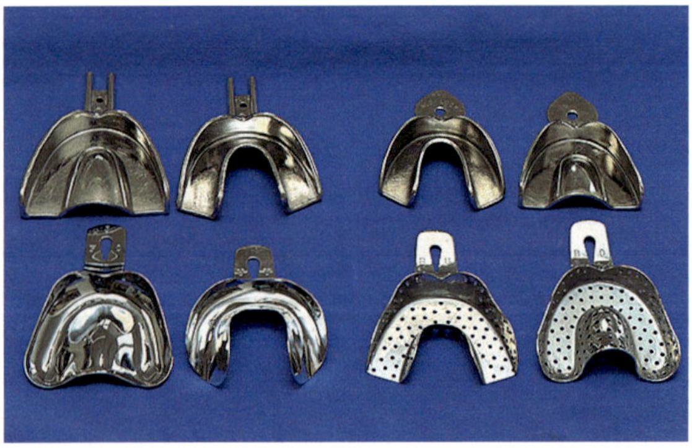

Abb. 1 Unterschiedliche konfektionierte Abformlöffel

Abformlöffel dienen bei der Abformung als Träger für das Abformmaterial. Dabei kommen **konfektionierte** (vorgefertigte) oder individuelle (speziell für das Gebiss des Patienten angefertigte) Abformlöffel zum Einsatz.

Jede Zahnarztpraxis hat **konfektionierte Abformlöffel aus Metall oder Kunststoff** für den Ober- und Unterkiefer in unterschiedlichen Größen und Formen vorrätig (s. Abb. 1). Um ein korrektes Abformergebnis zu erzielen, darf der Abformlöffel weder zu groß noch zu klein sein. Ist er zu klein, so werden die Zähne bei der Abformung gegen die Wand des Abformlöffels gedrückt. Da hier kein Abformmaterial zwischen Abformlöffel und Zahn ist, wird die Abformung ungenau. Aber auch zu viel Abformmaterial, bei der Auswahl eines zu großen Abformlöffels, führt zu einem ungenauen Abformergebnis.

HINWEIS

Vor einer Abformung müssen unterschiedliche Größen von Abformlöffeln im Patientenmund anprobiert werden. Durch leichtes Hin-und-her-Bewegen kann die korrekte Löffelgröße bestimmt werden. Auch kann mit einem Zirkel der Abstand der Seitenzahnreihen gemessen und so der Abformlöffel mit der richtigen Breite ausgewählt werden. Der Abformlöffel sollte alle Zähne bedecken. Ist ein Löffel zu kurz, so kann er mit Wachs oder Kunststoff verlängert werden.

Situationsabformung, S. 485

Werden sehr exakte Abformergebnisse verlangt, so sollte vor der Abformung ein **individueller Abformlöffel** hergestellt werden (s. Abb. 2). Dazu wird vorab eine ›Situationsabformung mit einem konfektionierten Abformlöffel genommen. Davon wird im Labor ein Gipsmodell hergestellt. Auf diesem Gipsmodell lässt sich aus Kunststoff ein Abformlöffel herstellen, der individuell auf die Mundverhältnisse des Patienten abgestimmt ist.

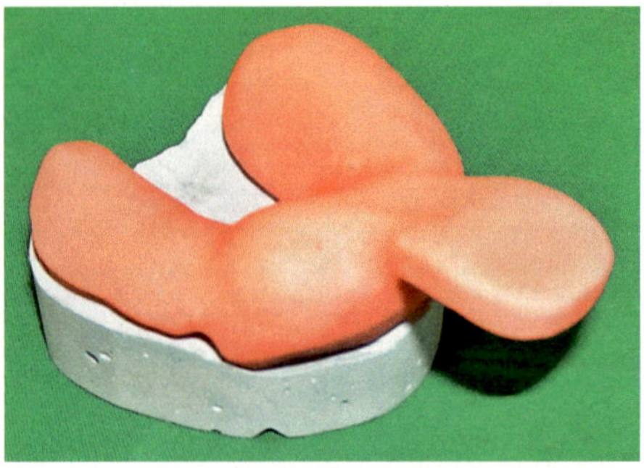

Abb. 2 Individueller Abformlöffel auf einem Gipsmodell

Entscheidend ist auch, dass das Abformmaterial gut im Löffel hält und bei der Entnahme aus dem Mund nicht vom Löffel abreißt. Dazu haben konfektionierte Abformlöffel entweder sogenannte Retentionslöcher, weshalb konfektionierte Abformlöffel auch als perforierte Abformlöffel bezeichnet werden. Oder sie haben einen verdickten Rand, wo das Abformmaterial halten kann. Zusätzlich kann der Abformlöffel vor der Abformung mit einem **Haftvermittler** eingestrichen werden.

2.2 Abformarten

Es gibt eine Fülle von Abformarten. Die am häufigsten in einer Zahnarztpraxis durchgeführten Abformarten sind:

- anatomische Abformung (Situationsabformung)
- Abformung von präparierten Zähnen
  - Korrekturabformung
  - Doppelmischabformung
  - Sandwichabformung
- Funktionsabformung

2.2.1 Anatomische Abformung (Situationsabformung)

Bei der anatomischen Abformung werden die Zähne mit den umgebenden Schleimhäuten und Bändern abgeformt. Sie wird durchgeführt, um Planungsmodelle, mit denen z. B. Zahnersatz oder eine kieferorthopädische Behandlung geplant werden kann, herzustellen. Auch können damit Arbeitsmodelle zur Herstellung von individuellen Löffeln sowie Schienen und kieferorthopädischen Apparaturen und Prothesenerweiterungen erstellt werden. Des Weiteren dienen sie zur Herstellung von Provisorien oder eines Gegenkiefermodells.

Häufig werden Situationsabformungen mit **Alginat** durchgeführt. Diese Aufgabe kann von einer ZMF, einer ZMP oder einer ZFA übernommen werden, die einen speziellen Fortbildungskurs absolviert hat.

Praktisches Vorgehen bei der anatomischen Abformung mit Alginat

Alginat (lat. alga = Seetang) besteht aus den **Salzen der Alginsäure**, die aus Seetang und Meeresalgen gewonnen werden. Das Pulver besteht weiterhin aus Füllstoffen, Abbindereaktor und Verzögerer. Die Anmischung erfolgt mit Leitungswasser.

HINWEIS

Damit das Alginat keine Feuchtigkeit zieht, sollte das Pulver immer in trockenen, fest verschlossenen Behältern gelagert werden. Eine Entnahme sollte auch nur mit trockenen Instrumenten erfolgen. Da sich die Bestandteile des Pulvers wegen ihres unterschiedlichen Gewichtes bei der Lagerung absetzen können, muss das Alginat vor der Benutzung aufgeschüttelt werden.

Da Alginat im abgebundenen Zustand sehr leicht reißt, sollten größere Unterschnitte im Mund, wie z. B. ❯Schwebebrücken, mit Wachs oder Silikon ausgeblockt werden (s. Abb. 1).

Schwebebrücke, S. 471

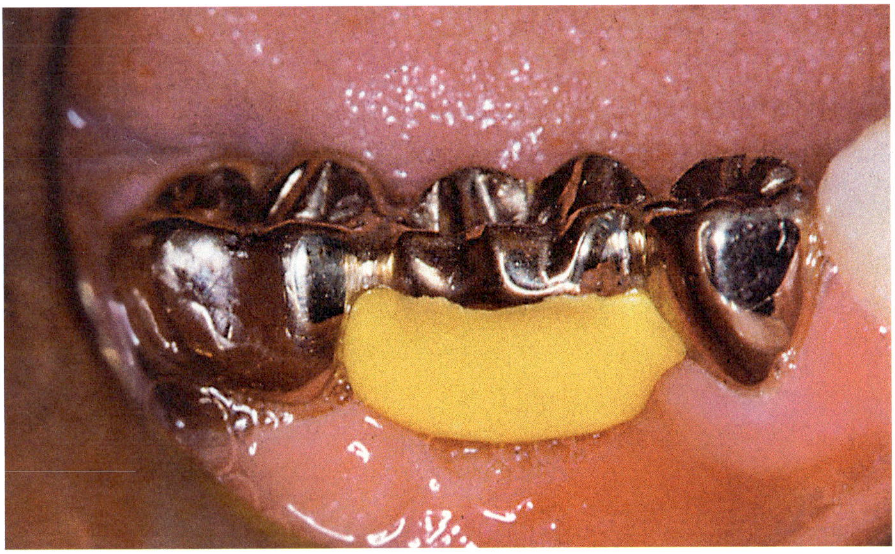

Abb. 1 Ausblockung eines Schwebebrückengliedes mit Wachs

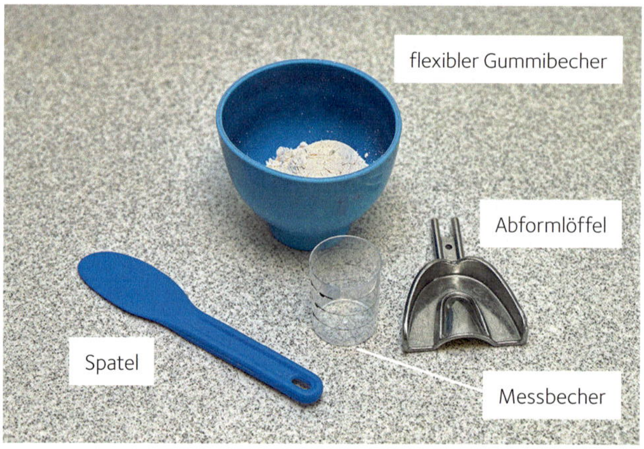

Abb. 1 Instrumente und Materialien für eine Alginatabformung bei der Handanmischung (Haftlack nicht abgebildet)

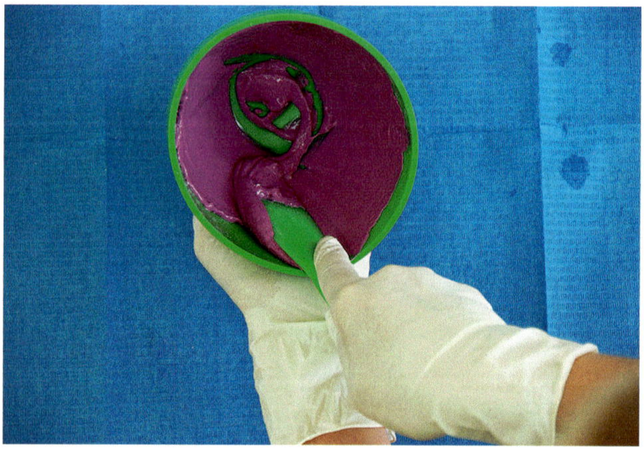

Abb. 2 Ausstreichen des Alginates beim Anrühren

Die Verarbeitung der Alginatmasse geschieht von Hand oder maschinell. Bei der Handanmischung benötigt man (s. Abb. 1):

- einen Abformlöffel
- evtl. Haftlack zum besseren Halt des Alginates im Löffel
- einen flexiblen Gummibecher
- einen Messlöffel und einen Spatel zur Dosierung des Alginates
- einen Messbecher zur Dosierung des Wassers (Wassertemperatur ca. 18 °C; eine höhere Wassertemperatur beschleunigt den Abbindevorgang)

Zuerst wird das Pulver in den Becher gegeben. Dazu kommt die entsprechende Menge an Leitungswasser (Dosierung nach Herstellerangaben). Dann wird mit rührenden Bewegungen Wasser und Pulver vermischt.

Mit etwas Kraft wird anschließend der Teig gleichmäßig zum Becherrand hin ausgestrichen. Dadurch werden Lufteinschlüsse aus der Masse gedrückt (s. Abb. 2). Der Anrührvorgang sollte ca. 30 bis 45 Sekunden dauern.

Der Löffel wird nun mit Alginat bestückt. Vor allem im Oberkiefer muss im hinteren Bereich darauf geachtet werden, dass nicht zu viel Material auf dem Löffel ist, sonst kann es beim Patienten zu einem Würgereiz kommen. Der Patient sitzt in aufrechter Position. Die Zahnärztin bzw. die Zahnmedizinische Fachangestellte mit ausreichender Fachkenntnis steht hinter dem Patienten. Der Löffel wird nun so in den Mund eingeführt, dass der Löffelgriff in der Gesichtsmitte ist. Nun drückt man mit einem Finger auf jeder Seite des Abformlöffels den Löffel vorsichtig gegen den Kiefer. So wird der Löffel drei bis fünf Minuten gehalten, bis der Abbindevorgang beendet ist.

Am besten entfernt man die Abformung, indem man nicht am Löffelgriff zieht, sondern mit einem Finger im Bereich der Seitenzähne an den Löffelrändern die Abformung von der Zahnreihe löst. Dies geht einfacher, wenn man den Finger unter den Rand der Abformung in die Umschlagfalte legt und ihn vorsichtig dreht.

Nach der Entnahme wird die Abformung unter fließendem Wasser gereinigt und auf Vollständigkeit überprüft. Der Löffel sollte nicht durchgedrückt sein, da die verbleibende Alginatschichtstärke mindestens 5 mm sein muss. Eine gute Abformung ist möglichst blasenfrei und das Material darf sich an keiner Stelle vom Löffel lösen. Die Abformung sollte anschließend in einem speziellen Desinfektionsbad für Abformungen desinfiziert werden.

HINWEIS

Wird die Alginatabformung zu feucht gelagert, so quillt sie. Bei trockener Lagerung schrumpft sie. Alginatabformungen müssen deshalb z. B. in ein feuchtes Papiertuch eingewickelt und in einer Plastiktüte verpackt werden. Innerhalb einer Stunde sollten Alginatabformungen mit Gips ausgegossen werden.

2.2.2 Abformung von präparierten Zähnen

Zur Abformung von präparierten Zähnen stehen folgende Abformarten zur Verfügung:
- Korrekturabformung
- Doppelmischabformung
- Sandwichabformung

Liegt die Präparationsgrenze subgingival, so legt sich das Zahnfleisch an die Präparationsgrenze. Ein gutes Abformergebnis wäre so nicht möglich, da das Abformmaterial nicht unter die Präparationsgrenze fließen kann und deshalb im Gipsmodell die Präparationsgrenze nicht sichtbar wäre. Zur Abformung einer subgingivalen Präparation muss das Zahnfleisch durch vorbereitende Maßnahmen verdrängt werden.

Die am häufigsten benutzte Methode ist die Erweiterung des Zahnfleischsulkus mit **Retraktionsfäden**. Diese Fäden werden vorsichtig mit einem Heidemannspatel unter die Präparationsgrenze geschoben (s. Abb. 1).

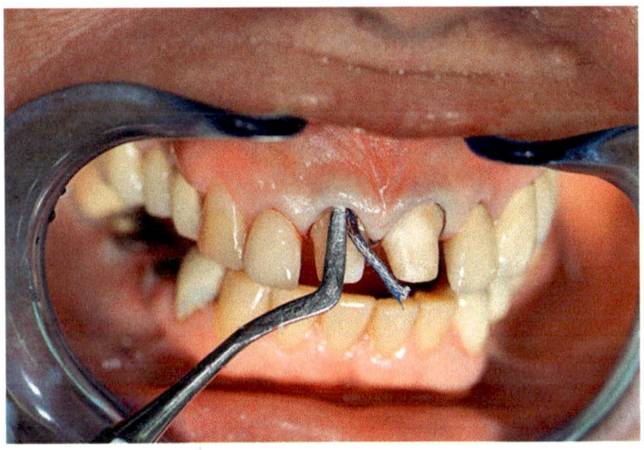

Abb. 1 Legen der Retraktionsfäden

Die Fäden können mit bestimmten Medikamenten zur Blutstillung (Adstringenzien) getränkt sein. An Stelle eines Retraktionsfadens können auch elastische Gummikäppchen (Retraktionsmanschetten) oder Pasten benutzt werden, die im Zahnfleischsulkus quellen.

Das Zahnfleisch kann auch mit Hilfe eines ❯Elektrotoms oder Lasers ein bisschen abgetragen werden. Durch die Hitze wird zusätzlich eine Blutstillung erreicht.

Elektrotom, S. 277

Korrekturabformung

Bei einer Korrekturabformung werden zwei in ihrer Konsistenz unterschiedliche Abformmaterialien genommen. Der Abformlöffel wird zweimal in den Mund eingeführt und jedes Material einzeln für sich ausgehärtet. Man bezeichnet dieses Vorgehen deshalb auch als **zweizeitig-zweiphasige Abformung**.

Zuerst wird mit einer knetbaren Masse eine Vorabformung genommen. Nach der Mundentnahme wird die Vorabformung auf Vollständigkeit geprüft. Man entfernt mit einem Skalpell alle ❯unter sich gehenden und interdentalen Bereiche sorgfältig. Außerdem werden Abflussrillen, von den Zähnen ausgehend, zum Löffelrand hin ausgeschnitten (s. Abb. 2).

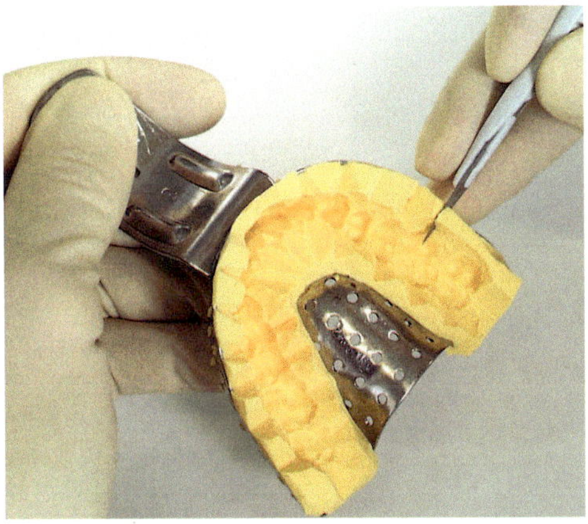

Abb. 2 Ausschneiden der Vorabformung. Hier werden Abflussrillen ausgeschnitten.

unter sich gehende Bereiche, S. 491

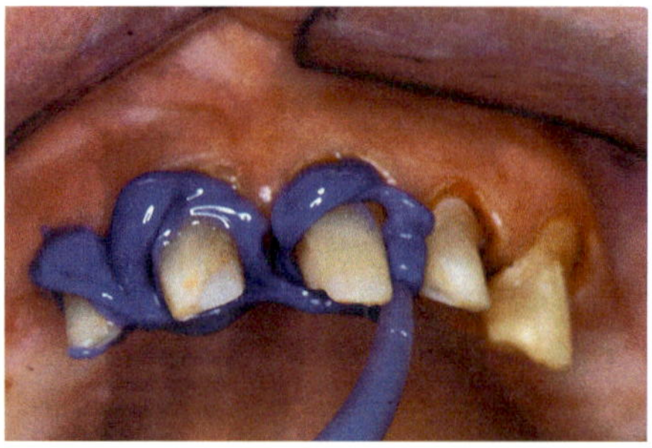

Abb. 1 Umspritzen der präparierten Zähne

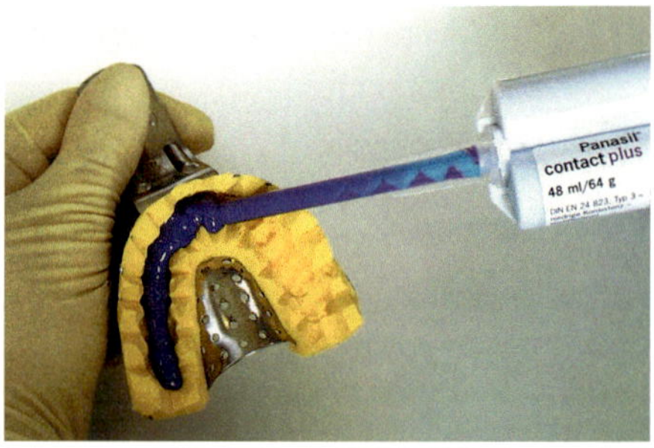

Abb. 2 Befüllen der Vorabformung

Nun wird mit einem dünnfließenden Abformmaterial die Vorabformung korrigiert. Dazu werden die Retraktionsfäden entfernt und die Zahnärztin umspritzt die präparierten Zähne mit einem dünnfließenden Abformmaterial, während die Assistenz die Vorabformung mit demselben Material befüllt (s. Abb. 1, 2).

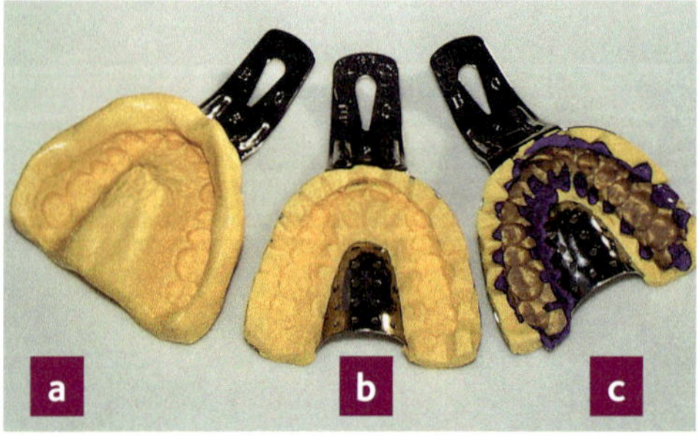

Abb. 3 Übersicht über die einzelnen Schritte der Korrekturabformung. a) Vorabformung; b) ausgeschnittene Vorabformung; c) Korrekturabformung

Die Abformung wird nun ein zweites Mal in den Mund eingebracht. Durch den Staudruck, den die Zahnärztin auf die Abformung ausübt, entweicht das überschüssige dünnfließende Material in die Abflussrillen. So entsteht eine dünne Schicht des Zweitmaterials (s. Abb. 3).

Doppelmischabformung und Sandwichabformung

Bei der **Doppelmischabformung** und **Sandwichabformung** werden wie bei der Korrekturabformung zwei in der Konsistenz unterschiedliche Abformmaterialien genommen. Der Unterschied zur Korrekturabformung besteht jedoch darin, dass **beide Materialien gleichzeitig** im Mund aushärten. Man bezeichnet dies deshalb auch als **einzeitig-zweiphasige** Abformung.

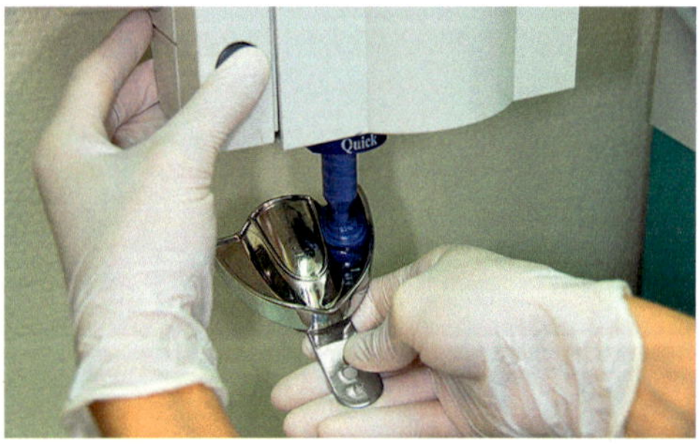

Abb. 4 Befüllen des Abformlöffels mit Abformmaterial aus dem Pentamix™-Gerät

Während die Assistenz bei der **Doppelmischabformung** den Löffel mit einem zähfließenden Abformmaterial befüllt (s. Abb. 4), umspritzt die Zahnärztin die präparierten Zähne mit dünnfließendem Abformmaterial (s. Abb. 5). Die Retraktionsfäden werden zuvor entfernt. Der Löffel wird nun auf die umspritzten Zähne aufgesetzt. Beide Materialien vermischen sich im Mund – daher die Bezeichnung Doppelmischabformung – und härten **gemeinsam** aus.

Das Vorgehen bei der **Sandwichtechnik** ist ähnlich wie bei der Doppelmischabformung. Der Löffel wird hier von der Assistenz mit einem knetbaren Abformmaterial befüllt, während die Zahnärztin mit dünnfließendem Abformmaterial die präparierten Zähne umspritzt. Die Retraktionsfäden werden zuvor entfernt. Bevor der Löffel in den Mund gegeben wird, wird jedoch noch **zusätzlich dünnfließendes Abformmaterial auf den Löffel** gegeben. Da bei der Sandwichtechnik das dünnfließende Abformmaterial auf das knetbare Abformmaterial wie „die Butter auf das Brot" kommt, wird diese Abformung als Sandwichabformung bezeichnet. Beide Materialien härten im Mund **gemeinsam** aus.

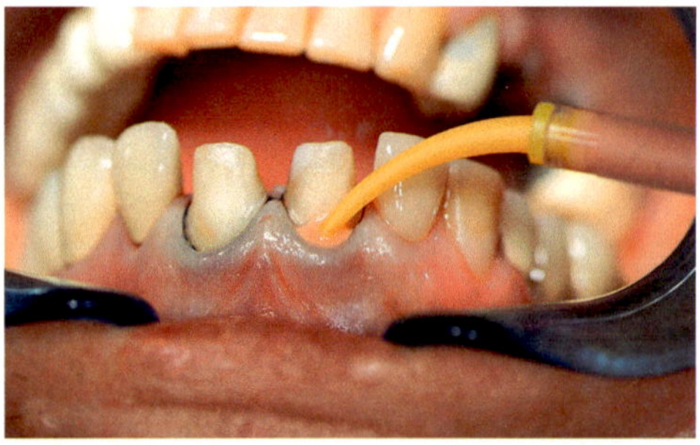

Abb. 5 Umspritzen des präparierten Zahnes mit dünnfließendem Abformmaterial

HINWEIS

Bei der Doppelmisch- und Sandwichabformung müssen die Zahnärztin und die Assistenz gut aufeinander abgestimmt sein, damit nicht etwa das Abformmaterial im Löffel schon hart wird, während die Zahnärztin noch die Zähne umspritzt.

Die Assistenz bei der Abformung präparierter Zähne

Die Hauptaufgabe bei der Assistenz in der Abformung präparierter Zähne besteht in der Bereitstellung der Abformmaterialien. Weitere Aufgabenbereiche können die Unterstützung bei der Trockenlegung oder die Mithilfe bei der Entfernung der Retraktionsfäden sein.

Damit Abformmaterialien aushärten können, müssen sie mit einem **Härter**, der auch als Katalysator bezeichnet wird, vermischt werden. Wird der Härter zugemischt, startet der Abbindevorgang. Die Verarbeitung sollte daher zügig erfolgen. Abformmaterialien können **von Hand** oder mit **Mischgeräten bzw. Kartuschen** angemischt werden.

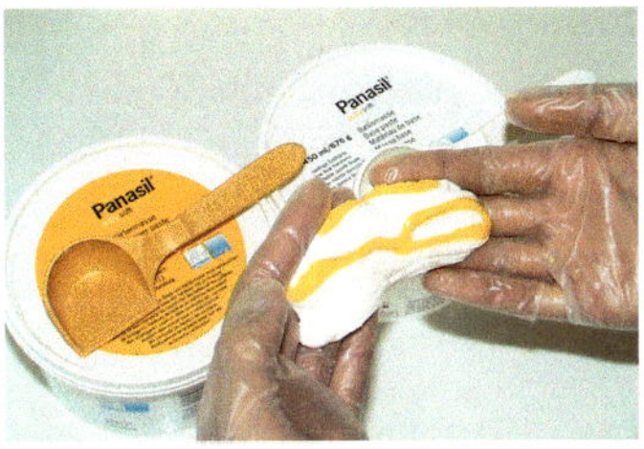

Abb. 1 Dosierung der knetbaren Abformmassen

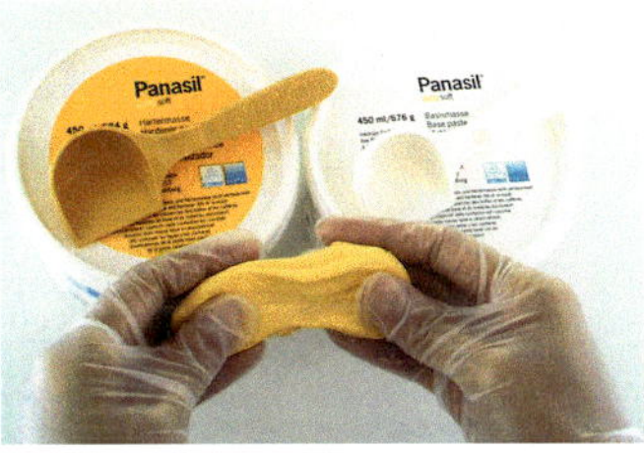

Abb. 2 Durchmischen, bis eine homogene Masse entstanden ist

Bei der **Handanmischung** der **Knetmassen** benutzt man latexfreie Handschuhe, denn Latex behindert die Aushärtung. Mit dem Messlöffel wird Basismasse entnommen und dosiert. Anschließend wird nach Herstellerangaben die richtige Menge an Härter auf die Basismasse aufgetragen (s. Abb. 1). Diese Komponenten werden so lange durchgeknetet, bis eine einheitliche Farbe entsteht (s. Abb. 2). Man formt eine Rolle und drückt das Material in den Löffel.

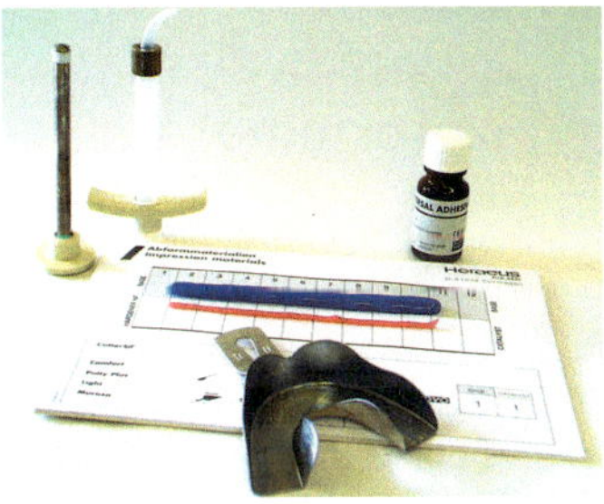
Abb. 3 Material zur Verarbeitung von dünn- und mittelfließenden Abformmaterialien

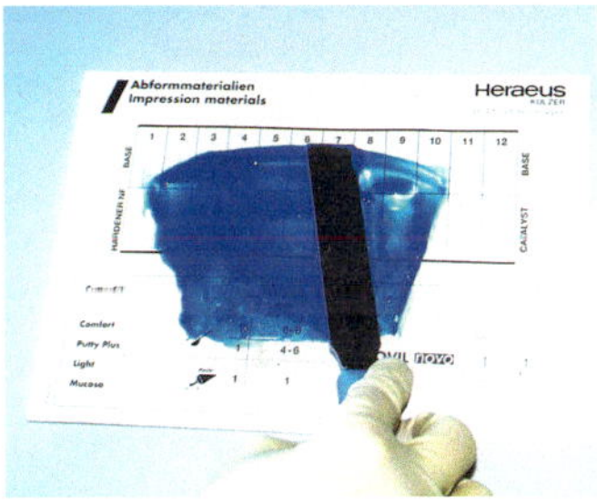

Abb. 4 Blasenfreies Ausstreichen des Materials

Die **Handanmischung** bei **dünn- und mittelfließenden Pasten** erfolgt mit einem Spatel und einem Messblock. Gleiche Stranglängen von Basis und Härter werden vermischt (s. Abb. 3). Die Masse wird ca. 45 Sekunden lang immer wieder auf dem Block ausgestrichen, damit eingeschlossene Luftblasen entweichen können (s. Abb. 4). Das Material wird in eine Abformspritze gefüllt und der Zahnärztin angereicht.

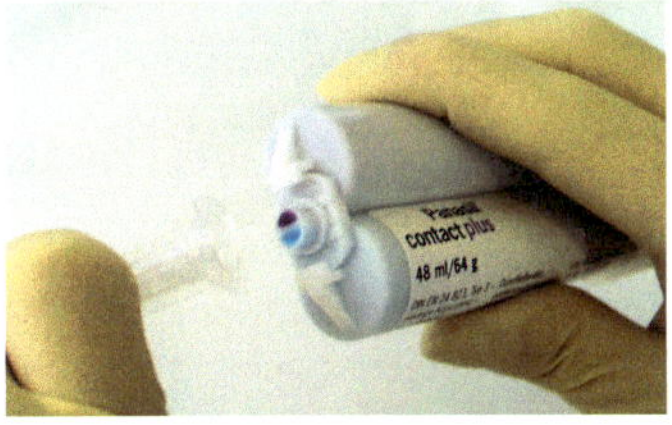

Abb. 5 Aufsetzen einer Mischkanüle auf eine Kartusche. Dabei ist auf saubere Öffnungen der Kartusche zu achten.

Dünnfließende Abformmaterialien werden auch in **Kartuschenform** angeboten (s. Abb. 5). Hier werden Basis und Härter in der Mischdüse vermischt. Dadurch treten weniger Fehler als bei der Handanmischung auf. Vor jeder Anwendung muss eine neue Mischdüse aufgesetzt werden. Basis und Härter dürfen sich dabei nicht vermischen. Es muss darauf geachtet werden, dass die Austrittsöffnungen der Kartusche sauber sind, sonst könnte das Abformmaterial evtl. schon frühzeitig aushärten. Nach der Applikation (Anwendung) bleibt die Mischdüse auf der Kartusche und dient als Verschluss.

Zähfließende Materialien können auch in einem **Mischgerät** verarbeitet werden. Basis und Härter befinden sich hier in Schlauchbeuteln im Inneren des Gerätes. Vor jeder Anwendung muss hier eine neue Mischdüse aufgesteckt werden. Auch hier ist darauf zu achten, dass die Austrittsöffnungen des Mischgerätes sauber sind. Per Knopfdruck fließt das fertig angemischte Material aus der Mischdüse. Die erste Portion (1–2 cm) sollte man verwerfen, da sie nicht ausreichend durchmischt sein kann.

HINWEIS

Generell sollte mit Abformmaterialien sparsam umgegangen werden, da sie sehr teuer sind.

2.2.3 Funktionsabformung

Die Funktionsabformung wird zur Herstellung von Total- und Teilprothesen angewendet. Damit eine Vollprothese guten Halt hat, muss bei der Abformung das Bewegungsspiel der Schleimhäute, Muskeln und Bänder wiedergegeben werden.

Die Abformung wird mit einem **individuellen Löffel** durchgeführt. In der Regel erfolgt die Abformung mit einem zähfließenden Material. Es gibt auch Techniken, bei denen zuerst der ›Funktionsrand mit einem knetbaren Material abgeformt und in einem zweiten Schritt diese Abformung mit einem dünnfließenden Material korrigiert wird.

Funktionsrand, S. 501

Während der Aushärtung des Materials im Mund soll der Patient aktiv Bewegungen durchführen, z. B. den Mund spitzen, die Zunge herausstrecken, schlucken usw. Durch das Schlucken oder „Ah"-Sagen wird im Oberkiefer der Übergang vom harten zum weichen Gaumen abgebildet. Diese Linie wird auch als **›Ah-Linie** bezeichnet. Auch werden durch die Zahnärztin passive Bewegungen durchgeführt; z. B. massiert sie die Wangen des Patienten. Dadurch werden die Schleimhäute, Muskeln und Bänder in ihrer Funktion abgeformt.

Ah-Linie, S. 70

2.3 Abformmaterialien

Die Abformmaterialien zeigen unterschiedliche Werkstoffeigenschaften. Manche können, nachdem sie ausgehärtet sind, nicht wieder in ihren ursprünglichen Zustand zurückversetzt werden. Sie werden als **irreversibel** bezeichnet. Abformmaterialien, die zurückversetzt werden können, werden **reversibel** genannt. Einige Abformmaterialien sind nach der Aushärtung **starr**, andere **elastisch**.

So lassen sich vier Hauptgruppen unterteilen:
- irreversibel-starre Abformmaterialien
- reversibel-starre Abformmaterialien
- irreversibel-elastische Abformmaterialien
- reversibel-elastische Abformmaterialien

2.3.1 Irreversibel-starre Abformmaterialien

In diese Gruppe gehören der Abformgips und Zinkoxid-Eugenol-Pasten.
- Da Gips nach der Abformung sehr starr ist, ist er für die Abformung von ›unter sich gehenden Stellen schlecht geeignet. Werden damit unter sich gehende Stellen abgeformt, so kann das Material nur durch Zerbrechen in kleine Stücke aus dem Mund genommen werden. Die Bruchstücke müssen dann außerhalb des Mundes wieder zusammengesetzt werden. Deshalb wird Abformgips als Abformmaterial heute nicht mehr verwendet.
- Da auch Zinkoxid-Eugenol-Pasten nach dem Abbinden sehr starr sind, werden sie für die Abformung nicht mehr verwendet. Zinkoxid-Eugenol-Pasten können z. B. noch zur Korrektur einer Bissnahme eingesetzt werden.

unter sich gehende Bereiche, S. 491

2.3.2 Reversibel-starre Abformmaterialien

In diese Gruppe gehören **Guttapercha**, **Stents** und **Kerr**.

Guttapercha wird aus dem Milchsaft tropischer Bäume gewonnen. Stents und Kerr sind aus Harzen und Wachsen zusammengesetzt und werden deshalb auch als Kompositionsmassen (lat. compositio = Zusammensetzung) bezeichnet.

Die Konsistenz dieser Materialien ist temperaturabhängig. Bei Raumtemperatur sind sie fest. Werden sie auf ca. 60 °C erwärmt, so verflüssigen sie sich und sind formbar. Diese Abformmaterialien werden daher auch als **thermoplastische** Abformmaterialien bezeichnet.

Heute werden diese Materialien zur Abformung nicht mehr eingesetzt. Sie kommen noch zur Verlängerung von konfektionierten Löffeln zum Einsatz oder können zur ›Funktionsrandgestaltung in der Totalprothetik dienen.

Funktionsrand, S. 501

2.3.3 Irreversibel-elastische Abformmaterialien

Zu den irreversibel-elastischen Abformmaterialien gehören:

- ❯Alginate
- **Elastomere** (gummielastische Kunststoffabformmassen)
- Silikone
- Polyether
- Polysulfide (Polysulfide werden in Deutschland kaum mehr eingesetzt.)

Alginat, S. 485

Die irreversibel-elastischen Abformmaterialien werden heute am häufigsten verwendet. Da sie nach dem Abbindevorgang elastisch sind, können auch unter sich gehende Bereiche abgeformt werden (s. Abb. 1).
Bei der Entnahme des Löffels muss sich das Abformmaterial im unter sich gehenden Bereich aufbiegen, um entnommen werden zu können. Nach der Entnahme nehmen elastische Abformmaterialien wieder die Gestalt an, die sie im Mund hatten. Das heißt, die Aufbiegung geht wieder zurück. Somit können unter sich gehende Bereiche nur mit elastischen Abformmaterialien exakt abgeformt werden.

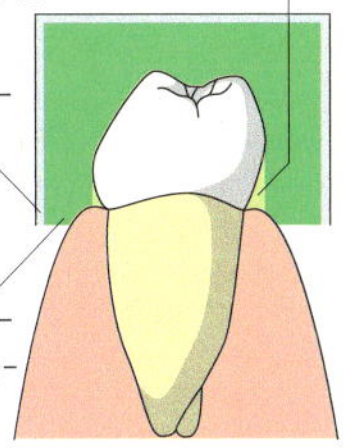

Abb. 1 Querschnitt durch einen Abformlöffel, gefüllt mit Abformmaterial (grün). Das Abformmaterial fließt auch in die unter sich gehenden Bereiche eines Zahnes (hellgrün).

Elastomere Abformmaterialien werden durch Vermischen von Basismasse mit einem Härter angemischt. Dabei gehen sie vom formbaren (plastischen) Zustand in einen elastischen Zustand über. Die Abformung ist anschließend formstabil und kann auch noch Tage später mit Gips ausgegossen werden.

Elastomere Abformmaterialien werden bei einer Funktionsabformung und zur Doppelmisch-, Sandwich- und Korrekturabformung eingesetzt. Wegen ihrer Detailgenauigkeit eignen sie sich gut zur Abformung von präparierten Zähnen. Elastomere Abformmaterialien sind wasserabweisend (**hydrophob**). Deshalb muss bei Abformungen eine gute Trockenlegung und Blutstillung erfolgen, damit das Abformmaterial auch in alle Bereiche fließen kann.

Für die verschiedenen Aufgabengebiete gibt es elastomere Abformmassen in verschiedenen Konsistenzen:

- dünnfließend (niedrigviskös) = light body
- mittelfließend (mittelviskös) = regular body
- zähfließend (hochviskös) = heavy body
- knetbar = putty

2.3.4 Reversibel-elastische Abformmaterialien

In diese Gruppe gehören die **Hydrokolloide**.

Sie besitzen als wesentlichen Bestandteil Agar-Agar, ein Polysaccharid, das aus bestimmten Algenarten gewonnen wird. Die Besonderheit der Hydrokolloide besteht darin, dass sie nicht angemischt werden müssen. Ihr Zustand hängt immer von der jeweiligen Temperatur ab. Bei hohen Temperaturen werden sie flüssig, bei niederen Temperaturen erstarren sie. Die Vorgänge von flüssig nach fest sind umkehrbar (reversibel). Dies bedeutet, dass feste Hydrokolloide durch Erhitzen wieder flüssig gemacht werden können.

Besonders geeignet sind Hydrokolloide zur Abformung von Inlay-, Kronen- und Brückenpräparationen. Für die Teilprothetik, insbesondere zur Abformung unbezahnter Kieferabschnitte, sind Hydrokolloide weniger geeignet.

Hydrokolloide haben folgende Materialeigenschaften:

- Sie sind wasserliebend (**hydrophil**) und ermöglichen daher präzise Abformungen mit einer großen Detailschärfe.
- Sie haben eine geringe Reißfestigkeit; daher kann die Abformung nur einmal mit Gips ausgegossen werden.
- Sie haben eine geringe Steifigkeit, sodass sie nicht als Überabformungsmaterial, z. B. über ❯Teleskopen, geeignet sind.
- Sie sind temperaturempfindlich und trocknen schnell aus; daher haben Hydrokolloide nur kurze Lagerzeiten und die Abformung sollte sofort ausgegossen werden.

Teleskope, S. 495

Zur Abformung mit Hydrokolloiden wird ein größerer apparativer Aufbau benötigt. Deshalb soll hier das Vorgehen kurz beschrieben werden.

Löffelauswahl: Es werden spezielle Löffel benötigt, die wassergekühlt sind. Die Kühlung erfolgt mit einer am Behandlungsstuhl angebrachten Pumpe und Verbindungsschläuchen, die Wasser zum Löffel führen bzw. ableiten. Die Löffelgröße muss so gewählt werden, dass überall eine ausreichende Schichtstärke gewährleistet ist.

Doppelmischabformung, S. 488

Mit Hydrokolloiden wird die ›Doppelmischabformung durchgeführt.
Zur Vorbereitung des Abformmaterials muss das Abformmaterial drei Wasserbäder mit unterschiedlichen Temperaturen durchlaufen.

- **Bad 1 (100 °C):** Die Tube für die Abformung (zähfließend) und die Spritze, mit der die präparierten Zähne umspritzt werden (dünnfließend), werden zehn Minuten gekocht.
- **Bad 2 (67 °C):** In diesem Aufbewahrungsbad können die abgekochten Abformmaterialien bis zum Gebrauch gelagert werden (max. 3 Tage).
- **Bad 3 (47 °C):** Fünf Minuten vor dem Beginn der Abformung kommt die Tube (zähfließend) in dieses Bad. Die Spritze bleibt in Bad 2.

Das Abformmaterial härtet durch das Einschalten der Wasserkühlung aus. Die Abformung muss nach der Entnahme drei bis fünf Minuten in 2%ige Kaliumsulfatlösung gelegt werden. Dann sollte die Abformung sofort ausgegossen werden.

TERMINOLOGIE: ABFORMUNG	
Ah-Linie	bogenförmige Linie am Übergang vom harten zum weichen Gaumen; hinterste Grenze einer Totalprothese; durch Schlucken oder „Ah"-Sagen wird diese Linie bei der Funktionsabformung abgeformt
Elastomere	gummielastische Kunststoffabformmassen; zu ihnen gehören Silikone, Polyether und Polysulfide
heavy body (engl.)	zähfließendes Abformmaterial; hochviskös (sehr zähfließend)
hydrophil	wasserliebend
hydrophob	wasserabweisend
light body (engl.)	dünnfließendes Abformmaterial; niedrigviskös (wenig zähfließend)
putty (engl.)	knetbares Abformmaterial
regular body (engl.)	mittelfließendes Abformmaterial; mittelviskös (mittel zähfließend)
Retraktionsfäden (lat. retrahere = zurückziehen, schrumpfen, verkürzen)	Fäden, die vor einer Abformung um den Zahn gelegt werden, damit sich das Zahnfleisch von der Präparationsgrenze zurückzieht und dadurch eine exakte Abformung genommen werden kann

AUFGABEN

1 Richten Sie den Arbeitsplatz für eine Alginatabformung und beschreiben Sie die einzelnen Arbeitsschritte.

2 Beschreiben Sie, worin sich eine Korrekturabformung von einer Doppelmischabformung unterscheidet.

3 Herausnehmbarer Zahnersatz

Zum herausnehmbaren Zahnersatz gehören **Teil-** und **Totalprothesen**. Bei einer Teilprothese sind noch Zähne vorhanden und die Lücken werden durch einen herausnehmbaren Zahnersatz versorgt. Bei einer Totalprothese sind in dem betreffenden Kiefer keine Zähne mehr vorhanden und alle Zähne des Kiefers werden durch einen herausnehmbaren Zahnersatz ersetzt.

3.1 Teilprothesen

Eine Teilprothese wird auch als eine **partielle Prothese** bezeichnet.

3.1.1 Grundaufbau von Teilprothesen

Der Grundaufbau einer Teilprothese ist immer ähnlich. Das Grundgerüst bildet eine **Basisplatte** aus Metall. Auf diese Platte werden die Kunststoffzähne aufgestellt und mit rosa Prothesenkunststoff befestigt. Die mit Kunststoffzähnen ersetzten Anteile der Prothese werden auch als **Prothesensättel** bezeichnet. Mehrere Prothesensättel werden im Oberkiefer durch eine Gaumenplatte (**Transversalbügel**) und im Unterkiefer durch einen Unterzungenbügel (**Sublingualbügel**) miteinander verbunden (s. Abb. 1, 2). Die Verankerung an den bleibenden Zähnen erfolgt über **Verankerungselemente**, z. B. ❯Klammern.

Klammern, S. 494

Da die Basisplatte mit Klammern, Transversal- oder Sublingualbügel und Auflagefläche für die Kunststoffzähne aus einem Stück gegossen wird, wird eine Teilprothese mit Klammern auch als **ESG-Prothese** (Ein-Stück-Gussprothese) oder **Modellgussprothese** bezeichnet. Dazu werden meist NEM-Legierungen aus Chrom, Kobalt und Molybdän verwendet.

Zahnlücken innerhalb einer Zahnreihe werden als **Schaltlücken** bezeichnet. Sie sind von beiden Seiten durch bleibende Zähne begrenzt. Wenn Zahnlücken nur auf einer Seite durch bleibende Zähne begrenzt sind, spricht man von verkürzten Zahnreihen oder **Freiendlücken**. Der entsprechende herausnehmbare Zahnersatz wird dann als **Schaltprothese**, **Freiendprothese** oder **Kombination von Schalt- und Freiendprothese** bezeichnet.

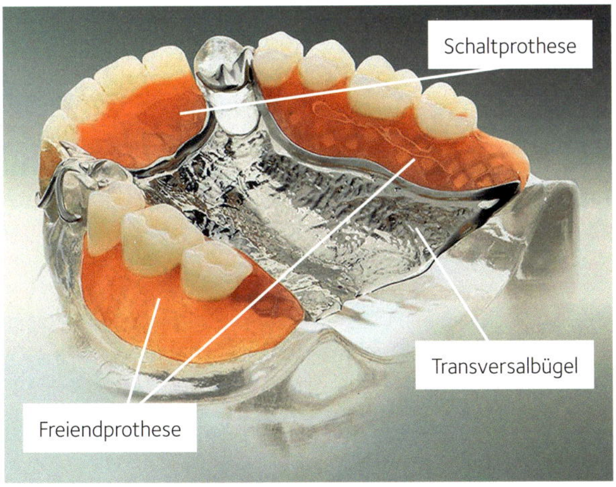

Abb. 1 Kombination von Schalt- und Freiendprothese im Oberkiefer mit Transversalbügel

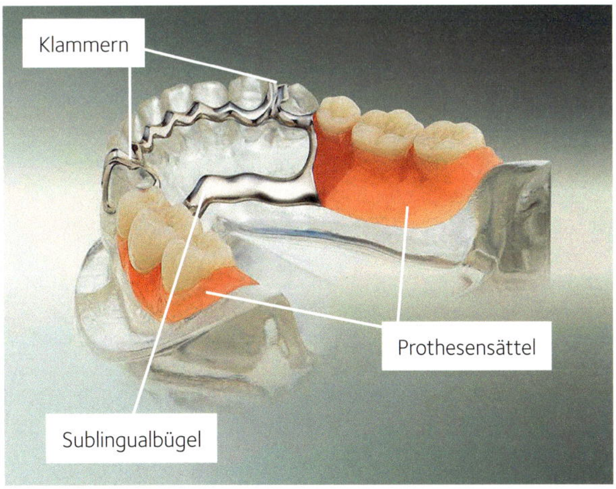

Abb.2 Freiendprothese im Unterkiefer mit Sublingualbügel

3.1.2 Einteilung einer Teilprothese nach der technischen Ausführung

Die Kaukräfte können bei einer Teilprothese auf die noch vorhandenen Zähne und auf die Schleimhaut übertragen werden. Der Halt einer Teilprothese erfolgt durch die Befestigung an den noch vorhandenen Zähnen. Dies geschieht durch **Verankerungselemente.**

Klammern

Die einfachsten Verankerungselemente sind Klammern. Es gibt sie in verschiedensten Ausführungen, z. B. als einarmige oder doppelarmige Klammern. Klammern sind preisgünstig. Ein weiterer Vorteil besteht darin, dass die Versorgung mit einer Klammer zahnhartsubstanzschonend ist. Zur Aufnahme einer Klammer muss nur eine kleine Klammerauflage in die vorhandenen Zähne eingeschliffen werden. Jedoch sind Klammern nicht gerade ästhetisch und sollten daher im sichtbaren Bereich nicht eingesetzt werden. Durch das häufige Aufbiegen verlieren Klammern mit der Zeit ihren Halt. Deshalb muss der Klammerarm hin und wieder passend an den Zahn gebogen werden. Dies wird als Aktivieren der Klammer bezeichnet. Da eine Klammer dem Zahn flächenhaft anliegt, ist die Kariesanfälligkeit erhöht, sodass hier eine besonders gründliche Mundhygiene erfolgen muss.

Aufbau einer Klammer (s. Abb. 1):

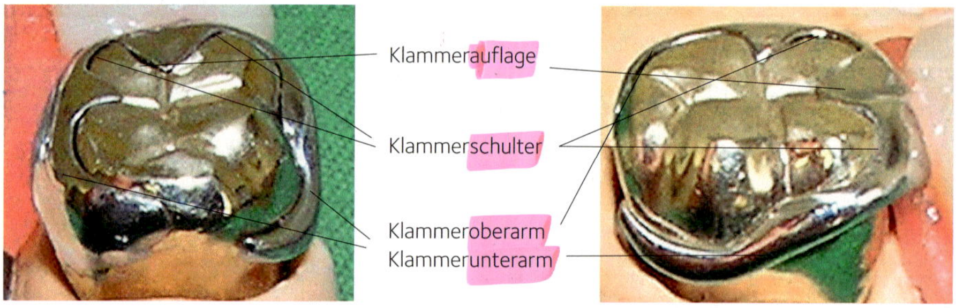

Abb. 1 Aufbau einer Klammer, hier einer gegossenen Klammer auf einer Vollgusskrone am Zahn 47. a) von distal aus gesehen; b) von vestibulär aus gesehen

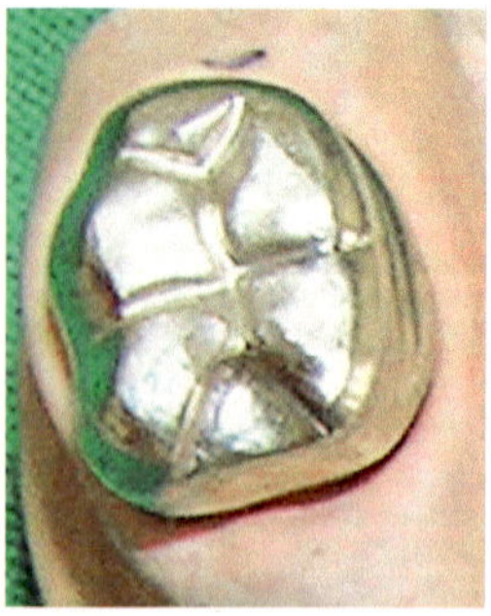

Abb. 2 Eingeschliffene Klammerauflage in einer Vollgusskrone

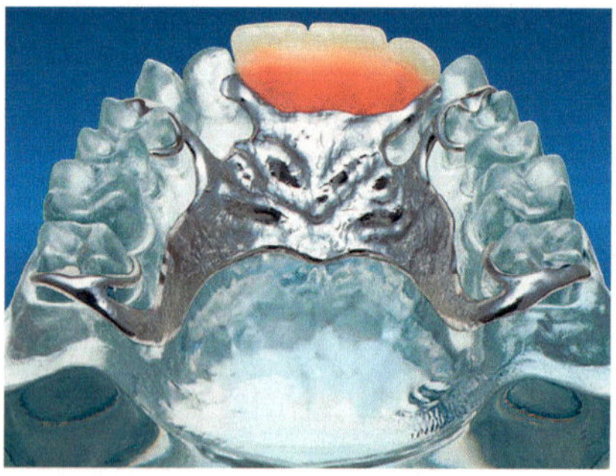

Abb. 3 Metallgerüst einer Modellgussprothese mit gegossenen Klammern als Verankerungselemente. In der Front sind Kunststoffzähne.

Die Kaukräfte werden über die **Klammerauflage** auf den Zahn übertragen. Eine Klammerauflage muss zuvor in die Krone oder den Zahn eingeschliffen werden (s. Abb. 2).

Die Zahnkrone bietet aufgrund ihrer **gewölbten Form** die Voraussetzung für den Klammerhalt. Der **Klammerunterarm** greift in den mehr taillierten Bereich der Zahnkrone. Wird eine Klammer vom Zahn abgezogen, so muss sich der Klammerunterarm zuerst aufbiegen, um über den mehr gewölbten Bereich der Zahnkrone zu kommen. **Klammerschulter** und **-oberarm** halten die Prothese bei Seitwärtsbewegungen fest.

Klammern können aus Draht **gebogen** oder aus einer Metall-Legierung **gegossen** werden.

Gegossene Klammern werden für endgültige (**definitive**) Teilprothesen verwendet. Sie werden bei der Herstellung einer Modellgussprothese mit der Basisplatte zusammen gegossen (s. Abb. 3).

Gebogene Klammern sind nicht so stabil wie gegossene Klammern. Daher dienen sie der Herstellung von Übergangsprothesen (**Interimsprothesen**) oder Sofortprothesen (**Immediatprothesen**). Diese Prothesen werden als provisorische Prothesen, z. B. nach einer Zahnextraktion, eingesetzt. Hierzu wird kein Metallgerüst hergestellt. Die Prothesen bestehen nur aus Kunststoff und werden deshalb auch als **Kunststoffprothesen** bezeichnet (s. Abb. 1). Die gebogenen Klammern werden in den Kunststoff eingearbeitet.

Eine **Immediatprothese** ist eine sogenannte Sofortprothese. Sie wird auf einem vor einer Extraktion hergestellten Modell, an dem die zu extrahierenden Zähne wegradiert werden, hergestellt und sofort nach der Extraktion eingegliedert. Entsprechend der Wundheilung kann diese Prothese später unterfüttert und damit zur Dauerprothese umgewandelt werden. Darin unterscheidet sie sich von der **Interimsprothese**, die nur übergangsweise verwendet wird.

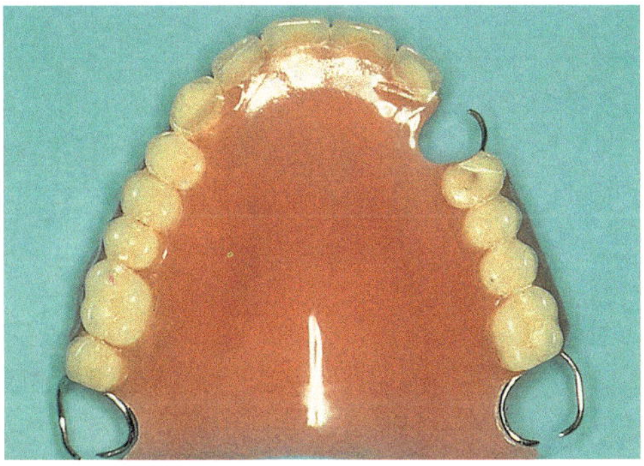

Abb. 1 Kunststoffprothese mit gebogenen Klammern

Teleskope

Teleskope sind geteilte Kronen, die Teilprothesen mit den restlichen Zähnen verbinden. Sie bestehen aus einer Innenkrone (**Primärkrone**) und einer Außenkrone (**Sekundärkrone**), die jeweils ein Verankerungselement darstellen. Deshalb werden sie auch **Doppelkronen** genannt. Eine so gestaltete Teilprothese wird auch als **Teleskopprothese** bezeichnet (s. Abb. 2).

Die Primärkrone wird auf den Pfeilerzahn zementiert. Die Sekundärkrone ist mit der Teilprothese verbunden. Die Primärkronen werden so gestaltet, dass ihre Außenflächen parallel zueinander oder leicht kegelförmig sind. Entsprechend spricht man von **Parallelkronen** oder **Konuskronen**. Die Sekundärkrone passt optimal auf die Primärkrone (s. Abb. 3). Auf diese Weise kommt der sehr gute Halt der Teleskopkronen zustande.

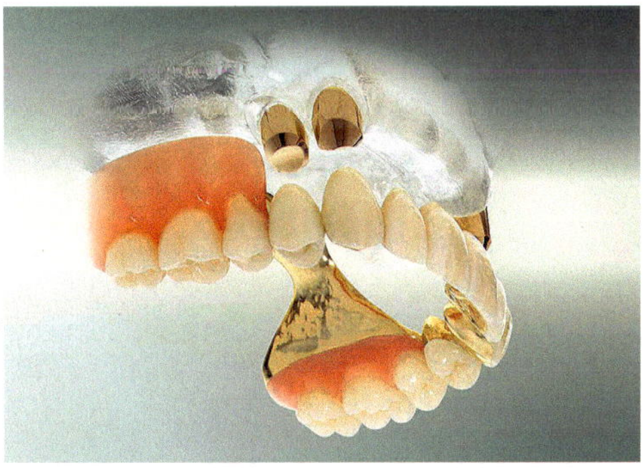

Abb. 2 Teleskopprothese im OK

Teleskopkronen sind Verankerungselemente mit einer sehr guten Haltefunktion. Die Kaukraft wird auch optimal zentral auf den Zahn übertragen. Außerdem sind sie sehr ästhetisch, da man die Sekundärkrone zahnfarben gestalten kann. Sie sind reparaturfreundlich, da bei einer notwendigen Zahnextraktion eines Pfeilerzahns die Öffnung des Sekundärteils einfach mit Kunststoff verschlossen werden kann. Man benötigt jedoch pro Zahn den Platz für zwei Kronen. Deshalb muss der Zahn stark präpariert werden. Dies ist bei Zähnen mit relativ dünner Schmelz- und Dentinschicht (z. B. UK-Frontzähne) nicht immer möglich.

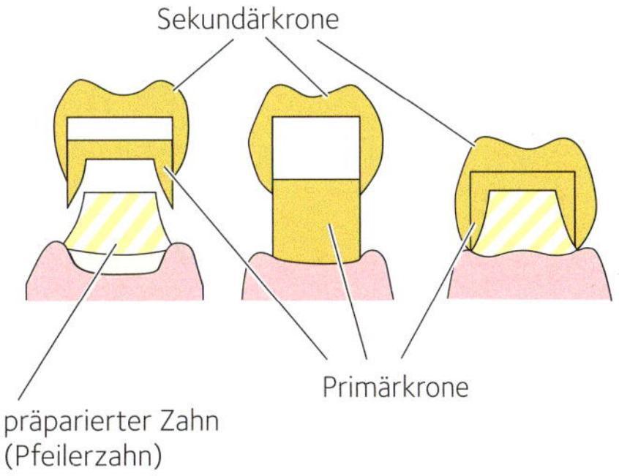

Abb. 3 Prinzip des Baus eines Teleskops. Die Primärkrone, die den präparierten Zahn ganz umschließt, und die Sekundärkrone passen mit ihren parallelen Außenflächen passgenau aufeinander.

Eine **Coverdenture-Prothese** oder **Deckprothese** ist eine teleskopierende Totalprothese bei einem Restzahnbestand von bis zu drei Zähnen. Die noch vorhandenen Zähne werden alle mit Teleskopen versorgt. Die Coverdenture-Prothese ist wie eine Totalprothese gestaltet, d. h. sie besteht i. d. R. ganz aus Kunststoff. Der Kunststoff überdeckt die komplette Schleimhaut.

Geschiebe

Geschiebe bestehen aus einer **Patrize** und einer **Matrize**. Die Geschiebematrize befindet sich in der herausnehmbaren Teilprothese. Die Geschiebepatrize kann mesial oder distal an einer Krone befestigt werden. In der Regel werden zwei Kronen miteinander verblockt, um die Lasten besser aufnehmen zu können. Die Kronen werden auf die Pfeilerzähne zementiert.

Beide Teile können ineinandergeschoben werden (s. Abb. 1). Da sie so gut aufeinanderpassen, entsteht dabei Reibung (Friktion). Dies ermöglicht Geschieben eine sehr gute Haltewirkung.

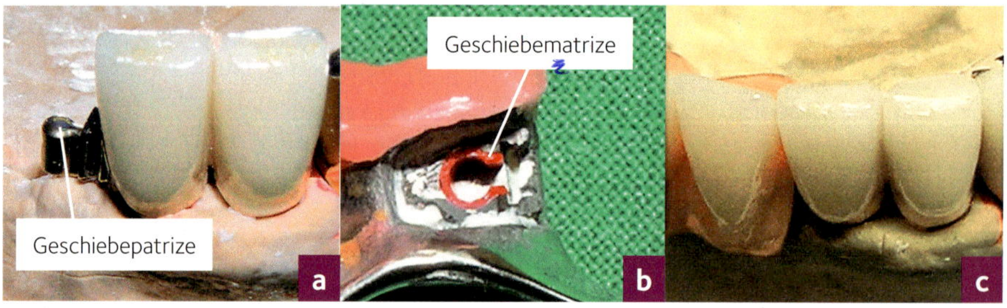

Abb. 1 Geschiebe. a) Zwei verblockte Kronen mit einer Geschiebepatrize. Sie werden später fest im Mund einzementiert. b) Geschiebematrize aus Kunststoff (von unten). Sie kann bei Bedarf ausgetauscht werden. c) Geschiebematrize auf einem Modell auf die Geschiebepatrize aufgesetzt.

Geschiebematrize und -patrize können auch vertauscht sein. Die Geschiebematrize befindet sich dann in einer Krone, die Geschiebepatrize an der Teilprothese (s. Abb. 2).

Eine Teilprothese mit Geschiebe wird auch als **Geschiebeprothese** bezeichnet.

Geschiebe können im Labor **individuell** hergestellt oder als vorgefertigte Teile an Kronen angelötet werden (**konfektionierte Geschiebe**).

Pfeilerdivergenz, S. 470

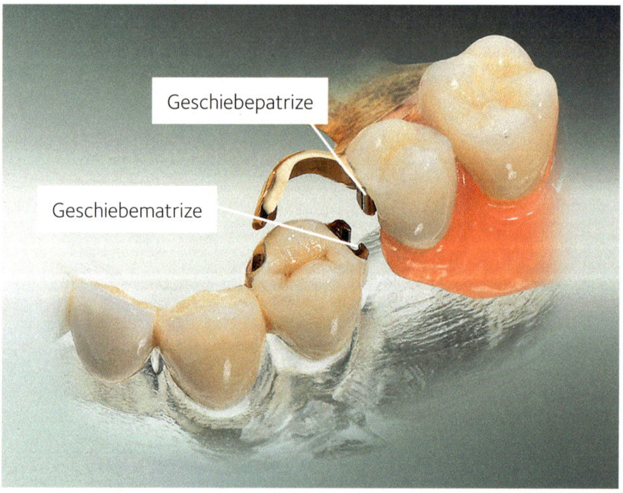

Abb. 2 Geschiebe mit Geschiebematrize an einer Krone und mit Geschiebepatrize am herausnehmbaren Zahnersatz

Bei Brücken kann ein Geschiebe eingesetzt werden, wenn Brückenpfeiler eine ›Pfeilerdivergenz haben. Geschiebe sind Verankerungselemente mit einer sehr guten Haltefunktion.

Auch sind sie sehr ästhetisch, da man die Kronen, die das Geschiebe tragen, zahnfarben gestalten kann.

Da hier der Zahn nur für eine Krone präpariert werden muss, schonen Geschiebe die Zahnhartsubstanz. Sie sind jedoch weniger reparaturfreundlich als Teleskope, da bei Verlust des Pfeilerzahns mit Geschiebe die komplette Prothese umgebaut werden muss.

Stege und Druckknopfanker

Weitere Verankerungselemente sind **Stege** und **Druckknopfanker** (s. Abb. 1, 2, 3).

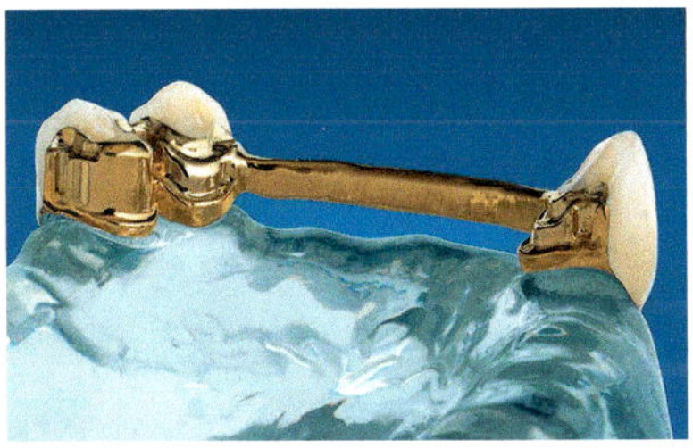

Abb. 1 Stegverbindung zwischen den Eckzähnen

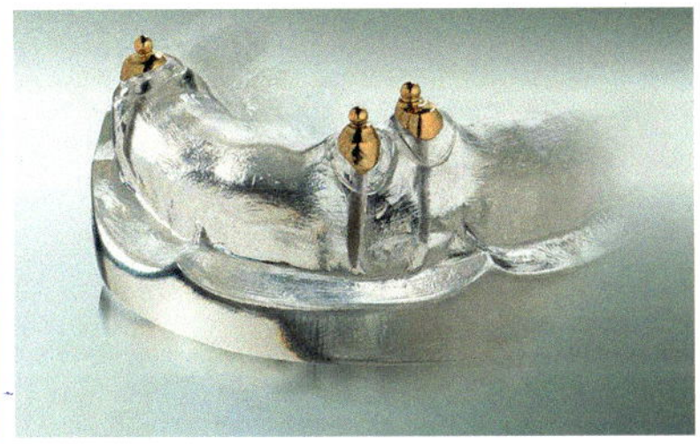

Abb. 2 Druckknopfanker auf einer Wurzelstiftkappe

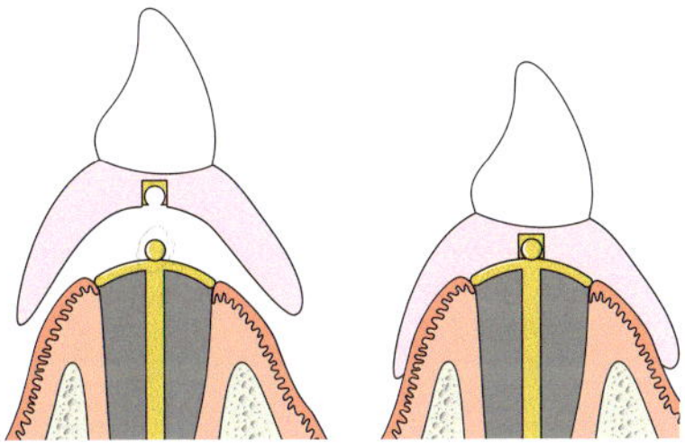

Abb. 3 Druckknopfprinzip eines Druckknopfankers

HINWEIS

Abstützung („Lagerung") von Prothesen

Die beste Abstützung einer Teilprothese liegt dann vor, wenn die Kaukräfte über die Verankerungselemente nur auf die Zähne übertragen werden (s. Abb. 4a). Man spricht von einer **parodontalen Lagerung**. Dies ist immer in einer Schaltlücke möglich. Die Prothesenbasis kann hier schmal gestaltet werden.
Bei einer Freiendlücke werden die Kaukräfte von den Zähnen und von der Schleimhaut aufgenommen. Man spricht von einer **parodontal-gingivalen Lagerung** (s. Abb. 4b). Die Prothesenbasis muss hier breiter gestaltet werden.
Eine reine **gingivale Lagerung** erfolgt bei einer Vollprothese.

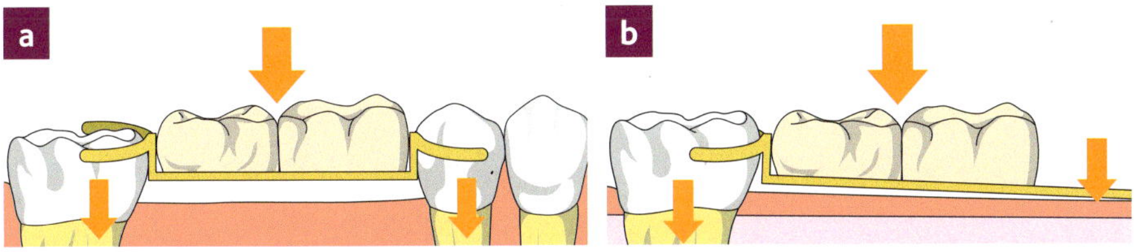

Abb. 4 Verteilung der Kaukräfte bei a) parodontaler Lagerung und b) parodontal-gingivaler Lagerung

Die genannten Verankerungselemente können auch in Kombinationen eingesetzt werden (s. Abb. 5).

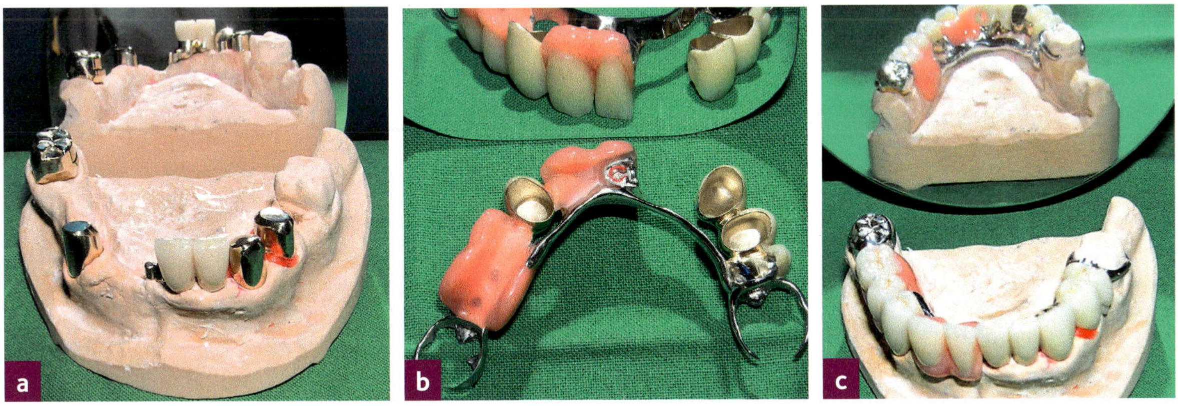

Abb. 5 Klammer, Geschiebe und Teleskope als Verankerungselemente in einer Arbeit: a) 47 Vollgusskrone mit Klammerauflage, Primärkronen an 43, 33, 34; verblockte Verblendkronen 31, 32; Geschiebe mesial 31; b) Sekundärkronen, Geschiebematrize, Klammern (Ansicht von unten); c) Teilprothese auf Modell aufgesetzt. Da hier festsitzender Zahnersatz (Vollgusskrone an 47, verblockte Verblendkronen an 31, 32) mit herausnehmbarem Zahnersatz kombiniert wurde, handelt es sich um ein Beispiel für einen Kombinationszahnersatz (Kombi-Ersatz).

3.1.3 Arbeitsabläufe zur Herstellung einer Modellgussprothese und einer Teleskopprothese

Planung von Kronen- und Brückenersatz, S. 478

Die Versorgung mit Teilprothesen erfordert, wie die Behandlungsabläufe für Kronen- und Brückenersatz, eine eingehende ❯Planung (s. Tab. 1).

Modellgussprothese		Teleskopprothese	
Behandlungsablauf	**Zeit**	**Behandlungsablauf**	**Zeit**
1. Sitzung – Planungsphase: – eingehende Untersuchung – Röntgenbilder – evtl. chirurgische, konservierende oder parodontologische Vorbehandlung – evtl. Behandlung funktioneller Störungen (Kiefergelenkprobleme, Frühkontakte usw.) – prothetische Beratung – Therapieplan, evtl. HKP – evtl. Abformungen für Planungsmodelle und Bissnahme			Je nach Situation kann sich diese Sitzung auch über mehrere Sitzungen erstrecken.
Labor: – evtl. Planungsmodelle einartikulieren – evtl. individueller Löffel – evtl. Formteil (Kunststoffschablone) für die Herstellung von Provisorien			2 Tage
2. Sitzung – Gegenkieferabformung – Einschleifen der Klammerauflagen und Abformung – evtl. Bissregistrierung – evtl. Gesichtsbogen – Farbauswahl, Zahnform	45 Min.	**2. Sitzung** – Anästhesie – Gegenkieferabformung – Abformung für Provisorien (meist Abformung mit Interimsprothese) – Präparation der betroffenen Zähne für Teleskopkronen – Vorbereitungen Abformung (Trockenlegung, Retraktionsfäden usw.) – Präparationsabformung (Doppelmisch- oder Korrekturabformung) – evtl. Bissregistrierung – evtl. Gesichtsbogen – Farbauswahl, Zahnform – Provisorienherstellung und Eingliederung	2 Stunden
Labor: – Gegenkiefermodellherstellung – Anfertigung des Modellgussgerüstes	1 Woche	**Labor:** – Gegenkiefermodellherstellung – Sägemodellherstellung – Anfertigung der Primärkronen – Herstellung eines individuellen Löffels	1 Woche

3. Sitzung – Einprobe des Modellgussgerüstes – evtl. Bissregistrierung mit Wachswällen auf dem Modellgussgerüst	20 Min.	**3. Sitzung** – Abnahme der Provisorien – Einprobe der Primärteleskope – Überabformung (Abformung über die Teleskope, die Teleskope bleiben in der Abformung stecken) mit individuellem Löffel – Wiederbefestigen der Provisorien	20 Min.
Labor: – Wachsaufstellung	1 Woche	**Labor:** – Arbeitsmodellherstellung – Anfertigung des Modellgussgerüstes – evtl. Herstellung einer Bissschablone	1 Woche
4. Sitzung – Wachseinprobe (Okklusion, Artikulation, Ästhetik und Lautbildung)	20 Min.	**4. Sitzung** – Abnahme der Provisorien – Einprobe des Modellgerüstes – Bissnahme – Wiederbefestigen der Provisorien	20 Min.
Labor: – Fertigstellung in Kunststoff	5 Tage	**Labor:** – Einartikulation der Modelle – Wachsaufstellung	1 Woche
5. Sitzung – Einsetzen der fertigen Modellgussprothese	15 Min.	**5. Sitzung** – Abnahme der Provisorien – Wachseinprobe (Okklusion, Artikulation, Ästhetik und Lautbildung) – Wiederbefestigen der Provisorien	20 Min.
		Labor: – Fertigstellung in Kunststoff	5 Tage
		6. Sitzung – Einzementieren der Primärkronen – Einsetzen der fertigen Teleskopprothese	20 Min.
erneute Kontrolle ca. 2 Wochen später			

Tab. 1 Ablauf der Herstellung einer Modellguss- und einer Teleskopprothese. Die Zeitangaben dienen als Orientierung und können in unterschiedlichen Praxen bzw. zahntechnischen Laboratorien variieren.

Die Arbeitsabläufe zur Herstellung einer Geschiebeprothese sind denen zur Herstellung einer Teleskopprothese ähnlich.

MERKE

Bei der Herstellung von Kombinationszahnersatz, z. B. einer Teleskopprothese, ist gegenüber einer Modellgussprothese immer eine zusätzliche Sitzung notwendig. Die später im Mund zu zementierenden Anteile müssen in einer Sitzung einprobiert werden. Über diese wird eine Überabformung gemacht.

Fachausdruck	Erklärung	Beispiel
Modellgussgerüst	**Basisplatte** aus Metall. Auf diese Platte werden die Kunststoffzähne aufgestellt und mit rosa Prothesenkunststoff befestigt. Die mit Kunststoffzähnen ersetzten Anteile der Prothese werden auch als **Prothesensättel** bezeichnet. Mehrere Prothesensättel werden im Oberkiefer durch eine Gaumenplatte (**Transversalbügel**) und im Unterkiefer durch einen Unterzungenbügel (**Sublingualbügel**) miteinander verbunden. Die Verankerung an den bleibenden Zähnen erfolgt über **Verankerungselemente**.	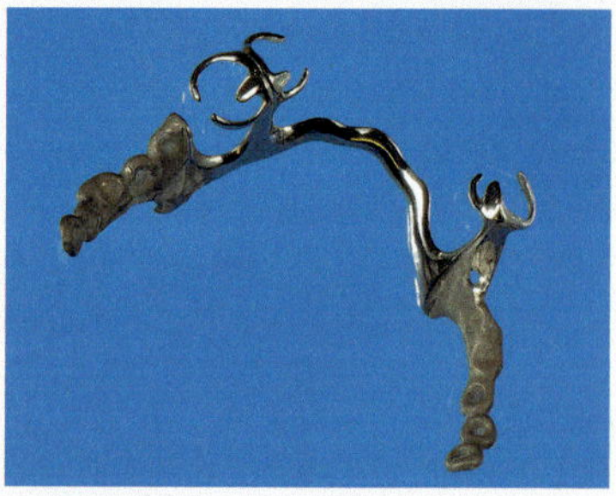 Modellgussgerüst
Bissschablone	Für den Patienten wird eine Kunststoffplatte individuell hergestellt. Auf dieser Kunststoffplatte werden Wachswälle befestigt. Mit dieser Bissschablone kann bei teil- oder nicht bezahnten Patienten eine Bissnahme durchgeführt werden.	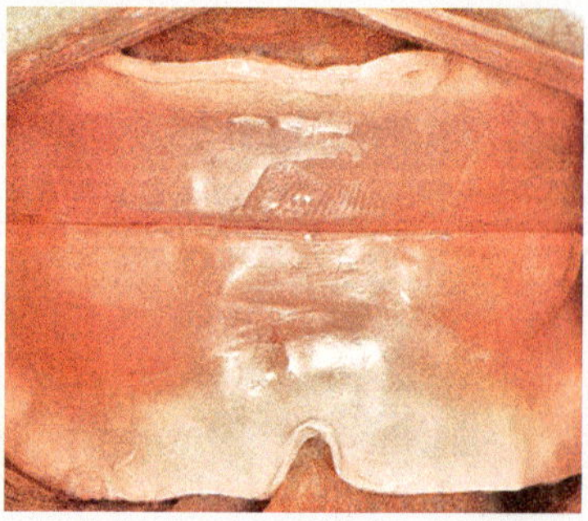 Bissschablone mit Wachswall zur Bissnahme
Wachsaufstellung	Total- oder Teilprothesen müssen vor der endgültigen Fertigstellung zuerst auf Zahnstellung, Zahnform, Zahnfarbe, Okklusion, Artikulation und Lautbildung überprüft werden. Dazu werden die Prothesenzähne zuerst mit Wachs aufgestellt. Statt des rosa Prothesenkunststoffs wird zunächst noch rosafarbenes Wachs verwendet.	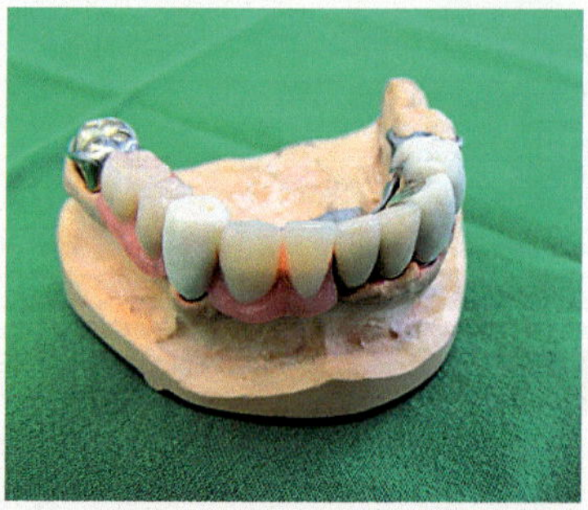 Wachsaufstellung einer Teilprothese. Die Prothesenzähne sind mit rosafarbenem Wachs aufgestellt. Die Verblendungen sind noch mit weißem Wachs gestaltet.

Tab. 1 Übersicht über Fachausdrücke aus dem zahntechnischen Labor (Teilprothese)

3.2 Totalprothese

Totalprothesen werden auch als **Vollprothesen** bezeichnet. Sie werden bei einem oder beiden zahnlosen Kiefer(n) eingesetzt.

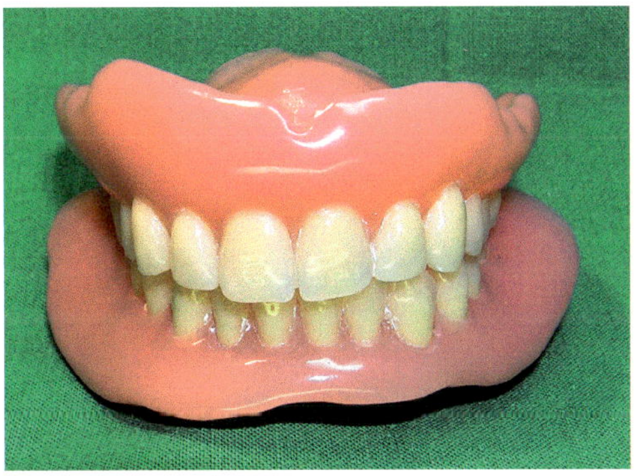

Abb. 1 OK- und UK-Totalprothese

In der Regel bestehen sie nur aus rosafarbenem Kunststoff, in den die Prothesenzähne aus Kunststoff eingebettet sind (s. Abb. 1). Im Oberkiefer ist der Gaumen bedeckt. Die hintere Begrenzung ist die Ah-Linie. Die vestibuläre Begrenzung ist die Umschlagfalte. Auch im Unterkiefer erstreckt sich die Totalprothese vestibulär bis zur Umschlagfalte. Lingual reicht sie in die beweglichen Partien des Mundbodens. Im hinteren lingualen Bereich erstreckt sie sich bis zur ❯Linea mylohyoidea (Ursprung des M. mylohyoideus an der Innenseite des Unterkiefers).

Linea mylohyoidea, S. 180

3.2.1 Halt einer Totalprothese

Während bei der Teilprothese natürliche Zähne zum Halt der Prothese beitragen, ist dies bei einer Totalprothese nicht mehr möglich.

Wie ist dennoch ein guter Halt möglich? Für den Halt der Totalprothese sorgen Kapillarkräfte, welche im Spalt zwischen Prothesenbasis und Kieferschleimhaut durch den dazwischen gelagerten Speichelfilm wirksam werden. Damit im Zusammenhang steht auch eine Unterdruckwirkung. Vereinfacht kann man sich den Halt wie bei zwei aufeinanderliegenden, befeuchteten Glasplatten vorstellen.

Voraussetzungen für diesen Halt sind:

- die Prothesenbasis muss der Kieferschleimhaut möglichst dicht anliegen, nur dadurch kann ein dünner Speichelfilm erzielt werden
- möglichst zähfließender Speichel zwischen Prothesenbasis und Kieferschleimhaut
- möglichst große Auflagefläche der Prothese
- der Abschluss am Prothesenrand muss möglichst dicht sein, damit keine Luft und kein Speichel am Prothesenrand eindringen können; der Prothesenrand wird deshalb auch als **Ventilrand** bezeichnet

Ein entscheidendes „Bauteil" für den Halt einer Totalprothese ist der Prothesenrand. Er muss möglichst dicht der Umschlagfalte anliegen, um die genannte **Ventilfunktion** zu erzielen. Er darf sich aber auch nicht zu tief in die Umschlagfalte einlagern. In diesem Fall wäre der Prothesenrand zwar schön dicht, aber bei jeder Bewegung würden Muskeln, Lippen-, Wangen- und Zungenbänder usw. die Totalprothese abhebeln. Der Prothesenrand muss an die Funktion der umgebenden Gewebe angepasst werden. Deshalb wird er auch als **Funktionsrand** bezeichnet.

Durch eine ❯**Funktionsabformung** wird der Prothesenrand richtig abgeformt. Dadurch liegt der Prothesenrand der Umschlagfalte möglichst dicht an, ohne bei Muskelbewegungen abgehebelt zu werden, und kann so seine Aufgabe als **Ventil-** und **Funktionsrand** erfüllen. Bei einem richtig gestalteten Prothesenrand wirken einige Muskeln sogar stabilisierend auf die Prothese.

Funktionsabformung, S. 490

3.2.2 Arbeitsabläufe zur Herstellung einer Totalprothese im OK und UK

Die Versorgung mit Totalprothesen erfordert eine genaue Planung (s. Tab. 1).

Behandlungsablauf	Bild	Zeit
1. Sitzung – Planungsphase: – eingehende Untersuchung – evtl. funktionstherapeutische Maßnahmen – prothetische Beratung – Therapieplan, evtl. HKP – evtl. Abformungen mit der alten Prothese für Planungsmodelle und Bissnahme		
2. Sitzung – Situationsabformung OK und UK zur Herstellung von individuellen Löffeln	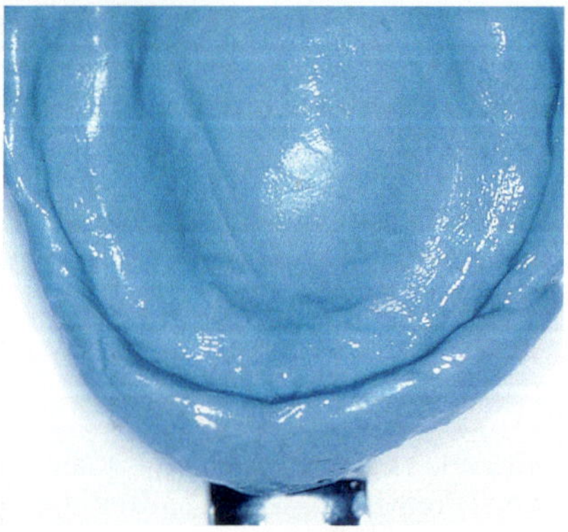 Situationsabformung OK	15 Min.
Labor: – Herstellung der Situationsmodelle – Herstellung der individuellen Löffel		2 Tage
3. Sitzung – Funktionsabformung OK und UK mit individuellen Löffeln	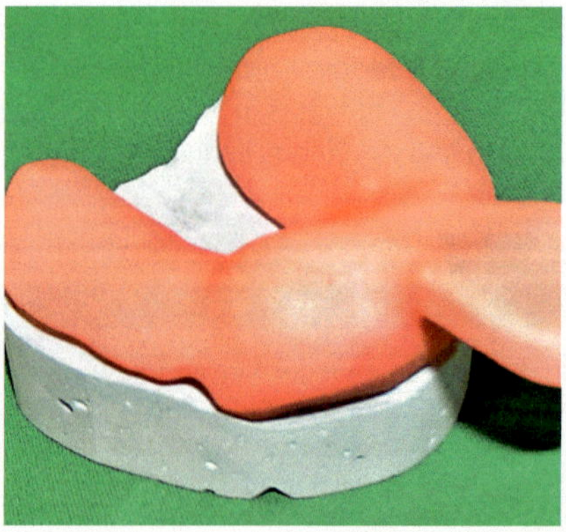 Individueller Löffel für Funktionsabformung UK	20 Min.
Labor: – Herstellung der Arbeitsmodelle – Herstellung von Bissschablonen		2 Tage

4. Sitzung – Bissnahme – Punkte an Nase und Kinn werden eingezeichnet – der Patient wird aufgefordert, die Lippen locker aufeinanderzulegen (Ruheschwebelage), die exakte Bisshöhe liegt 2 mm unterhalb dieser Ruheposition; der Abstand der Punkte und somit die Bisshöhe wird mit einer Schieblehre fixiert – das Wachs der Bissschablonen wird erwärmt; nun lässt man den Patienten so lange zubeißen, bis die ermittelte Bisshöhe erreicht ist; die Wachswälle werden fixiert – auf den Wachswällen werden Hilfslinien für die Zahnaufstellung eingezeichnet, z. B.: 1) Mittellinie (s. Abb.) 2) Eckzahnlinie 3) Kauebene 4) Lachlinie – evtl. Gesichtsbogen – Ermitteln der korrekten Zahnfarbe und Zahnform	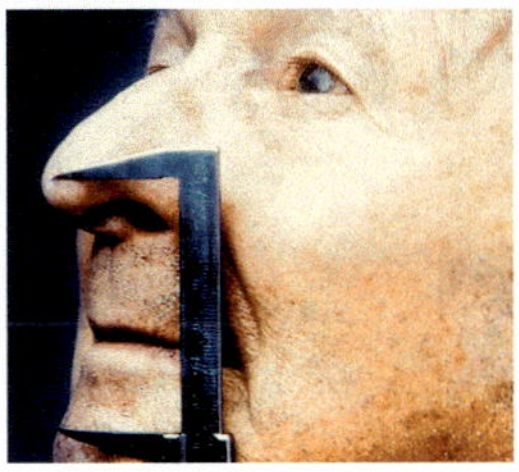 Festlegung der Bisshöhe 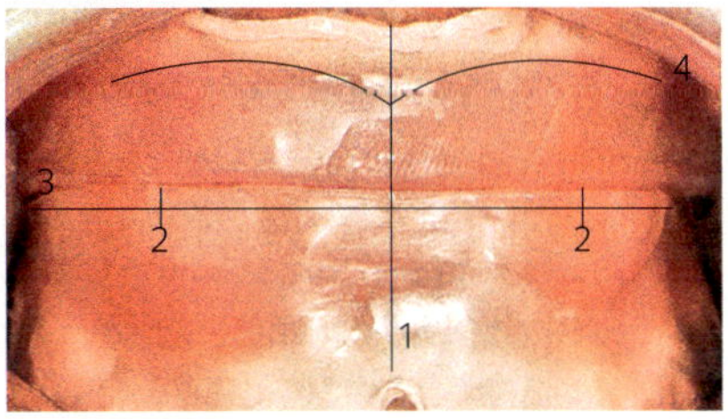 Bissschablone mit Wachswall zur Bissnahme	20 Min.
Labor: – Einartikulation der Arbeitsmodelle – Wachsaufstellung der Prothesen		1 Woche
5. Sitzung – Wachseinprobe (Okklusion, Artikulation, Ästhetik, Lautbildung)	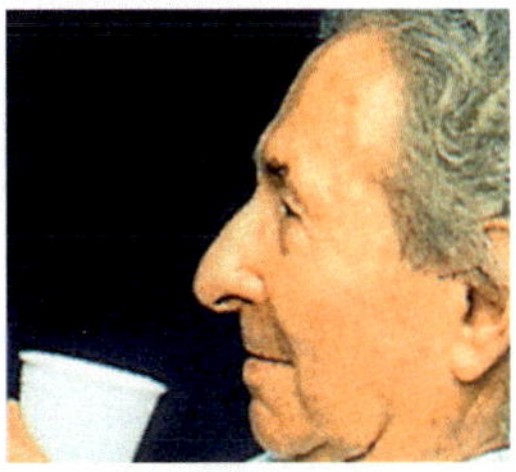 Kontrolle des Lippenprofils von der Seite bei der Wachseinprobe	20 Min.
Labor: – Fertigstellung der Prothesen in Kunststoff		5 Tage
6. Sitzung – Eingliederung der fertiggestellten Prothesen	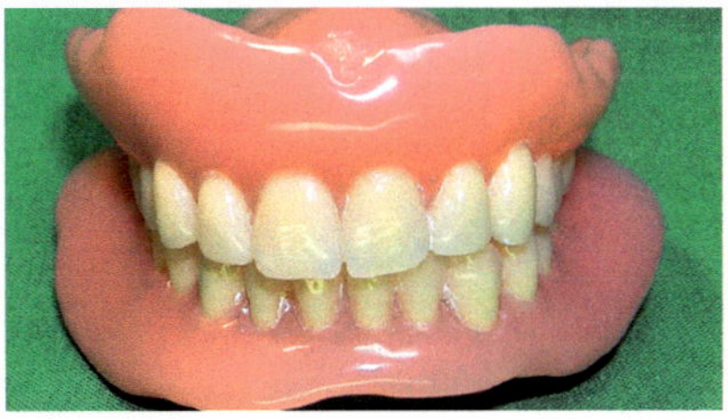 OK-UK-Totalprothese	20 Min.

Tab. 1 Ablauf der Herstellung einer OK- und UK-Totalprothese. Die Zeitangaben dienen als Orientierung und können in unterschiedlichen Praxen bzw. zahntechnischen Laboratorien variieren.

3.2.3 Der ältere Patient

Der Anteil älterer Menschen in unserer Bevölkerung nimmt stetig zu. Sie brauchen in der Zahnarztpraxis eine besondere Betreuung.

Ältere Menschen sind oft weniger flexibel und gewöhnen sich langsamer an neue Situationen. Dies bedeutet, dass ein neuer Zahnersatz häufig als störend empfunden wird, obwohl er funktionstüchtiger ist als der alte. Deshalb wird z. B. die alte Prothese lieber getragen als die neue. Wichtig ist es hier, den älteren Menschen ernst zu nehmen und ihn zu ermutigen, sich durch immer häufigeres Tragen des neuen Zahnersatzes langsam an die veränderte Situation zu gewöhnen.

Herausnehmbarer Zahnersatz bietet den Vorteil, dass er sehr einfach und kostengünstig repariert werden kann. Auch können Zähne, die extrahiert werden müssen, durch Umgestaltung des herausnehmbaren Zahnersatzes ersetzt werden. Dies wird als Erweiterung bezeichnet.

Mit zunehmendem Alter nehmen Sinneswahrnehmungen wie Sehen und Riechen ab. Auch ist die manuelle Geschicklichkeit und Feinmotorik eingeschränkt. Das kann sich auf die Fähigkeit der Pflege des Zahnersatzes und der eigenen Zähne auswirken. Deshalb muss der Patient dazu angeleitet werden, seinen Zahnersatz und die eigenen Zähne zu pflegen. Da auch dies eine neue Situation für den Patienten bedeutet, muss er regelmäßig zur Kontrolle einbestellt werden, um die Fortschritte beobachten und ihn neu motivieren zu können.

Reinigung der Zähne und der Gingiva, S. 424

Neben der ›Reinigung der eigenen Zähne sollte auch der herausnehmbare Zahnersatz täglich gut gesäubert werden. Es sollten dafür spezielle Prothesenbürsten Verwendung finden (s. Abb. 1).

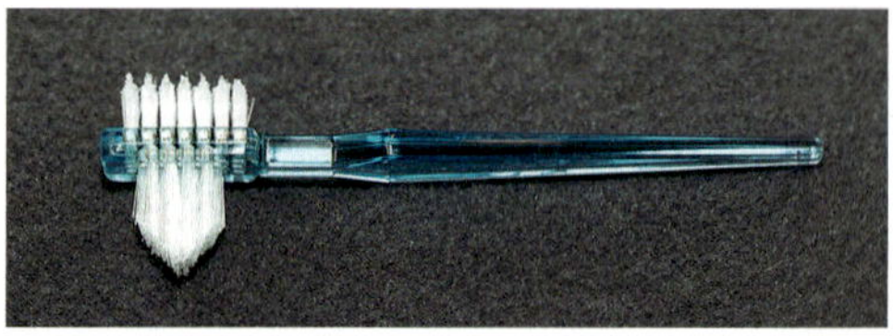

Abb. 1 Spezielle Prothesenbürste

Wichtig ist dabei auch ein handlicher Griff der Zahn- bzw. Prothesenbürste, den der ältere Patient gut halten kann (s. Abb. 2, 3).

Daneben können auch weitere spezielle Handbürsten, die der Patient gut greifen kann, verwendet werden (s. Abb. 4).

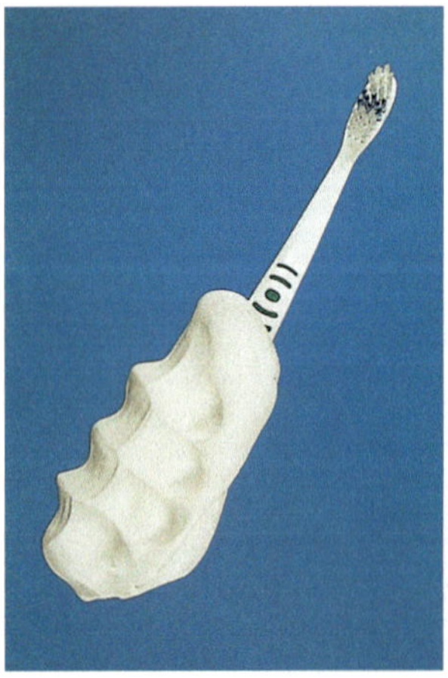

Abb. 2 Zahnbürste mit einem aus Silikon individuell angepassten Stiel

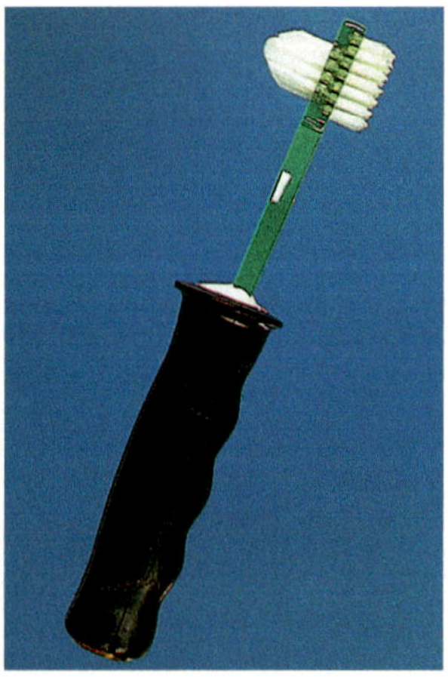

Abb. 3 Mit einem Fahrradhandgriff versehene Prothesenbürste

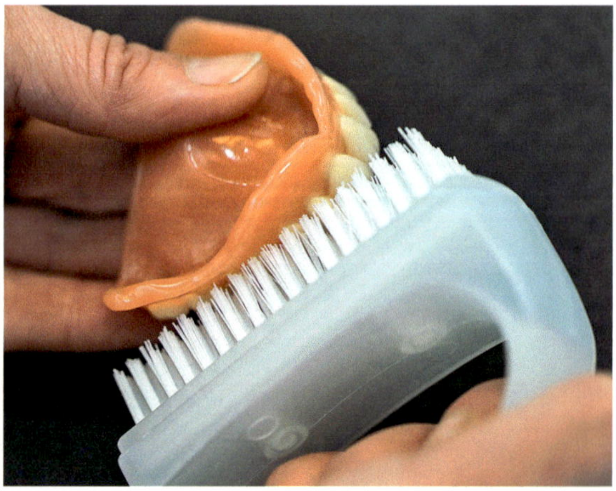

Abb. 4 Reinigung der Prothese mit einer speziellen Handbürste

Insgesamt sollte der ältere Patient auch bei der Reinigung von herausnehmbarem Zahnersatz systematisch vorgehen (s. Abb. 1, 2, 3).

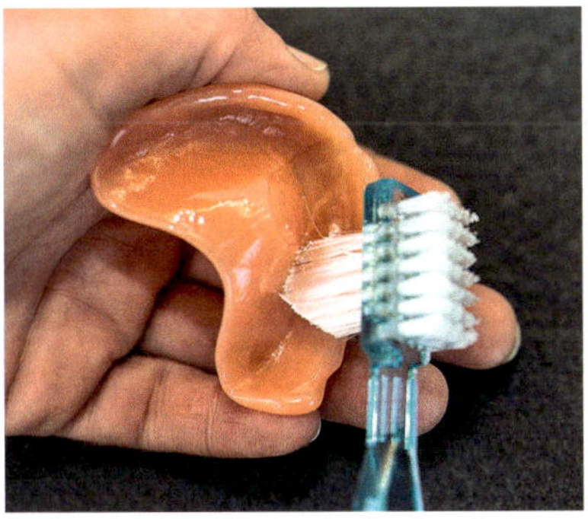

Abb. 1 Reinigung von herausnehmbarem Zahnersatz. Die Prothesenbasis sollte mit kreisenden Bewegungen mit Zahnpasta gereinigt werden. Danach wird die Zahnpasta unter fließendem Wasser abgespült.

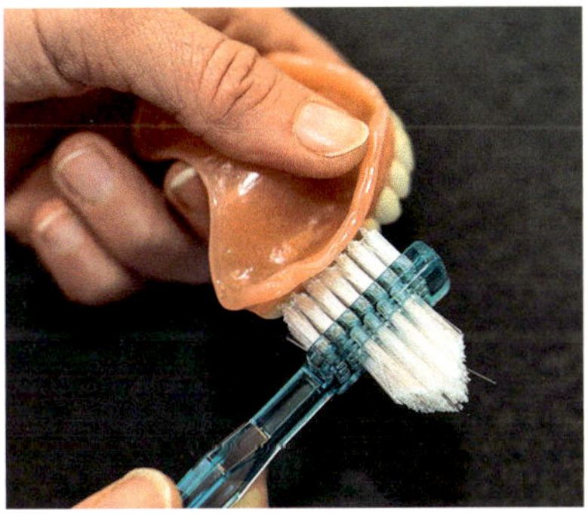

Abb. 2 Reinigung von herausnehmbarem Zahnersatz. Die Interdentalräume der Prothese müssen mit kreisenden oder auswischenden Bewegungen gereinigt werden.

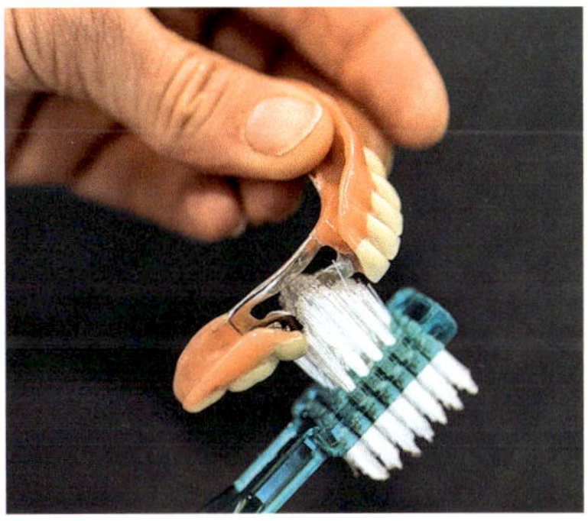

Abb. 3 Reinigung von herausnehmbarem Zahnersatz. Auch die Verankerungselemente bei Teilprothesen müssen gesäubert werden.

TERMINOLOGIE: HERAUSNEHMBARER ZAHNERSATZ	
Coverdenture-Prothese	Deckprothese; teleskopierende Totalprothese; angezeigt bei einem Restzahnbestand von bis zu drei Zähnen; die Zähne werden mit den Primärkronen der Teleskope versorgt; auf diese kommt eine Totalprothese, in die die Sekundärkronen der Teleskope eingearbeitet sind
definitive Prothese	endgültige Prothese
Freiendlücke	verkürzte Zahnreihe; der entsprechende herausnehmbare Zahnersatz wird als Freiendprothese bezeichnet
Funktionsrand (auch: **Ventilrand**)	Prothesenrand einer Totalprothese; er muss auf die Bewegung der umgebenden Muskeln, Bänder usw. abgestimmt werden; dies geschieht über eine Funktionsabformung
Immediatprothese	Sofortprothesen; werden vor einer Zahnextraktion hergestellt; die Prothese dient dann gleichzeitig als Wundverband; durch eine Unterfütterung nach der Wundheilung kann sie in eine definitive Prothese umgewandelt werden
Interimsprothese	Übergangsprothesen; werden vor oder nach einer Zahnextraktion hergestellt; die Prothese wird nur so lange getragen, bis die Wundheilung abgeschlossen ist und die definitive Prothese hergestellt wurde
partielle Prothese	Teilprothese; Prothese des teilbezahnten Gebisses; bedeckt die zahnlosen Kieferkammanteile mit Prothesensätteln; Verbindung der Teilprothese mit den Restzähnen über Verankerungselemente (Klammer, Teleskop, Geschiebe usw.)
Schaltlücke	Zahnlücke innerhalb einer geschlossenen Zahnreihe; der entsprechende herausnehmbare Zahnersatz wird als Schaltprothese bezeichnet
Sublingualbügel	Unterzungenbügel; Ausgleichselement einer Teilprothese im UK; verbindet die einzelnen Prothesensättel untereinander

Transversalbügel	Gaumenplatte; Ausgleichselement einer Teilprothese im OK; verbindet die einzelnen Prothesensättel untereinander
Ventilrand (auch: **Funktionsrand**)	abdichtender Prothesenrand einer Totalprothese; entsteht dadurch, dass der Prothesenrand der Umschlagfalte ohne Druck anliegt; dadurch können Luft und Speichel nicht unter die Prothese gelangen; ist entscheidend für den Halt einer Prothese

AUFGABEN

1 Wie ist eine Modellgussprothese aufgebaut?

2 Erklären Sie die Begriffe Schaltlücke und Freiendlücke.

3 Wie ist ein Geschiebe aufgebaut?

4 Teilprothesen unterscheiden sich in den Verankerungselementen. Welche Vorteile bieten Teleskope gegenüber Klammern?

5 Wie kommt es zum Halt einer Totalprothese?

Stichwortverzeichnis

A

A. brachialis 248
A. carotis 248
A. dorsalis pedis 248
A. femoralis 248
A. poplitea 248
A. radialis 248
A. tibialis posterior 248
ABC-Schema 259
Abfallentsorgung 116, 123
Abformlöffel 484
Abformmaterialien 490
Abformung 484
Abformung, anatomische 485
Abformung, Desinfektion 121
Abhalten 45, 274
Abnahmeprüfung 414
abnehmbare Brücke 471
Abrasion 66, 131, 426
Abrasivität 426
Absauganlage, Desinfektion 122
Absaugen 45
absolute Trockenlegung 160
Abstandsquadratgesetz 387
Abszess 212, 296
Abutment 302
Abwurfbehälter 123, 280
Acetylcystein 321
Acetylsalicylsäure 286, 321
Acquired Immune Deficiency Syndrome 98
acquired pellicle 135
Adamantoblasten 127
Adhäsion 149
Adhäsiv 149
Adhäsivbrücke 471
adhäsive Befestigung 473
Adhäsivtechnik 149
advanced life support 261
aerobe Bakterien 89
Aerosol 36, 93, 114, 319
Agar-Agar 491
AGMP 108
Ah-Linie 68, 70, 490
AIDS 98
Air-Flow® 355
Airscaler 354
Aktivator 377
aktive Impfung 100
aktive Platte 375
aktives Zuhören 51
akut 96
akute Entzündung 209
akute Hepatitis 97
Alastics 377
Alginat 485
Alginatabformung 485
Aligner-Therapie 380
Allergen 266
Allergie 62, 266
Allergiepass 62
Allgemeinanästhesie 195
allgemeine Anamnese 62
allgemeiner Befund 132
Allgemeinerkrankungen 62
Alloy 156
ALS 261
ältere Patienten 57, 504
Alveolaratrophie 336
Alveolarfortsatz 179, 180
Alveolarknochen 327
Alveolen 179, 180, 253, 255, 327
Alveolotomie 305
Amalgam 156
Ambiente 40
Ameloblasten 127, 129
Amöbe 91
Amputation 215
anaerob 330
anaerobe Bakterien 89
Analgetika 321
Analgosedierung 195
analoges Röntgen 392
Anämie 238
Anamnese 61, 132
Anamnesebogen 65
anaphylaktischer Schock 266, 268
Anästhesie 195
Anästhesie, intraligamentäre 197, 202
Anästhesierisiko 62
Anästhesist 195
Anästhetika 196
Anästhetikum 198
anästhetischer Wirkstoff 196
Anastomosen 204
anatomische Abformung 485
anatomische Pinzette 276
Angina pectoris 264
Angle-Klassen 368
Angsterkrankung 60
Angstpatienten 59
Ankerkrone 470
Anode 388
Anodontie 366
Anomalie 66, 364
Ansaugung 199
Ansteckung 93
Antagonistenkontakt 365
Antibiotika 89, 321
Antibiotikaresistenzen 322
Antidepressiva 321
Antigene 100, 239
Antihypertonika 321
Antikoagulantien 321
Antikoagulation 241
Antikörper 99, 101, 239
Antimykotika 91, 321
Antiphlogistika 321
Antisepsis 104, 106
Antiseptika 321
Antitussiva 321
Antrum 181
Aorta abdominalis 248
Aorta 243, 246
Aortenklappe 243
apathogene 88
Apex dentis 78
Apex radicis dentis 78
Apex 78
Aphthe 359
API 446
apikal 80
apikale Masterfeile 227
apikale Ostitis 211
apikale Parodontitis 211
apikales Granulom 211
Aplasie 366
Apoplex 265
apothekenpflichtige Arzneimittel 317
Appendix 434
Appendizitis 434
Applikation 319
Applikationsspritzen 148
approximal 80
Approximalraum 326
Approximalraum-Plaque-Index 446
Äquivalentdosis 408
Arbeitsgruppe Medizinprodukte 108
Arbeitskleidung 104
Arbeitsplatzhygiene 104
Arbeitsschutzgesetz 28, 108
Arbeitsschutzvorschriften 27
Arbeitsstoffe, biologische 29
ArbSchG 28, 108
Arterien 246
Arterienklemme 277

Arteriolen 246
Arteriosklerose 249
Articain 197
Artikulation 77, 464
Arzneimittel 317
Arzneimittelformen 319
Arzneimittelgruppen 321
Arzneimittellehre 317
Arzneimittelpackung 318
Asepsis 106
Aspartam 438
Aspiration 36, 199, 262
Aspirin® 286, 321
ASS 286, 321
Assistenz, sterile 274
Ästhetik beim Kronenersatz 468
Asthma bronchiale 263
Atemfrequenz 253
Atemmechanik 255
Atemwege freimachen 259
Atemwege 253
Ätiologie 134
Atlas 177
Atmung 253, 255
atraumatische Nadel 279
Atrium 243
Atrophie 305, 336
attached Gingiva 327
Attrition 426
Ätzgel 149
Ätzmuster 149
Aufbereitung von Übertragungsinstrumenten 120
Aufbereitung, manuelle 116
Aufbereitungszyklus 114
Aufbewahrung von Medikamenten 323
Aufbewahrungsfristen (Röntgen) 416
Aufbissaufnahme 400
Auffächerung, vestibuläre 331
Aufhellung 386
Aufklärung 65
Aufnahmetechniken 396
augmentative Verfahren 306
Ausatemluft 253
Auskultation 132
Außenbereich 40
Außenkrone 495
äußere Atmung 255
äußerer Flügelmuskel 185
Autoklav 106, 118
autonomes Nervensystem 190
autoritärer Stil 22
Autotransfusion 263
Axis 177
Axon 188

B

Backhefe 91
Bajonetthebel nach Flohr 282
Bajonettzange 283
Bakterien 88
bakterienabtötende Spülung 227
bakterizid 105
basic life support 261
Basismaßnahmen der Reanimation 261
Basisplatte 493
Bass-Technik 429
Bauchatmung 255
Bazillen 89
Beatmung 260
Beatmungsbeutel 260
befestigte Gingiva 327
Befestigung, adhäsive 473
Befestigungskomposit 473
Befunderhebung 132
Befunderhebung, kieferorthopädische 371
Begrüßung 40
Behandlung, Nachbereitung 47
Behandlung, Vorbereitung 44
Behandlungsgeräte, kieferorthopädische 375
Behandlungsplanung 38
Behandlungsraum 43
Beipackzettel 318
Belichtungszeit 389
Benehmen 52
benigne 311, 361
ben-u-ron® 321
Benzodiazepine 321
Berufsgenossenschaft für Gesundheitsdienst und Wohlfahrtspflege 27, 108
Berufsgenossenschaft 27
Berufsgenossenschaftliche Regeln 29
Beruhigungsmittel 321
Beschwerdemanagement 53
Besserwisser 60
Betäubung, örtliche 195
Betäubungsmittel 317
Betäubungsmittelgesetz 317
Betäubungsmittel-Verschreibungsverordnung 317
Betreuung, persönliche 38
Betreuungsqualität 39
Betriebsanweisung 34
Bewegungsfähigkeit, eingeschränkte 58
Bewusstlosigkeit 258
Bewusstseinslage 257
Beziehungskonflikte 25
Bezugsaufnahmen 414
Bezugsperson 56
BG 27
BG-Regeln 29
BGW 27, 108
Bifurkation 83
Bilder 42
Bildträger 391
bimixillär 376
Biofilm 329, 424
Biokompatibilität 466
biologische Arbeitsstoffe 29
Biostoffe 29
BioStoffV 29, 108
Biostoffverordnung 29, 108
Bissflügelaufnahme 399
Bissnahme 372
Bissschablone 500
bitter 71
Black-Klassen 163
Blattpapillen 71
Bleaching 450
bleeding on probing 330, 341
bleibende Zähne 76
bleibendes Gebiss 77, 131
Blickkontakt 40, 50
BLS 261
Blut 237
Blutarmut 238
Blutdruck 249
Blutdruckmessung 249
Blutgefäße 246
Blutgerinnsel 241
Blutgerinnung 240
blutgerinnungshemmende Mittel 286
Bluthochdruck 250
Blutkörperchen 237
Blutkreislauf 252
Blutplättchen 237
Blutpfropf 240
Bohrer 165
Bonding 150
Bonusheft 444
BOP 330, 341
Bracketsystem 377
Brechampulle 198
Bronchiolen 254
Brücke, abnehmbare 471
Brücke, einspannige 470
Brücke, geteilte 470
Brücke, mehrspannige 470
Brückenanker 470
Brückenarten 471
Brückenersatz 470
Brückenglied 470

Brückenkörper 470
Brückenpfeiler 470
Brustfell 254
Btm 317
BtMG 317
BtMVV 317
Bucca 70
bukkal 80
bukkaler Abszess 212
Bukkalstand 366
Bürstchen 355

C

$Ca(OH)_2$ 215
CAD 481
CAD-CAM-Methode 481
CAD-Maschine 467
Calor 207
CAM 481
Candida albicans 91, 99, 359
Canesten® 321
Caninus 76
Caput mandibulae 180, 184
Carboxylatzement 153
Caries media 140
Caries profunda 140, 210
Caries superficialis 140
Caruncula sublingualis 70
Cavitron® 354
Cavum oris 68
Cellulae ethmoidales 180, 181
Cementum 78, 326
Cerec-Methode 481
Cervix dentis 78
Charge 119
Chargendokumentation 119
Chargenkontrolle 119
chemische Desinfektion 105
Chirurgie, präprothetische 305
Chirurgiemotoren 278
chirurgische Absaugkanüle 274
chirurgische Eingriffe 282
chirurgische Einheit 278
chirurgische Händedesinfektion 112
chirurgische Pinzette 276
chirurgische Schere 276
chirurgischer Sauger 274
Chlorhexidin 321, 349
Chlorhexidingluconat 227
Chlorhexidinlösung 432
Chlorid 436
chronisch 96
chronische Entzündung 209
chronische Hepatitis 97
CHX 321, 349
CHX-Lösung 432
Circulation 260
Citospritze 200
Cl 436
Clotrimazol 321
CLP-Verordnung 35
Cochleaimplantat 277, 354
Code 48
Codein 321
Coe-Pak™ 351
Collum dentis 78
Collum mandibulae 180
Colon 434
Columbia-Kürette 353
Compules 148
Computer Aided Design 467, 481
Computer Aided Manufactoring 481
computerunterstützte Messsysteme 352
Concha nasalis inferior 177, 180
Cor 243
Corona dentis 78
Corpus mandibulae 180
Coverdenture-Prothese 495
CPR 260
Creme 319
Cyclamat 438

D

DAHZ 108
DAJ 146
Dampfsterilisator 106, 118
Dappenglas 474
Darmflora 434
D-Arzt 102
DAZ 38
decayed 145
Deckbiss 367
Deckprothese 495
decodieren 48
Defektprothese 464
Defibrillation 261
Dekubitus 359
Delaire-Maske 381
Delegationsrahmen 26
Demineralisation 135, 138
Dendrit 188
Dentes decidui 76
Dentes permanentes 76
Dentin 78, 127
Dentinadhäsiv 151
Dentinätzung 151
Dentinhypoplasie 367
Dentinkanälchen 127
Dentinkaries 140
Dentinkonditionierung 151
Dentitio difficilis 290, 367
Dentition 128
dentogen 254
Desinfektion 105, 116
Desmodont 202, 326, 327
Desmodontalspalt 202
Deutsche Arbeitsgemeinschaft für Jugendzahnpflege 146
Deutsche Gesellschaft für Sterilgutversorgung 108
Deutsche Gesellschaft Unfallversicherung 27
Deutscher Arbeitskreis für Hygiene und Zahnmedizin 108
Deutscher Arbeitskreis für Zahnheilkunde 38
Devitalisierung 216
DGUV Vorschrift 27
DGUV 27
Diabetes mellitus 63, 266
Diagnose 133
Diagnostik 133
Diamantschleifer 165
Diaphyse 174
Diastema mediale 366
Diastema 313
Diastole 244
Diazepam 321
Dickdarm 434
Diclofenac 321
Diffusion 256
digitale Volumentomographie 404
digitales Röntgen 391
Diplokokken 89
direkte Überkappung 214
Disaccharid 437
Discus articularis 184
dislozierte Frakturen 310
Disposition 334
distal 80
Distalbiss 368
distal-exzentrische Einstellung 400
Distalstand 366
Distanzzonen 44
distobukkal 83
DMF-S-Index 145
DMF-T-Index 145
DNA 88
Dokumentation der Wurzelkanalbehandlung 233
Dolor post extractionem 286
Dolor 207
Doppelkrone 495
Doppelmischabformung 488
Doppelzucker 437

Dosis 408
Dragees 319
Drg. 319
Druckknopfanker 497
Druckstelle 359
Ductus 72
Dünndarm 434
Durchbruchszeiten 130
Durchgangsarzt 102
DVT 404
dysgnathe Verzahnung 365
Dysgnathie 313, 364

E

Ebenen der Prophylaxe 421
Eckzahn 76, 82
Eckzahnlinie 402
Edelmetall-Legierung 465
Edodontologie 174
effektive Dosis 409
Einartikulation 480
Einatemluft 253
Einbüschelbürste 380
Eindruck, erster 39
Einfachzucker 437
Einfädler 430
Ein-Flaschen-System 152
Einfühlungsvermögen 51
eingeschränkte Bewegungsfähigkeit 58
eingeschränkte Funktion 207
Eingriffe, chirurgische 282
Einlage, medikamentöse 228
Einlagefüllung 157, 170
Einmalspritzen 199
einspannige Brücke 470
Einspritzung 320
Einstein, Albert 71
Einstellung, distal-exzentrische 400
Einstellung, exzentrische 400
Einstellung, mesial-exzentrische 400
Einstellung, orthoradiale 396
Ein-Stück-Gussprothese 493
Eintauchverfahren 116
Einzelqualifikationen 24
Eiter 212, 296
Elastics 378
elastische Polierer 165
Elastomere 491
elektrische Zahnbürsten 425
Elektrochirurgiegerät 277, 356
Elektrokoagulation 277
elektromagnetische Wellen 387
elektrometrische Längenmessung 226
Elektroschlinge 277, 356
Elektrotom 277, 356
Elevatorium 278
Elisabeth I 435
Elongation 366
Eluxation 309
Emdogain® 347
Empathie 51
Empfänger 48
Empfangsbereich 40
Emulsion 319
Enamelum 78
Endobox 222
Endodont 207
Endodontie 174
Endodontium 207
Endokard 243
Endokarditis 245
Endokarditisprophylaxe 245
Endomessblock 222
Endothel 246
Energiedosis 408
enteral 319
enterale Applikation 320
Entwicklungsautomat 394
Entzündungsanzeichen 208
Entzündungsindex 445
Entzündungsreaktion 207
Epiglottis 74, 254
Epilepsie 63, 266
Epipharynx 74
Epiphyse 174
Epithel 326
Epithese 464
Epulis 335
Ernährung, gesunde 435
Ernährungskreis 435
Erosionen 139, 439
Ersatzzähne 129
Erscheinungsbild der Praxis 38
Erscheinungsbild 50
Erste-Hilfe-Maßnahmen 261
erster Eindruck 39
Erwachsenenbehandlung 374
Erythrozyten 237
ESG-Prothese 493
eugnathe Verzahnung 365
Eugnathie 364
Exkavator 166
Exposition 36
Exspiration 253
Exstirpationsnadel 220
extraorale Leitungsanästhesie 203
externer Sinuslift 304
Extraktion 282
Extraktionstherapie 382
Extraktionszange 283
extraoral 81
extraorale Röntgenaufnahme 402
extraoraler Befund 132
exzentrische Einstellung 400
Exzision 296

F

F. incisivum 192, 203
F. infraorbitale 192
F. mandibulae 192, 204
F. mentale 192, 204
F. palatinum 192, 203
F. supraorbitale 192
Fachkompetenz 23
Fachsprache 49
Fäden 280
Fadenpapillen 71
Fadenschere 276
Familienanamnese 64
Faulecken 359
Fazialislähmung 194
Fazialisparese 194
FDI-Zahnschema 84
Fédération Dentaire Internationale 84
Feedback 48
Feinpartikel-Hybridkomposite 147
Fernröntgenseitenaufnahme 372, 403
festsitzender Zahnersatz 464
Fibrinogen 237
Fibrom 361
filled 145
Filmkassette 394
first in, first out 120
Fissuren 82
Fissurenbohrer 165
Fissurenversiegelung 450
FKO-Apparatur 376
Flächenbezeichnungen 79
Flaschenkaries 439
FloridaProbe® 352
Flügelmuskel 185
Fluids 442
Fluoride 436
Fluoridgelee 442
fluoridiertes Speisesalz 441
Fluoridierung 441
Fluoridierung, lokale 442
Fluoridlack 443
Fluoridlösungen 442
Fluoridtabletten 441
Fluoridüberdosierung 443

Flussäuregel 473
Foeter ex ore 358
Folienschweißgerät 117
follikuläre Zyste 294
Fontanellen 177
food debris 135, 423
Foramen apicis dentis 78
Foramen apikale 78, 126
Foramen caecum 82
Foramen incisivum 179, 193, 203
Foramen infraorbitale 179
Foramen magnum 177
Foramen mandibulae 180, 193, 204
Foramen mentale 180, 193, 204
Foramen palatinum majus 179
Foramen palatinum 193, 203
Foramen supraorbitale 192
Foramen 178
Foramina 178
formelle Organisation 22
Fornix 68, 69
Fortsätze 179
Fraktur 310
Frakturbehandlung 310
Frankfurter Horizontalebene 402
frei verkäufliche Arzneimittel 317
freie Gingiva 327
Freiendbrücke 470
Freiendlücken 493
Freiendprothese 493
Freilegung von retinierten Zähnen 313
Fremdkörperaspiration 262
Frenulum buccale 68, 69
Frenulum labii 68, 69
Frenulum linguae 70
Frequenz 387
Fresszellen 240
Friktion 496
Frontzähne 76
FRS 372, 403
Fruchtzucker 437
Früherkennungsuntersuchung, zahnärztliche 444
Fruktose 437
Führungsstil 22
Füllungsmaterialien im Vergleich 157
Füllungsmaterialien, plastische 147
Functio laesa 207
Fungi 91
fungizid 105
Funktion, eingeschränkte 207
Funktionsabformung 490
funktionskieferorthopädische Geräte 376
Funktionsrand 501
Funktionsregler nach Fränkel 377
Furkationsbehandlung 348
Furkationssonde 352

G

Galvanokrone 467
Ganglien 190
Ganglion trigeminale 192
Gangränbehandlung 232
Garderobe 41
Gasaustausch 255
Gaster 434
Gates-Bohrer 222
Gaumen 69
Gaumen, knöcherner 179
Gaumenbein 177, 179
Gaumenfortsatz 179
Gaumenmandel 68, 70, 73
Gaumensegel 69
Gaumenzäpfchen 70
Gebiss, bleibendes 131
Gebissentwicklung 130
gebogene Klammern 495
gebogene Parodontalsonde 352
Gefahrenbezeichnungen 31
Gefahrenhinweise 31
Gefahrenkategorien 31
Gefahrenklassen 30
Gefahrenpiktogramme 31
Gefahrensymbole 31
Gefahrstoffe 30
Gefahrstoffverordnung 30
Gefahrstoffverzeichnis 31
Gefäßkontraktion 240
Gefäßverkalkung 249
Gefäßwand 246
GefStoffV 30
Gegenanzeige 272
Gehirn 189
Gesichtsschädel 177
Geißeln 88
Gel 319
Gelbsucht 96
Gelenkkapsel 184
gemischte Nerven 189
Genesung 95
Geräte, funktionskieferorthopädische 376
gerinnungshemmende Medikamente 63
Gerinnungsstörungen 241
Germektomie 289
Gerüst 480
geschäftliche Distanz 44
Geschiebe 496
geschlossene Frakturen 310
geschlossene Kürettage 345
Geschmackssinn 71
Geschwür 359
Gesichtsbogen 380, 482
Gesischtsmaske 381
gesteuerte Gewebe-regeneration 347
Gestik 50
gesunde Ernährung 435
Gesundheitsschutz 27
geteilte Brücke 470
GHS 30
Gingiva marginalis 327
Gingiva propria 327
Gingiva 68, 78, 326, 330
Gingivabeil 356
Gingivaformer 302
Gingivahyperplasie 335
gingival 80
gingivale Lagerung 497
Gingivalrandschräger 166
Gingivawucherung 335
Gingivektomie 348
Gingivitis 329
Gingivoplastik 348
GIZ 153
Glandula parotidea 72
Glandula sublingualis 72
Glanzbrand 480
Glasampulle 198
Glasionomerzement 153
Glasionomerzementkapsel 154
Glaskeramik 467
Glaskeramikkrone 467
Gleitmittel 227
Global Harmonisiertes System 30
Globuli 319
Glossa 70
Glukose 437
Glykogen 437
Gnathologie 464
Goethe-Knochen 179
Gracey-Kürette 354
Gram, Hans 88
gramnegativ 88
grampositiv 88
Granulationsgewebe 211
Granulom, apikales 211
Granulozyten 208, 238
Granulozyten, neutrophile 240
Grenzstrang 190
großer Kreislauf 252
Grundimmunisierung 100
Grundinstrumentarium 143

Grünpflanzen 42
Gruppenprophylaxe 421
GTR 347
Guided Tissue Regeneration 347
Gummikelch 355
Guttapercha 490
Guttaperchastifte 221

H

Haarzunge 72
Habits 364, 373
Haderup-Zahnschema 85
Haftvermittler 149, 484
Halbseitenlähmung 265
Halbwinkeltechnik 398
Halsschlagader 248
Hämoglobin 237
Hämostyptika 321
Handanmischung 489
Handaufnahme 404
Händedesinfektion, chirurgische 112
Händedesinfektion, hygienische 111
Händehygiene 110
Handelsname 318
Händewaschen 110
Handinstrumente 166
Handlungskompetenz 23
Handpflege 112
Handröntgenaufnahme 372
Handstück 164
Handzahnbürste 425
harter Gaumen 68, 69
Hartmetallbohrer 165
Hauptbronchien 254
Hazard-Statements 31
Headgear 380
heavy body 491
Hebel 282
Hedström-Feile 220
Heilanzeige 272
Heilungsphase 351
Heliobond 474
Helix 118, 124
Hemisektion 296
Hepatitis 96
herausnehmbarer Zahnersatz 464, 493
Herkranzgefäße 246
Herpes simplex labialis 358
Hertz 387
Herz 243
Herzaktion 244
Herzbeutel 243
Herzinfarkt 264
Herzkranzarterien 243
Herz-Kreislauf-Erkrankungen 62
Herzscheidewand 243
Herzschrittmacher 62, 354
Herzschrittmacherpass 62
Herzton 245
hinterer Gaumenbogen 68
Hinterhauptbein 176
Hirnnerven 191
Hirnschädel 176
Histologie 126
HIV-Infektion 98
Höcker 82
Höflichkeit 52
Hohlkehlpräparation 469
Hohlmeißelhebel nach Bein 282
Hohlmeißelzange nach Luer 278
Hohlvene 243, 246
Holzkeil 168
Homebleaching 450
Hörbehinderung 59
horizontal 81
H-Sätze 31
humorale Abwehr 239
Hybridkeramik 467
Hydrokolloide 491
hydrophil 491
Hydroxylapatit 78, 127
Hygiene 88
Hygiene, persönliche 104
Hygienekette 104
Hygienephase 344
Hygieneplan 109
hygienische Händedesinfektion 111
hygienische Lagerung 120
Hyperämie 209
Hyperdontie 366
Hyperglykämie 267
Hyperplasie 335
hypertensive Krise 265
Hypertonie 250
Hyperventilation 263
Hypnotika 321
Hypodontie 366
Hypoglykämie 267
Hypopharynx 74
Hypotonie 250
Hz 387

I

i.a. 320
i.c. 320
i.m. 320
i.v. 320
Ibuprofen 321
IfSG 108
Ikterus 96
Immediatprothese 495
Immunität 99
Immunsystem 239
Impfung gegen Karies 459
Impfung 99
Implantat 298
Implantation 298
Implantation, navigierte 303
inaktive Karies 144
Incisivus 76
Indikation 272
Indikatorstreifen 118
indirekte Überkappung 214
Individualprophylaxe 421, 444
individueller Abformlöffel 484
infektiologische Notfälle 269
Infektion 36, 93
Infektionskrankheit 63, 95
Infektionslehre 93
Infektionsquellen 93
Infektionsschutzgesetz 95, 108
Infektionsschutzmaßnahmen bei Injektionen 200
Infektionswege 93
Infiltrationsanästhesie 195, 197, 201
Influenza 98
informelle Organisation 22
Infusion 320
Initialkaries 140, 144
Initialtherapie 344
Injektion 198, 199, 320
injizieren 199
Inkubationszeit 95
Inlay 157, 170
Inlaybrücke 471
Innenkrone 495
innere Atmung 256
innerer Flügelmuskel 185
In-Office-Bleaching 450
INR 241
Inspektion 132, 143, 253
Instrumente, oszillierende 166
Instrumente, rotierende 164
interdental 80
Interdentalbürstchen 431
interdentale Gingiva 326
Interdentalpapille 326
Interdentalraum 326
Interimsprothese 495
Interkostalmuskeln 255
intermaxillär 378
International Normalized Ratio 241
internationales Zahnschema 84

interne Konflikte 25
interner Sinuslift 304
interradikulär 80
Intimdistanz 44
intraarteriell 320
intrakutan 320
intraligamentäre Anästhesie 197, 202
intramaxillär 378
intramuskulär 320
intraoral 81
intraorale Leitungsanästhesie 203
intraorale Röntgenaufnahmen 396
intraoraler Befund 132
intravenös 320
Intubationsnarkose 195
inzisal 80
Inzision 296
Ionendosis 408
irreversibel 332
irreversibel-elastische Abformmaterialien 491
irreversibel-starre Abformmaterialien 490
Isomalt 438
ITN 195

J

Jacketkrone 467
Jenner, Edward 99
Jochbein 177
Jochbeinfortsatz 179
Jugendliche (Prophylaxegespräche) 460
Jugendliche 57

K

K 436
„KAI“-Systematik 427
Kalium 436
Kältespray 224
Kalzium 436
Kalziumhydroxid 214, 215, 228
Kammer 243
Kanülen 198
Kapillaren 246, 247
Kapseln 319
Kapsid 90
kardiogener Schock 268
kardiopulmonale Reanimation 260
Karies 134
Karies, inaktive 144
Kariesdetektor 143, 144, 167
Kariesentstehung 134
Kariesexkavation 167
Kariesindex 145
Kariesprophylaxe 420
Kariesrezidiv 141
Kariesrisikobestimmung 456
Kariestherapie 146
Kariesverlauf 140
kariogen 135
Karpule 198
Karpulenspritzen 199
Kartuschen 489
karzinogen 361
Karzinogenität 36
Kathode 388
Kaugummi 440
Kaumuskel 185
Kaumuskulatur 185
Kauterisation 277
Kavität 146
Kehldeckel 74, 254
Kehlkopf 74, 254
Keilbein 176
Keilbeinhöhle 73, 180, 181
Kennzeichnung von Arzneimitteln 318
Kennzeichnungsetikette 35
Kephalometrie 372
Keramikschulter 466
Kerr 490
Kerr-Feile 220
K-Feile 220
Kieferanomalien 369
Kiefergelenk 184
Kiefergelenkaufnahme 404
Kiefergelenkknacken 184
Kieferhöhle 181
Kieferhöhlenempyem 212
Kieferhöhlenentzündung 181, 254
Kieferklemme 184
Kieferkompression 369
Kieferorthopädie 371
kieferorthopädische Befunderhebung 371
kieferorthopädische Behandlungsgeräte 375
kieferorthopädische Prophylaxe 373, 420
Kiefersperre 184
Kinder (Prophylaxegespräche) 460
Kinder 56
Kinderbehandlung 38
Kinderecke 42
Kinn-Zungenbein-Muskel 186
Kippung 366
Klammern 494
Klammerzange 161
Klebebrücke 471
kleiner Kreislauf 252
Kleinstlebewesen 88
Knigge 52
Knochenaufbau 174, 347
Knochenbrüche 310
Knochenfräse 278
Knochengewebe 175
Knochenhaut 175
Knochenmark 175
Knochenresektion 306
Knochensepten 179, 327
Knochensequester 305
Knochentaschen 331
knöcherner Gaumen 179
Knopfsonde 291
Knorpel 174
Koagulum 240
Kofferdam 160
Kohlendioxid-Schnee 224
Kohlenmonoxid 241
Kokken 89
Kollektivprophylaxe 421
Kombi-Ersatz 464
Kombinationszahnersatz 464
Kommunikation 48
Kommunikationsarten 49
Kommunikationsmodell 48
Kommunikationswege 48
Kompakta 175
Kompetenzbereiche 24
Kompetenzen 23
Komplementsystem 240
Komplikationen bei Lokalanästhesie 269
Kompomer 155
Komposite 147
Kondensation, laterale 229
Kondensation, vertikale 230
Kondylus 180, 184
konfenktionierter Abformlöffel 484
Konflikte, interne 25
Koniotomie 254
Konkremente 135, 332
Konservierungsstoffe 196
Konstanzprüfung 414
Kontaktinfektion 94
Kontamination 36, 93, 104
kontaminiert 36
Kontraindikation 272
Kontraktion 244
Kontrazeptiva 321
Kontrollbereiche 413
Kontrollröntgenbild 230
Kontrolluntersuchung 444

Konuskrone 495
kooperativer Stil 23
Kopfbiss 367
Kopfmuskulatur 185
Kornzange 274
koronal 80
Koronararterien 243, 246
koronare Herzkrankheit 264
Körperhaltung 50
Körperkreislauf 252
Korrekturabformung 487
korrosiv 36
Kortikalis 175
Kortikoide 228, 321
Kortison 321
Kps. 319
Krallenhebel nach Barry 282
Krampfanfälle 266
Krampfleiden 63
Krankheitszeichen 95
Krebsvorstufe 362
Kreidefleck 140
Kreislauf 260
Kreuzbiss 368
Krise, hypertensive 265
Kristallzucker 437
kritisch 115
Kronenarten 465
Kronenersatz 465
Kronenflucht 81
Kronenfraktur 308
Kronenpräparation 469
Kronenpulpa 79, 126
Krummdarm 434
Krümmungsmerkmal 81
Kunststoffmatrizenband 168
Kürettage 345
Küretten 353, 449

L

Labia 68
labial 80
Lachgas 319
Ladialbogen 375
Lagebezeichnungen 79
Lagerung des Patienten 45
Lagerung von Instrumenten 120
Lagerung von Prothesen 497
Laissez-faire-Stil 22
Laktobazillen 135, 456
Langenbeck-Haken 277
Längenbestimmung 226
Langzeitprovisorium 476
Lappenoperation 346
Larynx 74, 254
Laser 167
Laserfluoreszenzmessung 143, 144
Laser-Scanner 392
Läsion 136
lateral 81
laterale Kondensation 229
Latexhandschuh 113
Leber 435
Leberentzündung 96
Ledermix® 228
Leerdarm 434
Legierung 465
Leistenschlagader 248
Leistungsfähigkeit 39
Leitsystem 41
Leitungsanästhesie 195, 197, 203
Le-Master-Einstellung 399
Lentulo® 221
Lernkompetenz 23
Leselupe 59
Leukoplakie 362
Leukozyten 237
lichthärtende Materialien 148
Lichtkeile 168
Lidocain 197
Ligaturen 162
light body 491
Lindemannfräse 278
Lingua 70
lingual 80
Lingualbrackets 379
Lingualstand 366
Lippen 68
Lippenbändchen 68, 69
Lippen-Kiefer-Gaumenspalte 179
Lippenringmuskel 187
Lochstanze 161
Löffel, scharfer 285
lokal 209
Lokalanästhesie 195
Lokalanästhetika 196, 321
lokale Applikation 319, 320
lokale Fluoridierung 442
lokale Komplikationen 205
Lösung 319
Lsg. 319
Luer-Zange 278
luftbetriebene Handstücke 166
Luftröhre 254
Lunge 255
Lungenarterie 244
Lungenbläschen 253, 255
Lungenfell 254
Lungenkapillaren 253
Lungenkreislauf 252
Lymphe 250
Lymphozyten 238
Lymphsystem 250
Lysozym 240

M

M. buccinator 187
M. digastricus 186
M. geniohyoideus 186
M. levator labii superioris 187
M. masseter 185
M. mylohyoideus 186
M. orbicularis oris 187
M. pterygoideus lateralis 185
M. pterygoideus medialis 185
M. temporalis 185
Magen 434
Magnesium 436
Mahlzahn 76
Makrophagen 208, 240
makroskopisch 78, 126
Malaria 91
maligne 311, 361
Mandelentzündung 251
Mandibula 177, 180, 184
Manometer 249
Mantelkrone 467
manuelle Aufbereitung 116
Marcumar® 241, 286, 321
marginale Gingiva 327
Marylandbrücke 471
Mastdarm 434
Masterfeile, apikale 227
Masterpointaufnahme 232
Materia alba 135, 423
Matrix 147
Matrize 168, 496
MAV 181, 290
Maxilla 177, 179
McCall-Girlande 336
Medianlinie 402
Medikament 317
Medikament, Lagerung 323
Medikamente, gerinnungshemmende 63
medikamentöse Einlage 228
medizinisches Zahnholz 431
Medizinprodukte 114
Medizinproduktebetreiberverordnung 108, 114
Medizinproduktegesetz 108, 114
Mehr-Flaschen-System 152
mehrspannige Brücke 470
Meldepflicht 29, 95
Mepivacain 197
Merkblätter 52
mesial 80
Mesialbiss 368

mesial-exzentrische
Einstellung 400
Mesialstand 366
mesiobukkal 83
Mesiodens 366
mesiolingual 83
Mesopharynx 74
Messaufnahme 232
Messblock 233
Messschieber 372
Metallgerüst 466
Metallkäppchen 466
Metaphyse 175
Metastasen 311, 361
Methode „Von Rot nach
Weiß" 428
Methodenkompetenz 23
Middeldorpf-Haken 274, 277
Mikrobiologie 88
mikrobiologische Tests 456
mikrobiologische
Untersuchungen 343
Mikrogenie 369
Mikrognathie 369
Mikroorganismen 88
Mikroorganismengemeinschaft 67
Mikrophagen 240
mikroskopisch 78, 126
Milchgebiss 76, 130
Milchzähne 76
Mimik 49
mimische Muskulatur 187
Mineralstoffe 436
minimalinvasive Präparation 164
Mischgerät 489
missing 145
Mitralklappe 243
mmHg 249
Möblierung 41
Modellgussgerüst 500
Modellgussprothese 493
Molar 76, 83
Monobond® Plus 473
Monosaccharid 437
Monozyten 208, 238
Morphium 317
Mortalamputation 216
Mortalexstirpation 231
motorische Nerven 189
MPBetreibV 108, 114
MPG 108, 114
MRSA 322
Mucosa 68
Mukogingivalchirurgie 348
Mukogingivalgrenze 68, 326
Mukoperiostlappen 288
Mukosa 68, 326
Multi Resistenter Staphylococcus
aureus 322
Multiband-Apparaturen 380
Multiband-Bracketsystem 377
multitufted 425
Mund-, Kiefer- und Gesichts-
chirurg 272
Mund-Antrum-Verbindung 181,
290
Mundatmung 138
Mundboden 68, 70
Mundbodenmuskulatur 186
Mundbodenplastik 307
Munddusche 432
Mundflora 67, 135
Mundhöhle 68, 433
Mundhöhlenkarzinome 362
Mundhygiene 423
Mundschleimhaut 68, 326
Mundsoor 99, 359
Mundsperrer nach Denhart 277
Mundspüllösung 432
Mundvorhof 68
Mundvorhofplatten 374
Mund-zu-Mund-Beatmung 260
Mund-zu-Mund-Nase-
Beatmung 262
Mund-zu-Nase-Beatmung 260
Muskel, zweibäuchiger 186
Muskelfortsatz 180
Muskulatur, mimische 187
Mutagenität 36
Mutation 361
Muzine 138
Mykose 91, 99, 359
Myokard 243

N

N. 188
N. alveolaris inferior 192, 193,
204
N. buccalis 192, 193
N. facialis 194
N. incisivus 192, 193, 203
N. infraorbitalis 192, 193
N. lingualis 192, 193
N. mandibularis 192, 193
N. maxillaris 192, 193
N. mentalis 192, 193, 204
N. ophthalmicus 192
N. palatinus 192, 193, 203
N. trigeminus 192
Na 436
Nachbereiten der Behandlung 47
Nachblutung 286
Nachsorge, unterstützende 351
Nadeldosen 279
Nadelhalter 279
Nadeln 279
Nadelstichverletzung
Nährstoffe 436
Nahrungsmittelinfektion 94
Naht 279
Narkose 195
Nasenbein 177
Nasen-Blas-Versuch 291
Nasenhöhle 180
Nasennebenhöhlen 181, 254
Nasennebenhöhlenaufnahme 403
Natrium 436
Natriumhypochlorit 227
natürliche Strahlenbelastung 409
navigierte Implantation 303
NBS 439
nekrotisch 210
nekrotisierende ulzerierende
Gingivitis 343
nekrotisierende ulzerierende
Parodontitis 343
NEM-Legierung 465
Nerven 188
Nervensystem 189
Nervenzelle 188
Nervi alveolares superiores 193
Nervus facialis 194
Nervus incisivus 192, 193, 203
Nervus infraobitalis 192, 193
Nervus lingualis 192, 193
Nervus mandibularis 192, 193
Nervus maxillaris 192, 193
Nervus mentalis 192, 193, 204
Nervus ophthalmicus 192
Nervus palatinus 193
Nervus trigeminus 192, 193, 203
Nervus 188
Neurit 188
Neuronen 188
Neutralbiss 367
neutrophile Granulozyten 240
nicht resorbierbare Fäden 280
nichtdislozierte Frakturen 310
Nicht-Edelmetall-Legierung 465
nichtentzündliche Parodontal-
erkrankungen 335
Nitrilhandschuh 113
Nn. 188
Nn. alveolares superiores 192,
193
NNH-Aufnahme 403
nonverbale Kommunikation 49
Nörgler 60
Normierung (Wurzelkanal-
instrumente) 223

Notfall 257
Notfallausstattung 269
Notfallmanagement 258
Notfallmaßnahmen 258
Notfallmeldung 258
Nuckelflaschensyndrom 439
NUG 343
NUP 343
Nursing-Bottle-Syndrom 439
Nutzstrahlenfeld 388

O

obere Atemwege 253
Oberflächenanästhesie 195, 197, 201
Oberkiefer 177, 179
Oberkieferzange 283
Oberkörperhochlagerung 258
Oberkörpertieflagerung 258
Oberlippenheber 187
Odontoblasten 79, 126, 127, 129
Odontoblastenfortsätze 126
offene Fraktur 310
offene Kürettage 346
offener Biss 368
öffentliche Distanz 44
Ohrspeicheldrüse 72
okklusal 80
Okklusion 77, 364
Okklusion, regelgerechte 365
Okklusionsfolie 169
Onlay 157
operative Zahnentfernung 287
OPG 372, 402
oral 80
Oralchirurg 272
Organisation 22
Organisation, formelle 22
Organisation, informelle 22
orthograde Wurzelkanalfüllung 293
Orthopantomograf 403
Orthopantomogramm 372, 402
orthoradiale Einstellung 396
orthostastische Synkope 263
örtliche Betäubung 195
Os ethmoidale 177, 180
Os frontale 176
Os hyoideum 186
Os lacrimale 177
Os nasale 177
Os occipitale 176
Os palatinum 177, 179
Os parietale 176
Os sphenoidale 176
Os temporale 176, 184
Os zygomaticum 177
Ösophagus 433
Osteoblasten 175
Osteoklasten 175
Osteomyelitis 305
Osteotomie 288
Osteozyten 175
Ostitis, apikale 211
oszillierende Instrumente 166
Overlay 157
Oxidkeramik 467
Oxidkeramikkrone 467

P

palatinal 80
palatinaler Abszess 212
Palatum durum 68, 69
Palatum molle 68, 69
Palatum 69
Palpation 132
Panoramaschichtaufnahme 402
Pansinusitis 254
Papierspritzen 221
Papilla incisiva 69
Papillen-Blutungsindex 447
Papillenmesser 356
PA-Plan 345
Paracelsus 317
Paracetamol 321
Parallelkrone 495
Paralleltechnik 397
paramandibulärer Abszess 212
parapulpäre Stifte 168
Parasympathikus 190
parenteral 319
parenterale Applikation 320
Parodentalprophylaxe 420
Parodontalabszess 343
Parodontalbehandlung, systematische 340
parodontalchirurgische Therapie 346
parodontale Atrophie 336
parodontale Lagerung 497
Parodontaler Screening Index 341
Parodontalerkrankungen 329
parodontal-gingivale Lagerung 497
Parodontalsonde 352
Parodontalstatus 345
Parodontitis 329, 331
Parodontitis, apikale 211
Parodontium 68, 79, 326
Parodontologie 326
Parodontometer 352
Parodontopathien 329
Parodontose 329
Parotisroll 163
partielle Prothese 493
Partsch-Operation 295
PA-Sonde 352
passive Impfung 101
passive Plattenapparatur 381
Paste 319
Pathogene 88
pathologisch 236
Patient als Kunde 38
Patienten begleiten 43
Patienten mit Behinderungen 58
Patienten, ältere 57, 504
Patienten, schwierige 60
Patientenbetreuung 38
Patientenbindung 38
Patientenerhebungsbogen 65
Patientenerwartungen 38
Patienten-Fragebögen 54
Patientengespräche in der Prophylaxe 460
Patientengruppen 56
Patientenlagerung 45
Patientenmanagement 267
Patientenorientierung 39
Patiententoiletten 41
Patiententypen 59
Patienten-Vorschlagskasten 54
Patientenzufriedenheit 38
Patrize 496
PBI 447
PCD 118
Penicillin 321
per os 320
Perfusion 261
periapikal 80
Perikard 243
perimandibulärer Abszess 212
Periodont 326
Periost 175
Peripac® 351
peripheres Nervensystem 189
Peristaltik 433
Perkussion 132
Perkussionstest 217, 224
perkutan 320
perkutane Infektion 94
permanentes Gebiss 77
Personalführung 22
Personendosimeter 413
persönliche Betreuung 38
persönliche Distanz 44
persönliche Hygiene 104
persönliche Schutzausrüstung 113
Pfeilerdivergenz 470

Pfeilerzähne 470
Pflichten des Unternehmers 28
Pflichten des Versicherten 29
Pflugscharbein 177
Pfortader 252
Phagozytose 208, 240
Pharmakologie 317
Pharmakon 317
Pharynx 73
Phosphat 436
Phosphatzement 153
pH-Wert 136
Physiologie 236
Piezochirurgiegerät 279
Pilze 91
Pilzerkrankungen 91
pilzförmige Papillen 71
Pin 168
Pinzetten 276
Planungsphase 478
Plaque 134, 135, 329, 423
Plaqueindex 445
Plaqueretentionsstellen 344
Plasma 237
Plasmid 88
plastische Füllungsmaterialien 147
Platte, aktive 375
Plattenepithel 326
Pleura 254
Plica sublingualis 70
Plugger 221
Polierer 165
Polierinstrumente 355
Polierpaste 355
Polyacrylatzement 153
Polyether 491
Polymerisationslampe 148
Polysaccharid 437
Polysulfide 491
Positioner 377
Postexpositionsprophylaxe 102
Prädentin 129
Prädilektionsstellen für Plaque und Karies 424
Prädilektionsstellen 134
Präkanzerose 362
Prämolar 76, 82
Prämolarisierung 297
Präparation 146
Präparation, minimalinvasive 164
Präparation, sonoabrasive 166
Präparationsarten 469
Präparationsgrenze 469
Präparationsinstrumente 164
Präparierschere 276
präprothetische Chirurgie 305
Prävention 420
Praxiseinschätzung 55
Praxisordner 42
Praxisorganisation 22
Praxisrundgang 51
Praxiswäsche 123
Precautionary-Statements 31
Prednisolon 321
Prednison 321
Primärdentin 126
primäre Prävention 421
Primärkrone 495
Primer 151
Prionen 91
Probeexzision 362
Process Challenge Device 118
Processus 179
Processus alveolaris 179, 180
Processus articularis 180
Processus frontalis 179
Processus muscularis 180
Processus palatinus 179
Processus zygomaticus 179
Prodromalphase 95
professionelle Zahnreinigung 448
Profilanalyse 372
Progenie 369
Prognathie 369
Prophy-Jet® 355
Prophylaxe 420
Prophylaxe, kieferorthopädische 373
Prophylaxeshop 43
Prothese, partielle 493
Prothesenbürste 504
Prothesenreinigung 504
Prothesensättel 493
Prothesenstomatitis 358
Prothetik 464
Protozoen 91
Protrusion 366
provisorische Versorgung 476
Prüfkörper 414
PSA 113, 402
P-Sätze 31
Pseudotaschen 335
PSI 341
Psychopharmaka 321
Pufferkapazität 457
Pulmo 255
Pulmonalarterie 244
Pulmonalklappe 243
Pulpa 78, 126
Pulpa-Dentin-Einheit 127, 207
Pulpaerkrankungen 207
Pulpagangrän 210
Pulpahorn 78
Pulpakammer 126
Pulpanekrose 210
pulpärer Stift 475
Pulpaüberkappung 214
Pulpenhörner 126
Pulpitis purulenta 210
Pulpitis serosa 210
Pulpitis 209
Pulpotomie 215
Puls 248
Pulsmessung 248
Pulver 319
Pulverstrahlgerät 167, 355, 449
Pulverstrahlreinigung 448
Pus 212, 296
putty 491
Putzkörper 426
Putztechniken 427
PZR 448

Q

Quadrant 84
Qualifikationen der Zahnmedizinischen Fachangestellten 24
Qualitätssicherung (Röntgen) 414
Quecksilber 156
Quecksilbersäule 249
Quick-Wert 241

R

Rachen 73
Rachenmandel 70, 73
radikulär 80
radikuläre Zyste 211, 294
Radix dentis 78
Ramus mandibulae 180, 184
Randleiste 82
Raphe palati 69
Raspatorium 278
RDA-Wert 426
RDG 105, 116
Reamer 220
Reanimation 258, 259
Recall 351
Recallvereinbarung 445
Rechtwinkeltechnik 397
Reevaluation 346
Referenzaufnahmen 414
regelgerechte Okklusion 365
Regeln, berufsgenossenschaftliche 29
regular body 491
Reimplantation 309

Reinigung der Interdentalräume 430
Reinigung von Prothesen 504
Reinigung 104, 116
Reinigungs- und Desinfektionsgerät 105, 116
Reizdentin 126
Reizleitung 188
Rekonvaleszenz 95
rektale Applikation 320
Relative Dentin Abrasion 426
relative Trockenlegung 163
Remineralisation 137, 138, 440
Remotivation 351
Repair-Zahnpasta 427
Reposition 310
Reproduktionstoxität 36
Resistenzen 322
resorbierbare Fäden 280
Resorption 434
Restauration 146
Retention 149, 287, 367
Retentionsphase 381
Retraktionsfäden 487
Retrognathie 369
retrograde Kontamination 120
retrograde Wurzelkanalfüllung 293
Retrusion 366
reversibel 196, 330
reversibel-elastische Abformmaterialien 491
reversibel-starre Abformmaterialien 490
Rezession 336
Rezidiv 141
Rezidivbehandlung 351
Rhagade 359
Richtungsbezeichnungen 79
Rippenfell 254
Risikobewertung 115
Risikoeinstufung 115
Risikofaktoren 62
Risikogruppe 30
Riva-Rocci 249
Rohbrand 480
Röhrenspannung 389
Röntgen, analoges 392
Röntgen, Aufbewahrung 413
Röntgen, Aufbewahrungsfristen 416
Röntgen, Aufnahmen 412
Röntgen, digitales 391
Röntgen, Fehlerquellen 405
Röntgen, Hygiene 401
Röntgen, Qualitätssicherung 414
Röntgenaufnahme, extraorale 402
Röntgenaufnahme, intraorale 396
Röntgenfilm 392
Röntgenfilmentwicklung 394
röntgenologische Längenmessung 226
Röntgenpass 412
Röntgenröhre 388
Röntgenschein 411
Röntgenstrahlung 386
Röntgenuntersuchung 144
Röntgenverordnung 408, 411
Root Planing 345
Rosenbohrer 165
Rotation 366
Rotationsmethode nach Fones 428
rote Blutkörperchen 237
ROTE LISTE® 317
rotierende Instrumente 164
Rötung 207
RöV 408
Rubor 207
Rückenmark 189
Rugae 69
Ruhepuls 248

S

s.c. 320
s.m. 320
Saccharid 437
Saccharin 438
Saccharose 437
Sachkonflikte 25
Sachverständigenprüfung 414
Sägemodell 480
sagittal 81
Salbe 319
salzig 71
Sandwichabformung 488
Sauberkeit 104
sauer 71
Sauger 373
Sauger, chirurgischer 274
Saugerflaschensyndrom 439
Saugkanüle 45
Saumepithel 327
SBI 446
Scaler 353, 449
Scaling 345
Schädelknochen 176
schallaktive Zahnbürsten 425
Schallgeräte 354
Schaltlücken 493
Schaltprothese 493
scharfer Löffel 285
Scheitelbein 176
Scheren 276
Schichttechnik 148
Schienung 351
Schläfenbein 176, 184
Schläfenmuskel 185
Schlafmittel 321
Schlaganfall 265
Schleifinstrumente 165
Schleifscheiben 165
Schleimhaut 326
Schleimhaut-Knochenhaut-Lappen 288
Schleimhautschere 276
Schlitz 378
Schloss 378
Schlotterkamm 305
Schlund 73
Schmelzadhäsiv 150
Schmelz-Ätz-Technik 149
Schmelzfluorose 443
Schmelzhypoplasie 367
Schmelzkaries 140, 209
Schmelzkonditionierung 149
Schmelz-Matrix-Protein 347
Schmelzprismen 127
Schmerz 207
Schmerzanamnese 64
Schmerzausschaltung 195
Schmerzen 286
Schmerzpatienten 60
Schmierinfektion 94
Schneidekantenmerkmal 81
Schneidezahn 76, 82
Schnelllauf-Winkelstück 164
Schnuller 373
Schock 268
Schock, anaphylaktischer 266
Schrittmacher 261
Schrubb-Putztechnik 429
Schrunden 359
Schutzkleidung 104
Schutzstoffe 30
Schwangerschaft 63, 268
Schwann-Zelle 188
schwarze Haarzunge 72
Schwebebrücke 471
Schwellung 207, 287
schwierige Patienten 60
Sechsjahrmolaren 130
Sedativa 321
Segelklappen 243
Sehbehinderung 59
Seitenlage, stabile 258
Seitenzähne 76
Sekundärdentin 126
sekundäre Prävention 421
Sekundärkaries 141

Sekundärkrone 495
selbstligierende Brackets 378
semikritisch 115
Semmelweis, Ignaz 104
Sender 48
Senioren 57
sensible Nerven 189
Sensoren 391
separieren 168
septischer Schock 268
Septum 243
Sequester 305
Sequestrotomie 305
Serum 237
Serviceleistungen 43
Sharpey-Fasern 327
Sicherheitsdatenblätter 31
Sicherheitshinweise 31
Sicherheitsmaßnahmen 34
Siebbein 177, 180
Siebbeinzellen 180, 181
Silan 147
Silikone 491
Simultanimpfung 101
Sinus frontalis 73, 180, 181
Sinus maxillaris 181
Sinus sphenoidalis 73, 180, 181
Sinusitis maxillaris 181, 254
Sinuslift 181, 304
Situationsabformung 485
Skalpell 275
Slot 378
Sofortimplantation 303
Sofortprothese 495
Sonden 352
Sondierung 143
Soniflex® 354
Sonnenbrand 207
sonoabrasive Präparation 166
Soor 99, 359
Sorbit 438
Sozialkompetenz 23, 25
Spannrahmen 161
Speichel 72, 137
Speichelabsorber 163
Speicheldrüsen 72
Speicheltests 457
Speichelzieher 45
Speichenschlagader 248
Speicherfolien 392
Speiseröhre 433
Speisesalz, fluoridiertes 441
Spezialküretten 354
spezielle Anamnese 64
spezieller Befund 132
spezifische Abwehr 239
Spirochäten 89
Spongiosa 175
Sporen 89
Sprache 49, 52
Sprachprobleme 52
Spreader 221
Springer 274
Spritzen 199
Sprühdesinfektion 121
Spülung, bakterienabtötende 227
Spurenelemente 436
staatliche Arbeitsvorschriften 28
stabile Seitenlage 258
Stabilisierungsphase 381
Staphylococcus aureus 322
Staphylokokken 89
Stärke 437
Stege 497
Steinchen 165
Stents 490
Step-back-Methode 227
Step-down-Methode 227
sterile Assistenz 274
Sterilgutverpackung 117
Sterilisation 106, 118
Stevia 438
Stift, pulpärer 475
Stiftaufbau 475
Stifte, parapulpäre 168
Stil, autoritär 22
Stil, kooperativer 23
Stillen 373
Stillman-Spalte 336
Stirnbein 176
Stirnfortsatz 179
Stirnhöhle 73, 180, 181
Stoffwechselerkrankungen 63
Stomatitis 358
Strahlenaustrittsfenster 388
Strahlenbelastung 409
Strahlenexposition 409
Strahlenschäden 409
Strahlenschutzbeauftragte 411
Strahlenschutzbereiche 413
Strahlenschutzmaßnahmen 411
Strahlenschutz-
verantwortliche 411
Streptococcus mutans 135, 456
Streptokokken 89
Streukügelchen 319
Streustrahlung 387
Stromstärke 389
Stufen der Prophylaxe 421
Stufenpräparation 469
subgingival 80, 299, 332, 469
subkutan 320
sublingual 80
Sublingualbügel 493
sublinguale Applikation 320
sublingualer Abszess 212
submandibulärer Abszess 212
submukös 320
submuköser Abszess 212
subperiostaler Abszess 212
Substanzname 318
Substrat 134, 135
Sulcus gingivae 327
Sulkus 327
Sulkus-Blutungsindex 446
Superfloss 430
Supp. 319
Suppositorien 319
supragingival 80, 332, 469
Suprakonstruktion 298, 302
surface 145
Susp. 319
Suspension 319
süß 71
Süßstoffe 438
Symbiose 88
Sympathikus 190
Symptom 95
Synapse 188
Synkope 263
Synovia 184
Syntac® Adhesive 474
Syntac® Primer 474
systematische Parodontal-
behandlung 340
systemische Applikation 319, 320
systemische Fluoridierung 441
systemische Komplikationen 205
Systole 244

T

Tabletten 319
Tabotamp® 321
Tangentialpräparation 469
Taschenklappen 243
Taschenmarkierungs-
pinzetten 356
Tbl. 319
Team 24
Teamarbeit 24
Teambesprechung 25
Teamfähigkeit 25
Teamkonflikte 25
Teamorganisation 26
Technische Regeln für biologische
Arbeitsstoffe im Gesundheits-
wesen 29
Teilabnahmeprüfung 414
Teilextraktion 296
Teilkrone 468

Teilkronenbrücke 471
Teilprothese 493
Teilretention 287
Teilverblendung 466
Teleskop 471, 495
Teleskopprothese 495
Tertiärdentin 126
tertiäre Prävention 421
Tests, mikrobiologische 456
Tetracain 197
T-Gedächtniszellen 239
T-Helferzelle 238
T-Helferzellen 239
Theophrastus Bombast von Hohenheim 317
Therapie 133
Therapie, parodontalchirurgische 346
Therapieplan 133
thermische Desinfektion 105
Thermodesinfektion 105
Thermodesinfektor 105
thermoplastische Abformmaterialien 490
Thoraxkompression 260
Thrombozyten 237
Thrombozytenaggregation 240
Thrombozytenaggregationshemmer 321
Thrombus 241
tiefe Dentinkaries 140
tiefer Biss 367
Tiefziehschiene 381
Tinktur 319
T-Killerzellen 239
Tochtergeschwülste 361
Tomes-Fasern 79, 126
Tonsilla palatina 68, 70, 73
Tonsilla pharyngea 70, 73
Tonsillitis 251
tooth 145
Torus mandibulae 306
Torus palatinus 306
total etching 152
Total-Ätz-Technik 152
Totalprothese 501
Toxine 339
Toxizität 36
Trachea 254
Tracheotomie 254
Tränenbein 177
transdermal 320
transgingival 299
Transplantation 349
transversal 81
Transversalbügel 493
Traubenzucker 437
traumatische Nadel 279
TRBA 250 29, 108
Trepanation 225
Trifurkation 83
Trikuspidalklappe 243
Trockenlegung 160
Tröpfcheninfektion 94
T-Suppressorzellen 239
Tuber maxillae 179
Tuberculum articulare 184
tuberkulozid 105
Tuberkulum 82
Tubus 388
Tuchklemme 273
Tumor 207, 311, 361
Tunnelierung 348
Turbine 164
Typ-I-Diabetes 266
Typ-II-Diabetes 267

U

Überbiss 369
überempfindliche Zähne 128
Überkappung 214
Überlagerung 399
Übertragungsinstrumente 164
Übertragungsinstrumente, Aufbereitung 120
Überwachungsbereich 413
Ulkus 359
Ultraschallbad 116
Ultraschallgerät 354
umami 71
Umfeldqualität 39
Umgang mit Patienten 51
Umgangsformen 50, 52
Umplanung 22
Umschlagfalte 68, 69
Unfallverhütung 27
Unfallverhütungsvorschriften 27
Universalküretten 353
Universal-Skalpellhalter 356
unkritisch 115
unspezifische Abwehr 239
unter sich gehende Bereiche 491
Unterbiss 369
untere Atemwege 253
untere Nasenmuschel 177, 180
Unterkiefer 177, 180, 184
Unterkieferzange 284
Unterkiefer-Zungenbein-Muskel 186
Unternehmen, Pflichten 28
unterstützende Nachsorge 351
unterstützende Parodontitistherapie 351
Untersuchungen, mikrobiologische 343
Untersuchungsmethoden 132
Unterweisung 28
Unterzungenspeicheldrüse 72
Unverträglichkeiten 62
unwillkürliches Nervensystem 190
Uraufnahmen 414
Uvula 68, 70
UVV 27

V

Vakuum 106
Validierung 117, 124
Variolink® Esthethic DC 474
Vasokonstringenzien 196, 321
vasovagale Synkope 263
vegetatives Nervensystem 190
Velum palatinum 68, 69
Veneers 158
Venen 246, 247
Venolen 246
Venter 434
Ventilrand 501
Ventrikel 243
Verankerungselemente 493, 494
verbale Kommunikation 49
Verblendbrücke 471
Verblendkrone 466
Verblendung 480
Verdauung 433
Verfahren, augmentative 306
Verhalten gegenüber dem Arbeitsteam 51
Verhalten gegenüber den Patienten 51
Verhalten nach chirurgischen Eingriffen 280
Verlagerung 287
Verschattung 386
verschreibungspflichtige Arzneimittel 317
Versicherter, Pflichten 29
Versiegler 150
Versorung, provisorische 476
Verständnis 60
vertikal 81
vertikale Kondensation 230
Verzahnung, dysgnathe 365
Verzahnung, eugnathe 365
vestibulär 80
vestibuläre Auffächerung 331
Vestibulum 68
Vestibulumplastik 307
Via falsa 228
Vielfachzucker 437

Vinylhandschuh 113
Viren 90
Virostatika 90
Virulenz 93
Virusgrippe 98
viruzid 105
vital 213
Vitalamputation 215
Vitalexstirpation 231
Vitalfunktionen 257
Vitalitätsprobe 217, 224
Vitamine 436
Vogelgesicht 369
Vollgussbrücke 471
Vollgusskrone 465
Vollkeramikkrone 467
Vollprothesen 501
Vollverblendung 466
Voltaren® 321
Volumenmangelschock 268
Vomer 177
„Von Rot nach Weiß“ 428
Vorbereiten der Behandlung 44
vorderer Gaumenbogen 68
Vorhof 243
Vormahlzahn 76
Vorsorgeuntersuchung, zahnärztliche 444

W

Wachsaufstellung 500
Wallpapillen 71
Wanderung 366
Wange 70
Wangenbändchen 68, 69
Wangenmuskel 187
Wärme 207
Warnzeichen 31
Wartebereich 41
wasserführende Systeme, Desinfektion 122
Wasserinfektion 94
Wasserstoffperoxid 321
Wasserstrahlgerät 432
Watterollen 163
Watzlawick, Paul 49
Wechselgebiss 76, 130
Wedjets 161
weicher Gaumen 68, 69
Weichgewebskürettage 345
Weichteilverletzungen 311
Weisheitszähne 83
Weisheitszahnzange 283
weiße Blutkörperchen 237
Weiterempfehlung einer Zahnarztpraxis 39
Wellen, elektromagnetische 387
Wertekonflikte 25
White spot 140
WHO-Sonde 341
Wiederbelebung 258, 259
Wiedereinpflanzung 309
Winkelhaken-Zahnschema 85
Winkelmerkmal 81
Winkelstück 164
Wir-Gefühl 51
Wirkspektrum 105
Wirkstoff, anästhetischer 196
Wirtszelle 90
Wischdesinfektion 121
Wohlfühlatmosphäre 43
WSR 292
Wundhaken 277
Wundheilungsstörungen 287
Wurmfortsatz 434
Wurzelfraktur 308
Wurzelhaut 202
Wurzelkanalaufbereitung 220, 227
Wurzelkanalbehandlung 219
Wurzelkanalbehandlung, Assistenz 232
Wurzelkanäle 83
Wurzelkanalfüllung 221, 229
Wurzelkanalinstrumente 223
Wurzelkanalsonde 222
Wurzelkaries 141
Wurzelmerkmal 81
Wurzelpulpa 79, 126
Wurzelrestzange 284
Wurzelspitze 78
Wurzelspitzenloch 78
Wurzelspitzenresektion 292
Wurzelzement 78, 128, 326

X

Xarelto® 241, 286
Xylit 438

Z

Zahnanlagen 128
zahnärztliche Früherkennungsuntersuchung 444
zahnärztliche Pinzette 276
zahnärztliche Vorsorgeuntersuchung 444
Zahnbehandlungsphobie 60
Zahnbein 78
Zahnbeläge 135, 329
Zahnbürste 425
Zahndurchbruch 128
Zähne 76
Zähne, überempfindliche 128
Zahnengstand 365
Zahnentfernung, operative 287
Zahnersatz, Befestigung 472
Zahnersatz, festsitzender 464
Zahnersatz, herausnehmbarer 464, 493
Zahnersatzkunde 464
Zahnersatzleiste 128, 129
Zahnextraktion 282
Zahnfächer 179, 180
Zahnfarbe 468
Zahnfäule 134
Zahnfehlstellungen 365
Zahnfilm 393
Zahnfilmformate 393
Zahnfleisch 68, 78, 326
Zahnfleischschere 276
Zahnfleischsulkus 327
Zahnfleischtaschen 331
Zahnfleischverband 351
Zahnfraktur 308
Zahnglocke 128
Zahnhals 78
Zahnhalteapparat 68, 79, 326
Zahnhartsubstanzen 78
Zahnholz, medizinisches 431
Zahnkappe 128
Zahnknospen 128
Zahnkrone 78
Zahnleiste 128
Zahnluxation 309
Zahnmännchen 438
Zahnmark 78
Zahnpapille 128
Zahnpasta 426, 442
Zahnputzsystematik 427
Zahnputztechniken 427
Zahnretention 287
Zahnrettungsbox 309
Zahnsäckchen 128
Zahnschema nach Haderup 85
Zahnschemata 84
Zahnschmelz 78, 127
Zahnseide 430
Zahnspüllösung 432
Zahnstein 135, 332
Zahnstellungsabweichungen 366
Zahnsubstanzen 78
Zahnüberzahl 366
Zahnunterzahl 366
Zahnverletzungen 308
Zahnwurzel 78
Zahnzahlabweichung 366
Zahnzwischenraum 326
Zange 283

Zäpfchen 68, 70, 319
Zeitschriften 42
Zellatmung 256
Zellmembran 88
Zement 153, 427
Zementkaries 141
Zementoblasten 128
zentral 81
zentrales Nervensystem 189
Zentralstift-Technik 229
Zentralstrahl 388, 396
zervikal 80
Zinkoxid-Eugenol-Zement 153
Zinkoxid-Phosphat-Zement 153
Zirkonoxid 467
zivilisatorische Strahlenbelastung 410
ZNS 189
Zucker 437
Zuckeraustauschstoffe 438
Zuckerersatzstoffe 438
Zufriedenheit des Patienten 38
Zuhören, aktives 51
Zunge 68, 70
Zungenbändchen 70
Zungenbein 186
Zungenreiniger 433
Zungenreinigung 71
Zungenspatel 277
Zuwachszähne 129
zweibäuchiger Muskel 186
Zweitoperation 302
zweizeitig-zweiphasige Abformung 487
Zwischenfälle bei der Lokalanästhesie 205
Zwischenrippenmuskeln 255
Zwölffingerdarm 434
Zylinderampulle 198
Zylinderampullenspritzen 199
Zyste 211, 294
Zyste, radikuläre 211
Zystektomie 295
Zystenoperation 294
Zystostomie 295
Zytokine 240
Zytoplasma 88

Bildquellenverzeichnis

Coverfoto: doc-stock GmbH/Mode Images; **S. 22/1:** BEYCODENT Beyer + Co. GmbH, Herdorf; **S. 23/1:** Schünemann, J., Berlin; **S. 25/1:** Welz, N., Berlin; **S. 27/1:** Berufsgenossenschaft für Gesundheitsdienst und Wohlfahrtspflege (BGW); **S. 29/1:** Berufsgenossenschaft für Gesundheitsdienst und Wohlfahrtspflege (BGW); **S. 29/2:** Fotolia/fotohansel; **S. 34/1:** Landeszahnärztekammer Baden-Württemberg, Stuttgart; **S. 39/1:** Welz, N., Berlin; **S. 40/1:** Shutterstock/Kirill Linnik; **S. 40/2:** Eble, Dr. J., Mittelbiberach, ©Volker Strohmaier; **S. 41/1:** Mair, J., München; **S. 41/2:** Krüper, W., Bielefeld; **S. 42/1:** Krüper, W., Bielefeld; **S. 43/1:** Mair, J., München; **S. 44/1:** Fotolia/Monkey Business; **S. 45/1:** Schünemann, J., Berlin; **S. 45/2:** Krüper, W., Bielefeld; **S. 45/3:** Schünemann, J., Berlin; **S. 45/4:** Krüper, W., Bielefeld; **S. 45/5:** Krüper, W., Bielefeld; **S. 46/1:** Krüper, W., Bielefeld; **S. 46/2:** Krüper, W., Bielefeld; **S. 46/3:** Krüper, W., Bielefeld; **S. 47/1:** Krüper, W., Bielefeld; **S. 47/1:** Krüper, W., Bielefeld; **S. 47/1:** Krüper, W., Bielefeld; **S. 47/2:** Krüper, W., Bielefeld; **S. 47/2:** Krüper, W., Bielefeld; **S. 47/2:** Krüper, W., Bielefeld; **S. 48/1:** Welz, N., Berlin; **S. 48/2:** Welz, N., Berlin; **S. 49/1:** vitaledesign, Berlin; **S. 50/1:** Heinisch, G., Berlin; **S. 51/1:** Krüper, W., Bielefeld; **S. 51/2:** Fotolia/Syda Productions; **S. 52/1:** Mauritius images/Alamy/Quagga Media; **S. 53/1:** Mair, J., München; **S. 56/1:** Krüper, W., Bielefeld; **S. 56/2:** Schünemann, J., Berlin; **S. 57/1:** vitaledesign, Berlin; **S. 59/1:** Krüper, W., Bielefeld; **S. 59/2:** Fotolia/WavebreakMediaMicro; **S. 61/1:** Welz, N., Berlin; **S. 62/1:** CBB, **S. 64/1:** Welz, N., Berlin; **S. 65/1:** CBB; **S. 67/1:** Eble, Dr. J., Mittelbiberach; **S. 67/2:** Corbis/Howard Sochurek/CORBIS; **S. 68/1:** Mair, J., München; **S. 69/1:** Eble, Dr. J., Mittelbiberach; **S. 69/2:** Eble, Dr. J., Mittelbiberach; **S. 70/1:** Mair, J., München; **S. 71/1:** Interfoto/Friedrich; **S. 71/2:** Raichle, G., Ulm; **S. 71/3:** Krüper, W., Bielefeld; **S. 72/1:** Your photo today . A1 pix – superbild; **S. 72/2:** Mair, J., München; **S. 73/1:** Mair, J., München; **S. 76/1:** Mair, J., München; **S. 76/2:** Mergelsberg, A., Freiburg; **S. 77/1:** Mair, J., München; **S. 77/2:** Welz, N., Berlin; **S. 78/1:** Mair, J., München; **S. 80/1:** Mair, J., München; **S. 80/2:** Raichle, G., Ulm; **S. 81/1:** Mair, J., München; **S. 81/2:** Mair, J., München; **S. 81/3:** Mair, J., München; **S. 82/1:** Mair, J., München; **S. 82/2:** Mair, J., München; **S. 82/3:** Mair, J., München; **S. 83/1:** Mair, J., München; **S. 83/2:** Mair, J., München; **S. 83/3:** Raichle, G., Ulm; **S. 84/1:** Mair, J., München; **S. 84/2:** zweiband.media, Berlin; **S. 84/3:** zweiband.media, Berlin; **S. 85/1:** zweiband.media, Berlin; **S. 85/2:** zweiband.media, Berlin; **S. 88/1:** Mair, J., München; **S. 88/2:** doc-stock GmbH/doc-stock health & wellness; **S. 88/3:** Laif/Polaris/CDC – National Center for Immunization and Respiratory Diseases; Legionellosis Resource; **S. 89/1:** Corbis/Visuals Unlimited/Corbis; **S. 89/2:** F1 online; **S. 89/3:** Mair, J., München; **S. 90/1:** Mair, J., München; **S. 90/2:** Mair, J., München; **S. 91/1:** Okapia/Scimat/NAS/OKAPIA; **S. 91/2:** Mauritius images/Science Source; **S. 91/3:** Shutterstock/molekuul.be; **S. 93/1:** vitaledesign, Berlin; **S. 94/1:** Shutterstock/pittawut; **S. 94/2:** Fotolia/PeterO; **S. 94/3:** Fotolia/absolutimages; **S. 94/4:** Krüper, W., Bielefeld; **S. 94/5:** Shutterstock/Roman Seliutin; **S. 94/6:** Fotolia/Thomas Francois; **S. 95/1:** Welz, N., Berlin; **S. 95/2:** Welz, N., Berlin; **S. 95/3:** Welz, N., Berlin; **S. 95/4:** Welz, N., Berlin; **S. 95/5:** Welz, N., Berlin; **S. 96/1:** Okapia/Vincent Zuber/CMSP/OKAPIA; **S. 97/1:** Mauritius images/BSIP; **S. 97/2:** Fotolia/gkrphoto; **S. 97/3:** Fotolia/Monkey Business; **S. 97/4:** Krüper, W., Bielefeld; **S. 97/5:** Fotolia/Tobilander; **S. 97/6:** Heinisch, G., Berlin; **S. 97/7:** Fotolia/beccarra; **S. 97/8:** Fotolia/terex; **S. 98/1:** F1 online; **S. 98/2:** Mauritius images/Alamy/Scott Camazine; **S. 98/3:** Fotolia/shefkate; **S. 99/1:** Mauritius images/Alamy; **S. 99/2:** Corbis; **S. 100/1:** Groger, Dr. U., Bielefeld; **S. 100/2:** Welz, N., Berlin; **S. 100/3:** Welz, N., Berlin; **S. 100/4:** Welz, N., Berlin; **S. 100/5:** Welz, N., Berlin; **S. 100/6:** Welz, N., Berlin; **S. 101/1:** Welz, N., Berlin; **S. 101/2:** Welz, N., Berlin; **S. 101/3:** Welz, N., Berlin; **S. 101/4:** Welz, N., Berlin; **S. 104/1:** Mauritius images/Science Source; **S. 104/2:** vitaledesign, Berlin; **S. 105/1:** Schünemann, J., Berlin; **S. 105/2:** Groger, Dr. U., Bielefeld; **S. 106/1:** MELAG Medizintechnik oHG, Berlin; **S. 106/2:** vitaledesign, Berlin; **S. 108/1:** Berufsgenossenschaft für Gesundheitsdienst und Wohlfahrtspflege (BGW); **S. 109/1:** Karcher, I., Freiburg; **S. 109/2:** Landeszahnärztekammer Baden-Württemberg, Stuttgart; **S. 110/1:** Mair, J., München; **S. 110/2:** Karcher, I., Freiburg; **S. 111/1:** Schünemann, J., Berlin; **S. 111/2:** Schünemann, J., Berlin; **S. 112/1:** Schünemann, J., Berlin; **S. 112/2:** Mair, J., München; **S. 113/1:** Krüper, W., Bielefeld; **S. 113/2:** Krüper, W., Bielefeld; **S. 113/3:** Krüper, W., Bielefeld; **S. 113/4:** Karcher, I., Freiburg; **S. 113/5:** Karcher, I., Freiburg; **S. 114/1:** vitaledesign, Berlin; **S. 116/1:** Mair, J., München; **S. 116/2:** Eble, Dr. J., Mittelbiberach; **S. 117/1:** Karcher, I., Freiburg – Produktrechte: MELAG Medizintechnik, Berlin; **S. 117/2:** MELAG Medizintechnik oHG, Berlin; **S. 118/1:** Karcher, I., Freiburg – Produktrechte: MELAG Medizintechnik, Berlin; **S. 118/2:** Karcher, I., Freiburg – Produktrechte: MELAG Medizintechnik, Berlin; **S. 118/3:** Karcher, I., Freiburg – Produktrechte: MELAG Medizintechnik, Berlin; **S. 119/1:** Karcher, I., Freiburg; **S. 119/2:** Karcher, I., Freiburg; **S. 119/3:** Landeszahnärztekammer Baden-Württemberg, Stuttgart; **S. 119/4:** Landeszahnärztekammer Baden-Württemberg, Stuttgart; **S. 120/1:** Karcher, I., Freiburg – Produktrechte: KaVo Dental GmbH, Biberach/Riss; **S. 120/2:** Karcher, I., Freiburg – Produktrechte: MELAG Medizintechnik, Berlin; **S. 121/1:** Eble, Dr. J., Mittelbiberach; **S. 121/2:** Shutterstock/Mario7; **S. 121/3:** Karcher, I., Freiburg; **S. 121/4:** Karcher, I., Freiburg; **S. 122/1:** Karcher, I., Freiburg; **S. 122/2:** Karcher, I., Freiburg; **S. 122/3:** Karcher, I., Freiburg; **S. 123/1:** Schünemann, J., Berlin; **S. 126/1:** Mair, J., München; **S. 127/1:** Mauritius images/Alamy; **S. 127/2:** Mair, J., München; **S. 127/3:** Spitta Verlag GmbH & Co. KG, Balingen; **S. 127/4:** F1 online; **S. 128/1:** Eble, Dr. J., Mittelbiberach; **S. 128/2:** Mair, J., München; **S. 128/3:** Mair, J., München; **S. 129/1:** Mair, J., München; **S. 129/2:** Mair, J., München; **S. 130/1:** Eble, Dr. J., Mittelbiberach; **S. 130/2:** Eble, Dr. J., Mittelbiberach; **S. 130/3:** Imago/CHROMORANGE; **S. 134/1:** CompuGroup Medical Dentalsysteme GmbH, Koblenz, Zahnärztlicher Fach-Verlag GmbH, Herne; **S. 134/2:** CompuGroup Medical Dentalsysteme GmbH, Koblenz, Zahnärztlicher Fach-Verlag GmbH, Herne; **S. 134/3:** CompuGroup Medical Dentalsysteme GmbH, Koblenz, Zahnärztlicher Fach-Verlag GmbH, Herne; **S. 134/4:** CompuGroup Medical Dentalsysteme GmbH, Koblenz, Zahnärztlicher Fach-Verlag GmbH, Herne; **S. 136/1:** Eble, Dr. J., Mittelbiberach; **S. 136/2:** vitaledesign, Berlin; **S. 136/3:** Mair, J., München; **S. 137/1:** vitaledesign, Berlin; **S. 138/1:** Mair, J., München; **S. 138/2:** Fotolia/contrastwerkstatt; **S. 138/3:** CompuGroup Medical Dentalsysteme GmbH, Koblenz, Zahnärztlicher Fach-Verlag GmbH, Herne; **S. 139/1:** Spitta Verlag GmbH & Co. KG, Balingen; **S. 140/1:** Mair, J., München; **S. 140/2:** Spitta Verlag GmbH & Co. KG, Balingen; **S. 140/3:** Mair, J., München; **S. 141/1:** Spitta Verlag GmbH & Co. KG, Balingen; **S. 141/2:** Spitta Verlag GmbH & Co. KG, Balingen; **S. 143/1:** Mauritius images/Alamy/BSIP SA; **S. 143/2:** KaVo Dental GmbH, Biberach/Riss; **S. 143/3:** Eble, Dr. J., Mittelbiberach; **S. 143/4:** Eble, Dr. J., Mittelbiberach; **S. 143/5:** CompuGroup Medical Dentalsysteme GmbH, Koblenz, Zahnärztlicher Fach-Verlag GmbH, Herne; **S. 144/1:** Welz, N., Berlin; **S. 144/2:** Shutterstock/Algirdas Gelazius; **S. 144/3:** Cleve, Dr. F., Kevelaer; **S. 146/1:** CompuGroup Medical Dentalsysteme GmbH, Koblenz, Zahnärztlicher Fach-Verlag GmbH, Herne; **S. 147/1:** Raichle, G., Ulm; **S. 148/1:** Eble, Dr. J., Mittelbiberach – Produktrechte: ©Ivoclar Vivadent AG; **S. 148/2:** DMG Dental-Material GmbH, Hamburg; **S. 149/1:** Spitta Verlag GmbH & Co. KG, Balingen; **S. 149/2:** Schünemann, J., Berlin; **S. 150/1:** Heinisch, G., Berlin; **S. 150/2:** Spitta Verlag GmbH & Co. KG, Balingen; **S. 150/3:** Spitta Verlag GmbH & Co. KG, Balingen; **S. 151/1:** Spitta Verlag GmbH & Co. KG, Balingen; **S. 151/2:** Heinisch, G., Berlin; **S. 154/1:** Schünemann, J., Berlin; **S. 156/1:** Raichle, G., Ulm; **S. 157/1:** vitaledesign, Berlin; **S. 157/2:** Mair, J., München; **S. 158/1:** Schünemann, J., Berlin; **S. 158/2:** Shutterstock/RCB Shooter; **S. 158/3:** Shutterstock/RCB Shooter; **S. 158/4:** Eble, Dr. J., Mittelbiberach; **S. 158/5:** Eble, Dr. J., Mittelbiberach; **S. 159/1:** Eble, Dr. J., Mittelbiberach; **S. 159/2:** Eble, Dr. J., Mittelbiberach; **S. 159/3:** Eble, Dr. J., Mittelbiberach; **S. 160/1:** Eble, Dr. J., Mittelbiberach; **S. 160/2:** Eble, Dr. J., Mittelbiberach; **S. 160/3:** Fotolia/Christoph Hähnel #17080929; **S. 161/1:** Schünemann, J., Berlin – Produktfotorechte: Coltène/Whaledent GmbH + Co. KG, Langenau; **S. 161/2:** Spitta Verlag GmbH & Co. KG, Balingen;

S. 161/3: Spitta Verlag GmbH & Co. KG, Balingen; **S. 161/4:** Spitta Verlag GmbH & Co. KG, Balingen; **S. 161/5:** Spitta Verlag GmbH & Co. KG, Balingen; **S. 162/1:** Spitta Verlag GmbH & Co. KG, Balingen; **S. 162/2:** Spitta Verlag GmbH & Co. KG, Balingen; **S. 162/3:** Spitta Verlag GmbH & Co. KG, Balingen; **S. 162/4:** Spitta Verlag GmbH & Co. KG, Balingen; **S. 162/5:** Spitta Verlag GmbH & Co. KG, Balingen; **S. 162/6:** Spitta Verlag GmbH & Co. KG, Balingen; **S. 163/1:** Schünemann, J., Berlin; **S. 163/2:** Schünemann, J., Berlin; **S. 163/3:** Mair, J., München; **S. 164/1:** KaVo Dental GmbH, Biberach/Riss; **S. 164/2:** KaVo Dental GmbH, Biberach/Riss; **S. 165/1:** KaVo Dental GmbH, Biberach/Riss; **S. 165/2:** Eble, Dr. J., Mittelbiberach; **S. 165/3:** Eble, Dr. J., Mittelbiberach; **S. 165/4:** Eble, Dr. J., Mittelbiberach; **S. 166/1:** Eble, Dr. J., Mittelbiberach; **S. 166/2:** Eble, Dr. J., Mittelbiberach; **S. 166/3:** KaVo Dental GmbH, Biberach/Riss; **S. 166/4:** Welz, N., Berlin; **S. 166/5:** KaVo Dental GmbH, Biberach/Riss; **S. 167/1:** Eble, Dr. J., Mittelbiberach; **S. 168/1:** Eble, Dr. J., Mittelbiberach; **S. 168/2:** Schünemann, J., Berlin; **S. 168/3:** Mair, J., München; **S. 169/1:** Eble, Dr. J., Mittelbiberach; **S. 169/2:** Eble, Dr. J., Mittelbiberach; **S. 169/3:** Eble, Dr. J., Mittelbiberach; **S. 169/4:** Eble, Dr. J., Mittelbiberach; **S. 169/5:** Eble, Dr. J., Mittelbiberach; **S. 169/6:** Eble, Dr. J., Mittelbiberach; **S. 170/1:** CompuGroup Medical Dentalsysteme GmbH, Koblenz, Zahnärztlicher Fach-Verlag GmbH, Herne; **S. 171/1:** Schünemann, J., Berlin; **S. 171/2:** Spitta Verlag GmbH & Co. KG, Balingen; **S. 171/3:** Schünemann, J., Berlin; **S. 171/4:** Schünemann, J., Berlin; **S. 171/5:** Schünemann, J., Berlin; **S. 174/1:** Mair, J., München; **S. 175/1:** Welz, N., Berlin; **S. 175/2:** Mauritius images/Science Source; **S. 176/1:** Mair, J., München; **S. 176/2:** Mair, J., München; **S. 177/1:** Mair, J., München; **S. 177/2:** Mair, J., München; **S. 178/1:** Mair, J., München; **S. 178/2:** Mair, J., München; **S. 179/1:** Mair, J., München; **S. 179/2:** Mair, J., München; **S. 179/3:** Shutterstock/Fleckstone; **S. 180/1:** Mair, J., München; **S. 180/2:** Mair, J., München; **S. 180/3:** Mair, J., München; **S. 181/1:** Mair, J., München; **S. 184/1:** Mair, J., München; **S. 184/2:** Handtmann, Dr. S., Tübingen; **S. 185/1:** Mair, J., München; **S. 186/1:** Mair, J., München; **S. 186/2:** Mair, J., München; **S. 187/1:** Raichle, G., Ulm; **S. 188/1:** Mauritius images/Phototake; **S. 188/2:** Mair, J., München; **S. 189/1:** Mair, J., München; **S. 190/1:** Welz, N., Berlin; **S. 190/2:** Raichle, G., Ulm; **S. 191/1:** Mair, J., München; **S. 192/1:** Raichle, G., Ulm; **S. 193/1:** Raichle, G., Ulm; **S. 193/2:** Raichle, G., Ulm; **S. 194/1:** Heinisch, G., Berlin; **S. 195/1:** Welz, N., Berlin; **S. 195/2:** Welz, N., Berlin; **S. 196/1:** Fotolia/Nomad_Soul; **S. 196/2:** Welz, N., Berlin; **S. 197/1:** Eble, Dr. J., Mittelbiberach – Produktrechte: Septodont GmbH, Niederkassel; **S. 197/2:** Eble, Dr. J., Mittelbiberach – Produktrechte: Chemische Fabrik Kreussler & Co. GmbH, Wiesbaden; **S. 197/3:** Eble, Dr. J., Mittelbiberach – Markenrechte: Sanofi-Aventis Deutschland GmbH; **S. 197/4:** Eble, Dr. J., Mittelbiberach – Markenrechte: Sanofi-Aventis Deutschland GmbH; **S. 197/5:** Eble, Dr. J., Mittelbiberach – Markenrechte: Sanofi-Aventis Deutschland GmbH; **S. 197/6:** Eble, Dr. J., Mittelbiberach – Markenrechte: Sanofi-Aventis Deutschland GmbH; **S. 197/7:** Eble, Dr. J., Mittelbiberach – Markenrechte: Sanofi-Aventis Deutschland GmbH; **S. 198/1:** Heinisch, G., Berlin; **S. 198/2:** Heinisch, G., Berlin; **S. 198/3:** Eble, Dr. J., Mittelbiberach – Markenrechte: Sanofi-Aventis Deutschland GmbH; **S. 199/1:** Eble, Dr. J., Mittelbiberach – Produktrechte: B. Braun Melsungen AG, Melsungen; **S. 199/2:** Eble, Dr. J., Mittelbiberach; **S. 199/3:** Eble, Dr. J., Mittelbiberach; **S. 200/1:** Heraeus Kulzer GmbH, Hanau; **S. 200/2:** Eble, Dr. J., Mittelbiberach; **S. 200/3:** Heinisch, G., Berlin; **S. 201/1:** Eble, Dr. J., Mittelbiberach – Markenrechte: Sanofi-Aventis Deutschland GmbH; **S. 201/2:** Eble, Dr. J., Mittelbiberach; **S. 201/3:** Mair, J., München; **S. 202/1:** Mair, J., München; **S. 202/2:** Mair, J., München; **S. 203/1:** Mair, J., München; **S. 203/2:** Cleve, Dr. F., Kevelaer; **S. 203/3:** Eble, Dr. J., Mittelbiberach; **S. 203/4:** Mair, J., München; **S. 203/5:** Eble, Dr. J., Mittelbiberach; **S. 203/6:** Mair, J., München; **S. 204/1:** Eble, Dr. J., Mittelbiberach; **S. 204/2:** Mair, J., München; **S. 204/3:** Eble, Dr. J., Mittelbiberach; **S. 204/4:** Mair, J., München; **S. 204/5:** Mair, J., München; **S. 206/1:** Welz, N., Berlin; **S. 207/1:** Mauritius images/Science Photo Library; **S. 207/2:** Fotolia/adam88xx; **S. 208/1:** Mall, K., Berlin; **S. 209/1:** Mair, J., München; **S. 209/2:** Spitta Verlag GmbH & Co. KG, Balingen; **S. 209/3:** Mair, J., München; **S. 210/1:** Mair, J., München; **S. 210/2:** Mair, J., München; **S. 210/3:** Mair, J., München; **S. 210/4:** Mair, J., München; **S. 211/1:** Spitta Verlag GmbH & Co. KG, Balingen; **S. 211/2:** Nestle-Oechslin, Dr. Dr. B., Nürtingen; **S. 212/1:** Mair, J., München; **S. 212/2:** Mair, J., München; **S. 212/3:** Mair, J., München; **S. 214/1:** Mair, J., München; **S. 214/2:** Dr. U. Blunck, Charité CC3 – Abtlg. für Zahnerhaltung und Präventivzahnmedizin/Fotorechte: Dr. Olivia Wolf, CharitéCentrum 3 für Zahn-, Mund- und Kieferheilkunde; **S. 215/1:** Mair, J., München; **S. 215/2:** Mair, J., München; **S. 216/1:** Mair, J., München; **S. 216/2:** Mair, J., München; **S. 219/1:** Welz, N., Berlin; **S. 219/2:** Welz, N., Berlin; **S. 219/3:** Welz, N., Berlin; **S. 219/4:** Welz, N., Berlin; **S. 219/5:** Welz, N., Berlin; **S. 219/6:** Welz, N., Berlin; **S. 219/7:** Welz, N., Berlin; **S. 220/1:** Welz, N., Berlin; **S. 220/2:** vitaledesign, Berlin; **S. 220/3:** Schünemann, J., Berlin; **S. 220/4:** vitaledesign, Berlin; **S. 220/5:** Schünemann, J., Berlin; **S. 220/6:** vitaledesign, Berlin; **S. 220/7:** Schünemann, J., Berlin; **S. 220/8:** vitaledesign, Berlin; **S. 220/9:** Schünemann, J., Berlin; **S. 221/1:** Welz, N., Berlin; **S. 221/2:** Coltène/Whaledent AG, Altstätten/Schweiz; **S. 221/3:** Eble, Dr. J., Mittelbiberach; **S. 221/4:** Eble, Dr. J., Mittelbiberach; **S. 221/5:** Eble, Dr. J., Mittelbiberach; **S. 221/6:** Coltène/Whaledent AG, Altstätten/Schweiz; **S. 222/1:** Eble, Dr. J., Mittelbiberach; **S. 222/2:** Eble, Dr. J., Mittelbiberach; **S. 222/3:** Eble, Dr. J., Mittelbiberach; **S. 222/4:** Eble, Dr. J., Mittelbiberach – Produktrechte: VDW GmbH, München; **S. 222/5:** Schünemann, J., Berlin; **S. 223/1:** Raichle, G., Ulm; **S. 224/1:** Welz, N., Berlin; **S. 224/2:** EURONDA Deutschland GmbH; **S. 225/1:** Handtmann, Dr. S., Tübingen; **S. 225/2:** Spitta Verlag GmbH & Co. KG, Balingen; **S. 225/3:** Welz, N., Berlin; **S. 225/4:** Spitta Verlag GmbH & Co. KG, Balingen; **S. 226/1:** Welz, N., Berlin; **S. 226/2:** Eble, Dr. J., Mittelbiberach; **S. 226/3:** Eble, Dr. J., Mittelbiberach; **S. 226/4:** VDW GmbH, München; **S. 227/1:** Welz, N., Berlin; **S. 227/2:** Heinisch, G., Berlin; **S. 228/1:** Mair, J., München; **S. 228/2:** Welz, N., Berlin; **S. 228/3:** RIEMSER Pharma GmbH, Greifswald; **S. 229/1:** Welz, N., Berlin; **S. 229/2:** Mair, J., München; **S. 230/1:** VDW GmbH, München; **S. 230/2:** Mair, J., München; **S. 230/3:** Welz, N., Berlin; **S. 230/4:** Eble, Dr. J., Mittelbiberach; **S. 230/5:** Mergelsberg, A., Freiburg; **S. 232/1:** Welz, N., Berlin; **S. 232/2:** Eble, Dr. J., Mittelbiberach; **S. 232/3:** Welz, N., Berlin; **S. 232/4:** Eble, Dr. J., Mittelbiberach; **S. 233/1:** DC DentalCentral GmbH, Trittau; **S. 233/2:** Eble, Dr. J., Mittelbiberach – Produktrechte: Henry Schein Dental Deutschland GmbH, Langen; **S. 233/3:** Welz, N., Berlin; **S. 233/4:** Welz, N., Berlin; **S. 236/1:** Krüper, W., Bielefeld; **S. 236/2:** Welz, N., Berlin; **S. 236/3:** Welz, N., Berlin; **S. 237/1:** vitaledesign, Berlin; **S. 237/2:** Shutterstock/Nixx Photography; **S. 237/3:** Shutterstock/Alila Medical Media; **S. 237/4:** Mauritius images/Science Photo Library; **S. 238/1:** Your photo today . A1 pix – superbild/BSIP; **S. 238/2:** Welz, N., Berlin; **S. 239/1:** Mair, J., München; **S. 240/1:** Mair, J., München; **S. 240/2:** Mair, J., München; **S. 241/1:** Fotolia/lekcej; **S. 243/1:** Mair, J., München; **S. 244/1:** Raichle, G., Ulm; **S. 244/2:** Mair, J., München; **S. 245/1:** Mair, J., München; **S. 246/1:** Fotolia/picsfive; **S. 246/2:** Mair, J., München; **S. 246/3:** Mair, J., München; **S. 246/4:** Mair, J., München; **S. 247/1:** doc-stock GmbH; **S. 247/2:** Mair, J., München; **S. 247/3:** Raichle, G., Ulm; **S. 248/1:** Mair, J., München; **S. 248/2:** Mair, J., München; **S. 248/3:** Mair, J., München; **S. 249/1:** Raichle, G., Ulm; **S. 249/2:** Interfoto/Sammlung Rauch; **S. 250/1:** Mall, K., Berlin; **S. 252/1:** Mair, J., München; **S. 253/1:** Raichle, G., Ulm; **S. 254/1:** Mair, J., München; **S. 255/1:** picture-alliance/dpa; **S. 255/2:** Mair, J., München; **S. 255/3:** Mair, J., München; **S. 256/1:** Welz, N., Berlin; **S. 256/2:** Welz, N., Berlin; **S. 257/1:** Welz, N., Berlin; **S. 259/1:** Kramer, A., Stuttgart; **S. 259/2:** Kramer, A., Stuttgart; **S. 259/3:** Kramer, A., Stuttgart; **S. 259/4:** Kramer, A., Stuttgart; **S. 259/5:** Kramer, A., Stuttgart; **S. 259/6:** Kramer, A., Stuttgart; **S. 259/7:** Raichle, G., Ulm; **S. 259/8:** Raichle, G., Ulm; **S. 259/9:** Raichle, G., Ulm; **S. 260/1:** Kramer, A., Stuttgart; **S. 260/2:** Kramer, A., Stuttgart; **S. 260/3:** Krüper, W., Bielefeld; **S. 260/4:** Krüper, W., Bielefeld; **S. 260/5:** Mair, J., München; **S. 261/1:** vitaledesign, Berlin; **S. 261/2:** Krüper, W., Bielefeld; **S. 261/3:** Cleve, Dr. F., Kevelaer; **S. 262/1:** Kramer, A., Stuttgart; **S. 262/2:** Raichle, G., Ulm; **S. 263/1:** Welz, N., Berlin; **S. 263/2:** Fotolia/sunnysky69; **S. 263/3:** Raichle, G., Ulm; **S. 264/1:** Mair, J., München; **S. 264/2:** Mair, J., München; **S. 265/1:** Krüper, W., Bielefeld; **S. 265/2:** Krüper, W., Bielefeld; **S. 265/3:** Heinisch, G., Berlin; **S. 265/4:** Fotolia/2002lubava1981; **S. 266/1:** Krüper, W., Bielefeld; **S. 267/1:** Krüper, W., Bielefeld; **S. 268/1:** Heinisch, G., Berlin; **S. 268/2:** Fotolia/VadimGuzhva; **S. 269/1:** notfallkoffer.de Med. Geräte GmbH, Bad Iburg; **S. 272/1:** Welz, N., Berlin; **S. 273/1:** Eble, Dr. J., Mittelbiberach; **S. 273/2:** Krüper, W., Bielefeld; **S. 274/1:** Cleve, Dr. F., Kevelaer; **S. 274/2:** Krüper, W., Bielefeld; **S. 274/3:** Eble, Dr. J., Mittelbiberach; **S. 274/4:** Schünemann, J., Berlin; **S. 275/1:** Krüper, W., Bielefeld; **S. 275/2:** Krüper, W., Bielefeld; **S. 276/1:** Krüper, W., Bielefeld; **S. 276/2:** Krüper, W., Bielefeld; **S. 276/3:** Krüper, W., Bielefeld; **S. 276/4:** Krüper, W., Bielefeld; **S. 276/5:** Schünemann, J., Berlin; **S. 276/6:** Schünemann, J., Berlin; **S. 276/7:** Schünemann, J., Berlin; **S. 276/8:** Schünemann, J., Berlin; **S. 277/1:** Krüper, W., Bielefeld; **S. 277/1:** Krüper, W., Bielefeld; **S. 277/2:** Schünemann, J., Berlin; **S. 277/3:** Schünemann, J., Berlin; **S. 277/4:** Krüper, W., Bielefeld; **S. 277/5:** Krüper, W., Bielefeld; **S. 277/6:** Schünemann, J., Berlin; **S. 277/7:** Erbe Elektromedizin GmbH, Tübingen; **S. 277/8:** Krüper, W., Bielefeld; **S. 278/1:** Schünemann, J., Berlin; **S. 278/2:** Krüper, W., Bielefeld; **S. 278/3:** Schünemann, J., Berlin; **S. 278/4:** Schünemann, J., Berlin; **S. 278/5:** Schünemann, J., Berlin; **S. 278/6:** Schünemann, J., Berlin; **S. 278/7:** Krüper, W., Bielefeld – Produktrechte: Alexander Fetzer, Director Aesculap Concepts & Innovation; **S. 279/1:** ©mectron s.p.a.,Carasco/mectron Germany: Andre Reinhold, Planegg; **S. 279/2:** Mair, J., München; **S. 279/3:** Krüper, W., Bielefeld; **S. 279/4:** Krüper, W., Bielefeld; **S. 279/5:** Krüper, W., Bielefeld; **S. 280/1:** Krüper, W., Bielefeld; Produkfototrechte: Resorba Medical GmbH, Nürnberg; Feuerstein GmbH, Berlin; **S. 282/1:** Krüper, W., Bielefeld – Produktrechte: Alexander Fetzer, Director Aesculap Concepts & Innovation; **S. 282/2:** Krüper, W., Bielefeld; **S. 282/3:** Krüper, W., Bielefeld – Produktfotorechte: mit freundlicher Genehmigung von Stoma Dentalsysteme; **S. 283/1:** M+W Dental Müller & Weygandt GmbH, Büdingen; **S. 283/2:** Heinisch, G., Berlin; **S. 283/3:** Krüper, W., Bielefeld; **S. 283/4:** Krüper, W., Bielefeld; **S. 284/1:** Mair, J., München; **S. 284/2:** Krüper, W., Bielefeld; **S. 284/3:** Handtmann, Dr. S., Tübingen; **S. 284/4:** Krüper, W., Bielefeld; **S. 284/5:** Krüper, W., Bielefeld; **S. 284/6:** Krüper, W., Bielefeld; **S. 285/1:** Mair, J., München; **S. 285/2:** Schünemann, J., Berlin; **S. 285/3:** Schünemann, J., Berlin; **S. 285/4:** Krüper, W., Bielefeld; **S. 285/5:** Krüper, W., Bielefeld; **S. 286/1:** Welz, N., Berlin; **S. 286/2:** Welz, N., Berlin; **S. 287/1:** Welz, N., Berlin; **S. 287/2:** Mair, J., München; **S. 288/1:** Shutterstock/StockPhotosArt; **S. 288/2:** Krüper, W., Bielefeld; **S. 288/3:** Krüper, W., Bielefeld; **S. 288/4:** Krüper, W., Bielefeld; **S. 288/5:** Krüper, W., Bielefeld; **S. 289/1:** Krüper, W., Bielefeld; **S. 289/2:** Krüper, W., Bielefeld; **S. 289/3:** Krüper, W., Bielefeld; **S. 290/1:** Spitta Verlag GmbH & Co. KG, Balingen; **S. 290/2:** Krüper, W., Bielefeld; **S. 291/1:** Krüper, W., Bielefeld; **S. 291/2:** Mair, J., München; **S. 291/3:** Mair, J., München; **S. 291/4:** Mair, J., München; **S. 292/1:** Spitta Verlag GmbH & Co. KG, Balingen; **S. 292/2:** Spitta Verlag GmbH & Co. KG, Balingen; **S. 292/3:** Spitta Verlag GmbH & Co. KG, Balingen; **S. 292/4:** Spitta Verlag GmbH & Co. KG, Balingen; **S. 293/1:** Spitta Verlag GmbH & Co. KG, Balingen; **S. 293/2:** Spitta Verlag GmbH & Co. KG, Balingen; **S. 293/3:** Mair, J., München; **S. 293/4:** Eble, Dr. J., Mittelbiberach; **S. 293/5:** Mair, J., München; **S. 293/6:** Spitta Verlag GmbH & Co. KG, Balingen; **S. 293/7:** Spitta Verlag GmbH & Co. KG, Balingen; **S. 294/1:** Spitta Verlag GmbH & Co. KG, Balingen; **S. 294/2:** Spitta Verlag GmbH & Co. KG, Balingen; **S. 295/1:** Mair, J., München; **S. 295/2:** Eble, Dr. J., Mittelbiberach; **S. 295/3:** Eble, Dr. J., Mittelbiberach; **S. 295/4:** Eble, Dr. J., Mittelbiberach; **S. 295/5:** Mair, J., München; **S. 296/1:** Mair, J., München; **S. 296/2:** Mair, J., München; **S. 296/3:** Mair, J., München; **S. 297/1:** Charité Universitätsmedizin Berlin, CharitéCentrum für Zahn-, Mund- und Kieferheilkunde, Bereich Oralmedizin, zahnärztliche Röntgenologie und Chirurgie/Univ.-Prof. Dr. Andrea-Maria Schmidt-Westhausen; **S. 297/2:** Charité Universitätsmedizin Berlin, CharitéCentrum für Zahn-, Mund- und Kieferheilkunde, Bereich Oralmedizin, zahnärztliche Röntgenologie und Chirurgie/Univ.-Prof. Dr. Andrea-Maria Schmidt-Westhausen; **S. 297/3:** Charité Universitätsmedizin Berlin, Charité-Centrum für Zahn-, Mund- und Kieferheilkunde, Bereich Oralmedizin, zahnärztliche Röntgenologie und Chirurgie/Univ.-Prof. Dr. Andrea-Maria Schmidt-Westhausen; **S. 297/4:** Mair, J., München; **S. 297/5:** Mair, J., München; **S. 297/6:** Mair, J., München; **S. 297/7:** Falta, B., Bochum; **S. 297/8:** Falta, B., Bochum; **S. 298/1:** Mair, J., München; **S. 298/2:** Krüper, W., Bielefeld; **S. 299/1:** Mair, J., München; **S. 299/2:** Mair, J., München; **S. 300/1:** Mair, J., München; **S. 301/1:** Krüper, W., Bielefeld; **S. 301/2:** Krüper, W., Bielefeld; **S. 301/3:** Raichle, G., Ulm; **S. 301/4:** Raichle, G., Ulm; **S. 301/5:** Raichle, G., Ulm; **S. 301/6:** Raichle, G., Ulm; **S. 301/7:** Raichle, G., Ulm; **S. 301/8:** Raichle, G., Ulm; **S. 302/1:** Eble, Dr. J., Mittelbiberach; **S. 303/1:** Spitta Verlag GmbH & Co. KG, Balingen; **S. 304/1:** Raichle, G., Ulm; **S. 304/2:** Raichle, G., Ulm; **S. 305/1:** Dr. Sebastian Hoefert, Zentrum für Zahn-, Mund- und Kieferheilkunde, Medizinische Universität Tübingen; **S. 305/2:** Schünemann, J., Berlin; **S. 306/1:** Corbis/Dr. Ken Greer/Visuals Unlimited/Corbis; **S. 306/2:** Spitta Verlag GmbH & Co. KG, Balingen; **S. 306/3:** Spitta Verlag GmbH & Co. KG, Balingen; **S. 306/4:** Spitta Verlag GmbH & Co. KG, Balingen; **S. 306/5:** Spitta Verlag GmbH & Co. KG, Balingen; **S. 307/1:** Mair, J., München; **S. 307/2:** Charité Universitätsmedizin Berlin, CharitéCentrum für Zahn-, Mund- und Kieferheilkunde, Bereich Oralmedizin, zahnärztliche Röntgenologie und Chirurgie/Univ.-Prof. Dr. Andrea-Maria Schmidt-Westhausen; **S. 307/3:** Charité Universitätsmedizin Berlin, Charité-Centrum für Zahn-, Mund- und Kieferheilkunde, Bereich Oralmedizin, zahnärztliche Röntgenologie und Chirurgie/Univ.-Prof. Dr. Andrea-Maria Schmidt-Westhausen; **S. 307/4:** Charité Universitätsmedizin Berlin, CharitéCentrum für Zahn-, Mund- und Kieferheilkunde, Bereich Oralmedizin, zahnärztliche Röntgenologie und Chirurgie/Univ.-Prof. Dr. Andrea-Maria Schmidt-Westhausen; **S. 307/5:** Charité Universitätsmedizin Berlin, CharitéCentrum für Zahn-, Mund- und Kieferheilkunde, Bereich Oralmedizin, zahnärztliche Röntgenologie und Chirurgie/Univ.-Prof. Dr. Andrea-Maria Schmidt-Westhausen; **S. 308/1:** Mair, J., München; **S. 308/2:** Fotolia/Sandor Kacso; **S. 308/3:** Spitta Verlag GmbH & Co. KG, Balingen; **S. 308/4:** Spitta Verlag GmbH & Co. KG, Balingen; **S. 309/1:** Eble, Dr. J., Mittelbiberach; **S. 309/2:** Hager & Werken GmbH & Co. KG, Duisburg; **S. 310/1:** Mair, J., München; **S. 310/2:** Nestle-Oechslin, Dr. Dr. B., Nürtingen; **S. 310/3:** Nestle-Oechslin, Dr. Dr. B., Nürtingen; **S. 311/1:** Mair, J., München; **S. 312/1:** Cleve, Dr. F., Kevelaer; **S. 312/2:** Cleve, Dr. F., Kevelaer; **S. 313/1:** Krüper, W., Bielefeld; **S. 313/2:** Krüper, W., Bielefeld; **S. 317/1:** picture-alliance/Heritage Imag; **S. 317/2:** Groger, Dr. U., Bielefeld – Produktrechte: Rote Liste® Service GmbH, Frankfurt/M.; **S. 318/1:** Krüper, W., Bielefeld – Produktrechte: GlaxoSmithKline GmbH & Co. KG; **S. 318/2:** Krüper, W., Bielefeld; **S. 319/1:** Welz, N., Berlin; **S. 320/1:** Welz, N., Berlin; **S. 322/1:** Fotolia/sudok1; **S. 322/2:** Welz, N., Berlin; **S. 322/3:** Welz, N., Berlin; **S. 326/1:** Mair, J., München; **S. 326/2:** Mair, J., München; **S. 326/3:** Eble, Dr. J., Mittelbiberach; **S. 327/1:** Mair, J., München; **S. 327/2:** Raichle, G., Ulm; **S. 329/1:** Fotolia/Zsolt Bota Finna; **S. 330/1:** Fotolia/Ocskay Bence; **S. 330/2:** Fotolia/Zsolt Bota Finna; **S. 331/1:** Mair, J., München; **S. 331/2:** Raichle, G., Ulm; **S. 331/3:** Spitta Verlag GmbH & Co. KG, Balingen; **S. 332/1:** Fotolia/Sandor Kacso; **S. 333/1:** vitaledesign, Berlin; **S. 333/2:** vitaledesign, Berlin; **S. 333/3:** vitaledesign, Berlin; **S. 335/1:** Fotolia/bergamont; **S. 335/2:** Spitta Verlag GmbH & Co. KG, Balingen; **S. 335/3:** Krüper, W., Bielefeld; **S. 336/1:** Spitta Verlag GmbH & Co. KG, Balingen; **S. 336/2:** Spitta Verlag GmbH & Co. KG, Balingen; **S. 336/3:** CompuGroup Medical Dentalsysteme GmbH, Koblenz, Zahnärztlicher Fach-Verlag GmbH, Herne; **S. 336/4:** CompuGroup Medical Dentalsysteme GmbH, Koblenz, Zahnärztlicher Fach-Verlag GmbH, Herne; **S. 336/5:** Spitta Verlag GmbH & Co. KG, Balingen; **S. 336/6:** Spitta Verlag GmbH & Co. KG, Balingen; **S. 340/1:** Spitta Verlag GmbH & Co. KG, Balingen; **S. 341/1:** Mair, J., München; **S. 341/2:** Krüper, W., Bielefeld; **S. 341/3:** Spitta Verlag GmbH & Co. KG, Balingen; **S. 341/4:** Mergelsberg, A., Freiburg – Produktrechte: CompuGroup Medical Dentalsysteme GmbH, Koblenz; **S. 342/1:** Mair, J., München; **S. 343/1:** Raichle, G., Ulm; **S. 343/2:** Raichle, G., Ulm; **S. 343/3:** Schünemann, J., Berlin; **S. 343/4:** Spitta Verlag GmbH & Co. KG, Balingen; **S. 344/1:** Krüper, W., Bielefeld; **S. 345/1:** Mair, J., München; **S. 346/1:** Raichle, G., Ulm; **S. 347/1:** Eble, Dr. J., Mittelbiberach; **S. 347/2:** Mair, J., München; **S. 347/3:** Mair, J., München; **S. 348/1:** Spitta Verlag GmbH & Co. KG, Balingen; **S. 348/2:** Mair, J., München; **S. 348/3:** Mair, J., München; **S. 349/1:** Raichle, G., Ulm; **S. 351/1:** Handtmann, Dr. S., Tübingen; **S. 352/1:** Krüper, W., Bielefeld; **S. 352/2:** Krüper, W., Bielefeld; **S. 353/1:** Eble, Dr. J., Mittelbiberach; **S. 353/2:** Eble, Dr. J., Mittelbiberach; **S. 353/3:** Mair, J., München; **S. 353/4:** Hollstein, W., Freiburg; **S. 354/1:** Handtmann, Dr. S., Tübingen; **S. 354/2:** Eble, Dr. J., Mittelbiberach; **S. 354/3:** Krüper, W., Bielefeld; **S. 355/1:** Krüper, W., Bielefeld; **S. 355/2:** Hollstein, W., Freiburg; **S. 355/3:** Krüper, W., Bielefeld; **S. 356/1:** Hollstein, W., Freiburg; **S. 356/2:** Krüper, W., Bielefeld; **S. 358/1:** Cleve, Dr. F., Kevelaer; **S. 358/2:** Fotolia/uwimages; **S. 359/1:** Mauritius images/Alamy; **S. 359/2:** Fotolia/phanuwatnandee; **S. 359/3:** Cleve, Dr. F., Kevelaer; **S. 361/1:** Cleve, Dr. F., Kevelaer; **S. 362/1:** Corbis/Dr. Ken Greer/Visuals Unlimited; **S. 362/2:** Corbis/Lester V. Bergman; **S. 365/1:** Mair, J., München; **S. 365/2:** Mair, J., München; **S. 366/1:** Fotolia/schankz; **S. 366/2:** Mair, J., München; **S. 366/3:** Mauritius images/Science Source; **S. 367/1:** Shutterstock/TRIG; **S. 367/2:** Mair, J., München; **S. 367/3:** Mair, J., München; **S. 367/4:** Mair, J., München; **S. 368/1:** CompuGroup Medical Dentalsysteme GmbH, Koblenz, Zahnärztlicher Fach-Verlag GmbH, Herne; **S. 368/2:** Mair, J., München; **S. 368/3:** Mair, J., München; **S. 368/4:** Heinisch, G., Berlin; **S. 368/5:** Heinisch, G., Berlin; **S. 368/6:** Mair, J., München; **S. 369/1:** Mair, J., München; **S. 369/2:** Mair, J., München; **S. 369/3:** Mair, J., München; **S. 369/4:** Mair, J., München; **S. 369/5:** Mair, J., München; **S. 369/6:** Mair, J., München; **S. 371/1:** Hollstein, W., Freiburg; **S. 372/1:** Krüper, W., Bielefeld; **S. 372/2:** CompuGroup Medical Dentalsysteme GmbH, Koblenz; **S. 372/3:** CompuGroup Medical Dentalsysteme GmbH, Koblenz; **S. 372/4:** Hollstein, W., Freiburg – Produktfotorechte: Hoffmann GmbH, München; **S. 373/1:** Mair, J., München; **S. 373/2:** Mair, J., München; **S. 374/1:** Dr. Hinz Dental-Vertriebsgesellschaft, Herne; **S. 374/2:** Dr. Hinz Dental-Vertriebsgesellschaft, Herne; **S. 374/3:** Dr. Isabell von Gymnich & Dr. Sandra Herbrig, Regensburg; **S. 375/1:** Mair, J., München; **S. 376/1:** Schünemann, J., Berlin; **S. 376/2:** Hollstein, W., Freiburg; **S. 377/1:** Schünemann, J., Berlin; **S. 377/2:** Schünemann, J., Berlin; **S. 377/3:** Hollstein, W., Freiburg; **S. 377/4:** Hollstein, W., Freiburg; **S. 377/5:** Fachpraxis für Kieferorthopädie Dr. Johannes Erbersdobler, Flensburg; **S. 378/1:** Fotolia/StudioLaMagica; **S. 378/2:** Mair, J., München; **S. 378/3:** Mair, J., München; **S. 378/4:** Shutterstock/Alexis Photo; **S. 379/1:** Mair, J., München; **S. 379/2:** Fotolia/sarymsakov.com; **S. 380/1:** Krüper, W., Bielefeld; **S. 380/2:** Hollstein, W., Freiburg; **S. 380/3:** Fotolia/John Steel; **S. 381/1:** Hollstein, W., Freiburg; **S. 381/2:** Dr. Hinz Dental-Vertriebsgesellschaft, Herne; **S. 381/3:** Fotolia/ninoninos; **S. 381/4:** Hollstein, W., Freiburg; **S. 382/1:** vitaledesign, Berlin; **S. 386/1:** Welz, N., Berlin; **S. 386/2:** Spitta Verlag GmbH & Co. KG, Balingen; **S. 386/3:** picture-alliance/United Archiv; **S. 387/1:** Mair, J., München; **S. 387/2:** Mair, J., München; **S. 388/1:** Mair, J., München; **S. 388/2:** Eble, Dr. J., Mittelbiberach – Produktrechte: Sirona Dental GmbH, Wals/Österreich; **S. 388/3:** Eble, Dr. J., Mittelbiberach; **S. 388/4:** Mair, J., München; **S. 389/1:** Mair, J., München; **S. 389/2:** Krüper, W., Bielefeld; **S. 390/1:** Eble, Dr. J., Mittelbiberach – Produktrechte: Sirona Dental GmbH, Wals/Österreich; **S. 390/2:** Krüper, W., Bielefeld; **S. 391/1:** Krüper, W., Bielefeld; **S. 391/2:** Sirona Dental GmbH, Wals/Österreich; **S. 391/3:** Mair, J., München; **S. 392/1:** Dürr Dental AG, Bietigheim-Bissingen; **S. 392/2:** Dürr Dental AG, Bietigheim-Bissingen; **S. 392/3:** Dürr Dental AG, Bietigheim-Bissingen; **S. 392/4:** Mair, J., München; **S. 392/5:** Mair, J., München; **S. 393/1:** Eble, Dr. J., Mittelbiberach; **S. 394/1:** Mair, J., München; **S. 394/2:** Mair, J., München; **S. 394/3:** Mair, J., München; **S. 396/1:** Mair, J., München; **S. 396/2:** Mair, J., München; **S. 396/3:** Mair, J., München; **S. 396/4:** Eble, Dr. J., Mittelbiberach; **S. 396/5:** Eble, Dr. J., Mittelbiberach; **S. 397/1:** Krüper, W., Bielefeld; **S. 397/2:** Mair, J., München; **S. 397/3:** Mair, J., München; **S. 398/1:** Mair, J., München; **S. 398/2:** Mair, J., München; **S. 398/3:** Mair, J., München; **S. 398/4:** Mair, J., München; **S. 399/1:** Mair, J., München; **S. 399/2:** Mair, J., München; **S. 399/3:** Raichle, G., Ulm; **S. 399/4:** Cleve, Dr. F., Kevelaer; **S. 400/1:** Mair, J., München; **S. 400/2:** Handtmann, Dr. S., Tübingen; **S. 400/3:** Mair, J., München; **S. 401/1:** Eble, Dr. J., Mittelbiberach; **S. 401/2:** Eble, Dr. J., Mittelbiberach – Produktrechte: Sirona Dental GmbH, Wals/Österreich; **S. 401/3:** Eble, Dr. J., Mittelbiberach; **S. 402/1:** Raichle, G., Ulm; **S. 402/2:** Fotolia/Aniuszka; **S. 402/3:** Fotolia/stokkete; **S. 403/1:** Krüper, W., Bielefeld; **S. 403/2:** Sirona Dental GmbH, Wals/Österreich; **S. 403/3:** Cleve, Dr. F., Kevelaer; **S. 403/4:** Cleve, Dr. F., Kevelaer; **S. 403/5:** Hollstein, W., Freiburg; **S. 404/1:** Your photo today . A1 pix – superbild; **S. 404/2:** Sirona Dental GmbH, Wals/Österreich; **S. 404/3:** Sirona Dental GmbH, Wals/Österreich; **S. 405/1:** Eble, Dr. J., Mittelbiberach; **S. 405/2:** Eble, Dr. J., Mittelbiberach; **S. 405/3:** Eble, Dr. J., Mittelbiberach; **S. 405/4:** Eble, Dr. J., Mittelbiberach; **S. 405/5:** Eble, Dr. J., Mittelbiberach; **S. 405/6:** Eble, Dr. J., Mittelbiberach; **S. 407/1:** Raichle, G., Ulm; **S. 407/2:** Raichle, G., Ulm; **S. 409/1:** vitaledesign, Berlin; **S. 410/1:** Mair, J., München; **S. 410/2:** Bundesamt für Strahlenschutz (BfS); **S. 411/1:** Fotolia/arsdigital #76091002; **S. 412/1:** Krüper, W., Bielefeld; **S. 412/2:** Krüper, W., Bielefeld; **S. 413/1:** Mair, J., München; **S. 413/2:** Hollstein, W., Freiburg; **S. 413/3:** Eble, Dr. J., Mittelbiberach; **S. 414/1:** Krüper, W., Bielefeld; **S. 415/1:** Mair, J., München; **S. 415/2:** Mair, J., München; **S. 415/3:** Mair, J., München; **S. 415/4:** Mair, J., München; **S. 416/1:** Krüper, W., Bielefeld; **S. 416/2:** Krüper, W., Bielefeld; **S. 420/1:** Deutsche Arbeitsgemeinschaft für Jugendzahnpflege e. V. (DAJ), Bonn; **S. 421/1:** Shutterstock/Joseph Sohm; **S. 421/2:** picture-alliance/JOKER; **S. 421/3:** Fotolia/contrastwerkstatt; **S. 422/1:** Welz, N., Berlin; **S. 423/1:** Fotolia/Subbotina Anna; **S. 423/2:** CP GABA GmbH, Hamburg; **S. 423/3:** Fotolia/K.-U. Häßler; **S. 423/4:** Fotolia/bit24; **S. 423/5:** Welz, N., Berlin; **S. 423/6:** Fotolia/Zsolt Bota Finna; **S. 424/1:** Mair, J., München; **S. 424/2:** Fotolia/Kzenon; **S. 425/1:** Spitta Verlag GmbH & Co. KG, Balingen; **S. 425/2:** Image Source/Albert Lleal Moya; **S. 425/3:** Procter&Gamble, Berlin u.a.; **S. 426/1:** Mair, J., München; **S. 427/1:** Fotolia/Sergey Furtaev; **S. 427/2:** Mair, J., München; **S. 428/1:** Krüper, W., Bielefeld; **S. 428/2:** Krüper, W., Bielefeld; **S. 428/3:** Krüper, W., Bielefeld; **S. 428/4:** Mair, J., München; **S. 429/1:** Mair, J., München; **S. 429/2:** Krüper, W., Bielefeld; **S. 429/3:** Krüper, W., Bielefeld; **S. 429/4:** Krüper, W., Bielefeld; **S. 429/5:** Krüper, W., Bielefeld; **S. 429/6:** Mair, J., München; **S. 429/7:** picture-alliance/dpa; **S. 430/1:** CP GABA GmbH, Hamburg; **S. 430/2:** Heinisch, G., Berlin; **S. 430/3:** Fotolia/Christoph Hähnel; **S. 431/1:** Krüper, W., Bielefeld; **S. 431/2:** Krüper, W., Bielefeld; **S. 431/3:** Mair, J., München; **S. 431/4:** Mair, J., München; **S. 431/5:** Mair, J., München; **S. 431/6:** Mair, J., München; **S. 432/1:** CP GABA GmbH, Hamburg; **S. 432/2:** CP GABA GmbH, Hamburg; **S. 432/3:** GlaxoSmithKline GmbH & Co. KG; **S. 433/1:** Sunstar Deutschland GmbH, Schönau; **S. 433/2:** Faust, St., Berlin; **S. 434/1:** Heinisch, G., Berlin; **S. 434/2:** Mauritius images/Science Source; **S. 435/1:** picture-alliance/Globus Grafik; **S. 435/2:** picture-alliance/CPA Media Co.; **S. 436/1:** Fotolia/nipaporn; **S. 436/2:** Fotolia/Jenny Sturm; **S. 436/3:** Fotolia/mates; **S. 436/4:** Fotolia/margo555; **S. 436/5:** Fotolia/Alexander Raths; **S. 436/6:** Fotolia/Dionisvera; **S. 436/7:** Fotolia/valery121283; **S. 436/8:** Fotolia/Anna Kucherova; **S. 437/1:** Mair, J., München; **S. 438/1:** Shutterstock/Pat_Hastings; **S. 438/2:** Wrigley GmbH, Unterhaching; **S. 438/3:** Aktion Zahnfreundlich e.V., Berlin; **S. 438/4:** Ricola AG, Laufen; **S. 439/1:** Mair, J., München; **S. 439/2:** Spitta Verlag GmbH & Co. KG, Balingen; **S. 439/3:** Spitta Verlag GmbH & Co. KG, Balingen; **S. 440/1:** vitaledesign, Berlin; **S. 440/2:** Mair, J., München; **S. 440/3:** vitaledesign, Berlin; **S. 441/1:** Mair, J., München; **S. 441/2:** vitaledesign, Berlin; **S. 441/3:** Südsalz GmbH, Heilbronn; **S. 442/1:** vitaledesign, Berlin; **S. 442/2:** CP GABA GmbH, Hamburg; **S. 442/3:** CP GABA GmbH, Hamburg; **S. 443/1:** Krüper, W., Bielefeld; **S. 443/2:** Dr. Stefan Zimmer, Medizinische Universität Witten-Herdecke; **S. 443/3:** Dr. Stefan Zimmer, Medizinische Universität Witten-Herdecke; **S. 444/1:** Krüper, W., Bielefeld; **S. 444/2:** Krüper, W., Bielefeld; **S. 445/1:** vitaledesign, Berlin; **S. 446/1:** Krüper, W., Bielefeld; **S. 446/2:** vitaledesign, Berlin; **S. 446/3:** Shutterstock/hightowernrw; **S. 446/4:** vitaledesign, Berlin; **S. 447/1:** CP GABA GmbH, Hamburg; **S. 447/2:** Mair, J., München; **S. 448/1:** vitaledesign, Berlin; **S. 448/2:** Krüper, W., Bielefeld; **S. 449/1:** Krüper, W., Bielefeld; **S. 449/2:** Krüper, W., Bielefeld; **S. 449/3:** vitaledesign, Berlin; **S. 449/4:** Eble, Dr. J., Mittelbiberach; **S. 449/5:** Eble, Dr. J., Mittelbiberach; **S. 449/6:** Krüper, W., Bielefeld – Produktfotorechte: KaVo Dental GmbH, Biberach/Riss; **S. 450/1:** Fotolia/Ocskay Bence; **S. 450/2:** Your photo today . A1 pix – superbild/BSIP; **S. 450/3:** Krüper, W., Bielefeld; **S. 450/4:** Krüper, W., Bielefeld; **S. 451/1:** Raichle, G., Ulm; **S. 451/2:** Spitta Verlag GmbH & Co. KG, Balingen; **S. 451/3:** Spitta Verlag GmbH & Co. KG, Balingen; **S. 452/1:** Spitta Verlag GmbH & Co. KG, Balingen; **S. 452/2:** Spitta Verlag GmbH & Co. KG, Balingen; **S. 452/3:** Spitta Verlag GmbH & Co. KG, Balingen; **S. 456/1:** Heinisch, G., Berlin; **S. 456/2:** Heinisch, G., Berlin; **S. 457/1:** Spitta Verlag GmbH & Co. KG, Balingen; **S. 457/2:** Spitta Verlag GmbH & Co. KG, Balingen; **S. 457/3:** Spitta Verlag GmbH & Co. KG, Balingen; **S. 457/4:** Spitta Verlag GmbH & Co. KG, Balingen; **S. 458/1:** Spitta Verlag GmbH & Co. KG, Balingen; **S. 458/2:** Spitta

Verlag GmbH & Co. KG, Balingen; **S. 458/3:** CompuGroup Medical Dentalsysteme GmbH, Koblenz, Zahnärztlicher Fach-Verlag GmbH, Herne; **S. 458/4:** CompuGroup Medical Dentalsysteme GmbH, Koblenz, Zahnärztlicher Fach-Verlag GmbH, Herne; **S. 459/1:** Fotolia/Robert Przybysz #75073876; **S. 460/1:** Welz, N., Berlin; **S. 460/2:** Welz, N., Berlin; **S. 461/1:** Welz, N., Berlin; **S. 464/1:** Shutterstock/mezzotint; **S. 464/2:** picture-alliance/dpa; **S. 464/3:** Krüper, W., Bielefeld; **S. 465/1:** Spitta Verlag GmbH & Co. KG, Balingen; **S. 465/2:** Spitta Verlag GmbH & Co. KG, Balingen; **S. 465/3:** Spitta Verlag GmbH & Co. KG, Balingen; **S. 465/4:** CompuGroup Medical Dentalsysteme GmbH, Koblenz, Zahnärztlicher Fach-Verlag GmbH, Herne; **S. 465/5:** Mair, J., München; **S. 466/1:** Mair, J., München; **S. 466/2:** Spitta Verlag GmbH & Co. KG, Balingen; **S. 466/3:** Spitta Verlag GmbH & Co. KG, Balingen; **S. 466/4:** Spitta Verlag GmbH & Co. KG, Balingen; **S. 466/5:** Spitta Verlag GmbH & Co. KG, Balingen; **S. 467/1:** doc-stock GmbH/doc-stock health & wellness; **S. 467/2:** Eble, Dr. J., Mittelbiberach; **S. 467/3:** Mair, J., München; **S. 467/4:** Mair, J., München; **S. 467/5:** Spitta Verlag GmbH & Co. KG, Balingen; **S. 467/6:** Spitta Verlag GmbH & Co. KG, Balingen; **S. 468/1:** Spitta Verlag GmbH & Co. KG, Balingen; **S. 468/2:** Spitta Verlag GmbH & Co. KG, Balingen; **S. 468/3:** Eble, Dr. J., Mittelbiberach; **S. 468/4:** Cleve, Dr. F., Kevelaer; **S. 468/5:** vitaledesign, Berlin; **S. 469/1:** Mair, J., München; **S. 469/2:** Mair, J., München; **S. 469/3:** Mair, J., München; **S. 469/4:** Spitta Verlag GmbH & Co. KG, Balingen; **S. 470/1:** Mair, J., München; **S. 470/2:** Mair, J., München; **S. 470/3:** Mair, J., München; **S. 470/4:** Mair, J., München; **S. 470/5:** Mair, J., München; **S. 470/6:** CompuGroup Medical Dentalsysteme GmbH, Koblenz, Zahnärztlicher Fach-Verlag GmbH, Herne; **S. 471/1:** Spitta Verlag GmbH & Co. KG, Balingen; **S. 471/2:** Spitta Verlag GmbH & Co. KG, Balingen; **S. 471/3:** CompuGroup Medical Dentalsysteme GmbH, Koblenz, Zahnärztlicher Fach-Verlag GmbH, Herne; **S. 471/4:** Spitta Verlag GmbH & Co. KG, Balingen; **S. 471/5:** Mair, J., München; **S. 471/6:** Mair, J., München; **S. 471/7:** Spitta Verlag GmbH & Co. KG, Balingen; **S. 471/8:** Spitta Verlag GmbH & Co. KG, Balingen; **S. 471/9:** Spitta Verlag GmbH & Co. KG, Balingen; **S. 471/10:** Spitta Verlag GmbH & Co. KG, Balingen; **S. 472/1:** Eble, Dr. J., Mittelbiberach; **S. 472/2:** Eble, Dr. J., Mittelbiberach; **S. 472/3:** Eble, Dr. J., Mittelbiberach; **S. 472/4:** Eble, Dr. J., Mittelbiberach; **S. 473/1:** Produktfoto: ©VITA Zahnfabrik H. Rauter GmbH & Co. KG; **S. 473/2:** Produktfoto: ©VITA Zahnfabrik H. Rauter GmbH & Co. KG; **S. 473/3:** Eble, Dr. J., Mittelbiberach; **S. 474/1:** © Ivoclar Vivadent AG; **S. 474/2:** © Ivoclar Vivadent AG; **S. 474/3:** © Ivoclar Vivadent AG; **S. 474/4:** Eble, Dr. J., Mittelbiberach; **S. 475/1:** Dr. Hermeler & Kollegen, Rheine-Mesum; **S. 475/2:** Dr. Hermeler & Kollegen, Rheine-Mesum; **S. 475/3:** Prof. em. Dr. Peter Lange, Berlin; **S. 475/4:** Prof. em. Dr. Peter Lange, Berlin; **S. 475/5:** Prof. em. Dr. Peter Lange, Berlin; **S. 475/6:** Prof. em. Dr. Peter Lange, Berlin; **S. 475/7:** Prof. em. Dr. Peter Lange, Berlin; **S. 476/1:** Eble, Dr. J., Mittelbiberach; **S. 476/2:** Eble, Dr. J., Mittelbiberach; **S. 476/3:** Eble, Dr. J., Mittelbiberach; **S. 477/1:** Eble, Dr. J., Mittelbiberach; **S. 477/2:** Eble, Dr. J., Mittelbiberach; **S. 477/3:** Eble, Dr. J., Mittelbiberach; **S. 477/4:** Eble, Dr. J., Mittelbiberach; **S. 477/5:** Eble, Dr. J., Mittelbiberach; **S. 478/1:** Spitta Verlag GmbH & Co. KG, Balingen; **S. 478/2:** Spitta Verlag GmbH & Co. KG, Balingen; **S. 479/1:** Spitta Verlag GmbH & Co. KG, Balingen; **S. 479/2:** Spitta Verlag GmbH & Co. KG, Balingen; **S. 479/3:** Spitta Verlag GmbH & Co. KG, Balingen; **S. 480/1:** Eble, Dr. J., Mittelbiberach; **S. 480/2:** Eble, Dr. J., Mittelbiberach; **S. 480/3:** Spitta Verlag GmbH & Co. KG, Balingen; **S. 480/4:** Spitta Verlag GmbH & Co. KG, Balingen; **S. 481/1:** Sirona Dental GmbH, Wals/Österreich; **S. 481/2:** Sirona Dental GmbH, Wals/Österreich; **S. 481/3:** Sirona Dental GmbH, Wals/Österreich; **S. 481/4:** Sirona Dental GmbH, Wals/Österreich; **S. 482/1:** Sirona Dental GmbH, Wals/Österreich; **S. 482/2:** Sirona Dental GmbH, Wals/Österreich; **S. 482/3:** Sirona Dental GmbH, Wals/Österreich; **S. 482/4:** KaVo Dental GmbH, Biberach/Riss; **S. 482/5:** KaVo Dental GmbH, Biberach/Riss; **S. 482/6:** KaVo Dental GmbH, Biberach/Riss; **S. 484/1:** Krüper, W., Bielefeld; **S. 484/2:** Eble, Dr. J., Mittelbiberach; **S. 485/1:** Spitta Verlag GmbH & Co. KG, Balingen; **S. 486/1:** Krüper, W., Bielefeld; **S. 486/2:** Eble, Dr. J., Mittelbiberach; **S. 487/1:** Eble, Dr. J., Mittelbiberach; **S. 487/2:** Spitta Verlag GmbH & Co. KG, Balingen; **S. 488/1:** Spitta Verlag GmbH & Co. KG, Balingen; **S. 488/2:** Spitta Verlag GmbH & Co. KG, Balingen; **S. 488/3:** Spitta Verlag GmbH & Co. KG, Balingen; **S. 488/4:** Eble, Dr. J., Mittelbiberach; **S. 488/5:** Eble, Dr. J., Mittelbiberach; **S. 489/1:** Spitta Verlag GmbH & Co. KG, Balingen; **S. 489/2:** Spitta Verlag GmbH & Co. KG, Balingen; **S. 489/3:** Spitta Verlag GmbH & Co. KG, Balingen; **S. 489/4:** Spitta Verlag GmbH & Co. KG, Balingen; **S. 489/5:** Spitta Verlag GmbH & Co. KG, Balingen; **S. 491/1:** Mair, J., München; **S. 493/1:** CompuGroup Medical Dentalsysteme GmbH, Koblenz, Zahnärztlicher Fach-Verlag GmbH, Herne; **S. 493/2:** CompuGroup Medical Dentalsysteme GmbH, Koblenz, Zahnärztlicher Fach-Verlag GmbH, Herne; **S. 494/1:** Eble, Dr. J., Mittelbiberach; **S. 494/2:** Eble, Dr. J., Mittelbiberach; **S. 494/3:** Eble, Dr. J., Mittelbiberach; **S. 494/4:** CompuGroup Medical Dentalsysteme GmbH, Koblenz, Zahnärztlicher Fach-Verlag GmbH, Herne; **S. 495/1:** Spitta Verlag GmbH & Co. KG, Balingen; **S. 495/2:** CompuGroup Medical Dentalsysteme GmbH, Koblenz, Zahnärztlicher Fach-Verlag GmbH, Herne; **S. 495/3:** Mair, J., München; **S. 496/1:** Eble, Dr. J., Mittelbiberach; **S. 496/2:** Eble, Dr. J., Mittelbiberach; **S. 496/3:** Eble, Dr. J., Mittelbiberach; **S. 496/4:** CompuGroup Medical Dentalsysteme GmbH, Koblenz, Zahnärztlicher Fach-Verlag GmbH, Herne; **S. 497/1:** CompuGroup Medical Dentalsysteme GmbH, Koblenz, Zahnärztlicher Fach-Verlag GmbH, Herne; **S. 497/2:** CompuGroup Medical Dentalsysteme GmbH, Koblenz, Zahnärztlicher Fach-Verlag GmbH, Herne; **S. 497/3:** Mair, J., München; **S. 497/4:** Mair, J., München; **S. 497/5:** Eble, Dr. J., Mittelbiberach; **S. 497/6:** Eble, Dr. J., Mittelbiberach; **S. 497/7:** Eble, Dr. J., Mittelbiberach; **S. 500/1:** Cleve, Dr. F., Kevelaer; **S. 500/2:** Dr. Felix Blankenstein, Universitätsklinikum Charité – Medizinische Fakultät der Humboldt Universität zu Berlin, Abteilung für zahnärztliche Prothetik und Alterszahnmedizin; **S. 500/3:** Eble, Dr. J., Mittelbiberach; **S. 501/1:** Eble, Dr. J., Mittelbiberach; **S. 502/1:** Spitta Verlag GmbH & Co. KG, Balingen; **S. 502/2:** Eble, Dr. J., Mittelbiberach; **S. 503/1:** Spitta Verlag GmbH & Co. KG, Balingen; **S. 503/2:** Dr. Felix Blankenstein, Universitätsklinikum Charité – Medizinische Fakultät der Humboldt Universität zu Berlin, Abteilung für zahnärztliche Prothetik und Alterszahnmedizin; **S. 503/3:** Spitta Verlag GmbH & Co. KG, Balingen; **S. 503/4:** Eble, Dr. J., Mittelbiberach; **S. 504/1:** Krüper, W., Bielefeld; **S. 504/2:** Spitta Verlag GmbH & Co. KG, Balingen; **S. 504/3:** Spitta Verlag GmbH & Co. KG, Balingen; **S. 504/4:** Krüper, W., Bielefeld; **S. 505/1:** Krüper, W., Bielefeld; **S. 505/2:** Krüper, W., Bielefeld; **S. 505/3:** Krüper, W., Bielefeld

Wir danken folgenden Praxen für die freundliche Unterstützung bei der Entstehung der Fotos:
Dr. Christian Blum EMoM, Bielefeld
Dr. Christian Gobrecht M.Sc., Bielefeld
Dr. Petra Kähnert-Goldstein, Dr. Klaus-Gerd Goldstein, Bielefeld
Dr. Schmidt-Nonhoff, Dr. Dr. Löhnert, Bielefeld
Dr. Sigrid Kemper, Dr. Thorsten Kemper, J. Carsten Sturhann, Bielefeld
Dr. Dr. Christoph Pytlik, Bielefeld
Zahnzentrum Neukölln: Zahnärzte Althoff & Kollegen, Berlin
KU64 Dr. Ziegler & Partner, Zahnärzte, Berlin

Abkürzungsverzeichnis

AHA	American Heart Association
AIDS	Acquired Immune Deficiency Syndrome (engl.)
ALS	advanced life support
API	Approximalraum-Plaque-Index
ArbSchG	Arbeitsschutzgesetz
ASS	Acetylsalicylsäure
BG	Berufsgenossenschaft
BGR	Berufsgenossenschaftliche Regel
BGW	Berufsgenossenschaft für Gesundheitsdienst und Wohlfahrtspflege
BioStoffV	Biostoffverordnung
BLS	basic life support
Btm	Betäubungsmittel
BtMG	Betäubungsmittelgesetz
BtMVV	Betäubungsmittel-Verschreibungsverordnung
BZÄK	Bundeszahnärztekammer
CHX	Chlorhexidin
CPR	kardiopulmonale Reanimation
CT	Computertomografie
DAHZ	Deutscher Arbeitskreis Hygiene in der Zahnmedizin
DAJ	Deutsche Arbeitsgemeinschaft für Jugendzahnpflege
D-Arzt	Durchgangsarzt
DAZ	Deutscher Arbeitskreis für Zahnheilkunde
DGE	Deutsche Gesellschaft für Ernährung e. V.
DGK	Deutsche Gesellschaft für Kardiologie
DGZMK	Deutsche Gesellschaft für Zahn-, Mund- und Kieferheilkunde
DH	Dentalhygienikerin
Drg.	Dragee
DVT	Digitale Volumentomografie
EDTA	ethylene diamine tetraacetic acid, Ethylendiamintetraessigsäure
EKG	Elektrokardiogramm
Endo	Endodontie, Endodontologie
ERC	European Resuscitation Council
EWZ	Einwirkzeit
F.	Foramen
FDI	Fédération Dentaire Internationale
FFP	filtering facepiece (engl.); Partikel filtrierende Halbmaske
FRS	Fernröntgenseitenaufnahme
GefStoffV	Gefahrstoffverordnung
GHS	Global Harmonisiertes System
GIZ	Glasionomerzement
HIV	human immunodeficiency virus, Humanes Immunschwäche-Virus
i. a.	intraarteriell
i. c.	intrakutan
i. m.	intramuskulär
i. v.	intravenös
IfSG	Infektionsschutzgesetz
INR	International Normalized Ratio
ISO	International Organization for Standardization
ITN	Intubationsnarkose
JASchG	Jugendarbeitsschutzgesetz
KFO	Kieferorthopädie
Kps.	Kapsel
LA	Lokalanästhetika
Lsg.	Lösung
LZÄK	Landeszahnärztekammer
M.	Musculus
MAV	Mund-Antrum-Verbindung
MedGV	Medizingeräteverordnung
Mm.	Musculi
MPBetreibV	Medizinprodukte-Betreiberverordnung
MPG	Medizinprodukte-Gesetz
MRSA	Multi-Resistenter Staphylococcus aureus
N.	Nervus
NBS	Nursing-Bottle-Syndrom
NEM	Nicht-Edelmetall
Nn.	Nervi
NNH	Nasennebenhöhlen
OK	Oberkiefer
OP	Operation
OPG	Orthopantomogramm
PA-	Parodontal-
PBI	Papillen-Blutungsindex
PCD	Prozess Challenge Device
ppm	parts per million (Teile pro Million)
PSA	persönliche Schutzausrüstung
PSI	Parodontaler Screenig-Index
PZR	professionelle Zahnreinigung
RDA	Radioactive Dentin Abrasion, Relative Dentin Abrasion
RDG	Reinigungs- und Desinfektions-Gerät
RKI	Robert-Koch-Institut
RöV	Röntgenverordnung
s. c.	subkutan
s. m.	submukös
SBI	Sulkus-Blutungsindex
Supp.	Suppositorien ,-um
Susp.	Suspension
Sv	Sievert
TB, Tb, Tbc, TBC	Tuberkulose
Tbl.	Tablette, Tabletten
TRBA	Technische Regeln für biologische Arbeitsstoffe
UK	Unterkiefer
UVV	Unfallverhütungsvorschriften
WHO	World Health Organization, Weltgesundheitsorganisation
WSR	Wurzelspitzenresektion
ZA	Zahnarzt
ZFA	Zahnmedizinische Fachangestellte
ZMF	Zahnmedizinische Fachassistentin
ZMP	Zahnmedizinische Prophylaxeassistentin
ZNS	zentrales Nervensystem, Zentralnervensystem

Die idealen Begleiter zu diesem Buch

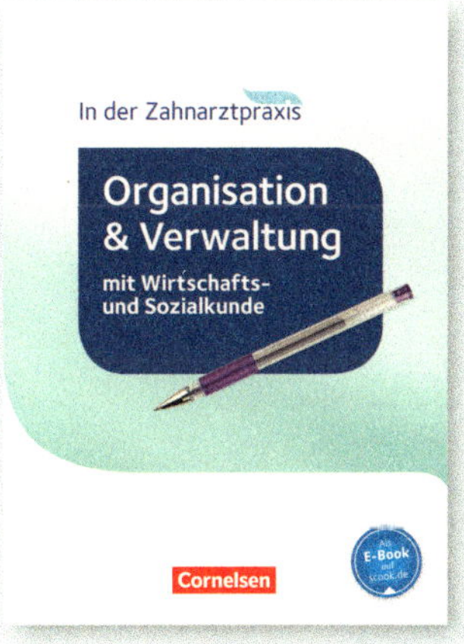

Organisation & Verwaltung in der Zahnarztpraxis
Schülerbuch
ISBN 978-3-06-451976-3

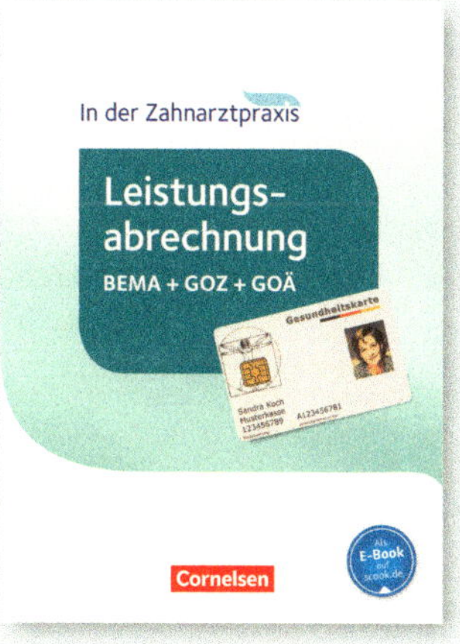

Leistungsabrechnung in der Zahnarztpraxis
Schülerbuch
ISBN 978-3-06-451973-2

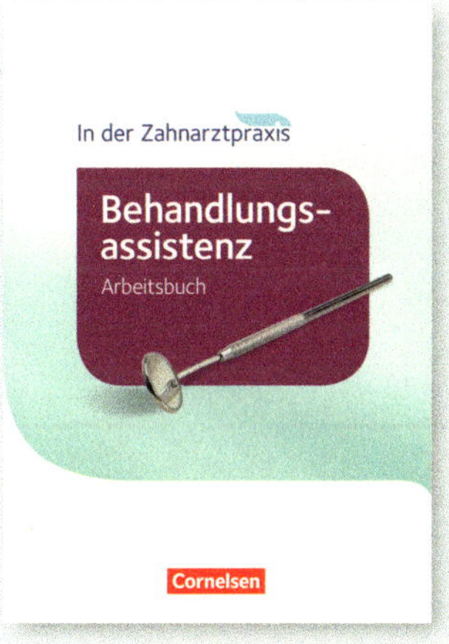

Behandlungsassistenz in der Zahnarztpraxis
Arbeitsbuch
ISBN 978-3-06-451972-5

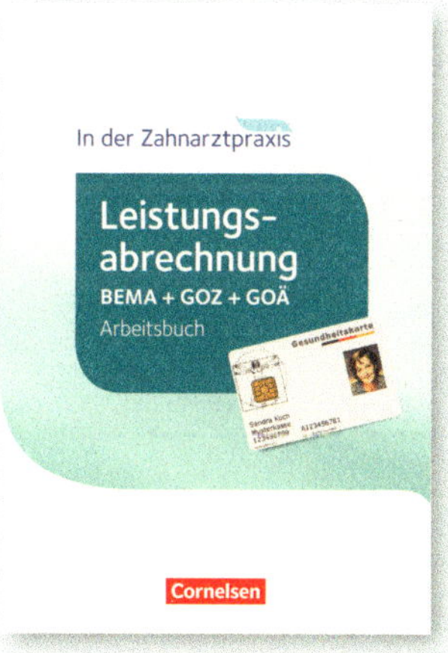

Leistungsabrechnung in der Zahnarztpraxis
Arbeitsbuch
ISBN 978-3-06-451975-6

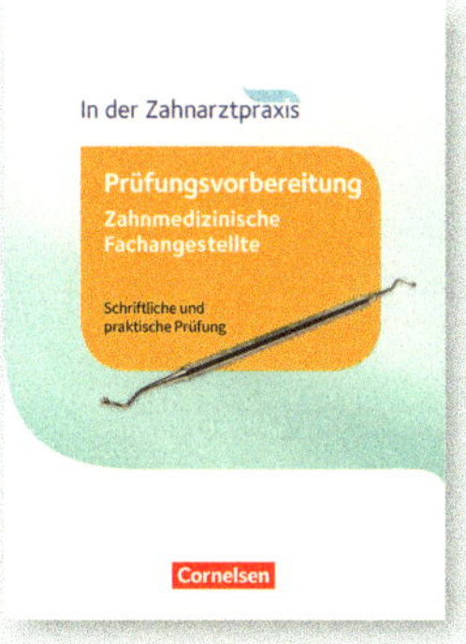

Prüfungsvorbereitung in der Zahnarztpraxis
ISBN 978-3-06-451978-7

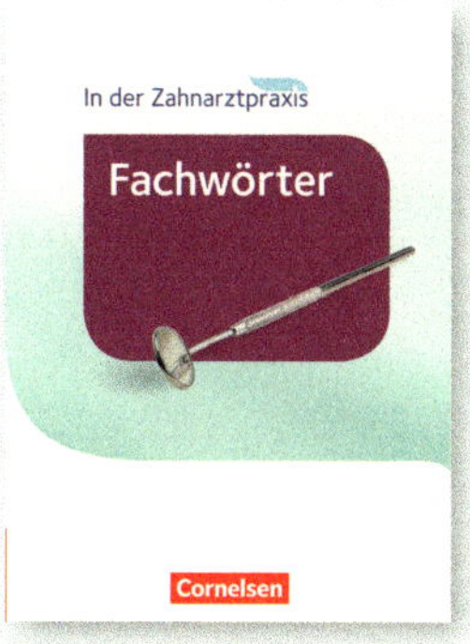

Fachwörter in der Zahnarztpraxis
ISBN 978-3-06-451979-4

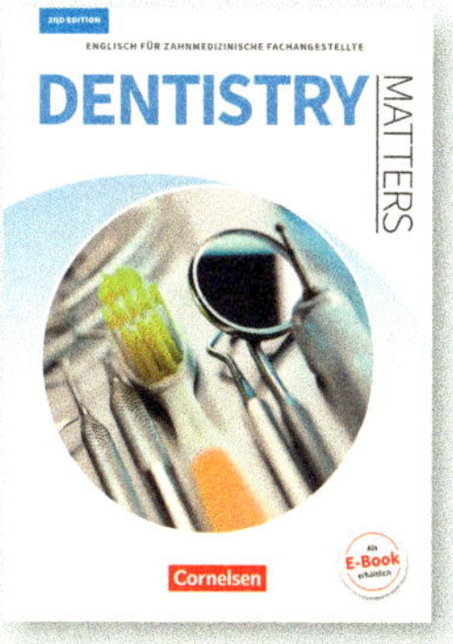

Dentistry Matters
Englisch für zahnmedizinische Fachangestellte
Schülerbuch
ISBN 978-3-06-451423-2

Zahnmedizinische Fachsprache

In der Zahnarztpraxis werden viele zahnmedizinische Fachausdrücke verwendet. Die meisten stammen aus der lateinischen oder griechischen Sprache. Häufig setzen sie sich aus einer Vor- bzw. Nachsilbe und einem Wortstamm zusammen, z. B. Extraktion oder Gingivitis.
Wenn Sie die folgenden Vor- und Nachsilben kennen, können Sie viele zahnmedizinische Fachausdrücke leichter verstehen und behalten.

VORSILBEN DER ZAHNMEDIZINISCHEN FACHSPRACHE

Vorsilben	Bedeutung	Beispiele	
a-, ab-	ab, weg, miss-	abnorm Anomalie	– abweichend von der Norm – Abweichung von der Norm
a-, an-	un-, los-, nicht	Adontie	– Zahnlosigkeit
ad-	an-, zu, nach	adäquat Adhäsion	– angemessen – Anhaften
anti-	gegen	antibakteriell	– gegen Bakterien wirkend
auto-	selbst-, eigen	autonomes Nervensystem	– vom Willen unabhängiges Nervensystem
bi-	beide, zwei	Bifurkation	– Zweigabelung; Gabelungsstelle der Wurzeln bei zweiwurzeligen Zähnen
bio-	lebens-	Biotop	– Lebensraum
contra-, kontra-	gegen	Kontraindikation	– Gegenanzeige, z. B. einer Behandlung, die nicht angewendet werden sollte
de-	von, weg, ent-	Demineralisation Deformation	– Entmineralisierung – Abweichung von der normalen Form
dis-	zwischen, zer-, miss-	Discus articularis	– Knorpelscheibe im Kiefergelenk
dys-	miss-, fehl-, von der Norm abweichend	Dysplasie	– Fehlbildung, Unterentwicklung
en-, endo-	innen, innerhalb	Endokard	– Herzinnenhaut
epi-	auf, über, durch, nach	Epithel	– äußere und innere Körperoberflächen überziehende Haut oder Schleimhaut
ex-	aus, heraus, weg	Exzision	– Herausschneiden von Gewebe
exo-	außerhalb, von außen	exokrin	– nach außen absondernd
extra-	außerhalb	extraoral	– außerhalb des Mundes
hetero-	verschieden, ungleich	heterogen	– verschiedenartig
homo-	gleich	homogen	– gleichartig
hyper-	über-, vermehrt	Hyperdontie	– Zahnüberzahl
hypo-	unter-, verringert	Hypodontie	– Zahnunterzahl
im-, in-	hinein, in	Implantat Inlay	– in Körpergewebe eingepflanztes Material – Einlagefüllung
	un-, nicht	inhomogen	– ungleichmäßig
inter-	zwischen	Interdentalraum	– Zahnzwischenraum
intra-	innerhalb	intraoral	– innerhalb der Mundhöhle
ko-, kom-, kon-	zusammen	Kompression	– (Kiefer) Zusammenpressung
kontra-	siehe „contra-"		
leuko-	weiß	Leukozyten	– weiße Blutkörperchen